U0232979

国家"十三五"重大新药创制科技重大专项课题（2018ZX09721004-006）
——基于中医典籍的肺系病经典名方清金化痰汤的新药研发资助

经典名方
中药新药研发
关键技术与示范研究

刘昌孝　　张铁军　　朱强　主编

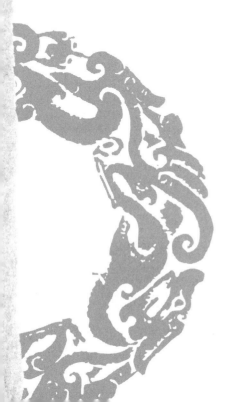

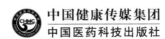

中国健康传媒集团
中国医药科技出版社

内容提要

本书为古代经典名方制剂新药开发提供可参照的科研思路、技术方法和研究范例。全书分为十章，前两章为经典名方新药研发关键技术；后八章为清金化痰汤中药新药示范性研究，阐述清金化痰汤处方来源和演变过程考证及现代研究进展、物质基础辨识研究、关键质量属性及质量标志物发现研究、原料药材研究、饮片研究、基准样品研究，以及清金化痰汤颗粒质量研究及全程质量体系建立等内容。

本书适用于从事经典名方新药研发工作者，以及供医药生产企业、高等医药院校、科研机构和监管部门人员参考使用。

图书在版编目（CIP）数据

经典名方中药新药研发关键技术与示范研究 / 刘昌孝，张铁军，朱强主编 . —北京：中国医药科技出版社，2023.4

ISBN 978-7-5214-3782-9

Ⅰ. ①经… Ⅱ. ①刘… ②张… ③朱… Ⅲ. ①中药制剂学 – 研究 Ⅳ. ① R283

中国国家版本馆 CIP 数据核字（2023）第 032573 号

美术编辑 陈君杞
责任编辑 于海平 张 睿
版式设计 友全图文
出版 **中国健康传媒集团** ｜ 中国医药科技出版社
地址 北京市海淀区文慧园北路甲 22 号
邮编 100082
电话 发行：010-62227427 邮购：010-62236938
网址 www.cmstp.com
规格 787mm × 1092mm $\frac{1}{16}$
印张 41 $\frac{1}{2}$
字数 856 千字
版次 2023 年 4 月第 1 版
印次 2023 年 4 月第 1 次印刷
印刷 三河市万龙印装有限公司
经销 全国各地新华书店
书号 ISBN 978-7-5214-3782-9
定价 228.00 元

获取新书信息、投稿、为图书纠错，请扫码联系我们。

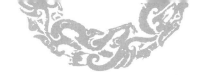

编 委 会

吴建明（西南医科大学）

辛　辰（天津中医药大学）

沈　心（成都市第一人民医院）

张　杨（天津药物研究院）

张林林（天津药物研究院）

张洪兵（天津药物研究院）

张洪春（中日友好医院）

张铁军（天津药物研究院）

张琼玲（中国中医科学院中药研究所）

张誉腾（北京中医药大学）

赵鸿鹏（天津中医药大学）

荆宝琴（天津药物研究院）

胡金芳（天津药物研究院）

姚　奕（天津中医药大学）

高　鹏（山东中医药大学）

曹　勇（安徽济人药业股份有限公司）

韩彦琪（天津药物研究院）

游　云（中国中医科学院中药研究所）

"传承精华，守正创新"，发掘中医药宝贵遗产，以现代科学技术研制中药新药，以科技创新推进中药创新研究和产业创新，研制出"有效、优质"的中药新药，是解决和保障临床疾病治疗需求的根本目的。经典名方是中医药宝库的瑰宝，2016年12月，《中华人民共和国中医药法》正式颁布，规定"生产符合国家规定条件的来源于古代经典名方的中药复方制剂，在申请药品批准文号时，可以仅提供非临床安全性研究资料。"2020年11月，国家药品监督管理局制定并发布了《中药注册分类及申报资料要求》，将中药注册分类中的第三类古代经典名方中药复方制剂细分为"3.1按古代经典名方目录管理的中药复方制剂""3.2其他来源于古代经典名方的中药复方制剂"。国家中医药管理局于2018年4月公布了《古代经典名方目录（第一批）》100首，科技部将经典名方新药研发列入国家"十三五"重大新药创制项目。国内医药企业、高等医药院校和科研机构积极参与，开展经典名方新药研究。

自1985年我国施行《药品注册管理办法》以来，中药新药注册分类和技术要求经历了多次调整和修订，但基本上遵循临床前研究-临床研究和"二报二批"的要求及研发申报注册的模式，古代经典名方中药复方制剂与以往中药新药的注册申报要求不同，而是以"一致性"为核心，要求经典名方基准样品的制备方法应与古代医籍记载的一致性，商业规模生产制剂的质量与基准样品质量的一致性，其本质上是认同和尊重中医理论和传统经验的评价和证据体系的。

从"一致性"要求出发，必定涉及诸多技术要求和评价方法，例如：如何确定一致性的评价指标？如何进行一致性的评价？如何建立一致性的质量控制体系？自国家颁布古代经典名方中药复方制剂有关政策以来，多位专家学者提出了各自的学术观点和技术策略。笔者认为：从研发流程角度，涉及关键信息考证、基准样品的制备与表征、制剂工艺研究、质量标准制定等关键环节及其关键质量属性的量值传递，从评价指标和方法上，还涉及基于方-证对应前提下的基准样品表征、有效性表达分析以及药效物质基础的确定、整体质量属性表征和一致性的综合评价等方面的内容。因此，古代经典名方中药复方制剂研发关键技术对于保证新药的安全性、有效性和质量一致性具有尤为重要的意义。

"清金化痰汤"原方出于《医学统旨·病卷三·咳嗽》，由明代医家叶文龄所著，首印于嘉靖甲午年，主治因火者，咽喉干痛，面赤，鼻出热气，其痰嗽而难出，色黄且浓，或带血丝，或出腥臭。2018年，作为古代经典名方中药复方制剂列入重大新药创制科技重大专项项目，该项目由安徽济人药业股份有限公司负责，天津药物研究院、中日友好医院、中国中医科学院中药研究所、西南医科大学、山东中医药大学共同参加完成，2021年完成结项验收。项目承担单位天津药物研究院多年致力于中药新药研发，自主研发41项中药新药，获得新药证书并全部产业化，其中首创品种39个，独家品种33个，医保目录收载27个，涵盖了心脑血管系统、呼吸系统等领域的23种重大和常见疾病。满足了临床重大疾病治疗药物需求，为提高我国医疗健康水平做出了一定贡献。"基于物质–药代–功效的中药创新研发理论与关键技术及其应用"获得2020年国家科技进步二等奖。中日友好医院、中国中医科学院中药研究所、西南医科大学、山东中医药大学分别利用各自的临床优势、基础研究优势、生产转化优势进行强–强合作，并使研究成果顺利在安徽济人药业股份有限公司生产转化。该课题建立了经典名方中药新药研发的系列共性关键技术，并以清金化痰汤为处方，按照《中药注册分类及申报资料要求》"3.1按古代经典名方目录管理的中药复方制剂"的要求，完成该药的研发工作。

本书为重大新药创制科技重大专项——基于中医典籍的肺系病经典名方清金化痰汤的新药研发项目的研究成果。全书共十章。前两章为经典名方中药新药研发关键技术，概述了经典名方中药新药注册和研发进展，并分别叙述了处方信息考证及数据挖掘技术、基于质量标志物的关键质量属性发现确定技术、经典名方中药新药制备工艺参数优化与质量传递技术、经典名方中药新药多层次药效和作用机理评价技术、经典名方中药新药多元质量控制方法、经典名方中药新药非临床安全性评价技术等共性关键技术。后八章为清金化痰汤中药新药示范性研究，从处方来源和演变过程考证及现代研究进展、物质基础辨识研究、关键质量属性及质量标志物发现研究、原料药材研究、饮片研究、基准样品研究、清金化痰汤颗粒制备工艺研究、清金化痰汤颗粒质量研究及全程质量控制体系建立等方面详述了研究内容。通过上述内容的阐述，以期为该类新药研发提供示范。

本书得到重大新药创制科技重大专项项目资助，在编写过程中得到项目组长单位广州医药集团有限公司以及组长刘菊妍教授、首席科学家王智民研究员的指导，在此一并表示诚挚的感谢！

本书作为国内第一部经典名方新药研发关键技术和示范性研究专著，具有很好的指导性和示范性，对于从事经典名方新药研发的工作者具有很好的参考价值，适用于医药生产企业、高等医药院校、科研机构以及监管部门人员使用。

编 者
2022年3月

目 录

第一章　经典名方中药新药注册和研发进展 ·· 1

　　第一节　经典名方中药新药注册法规实施过程 ······························· 2

　　第二节　经典名方中药新药注册技术要求 ···································· 7

　　第三节　经典名方中药新药研究现状 ······································· 10

第二章　经典名方新药开发共性关键技术 ·· 15

　　第一节　处方信息考证及数据挖掘技术 ····································· 16

　　第二节　基于质量标志物的经典名方关键质量属性发现确定技术 ·········· 27

　　第三节　经典名方新药制备工艺参数优化与传递技术 ····················· 52

　　第四节　基于中医理论的多层次药效和作用机理评价技术 ················· 75

　　第五节　经典名方新药多元质量控制方法 ·································· 137

　　第六节　经典名方中药复方制剂非临床安全性评价技术 ·················· 146

第三章　清金化痰汤处方来源和演变过程考证及现代研究进展 ················· 165

　　第一节　清金化痰汤处方来源和演变过程考证 ························· 166

　　第二节　清金化痰汤现代研究进展 ······································· 189

　　第三节　基于数据挖掘技术的清金化痰汤系统评价研究 ·················· 196

第四章　清金化痰汤物质基础辨识研究 ·· 202

　　第一节　清金化痰汤组方药材化学成分辨识 ····························· 203

　　第二节　清金化痰汤煎液物质基础研究 ··································· 268

　　第三节　清金化痰汤口服血中移行成分的研究 ························· 299

　　结　论 ··· 316

第五章　清金化痰汤关键质量属性及质量标志物发现研究·············· 318

第一节　清金化痰汤药效学评价研究 ············· 319

第二节　基于网络药理学的清金化痰汤关键质量属性预测分析 ··········· 327

第三节　基于转录组学及蛋白表达测定的作用机理研究 ············· 331

第四节　基于受体和酶活检测的清金化痰汤质量标志物研究 ··········· 340

第五节　基于体外细胞模型的清金化痰汤抗炎及祛痰药效物质筛选 ······· 368

第六章　清金化痰汤原料药材研究··············· 383

第一节　药材资源评估 ················· 384

第二节　原料药材质量研究 ··············· 390

第三节　清金化痰汤企业内控药材质量标准建立 ············· 462

第七章　清金化痰汤饮片研究················· 486

第一节　饮片炮制研究 ················· 487

第二节　质量研究 ·················· 498

第三节　清金化痰汤生产用企业内控饮片质量标准 ··········· 528

第八章　清金化痰汤基准样品研究··············· 537

第一节　清金化痰汤基准样品制备工艺研究 ············· 538

第二节　清金化痰汤基准样品质量研究 ·············· 556

第九章　清金化痰汤颗粒制备工艺研究············· 606

第一节　清金化痰汤颗粒小试工艺研究 ·············· 607

第二节　清金化痰汤颗粒中试放大工艺研究 ············· 619

第十章　清金化痰汤颗粒质量研究及全程质量控制体系建立········· 628

第一节　清金化痰汤颗粒质量研究 ·············· 629

第二节　全程质量控制体系建立 ·············· 641

结　语························· 651

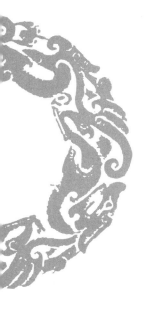

第一章 经典名方中药新药注册和研发进展

古代经典名方是指至今仍广泛应用、疗效确切、具有明显特色与优势的古代中医典籍所记载的方剂。发掘祖国医药瑰宝、传承创新中医药精华，以科技创新推进古代经典名方研发，研制出"有效、优质"的经典名方新药，是解决和保障临床疾病治疗需求的有效路径。

本章对经典名方中药新药注册政策法规和研发进展进行梳理总结，以期为经典名方中药新药研发提供参考。

第一节 经典名方中药新药注册法规实施过程

　　2007年版《药品注册管理办法》（国家食品药品监督管理局令第28号）附件1《中药、天然药物注册分类及申报资料要求》中已提出在中药注册分类"6.未在国内上市销售的中药、天然药物复方制剂"下的"6.1中药复方制剂"包含"来源于古代经典名方的中药复方制剂"；2008年《中药注册管理补充规定》（国食药监注〔2008〕3号）提出古代经典名方定义，明确"来源于古代经典名方的中药复方制剂"的概念，提出具体目录需制定发布，注册可仅提供非临床安全性研究资料，并直接申报生产；2015年8月18日《国务院关于改革药品医疗器械审评审批制度的意见》（国发〔2015〕44号），要求简化来源于古代经典名方的复方制剂的审批。2016年12月25日，《中华人民共和国中医药法》（以下简称"《中医药法》"）颁布，明确了古代经典名方的定义及其在申报注册时仅提供非临床安全性研究资料的要求。2018年4月16日，国家中医药管理局发布《古代经典名方目录（第一批）》公布了第一批100首古代经典名方的处方原文、剂型信息。2018年6月1日国家药品监督管理局发布《古代经典名方中药复方制剂简化注册审批管理规定》（2018年第27号），明确了古代经典名方中药复方制剂的具体要求，规定了研发注册的具体流程。2019年3月27日，国家药监局综合司发布了《古代经典名方中药复方制剂的申报资料要求（征求意见稿）》《古代经典名方中药复方制剂物质基准的申报资料要求（征求意见稿）》，对申报资料的格式和内容整理要求、药学研究思路和主要的技术要求征求意见。通过申报资料的内容要求和申报资料说明，初步阐述了药学研究思路和主要技术要求。2020年9月28日，国家药监局发布《中药注册分类及申报资料要求》的通告，明确在《古代经典名方中药复方制剂简化注册审批管理规定》基础上优化了研发注册流程；把古代经典名方中药复方制剂的注册类别细分为2类，并明确了中药3.1类的申报资料要求。2020年11月10日，国家中医药管理局和国家药品监督管理局公布了《古代经典名方关键信息考证原则》《古代经典名方关键信息表（7首方剂）》，明确了关键信息的考证原则，公布了7首方剂的关键信息。2021年8月31日，国家药品监督管理局药品审评中心发布《按古代经典名方目录管理的中药复方制剂药学研究技术指导原则（试行）》。经典名方相关政策历经13年的发展，已经基本形成较为完善的政策体系[1]。

一、国外经典名方发展历史

1.日本汉方药[2]

复方中药在日本称为"汉方制剂"，主要分为"医用汉方制剂"和"一般用汉方制剂"。其中，医用汉方制剂适用于日本的社会保险和国民健康保险，须由医生开处方，在医院的药剂部购买，相当于中国的处方药。一般用汉方制剂均不适用于日本的社会保险和国民健康保险，由民众在各类药局自行购买使用，相当于中国的非处方药。目前，医用汉方制剂处方148个，一般用汉方制剂处方294个，绝大多数医用汉方制剂亦可作为一般用汉方制剂流通，剂型主要以颗粒剂为主。由于日本没有专门的传统医学的政府行政机构和汉方医师执业资格认定，也没有专门培养传统医师的大学和国家制定的教科书，因此，在日本所有的医用汉方制剂均为西医师使用。

日本汉方药在日本的市场占有率比较低。据不完全统计，2016年日本所有汉方药销售额约为11.9亿美金，折合人民币约81.78亿人民币，其中医用汉方制剂仅占日本社会保险和国民健康保险年度费用总额的1.2%～1.5%，一般用汉方制剂占非处方药物（自费药物）市场的1.4%左右。日本汉方制剂的生产企业仅18家，其中津村株式会社占据超过80%的市场份额。

日本汉方药的审批主要基于《一般用汉方制剂承认基准》（以下简称《一般汉方基准》），市售所有汉方制剂的处方基本均来源于此，这是日本汉方制剂研究及生产的基础。最初由日本厚生劳动省组织行业专家确定备选处方，经过日本中央药事委员会讨论、征求意见后于1975年颁布，收录了210个处方，其中有148个处方可以作为医用汉方制剂。《一般汉方基准》颁布以后，由日本药事与食品卫生委员会（日本厚生劳动省的顾问机构，由中央药事委员会与食品卫生研究委员会合并而来）根据一般用汉方处方审查调研小组（组长一般为日本国立药品食品卫生研究所生药部长）的调查结果等会议讨论确定增补的处方，最终以厚生劳动省医药食品局审查管理课长通知的形式对外公布，最近一次增补为2012年。目前，《一般汉方基准》共收载处方294个，这些处方绝大部分出自《伤寒论》《金匮要略》《和剂局方》《万病回春》《外台秘要方》《千金方》等中医经典名著，也收录了少量日本当地的临床经验方，如女神散（前田家方）、治打扑一方（香川修庵经验方）、排脓散及汤（吉益东洞经验方）等，每一处方均包含明确的配伍、用法用量及功能主治，其中各药用量多为明确的范围，功能主治主要用西医病名表述。

根据日本药品注册的相关要求，任何企业均可以在《一般汉方基准》中规定的处方组成、用法用量及功能主治范围内，自主确定成品剂型、制定制备工艺及质量标准，只要在制备工艺中使用水为溶剂即可免除药理和临床研究而直接申请生产许可；如采用其他工艺或未被收录的处方的新的医用汉方制剂，则需要提供处方合理性依据，药理毒理学和临床研究不能减免。新的医用汉方制剂注册要求多、研发难度大，因此自《一般汉方基准》颁布以来，日本汉方制剂企业没有新的医用汉方制剂研发成功的案例。

日本汉方制剂说明书所载事项与中国说明书基本相同，由生产企业起草，日本药品医疗器械局（Pharmaceuticals and Medicine Devices Agency，PMDA）相关部门负责审核，其中功能主治表述由申请人根据《一般汉方基准》自行确定，PMDA会根据不良反应监测情况与生产企业沟通修改不良反应和注意事项。

在日本汉方医学现代化进程中，积极的汉方制剂政策及引进现代技术到汉方制剂的生产过程中，是成就日本汉方医药今日繁荣的重要因素，是值得其他传统医学国家或地区借鉴和吸收的经验。

医疗保险的政策导向就是积极的汉方制剂政策的重要体现。自1976年一批医用汉方制剂被纳入政府医疗保险报销范畴后，日本汉方制剂迅速壮大，影响与市场范围不断扩大，实现了蓬勃发展。主要表现在：①1976年以前，日本使用汉方制剂的医师只有400余人，到2008年已达到数十万。汉方制剂使用率从1976年的19.2%上升到1996年的77.5%，再到2008年的83.5%，2010年为86%。使用汉方制剂的医师数量不断增加，汉方制剂使用率逐年上升。②日本汉方制剂产业从1976年的生产总金额95.58亿日元，不断上升，到1992年到达巅峰。1983年和1993年，汉方制剂没有被列入医疗保险范围，直接导致产值下降。③1976年，日本审批生产的汉方制剂主要为一般用汉方制剂，其中医用汉方制剂仅占全部汉方制剂的25%～30%。在医疗保险政策的推动下，1978年医用汉方制剂占比达到50%，到1982年已经超过一般用汉方制剂的1倍以上。

将先进技术应用制汉方制剂的生产制造中，使用新工艺、新技术，日本汉方制剂实现了规范化、标准化，以保障产品质量的均一、稳定。汉方制剂在生产过程中从生药原料选取、切割、提取分离、浓缩、干燥到最终成品，甚至包装贮藏等过程，尽量避免有效成分的损失和破坏，故采用高效、低温等先进技术和设备严格控制内在质量。如普遍采用软水抽提、仿生提取、温浸提取、减压低温浓缩、喷雾干燥、真空冷冻干燥、流动造粒等技术，使有效成分最大程度保留，控制汉方制剂的质量。

与此同时，日本汉方制剂也暴露了以下的问题：①应用不合理、滥用现象严重。日本没有汉方医师执业资格认定，也没有系统的汉方医学教育，所以汉方制剂的使用者主要为西医师，存在普遍的不合理诊疗，形成日本汉方制剂"中药西用"现象。②功能主治表述混乱。《一般汉方基准》规定的功能主治包括了西医的"病"、中医的"证""症状"，而且生产企业自主确定的功能主治表述不统一，存在差异。③日本汉方医学摒弃了中医理论，存在基础丧失。日本汉方医学"废医存药"的政策使日本汉方制剂成为"无根之木"，丧失了发展的根基与创新的源泉。正是这些不合理因素，造成了日本"小柴胡汤事件"，重创日本汉方制剂产业。1993年"小柴胡汤事件"后，日本汉方制剂企业年生产金额不断下降，遭受重创。为扭转这一局面，日本制定了以西医疾病分类为索引的汉方制剂用药指导手册，也通过施行再评价制度，推动日本汉方制剂说明书的规范化。日本还将汉方医学课程纳入医师资格考试中。通过各种措施，日本汉方制药产业走出了低迷的境遇，逐渐复兴。

2.韩药[3]

韩医是由中医学传入后结合本土的传统诊疗及用药经验，形成具有独立医学体系与特点的医学。韩药是遵照韩医理论，由多种药材组成的经过加工制作的治疗药物。韩国对传统医药非常重视，不仅有系统、正规的韩医药教育院校及体系，还颁布了《韩医药发展法案》，制定《韩医药发展第一个五年综合计划》，对韩医药发展提供了强有力的政策支持。

韩国为更好继承传统医学，推动传统医学的现代化发展，对按照11种古代医籍记载的处方生产的制剂实施简化注册，减免药理、毒理及临床试验。11种古典医籍包括：中国的《景岳全书》《医学入门》《本草纲目》《寿世保元》；韩国的《东医宝鉴》《东医寿世保元》《广济秘籍》《济众新编》《药性歌》《方药合编》《乡药集成方》。

2003年7月，韩国国会通过了《韩医药发展法案》，促进韩医药的普及化、现代化。韩国政府又将韩药的56个成方制剂、68个单方制剂纳入健康保险，推动了韩国传统制药产业的发展。

韩国的中成药成品数量比较少，主要发展优势的韩医药方剂，注重对原料的精加工，质量比较优良，包装也很精美，如牛黄清心丸等，在国际市场上占有重要的地位。韩国中成药产品的标准化与规范化的统一管理，对成品原材料的质量、安全性严格控制，以品质为核心的营销策略是韩药发展的关键因素。

二、香港、台湾地区经典名方发展历史

1.香港固有药[4]

香港根据中成药的来源、用途及应用历史，将中成药注册类别分为固有药、非固有药和新药。固有药是指遵照清代及清代以前中医药典籍记载的古方及古方加减、中国药典方或中药组接纳的国家药品标准处方而生产的制剂，属于传统复方制剂的范畴。固有药处方不能改变原有的剂型，若为古方，则不能改变主要制造工艺。

香港中成药组别分为Ⅰ、Ⅱ、Ⅲ组。基于固有药历经临床应用验证的考虑，固有药类别可选择三组中任一组申请注册。香港中成药注册分类制度以保障中成药的安全性为原则，充分兼顾了香港中成药的现状及背景。Ⅰ、Ⅱ、Ⅲ组都包括安全、成效及品质方面资料，其中第Ⅰ组别的注册上市减免了药理毒理及临床试验的数据资料要求；第Ⅱ组

别的注册上市降低了药理及临床试验数据资料要求；第Ⅲ组别的注册上市则需要提交全面的数据资料。

2. 台湾固有成方[5, 6]

台湾固有成方指依据收载于固有典籍的、具有疗效的，并经卫生主管机关选定公布的中药处方生产的制剂。固有典籍包括《医宗金鉴》《医方集解》《本草纲目》《中国医学大辞典》《中国药学大辞典》。

固有成方若符合规定条件，则可减免部分研究资料。收录于固有典籍的固有成方，若满足：①药味的基原及药用部位与古籍记载一致；②药味剂量在传统用药范围之内；③与传统的制备方法保持一致，可申请暂不提供药理毒理试验（生殖毒性、基因毒性及致癌性除外），即进入初期疗效探索临床试验，以决定中药是否具有疗效或可能有其他的适应证。

三、国内经典名方政策分析

经典名方目录的提出源于2007年版的《药品注册管理办法》，当时暂定由国家中医药管理局另行制定目录。2008年1月，原国家食品药品监督管理局发布《中药注册管理补充规定》，对符合规定条件的来源于古代经典名方的中药复方制剂，可仅提供非临床安全性研究资料，并直接申报生产。2015年8月，国务院印发《关于改革药品医疗器械审评审批制度的意见》，提出"简化来源于古代经典名方的复方制剂的审批。"2016年12月，《中华人民共和国中医药法》正式颁布，规定"生产符合国家规定条件的来源于古代经典名方的中药复方制剂，在申请药品批准文号时，可以仅提供非临床安全性研究资料。"明确了源于古代经典名方的中药复方制剂的法律地位。2017年10月，国家食品药品监督管理总局办公厅公开征求《中药经典名方复方制剂简化注册审批管理规定（征求意见稿）》及申报资料要求（征求意见稿）意见。2018年4月，国家中医药管理局会同国家药品监督管理局制定《古代经典名方目录（第一批）》并正式公布。2018年6月，国家药品监督管理局发布《古代经典名方中药复方制剂简化注册审批管理规定》。2020年9月，国家药品监督管理局发布《中药注册分类及申报资料要求》。2020年11月，国家中医药管理局和国家药品监督管理局公布《古代经典名方关键信息考证原则》和《古代经典名方关键信息表（7首方剂）》。2021年，国家药品监督管理局发布了《按古代经典名方目录管理的中药复方制剂药学研究技术指导原则（试行）》。

近年来，中药新药获批日趋困难，每年颁发的新药证书寥寥无几，企业普遍陷入研发困境。古代经典名方的中药复方制剂，在申请药品批准文号时，可以仅提供非临床安全性研究资料，似乎"投入少、周期短、风险小"，引起企业普遍关注和极大兴趣。立项研发的企业普遍基于"新药研发困难，经典名方补位，未来会有扶持政策，相对新药研发回报率高"的认识，认为经典名方可以为企业带来收益。可见，"有市场机会，研发回报高"是多数企业的基本预期。

目前，国产中药民族药约有6万个药品批准文号，经典名方研发绝非为了多几个一般意义上的中药品种。另外，日本汉方制剂源自我国经典名方，日本汉方药疗效和质量的稳定性、均一性，受到了社会的普遍认可与欢迎。基于以上背景，来源于古代经典名方的中药复方制剂研发，首要考虑的是将经典名方做成中成药的精品，将当前中药面临的质量问题，在经典名方研发中予以充分解决，以引领未来中药质量控制迈向更高台阶。立足人民健康需求，研发精品中成药，满足中医临床用药，传承发展中医药事业，应是国家实施经典名方简化注册的主要初衷。因此，"精品传承经典、价值驱动市场"成为经典名方研发的核心导向，以高水平研发促中成药高质量发展。企业研发经典名方，牢固树立"以临床为导向的精品制剂"理念，加强中药全产业链布局，构建从田间到病床的质量控制体系，以经典名方制剂弥补产品线。

第二节　经典名方中药新药注册技术要求

经典名方中药新药注册技术要求依据《中药注册分类及申报资料要求》[7]、《按古代经典名方目录管理的中药复方制剂药学研究技术指导原则（试行）》[8]。研发内容包括品种概况、药材研究、饮片研究、基准样品研究、制剂生产研究、制剂质量和质量标准研究、稳定性研究、非临床安全性研究以及注册申报。

一、品种概况

申请古代经典名方中药复方制剂，应简述古代经典名方的处方、药材基原、药用部位、炮制方法、剂量、用法用量、功能主治等关键信息。按古代经典名方目录管理的中药复方制剂，应说明与国家发布信息的一致性。

二、药材研究

药材基原与药用部位应与国家发布的古代经典名方关键信息内容一致，若为多基原的药材一般应固定一种基原。

　　鼓励使用优质药材为原料进行中药3.1类的研究和生产。应进行资源评估，保证药材资源的可持续利用。应加强药材生产全过程质量控制，并采取有效措施保证药材质量相对稳定和质量可追溯。鼓励使用符合中药材生产质量管理规范（GAP）要求的药材。

　　药材的产地应在道地产区和（或）主产区中选择，一般应针对不少于3个产地总计不少于15批次药材的质量进行研究分析，确定药材产地、生长年限、采收期、产地加工及质量要求等信息。应使用研究确定的药材开展饮片研究。应根据药材质量分析和相关性研究结果，制定完善药材质量标准。

三、饮片研究

　　饮片的炮制规格应与国家发布的古代经典名方关键信息一致。

　　国家发布的古代经典名方关键信息明确的炮制规格收载于《中华人民共和国药典》（以下简称《中国药典》）或省、自治区、直辖市炮制规范等的，应按照相关规定进行炮制，明确工艺参数；尚无相关标准或规范收载的，一般应根据其古籍文献记载并参照《中国药典》炮制通则相关内容进行炮制工艺的研究，明确工艺参数。应明确炮制用辅料的种类、用量和标准。

　　应根据饮片的质量分析和相关性研究结果，建立完善饮片质量标准。

四、基准样品研究

　　应根据国家发布的古代经典名方关键信息及古籍记载内容研究制备基准样品。若国家发布的古代经典名方关键信息或古籍记载内容中仅为"水煎服"等无详细工艺制法的表述，应参照《医疗机构中药煎药室管理规范》并结合具体情况，合理确定制备工艺。基准样品一般为煎液、浓缩浸膏或干燥品，原则上不加辅料，可考虑采用低温浓缩、冷冻干燥或其他适宜的方法，并选择适宜的贮存容器、贮存条件，保证基准样品在研究期间质量稳定。

　　应固定炮制、前处理、煎煮、滤过、浓缩、干燥等制备方法和工艺参数（范围），重点关注滤过、浓缩、干燥等工艺对质量的影响。应制备不少于15批样品，并根据研究结果确定煎液得量和干膏率范围。研究制备基准样品时，应关注饮片取样的代表性。

　　应开展基准样品的质量研究，采用专属性鉴别、干膏率、浸出物/总固体、多指标成分的含量、指纹/特征图谱等进行整体质量评价，表征其质量。对研究结果进行分析，确定各指标的合理范围，如干膏率的波动范围一般不超过均值的 ±10%，指标成分的含量波动范围一般不超过均值的 ±30%。针对离散程度较大的，分析原因并采取针对性措施，控制其波动范围，研究确定基准样品的质量标准。

五、制剂生产研究

工艺路线、给药途径和剂型应当与国家发布的古代经典名方关键信息及古代医籍记载一致，其中以汤剂形式服用的古代经典名方可制成颗粒剂。

应根据生产实际并通过比较研究，以制剂和基准样品的质量基本一致为目标，研究前处理、提取、固液分离、浓缩、干燥和制剂成型等工艺和参数（范围），并完成商业规模生产工艺验证，确定生产工艺。应至少从干膏率、浸出物/总固体、指标成分的含量、指纹/特征图谱等方面，说明商业规模生产制剂的质量与基准样品质量的一致性。

六、制剂质量和质量标准研究

应加强专属性鉴别、浸出物/总固体、多成分含量测定、指纹/特征图谱等质量控制研究。原则上处方中各药味应在制剂质量控制项目中体现。指纹/特征图谱一般以相似度或特征峰相对保留时间、相对峰面积等为检测指标，主要成分在指纹/特征图谱中应尽可能得到指认，必要时应研究建立多张指纹/特征图谱。应研究建立多个药味的含量测定方法。应研究与安全性相关（包括内源性毒性成分和外源性污染物）的质量控制方法。

应根据研究结果合理制定制剂的质量标准。其中，指纹/特征图谱应明确相似度、相对保留时间等要求，浸出物/总固体、含量测定等项目应确定上下限。定量检测项目的限度波动范围应与基准样品的要求一致。

七、相关性研究

应采用指标成分的含量、指纹/特征图谱等指标，对中试规模以上生产的中间体、制剂及所用的药材、饮片进行相关性研究，并与基准样品进行质量对比，说明生产全过程的量质传递情况。根据研究结果确定药材、饮片、中间体、制剂的关键质量属性和质量标准的质控指标，合理确定其波动范围。

八、稳定性研究

应以生产规模样品的长期稳定性试验结果为依据确定有效期及贮藏条件。一般情况下，申报时应提供6个月加速稳定性试验和18个月长期稳定性试验研究资料。药品上市后，应继续进行稳定性试验研究。

九、非临床安全性研究

虽然经典名方目录遴选已经对于部分"剧毒""大毒"及经现代毒理学证明有毒性药材进行了限制，但由于免除了临床试验要求，因此在非临床安全性方面势必会要求更高。《中药注册分类及申报资料要求》中明确要求，必须在具有GLP资质实验室中进行，且严格按照GLP执行，包括给药毒性试验、遗传毒性试验、生殖毒性试验、致癌性试验等，这些内容将披露于药品说明书。因此，在研发过程中应给予高度重视，不仅在于注册申报资料要求，更重要的是保障用药安全性。

第三节　经典名方中药新药研究现状

一、经典名方研发现状分析

经典名方的研究工作始于2013年，至2017年末，近5年时间，经历针对药效基础、复方配伍、质量控制等共性技术问题的探索性研究阶段，这一阶段形成的成果为《古代经典名方目录（第一批）》《古代经典名方中药复方制剂简化注册审批管理规定》《古代经典名方中药复方制剂申报资料要求（征求意见稿）》，为具体内容的制定和颁布奠定了基础。

2013年，科技部重大新药创制科技重大专项资助北京同仁堂（集团）有限责任公司、华润三九医药股份有限公司、天津同仁堂集团股份有限公司、太极集团有限公司等6家中药企业，对"华盖散""清骨散""厚朴七物汤""黄芪桂枝五物汤""当归六黄汤""桃红四物汤""大建中汤""橘皮竹茹汤""甘草泻心汤""双和汤""防己茯苓汤""防己黄芪汤"等20首经典名方进行研究，《古代经典名方目录（第一批）》就包括了其中部分方剂。

2015年，重大新药创制科技重大专项又立项支持"中药经典名方开发"课题。以8个中药经典名方为载体，研究中药经典名方药效物质基础、质量控制、配伍合理性等共性关键问题，以建立适于经典名方开发的若干共性关键技术，开发"基于原方、高于原方"的创新中药品种。

2017年，"中药经典名方开发"课题再次获得重大新药创制科技重大专项支持，基于中医典籍的经典名方研发进一步深入推进。

重大新药创制科技重大专项"中药经典名方开发"课题于2018年正式启动，由盛世百草为牵头单位，参与单位包括天士力医药基团股份有限公司、中国中药控股有限公司、石家庄以岭药业股份有限公司、江阴天江药业有限公司、广东一方制药有限公司、山东步长制药股份有限公司、太极集团有限公司、江苏康缘药业股份有限公司9家生产企业、8所大学及科研机构，承担"芍药甘草汤""半夏泻心汤""开心散""百合地黄汤"等8个经典名方的研究开发工作。由广州医药集团有限公司牵头，参与单位包括广州白云山和记黄埔中药有限公司、广州市药材公司中药饮片厂、安徽济人药业有限公司、康美药业股份有限公司、四川好医生药业集团有限公司、四川普莱美生物科技集团有限公司、吉林敖东延边药业股份有限公司、上海医药集团青岛国风药业股份有限公司、培力（南宁）药业有限公司9家生产企业和12所大学及科研机构，开展"当归四逆汤""吴茱萸汤""清金化痰汤""三化汤""桂枝芍药知母颗粒""黄芪桂枝五物汤""大建中汤""猪苓汤"8个经典名方的研究开发工作。

全国多家中药企业在此期间积极开展经典名方研发工作，如华润三九医药股份有限公司重启原有产品线4首经典名方，主要覆盖胃肠、妇科、感冒呼吸等领域；葵花药业集团股份有限公司选择开展经典名方研发项目7项。仲景宛西制药股份有限公司、太极集团制药有限公司、丽珠医药集团股份有限公司、北京同仁堂（集团）有限责任公司、天士力医药集团股份有限公司、扬子江药业集团有限公司、石家庄以岭药业股份有限公司、广东一方制药有限公司、上海雷允上药业有限公司、山西振东制药股份有限公司、株洲千金药业股份有限公司、东阿阿胶股份有限公司、河北神威药业有限公司、安徽济人药业有限公司、安徽亿帆药业有限公司、海南葫芦娃药业集团股份有限公司等中药企业也已布局经典名方复方制剂研发工作。漳州片仔癀药业股份有限公司2017年启动"清上蠲痛汤"的研发。

百首经典名方涉及的剂型、药味数量、药材种类以及功能主治各有不同，开发难度有所差异。鉴于经典名方研发技术要求比较高，以下三大类型企业将占据开发优势：①资源型企业。中药材布局完善，以原料、饮片销售为主，通过经典名方延长产业链。②特色型企业。主打精品、经方的品牌化企业，通过经典名方丰富产品线，凸显企业品牌。③龙头型企业。趋势面前不缺位，以经典名方弥补产品线。研发机构通过经典名方延伸到生产制造。

二、经典名方研发思路与发展趋势分析

1.古代经典名方复方制剂新药研发思路

古代经典名方复方制剂是中药新药注册分类的新类别，为了制订符合中药特点和行

业发展需要的政策法规，国家有关部门经过广泛的咨询、讨论、征求意见和多次修订，出台了相关的注册法规和指导原则。业内专家学者也提出不同的观点和建议。陈浩等[1]系统介绍了《按古代经典名方目录管理的中药复方制剂药学研究技术指导原则（试行）》起草的相关历史背景和政策法规依据，总结了按古代经典名方目录管理的中药复方制剂（即中药3.1类）药学研究中存在的主要问题，阐述了指导原则的起草思路，以便于业界深入理解相关技术要求，同时提出了相关的研究建议。从起草背景、研究中存在的主要共性问题、指导原则的起草思路以及研究申报的相关建议等方面进行了系统的分析和解读，为行业理解古代经典名方复方制剂新药研发和注册有关要求提供了针对性的参考。曾瑾等[9]回顾和分析了经典名方政策文件的历史背景、经典名方中药复方制剂的注册管理政策沿革、解读古代经典名方中药复方制剂注册审评技术要求，系统分析了经典名方中药复方制剂的转化进程及要素，为实现经典名方新药高质量、高效率和快转化提供了指导。杨洪军等[10]提出经典名方研发的三条路径，即目录制管理的经典名方中药复方制剂研发、上市经典名方产品的二次开发、源于经典名方的中药新药研发。通过三条路径促进中药产业的发展，并提出经典名方发展的政策建议。刘艳等[11]对经典名方物质基准研发策略及关键问题进行了分析，提出了涵盖处方考证及历史沿革研究、药味收集和质量评价、饮片炮制方法和质量评价、物质基准的制备和质量研究、物质基准质量标准的起草和制定的五个阶段的研究策略，同时对经典名方复方制剂开发的可行性、处方药为资源评估的难度、药材质量相关研究中的不合理性提出建议。王智民等[12]在分析主要发达国家对植物药研发、注册和管理规定的基础上，结合经典名方的实际，对其未来研发可能遇到的难关和关键问题进行了分析和建议，首次提出了"基于传统制法的对照汤剂"用于经典名方"原汁原味"研发的一致性评价，强调在质量一致性策略中的全成分质量平衡一致性和生物效价一致性用于生产工艺、过程控制和成品质控，同时提出应充分关注和考证处方的组成、剂量、药材基原等问题。此外，还就经典名方产品上市后可能出现的问题及相应解决办法提出了建议。高喜梅等[13]探讨了经典名方传统制法向现代生产工艺转化关键问题。对具体经典名方的研究亦有报道，如张琦等[14]报道了经典名方清胃散的特征图谱及煎煮工艺研究；陈薛静等[15]对沙参麦冬汤的物质基准进行了研究；柴瑞平等[16]研究和建立了经典名方芍药甘草汤UPLC指纹图谱；覃艺等[17]研究和建立了经方桂枝芍药知母汤物质基准的HPLC指纹图谱并进行清除的DPPH谱效关系研究等。诸多研究对经典名方新药研发思路和技术方法进行了广泛的探讨。

2.古代经典名方复方制剂新药发展趋势

根据相关法规的规定，经典名方中药复方制剂可仅提供非临床安全性研究资料，无需进行临床研究，并直接申报生产。正因为免临床，较新药研发工作量少，似乎开发难度低，企业也许受到日本汉方药、港台地区的固有方中药广泛应用的鼓励，认为该类药物市场前景良好。对此，我们必须进行冷静思考，统筹考虑产业的实际情况。

（1）在市场环境上　我国目前拥有大量的中成药，中药饮片也广泛应用，与日本、港台地区差别很大。

（2）在政策环境上　经典名方上市后必然涉及医保支付等问题，在医保控费、单病种付费等支付环境下，该类经典名方制剂的功能主治按要求只能与古代医籍记载一致，也就是说无明确的西医适应证，未来如若相关政策上不能有所突破，医保内应用可能难有作为。

（3）在医疗环境上　该类经典名方制剂的功能主治与古代医籍记载一致，也就说应用此类制剂的，应是中医医师为主，而我国医疗体系中，西医占80%以上，这也就决定了其应用范围的局限性。

中医大多习惯于开方，这对于经典名方制剂打开市场和生存、发展提出挑战。对于经典名方的筛选和培育两个阶段，企业需要有实践经验的一线人员，从成药性、安全性方面对国家公布的经典名方目录进行筛选，提高成功率。经典名方制剂最终价值的体现是临床用药，目前医师用药很多处方都是以经典名方为基础方，临床用药必须有疗效基础，经典名方的培育决定其能否适应日渐规范的政策要求与日新月异的市场需求。在更进一步的推广过程中，非处方药（OTC）资格准入以及纳入医保目录也是使经典名方制剂走进患者、打开市场的重要途径。

经典名方制剂未来的发展是乐观的，国家势必会给予扶持和推广，因为经典名方代表了我们国家传统医学特色，是国家中医药文化的品牌，通过促进中医药与健康文化的传播，进而扩大中国文化的影响力，在今后中国走向世界的过程中，经典名方制剂亦能发挥以点带面的作用。

生产企业对于经典名方制剂研发积极性很高，尤其是在中药创新研发的瓶颈期，经典名方制剂无疑将会成为中药制剂的风口。对于药企而言，大量源于经典名方的制剂批文众多，很多甚至处于休眠状态。同一品种生产企业众多，存在质量差异大、良莠不齐，工艺依据不充分、科学性不强等问题，同一品种剂型众多，缺乏剂型间差异性的科学研究。

政策是影响药品发展的重要因素之一。经典名方复方制剂作为一个新生的事物，若没有相关政策的支持，也有可能会在整个医药环境中处于弱势地位，产业发展难以继续。因此，建议国家有关部门对经典名方类产品给予政策支持，如纳入医保、进入《国家基本药物目录》、不计药占比等措施，以扩大经典名方类产品市场规模，促进产业升级，为上市后再评价奠定基础。

参考文献

［1］陈浩，宋菊，杨平，等.《按古代经典名方目录管理的中药复方制剂药学研究技术指导原则（试

行）》简介［J］.中国食品药品监管，2021，（9）：78-87.

［2］丁腾，李耿，张红，等.日本汉方药产业发展现状分析及思考［J］.中国现代中药，2018，20（7）：785-790.

［3］杨平，林丹，曲建博，等.韩国植物药注册监管情况的介绍和思考［J］.湖南中医药大学学报，2019，10：1289-1293.

［4］宋景政，徐宏喜.香港中药注册制度和研究开发概况［J］.亚太传统医药，2005，（1）：17-20.

［5］曾建武，吴翠玲，蒋杰.港澳台地区中药注册政策与技术要求比较［J］.时珍国医国药，2015，26（3）：701-705.

［6］赵静.台湾医疗和中医药发展近况及思考［J］.中医杂志，2015，56（18）：1555-1558.

［7］国家药监局关于发布《中药注册分类及申报资料要求》的通告（2020年第68号）.https：//www.nmpa.gov.cn/xxgk/ggtg/qtggtg/20200928164311143.html

［8］国家药监局药审中心关于发布《按古代经典名方目录管理的中药复方制剂药学研究技术指导原则（试行）》的通告（2021年第36号）.https：//www.cde.org.cn/ main/news/viewInfoCommon/1c18dd163e7c9221786e5469889367d0

［9］曾瑾，杨安东，张爱军，等.古代经典名方中药复方制剂的注册管理及高质量转化要素分析［J］.中药药理与临床，2020，36（3）：242-254.

［10］杨洪军，黄璐琦.经典名方的研发——中医药传承发展的突破口之一［J］.中国现代中药，2018，20（7）：775-779.

［11］刘艳，章军，杨林勇，等.经典名方物质基准研制策略及关键问题分析［J］.中国实验方剂学杂志，2020，26（1）：1-9.

［12］王智民，刘菊妍，刘晓谦，等.谈经典名方的化学、生产和质量控制研发和监管［J］.中国中药杂志，2017，42（10）：1819-1824.

［13］高喜梅，贾萌，赵晓莉，等.经典名方传统制法向现代生产工艺转化关键问题探索［J］.南京中医药大学学报，2019，35（5）：601-605.

［14］张琦，黄嘉怡，钟宛凌，等.经典名方清胃散的特征图谱及煎煮工艺研究［J］.中国中药杂志，2020，45（23）：5607-5613.

［15］陈薛静，秦文杰，薛慧清，等.经典名方沙参麦冬汤特征图谱及含量测定研究［J］.中国中医药信息杂志，2020，27（9）：87-91.

［16］柴瑞平，路娟，俞月，等.经典名方芍药甘草汤UPLC指纹图谱的建立［J］.中国新药杂志，2019，28（4）：473-478.

［17］覃艺，曾海蓉，王琳，等.经方桂枝芍药知母汤物质基准的HPLC指纹图谱及清除DPPH谱效关系的研究［J］.中国中药杂志，2019，44（14）：3042-3048.

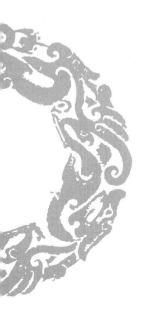

第二章 经典名方新药开发共性关键技术

　　"古代经典名方中药复方制剂"是中药新药注册分类的新类别，由于实行简化注册，对该类新药的研发规定了针对性的技术要求，与以往中药新药研发遵循的临床前研究——临床研究和"二报二批"的要求和研发申报注册的模式不同，经典名方新药是以"一致性"为核心，即要求经典名方基准样品的制备方法应与古代医籍记载的一致性、商业规模生产制剂的质量与基准样品质量的一致性。以"一致性"要求出发，必定涉及诸多技术要求和评价方法，例如如何确定一致性的评价指标？如何进行一致性的评价？如何建立一致性的质量控制体系？因此，为保证"传承精华，守正创新"，在符合注册技术法规要求的前提下，需要建立系列共性关键技术。

　　本章分别讨论处方信息考证及数据挖掘技术、基于质量标志物的关键质量属性发现确定技术、经典名方中药新药制备工艺参数优化与质量传递技术、经典名方中药新药多层次药效和作用机制评价技术、经典名方中药新药多元质量控制方法、经典名方中药新药非临床安全性评价技术等共性关键技术。

第一节　处方信息考证及数据挖掘技术

经典名方中处方关键信息考证是经典名方新药开发的源头性工作，直接关系到后续开发中的药材品种、炮制、质量标准制定等环节，继而影响整个新药的物质基准建立。应采取"尊古而不泥古"的态度，客观看待历史演变，亦可根据历代名方沿用及后世应用情况确定经典名方中药物的相关信息，在尊重古代医籍原文记载本意的基础上，充分梳理历代变迁，结合当前生产实际情况，最终确定经典名方关键信息[1]。根据以往诸多处方信息考证及数据挖掘过程中遇到的实际情况与问题解决方法加以总结，提出相关的基本原则与具体的实施细节。

一、古方度量衡考证研究方法

（一）我国古代度量衡制度沿革简介

中医依附于中国古代社会、科技体系而存在，而又有一定的行业特点，因而绝不能孤立地看待古方中的度量衡，应当在我国古代度量衡考证的视野下进行古方度量衡的考证，研究者也应对我国古代度量衡的一般性知识有充分了解。这里对我国古代度量衡制度简要梳理如下，以供读者参考。

自秦一统天下，"一法度衡石丈尺，车同轨，书同文字"，统一了度量衡。但秦国祚甚短，并无系统的度量衡制度成文传世。好在汉承秦制，而《汉书·律历志》系统地记载了当时的度量衡制度，包括以黄钟累黍定夺度量衡量值基准、度量衡各级单位名称及相应进位关系，奠定了我国古代度量衡制度的基础，其后近两千年的度量衡制度无不是对其的传承和沿革。其文曰："度者，分、寸、尺、丈、引也……十分为寸，十寸为尺，十尺为丈，十丈为引……量者，龠、合、升、斗、斛也……合龠为合，十合为升，十升为斗，十斗为斛……权者，铢、两、斤、钧、石也……一龠容千二百黍，重十二铢，两之为两，二十四铢为两，十六两为斤，三十斤为钧，四钧为石"。魏晋时期沿用了秦汉的度量衡制度，度量衡量值稍有增大。

南北朝经历了度量衡的混乱时期，南朝度量衡量值仍延续秦汉，而北朝则出现了量值的急剧增长，孔颖达在《左传正义》疏曰："魏齐斗秤，于古二而为一。周隋斗秤，于古三而为一"，可见北朝的容量、衡重增加到三倍之多。除此之外，南朝陶弘景在

《本草经集注》中提供了大量度量衡信息，是考证汉唐方剂度量衡极其重要的资料，也是引发汉唐方剂度量衡争议的根源。书中还提到了一个量值为1/4两的衡重单位"分"，这个单位有别于丸散中表示"等分"的"分"和后世量值为1/10钱的"分"，后文会对此有详细叙述。

隋在北周度量衡制度的基础上再次统一度量衡，但民间仍部分采用南朝度量衡量值，因而产生了容量和衡重单位的大小制，一直影响到宋朝。值得注意的是，方剂中的旧度量衡单位（合、升、铢、分、两）应用的是小制。唐承隋制，《旧唐书·卷二十八食货志上》载："度，以北方秬黍中者一黍之广为分，十分为寸，十寸为尺，十尺为丈。量，以秬黍中者容一千二百为龠，二龠为合，十合为升，十升为斗，三升为大升，三斗为大斗，十大斗为斛。权衡，以秬黍中者百黍之重为铢，二十四铢为两，三两为大两，十六两为斤。调钟律、测晷影、合汤药及冠冕之制用小升小两，自余公私用大升大两。又山东诸州，以一尺二寸为大尺，人间行用之。其量制，公私又不用龠，合内之分，则有抄撮之细。"另外，唐朝出现了量值为1/10大两的新衡重单位"钱"和量值为1/4钱的"字"。

宋的度量衡制度是唐的延续，但尺度和容量单位量值均比唐增大。其中宋代容量量值较混乱，南宋时有宁国府文思院斗、斛，其量值是北宋标准量器太府量器的83%，《数书九章》记载"文思院斛，每斗八十三合"。宋代将"钱"作为法定的单位，并把分、厘、毫等十进制长度单位借用为"钱"以下的十进制衡重单位，即十厘一分、十分一钱，而原有的"黍""铢"和基于铢两制的"分"则被实质上弃用了。元代度量衡文献资料记录甚不详，主要是量制增大、衡制减小，而明、清基本延续了元代的度量衡变化。

（二）古代度量衡考证的基本方法

文献与实物互相印证，是古代度量衡考证的基本方法。这里的文献既指前文历代史籍中记载的度量衡制度，也指散落在医、农、商等古籍中的零星记载和各代金石学家、音律家对古代度量衡器的记载和考证。而再多再充实的文献资料也只能推定各度量衡量值之间的相对关系。要考证度量衡量值，需要有实物的佐证。其中自铭制造年代、单位量值的专用度量衡标准器，是考证该时代度量衡量值的最有说服力的证据，如商鞅铜方升和新莽铜嘉量两件实物就是考定秦汉尺度、容量的决定性器件。但这样的实物可遇而不可求。因此，往往需要设法将文献中标明度量的物件与实物对应起来，如丈量古建筑的长宽周径并与文献记载相比对，推算尺度量值，这也是古方度量衡考证的重要方法。

方剂自身有一定的传承性和应用性，一些经验性的信息虽然没有被明文记载，但通过中医的学习和临床，根据经验可做出判断。比如我们能大致判断药物的用量、方剂中各药物比例是否合理，煎煮时药量和水量之比是否得当，药物的煎煮时间也有其合理范

围。这样的判断虽然无法获得确切的度量衡量值信息，但可以筛去不合理的度量衡量值
考证结果。因此，在文献与实物互相印证之外，按度量衡考证值配置方剂和煎煮药物的
实验，也是方剂度量衡考证的重要辅助依据。

有关历代度量衡官制量值的具体考证，可参阅吴承洛《中国度量衡史》丘光明《中
国历代度量衡考》《中国科学技术史·度量衡卷》等著作，本文不加赘述，表2-1《中
国科学技术史·度量衡卷》中历代度量衡量值表供参考。而古方涉及的非官制、行业性
的度量衡量值的考证，则需要研究者采用前文所述的方法，从文献中挖掘蛛丝马迹，或
与实物相关联比对，或与已经考定的度量衡官制量值建立联系，并通过实验的验证。

表2-1 《中国科学技术史·度量衡卷》中历代度量衡量值表

时代（公元）	一尺约合厘米数	一升约合毫升数	一斤约合克数
秦 前221-前206	23.1	200	253
西汉 前206-8	23.1	200	250
［新］ 9-25	23.1	200	245
东汉 25-220	23.1	200	220
魏晋 220-420	24.2	200	220
南北朝 420-589			
南朝	24.7	200	220
北朝	25.6（前期）	300（前期）	330（前期）
	30（后期）	600（后期）	660（后期）
隋 581-618	29.5	600	660
唐 618-907	30.6	600	662~672
宋 960-1279	31.4	702	661
元 1206-1368	35	1003	610
明 1368-1644	32	1035	596.8
清 1616-1911	32	1035	596.8
中华民国 1912-1949	33.3	1000	500

（三）古方研究中度量衡考证的特点

方剂度量衡考证的最终目的，是将方剂中各饮片用量、散剂和煮散剂取药量、煎
煮用水量折算为可用现代标准计量单位衡量的通用量，从而还原古方的真实面貌。由于
当前饮片用量和丸散日用量均以质量单位衡量，因此涉及采用非重量单位来衡量饮片用
量、散剂和煮散剂取药量的古方，既要考证其采用单位的量值，又要将其折算为相应的
质量单位（表2-2）。而后者又与饮片和方剂本身息息相关，涉及到药材基原、炮制的考

证，因此可以说古方度量衡的考证是一个复杂的综合性的工作。

表 2-2　古代方剂与现代标注计量单位换算参考表

类别	单位类型	举例	拟换算的单位
饮片用量、散剂和煮散剂取药量	重量单位	铢、两、钱、字、分、厘等	g
饮片用量	容量、长度及其他单位	升、寸、个、枚、把、抄、撮等	g
散剂和煮散剂取药量	容量单位	刀圭、方寸匕、匕、字匕等	g
煎煮用水量 / 煎煮终点水量	容量单位	合、升、斗、盏、钟、盅、碗、杯、分等	ml

在考证度量衡时要认识到，由于古代科学技术等各方面有时代的局限性，即使是官制的度量衡标准器，其精度与今天相比，也只能是粗糙的，因此不能在考证过程中过多地追求考证结果的精确性，也不能将考证结果的小数点位数视作精度。古方度量衡的考证尤其如此，按照临床经验，方剂中药量的偏差即使达到10%～20%也是常见的；而宋之后通行的煎煮用水量单位"钟""盏"之类，其本质就是用日用容器来大略衡量水量，本就不做精度要求，直至今天民间熬药加水仍是"略微没过药物即可"，考证时更是只求获得其大致合理的量值即可，要"考证"其精准的量值，既不科学也不符合实际。

对古方度量衡考证时要注意两点：一是度量衡与时代紧密相关，同一单位在不同时代下的量值并不相同，甚至看似同名而实则是不同单位，这一点在单位"分"上表现得尤为明显。二是古方存在传抄和继承关系。虽然一部分医家会按自身的时代背景对传抄的方剂进行度量的换算，但更多的则是照抄或引用前方，因此在拿到方剂文本开始考证其度量衡前，务必先理顺其传抄沿袭关系，正确获得其度量衡真实对应的时代。

下文将以两个古方度量衡的常见问题为例，展示前文所述考证技术的实际应用，同时也梳理当前学界考证成果，可供读者参考取用。

1. 汉唐医方中"两"的考证

《古代经典名方目录（第一批）》中100首方剂中有33首汉唐方剂，其中28首出自《伤寒论》和《金匮要略》。由于《伤寒论》、《金匮要略》自成书至宋臣林亿等校订为通行本，期间历时千年之久，且经过了南北朝这一度量衡制度剧变的时代，因此不少度量衡的考证存在一定难度和争议。其中最重要且争议最大的度量衡考证莫过于"两"的量值。

东汉至晋官制衡重单位"两"的量值本无太大争议。无论是按东汉存世自铭权估算一斤约220g，还是按西汉、新莽时权衡器估算一斤约250g，折合到一两13.7～15.6g，不过10%左右误差，在古方中完全可认为是同一量值。而南北朝至唐朝虽然出现了大小制，但"合汤药"均用小制而与汉代量值相同。

追溯汉唐方剂中"两"的量值争议，其源有二：一是源于明清医家按当时临床用药习惯，对伤寒论药量进行的折算，如李时珍《本草纲目》"今古异制，古之一两，今用一钱可也"，汪昂《汤头歌诀》"大约古用一两，今用一钱足矣"，据此人们认为汉唐一两折今3g左右。二是源于南朝名医陶弘景，其在《本草经集注》序录中有如下一段文字："古秤唯有铢两，而无分名。今则以十黍为一铢，六铢为一分，四分成一两，十六两为一斤……但古秤皆复，今南秤是也。晋秤始后汉末以来，分一斤为二斤耳，一两为二两耳……古方唯有仲景，而已涉今秤，若用古秤作汤，则水为殊少，故知非复秤，悉用今者尔"。后人分别据"今则以十黍为一铢"和"古秤皆复"，考证出"一两为汉官制一两的1/10"和"一两为汉官制一两的1/2"两种量值。

前者这种对"两"的认识流传甚广，也在当前的临床上广泛应用。但究其源头，它只是一种便于临床应用的折算而非度量衡的考证，且汉唐方剂的煎服法到明清已发生变化，因此在有其他证据的情况下，试图据此还原汉唐方剂原本面貌是不合理的，故这里仅就后者展开分析。

《备急千金要方》中孙思邈在引陶氏"十黍为一铢"等一段文字后，加了"此则神农之秤也"7个字，故而"十黍为一铢"之制被称为"神农秤"。而日本丹波元简《药治通义》则将其发挥为："汉制虽有百黍为一铢之制，方家从来依此十黍为一铢之秤而用之"，不仅将其推广到"方家从来依此"，也因此影响了日本汉方的用药剂量。后人在考证的过程中，还发现一些文献中也有"十黍为一铢"的记载，如《说文解字》"铢，权十分黍之重也"，日本丹波康赖《医心方》"六十黍为一分"。故从汉官制的1/10估算《伤寒论》《金匮要略》中"一两不超过1.6g"。不少人认为陶氏"十黍为一铢"是"十黍为一累，十累为一铢"之误，如段玉裁《说文解字注》改为"权十累黍之重"。现代学者郭正忠认为"神农秤"并不存在。但无论争议如何，如果认为仲景方采用该量值，则麻黄汤中的杏仁（杏仁七十枚）、桂枝汤中的大枣（大枣十二枚）的用量均远超方中的其余药物，是相当不合理的。即若陶氏所言无误，"神农秤"也不应用于衡量仲景方。

"古秤皆复"之说，实无其他文献和实物相佐证。相反，南北朝时北朝还出现了量值两到三倍的急剧增长。仅有中医研究院（现中国中医科学院）《伤寒论语译》采用此说而将仲景一两折合为今6.96g。

但陶弘景在后文中提到了一些饮片用量的折算，"凡方云半夏一升者，洗净，秤五两为正。云某子一升者，其子各有虚实轻重，不可通以秤准，皆取平升为正。椒一升，三两为正。吴茱萸一升，五两为正。菟丝子一升，九两为正。菴䕡子一升，四两为正。蛇床子一升，三两半为正。地肤子一升，四两为正。此其不同也。凡方云用桂一尺者，削去皮竟，重半两为正。甘草一尺者，重二两为正。凡方云某草一束者，以重三两为正。云一把者，重二两为正。凡方云蜜一斤者，有七合。猪膏一斤者，有一升二合"。程磐基等按此对半夏、吴茱萸、菟丝子、蛇床子、地肤子进行实测，其量与汉官制基本相和[2]。"蜜一斤，有七合"，按蜂蜜常见密度计算，也符合汉官制，从而从侧面提高了"两"即汉官制"两"的可信度。全小林亦实测《伤寒论》中以"个""枚""只"等为单位的药物质量，与方剂中其余药物的用量相比对，并通过煎煮实验测量煎煮时长和测算主要成分煎出量，侧面佐证了汉唐医方中"两"的量制与汉官制"两"的量制相等。

值得一提的是，陶弘景《本草经集注》还提供了"刀圭""方寸匕""梧子大""钱五匕""撮""勺""如细麻""如黍粟""如大豆""如大麻""如胡豆""如小豆""如弹丸及鸡子黄"这些繁多的单位之间及与官制单位之间的换算关系，且"撮"还有出土新莽自铭量器"始建国铜撮"作为证据，使得这一系列单位有其锚定值。另外，其还提到"干姜一累者，以重一两为正"，该处"累"为仅用于干姜的特殊单位，切勿将其与"十黍为一累"的"累"相混淆。由此可知，《本草经集注》是非常重要的古方度量衡考证资料，相关研究者须对此有一定了解和重视。

2.五代后医籍方剂中以容器为名的容量单位考证

自唐末至五代，战火连绵，药物流通困难，医家为节省药材开始大量采用煮散剂，而北宋建立后这种用药习惯被延续下来并得到了极大的发展，使得每剂用药量大大下降。与此同时，容量和重量单位的量值反增大至两汉魏晋的3倍，使得原本的度量衡单位与方剂中的药量、煎煮用水量无法很好地匹配。在重量单位方面，唐朝出现了的新重量单位"钱"，其在宋代被定为官制单位，被用于方剂药量衡量之中，但却始终没有合适的容量单位出现。恰好唐宋饮茶风气兴起而制瓷工业兴盛，作为茶具的茶盏、茶瓯被大量生产出来，进入千家万户成为常见的日常生活用品，这些容器很自然地被用于衡量无需太过精确的液体容量，而中药煎煮用水量正符合这样的条件。从此，在衡量方剂煎煮水量时，"升""斗"这些过大的官制单位让位于"盏""钟"等以容器为名的单位。这些单位没有准确的计量标准，严格地说不属于度量衡单位，但由于还原古方的需要，且方剂煎煮用水量和煎煮终点水量还隐含了方剂煎煮时间的信息，还是需要设法考证它们的量值。

五代后方剂采用的以容器为名的单位有"盏""钟""盅""碗""杯"5种，其中一些单位还有冠以"大""小"的衍生单位，如"大盏""小盏"。这些单位还和时代、剂型有一定关联，宋、金、元时期，散剂和煮散剂多用"盏"为单位，汤剂多用"碗"为单位；明代开始广泛使用"钟""盅"；清代才开始大量使用"杯"。另外，同样是在明代，《普济方》《古今医统大全》《证治准绳》《医学纲目》等著作主要用"盏"，而《景岳全书》《审视瑶函》《医方集宜》《仁术便览》等则用"钟"；清代《外科心法要诀》用"盅"，《温病条辨》《医学三字经》等则用"杯"。由此可见，这些单位的选择还可能和作者的喜好相关。

极少有文献提及这些单位与官制单位的转换关系，仅有两则文献对此有所记载，且涉及的单位均只有"盏"。①《太平圣惠方》记载："云用水一大盏者，约一升也；一中盏者，约五合也；一小盏者，约三合也。"《合剂指南总论》也有类似叙述，仅将"一小盏"替换为"一小钟"。按宋一升702毫升折算，则宋之"大盏"约702毫升，"中盏"

约351毫升，"小盏"折算约210.6毫升。②明·虞抟《医学正传·凡例》载："凡云用水一盏，即今之白茶盏也，约计半斤之数，余仿此。"依明一斤596.8克、水的密度1克/毫升折算，则明一盏约300毫升。

因此，若要探知其余单位的量值，则需要在文献中横向、纵向对比参看。横向对比，指在对比同一方剂的煎煮法中出现的不同度量单位，以此做出估算，如《太平圣惠方》中当归建中汤煎煮法"每服三钱，水一盅半……同煎至一盏"，则推测"盅"至少不小于盏的2/3。《太平圣惠方·药酒序》薯蓣酒方"每度温饮一盏，日二杯为定"、菊花酒方"每温饮一盏，日三杯"中以"杯"、"盏"互文，则推测至少在宋时，杯盏是可以等同的。而纵向对比，指在一些方剂在历代传抄中被折算成时行的单位和计量，以此获得单位间的关系。以犀角地黄汤为例，其在《备急千金要方》为"犀角一两，生地黄八两，芍药三两，牡丹皮二两。以水九升煮取三升，分三服"；《外台秘要》中"芍药三两，地黄半斤，丹皮一两，犀牛屑一两。水一斗，煮取四升，去滓温服一升"；《医学统旨》中"犀角屑一钱半，牡丹皮、生地黄、赤芍药各二钱。水二钟，煎八分服"；《温病条辨》为"干地黄一两，生白芍三钱，丹皮三钱，犀角三钱。水五杯，煮取二杯，分二次服"，似可估算"二钟"合"五杯"。但实际上，方剂中药量均不相同，若武断地认为其煎煮水量一致，恐怕会得到错误的结论。而发掘寻找虽经传抄和折算但用药量相对一致的方剂又谈何容易。

有研究者通过对古籍的数据挖掘，获得在不同单位下煮散剂的取药量和煎煮用水量的数值比。其研究结果表明，各时代的"盏""钟""盅""碗"的量值较接近（图2-1）[3]。从而可以从侧面佐证"盏""钟""盅""碗"的量值为300～350ml。这也可提供一种文献研究的新思路参考。

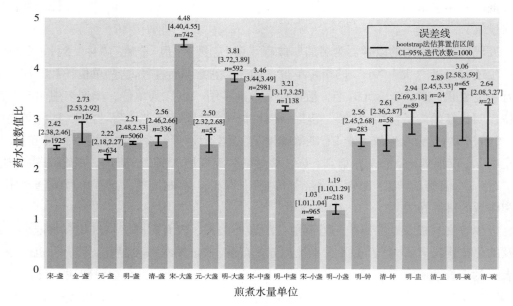

图 2-1　各时代煮散剂的取药量和煎煮用水量数值比

"盏"类实物确实大量存世，但其形制多样，容量有较大差异，制式上也难以截然区分是何种容器，至少在宋时，盏、碗、瓯就都指同一种实物。但仍可以从文献中获取一些端倪，明《医学正传》云："即今之白茶盏也"，当指明废弃点茶转用撮泡法而得到推崇的白瓷茶盏，许次纾《茶疏》"瓯注"云："其在今日，纯白为佳，兼贵于小。定窑最贵，不易得矣……近日仿造，间亦可用"。需要注意的是，由于茶盏贵小，如罗廪《茶解》："瓯，以小为佳"，使得不少博物馆展出的茶盏制式偏小，不能将其当作民间百姓所日用之盏，若以此估算盏的容量，有过小之嫌。这类文物往往仅提供口径、底径和高的实测数据，而无容量数据，因此需要依据这些数据对其容量进行估算。这里提供一种容量的估算思路。将"盏"的截面视为两平行线段与其截取的椭圆圆弧形成的曲边梯形。令"盏"的口径d_a，足径d_b，高h，口径线段距原点距离k（$k \in [0, \infty)$）。将其代

入椭圆公式$\dfrac{x^2}{a^2} + \dfrac{y^2}{b^2} = 1$，得 $\begin{vmatrix} k^2 & (\frac{1}{2}d_a)^2 \\ (k+h)^2 & (\frac{1}{2}d_b)^2 \end{vmatrix} \begin{vmatrix} \dfrac{1}{a^2} \\ \dfrac{1}{b^2} \end{vmatrix} = \begin{vmatrix} 1 \\ 1 \end{vmatrix}$，可解得椭圆表达式及其在第

一象限的函数表达式$f(x) = b\sqrt{1 - (\frac{x}{a})^2}$。将其代入旋转体体积公式$V = \int_{k+h}^{k} \pi [f(x)]^2 dx$即可计算出容量的估算值。而可视作曲边曲率相关的参数，越大曲边曲率越小。笔者据此及相关考古文献[4]估算了宋金元时期的"盏"的容量，多在$200 \sim 350ml$。

以上各种方法对以容器为名单位的考证，最终还是需要经过药物煎煮实验的验证。如果按推算结果，药物和煎煮水量比例悬殊或煎煮时间明显存在异常，这样的考证结果可信度是值得怀疑的。

值得一提的是，虽《太平圣惠方》中明言"大盏""小盏"有其特殊量值，但实际上"一盏强""一盏弱"也被称为"大盏""小盏"，如《小儿卫生总微论方·疮疹论》化毒汤煎煮法："以水二盏，糯米五十粒，同煎至一大盏"。若按"大盏一升""中盏五合"之说，则煎煮用水与煎煮终点用水竟然相同，是极不合理的，此处则应作"一盏强"解。考证时应对此种情形有所鉴别。

二、药物基原、产地、炮制研究方法

我国幅员辽阔，地域跨越多个温度带，地势复杂多样，国土面积四分之三又都为山区和半山区，山林面积巨大，温度、日照、水分、土壤、海拔等环境条件相差悬殊，从而形成了复杂多样而各具特色的生态系统。不同生长环境中的中药其药材质量不尽相同。中药的产地、采收与储存是否适宜，直接影响到药材质量。不合理的采收、炮制对于野生动、植物来说，还会严重损害药材资源。

1.药物基原

中药基原包括中药的品种以及其入药部位。中药基原考证是澄清中药材品种、入药部位混乱的重要手段之一。经典名方的药物基原研究应说明实际所用药材的基原（包括科名、中文名、拉丁学名）、部位、产地、采收期、初加工方法、来源等信息。多基原的药材必须固定基原，并提供基原选用的依据。可采用下述方法：

（1）按药检索历代本草著作，梳理药物的生境、形态、用药部位、性味、功效、采收、加工等内容的相关记载。

（2）从生态习性、形态、产地、实物对照、药材特征、功效、剂量及文字训诂等角度进行综合考证分析。

（3）注重本草文献中的"药图"，重要的证据支持。

（4）结合《中国药典》《植物志》等现代药物基原、形态的记载，确认基原。

（5）结合历史、基原的演变，考虑具体问题和现实情况。

在对经典名方中基原有所演变的中药进行考定时，不应简单地确定为当时所用的药物基原，而是要结合历史的演变，具体问题具体分析。对于那些后起的药物基原明显优于前代且有较为悠久的临床应用历史者，则应考订为较为优质的后起药物基原，而对那些由于历史错误所引起的基原变更者，则应考订为原有的药物基原[5]。

2.药物产地

中药的来源，除部分人工制品外，主要是天然的动、植物和矿物。中药的产地直接影响到药材质量，药材质量随产地不同而有较大变化时，应固定产地，固定产地并非一定固定在某一块地，而是必须在某一区域内，在这一区域内中药质量变化幅度较小，相对均一，提倡使用道地药材。

（1）考证古籍本草文献中关于药物的产地、道地性记载，总结历代变迁情况。

（2）结合现代该药材主要产区及道地性记载和演变确定药材产地。

（3）考虑到市场现实状况及可及性。

3.药物炮制

中药的炮制加工是具有传统特色的一项制药技术。通过炮制，消除方中某些药物的不良反应，利于治疗，提高药方疗效，调整方剂部分适应证，扩大应用范围，满足药方的剂型要求，保证临床安全有效。经典名方的研发需要明确所使用的饮片炮制方法的历代变迁情况，并确定其具体炮制方法，包括药材净制、切制、炮炙等详细过程，并提供依据。

（1）梳理组方中各药在历代文献中的炮制方法及发展、变化情况。

（2）原方出处中记载的炮制法为最主要依据，其次参照后世该方中记载的炮制方法，最后选择方剂来源同时代该药的流行炮制方法。

（3）注意原方出处中是否有炮制法"总论"记载，结合炮制法考虑对药效、药性的影响。

（4）考虑是否有炮制规范，古法炮制的现实可行性，如汤洗半夏、甘草蘸水炙。

三、医家经验及处方沿革演变研究方法

在几千年的不断实践和总结中，中医学发展出一套理法方药完备的医学体系，起始于药、方，现象于法，通达至理，最终回馈至物质基本本质。中医因其显著的疗效沿用至今，不断为人类健康服务。而在历史长河中，不断涌现出新的治疗思路、医家经验和历史名方，他们在实践中不断进步和完善，需要我们对其进行系统和科学地总结，摸索其发展与演变的规律，并找到疾病治疗的共性，最终攻关疑难杂病，为人类生命健康事业做出贡献。

1.医家经验及经典名方

医家经验与经典名方是中医学发展中的瑰宝，也是中医研究中的重点内容。其中医家经验见于各代医家的书籍和经验总结，而经典名方的涵义则不尽相同，从古至今，"经方"的涵义大致有以下几种：①经验之方。在宋代之前，经方的涵义多为经验之方，如《七略》中载经方11家。至唐代，经验也有验方的涵义。如孙思邈的《千金要方》《千金翼方》是当时唐代的验方集成。②与"时方"意义相对。宋代以后，人们将《和剂局方》与金元诸家所出之方分别称之为"时方"、"今方"。与此同时，便将"时方"出现之前的方剂称为"经方"，故而陈念祖曾言："经方尚矣，唐宋以后始有通行之时方"。③出自经典之方。徐大椿指出："其方则皆上古圣人历代相传之经方，仲景间有随证加减之法，真乃医方之经也"。这里"经方"的含义，便是指出自圣人经书之方，是对经典医籍的一种尊称，清代所著《经方例释》《经方衍义》《经方合济》等所言"经方"也是这个意思。④仲景之方。黄钰在《经方歌扩》中认为，仲景方中有些方剂出自伊尹的《汤液经》，而《汤》中的方剂更是出自上古，仲景书中方剂堪称"经方"。又因后世流传中仲景地位逐渐提高，在宋代以后仲景被奉为"医圣"，其著作被奉为经典，认为仲景所著《伤寒论》和《金匮要略》是经方中集大成者，尤怡道："惟仲景则独祖经方而集其大成……因知古圣治病之法，其可考者惟此两书，真所谓经方之祖"。故其方常被称为"经方"。

而近现代以来，对于经典名方这一概念在国家有关部门的推动下，有了更加丰富的内涵，《中药注册管理补充规定》（2008年）第七条规定："来源于古代经典名方中的中药复方制剂，是指目前仍广泛应用、疗效确切、具有明显特色与优势的清代及清代以前医籍所记载的方剂"。国家中医药管理局于2017年发布的《古代经典名方目录制定的遴选范围和遴选原则》中又进行了说明，并于2018年公布了《古代经典名方目录（第一批）》。但目前来说，对于经典名方的定义都是指示性、概括性的语言，经典名方的作用

和疗效，需要在研究和实践中多方面展开，用科学有效的方法评价某医家经验及处方是否具有明显优势与特点，这是目前方剂研究的重要项目。

2. 沿革演变研究方法

针对医家经验及处方沿革演变，最常运用的方法是文献研究法和历史研究法。下面将分别从这两种方法入手，从不同角度研究处方沿革和医家经验学说的发展。

（1）文献法

顾名思义，文献法就是通过阅读有关图书、资料和文献，全面掌握所需材料，进行研究的方法。这是最基本的研究方法，在研究过程中强调查阅第一手资料，如果是第二手资料，必须鉴别真伪后选用。

（2）历史研究法

历史研究法是通过对发生的历史现象进行分析研究，可以按照历史发展阶段进行分期，并按照不同时期的发展演变过程来探索事物发展规律和演变过程。

四、临床循证研究方法

循证中医药学，是指借鉴循证医学的理念和方法，收集、评价、转化中医药有效性、安全性和经济性证据，揭示中医药临床作用特点和规律，并指导临床指南和卫生决策制定的一门应用学科[6]。循证医学体系可以分为一次研究、二次研究和转化研究，具体包括系统评价、随机对照研究、队列研究、病例对照研究、横断面研究等。其中，系统评价可作为经典名方新药开发的中药临床循证研究方法。

系统评价是针对某一具体问题的所有相关研究，运用限制偏倚的策略进行严格评价和综合。可见，系统评价是针对某一具体临床问题，系统、全面地收集所有已发表或未发表的临床研究，采用循证医学的原则和方法对研究进行严格的评价，筛选出符合纳入标准的研究，进行定性或定量（Meta分析）合成，从而得出可靠结论。

Meta分析是将多个具有相同研究主题的研究进行定量综合分析的一个过程，包括提出问题、检索相关研究文献、制定纳入和排除标准、描述基本信息、定量统计分析等。

系统评价和Meta分析均是被公认的最好的二次研究方法。相比传统综述，系统评价是一种设计更为严谨的科学研究方法，是现代研究经典名方一个利器。

参考文献

［1］詹志来，李兵，张卫，等．经典名方药物关键信息考证原则与细则探讨［J］．中国现代中药，2020，22（8）：1155-1161.

［2］程磐基，叶进．《本草经集注》药物剂量探讨［J］．中医杂志，2012，53（9）：725-728.

［3］张誉腾，刘剑，张洪春，等．基于古籍文献挖掘的宋及后世方剂煎煮水量非标准单位量值估算

[J]．中医杂志，2021，62（4）：346-351．

[4]宋潇．山西地区宋金时期茶盏研究[D]．山西大学，2020．

[5]张卫，王嘉伦，杨洪军，等．经典名方的中药基原考证方法与示例[J]．中国中药杂志，2018，43（24）：4916-4922．

[6]吴加瑞．中医药临床大数据研究[M]．北京：中国医药科技出版社，2020：3．

第二节　基于质量标志物的经典名方关键质量属性发现确定技术

　　"一致性"是经典名方新药的核心要求，而评价"一致性"的指标和标准是"关键质量属性"。中药质量标志物（Q-Marker）[1]指，聚焦中药关键质量属性，可完整阐释和表征中药质量属性的科学内涵。质量标志物的核心内容基于特有性、可测性、有效性、传递性和中医药理论关联性的"五要素"，既反映了与有效性（和安全性）的关联关系，又体现了中药成分的专属性、差异性特征，特别是基于方-证对应的配伍环境，使质量研究回归到中医药理论，体现针对疾病的中药有效性表达方式及其物质基础的客观实质。质量标志物核心概念有利于反映中药治疗疾病的本质特征，有利于建立专属性、针对性的质量评价方法和质量标准。质量标志物着眼于中药材、生产、体内全过程的特有、差异、动态变化和质量的传递性、溯源性，有利于建立可传递和溯源的全程质量控制体系。

　　经典名方新药基于中医理论和临床经验，免做药效学和临床试验，因此质量传递、一致性尤为重要。以质量标志物统领，更能在免做临床的前提下，保证经典名方（汤剂）的"有效性"向新药制剂的完整传递，聚焦关键质量属性的本质内涵，对"一致性"进行更为科学的评价，也有利于建立质量溯源体系[2, 3]。

一、化学物质基础系统辨识技术

　　古代经典名方复方制剂的原料来源于天然动植物和矿物，以多味药组成复方形式，其化学物质基础复杂。同时，中药不同于化学药物，其形成的产业链长，药物成分经历了采收加工—炮制—提取精制及制剂工艺—药物传输和体内代谢等多环节的传递与变化，最终体内的"效应成分"与其原料中的"原有成分"的构成已大不相同。因此，第一需按照质量内涵的"效应物质"与"源头质控"的要求，必须辨识和阐明中药形成全过程中各环节的化学物质组（植物中的生物合成成分—药材中的原有成分—饮片中的转化成分—制剂中的原型成分—血中的效应成分）及其传递与变化规律。第二，古代经典名方复方制剂新药明确要求"新药制剂"其"物质基准"的一致性，因此，必须首先明确"基准样品""新药制剂"及其"血型成分"的化学物质组，阐明其传递关系，评价"一致性"。

古代经典名方复方制剂化学物质复杂，如何从复杂的化合物中快速发现活性物质或药效物质，一直是现代中药研究的重点。目前活性物质的辨识主要为系统分离后活性筛选、活性追踪和活性成分快速辨识三大类[4]。前两者为经典的活性物质发现方法，系统分离后结合活性筛选方法能够系统分离中药与复方中的化学成分，然后再对所分离的化合物进行活性评估，不仅能获得高纯度的化合物，而且能够进一步对其活性水平、量效关系乃至活性作用机制进行研究[5]。活性追踪法是在系统分离法的基础上，针对目标活性对分离的组分进行活性评估，然后进一步分离活性组分，经过数次分离后得到目标活性组分[6]。相对于系统分离法，活性追踪法速度快，活性目标明确，成功筛选到活性成分的概率更高。然而，上述两种方法都耗费时间长、成本高昂，随着所要分离的组分复杂程度增高，发现活性物质的周期也进一步增加。另外，即使分离的化合物组分具有活性，进一步纯化的化合物并不一定具有目标活性。活性成分快速辨识旨在从化合物中更快速地发现目标活性成分，筛选目标明确，筛选效率高于前两者，因此，亟需开发中药活性物质快速辨识的新方法。

LC-MS联用技术是复方中药化学物质组系统辨识的常用方法，液相色谱（LC）因其高载样量、高适用性、高分离度等优点，已成为中药化学成分分析的最有效的分离技术，采用质谱（MS）作为检测器，与其他技术相比，MS提供了更好的选择性、灵敏度以及结构信息。近年来MS检测器发展飞速，在灵敏度、扫描速度、准确性和分辨率方面不断推陈出新，从离子阱质谱、单四极杆和三重四极杆质谱，发展为高分辨质谱，如飞行时间（TOF）质谱、傅里叶变换离子回旋共振（FTICR）质谱和静电场轨道阱（orbitrap）质谱杂化的多功能质谱仪。通过高分辨质谱获得的准确质量数［可以接受的精度为<5ppm（5×10^{-6}）］，以及杂化多功能质谱获得的多级质谱数据，可用于微量化合物的辨识，避免色谱过度分离的需要，高灵敏、高选择性地对中药复杂化学成分进行快速分析和鉴定。物质组的辨识技术策略有以下几个方面。

（一）特征离子过滤技术

特征的产物离子或中性丢失分子可以提供特征性的结构信息。产物离子过滤（product ion filter，PIF）和中性丢失过滤（neutral loss filter，NLF）是依赖化合物MS/MS谱的有效性，以及利用裂解规律相似性识别同类物的技术。一般通过对中药中代表性对照成分的质谱裂解规律进行分析和总结，获取同类型成分共有的子离子信息（产物离子或中性丢失），然后对中药样品中同类物进行搜索与归类，或使用多个产物离子或者中性丢失进行数据挖掘检测发现较多的未知物。近年来研究者常用特征离子过滤的策略来鉴定中药中具有相同碳骨架的成分，如黄酮类、绿原酸类、萜烯类、生物碱类、皂苷类等成分。

黄酮类化合物是广泛存在于自然界的一大类化合物，数量繁多，结构类型繁杂，其根据A环和B环中间的三碳链的氧化程度、三碳链是否构成环状结构、3位是否有羟基取代、B环（苯基）连接的位置，以及糖苷配基的连接位置等特点分为多个亚型，不同亚型结构的黄酮类化合物产生不同特征的产物离子或中性丢失[7, 8]。如Qiao X等[9]利用特征离子（产物离子和中性丢失）过滤策略从黄芩提取物中共鉴定了7类132个化合物，包括9个苯乙醇苷、20个黄酮碳苷、11个黄烷酮氧苷、14个黄烷酮苷元、33个黄酮氧苷、42个黄酮苷元、3个其他类，其中59个化合物为首次从黄芩提取物中鉴定的报道。

（二）质量亏损过滤技术

质量亏损过滤技术（mass defect filter，MDF）是基于高分辨质谱数据的过滤技术，其根据化合物与类似物具有相近的质量亏损这一规律，对采集的高分辨质谱数据进行处理和识别，通过一次或有限几次进样可从复杂背景中发现和鉴定药物及其代谢产物，显现出独特的优势。因此，MDF技术常用于中药中同类型化合物的鉴定或单体化合物的体内代谢物的鉴定。中药含有大量繁杂的化学成分，而采用常规MDF技术会导致筛选结果偏差大、干扰性化合物多等问题。因此，近年来研究者对数据挖掘技术进行了不断发展，目前已在常规MDF技术的基础上发展了多重MDF技术、逐级MDF技术、线性梯度MDF技术等新技术。

1.常规MDF技术

常规MDF技术一般选择单一的母体化合物为模板，设置一定的质量亏损范围，对其衍生物进行识别鉴定。Xie T等[10]利用MDF技术对麦冬提取物中的化学成分进行深入挖掘，选取麦冬皂苷和麦冬高异黄酮为模板，从麦冬提取物中共发现和鉴定了50个麦冬皂苷类和27个麦冬高异黄酮类化合物。

2.逐级MDF技术

逐级MDF技术（stepwise MDF），通过确定不同取代基化合物的母体结构，以及取代基的数量，选取多个质量亏损过滤窗口或多个质量范围，可以筛选出更多的化合物。Zhang JY等[11]总结了黄酮类化合物结构规律，确定黄酮分子质量范围为282～436Da，取代基最多为5个甲基或5个羟基，从而设置质量亏损范围为70～166mDa，利用逐级MDF技术，分五段对柑橘中的多甲氧基黄酮进行筛选，共鉴定出81个成分。

3.线性梯度MDF技术

线性梯度MDF（linear gradient MDF）技术，以多个化合物为模板，用曲线连接各模板化合物的质量数，形成一个动态质量过滤曲线，将曲线两端平行延长50Da，质量亏损值设为一定的区间范围，则认为分子质量落在这一区域内的化合物可能是代谢物或结构类似物。该技术利用Waters公司UPLC/Q-TOF-MS的MS^{E}扫描模式进行数据采集，然后采用Metabolynx XS软件中的MDF工具对数据进行处理。Yan GL等[12]利用线性梯度MDF技术，对茵陈四逆汤中的乌头类生物碱进行检测，以准噶尔乌头碱、森布星A、次乌头碱3个化合物为模板，将质量亏损范围设定在-38～23mDa，共筛选识别145个化合物，通过假阳性筛选剔除55个化合物，通过元素分析和质谱裂解规律剔除27个化合物，最终鉴定了62个乌头类生物碱。

（三）质谱树状图过滤技术

质谱树状图过滤技术（MTSF）鉴定化合物需要进行以下步骤：①通过全扫描模式获得化合物的一级高分辨质谱图，将其作为质谱树状图的树干。②通过数据依赖型扫描模式获得化合物的多级质谱图，将其作为树枝，构建被检测化合物的质谱树状图。③将已知结构的化合物质谱树状图作为模板导入自建的质谱树状图数据库。④将被检测样品的质谱树状图与自建的质谱树状图库进行相似度比较，根据设置相似度匹配得分阈值获得一定可信度的成分信息。

MTSF技术特别适用于结构多样、代谢广泛的中药体内代谢物的研究[13]，在发现代谢物方面优于NLF和PIF技术，与MDF技术互补。张金兰课题组[14]运用HPLC-HRMS/MS^{n}和质谱树状图相似度过滤（MTSF）技术，在淫羊藿药材提取物给药后的大鼠血浆、尿液、粪便及胆汁样品中，共发现和鉴定了11类115个代谢物，并推测了淫羊藿黄酮的代谢途径。

二、基于物质-活性关联关系的质量标志物确定技术

经典名方具有用药精准、组方严谨、配伍巧妙及功效卓著等特点。但主要药效物质难以阐明、作用机制缺乏现代科学证据。如何阐明经典名方的科学内涵是当前亟需解决的重大科学问题[15]。明确经典名方药效物质基础，不仅是阐明其作用机制的前提，同时有利于确认影响其品质的功效关联物质，从而为其质量控制提供参考。2016年，刘昌孝等[1]针对中药生物属性、制造过程及配伍理论等中医药体系的特点，提出中药质量标志物（Q-Marker）的概念，该概念关联安全性和有效性，着眼于中药材、生产、体内全程的动态变化以及质量的传递与溯源，有利于建立中药物质与活性关联体系[3, 4, 16]。

（一）建立基于物质–活性的质量标志物评价体系的意义

由于中药作用的特殊性，"多成分、多靶点、多途径"的作用特征已逐渐达成共识，中药药效是中药活性物质的功能表达，中药及其复方活性物质的筛选成为中药质量控制的核心步骤。而中药质量标志物是存在于中药材、饮片加工这个过程形成的特有的、能够用现代技术测定的、具有生物活性的、能够传递的、符合中医配伍原则的物质[5]，既能体现中药质量的核心内涵，又能实现中药过程质量控制，在物质–活性关联的背景下才能建立更符合中医药特色的经典名方质量管理体系。

1.物质–活性背景下经典名方质量标志物确认的必要性

先前由于分析手段落后，我国对中药及其复方的使用都是参照中医理论，未能探索中药中的药效物质，导致欧美认为中医是伪科学，极大阻碍了我国中药产业的国际化与现代化，这就要求我们必须对经典名方有效成分的活性进行分析并阐明。另外，对经典名方中一种活性成分的分析并不能完全阐述该方的全部功效，如麻黄碱具有止咳平喘的功效，但麻黄碱的药理作用并不能证明麻黄的解表散寒功效；乌头碱对中枢神经系统与心血管具有明显毒性，显然与附子回阳救逆之功效相矛盾。故某一活性成分的药理作用仅能阐明中药的部分功效，因此对经典名方有效物质基础的药理作用阐述是十分重要的。长久以来，中药的质量控制一直以化学成分为主，然而除有效部位制剂和有效成分制剂外，绝大多数复方的质量控制指标仅以可测成分作为指标成分，与其有效性之间并无明显关联。到目前为止，稳定的药效物质活性的测定方法并不多，从现阶段来看，化学方法仍然是中药质量评价的主要方法，对于经典名方来说，以现有的分析手段表征已证实的有效的活性物质更为合理[6, 17]，而中药质量标志物概念的出现，为经典名方活性物质的分析提供了新的方向。

2.基于安全性的物质–活性背景下经典名方质量标志物确认

经典名方是中医药宝库中的精华部分，具有丰富的底蕴和临床疗效，历史上的长期应用已经对其安全性和有效性进行了一定程度的临床实践检验，但是经典复方制剂的安全性研究仍应给予高度重视[18]。近年来，中药及其制剂不良反应事件日渐增多，如龙胆泻肝丸、鱼腥草注射致死事件、双黄连不良反应事件，中药的毒副作用的争议，影响了中药及其复方制剂的应用和中药产业现代化，并形成人们对中药及复方制剂成分有毒的错误认识。中药及其复方相对化药具有质量不稳定、多成分的特点，若没有一个质量稳定的样品，就不会有真正意义上的安全评价。故经典名方制剂的质量控制首先要体现其安全性要求，保证经典名方制剂质量的各项关键指标在中间体及复方制剂中均有体现，能够追溯起始药材或饮片质量的关键点，保证最终形成的制剂质量的可控性与安全性。中药质量标志物的传递与溯源原则贯穿整个中药产业链，既厘清中药药效物质的传递、变化过程，又着眼于全程质量控制体系建立的最终目的[3]。因此，经典名方制剂的开发研究应以物质基准为核心，Q-Marker为基本思路，从源头上把关，系统辨识中药形成过程中各环节化学物质组及其传递规律的变化，全过程的质量控制，以保证复方质量的均一和稳定，建立经典名方全程质量控制及质量溯源体系[19]。

（二）经典名方活性物质的辨识方法

传统的中药及复方活性物质基础研究往往提取分离后进行鉴定，再结合药理实验以确定主要活性成分，但传统方法操作繁琐、实验周期长，而且难以表明中药多成分、多靶点发挥药效的作用特点。因此，需要从不同角度和层次认识经典名方的药效物质基础，多种理论和假说相互促进和影响，共同为经典名方药效物质基础的研究提供更好、更完善的手段与方法。

1.基于体内代谢过程的活性成分筛选

（1）血清药物化学法

1989年日本学者田代真一[20]提出了"血清药理学"和"血清药物化学"的概念，认为口服给药后，药物成分、活性或次级代谢物最终均会进入血液，并以血液为介质到达靶点，因此只有进入血液的成分才是潜在的药效物质。在此基础上，我国学者王喜军[21]提出"中药血清药物化学"概念，以中药口服给药后血清为研究对象，按照传统药物化学研究方法，综合采用多种现代技术，从血清中分离、鉴定移行成分，研究血清移行成分与疗效的相关性，进而阐明体内直接作用物质。将血清药物化学运用于中药物质基础研究，不仅可以弥补血清药理学难以鉴定有效作用物质成分、排除血清固有成分干扰、测定药物动态代谢的缺陷，还可以排除中药中大量无效成分的干扰，锁定主要药效成分[22]。由此确定的"指标成分"可反映被人体吸收并发挥药效作用的物质，能更准确地评价中药的质量[23]。李太平等[24]基于中药血清药物化学理论，应用UPLC-Q-TOF-MS和UNIFI系统分析玉泉胶囊的入血成分和代谢产物，共计检测到玉泉胶囊32个成分入血，包括17个原型成分，15个被代谢成分，其中12个原型成分和12个被代谢成分对糖尿病有积极的抑制作用和药理活性，这24个具有抵抗糖尿病的入血成分被认定为玉泉胶囊的质量标志物。本课题组为了探究经典名方清金化痰汤的关键质量属性，采用UPLC-Q-TOF-MS方法，对清金化痰汤的体内成分进行研究，在大鼠血浆样品中鉴定出66个清金化痰汤相关成分，包括22个原型成分和44个代谢产物。该实验初步揭示了清金化痰汤的体内药效物质基础，为清金化痰汤基准样品研究及新药开发奠定基础[25]。

（2）代谢组学法

代谢组学是研究在新陈代谢过程中生物体内代谢产物的变化规律，揭示机体生命活动代谢本质的科学。它主要是采用现代分析仪器和手段，如核磁共振、质谱等，定性定量的研究生物体体液中的内源性代谢产物即代谢组，结合模式识别等化学信息学技术，分析生物体在不同状态下的代谢指纹图谱的差异，获得相应的生物标志物群，从而揭示生物体在特定时间、环境下的整体功能状态[26, 27]。中药进入机体后，起效的是中药中的原形成分，或代谢产物，或与机体作用形成的新成分，三者构成体内中药成分的代谢物组。中药药效物质基础的研究需要建立适用于中药多组分、多靶点整体综合效应的药效评价体系和研究方法学[28]，而这正与代谢组学非破坏性、整体性、动态性、非靶向等特点不谋而合。近年来，代谢组学发展迅速，基于代谢组学的中药药效物质基础研究也取得了一些令人瞩目的成果。刘绍博等[29]以中医方证代谢组学为核心策略，联合高通量UPLC-MS技术，鉴定出肾阴虚证的26个血液代谢标记物，其中19个代谢标记物在经典方剂知柏地黄丸治疗后被显著调节，通过与显效状态下的知柏地黄丸血中移行成分建立相关性研究，推测丹皮酚、没食子酸、棉子糖、芍药苷、药根碱、泽泻醇B-单乙酸酯等6种体内原型成分为知柏地黄丸治疗肾阴虚证的质量标志物。

2. 基于谱-效关系的活性成分筛选

中药指纹图谱仅反映中药中的化学信息，没有与中药药效建立联系，所检测的特征指纹可能不包含中药的有效成分，不能直接体现中药药理活性信息[30]。谱效关系研究是建立在指纹图谱的研究之上，通过应用色谱及其联用技术最大程度地获取有用的化学信息，将标示活性成分群特征峰的中药指纹图谱与中药药效结果对应起来，将中药指纹图谱中化学成分的变化与中药药效变化联系起来，建立中药谱效关系，进而反映复方内在质量[31, 32]。程斌等[33]利用UPLC-Q-TOF-MS建立10种不同产地规格浙贝母指纹谱，采用小鼠酚红法，以气管酚红排泌量为指标，评价浙贝母化痰作用，结合双变量相关分析和灰色关联度分析，研究浙贝母指纹图谱中共有峰与化痰作用的相关性，通过谱-效关系研究，筛选出6个关联性较大的成分腺苷、贝母辛、西贝素、贝母素乙、贝母素甲、浙贝素作为其化痰作用的主要质量标志物。陈淮臣等[34]采用HPLC建立15批经典名方桃核承气汤的指纹图谱，确定了22个共有峰并指认了其中9个色谱峰。药效试验以TNF-α的抑制率和IL-10的促进率为抗炎作用的药效指标，使用灰色关联度分析法构建谱效关系，分析发现除2号峰外各共有峰与2个抗炎药效指标的关联度均>0.6，其中4、10（大黄酸-8-O-β-D葡萄糖苷）、16、21（甘草酸）号峰对2个因子水平的改善均有较大的贡献（关联度均>0.75），推测为桃核承气汤的主要抗炎药效成分。

目前，谱效研究的瓶颈问题主要是用于表征化学成分指纹谱的技术存在一定的局限性，亟待发展多种先进技术或多技术联用以期尽量全面表征；药效指标选择应体内外实验相结合；而用于关联谱与效的数理统计方法应依据数据类型合理选择，必要时多种方法相互佐证，以保证结果准确可靠[35]。

3. 基于生物色谱法的活性成分筛选

生物色谱法是以具有生物活性的材料为固定相，将活性大分子如酶、细胞膜、仿细胞膜、活细胞、细胞壁等做固定相，可以方便地研究药物与各种生物活性材料间的特异性结合情况，筛选活性成分，揭示活性成分，揭示药物的吸收、分布、活性、生物转化等作用[36]。

（1）分子生物色谱法

分子生物色谱法是基于生物大分子的特异性相互作用，结合了传统色谱法生物材料的特性，具有分离和鉴定复杂化合物中活性化合物的特点，用来分析、测定活性成分及生化参数，分析、测定活性成分，应用于中药的成分分析，进行活性成分和先导物的筛选[37]，具有选择性高、重复性好、步骤简单、分析速度快等优点，常用于中药有效成分的筛选及质量控制、药物构效关系、中药及复方中化学成分的分离及结构分析[38]。Wang S等[39]人建立了β_2-AR亲和层析结合Q-TOF-MS技术，验证了阿魏酸、柚皮苷、羟基红花黄色素是活血胶囊中与β_2-AR特异结合的生物活性物质。Li Z等[40]采用固定化酶法结合Q-TOF-MS技术对芍药甘草汤水提物进行鉴定，发现芍药苷和甘草苷只有一个结合位点，亲和常数分别为（2.16 ± 0.10）$\times 10^4\,M^{-1}$和（2.95 ± 0.15）$\times 10^4\,M^{-1}$。然而分子生物色谱作为一种体外活性成分分析手段，并不能完全代表体内环境下中药活性成分与大分子结合进行活性表达的过程，也存在固定相制备比较困难、色谱柱使用寿命较短、处理量小等诸多问题，但该技术在中药活性成分筛选平台的构建和中药现代化方面仍具有很大的发展空间和发展前景。

（2）生物膜色谱法

生物膜色谱法是以人或动物的活性细胞膜为固定相，利用色谱技术以研究药物与细胞膜、膜受体、酶相互作用的技术。该方法将药物效应成分的分离和活性的筛选结合，克服了先从中药分离有效部位或单体化合物，再研究其药效，从而使成分分离和效应脱节的弊端[41]。可用于中药有效成分的确定及作用于受体的研究。Dong ZB等[42]利用生物膜萃取和高效液相色谱法，以当归水提物为研究对象，结合紫外、质谱与核磁技术，确定阿魏酸与藁本内酯为当归的潜在活性成分；李翠芹等[43]在建立的兔白细胞色谱模型的基础上，以紫杉醇为模型分子，筛选白术作用于白细胞膜及膜受体相互作用，并用于筛选特定活性成分的作用靶点。楼晓艺[44]建立了一个介孔生物膜筛选体系，选择五味子与西青果为研究对象，以受体蛋白与潜在活性物质相互作用的原理，筛选潜在的活性成分。结果证明，介孔生物膜色谱柱成功从五味子与西青果醇提液中筛选出潜在活性成分为五味子醇和鞣花酸，两种成分对糖尿病大鼠具有降血糖作用，证明了该方法的可行性。

（3）细胞生物色谱法

细胞生物色谱法是人或动物的活细胞或植物的细胞或细胞壁作为固定相，利用细胞的特异性结合能力或细胞壁独特的选择性、通透性，达到目标成分的分离、富集等目的，进而应用于药物活性成分的筛选与药物作用机理的研究[45]。此法相对于生物膜色谱法的优点是将化合物和生物材料的结合与色谱分析分开，各自满足其细胞生物学或色谱技术所需要的最适条件。刘思燚[46]选择人脐静脉内皮细胞（HUVEC）作为靶细胞，使苦碟子注射液的活性细胞与靶细胞特异性结合，后脱敏释放活性成分，结合LC-MS法对苦碟子注射剂活性成分进行筛选，初步确定绿原酸、木犀草素–7–O–β–D–葡萄糖醛酸苷以及11,13α–dihydroixerin为其活性成分。Yu L等[47]建立了以吞噬细胞为固相化与高效液相色谱法结合筛选冬虫夏草中潜在免疫活性成分的方法，得到了对巨噬细胞具有激活作用的鸟苷与腺苷，结果表明，细胞生物色谱法适用于对中药活性成分的筛选。

4. 基于靶分子亲和–质谱联用技术的活性成分筛选

基于光学（紫外、荧光）检测的高通量筛选模式，在中药的鉴定过程中，由于缺乏成分分离过程，易产生假阳性结果，与典型的高通量模式及传统的植物化学筛选模式相比，基于靶分子亲和–质谱联用技术的筛选模式具有快速、灵敏、特异性强等特点，使得药物的筛选变得更加方便和有效。

（1）分子排阻色谱–质谱联用技术

分子排阻色谱是根据分子大小的不同将混合物进行分离的一种色谱技术，分子排阻色谱–质谱技术多选用Sephadex–G25填充剂，由于填充剂表面分布着不同尺寸的孔径，活性成分复合物大于填充剂表面孔径的最先被洗脱出来，而游离的小分子则保留在色谱柱中，之后洗脱出来。收集含有靶蛋白–活性成分复合物的洗脱液，通过改变pH或加入有机试剂将活性成分从靶蛋白上解离下来，解离溶液离心后，进入LC-MS系统进行分析与鉴定[48]。该技术自报道以来，因其筛选速度快、样品用量少、适合复杂体系活性成分的研究、自动化、在线亲和测定等优点受到广泛应用[49]。Muckenschnabel通过快速分子排阻色谱法以96孔筛选化合物，每个孔依次上样高达400个化合物与靶蛋白组成的孵育体系，大幅度节约了筛选时间[50]。

（2）超滤–质谱联用技术

超滤–质谱联用技术筛选需将待筛化合物与靶蛋白在含有超滤膜的混合室中孵育，超滤过程中，大分子被截留而小分子透过超滤膜被洗脱，大小分子完成分离。改变渗余液的pH值或加入一定比例的有机试剂将结合在靶蛋白的活性分子解离下来，然后用MS鉴定，主要适用于靶蛋白特异性结合的活性小分子化合物的筛选与鉴定，如环氧化酶–2等蛋白抑制剂的研究[48, 51]。超滤–质谱技术能对复杂体系进行快速筛选，并获知具有靶酶亲和作用化合物的相对亲和力，但其面临着非特异性结合引起假阳性结果的问题。

（3）涡流色谱–质谱联用技术

涡流色谱用大粒径填料填充，具有反向液相色谱和分子排阻色谱的双重特性。流动相在高流速下产生涡流状态，大分子成分如蛋白质等，未能进入填料空隙而被快速系统，小分子物质得以保留，能够对具有不同靶标亲和力的同类型小分子化合物库进行筛选，并评价其构效关系[52]。

5.基于亲和超滤技术的活性成分筛选

亲和超滤技术将亲和层析的高选择性和超滤技术的高处理能力相结合，将亲和性靶标（受体、酶）与天然、合成或代谢的多组分混合样品混合，使之样品与高亲和性物质结合，形成复合物，利用超滤手段将靶标和高亲和性配体结合的大分子与其他成分分离，再利用其他手段初步鉴定亲和体的结构。具有使用样品量少、实验周期短、特异性强等优点。此外，将超滤分离装置与HPLC-MS、GC-MS联用，可以实现药物的筛选、分离和检测在线一次性完成，从而免去分离纯化工的前处理工作，直接追踪中药中活性物质，成为研究中药药效物质基础的新方法[53]。

6.基于网络药理学技术的活性成分筛选

计算机现代技术被广泛应用于中医药领域。中药的多成分特点使中药在分离、纯化以及成分鉴定方面很困难，网络药理学随之应运而生[54]。网络药理学技术以高通量组学数据分析、计算机虚拟计算及网络数据库检索为基础，基于系统生物学的理论，对生物系统进行网络分析，从改善或恢复生物网络平衡的整体观角度来认识药物与机体的相互作用[55]。网络药理学可结合海量数据库[56]（PharmMapper、TCMID、TCMSP、OMIM、DrugBank、STITCH、KEGG等数据库），通过构建药物-靶点-疾病等网络，采用网络分析的方法预测药物发挥药效的活性成分，对中药防治复杂疾病的生物学过程进行系统科学解释，节约时间和成本，是一种新的研究方法[57]。彭梅梅等[58]通过建立经典名方黄连汤HPLC特征图谱，然后利用网络药理学方法建立"成分-靶点-通路"网络，经网络分析预测筛选出黄连碱、巴马汀、小檗碱、甘草苷、甘草酸、桂皮醛、6-姜辣素7个活性成分为黄连汤潜在的Q-Marker。钟仁兴等[59]利用网络药理学方法对橘红痰咳液8味药中共24个目标化合物的潜在作用靶点和作用通路进行搜集、筛选和预测，根据功效进行分组，结合文献数据库的佐证分析，对该方不同组分作用于不同病症的分子机制进行探究，并运用分子对接软件对部分关键靶点及其对应成分进行分子对接验证。分析发现，橘红痰咳液中的主要活性成分可能为柚皮苷、L-麻黄碱、白前苷元C、苦杏仁苷、五味子甲素、新对叶百部碱、茯苓酸和甘草酸。韩彦琪等[60]利用网络药理学的方法，选取复方鱼腥草合剂中25个化合物为研究对象，利用TCMSP、UniProt、KEGG等数据库对化合物作用靶点及信号通路进行预测，构建"化合物-靶点-通路-药理作用-功效"网络，最后采用脂多糖诱导的RAW264.7细胞炎症模型验证抗炎作用。探究发现，异槲皮苷、木犀草苷、黄芩素、汉黄芩素、黄芩苷、连翘苷、连翘酯苷A、绿原酸、异绿原酸A、獐牙菜苷可能为复方鱼腥草合剂的关键药效物质基础。

三、基于活性分析方法的质量属性提炼和评价指标确定

中药的质量可控是保证中药安全、有效的重要基础。常用的中药质控方法包括药材的外观性状鉴别、化学定性鉴别、指标成分检测、化学指纹图谱等。中药多组分、多靶点、多途径的特点决定了其物质基础和作用机制的复杂性。对于中药质量的控制与评价研究一直是推动中药现代化进程中的重点和难点。随着现代分析技术的飞速发展及各学科交叉的融合创新，中药质量评价研究方法不断进步，经历了从形态鉴别到化学成分定性及定量检测，再到全过程动态控制；从单个指标的含量测定，到基于指纹图谱的多指标同时测定；从基于对照品的含量测定到一测多评等变化，这些研究从整体上对中药质量评价水平进行了提升。研究者采用指纹图谱（或有多成分定量）结合化学计量学的方法对中药质量进行化学评价，如通过对多个指标检测结果之间的权重分配与整体综合评价，对当归药材中总灰分、酸不溶性灰分、水分、浸出物、挥发油和阿魏酸6项指标进行测定，利用近红外光谱技术构建拟合模型，对当归药材进行了品质分级。

虽然开展中药质量控制的理化分析技术发展很快，但仍存在一些共性问题。采用同一指标成分评价多个药材的质量，指标专属性差，难以反映不同药材的质量特质，如小檗碱是三颗针、功劳木、黄柏、黄连的定量指标成分，熊果酸是马鞭草、木瓜、枇杷叶、翼首草的定量指标成分。适应证完全不同的中药采用相同的含量测定指标，如芦丁是一枝黄花、木芙蓉叶、桑叶、槐花的定量指标成分。以单一微量成分标定药材整体质量属性，如熟地黄以毛蕊花糖苷为定量指标，定量下限仅为0.02%；而另一方面，经常选用的含量高、容易控制的成分却未必是药效成分，难以与中药药效建立直接的内在联系。此外，对中药材来讲，因植物产地、季节、加工、炮制的差异导致饮片的质量差异；对中药复方制剂来讲，其含有多种活性成分、具有多种药理作用，仅仅控制少数化学成分不能完全控制其质量并反映临床疗效。因此，采用生物活性评价方法用于中药质量控制是未来的发展方向之一。

（一）中药生物效应评价方法及其研究进展

生物测定方法是继性状鉴别、化学成分定性定量测定之后，推动建立符合中医药特点的中药质量标准的有效途径和手段。《中国药典》2005年版采用生物检定方法（抗凝血酶活性检测法）控制水蛭的质量；《中国药典》2010年版正式收录了"中药生物活性测定指导原则"；《中国药典》2015年版收录了"基于基因芯片的药物评价技术与方法指导"和"中药材DNA条形码分子鉴定法指导原则"，体现了生物测定在中药质量评价体系构建中的作用与价值。目前，将中药生物特性与中药质量控制相结合主要有两种模式：一种是通过中药生物活性特征直接对中药质量进行评价。根据中药临床功效分类的清热解毒、活血化瘀、补益等，研究人员建立了体外酶活性检测法、抗血小板聚集、抗

炎、抗氧化、免疫调节法等生物活性检测指标用于质量控制。另一种是将药物生物特性（药理活性、胃肠吸收、特异蛋白或细胞膜结合特性）与（多）成分相结合。

刘昌孝院士在2016年提出了用于中药质量整体评价的中药质量标志物（Q-Marker）概念，即中药质量标志物核心内容包括有效性、特有性、可测性、传递性、处方配伍五要素。通过对药材进行本草考证、化学成分和主要药理活性总结，基于质量标志物核心概念，从生源途径、传统药性药效、药动学和体内过程以及可测成分等方面进行分析。肖小河研究员提出了中药质量综合标志物是将与中药内在质量关联的多种指标综合并量化加权形成的质量评价指标，如道地品质指数、效应成分指数和效应当量等。因此，生物评价与理化分析两者应是相辅相成、互为补充，共同完善中药质量评价体系，见表2-3。

表2-3 基于生物活性与效应基准的中药质量评价技术特点与适用范围

技术名称	特点	适用范围
生物效价测定技术	在一定剂量范围内的量效关系明显（定量）	化学物质基础不明确、常规理化方法难以评价其质量或不能反映其临床生物活性的中药及其制剂
生物活性限值测定技术	达到某一特定值（如给药量）后，才表现出某效应（半定量，定性）	未能建立生物效价测定的中药及其制剂
生物毒价测定技术	可直接反映中药产品的毒性	用于有毒中药及其制剂的质量评价
效应成分指数评控技术	融合了化学评价的精准性与生物评价关联药效和安全性的优势，快速、准确、普适性广	药效物质及活性成分相对明确的中药及其制剂

中医药的临床疗效反映了中药的内在质量。生物活性测定是反映临床功效的基本方法之一，结合中药及其制剂的主治功能或毒副作用，寻找在生物体（包括整体动物、器官、组织、细胞和生物标记物等）上的适宜反应，可以直观地反映中药品质。生物活性测定法是以实验药理学为基础，生物统计学为工具，运用特定的实验设计方法，通过比较对照品和供试品对生物体或离体器官与组织的特定生物效应，从而评价和控制供试品质量和活性。测定方法包括生物效价测定法和生物活性限值测定法。

生物活性评价方法不同于一般的药理学实验方法，而是具备了定量药理学与药检分析的双重属性和要求。一般药理学实验方法要求重现药物效应趋势，重在分析实验结果与对照组比较是否具有统计学意义；药检分析要求重现试验数据的绝对值，但允许有一定的误差范围[61]。中药生物活性评价方法学考察既包括试验设计、分组、对照、剂间距、量化指标、可靠性检验等定量药理学的内容，还包括效应的线性范围、精密度、重现性等药物分析的内容。

综上，在化学含量测定的基础上，开展中药复方的生物活性测定，可以综合评价并控制其质量。另一方面，生物活性测定法可以补充化学方法的不足，从活性的角度更好地保证原料药的优质性，中间提取物的稳定性，制剂以及成品的一致性。

1.中药生物效价测定法

根据《中国药典》2015年版四部，中药生物效价测定法应采用基本同质的对照品以测定供试品的相对效价，对照品的选择应首选中药对照品，也可以考虑化学药作为对照品。如采用生物活性限值测定法，可采用中药成分或化学药品作为方法可靠性验证用对照品。根据目前生物活性测定对照品的研究现状，郭玉东等提出了对照品选择的基本原则，即同质、准确、均一和稳定的原则[62]；肖小河等在上述四点原则的基础上又补充了对照品应具有代表性和可延续性原则[63]，并特别提出以道地优质药材作为中药对照品，可以保证其可延续性。同时对照品还应考虑来源易得、成本低、稳定性好。必要时，也可根据方法的需要特制统一的国家对照品[64]。在实际研究过程中，生物活性测定研究所采用的对照品有如下若干类别：

（1）成分基本相似的不同来源产品

金纳多注射液与舒血宁注射液成分相似，但杂质少，制剂工艺更加稳定，药效成分的含量和比例控制得较为准确。选择金纳多注射液作为舒血宁注射液生物效价测定的标准参考物质，用其来标定舒血宁注射液的相对生物效价[65]。血栓通胶囊抗血小板聚集活性测定研究结果显示，选用注射用血塞通冻干粉（三七总皂苷）比三七总皂苷对照品体外抗血小板活性更稳定，变异系数<3%，可信限率<18%，适宜作为标准对照物质，用于标定血栓通胶囊的相对生物效价[66]。以红细胞凝集活性为检测指标，测定板蓝根颗粒的相对生物活性效价，研究者选择了北京同仁堂制药厂的一个批次板蓝根颗粒，作为对照品标定其他企业生产的板蓝根颗粒的相对生物效价[67]。

评价：成分基本相似的不同来源产品，往往首先通过药效学研究确定活性较高的批次，作为标准对照物质，优点是符合同质性原则，来源易得，方法学考察稳定性好；但是产品均有有效期，可延续性差。

（2）标准对照药材

在金银花颗粒生物抑菌活性效价测定方法建立过程中，研究者采用金银花对照药材（中国食品药品检定研究院）为标准对照品，进行金银花颗粒的抑菌效价标定[68]。在对麻黄质量评价研究中，研究者分别以麻黄发汗、平喘的生物活性为评价指标，建立大鼠发汗药理模型，以大鼠发汗量作为检测指标麻黄促进发汗的生物效价检测[69]；以豚鼠离体气管平滑肌建立平喘药效模型，按累积计量法加入麻黄水煎液，计算不同产地麻黄解痉率[70]。此两项实验均选用了中国食品药品检定研究院同一批次的草麻黄对照药材，共标定了26~37个不同产地麻黄的生物效价差异。板蓝根药材临床多用于抗病毒，研究者建立了基于流感病毒神经氨酸酶活性检测的板蓝根生物效价检测方法，用于板蓝根品质评价，采用的对照品为中国药品生物制品检定所的板蓝根对照药材，标定了不同产地板蓝根的生物效价[71]。在大黄致泻生物效价研究中，以动物的首粒排便时间、稀粪点数、干粪总粒数、排便总质量为评价指标，也是采用了检定用大黄作为参照物质[72]。

评价：检定用标准药材作为生物活性评价的参照药物，满足了同质和可获得性等要求；然而有研究者提出检定用标准药材作为参照药物，其生物效应稳定性较差[73]。麻黄生物效价测试数据显示，有超过65%（17/26）的不同产地的麻黄药材发挥生物活性高于检定用标准药材[69]。此外，标准对照品在化学成分检定中具有指示作用，但是在生物活性检测过程中，其中的杂质可能会影响效应的稳定性。

（3）道地药材

采用MTT法建立薏苡仁抑制肝癌细胞生物效价检测方法，研究者以薏苡仁道地产区河北省安国产薏苡仁为工作参照物，标定了其他产地薏苡仁药材的生物活性[74]。张海珠等利用活血生物效价检测方法联合化学指纹图谱方法评价大黄的品质，采用血小板聚集仪测定不同产地大黄药材体外抗血小板聚集的生物效价；以甘肃礼县铨水掌叶大黄为对照药材进行原始效价赋值[75]。

评价：道地药材目前主要以产区为标志，但是除了产地、基原等因素之外，生长环境、栽培年限、野生/家种等其他因素也会影响药材的品质及活性。以道地药材作为生物活性评价的标准对照药材，还需要开展深入研究。

（4）具有相同药理作用的化学药品或生物制品

在对当归药材补血活性测定中，通过建立环磷酰胺联合盐酸苯肼诱发小鼠血虚模型，以红细胞数为补血活性的评价指标，采用环孢菌素A作为对照品，测定当归的补血活性效价[76]。益母草是妇科常用药材，杨明华等利用缩宫素作为标准对照品，建立大鼠子宫收缩模型，以子宫收缩幅度为评价指标，对益母草胶囊和益母草流浸膏进行效价测定[77, 78]。研究者利用微孔比浊法测定牛黄上清片的抗菌效价，以多黏菌素作为标准对照品，测定牛黄上清片抗大肠埃希菌效价；以庆大霉素作为标准对照品，测定其抗金黄色葡萄球菌效价[79]。

评价：以临床常用的、具有相同药理作用的化学药品或者是生物制品作为中药生物活性测定标准对照，需要找到供试品与对照品各自的线性范围，并且在此线性范围内，二者的量反应线应基本平行，并需要通过方法学验证。

（5）中药成分或组分

研究者采用抗生素微生物检定法的比浊法，基于牛黄上清片组成及其药理作用特点，选用牛黄上清片主要有效成分黄芩苷+栀子苷（5∶2）作为参照药物，制订参照药物的量效标准曲线和方程式，确定线性范围，进行稳定性、重复性和平均回收率试验；设定黄芩苷+栀子苷参照药的中心浓度效价为1000U/ml，用于标定3个厂家的牛黄上清片的抑菌效价限度[13]。阿魏酸是川芎的有效成分之一，在体内外均具有抗ADP诱导血小板聚集的作用。试验数据表明阿魏酸钠在15~60g/L浓度范围内与血小板聚集抑制率呈良好的线性关系，故选择阿魏酸钠为标准对照物质，通过定义每毫克阿魏酸钠的效价为1个活性单位，标定川芎药材、饮片及含川芎中成药的抗血小板聚集活性效价[80]。

评价：如果选择中药成分（组分）作为标定复方中药生物效价的标准对照物质，那么该中药成分或组分应该是已经被确认的有效成分（组分）。

（6）通过生物制品活性换算为中药效价

研究者采用琼脂糖-纤维蛋白平板法，以蚓激酶对照品的活性标定溶栓胶囊（鲜地龙制剂）效价，并确定了供试品的效价限值，即每1mg供试品效价应不得少于600蚓激酶单位[81]。冯五文等建立挑丝法测定不同批次的红花注射液对凝血酶的抑制作用：红花注射液加入纤维蛋白原溶液，孵育一定时间后，加入凝血酶溶液，搅拌混匀，记录从搅拌混匀到能从溶液中拉出细丝的时间（成丝时间）。以凝血酶活性标定红花注射液的抗凝效价，设凝血酶标准品的效价为U_1，加入红花注射液后实际测得的凝血酶效价为U_2，则红花注射液抗凝血酶的效价U计为$U=U_1-U_2$[82]。《中国药典》2015年版一部采用凝血酶滴定法，以凝血酶活性为标准，标定水蛭或蚂蟥中和1个单位凝血酶的量，规定了供试品的效价限值，即每1g含抗凝血酶活性水蛭应不低于16.0U，蚂蟥、柳叶蚂蟥应不低于3.0U。

评价：通过生物制品活性换算中药效价，方法简便，对照品易于获得；但是可以用于测定的中药品种较少。

2.生物活性限值测定

中药生物活性测定过程中不采用参照物，主要适用于定性或半定量反应且实验重复性较好的情况，例如生物限值法[83]。

灯盏细辛注射液10~30ml/kg剂量可明显抑制小鼠体内血栓形成、大鼠体内和体外血小板聚集，可作为限值剂量对产品进行质量内部控制[84]。丹参注射液具有抑制小鼠体内血栓形成、兔体外血小板聚集，延长兔体外血浆活化部分凝血活酶时间的生物活性，5g生药/kg作为限值剂量用于判断丹参注射液合格[85]。参芎葡萄糖注射液（以盐酸川芎嗪计）剂量为56.0mg/kg（相当于人临床日用量的20倍）连续3次给药可明显延长小鼠的存活时间，可以作为限值剂量进行生物活性测定[86]。以生物限值法开展醒脑静注射液醒神开窍活性测定，以醒脑静注射液20ml/kg（临床用量的30倍）给药30min，观察其对戊巴比妥钠诱导小鼠睡眠的拮抗作用及对盐酸二甲弗林致小鼠惊厥的影响，评价指标包括小鼠睡眠出现时间和睡眠持续时间。

肝炎灵注射液5mg/kg可明显降低CCl_4诱导肝损伤小鼠的ALT水平，在相同的阈值剂量下，对不同厂家不同批号肝炎灵注射液进行活性测定，结果显示该限值剂量可用于控制肝炎灵注射液的内在质量[87]。20ml/kg清开灵注射液可作为限值剂量在CCl_4致小鼠急性肝损伤模型对其护肝作用进行药效的生物活性限值测定[88]，研究结果提示，以

20ml/kg作为限值剂量进行清开灵注射液护肝作用的药效测定具有较好的重现性。

评价：生物活性限值测定法属于定性或半定量试验，往往应用于尚无法建立生物效价测定的中药品种。

3.生物毒价测定技术

一般来讲，药物毒性与药效作用的相关性大致包括：①毒性是药理作用的延伸或扩大。②毒性是由与药效无关的药理作用引起，如药物引起的血液、肝、肾毒性。③毒性无法通过已有的药理作用进行预测，如免疫毒性等。中药复方（单方）有长期传统的临床应用经验，积累了人用的有效性和安全性信息。现代研究表明，中药复方制剂药理效应缓和，起效较慢，量效关系形式多变；作用机制表现为多途径、多靶点、多系统。在中药新药研发过程中，药物效应与药物毒性息息相关，特别是有些药物在其毒性研究中发现副作用，生物毒价与生物效价检测方法类似，主要用于对"有毒"中药如川乌、附子、雷公藤、何首乌等进行质量评控。

如何准确、快速、高效地评价中药毒性，是中药毒性研究的重要内容。化学成分评价存在一定问题，如部分成分不能完全代表有毒中药的整体毒性，成分之和简单相加缺乏依据等。而生物毒价可直接反映中药产品的毒性，与生物效价检测方法相似，是一种关联临床、客观准确、快速经济的评价方法，可用于中药的安全性评价。以毒价作为评价指标对药材生产、加工、炮制等环节质量进行控制，有利于用药安全。例如中药附子具有回阳救逆的功效，而附子所含的多种强心成分，用量过大会导致心脏毒性，可从生物活性层面对附子进行质量控制。刘蕾等利用生物毒性限制测定方法，以附子抑制心肌细胞活力的效应作为生物活性评价指标，研究了不同来源附子水提物影响心肌细胞活力的限值浓度，为制附子质量控制提供依据。赵志浩等[89]通过测定附子引起的大鼠室性早搏的最小中毒量，建立了附子毒性成分指数，作为附子炮制品减毒程度和质量评价的重要参考指标，评价了生附片、黑顺片、白附片、蒸附片、炮天雄、刨附片的生物毒性。华桦等[90]利用Microtox技术测定金银花醇提物、山银花醇提物对发光菌发光强度抑制率，计算发光细菌半数抑制浓度，评价金银花、山银花提取物的毒性，与小鼠急性毒性试验比较，该法符合3R原则，灵敏度提高，可为评价中药安全性提供参考。

4.效应成分指数评控技术

效应成分指数（effect-constituent index，ECI）是一种综合量化的评价指标，使不同成分所关联的药效大小得到表征，使临床安全性和有效性得到初步关联，使中药质量评价和控制模式与指标更加全面。对于有效性来说，ECI越高，表明质量和疗效越好。针对安全性，毒性ECI越高，表明安全性风险越高。效应当量（EE）指标可尝试用于对不同质量的中药进行剂量调整。肖小河课题组[91]构建了一种基于生物效价权重系数加权的多组分化学定量分析的大黄质量评控模式——致泻效应成分指数。采用UPLC同时测定大黄中12个化学成分的含量,利用ICR小鼠便秘模型测定12个化学成分的致泻生物效价,以番泻苷A的致泻生物效价为基准,得到各个化学成分的生物效价权重系数,进而计算大黄致泻效应成分指数。随后又建立了基于ECI的双黄连制剂质量控制方法,采用抗生素微生物检定法检测不同来源双黄连制剂的抗菌效价,结合HPLC定量指纹图谱与偏最小二乘–判别分析法(PLC–DA)进行"量–效"相关性分析,筛选出野黄芩苷、绿原酸、黄芩苷、连翘脂苷A为双黄连制剂的抗菌功效成分,药效权重系数证实所测得的抗菌效价与功效成分指数呈正相关。

ECI可定量、定效地表征中药质量。然而ECI的构建也存在一些缺陷和不足。由于多种成分的协同或拮抗作用将影响中药质量的整体评价,如何确证药材中与临床功效相关联的活性成分,如何表征这些活性成分之间的协同或拮抗作用是ECI法需要解决的基本问题。

5. 中药质量标志物(Q–Marker)

2016年刘昌孝院士针对中药生物属性、制造过程及配伍理论等自身医药体系的特点,整合多学科知识,提出了中药质量标志物(quality marker,Q–Marker)这一核心质量概念。该概念关联安全性和有效性,着眼于全过程的物质基础特有、差异、动态变化和质量的传递性、溯源性,并且具有整体、多元质控的特点,对建立中药全过程质量控制及质量溯源体系,规范中药质量研究和标准建立具有很好的引领作用。张铁军等[92]以延胡索为例进行了Q–Marker的示范性研究,首先通过对延胡索化学物质组辨识明确化学物质基础,然后通过次生代谢产物的生源途径研究及成分特异性分析,再结合药效学从整体动物、器官、细胞、受体、网络药理学多个层面预测活性成分及其信号通路,通过仿生学和功能受体相结合进行药性表征,再结合入血的成分研究,确定延胡索乙素、延胡索甲素、黄连碱、巴马汀、去氢延胡索甲素、D–四氢药根碱和原阿片碱7个生物碱为延胡索的Q–Marker,并建立了多指标成分的定量测定及指纹图谱控制方法。

6. 展望

生物活性测定法能较为直接地表征中药的生物活性,但也存在一定的局限性。鉴于生物效毒价检测多为离体细胞、组织、器官的定量药理反应,是基于某一特定药理条件下的生物活性测定结果,方法的稳定性、可重复性受到生物体系状态的影响。采用生物限值法用于中药生物活性质量控制,需在实验系统稳定的情况下进行评价。理论上,实验方法学考察的变异系数越小越好,但是生物活性检测方法总是存在因生物个体差异而引起的误差,因此其准确度、专属性和精密度等与化学分析方法存在差距。标准品的选择也是中药生物活性测定法的重要问题之一,理想的生物效应评测标准品应与供试品是同质的,在一定剂量范围内,可视为供试品不同程度的浓缩物或稀释物,最大限度地消除测定系统误差,但由于中药成分复杂,目前尚无用于生物效价研究的标准品。对此,课题组尝试了以酶活性单位U表征经典名方清金化痰汤的活性检测方法。

基于生物活性的中药质量评价技术虽然取得了重要进展，但其对临床合理用药和临床疗效提升的指导和支持作用一直难以体现，具体存在以下问题亟待解决。首先，复方中某些具有传统药理功效的成分由于含量较低，所占比例小，未达到起效浓度，可能显示不出其生物评价效应。其次，生物评价方法的通用性较差，难以同时满足数量众多的中药及其制剂的质量评控。由于中药成分复杂，如何有效地进行生物效应评价是一个需要不断探索和完善的问题。同时，中药质量生物评价短时间内难以在基层检验机构和研究机构全面普及，即存在一定的可及性和普适性难题，因此至今尚未建立中药生物效应评价法的标准体系。

（二）基于中药质量属性的生物效应评价方法的提炼和建立

中药质量生物效应评价方法不同于一般的药理学实验及化学评价，其与药理药效评价的区别在于前者的最终目的是对中药及其制剂的质量进行评控，而后者在于筛选药效及探讨作用机制。中药质量生物评价具备定量药理学与药检分析的双重属性和要求，其方法学考察既包括试验设计、量化指标、剂间距、分组、对照、可靠性检验等定量药理学的内容，还包括线性范围、精密度、重现性、方法适用性等药物分析的内容。生物活性测定针对主要功效，建立相关性好、操作性强的检测方法，与中药的安全性、有效性相关联，采用生物检定设计和统计方法，需要具有较好的重现性和稳定性。生物活性测定可选择的试验系统，包括整体动物、离体器官、血浆、微生物、组织、细胞、亚细胞器、受体、离子通道和酶等。选择生物活性测定方法的基本原则包括：检测指标灵敏度高，检测结果重现性好，试验操作简便。检测指标重现性要好，最好是可实现中药企业对产品自检自查，并能较好地与现行的中药质量等级紧密联系。

根据中药的药理作用、功能主治等开展相应的实验，如抗炎、抗菌、抗氧化、活血化瘀等实验，将结果与现行的中药质量等级进行分析，以验证所得结论的准确性，建立基于中药生物活性与质量等级相联系的中药质量评价体系，实现对中药质量优劣的系统评价。

1.关于中药生物活性测定实验系的选择

（1）活血化瘀类中药（复方）生物活性检测试验方法

活血化瘀是中医学的一个重要理论和治疗原则，《内经》记载的"疏其血气、令其调达"，已成为后世活血化瘀治则的基础。活血化瘀中药也在中医临床最为常用。大量研究表明，活血化瘀中药对血小板、凝血和纤溶功能的影响具有较好的重现性[93]。因此在对活血化瘀类中药生物活性测定方法的选择上，研究者主要采用了评价血小板、凝血和纤溶功能的常用指标，对活血化瘀中成药（中药材）开展了相关生物活性测定，包括在体与离体试验模型。试验模型主要包括小鼠体内血栓形成试验[24]、小鼠急性脑缺血试验[94, 95]、体外抗血小板聚集试验[65, 66, 80]、体外测定血浆凝血因子活性[82, 85, 96]（包括活化部分凝血活酶时间、凝血酶原时间、凝血酶时间等）、体外凝血酶活性测定（滴定法、挑丝法[82]和荧光共振能量转移法[97]）、体外测定血浆纤维蛋白含量[95]及活性[81]等。通过建立活血化瘀中药生物活性评价的综合评价方法及平台，可以对活血化瘀中药的疗效、质量评价提供很好的生物学支持。

（2）清热解毒类中药（复方）生物活性检测试验方法

清热解毒类中药在临床上应用较为广泛。现代药理研究揭示了清热解毒类中药有广谱抗菌、抑制病原微生物的作用，对金黄色葡萄球菌、溶血性链球菌、痢疾杆菌及甲型流感病毒、乙型脑炎病毒、腮腺炎病毒等均显示出抑制作用[94]。清热解毒类中药也具有抗炎、提高机体免疫力等方面的作用。近年来研究者采用与清热解毒类药物主要功效、作用机制或靶点密切相关的生物活性作为评价指标，测定实验系主要包括：抑菌效力测定、抗病毒效价测定、流感病毒神经氨酸酶体外活性测定（荧光检测法）[98, 99]、体外抑制下丘脑神经细胞PGE_2释放的生物活性测定法[100]、环氧合酶（COX2）和磷脂酶A（PLA）活性测定方法[83]、自由基清除能力测定（DPPH法）[101]、抑制组胺效应测定法[102-104]等等。此外，研究者采用小鼠、大鼠急性肝损伤保护实验测定肝炎灵的活性[87, 88]。肖小河等建立了基于复方地酚诺酯便秘小鼠动物模型的大黄不同炮制品的致泻效价测定[72]。

2. 关注中药生物活性评价过程中阳性对照品的选择

中医药的临床疗效反映了中药的内在质量，生物活性测定是反映临床功效的基本方法之一。近年来多个研究机构开展了中药生物活性测定用于质量控制，而标准对照物质的选择是开展生物活性测定的重点与难点所在。目前所采用的生物活性测定标准对照物质包括：①成分基本相似的不同来源产品。②检定用标准药材。③道地药材。④临床常用的、具有相同药理作用的化学药品或生物制品。⑤通过生物制品活性换算中药效价。近年的研究探索为中药生物活性测定积累了宝贵经验，但各自的使用条件以及使用范围需要明确的界定以及全面深入的研究。适宜的生物活性测定方法，一方面可以作为企业CMC内控体系的重要组成部分，另一方面可以保障中药生物活性的批间一致。因此，逐步建立从企业内控到行业认可的中药生物活性测定平台是中药工业化生产的重要内容之一。

（三）生物效应评价方法在经典名方制剂中应用的意义

古代经典名方中药复方制剂是指符合《中华人民共和国中医药法》规定的，至今仍广泛应用、疗效确切、具有明显特色与优势的古代中医典籍所记载的方剂。结合中医药传承发展的规律以及中药临床应用的特点，新中药注册分类将3类"古代经典名方中药

复方制剂"细分为2种情形，即3.1类为"按古代经典名方目录管理的中药复方制剂"，
3.2类为"其他来源于古代经典名方的中药复方制剂"，包括未按古代经典名方目录管理
的古代经典名方中药复方制剂和基于古代经典名方加减化裁的中药复方制剂。

经典名方是中医方剂中的精华。经典名方源自中药复方方剂，是方剂的重要组成部
分。早在原始社会时期，我们的祖先就已发现药物并用于治疗疾病，并由最初的只是使
用单味药到后来多种药味配伍使用，逐渐形成了方剂，如迄今发现最早的《五十二病
方》。而后的近两千年里，经过不断的实践应用、规律分析、理论完善，形成了大量的
方剂相关资料，包括本草、方书、医案、方剂理论及分类等。其中有效、安全的方剂流传
至今成为经典。针对不同历史时期疾病谱的差异，治疗经验的逐步积累，那些疗效较确切
而被广泛使用、成为相应适应证的首选方剂，也就成为我们当下的经典名方。经典名方复
方制剂研制药学研究是经典名方研究的重要组成部分，需要采取"原料-提取物-制剂"
全过程质量控制技术，保证产品的各项药效学指标与"经典名方基准样品"相一致。经典
名方复方制剂工业化生产基本原则是形成与传统制剂等质的现代生产制剂。在实际工业生
产中，经典名方制剂质量受到多种因素影响，从提取、固液分离（离心法、板框过滤法）、
浓缩（减压浓缩、膜蒸馏）、干燥（减压干燥、喷雾干燥、带式干燥、冷冻干燥）等，不同
工艺对质量的影响也不尽相同。这也为经典名方的质量控制提出了挑战。

因此，在经典名方全过程质量控制中，生物活性测定法是开展质量控制的重要方法
之一，可以用于提取物、基准样品、中试产品和市售产品全链条的质量控制，并发现其
质量传递规律，为经典名方质量控制提供创新的思路与方法。经典名方的研究开发，开
拓了中药新药研发的来源，也为中医药文化的传承与发展带来巨大的机遇和挑战。在新
的政策法规下，要把握中药新药发展创新的机遇，直面挑战，不断加强制剂工艺和质量
评价标准研究，建立符合中医药理论和中药特点的制剂工艺和质量标准体系。

参考文献

［1］刘昌孝，陈士林，肖小河，等.中药质量标志物（Q-Marker）：中药产品质量控制的新概
念［J］.中草药，2016，47（9）：1443-1457.

［2］张铁军，白钢，刘昌孝.中药质量标志物的概念、核心理论与研究方法［J］.药学学报，2019，
54（2）：187-196.

［3］张铁军，白钢，陈常青，等.基于"五原则"的复方中药质量标志物（Q-Marker）研究路
径［J］.中草药，2018，49（1）：1-13.

［4］佘一鸣，胡永慧，韩立云，等.中药质量控制的研究进展［J］.中草药，2017，48（12）：2557-
2563.

［5］张铁军，许浚，申秀萍，等.基于中药质量标志物（Q-Marker）的元胡止痛滴丸的"性-效-物"
三元关系和作用机制研究［J］.中草药，2016，47（13）：2199-2211.

［6］黄熙，张红敏，秦锋，等.阐明方剂吸收生物活性成分：策略、必要性与意义［C］.第十一届

全国中药药理学术大会，中国咸阳，2010.

［7］Abad-García B，Berrueta LA，Garmón-Lobato S，et al. A general analytical strategy for the characterization of phenolic compounds in fruit juices by high-performance liquid chromatography with diode array detection coupled to electrospray ionization and triple quadrupole mass spectrometry［J］. J Chromatogr A，2009，1216：5398-5415.

［8］Villiers AD，Venter P，Pasch H. Recent advances and trends in the liquid-chromatography-mass spectrometry analysis of flavonoids［J］. J Chromatog A，2016，1430：16-78.

［9］Qiao X，Li R，Song W，et al. A targeted strategy to analyze untargeted mass spectral data：rapid chemical profiling of Scutellaria baicalensis using ultra-high performance liquid chromatography coupled with hybrid quadrupole orbitrap mass spectrometry and key ion filtering［J］. J Chromatogr A，2016，1441：83-95

［10］Xie T，Liang Y，Hao HP，et al. Rapid identification of ophiopogonins and ophiopogonones in Ophiopogon japonicus extract with a practical technique of mass defect filtering based on high resolution mass spectrometry［J］. J Chromatogr A，2012，1227：234-244.

［11］Zhang JY，Wang F，Zhang H，et al. Rapid identification of poly-methoxylated flavonoids in traditional Chinese medicines with a practical strategy of stepwise mass defect filtering coupled to diagnostic product ions analysis based on a hybrid LTQ-Orbitrap mass spectrometer［J］. Phytochem Anal，2014，25：405-414.

［12］Yan GL，Sun H，Sun WJ，et al. Rapid and global detection and characterization of aconitum alkaloids in Yin Chen Si Ni Tang，a traditional Chinese medical formula，by ultra performance liquid chromatography-high resolution mass spectrometry and automated data analysis［J］. J Pharm Biomed Anal，2010，53：421-431.

［13］Wu CS，Zhang HY，Wang CH，et al. An integrated approach for studying exposure，metabolism，and disposition of multiple component herbal medicines using high-resolution mass spectrometry and multiple data processing tools［J］. Drug Metab Dispos，2016，44：800-808.

［14］Jin Y，Wu CS，Zhang JL，et al. A new strategy for the discovery of epimedium metabolites using high-performance liquid chromatography with high resolution mass spectrometry［J］. Anal Chim Acta，2013，768：111-117.

［15］刘昌孝. 中药质量标志物（Q-Marker）研究发展的 5 年回顾［J］. 中草药，2021，52（9）：2511-2518.

［16］江振作，王跃飞. 基于"药材基原 - 物质基础 - 质量标志物 - 质控方法"层级递进的中药质量标准模式研究［J］. 中草药，2016，47（23）：4127-4133.

［17］赵晓霞，赵巍，张永文. 中药制剂关键质量属性确认的思考［J］. 中草药，2019，50（17）：4008-4012.

［18］陈畅，程锦堂，刘安. 经典名方研发策略［J］. 中国中药杂志，2017，42（9）：1814-1818.

［19］赵鸿鹏，许浚，张洪兵，等. 基于质量传递与溯源的中药质量标志物（Q-Marker）的发现策略及应用［J］. 2021，52（9）：2557-2565.

［20］田代真一. "血清药理学"与"血清药化学"［J］. 现代东洋医学，1992，13（1）：113-117.

［21］王喜军.中药及中药复方的血清药物化学研究［J］.世界科学技术-中医药现代化，2002，4（2）：1-4.

［22］崔素华，梁枫，张瑞，等.基于中药血清药理学与血清药物化学的中药药效物质基础的研究进展［J］.卫生职业教育，2020，38（1）：157-159.

［23］李骏飞，李清林.血清药物化学在中药质量控制领域中的研究进展［J］.中国医学创新，2015，12（26）：145-147.

［24］李太平，谭栀恩，张孟丽，等.基于中药血清药物化学的玉泉胶囊质量标志物研究［J］.中国中药杂志，2022，47（7）：1802-1813.

［25］刘建庭，赵鸿鹏，朱强，等.基于血清药物化学的经典名方清金化痰汤关键质量属性研究［J］.中国中药杂志，2022，47（5）：1392-1402.

［26］张萍.代谢组学、化学计量学在中药复方药效物质基础研究中的应用［J］.海峡药学，2010，22（9）：13-15.

［27］赵丹，徐建良，肖明中.代谢组学在中医药研究中的应用［J］.亚太传统医药，2021，17（8）：206-209.

［28］王广基，查伟斌，郝海平，等.代谢组学技术在中医药关键科学问题研究中的应用前景分析［J］.中国天然药物，2008，6（2）：89-97.

［29］刘绍博，孙晖，卢盛文，等.基于中医方证代谢组学策略研究知柏地黄丸质量标志物［J］.中医药学报，2021，49（10）：2-10.

［30］姜东京，杜伟锋，蔡宝昌.中药谱效关系在中药质量控制方面的应用［J］.中华中医药杂志，2015，30（11）：3811-3814.

［31］韩明辰，谢若男，杨满琴.谱效关系的研究方法及其在中药研究中的应用［J］.广州化工，2021，49（10）：16-19.

［32］华小黎，王新桂.指纹图谱与谱-效关联技术在中药质量评价中的应用与研究［J］.内蒙古中医药，2014，（30）：127-128.

［33］程斌，童静玲，周爱珍，等.基于UPLC-Q-TOF-MS谱-效分析的浙贝母化痰质量标志物的初步筛选及含量差异研究［J］.中国药学杂志，2021，56（6）：462-471.

［34］陈淮臣，刘文，何利，等.经典名方桃核承气汤抗炎作用的谱效关系研究［J］.时珍国医国药，2021，32（1）：1-5.

［35］张王宁，李爱平，李科，等.中药药效物质基础研究方法进展［J］.中国药学杂志，2018，53（10）：761-764.

［36］马骁驰，果德安.中药活性成分生物转化的研究思路与方法［J］.中国天然药物，2007，（3）：162-168.

［37］Chen C，Yang F Q，Zuo H L，et al. Applications of biochromatography in the screening of bioactive natural products［J］. J Chromatogr Sci，2013，51（8）：780-790.

［38］孙小芬，刘汉清，李婧.分子生物色谱技术在中药研究中的应用进展［J］.医药导报，2010，29（9）：1186-1189.

［39］Wang S，Zhao K，Zang W，et al. Highly selective screening of the bioactive compounds in

Huoxue capsule using immobilized β（2）-adrenoceptor affinity chromatography［J］. Anal Biochem, 2014, 457：1-7.

［40］Li Z, Gao H, Li J, et al. Identification of bioactive compounds in Shaoyao-Gancao decoction using β2-adrenoceptor affinity chromatography［J］. J Sep Sci, 2017, 40（12）：2558-2564.

［41］王丽莉, 张铁军. 细胞膜色谱法及其在中药活性成分研究中的应用［J］. 药物评价研究, 2011, 34（2）：110-114.

［42］Dong ZB, Li SP, Hong M, et al. Hypothesis of potential active components in Angelica sinensis by using biomembrane extraction and high performance liquid chromatography［J］. J Pharm Biomed Anal, 2005, 38（4）：664-669.

［43］李翠芹, 贺浪冲. 白细胞膜色谱模型建立与白术中 TLT-4 受体拮抗活性成分筛选研究［J］. 中国科学（C 辑：生命科学）, 2005,（6）：545-550.

［44］楼晓艺. 介孔生物膜色谱在天然产物活性成分筛选中的应用［D］. 浙江工业大学, 2020.

［45］胡敏敏. 细胞生物色谱法在中药研究中的应用［J］. 中国现代药物应用, 2010, 4（21）：234-235.

［46］刘思燚. 基于细胞生物色谱法的苦碟子注射液保护缺氧损伤内皮细胞的效应成分研究［D］. 北京：北京中医药大学, 2017.

［47］Yu L, Zhao J, Zhu Q, et al. Macrophage biospecific extraction and high performance liquid chromatography for hypothesis of immunological active components in Cordyceps sinensis［J］. J Pharm Biomed Anal, 2007, 44（2）：439-443.

［48］李会军, 安婧婧, 周建良, 等. 靶分子亲和 - 质谱联用技术应用于中药等复杂体系中活性成分的筛选［J］. 中国药科大学学报, 2009, 40（2）：97-103.

［49］Moy F J, Haraki K, Mobilio D, et al. MS/NMR: a structure-based approach for discovering protein ligands and for drug design by coupling size exclusion chromatography, mass spectrometry, and nuclear magnetic resonance spectroscopy［J］. Anal Chem, 2001, 73（3）：571-581.

［50］Muckenschnabel I, Falchetto R, Mayr L M, et al. SpeedScreen: label-free liquid chromatography-mass spectrometry-based high-throughput screening for the discovery of orphan protein ligands［J］. Anal Biochem, 2004, 324（2）：241-249.

［51］Nikolic D, Habibi-Goudarzi S, Corley D G, et al. Evaluation of cyclooxygenase-2 inhibitors using pulsed ultrafiltration mass spectrometry［J］. Anal Chem, 2000, 72（16）：3853-3859.

［52］李德强, 肖媛媛, 戴荣源, 等. 靶分子亲和 - 质谱联用技术在中药活性成分筛选中的应用进展［J］. 中国临床药理学杂志, 2015, 31（21）：2164-2169.

［53］吴新安, 付贵峰, 朱捷, 等. 亲和超滤技术快速发现中药中抗炎成分的方法学［J］. 安徽医科大学学报, 2011, 46（8）：759-762.

［54］陈健, 陈启龙. 网络药理学在中医药研究中的现状及思考［J］. 上海中医药大学学报, 2021, 35（5）：1-13.

［55］叶霂, 李睿旻, 曾华武, 等. 基于整体观中药质量标志物的发现及研究进展［J］. 中草药, 2020, 50（19）：4529-4537.

［56］Zhang RZ, Zhu X, Bai H, et al. Network pharmacology databases for traditional Chinese medicine: Review and assessment ［J］. Front Pharmacol, 2019, 10: 123-136.

［57］苑婕，胡静，贺虹，等.网络药理学在中医药现代化研究中的进展［J］.海南医学, 2020, 31（20）：2688-2691.

［58］彭梅梅，郭爽，陈琪，等.基于特征图谱和网络药理学的经典名方黄连汤质量标志物（Q-Marker）预测分析［J］. 2021, 52（18）：5514-5523.

［59］钟仁兴，丁子禾，杨燕妮，等.基于网络药理学分析的橘红痰咳液主治"痰、咳、喘"的药效物质基础与作用机制研究［J］. 2020, 55（9）：2134-2144.

［60］韩彦琪，陈志霖，刘耀晨，等.基于网络药理学的复方鱼腥草合剂清热解毒药效物质基础及作用机制研究［J］. 2021, 56（6）：1653-1662.

［61］肖小河，王伽伯，鄢丹，等.生物评价在中药质量标准化中的研究与应用［J］.世界科学技术 - 中医药现代化, 2014, 16（3）：514.

［62］郭玉东，王志斌，周建平，等.中药生物活性测定法中标准品建立的研究［J］.药物分析杂志, 2013, 33（4）：706.

［63］李寒冰，鄢丹，曹俊岭，等.中药生物效价检测用对照品的选择与标化［J］.中国中药杂志, 2009, 34（3）：363.

［64］唐元泰，芮菁.关于中药标准采用"生物活性测定"项目的建议［J］.中国药品标准, 2007, 8（6）：39.

［65］王碧松.生物活性测定法用于活血化瘀类中药注射剂质量控制的研究［D］.北京：北京中医药大学, 2010.

［66］韩冰，毛鑫，韩淑娴，等.基于抑制血小板聚集活性检测的血栓通胶囊质量控制研究［J］.中国中药杂志, 2015, 40（23）：4597.

［67］唐慧英，鄢丹，张少锋，等.基于凝集活性检测的板蓝根颗粒质量生物测定方法研究［J］.药学学报, 2010, 45（4）：479.

［68］徐容.基于生物抑菌活性的金银花颗粒效价测定方法［J］.中国药师, 2016, 19（2）：369.

［69］曹喆，毛福英，刘秀，等.基于发汗生物效价的麻黄质量评价研究［J］.中国药房, 2016, 27（13）：1759.

［70］赵云生，谢丽霞，毛福英，等.基于平喘生物效价的麻黄品质评价研究［J］.中草药, 2015, 46（24）：3695.

［71］李寒冰，鄢丹，王伽伯，等.基于神经氨酸酶活性检测的板蓝根品质的生物评价［J］.药学学报, 2009, 44（2）：162.

［72］李会芳，王伽伯，肖小河，等.基于致泻效价检测的大黄不同炮制品的生物品质研究［J］.时珍国医国药, 2012, 23（5）：1215.

［73］张恩户，乔慧，王光建，等.微孔比浊法测定牛黄上清片的抗菌效价［J］.中药药理与临床, 2012, 28（3）：23.

［74］李远，陈玮娜，李海滨，等.基于生物效价检测的薏苡仁质量控制研究［J］.辽宁中医杂志, 2011, 38（11）：2232.

［75］张海珠，谭鹏，刘振杰，等 . 基于活血生物效价和化学指纹图谱的大黄品质评价研究［J］. 药学学报，2017，52（3）：436.

［76］王晓晓，张丽宏，李曦，等 . 当归药材补血活性的定量测定［J］. 中国中药杂志，2015，40（7）：1381.

［77］杨明华，杨苏蓓，金祖汉，等 . 益母草药材生物检定方法的研究（II）缩宫素、益母草量效关系和检定适用效应模式的建立［J］. 中药材，2002，25（6）：409.

［78］杨明华，王溶溶 . 益母草药材生物检定方法的研究（III）鲜益母草胶囊和益母草流浸膏生物效价与临床疗效的相关性观察［J］. 中国现代应用药学，2004，21（2）：124.

［79］王丛，张慧，李慕睿，等 . 基于抗菌抗病毒效价检测的穿心莲药材质量评价研究［J］. 中药材，2015，38（9）：1858.

［80］管咏梅，陶玲，朱小芳，等 . 乳香没药挥发油对川芎中阿魏酸促透机制的研究［J］. 中国中药杂志，2017，42（17）：3350.

［81］董培智，朴晋华，党爱华，等 . 量反应平行线法在溶栓胶囊蚓激酶效价测定方法学研究中的应用［J］. 中国中药杂志，2010，35（11）：1410.

［82］冯五文，李瑞煜，董芹，等 . 红花注射液生物活性测定方法的建立与质量评价［J］. 中药与临床，2016，7（3）：39.

［83］鄢丹，任永申，骆骄阳，等 . 中药质量生物测定的思考与实践——以板蓝根为例［J］. 中国中药杂志，2010，35（19）：2637.

［84］芮菁，张月玲，李元静，等 . 灯盏细辛注射液生物活性限度测定方法适用性研究［J］. 中国药品标准，2010，11（2）：95.

［85］刘倩，陈晨，张媛，等 . 丹参注射液生物活性限度测定方法适用性研究［J］. 中国药事，2013，27（9）：938.

［86］郑林，董莉，董永喜，等 . 基于耐缺氧能力的参芎葡萄糖注射液生物活性测定方法的建立［J］. 中国医院药学杂志，2015，35（11）：989.

［87］潘善庆，田洪，陈子渊，等 . 肝炎灵注射液的生物活性测定方法研究［J］. 中国药品标准，2009，10（4）：264.

［88］阮浩澜，陈琪，黎旸，等 . 清开灵注射液护肝药效限值测定法的建立［J］. 中国医药导报，2013，10（27）：98.

［89］赵志浩，张定堃，吴明权，等 . 基于大鼠室性早搏心脏毒性的附子质量生物评价方法研究［J］. 中国中药杂志，2016，41（20）：7.

［90］华桦，鄢良春，吴诗惠，等 . 山银花，金银花微毒测试（Microtox）与安全性研究［J］. 世界中医药，2020，15（2）：219-224.

［91］谭鹏，王伽伯，张定堃，等 . 效应成分指数在中药大黄质量评价中的应用研究［J］. 药学学报，2019，54（12）：2141-2148.

［92］张铁军，许浚，申秀萍，等 . 基于中药质量标志物（Q-Marker）的元胡止痛滴丸的"性 - 效 - 物"三元关系和作用机制研究［J］. 中草药，2016，47（13）：2199-2211.

［93］汪钟 . 活血化瘀中药对血小板功能调节的机理［J］. 中国中西医结合杂志，1992（9）：567.

［94］金家金，王志斌，苏斌，等. 水蛭体外抗凝血实验研究及其生物活性测定方法反应体系的筛选［J］. 中国药学杂志，2014，49（22）：1997.

［95］张忠兵，王思瑶，郑顺亮，等. 疏血通注射液的抗凝生物活性测定方法及其机制研究［J］. 中国现代中药，2016，18（5）：568.

［96］苏斌. 水蛭生物活性测定质量控制方法研究［D］. 北京：北京中医药大学，2014.

［97］庞博，董军杰，庞国勋，等. 清热解毒类中药的药理作用及临床应用探讨［J］. 临床合理用药杂志，2013，6（31）：180.

［98］陈素珍，李瑾翡，曾秋敏，等. 板蓝根提取液抗病毒活性的生物评价方法研究［J］. 中药新药与临床药理，2015，26（2）：198.

［99］杨丽，王雅琪，刘升长，等. 三种常用半枫荷类药用植物的化学成分与生物活性研究概况［J］. 中国实验方剂学杂志，2016，22（22）：191.

［100］左泽平，王志斌，高阳，等. 柴胡注射液体外抑制 PGE2 释放的生物活性测定法［J］. 中国中药杂志，2013，38（22）：3957.

［101］楚笑辉，王伽伯，周灿平，等. 不同商品等级枸杞子的抗氧化活性比较及其生物效价检测［J］. 中国新药杂志，2011，20（7）：599.

［102］周佳，张晨，尚靖，等. IL-33 刺激原代培养的小鼠骨髓来源肥大细胞脱颗粒并分泌 IL-1β、IL-6 及 TNF-α［J］. 细胞与分子免疫学杂志，2016，32（4）：462.

［103］李洪梅，康旭亮，李小芹，等. 苏黄止咳颗粒平喘止咳作用的实验研究［J］. 中国实验方剂学杂志，2008，14（8）：51.

［104］何韶衡，李萍. 肥大细胞激活及组织胺水平测定［J］. 华西医科大学学报，2002，33（4）：586.

第三节　经典名方新药制备工艺参数优化与传递技术

经典名方新药研究分为物质基准研制与制剂研制两个阶段，首先应按照古代经典名方目录公布的处方、制法研制"经典名方物质基准"，再根据"经典名方物质基准"开展经典名方新药制剂的研究，证明经典名方新药制剂的关键质量属性与经典名方物质基准确定的关键质量属性一致。

经典名方新药制剂是中医临床用药的主要形式和手段，在保障经典名方新药制剂安全、有效、稳定、可控的基础上，合理设计经典名方新药制剂的工艺路线、生产装备和质量控制方法，建立一套符合经典名方物质基准质量标准的工艺研究模式尤为重要。基于经典名方新药制剂研发的政策、工艺、装备现状，运用整体观、动态观和辩证观分析经典名方新药制剂的工艺模式，突破经典名方新药制剂的研究难点，提出经典名方新药制剂工艺开发的研究策略，为经典名方新药制剂的工艺研究提供参考。

一、基于一致性的经典名方制剂制备工艺技术

经典名方新药制剂工艺研究与创新药工艺研究不同，创新药工艺研究要保证制剂研究各试验规模的工艺参数一致性，而经典名方新药制剂工艺研究要保证制剂工艺产品质量与物质基准质量的一致性，新药制剂工艺参数与物质基准是不一致的，即物质基准的工艺必须与古籍记载一致，而各规模新药制剂工艺必须有与之匹配的加水倍量、煎煮时间、煎煮次数、滤过方式、浓缩条件、干燥条件等工艺参数，其工艺参数确定的依据为须保证所得产品与物质基准的质量一致（主要检测指标为干膏率、特征图谱、各成分含量测定）。

（一）制剂工艺研究的意义

在药品注册和审评中，对药品质量标准的评价较为关注，此外相关质量研究指导原则的建立和不断推行，也使研发者把质量研究作为药品申请注册最重要的部分详加研究。现今业内已达成共识：药品质量是生产出来而不是检验出来的，生产过程的全面控制以及关键工艺参数直接影响着药品的质量。基于此，在药学的试验研究中，需要将处方筛选、制备工艺研究和验证的评价作为重要研究内容。

制备工艺研究就是对工艺参数的研究和优化，确定影响产品质量的关键工艺参数，通过确定工艺的可行性研究，建立生产工艺操作范围，进而确定质量标准控制项目，并最终通过工艺的验证体现不同批次产品质量的重现性。工艺研究的目的就是为了保证在产品的制备条件和参数的控制下，得到符合质量要求的产品。所以制备工艺研究对产品的质量关系重大。

（二）制剂工艺研究的基本思路

工艺研究通过工艺参数的优化研究，确定达到产品质量要求的生产参数范围。也就是说，在参数范围内的生产，产品质量的均一性和重现性一般能得到较好的保证，这为生产工艺的实施（操作）提供可靠的实验依据。同时在产品的注册申报资料中对生产过程中的关键环节和关键参数也能进行充分的验证。其研究可分为两阶段实施：首先在样品的小试阶段，通过对工艺参数的评价，对处方的合理性进行验证，确定影响药品质量的关键参数；其次通过中试样品或生产样品的生产，确定工艺的耐用性，为生产工艺建

立操作范围，并通过过程控制得到符合质量要求的产品。在建立以上研究参数后，最后对工艺进行验证。

（三）经典名方制剂工艺研究依据

经典名方制剂的工艺研究，以国家发布的《古代经典名方中药复方制剂简化注册审批管理规定》《按古代经典名方目录管理的中药复方制剂药学研究技术指导原则（试行）》《古代经典名方中药复方制剂及其物质基准的申报资料要求（征求意见稿）》《中药注册分类及申报资料要求》等文件为依据，进行系统的研究，并要遵守后续国家发布的经典名方制剂工艺研究相关的法规文件。

1.古代经典名方中药复方制剂简化注册审批管理规定

为贯彻落实《中华人民共和国中医药法》、《国务院关于改革药品医疗器械审评审批制度的意见》（国发〔2015〕44号），传承发展中医药事业，国家药品监督管理局会同国家中医药管理局组织制定了《古代经典名方中药复方制剂简化注册审批管理规定》，并于2018年6月1日发布通告（2018年第27号），其对制剂工艺研究相关的规定如下：

第三条　实施简化注册审批的经典名方制剂应当符合以下条件：

（一）处方中不含配伍禁忌或药品标准中标识有"剧毒""大毒"及经现代毒理学证明有毒性的药味；

（二）处方中药味及所涉及的药材均有国家药品标准；

（三）制备方法与古代医籍记载基本一致；

（四）除汤剂可制成颗粒剂外，剂型应当与古代医籍记载一致；

（五）给药途径与古代医籍记载一致，日用饮片量与古代医籍记载相当；

（六）功能主治应当采用中医术语表述，与古代医籍记载基本一致；

（七）适用范围不包括传染病，不涉及孕妇、婴幼儿等特殊用药人群。

第六条　经典名方制剂的研制分"经典名方物质基准"研制与制剂研制两个阶段。申请人应当按照古代经典名方目录公布的处方、制法研制"经典名方物质基准"，并根据"经典名方物质基准"开展经典名方制剂的研究，证明经典名方制剂的关键质量属性与"经典名方物质基准"确定的关键质量属性一致。

"经典名方物质基准"，是指以古代医籍中记载的古代经典名方制备方法为依据制备而得的中药药用物质的标准，除成型工艺外，其余制备方法应当与古代医籍记载基本一致。

第十五条　经典名方制剂药品标准的制定，应与"经典名方物质基准"作对比研究，充分考虑在药材来源、饮片炮制、制剂生产及使用等各个环节影响质量的因素，系统开展药材、饮片、中间体、"经典名方物质基准"所对应实物及制剂的质量研究，综合考虑其相关性，并确定关键质量属性，据此建立相应的质量评价指标和评价方法，确定科学合理的药品标准。加强专属性鉴别和多成分、整体质量控制。

生产企业应当制定严格的内控药品标准，根据关键质量属性明确生产全过程质量控制的措施、关键质控点及相关质量要求。企业内控标准不得低于药品注册标准。

2.经典名方制剂工艺研究技术指导原则

在国家药品监督管理局的部署下，国家药监局药审中心组织制定了《按古代经典名方目录管理的中药复方制剂药学研究技术指导原则（试行）》，并于2021年8月27日发布通告（2021年第36号），其对制剂工艺研究相关的规定如下：

二、基本原则

（一）明确关键信息

古代经典名方的处方组成、药材基原、药用部位、炮制规格、折算剂量、用法用量、功能主治等内容作为中药3.1类研发的依据，应与国家发布的古代经典名方关键信息一致。

（二）重视基准样品研究

应按照国家发布的古代经典名方关键信息及古籍记载，研究、制备基准样品，以承载古代经典名方的有效性、安全性。制剂研究中，应以制剂的质量与基准样品的质量基本一致为目标，研究确定商业规模的制剂生产工艺。

（三）加强源头质量控制，保障制剂质量

鼓励使用优质药材为原料，进行饮片炮制和制剂生产。在中药3.1类的研发和生产中，应从药材基原、产地、种植养殖、生长年限、采收加工、饮片炮制及包装贮藏等多个方面加强药材和饮片的质量控制，从源头保障制剂的质量。

（四）关注相关性研究，建立全过程质量控制体系

以国家发布的古代经典名方关键信息为依据，对药材、饮片的质量进行研究，研究、制备基准样品，并对药材、饮片、中间体、制剂开展相关性研究，明确关键质量属性和关键工艺参数，建立和完善符合中药特点的全过程质量控制体系，保证药品质量均一、稳定。

三、主要内容

（一）药材研究

1.药材基原与药用部位应与国家发布的古代经典名方关键信息内容一致，若为多基原的药材一般应固定一种基原。

2.鼓励使用优质药材为原料进行中药3.1类的研究和生产。应进行资源评估，保证药材资源的可持续利用。应加强药材生产全过程质量控制，并采取有效措施保证药材质量相对稳定和质量可追溯。鼓励使用符合中药材生产质量管理规范（GAP）要求的药材。

3.药材的产地应在道地产区和/或主产区中选择，一般应针对不少于3个产地总计不少于15批次药材的质量进行研究分析，确定药材产地、生长年限、采收期、产地加工及质量要求等信息。应使用研究确定的药材开展饮片研究。应根据药材质量分析和相关性研究结果，制定完善药材质量标准。

（二）饮片研究

4.饮片的炮制规格应与国家发布的古代经典名方关键信息一致。

5.国家发布的古代经典名方关键信息明确的炮制规格收载于《中国药典》或省、自治区、直辖市炮制规范等的，应按照相关规定进行炮制，明确工艺参数；尚无相关标准或规范收载的，一般应根据其古籍文献记载并参照《中国药典》炮制通则相关内容进行炮制工艺的研究，明确工艺参数。应明确炮制用辅料的种类、用量和标准。

6.应根据饮片的质量分析和相关性研究结果，建立完善饮片质量标准。

（四）制剂生产研究

10.工艺路线、给药途径和剂型应当与国家发布的古代经典名方关键信息及古代医籍记载一致，其中以汤剂形式服用的古代经典名方可制成颗粒剂。

11.应根据生产实际并通过比较研究，以制剂和基准样品的质量基本一致为目标，研究前处理、提取、固液分离、浓缩、干燥和制剂成型等工艺和参数（范围），并完成商业规模生产工艺验证，确定生产工艺。应至少从干膏率、浸出物/总固体、指标成分的含量、指纹/特征图谱等方面，说明商业规模生产制剂的质量与基准样品质量的一致性。

（六）相关性研究

14.应采用指标成分的含量、指纹/特征图谱等指标，对中试规模以上生产的中间体、制剂及所用的药材、饮片进行相关性研究，并与基准样品进行质量对比，说明生产全过程的量质传递情况。根据研究结果确定药材、饮片、中间体、制剂的关键质量属性和质量标准的质控指标，合理确定其波动范围。

3.古代经典名方中药复方制剂申报资料要求

为落实《古代经典名方中药复方制剂简化注册审批管理规定》，规范古代经典名方中药复方制剂注册申报工作，国家药监局综合司组织起草了《古代经典名方中药复方制剂及其物质基准的申报资料要求（征求意见稿）》，并于2019年3月22日下发通知，通知的"附件2.古代经典名方中药复方制剂申报资料要求（征求意见稿）"中对经典名方的复方制剂工艺研究以颗粒剂为例进行了详尽的说明，对制剂工艺研究的相关要求如下：

1.3.2.1工艺研究

1.3.2.1.1工艺描述和流程图

简要描述经典名方制剂生产的前处理、制备工序及关键工艺参数、关键生产设备和操作过程。明确经典名方制剂的制备方法与古代医籍记载的一致性。

提供经典名方制剂的工艺流程图，应涵盖所有的工艺步骤（包括包装步骤），标明主要工艺参数和所用溶媒等。

1.3.2.1.2 前处理

描述前处理方法、批量、工艺参数及生产设备等信息。

提供前处理工艺及参数确定的研究资料，并说明前处理制备过程的质量控制方法。如需粉碎的，应说明具体方法、粉碎的粒度以及确定的依据；需进行干燥处理的，应提供干燥方式（加热原理）、干燥终点指标及热不稳定成分的研究资料；确需灭菌的，应提供灭菌方法、工艺参数、灭菌效果及饮片质量的研究资料。

1.3.2.1.3 提取、固液分离、浓缩及干燥

详细描述提取、固液分离、浓缩、干燥等工序的制备方法、主要工艺参数及范围、生产设备（包括加热原理、关键参数）等信息。提供制备方法及主要工艺参数的确定依据（如试验方法、考察指标、验证试验等）。提供保证生产用饮片质量均一稳定的投料方法（如采用多批饮片均化处理后投料等）及研究资料。

应列表说明饮片投料量，提取液的得量，浓缩液及干燥后制剂中间体的得量（得率）、相对密度及水分等参数的上下限。

1.3.2.1.4 制剂成型

提供浓缩浸膏、干膏粉、颗粒等制剂中间体的特性研究资料（如水分、粒度、堆密度、流动性、溶化性、吸湿性、粘附性、酸碱性等）。

提供详细的处方筛选研究资料。

详细描述制剂成型的制备方法、主要工艺参数及范围、生产设备等情况，并提供制剂成型工艺的研究资料，说明确定的依据。

1.3.2.1.5 关键步骤和中间体质控

结合生产工艺研究数据，说明各工序受热程度对经典名方制剂质量的影响，明确关键生产步骤的工艺参数控制范围，汇总描述煎煮液、浓缩液、浸膏、干膏粉、颗粒等制剂中间体的得率、相对密度或水分等指标的上下限。

根据关键质量属性和相关性研究结果，结合不同制剂中间体的特性，拟定多个质量控制指标和上下限，建立必要的制剂中间体质量标准。汇总说明制剂中间体的质量标准，包括项目、方法和上下限，必要时应提供方法学验证资料。明确制剂中间体的存放条件和期限，提供确定的依据。

1.3.2.2 工艺放大及工艺验证

1.3.2.2.1 工艺放大

说明生产放大过程制剂处方及工艺参数的变化，并提供研究资料。应重点描述主要变更（包括批量、制剂处方、设备、工艺参数等）及确定依据。

汇总研发过程中代表性批次（包括但不限于中试放大批等）的样品情况，包括：批

号、生产时间、生产地点、批量、收率、质量分析结果等。当不同批次间得率或质量数据存在较大差异时，应分析差异的原因。

1.3.2.2.2 工艺验证

提供工艺验证方案及报告。至少包括以下内容：

明确与拟定生产设备相匹配的批量及批处方。汇总生产所用饮片的关键质量数据并提供检验报告。

详细说明工艺验证中的工艺步骤、工艺参数和范围，说明验证批次生产工艺与拟定制备工艺的一致性。提供所用主要生产设备的信息，如设备型号、生产厂、设备原理及关键工艺参数等。

提供至少连续3批工艺验证样品的生产数据，包括批号、原辅料投料量、浸膏得率、半成品量、成品量、成品率、指标成分的含量数据及转移率等。分析说明生产工艺的稳定性及大生产可行性，明确工艺验证样品的质量与经典名方物质基准的符合程度。

提供工艺验证样品的成品自检结果。

1.3.2.3 中药生产现场检查用生产工艺

参照"中药生产现场检查用生产工艺"的相关要求，提供工艺验证后拟定的"中药生产现场检查用生产工艺"。所拟定的药材标准、饮片标准、炮制用辅料标准、制剂辅料标准、包材标准以及关键中间体内控质量标准等详细内容应作为"中药生产现场检查用生产工艺"附件提交。

制剂的制备工艺应以保证所得产品的质量与对应实物基本一致、符合经典名方物质基准要求为目标，提取工艺原则上应根据传统用药方式研究确定。为保证制剂批间质量的均一稳定，应制定饮片的内控标准，规定定量指标的上下限。可采用多批合格饮片经均化处理，符合饮片内控标准要求后投料生产，并说明饮片的追溯信息、投料规格（粉碎粒度）、实际投料量，明确质量评价的指标及均化处理的方法，提供相关研究资料。由于工业生产与对应实物批量差异较大，建议考虑逐步放大工艺规模。

4.中药注册分类及申报资料要求

为贯彻落实《药品管理法》《中医药法》，配合《药品注册管理办法》（国家市场监督管理总局令第27号）实施，国家药品监督管理局组织制定了《中药注册分类及申报资料要求》，并于2020年9月27日发布通告（2020年第68号），对制剂工艺研究的相关要求如下：

（三）药学研究资料

3.3制备工艺

3.3.1处方

提供1000个制剂单位的处方组成。

3.3.2制法

3.3.2.1 制备工艺流程图

按照制备工艺步骤提供完整、直观、简洁的工艺流程图，应涵盖所有的工艺步骤，标明主要工艺参数和所用提取溶剂等。

3.3.2.2 详细描述制备方法

对工艺过程进行规范描述（包括包装步骤），明确操作流程、工艺参数和范围。

3.3.3 剂型及原辅料情况

（1）说明具体的剂型和规格。以表格的方式列出单位剂量产品的处方组成，列明各药味（如饮片、提取物）及辅料在处方中的作用，执行的标准。对于制剂工艺中使用到但最终去除的溶剂也应列出。

（2）说明产品所使用的包装材料及容器。

3.3.4 制备工艺研究资料

3.3.4.1 制备工艺路线筛选

提供制备工艺路线筛选研究资料，说明制备工艺路线选择的合理性。

按古代经典名方目录管理的中药复方制剂应提供按照国家发布的古代经典名方关键信息及古籍记载进行研究的工艺资料。

3.3.4.2 剂型选择

提供剂型选择依据。

按古代经典名方目录管理的中药复方制剂应提供剂型（汤剂可制成颗粒剂）与古籍记载一致性的说明资料。

3.3.4.3 处方药味前处理工艺

提供处方药味的前处理工艺及具体工艺参数。申请上市许可时，还应明确关键工艺参数控制点。

3.3.4.4 提取、纯化工艺研究

描述提取纯化工艺流程、主要工艺参数及范围等。

提供提取纯化工艺方法、主要工艺参数的确定依据。生产工艺参数范围的确定应有相关研究数据支持。申请上市许可时，还应明确关键工艺参数控制点。

3.3.4.5 浓缩工艺

描述浓缩工艺方法、主要工艺参数及范围、生产设备等。

提供浓缩工艺方法、主要工艺参数的确定依据。生产工艺参数范围的确定应有相关研究数据支持。申请上市许可时，还应明确关键工艺参数控制点。

3.3.4.6 干燥工艺

描述干燥工艺方法、主要工艺参数及范围、生产设备等。

提供干燥工艺方法以及主要工艺参数的确定依据。生产工艺参数范围的确定应有相关研究数据支持。申请上市许可时，还应明确关键工艺参数控制点。

3.3.4.7 制剂成型工艺

描述制剂成型工艺流程、主要工艺参数及范围等。

提供中间体、辅料研究以及制剂处方筛选研究资料，明确所用辅料的种类、级别、用量等。

提供成型工艺方法、主要工艺参数的确定依据。生产工艺参数范围的确定应有相关研究数据支持。对与制剂性能相关的理化性质进行分析。申请上市许可时，还应明确关键工艺参数控制点。

3.3.5 中试和生产工艺验证

3.3.5.1 样品生产企业信息

申请上市许可时，需提供样品生产企业的名称、生产场所的地址等。提供样品生产企业合法登记证明文件、《药品生产许可证》复印件。

3.3.5.2 批处方

以表格的方式列出（申请临床试验时，以中试放大规模；申请上市许可时，以商业规模）产品的批处方组成，列明各药味（如饮片、提取物）及辅料执行的标准，对于制剂工艺中使用到但最终去除的溶剂也应列出。

3.3.5.3 工艺描述

按单元操作过程描述（申请临床试验时，以中试批次；申请上市许可时，以商业规模生产工艺验证批次）样品的工艺（包括包装步骤），明确操作流程、工艺参数和范围。

3.3.5.4 辅料、生产过程中所用材料

提供所用辅料、生产过程中所用材料的级别、生产商/供应商、执行的标准以及相关证明文件等。如对辅料建立了内控标准，应提供。提供辅料、生产过程中所用材料的检验报告。

如所用辅料需要精制的，提供精制工艺研究资料、内控标准及其起草说明。

申请上市许可时，应说明辅料与药品关联审评审批情况。

3.3.5.5 主要生产设备

提供中试（适用临床试验申请）或工艺验证（适用上市许可申请）过程中所用主要生产设备的信息。申请上市许可时，需关注生产设备的选择应符合生产工艺的要求。

3.3.5.6 关键步骤和中间体的控制

列出所有关键步骤及其工艺参数控制范围。提供研究结果支持关键步骤确定的合理性以及工艺参数控制范围的合理性。申请上市许可时，还应明确关键工艺参数控制点。

列出中间体的质量控制标准，包括项目、方法和限度，必要时提供方法学验证资料。明确中间体（如浸膏等）的得率范围。

3.3.5.7 生产数据和工艺验证资料

提供研发过程中代表性批次（申请临床试验时，包括但不限于中试放大批等；申请上市许可时，应包括但不限于中试放大批、临床试验批、商业规模生产工艺验证批等）的样品情况汇总资料，包括：批号、生产时间及地点、生产数据、批规模、用途（如用于稳定性试验等）、质量检测结果（例如含量及其他主要质量指标）。申请上市许可时，提供商业规模生产工艺验证资料，包括工艺验证方案和验证报告，工艺必须在预定的参数范围内进行。

生产工艺研究应注意实验室条件与中试和生产的衔接，考虑大生产设备的可行性、适应性。生产工艺进行优化的，应重点描述工艺研究的主要变更（包括批量、设备、工艺参数等的变化）及相关的支持性验证研究。

按古代经典名方目录管理的中药复方制剂应提供按照国家发布的古代经典名方关键信息及古籍记载制备的样品、中试样品和商业规模样品的相关性研究资料。

3.3.6 试验用样品制备情况

3.3.6.1 毒理试验用样品

应提供毒理试验用样品制备信息。一般应包括：

（1）毒理试验用样品的生产数据汇总，包括批号、投料量、样品得量、用途等。毒理学试验样品应采用中试及中试以上规模的样品。

（2）制备毒理试验用样品所用处方药味的来源、批号以及自检报告等。

（3）制备毒理试验用样品用主要生产设备的信息。

（4）毒理试验用样品的质量标准、自检报告及相关图谱等。

3.3.7 "生产工艺"资料（适用于上市许可申请）

申请上市许可的药物，应参照中药相关生产工艺格式和内容撰写要求提供"生产工艺"资料。

（四）经典名方制剂的制备工艺技术

经典名方的物质基准制备工艺是与古代医籍记载一致的方式进行制备，其绝大部分为水提取的处理方式，少数为全留粉的散剂及其他溶剂提取（如黄酒提取、白酒提取），本书以配方投料生产为起点、以水提取为例进行制备工艺的技术论述。

经典名方物质基准的制备工艺一般为采用小罐煎煮一日剂量的方式进行，其受加热源、小罐材质大小厚度、加水量、加热条件、煎煮时间、煎煮次数、滤过方式等因素的影响。而经典名方新药制剂的制备工艺除了受饮片粒度大小、是否浸泡、加水倍量、煎煮时间、煎煮次数等工艺参数影响外，还受到提取罐体积、提取罐形状、提取罐加热方式、管道形状、蒸汽源、蒸汽压力、强制循环、搅拌桨搅拌等与设备有关的参数的影响，为保证经典名方新药制剂与物质基准的质量一致性，不同的制药设备所验证出的工艺参数都是不一致的。故经典名方新药制剂工艺研究是设备的适应性研究与工艺参数的适应性研究有机结合的综合性研究。

经典名方新药制剂是我国中医传统用药的来源，其制备过程一般包括提取、浓缩、干燥和制剂成型等单元操作，本书按照工艺流程从提取工艺技术、浓缩工艺技术、干燥工艺技术、成型工艺技术等方面进行论述。

1.经典名方的提取工艺技术

经典名方新药制剂工艺为了保证与古籍记载的制法基本一致、与物质基准质量保持一致，一般采用传统水提取的方式，水提取方式包括水煎煮法、浸渍法、渗漉法、水蒸气蒸馏法等，其中水煎煮法是最常用的方法。近年应用于中药提取分离中的高新技术，如超临界流体萃取法、膜分离技术、超微粉碎技术、中药絮凝分离技术、半仿生提取法、超声提取法、旋流提取法、加压逆流提取法、酶法、大孔树脂吸附法、超滤法、分子蒸馏法等，不适于经典名方的生产研发，这些新技术会导致制剂与物质基准的质量不一致。下面对经典名方新药制剂水提取生产工艺技术进行论述。

（1）水煎煮法

水煎煮法是将药材饮片或粗粉放置于煎煮器中，加水使浸没药材，浸泡适宜时间，加热至沸，并保持沸腾状态一定时间而获得煮出液，并重复进行若干次，以提取其有效成分的一种传统方法。本质上，水煎煮法是一种强化的浸渍提取方法，只是操作温度较高，达到了溶媒的沸点，是中药最早、最常用的制剂方法之一。

水是一种强的极性溶剂，中药中亲水性的成分如无机盐、糖类、分子不太大的多糖类、鞣质、氨基酸、蛋白质、有机酸盐、生物碱盐、苷类等都能被水溶出，水煎煮时加热煮沸可以增大中药成分的溶解度外，还可能与其他成分产生"助溶"现象，增加了一些水中溶解度小的、亲脂性强的成分的溶解度，但多数亲脂性成分在沸水中的溶解度是不大的，即使有助溶现象存在提取率也较低；应用大量水煎煮会使各类成分提取率明显提高，但会导致浓缩时的蒸发困难，且会溶出大量杂质。水煎煮时某些含果胶、黏液质类成分的中药，其水煎煮提取液常常很难过滤；中药中的淀粉可被糊化，而增加过滤的困难，故含淀粉量多的中草药，不宜磨成细粉后加水煎煮。

动态循环提取法是水煎煮提取法的改进法，即在水煎煮提取的基础上，利用机械强制循环的方式，将溶剂由提取罐内自上而下连续循环，流动浸出，促使固液两相产生较高的相对运动速度，扩散边界层变得更薄，加快药材中成分向溶剂中扩散。现在生产企业水煎煮提取基本都是采用的动态循环提取法，这样既能加快成分的提取溶出，又能促进提取罐内溶剂温度的一致，防止出现贴壁处沸腾而中心处未煮开的假沸腾现象。

（2）浸渍法

浸渍法属于静态提取方法，是在常温或在加热条件下浸泡药材，使其所含的有效成分被浸出的方法。通过浸渍法所得到的浸出液在不低于浸渍温度下能较好地保持其澄清度。该法操作简单易行，但所需时间较长，溶剂用量大，出液系数高，有效成分浸出率低。另外，浸渍状态下固液间通常呈静止状态，溶剂利用率低，有效成分浸出不完全。

（3）渗漉法

渗漉法是将药材破碎后装入特制的渗漉筒或渗漉罐中，从渗漉罐上方连续通入溶剂，使其渗过罐内药材积层，发生固液传质作用，从而浸出有效成分，自罐体下部出口排出浸出液。由于浸出液浓度在渗漉过程中不断提高而密度增大，逐渐向下移动，由上层溶剂或更稀浸出液置换其位置，连续造成较大浓度差，使扩散能较好地进行。渗漉法适用于提取热敏性、易挥发性中药成分，亦适于提取有效成分含量较低或要求浸出液浓度较高的中药，对于提取物为黏性的、不易流动的中药如乳香、芦荟等不适宜。渗漉提取过程类似多次浸出过程，浸出液可以达到较高的浓度，其浸出效果好，不需要加热，可以常温操作，溶剂用量少，过滤要求低，简化了渣液分离操作过程。但操作技术要求高，工艺操作周期较长。

（4）水蒸气蒸馏法

水蒸气蒸馏法是提取中药挥发油和挥发性成分的常用方法，是利用中药材中的有效成分能随水蒸气蒸馏而不被破坏的一种提取方法。该方法的原理为道尔顿原理：相互不溶也不起化学作用的液体混合物的蒸气总压，等于该温度下各组分的饱和压之和。尽管各组分本身的沸点高于混合液的沸点，但当分压总和等于大气压时，液体混合物即开始沸腾并被蒸馏出来。蒸馏前先要加适量水使中药充分浸润后再进行蒸馏操作，才能有效地将挥发性成分蒸出。其缺点是水蒸气蒸馏提取的时间较长（一般需3~5小时达提油高峰期），长时间的加热蒸馏会影响药材中的其他成分（如受热易破坏的阿魏酸、绿原酸等），会使药材的质地发生改变，从而影响其他成分的提取率及干膏率。

2.经典名方的浓缩工艺技术

浓缩是利用加热及高真空度的方法将提取液加热至沸腾状态，使其中的溶剂部分气化并移出，以提高提取液中溶质浓度的过程。对于中药制剂生产而言，提取液浓缩是中药制剂成型前处理的中药单元操作，中药提取液经过浓缩制成一定规格的半成品浓缩液。大多数中药生产过程中所采用的是蒸发浓缩，通过蒸发浓缩可以制备浓溶液。蒸发浓缩是中药现代化生产的关键技术之一。蒸发浓缩需要考虑：①如何节约热能。②为了捕沫、除沫、减少物料损失，需蒸发室具有足够空间。③加热表面易析出溶质而形成垢层，使传热过程恶化，需考虑如何减少垢层生成。④对热敏性、高黏度的溶液，设计合理的浓缩方法。

经典名方制剂提取液的物理化学性质非常复杂，有的黏度高，有的黏度低；有的具有热稳定性，有的具有热敏性；有的易结晶析出，有的易产生泡沫，对中药提取液的浓缩要求也有所不同。因此，提取液的蒸发浓缩工艺流程和设备的选择要考虑不同的要求。

经典名方提取液的浓缩是中药制药过程的重要工序，也是耗能较大的操作单元之一。经典名方浓缩可采用常压蒸发浓缩、减压蒸发浓缩、薄膜蒸发浓缩、冷冻浓缩、MVR浓缩等方法[1]。

（1）常压蒸发浓缩

常压蒸发浓缩是提取液在大气压下加热使溶剂汽化蒸发的浓缩方法。常压浓缩有较大的负载量，可浓缩大量药液，适于提取液成分具有耐热性。但常压浓缩存在加热时间长、温度高、均匀性差等缺点，不适用于热敏性或挥发性成分。常压蒸发浓缩是最为传统的浓缩技术，操作简单，但由于受热面积小，效率较低，同时能耗大、成本高，不利于药品生产企业实现可持续发展。常用的常压浓缩设备有蒸发锅、敞口倾倒式夹层锅、球形浓缩器等。

（2）减压蒸发浓缩

减压蒸发浓缩又称真空浓缩，是将提取液至于密闭蒸发器中，使蒸发器内形成一定的真空度，抽掉液面上的空气和蒸汽，使溶液的沸点降低，进行沸腾蒸发的操作。由于溶液沸点降低，能防止或减少热敏性成分的分解，增大传热温度差，强化蒸发操作，并能不断的排出溶剂的蒸汽，有利于蒸发顺利进行。对于大多数无特殊要求的提取液，常压浓缩和减压浓缩均可。但为了保证产品质量，对于热敏性提取液的蒸发，需在减压下进行。提取液中如含有皂苷及黏液质类成分，在减压浓缩时会产生大量泡沫，造成浓缩的困难，通常可在蒸馏器上装置一个汽-液分离防溅球加以克服。常用的减压浓缩设备有旋转蒸发仪、真空减压浓缩罐、超真空减压浓缩器等。

（3）薄膜蒸发浓缩

薄膜蒸发浓缩是药液在快速流经加热面时，形成薄膜并且因剧烈沸腾产生大量泡沫，达到增加蒸发面积，显著提高蒸发效率的浓缩方法。薄膜蒸发浓缩具有药液受热温度低、时间短、蒸发速度快、可连续操作和缩短生产周期等优点，特别适用于高浓度药液。薄膜蒸发浓缩热量传递快而均匀，因此对设备的要求高、投资大、成本高。薄膜蒸发浓缩设备按照成膜原因及流动方向的不同，可分为升膜式、降膜式、刮板式三种类型。

（4）冷冻浓缩

冷冻浓缩是利用冰与水溶液质检固液相平衡原理的一种浓缩方法，在中药中有应用的是悬浮冷冻浓缩方式，即在搅拌的悬浮液中，通过大量悬浮分散于母液中冰结晶的成长、分离而达到浓缩的方式。何屹等[2]比较了悬浮冷冻浓缩与传统常压蒸发浓缩法对中药水提液的影响，发现冷冻浓缩液的澄清度好于常压浓缩液，并且在浓缩含挥发性及热不稳定性成分的中药提取液时，可以减少有效成分的损失，表明悬浮结晶冷冻浓缩可以运用于中药水提取液的浓缩。悬浮冷冻浓缩具有保护溶液中的热敏性成分不受破坏、保存溶液中易挥发性成分、节能的优点。但冷冻浓缩需反复多次浓缩并且存在冰粒中裹挟及冰粒表面粘附的现象，导致有效成分含量低于传统浓缩，如冷冻浓缩产品的连翘苷含量要比真空蒸发浓缩低5.8%[3]。用于工业生产的冷冻浓缩设备很少，并且设备投资大，日常维护费用高，极大限制了其工业化应用。

（5）MVR浓缩

蒸汽机械再压缩（MVR）是重新利用蒸发系统自身产生的二次蒸汽的能量，从而减少对外能源需求的一项节能技术。由预热器、蒸汽压缩机、气液分离器、蒸汽换热器和控制系统组成。其中蒸汽压缩机是热回收系统对产生的蒸汽通过压缩作用而提高蒸汽温度和压力的关键设备。不同类型的蒸汽压缩机具有不同的特点，在不同应用条件下有自己的优势。MVR作为新一代的节能减排技术，具有低耗能、低成本、系统稳定运行度较高、占地面积小、自动化程度高及安全性能高等优点，同时能有效解决中药浓缩过程中易结垢的问题[4]。随着能源逐渐紧缺、能源消耗成本越来越高以及国家政策的引导与科技的发展，MVR技术在中药浓缩领域将会得到更广阔的运用[5]。王谷洪等[6]设计了一种强制循环工艺的MVR蒸发器，对中药提取液进行浓缩，结果显示：相对于传统蒸发器，MVR蒸发器的运行成本低，同时解决了设备及管道的堵塞问题。

3.经典名方的干燥工艺技术

中药浸膏的干燥工艺是制剂生产中不可缺少的一道重要工序，干燥工艺的优劣将直接影响产品的性能、质量、外观和成本。由于中药浸膏通常具有黏度大、含糖量高、透气性差等特性，传统干燥方法如鼓风烘箱干燥和普通真空干燥通常需要在较高温度下长时间干燥才能达到效果，存在干燥时间长、能耗高、生产效率低以及产品品质差的缺点[7]。目前，中药浸膏干燥方式主要有真空干燥箱干燥、喷雾干燥、真空带式干燥和微波干燥等四种方式。

（1）真空干燥箱干燥

真空干燥箱是制药行业中使用十分普遍的一种干燥设备，即使今天有了许多干燥新技术和新设备，真空干燥箱仍被广泛地应用在原料药和制剂生产中。真空干燥箱是一种静态干燥设备，不适应大规模工业干燥，适应中小规模和多品种的轮换使用，灵活机动，相比于其他干燥方法，该法存在干燥时间长、有效成分损失大、干膏互相粘连、难粉碎等缺点。鉴于以上缺点，沈善明等对真空干燥箱进行了一系列的改进和开发，先后研发出高效热敏真空干燥箱、罩筒式药品真空干燥箱、车架式药品真空干燥箱、无料盘式药品真空干燥箱、连续真空浸膏干燥机和直通式无料盘真空干燥箱。经过一系列的改进之后，解决了药品真空干燥箱长期无法彻底清洗等困扰，其适应范围也更广泛，受到了部分制药企业的青睐，使开发者深受鼓舞。但是真空干燥箱热利用率较低、干燥时间长、干燥后浸膏仍需二次粉碎。

（2）喷雾干燥

喷雾干燥是利用雾化器将料液分散为细小的雾滴，并在热干燥介质中迅速蒸发溶剂形成干粉产品的过程。喷雾干燥能直接使溶液、乳浊液、悬浮液干燥成粉状、颗粒状、空心球或团粒状制品，可省去蒸发、分离、粉碎等工序，已成为中药生产中较为常用的干燥方法，广泛应用于中药浸膏干燥中。

由于其干燥效率高，对有效成分破坏少，所得浸膏粉均匀、细腻、含水量低且浸膏粉溶解性好又适合工业化大生产而越来越广泛地被用于中药浸膏的干燥，其瞬时干燥为中药浸膏提供了卫生、方便的干燥途径，并为保持药物的有效成分和保证药品的疗效提供了保障。该技术简化并缩短了中药浸膏到制剂成品的工艺和时间，提高了生产效率和产品质量。吴晓宁等[8]对金耳多糖浸膏进行了喷雾干燥的工艺研究，该研究以干燥后药粉的含水量为考察指标，对影响喷雾干燥的因素进行考察，确定最佳喷雾干燥工艺，实验结果表明，以喷雾干燥法制得的药粉在外观及有效成分量上均优于其他干燥方法，且喷雾干燥过程快，有效减少了工序造成的损失，且在设备投资与操作运行费方面更为经济，适合于大生产。黄延年等[9]应用喷雾干燥法制备蓝靛果花色苷粉末，药粉颗粒度小而均匀，有很好的分散性和速溶性，药粉含水量为3.98%，较其常用干燥方法真空冷冻干燥法含水量降低1.23%。

喷雾干燥是直接把提取液变成干粉，干燥快、连续作业。其缺点是所得浸膏粉过细而非颗粒状，浸膏容易吸收水分，使产品不稳定，且在干燥过程中易出现黏壁、黏结、粉末吸湿结块等现象，需要对喷雾干燥参数进行深入研究。

（3）真空带式干燥

真空带式干燥是近年来兴起的一种连续进料、连续出料形式的接触式真空干燥方式，设备能实现真空状态下连续进料、出料，使传统的静态干燥转化为真空动态干燥，大大节约了干燥工时，其对黏度较高、热敏性强、易氧化的中药浸膏具有较好的干燥效果，克服了传统干燥方式浸膏粘壁、干燥时间长导致有效成分损失的缺陷。相比其他干燥方式，其具备以下优点：①料层薄、干燥温度低、干燥快、物料受热时间短、有效成分损失少；②环境密闭，动态操作，不易结垢；③物料松脆，容易粉碎；④隔离操作，避免污染，自动化程度高。

真空带式干燥的适用范围广，绝大多数天然植物的提取物都可以适用，尤其对黏性高、易结团、热塑性、热敏性的物料和不适宜或者无法采用喷雾干燥的物料，用真空带式干燥是最佳选择。真空带式干燥可以直接将浓缩浸膏送入真空带式干燥机进行干燥，无需添加任何辅料，这样可以减少最终产品的用量，提高产品档次。同时，在高真空度状况下干燥，干燥温度较低，有利于保持浸膏的原色原味。为解决穿心莲提取物在喷雾干燥和箱式真空干燥生产中易出现吸收水分、结团成块的难题，殷竹龙等[10]探讨了带式真空干燥机在穿心莲浸膏干燥中的应用，研究发现穿心莲浸膏经带式真空机干燥后，粉碎的粉末呈3~5mm颗粒状，不易吸收水分和结团，生产时间短，产量高，损耗率低，在线清洗方便。锶景希等[11]探讨了川芎浸膏真空带式干燥工艺，实验结果表明，影响干膏含水量的关键工艺参数是进料速度、履带速度、加热区温度，通过3批中试实验验证，干膏的含水量、阿魏酸的量均稳定，物料受热时间短、干燥快、松脆，容易粉碎，表明该干燥工艺是切实可行的。浸膏在全程真空状态下完成干燥粉碎制粒工艺，减少工艺污染环节及吸潮机会，提高了产品的品质，符合GMP的要求。刘雪松等[12]对比研究了喷雾干燥、真空冷冻干燥和真空带式干燥对三七中5种主要皂苷成分的影响，结果显示，三七中5种主要皂苷成分经过真空带式干燥后量基本未发生变化，有效成分的收率高于喷雾干燥和真空冷冻干燥，且真空带式干燥产品的含水率低于其他2种方法。

（4）微波干燥

微波干燥的基本原理是依据介质损耗原理，915 MHz的微波可使水分子运动达18.3亿次/秒，致使分子急剧摩擦、碰撞，使物料产生热化和膨化等一系列过程而达到加热目的。我国微波干燥技术的研究起步较晚，其应用始于20世纪70年代初期。由于微波所具有的特性，使微波真空干燥具有加热均匀、干燥速度快、干燥效率高、产品质量好并兼有灭菌功能等优点，目前被广泛应用于中药材、中药提取物、浸膏、散剂、丸剂、胶囊剂、片剂等的干燥。

杨胤等[13]通过比较喷雾干燥、真空干燥、冷冻干燥及微波干燥对益母浸膏粉、复方板蓝大青浸膏粉及肾石通浸膏粉物理性质的影响，发现微波干燥产物的吸湿性均最小。王莹等[14]将同批地黄叶浸膏分别进行真空烘箱干燥、真空带式干燥、冷冻干燥、喷雾干燥和微波真空低温干燥，研究结果表明，微波真空低温干燥和真空带式干燥2种方法所得干燥产物具有含水率低、有效成分保留率高等优点。但真空带式干燥设备占地面积大、成本较高，而微波真空低温干燥法还具有干燥时间最短、干燥产物色泽较浅、收率高等优点。刘砚墨等[15]研究了微波真空低温干燥黏稠赤芍浸膏的最佳工艺条件，结果表明微波真空低温干燥所得干燥产品含水率低、有效成分保留率高，是适用于赤芍浸膏的干燥方式。

微波干燥在中药领域中的应用越来越广泛，但并不是所有的中药材都适合用微波干燥法来干燥，如富含挥发性或热敏性成分的中药材、含大量淀粉、树胶的天然植物都不适合使用微波干燥。微波干燥应用于提取物和浸膏干燥时，在干燥速度上具有明显优势，但也容易产生有效成分损失的问题。李慧等[16]比较了不同干燥方法对甘草醇提物中甘草苷量的影响，发现微波干燥法虽然操作和控制都很方便，具有干燥速度快、加热均匀等优点，但甘草苷量损失40%。

4.经典名方的成型工艺技术

根据经典名方的相关法规，经典名方汤剂的新药制剂可以制备成颗粒剂，而且颗粒符合"三效、三小、五方便"的原则，故将经典名方的水提取物制备成颗粒剂，常用的颗粒剂制备方法包括湿法制粒、流化床制粒和干压制粒。

（1）湿法制粒技术

湿法制粒是在中药提取物粉末中加入黏合剂，靠黏合剂的桥架或黏结作用使粉末聚结在一起而制备颗粒的方法；或将中药浓缩液中加入糊精、麦芽糊精、糖粉等辅料搅拌均匀制备颗粒的方法。湿法制成的颗粒经过表面润湿，具有颗粒质量好、外形美观、耐磨性较强、压缩成型性好等优点。湿法制粒主要包括制软材、制湿颗粒、湿粒干燥等几个过程。工业中湿法制粒常用的方法有挤压过筛制粒、转动制粒、流化制粒和高速搅拌制粒等。

挤压过筛制粒：系将软材用手工或机械强制挤压方式通过一定大小孔径的筛网制成湿颗粒。制粒设备有摇摆式颗粒机、旋转挤压式制粒机、螺旋挤压式制粒机。挤压制粒法是传统的制粒方法，制粒前必须将物料混合制软材，程序多、劳动强度大，且所需要的辅料量较大，导致单次服用量较多。

转动制粒：系在药物粉末中加入一定量的黏合剂或润湿剂，在搅拌、振动、摇动等作用下使粉末聚结成球形粒子。制粒设备有圆筒旋转制粒机、倾斜转动锅、糖衣锅、离心制粒机等。

高速搅拌制粒：系将药物粉末、辅料加入到高速搅拌制粒机内，搅拌均匀后加入黏合剂或润湿剂，靠高速搅拌器的作用迅速混匀并制成颗粒。

（2）流化床制粒技术

流化床制粒技术又称一步法制粒，系通过热气流将固体药物粉末悬浮流化后，再喷入黏合剂或润湿剂溶液，是粉末黏合成颗粒的方法，其集混合、制粒、干燥于一体，一次成型。更为重要的是，采用流化床制粒技术，可以使中药浓缩液无需干燥、固化，在严格控制浓缩液浓度的前提下，直接以雾滴的方式喷于悬浮的赋形剂（如糊精、麦芽糊精等）表面上，形成颗粒并干燥成型。

流化床制粒制成的成品颗粒较松，具有生产效率较高、劳动强度低、受外界污染低和成品颗粒整齐的优点；缺点是电耗较高，控制参数因品种差异大，对制备工艺参数要求高。

（3）干压制粒

干压制粒机是根据机械挤压原理，利用药物粉料本身的结晶水，由螺杆进料机将干粉状或微细晶体状原料，经脱气、螺旋预压进入对辊，在对辊的挤压力作用下使物料产生塑性变形而被压缩成薄片，随后通过破碎结构破碎、整粒、过筛，制成规定大小的、均匀的产品颗粒。整个过程由干法制粒机一次连续完成[17]。干压制粒设备经过近些年的发展，由最初的垂直压辊发展到现在的水平压辊、由单纯的正压力到现在的正压力、侧压力均衡压片，设备的进步使得干压的难度减少很多、成型性增加很多。干压制粒设备的特点是占地面积小、省时省工，同时制粒中不使用黏合剂，制成颗粒容易溶解。

干压制粒是继沸腾喷雾制粒后发展起来的一种新制粒方法[18]，尤其适用于水、热敏感的药物，可最大限度减少物料与水和热的接触，提高制剂的稳定性，克服湿法制粒和沸腾制粒的不足。与传统制粒工艺相比，干压制粒过程中不需加黏合剂，省略了混合制软材、干燥、整粒等过程，缩短了工艺路线和生产周期，节约了成本[19]，符合国家极力倡导的循环经济的基本国策。

二、经典名方新药制备工艺过程及参数优化方法

在科研实验例如新药研究领域，探索配方、工艺优化、处方筛选和论证方法过程中，均需对诸多影响因素及水平做出比较，考察其对结果的影响，并对结果进行优化[20]。当因素水平数较少时，可以采用固定其他因素改变某一因素的单因素分析法（monofactor analysis），能收到一定效果，但条件优选凭经验，且无法考察各因素间的相互作用。当因素水平数较多时，需采用实验次数较少的实验设计优化法。随着科学技术的进步和各学科理论知识的相互渗透，利用现代数学统计学方法优化实验设计已经成为中药研究的红药领域，近年来常用均匀设计（homogeneous design）和正交设计（orthogonal design）以及效应面优化法（response surface methodology，RSM）进行优化工艺参数，实验设计采用星点设计（central composite design，CCD）[21-25]，三者已广泛用于药物制剂研究、中药炮制、提取和制粒等工艺中，且特点鲜明。

1.单因素分析试验法

单因素分析是指在一个时间点上对某一变量的分析，是对观测数据进行统计分析和检测的有效方法。单因素实验是一种实验中只有一个因素在变化，其余的因素保持不变的试验，通过只观察一种因素的变化来确定整体实验中该因素的具体作用及影响，用随机化的方法给处理指派实验序号和实验对象的实验设计，在此种实验设计中仅有一个实验因素，分处K个水平（$K > 2$），用随机化的方法将被试分为K组，每个实验组被随机的指派接受一种实验处理。

通过分析可以理解试验或生产过程中某一种或多种因素的变化对结果是否有显著影响。有的因素作用大一些，有些因素作用小一些，有必要找出对产品质量有显著影响的因素以保证生产过程的稳定、产品的优质，以帮助选择最优的试验或生产方案。该法在新药研究试验中常被采用，如浓缩工艺改变浓缩时温度考察温度变化对样品的影响、减压干燥工艺考察干燥温度变化对样品的影响等。

经典名方的新药制剂工艺研究中，其工艺路线已经确定为采用水提取的工艺，而且其主要考察指标如干膏率、主要指标成分含量/转移率也不是数值越大越好，而是其数

值越接近同步制备的物质基准对应实物的质量数值越好，故其新药制剂工艺参数在参考物质基准工艺参数的基础上，进行单因素分析试验更能较易找到最优的工艺参数。

2.正交试验法

正交设计是一种高效、多因素实验的设计。它是利用一套规格化的正交表将各实验因素和各水平之间的组合均匀搭配，合理安排，大大减少实验次数，并提供较多的信息。正交设计是根据正交性来挑选代表点，有3个突出的特点：①由正交表挑出来的实验点在空间具有"均匀分散性"；②由正交表挑出来的实验点在统计分析时具有"整齐可比性"；③某些好的未包括在正交表中的实验点，可以通过统计分析将其发现[26, 27]。"均匀分散性"使试验点均衡地分布在试验范围内，让每个试验点有充分的代表性，因此即使在正交表中各列都排满的情况下，也能得到满意的结果；"整齐可比性"使试验结果的分析十分方便，易于估计各因素的主效应和部分交互效应，从而可分析各因素对指标影响的大小及指标的变化规律。

在可以应用析因设计的实验研究中，若高阶或部分低阶交互作用可以忽略不计，且因实验条件所限希望减少实验次数时，可采用正交设计。然而，当试验需考察的因素较多，并且每个因素都有较多水平时，为了照顾"整齐可比"，试验点就不能充分地"均匀分散"，并且试验点的数目就会很多（试验次数随水平数的平方而增加），以至于某些花费大的试验难以安排。

3.均匀化设计试验法

均匀化设计试验法又称空间填充设计，是基于试验点在整个试验范围内均匀散布的从均匀性角度出发的一种试验设计方法，是数论方法中的"伪蒙特卡罗方法"的一个应用，是只考虑试验点在试验范围内均匀散布的一种试验设计方法。均匀设计法能从尽可能少的试验次数中揭示出因素与指标间的规律。当所研究的因素和水平数目较多时，均匀设计试验法比其他试验设计方法所需的试验次数更少。

均匀设计是基于数论方法推导出来的一种实验设计方法。它的最大特点是：试验次数等于最大水平数，而不是实验因子数平方的关系，试验次数仅与需要考察的 X 个数有关[28, 29]。例如，用正交表安排一个3因素6水平的试验，至少需要36次试验，而用均匀设计安排试验时采用表 $U6 \times (64)$ 仅需6次试验，大大减少工作量。因此，均匀设计尤其适用于多因素多水平的试验。均匀设计保留并进一步增强了正交设计实验点在空间具有"均匀分散性"的优点，但这是以牺牲实验点在数学上的"正交性"为代价的，所以均匀设计定量资料不能像正交设计那样可以采用相应设计定量资料的方差分析处理，而需要借助多重线性回归分析的方法来分析数据。由于采用均匀设计时一般都希望尽可能减少实验次数且尽可能多考察实验因素，再加上可能要引入某些因素的平方项或交叉乘积项作为派生的"自变量"，往往导致自变量个数远远大于观测点个数，使获得的多重线性回归方程不仅不唯一，而且其结果彼此之间可能会相差悬殊[30]。

所有的试验设计方法本质上都是在试验的范围内给出挑选代表性点的方法，均匀设计也是如此，它能从全面试验点中挑选出部分代表性的试验点，这些试验点在试验范围内充分均衡分散，但仍能反映体系的主要特征。而对于均匀设计，尤其在条件范围变化大而需要进行多水平试验的情况下，均匀设计可极大地降低试验的次数，它只需要与因素水平数相等次数的试验即可达到正交设计的至少试验数次所能达到的试验效果。均匀设计只考虑试验点在试验范围内充分"均匀散布"而不考虑"整齐可比"，因此试验的结果没有正交试验结果的整齐可比性，其试验结果的处理多采用回归分析方法。

4.效应面优化法

效应面优化法主要考察自变量对效应的作用并对其进行优化[31]。自变量必须连续且可被实验者准确控制。效应与考察因素之间的关系可用函数 $y=f(x_1, x_2, \cdots, x_n)+\varepsilon$ 表示（ ε 为偶然误差）。该函数所代表的空间曲面称为效应面。在实际操作中，常用一近似函数 $y=f'(x_1, x_2, \cdots, x_n)+\varepsilon$ 估计函数 f， f' 所代表的空间曲面为模拟效应面，也是优化法实际操作效应面。效应面优化法就是通过描绘效应对考察因素的效应面，从效应面上选择较佳的效应区，从而回推出自变量取值范围即最佳实验条件的优化法。函数 f 不可能用数学模型表述，效应对因素的真实效应面只是假想的。但可以用某一数学模型 f' 近似地模拟函数 f，依据该模型可以描绘效应面，从而优选条件。数学模型 f' 与 f 的近似程度直接关系到效应面的近似程度与优选条件的准确度[32]。效应与因素之间的关系可能是线性的，也可能是非线性的，表现在效应面上，线性的为平面，非线性的为曲面。在整个考察范围内，在距离较佳区域较远的地方接近线性。愈接近较佳区，面的弯曲度就越大，即在较佳区，非线性关系居多。因此星点实验的复合相关系数较高，预测值更接近真实值，且实验次数也较少，结果直观。当指标较多时，根据每个指标优选的条件可能相互矛盾，对某一效应有利的条件可能对其他效应不利，各效应间须达成妥协，使所有指标综合为一个值，该值可反映总体效应结果。数据处理办法为"归一化"法。每个指标均标准化为 $0 \sim 1$ 的"归一值"（desirability），各指标"归一值"求算几何平均数，得总评"归一值"（overall desirability, OD）[33, 34]，总评"归一值"能使所有指标均能量化体现，客观地综合所有指标，使多指标模型具有更好的预测性[35]。

三、基于一致性的经典名方新药质量传递与评价技术

经典名方新药制剂质量传递研究，以制剂样品和物质基准的质量基本一致为目标。在经典名方新药制剂的研发过程中，制剂工艺研究是一个重要的环节，制剂工艺质量传递包括制剂工艺的实验室研究→中试试验→小规模生产→规模化生产（商业规模生产）

的传递过程，每一规程均需以物质基准的质量标准为依据进行质量传递和评价研究，并根据研究结果确定药材、饮片、中间体、制剂的关键质量属性和质量标准的质控指标。

经典名方的"物质基准"质量标准中规定了其干膏率、性状、鉴别、检查、特征图谱、含量测定（多指标成分含量）等指标，至少应采用干膏率、特征图谱、含量测定（多指标成分含量）等指标，对各规模制剂生产的中间体、制剂及所用的药材、饮片进行相关性研究，并与"物质基准"进行质量对比，说明各规模制剂样品的质量与"物质基准"质量的一致性，其波动范围均应在"物质基准"规定的范围内：干膏率在物质基准均值 ± 10% 范围内；特征图谱应与物质基准具有相同的特征峰；多指标成分含量在物质基准均值 ± 30% 范围内。

干膏率：为经典名方制剂工艺研究所得的纯干燥物质占所投药材的百分比。

特征图谱：以高效液相色谱法（HPLC、UPLC），测定经典名方制剂供试品的主要特征峰，各特征峰能尽可能多地体现配方药味。

多指标成分含量测定：以高效液相色谱法，进行多指标成分的含量测定，指标成分需涉及到配方主要药味有效成分。

1.经典名方新药制剂小试工艺技术

以经典名方物质基准质量标准为依据，进行新药制剂的规模逐渐扩大的小试工艺参数优化研究。根据物质基准的日煎煮处方量比例，选择与所用的不同规模的小试试验设备相适应的处方剂量进行新药制剂的小试试验研究，为保证尽量与生产用提取罐提取一致，可以选择圆底烧瓶水煎煮回流提取、旋转蒸发仪减压浓缩、喷雾干燥/减压干燥/冷冻干燥的方式进行小试研究。

以干膏率、特征图谱、多指标成分含量测定为指标，进行配方饮片/炮制品的制剂小试工艺的粉碎粒度、浸泡条件、加水倍量、煎煮时间、煎煮次数、滤过方式、浓缩条件、干燥条件等因素的试验考察，确定与同步物质基准对应实物质量数据基本一致的样品的工艺参数。

2.经典名方新药制剂中试工艺技术

以经典名方物质基准质量标准为依据，进行新药制剂的规模逐渐扩大的中试工艺参数优化研究，提取罐一般选择用 $0.1m^3$ 或 $0.2m^3$ 的规格，浓缩设备一般采用与提取罐匹配的单效减压浓缩设备，选择与所用的中试规模提取浓缩干燥成型设备相适应的处方剂量进行新药制剂的中试试验研究。

以干膏率、特征图谱、多指标成分含量测定为指标，进行配方饮片/炮制品的制剂中试工艺的粉碎粒度、浸泡条件、加水倍量、煎煮至沸蒸汽压力、保持沸腾状态蒸汽压力、煎煮时间、煎煮次数、滤过方式、浓缩条件、干燥条件等因素的试验考察，确定与同步物质基准对应实物质量数据基本一致的样品工艺参数。

3.经典名方新药制剂小规模生产工艺技术

以经典名方物质基准质量标准为依据，进行新药制剂的小规模生产工艺参数优化研究，提取罐一般选择用0.5m³或1m³的规格，浓缩设备一般采用与提取罐匹配的单效或双效减压浓缩设备，按与设备相匹配的投料量进行新药制剂的小规模生产试验研究。

以干膏率、特征图谱、多指标成分含量测定为指标，以确定的中试规模工艺参数，进行制剂小规模生产工艺参数的确证性试验研究，根据样品检测结果与物质基准质量数据及中试质量数据进行对比分析，进一步调整优化工艺参数，使制剂小规模生产的样品质量与物质基准基本一致。

4.经典名方新药制剂规模化生产工艺技术

以经典名方物质基准质量标准为依据，进行新药制剂的规模化生产工艺参数优化研究，提取罐一般选择用3m³或6m³的规格，浓缩设备一般采用与提取罐匹配的双效或三效减压浓缩设备，按与设备相匹配的投料量进行新药制剂的规模化生产试验研究。

以干膏率、特征图谱、多指标成分含量测定为指标，以确定的小规模生产工艺参数，进行制剂规模化生产工艺参数的确证性试验研究，根据样品检测结果与物质基准质量数据及小规模生产质量数据进行对比分析，进一步调整优化工艺参数，使制剂规模化生产的样品质量与物质基准基本一致，完成经典名方制剂的工艺研究，达到从经典名方物质基准→小试试验→中试试验→小规模生产→规模化生产的质量传递一致性验证。

参考文献

［1］李舒艺，伍振峰，岳鹏飞，等.中药提取液浓缩工艺和设备现状及问题分析［J］.世界科学技术.中医药现代化，2016，18（10）：1782-1787.

［2］何屹，邢黎明，王兴海，等.栀子提取液冷冻浓缩工艺研究.吉林中医药［J］.2013，33（9）：937-938.

［3］冯毅，史森直，宁方芹.中药水提取液冷冻浓缩的研究.制冷［J］.2005，24（1）：5-8.

［4］张功臣.MVR蒸发器的节能特点及其在中药浓缩中的应用.机电信息［J］.2015，8：25-28.

［5］王国振，赵海栋，张丽琴，等.MVR蒸发器应用与中药提取液相关物理特性研究（一种节能型中药浓缩技术）［J］.中国医学装备，2014，11（S2）：200-201.

［6］王谷洪，郭亮，周齐.浅析MVR浓缩技术在中药方面的应用.机电信息［J］.2015，35（12）：22-24.

［7］詹娟娟，伍振峰，尚悦，等.中药浸膏干燥工艺现状及存在的问题分析［J］.中草药，2017，48（12）：2365-2370.

［8］吴晓宁，熊耀康.金耳多糖浸膏喷雾干燥工艺研究［J］.中国药业，2008，17（17）：37-38.

［9］黄延年，刘婵，冯波，等.喷雾干燥法制备蓝靛果花色苷粉末工艺［J］.食品工业科技，2014，

35（8）：286-289.

[10] 殷竹龙，朱国琼，陈跃飞，等.带式真空干燥技术在穿心莲浸膏干燥中的应用 [J]. 现代中药研究与实践，2007，21（6）：57-59.

[11] 锶景希，彭中芳，刘声波.川芎浸膏真空带式干燥工艺研究 [J]. 中药新药与临床药理，2009，20（5）：477-479.

[12] 刘雪松，邱志芳，王龙虎，等.三七浸膏真空带式干燥工艺研究 [J]. 中国中药杂志，2008，33（4）：385-388.

[13] 杨胤，冯怡.干燥工艺与中药提取物物理性质的相关性研究 [J]. 中国药学杂志，2008，43（17）：1295-1299.

[14] 王莹，李页瑞，王翔，等.地黄叶浸膏微波真空低温干燥工艺优化 [J]. 食品科学，2011，32（6）：104-109.

[15] 刘砚墨，李页瑞，陈勇，等.多指标综合评分法优选赤芍浸膏微波真空低温干燥工艺 [J]. 中药材，2010，33（9）：1497-1500.

[16] 李慧，陈宝田.不同干燥方法对甘草醇提物中甘草含量的影响 [J]. 南方医科大学学报，2008，28（6）：924-925.

[17] 陈培胜，刘法锦，郭用庄.新技术在中药配方颗粒生产中的应用 [J]. 中药现代化，2002，4（5）：66.

[18] 应诗愉.重压法干法制粒设备的研究及经济效益的分析 [J]. 医药工程设计，2001，32（4）：34.

[19] 冯雄峰.干法法制粒及设备的特点与影响干轧效果因素的简述 [J]. 机电信息，2006，112（4）：49.

[20] 成徽，储成顶，王世亮，等.正交设计编程及科研应用实例 [J]. 数理医药学杂志，2006，19（1）：59-61.

[21] Iskandaram B，Clair JH，Pat el P，et al.Simultaneous optimization of capsule and tablet formulation using response surface methodology [J]. Drug Dev Ind Pharm，1993，19（16）：2089-2101.

[22] Abu-Izza KA，Garcia-Contreras L，Lu DR. Preparation and evaluation of sustained release AZT-loaded microspheres：optimization of the release charact eristics using response surface methodology [J]. J Pharm Sci，1996，85（2）：144-149.

[23] Abu-Izza KA，Garcia Contreras L，Lu DR. Preparation and evaluation of zidovudine-loaded sustained-release microspheres：optimization of multiple response variable [J]. J Pharm Sci，1996，85（6）：572-576.

[24] Branchu S，Forbes RT，York P，et al. A central composite design to investigate the thermal stabilization of lysozyme [J]. Pharm Res，1999，16（5）：702-708.

[25] Molpeceres J，Guzman M，Aberturas M R，et al. Appication of central composite designs to the preparation of polycaprolact one nanoparticles by solvent displacement [J]. J Pharm Sci，1996，85（2）：206-213.

[26] 王仁安.医学实验设计与统计分析 [M]. 北京：北京医科大学出版社，2000：47-60.

［27］胡良平.统计学三型理论在实验设计中的应用［M］.北京：人民军医出版社,2006：121-132.

［28］方开泰,马长兴.正交与均匀实验设计［M］.北京：科学出版社,2001：83-211.

［29］吴小平,孙洁胤.均匀设计在药学中的应用［J］.浙江省医学科学院学报,2007,12（71）：38-40.

［30］高辉,胡良平,郭晋,等.如何正确处理正交设计和均匀设计定量资料［J］.中西医结合学报,2008,6（8）：873-876.

［31］陈伟,夏红,吴伟.星点设计-效应面法优化水飞蓟素滴丸的制备工艺［J］.中草药,2005,36（5）：679-683.

［32］吴伟,崔光华.星点设计-效应面优化法及其在药学中的应用［J］.国外医学药学分册,2000,27（5）：292-298.

［33］吴伟,崔光华,陆彬.实验设计中多指标的优化：星点设计和总评"归一值"的应用［J］.中国药学杂志,2000,35（8）：530-533.

［34］吴云娟,沙先谊,李王君婵.星点设计-效应面优化法优化三七总皂苷鼻腔用粉雾剂［J］.中成药,2005,27（1）：10-15.

［35］邱颖,朱玲,孙晓英.星点设计-效应面优化法与正交设计和均匀设计的比较及其在药剂研究中的应用［J］.海峡药学,2011,23（2）：18-20.

第四节 基于中医理论的多层次药效和作用机理评价技术

由于"古代经典名方中药复方制剂"的中药新药实行简化注册、免做药效和临床研究，因此，关键质量属性提炼就显得尤为重要。关键质量属性是古代经典名方的有效性、安全性的质量表现形式，应与经典名方所承载的中医理论、传统经验密切相关，应基于中医理论，并在方–证对应的前提下，逐级关联处方、药味、物质基础与有效性的关联关系，分析确定药效物质基础和质量评价与质量控制指标。经典名方中药新药具有化学物质基础复杂、生物效应表达多样的特点，因此，建立多层次的药效评价和作用机理研究技术对于在免做药效和临床研究的前提下，提炼关键质量属性和质控指标，评价古代经典名方复方新药与传统制剂的"一致性"，具有重要的意义。

一、多层次药效评价技术

（一）中药体外药效评价技术

1.体外酶活性检测技术

酶催化体内各种生化反应，并与转运体和受体一起控制几乎所有的生理过程。由于酶具有高度的专一催化活性，故可通过测定其相应的底物或产物浓度变化，或用某一反应产物或反应物浓度变化来确定其酶的活性[1]。酶活性的体外测定具有重要的应用价值。酶活性的时空差异或变化可能与各种自然和病理过程有关。在进行体外酶反应后，可通过吸收光（分光光度法）、发射荧光（荧光测定法）、质量/电荷比（质谱法，MS）或放射性标签产生的光脉冲来检测代谢物的形成或底物的减少对于底物或其代谢物的测量。目前最通用的分析方法是液相–质谱联用法（LC–MS/MS法）[2]。

雷洁昕等[3]研究益母草碱对小鼠肝药酶含量的影响，从而进一步探讨其发挥药效的机制，采用Nash比色法测定小鼠肝微粒体中ERD和ADM的含量。其原理是由于氮脱甲基反应是药物共同的代谢途径，α–碳原子的羟化随甲醇胺中间产物分解，释放出甲醛。Nash比色法测定溶液中甲醛含量即可判定N–脱甲基酶的活力。采用GST生化试剂盒对肝微粒体中GST活性进行测定。结果显示益母草碱能明显降低小鼠肝微粒体肝药酶的含量，下调CYP3A和CYP2E1的表达，其作用效果与益母草碱给药剂量相关。田硕等[4]采用比色法检测谷胱甘肽–S–转移酶（GST）和尿苷二磷酸–葡萄糖醛酸转移酶（UGT）活性变化，发现黄芩素对大鼠CYP2C9、CYP2E1、GST和GT有显著的抑制作用，对CYP1A2、CYP2C19、CYP2D6和CYP3A4没有明显的影响。

基于荧光的酶分析荧光法被广泛用于评估酶反应的速率和动力学机制，通常具有高度的灵敏度和特异性，可检测酶活性低的组织小样本。荧光分析也适用于反应混合物的小型化，因此可以高通量进行[5]。基于荧光团的酶分析的优点还在于，可用于多种目的的固定时间和在线连续分析（毫秒到小时）。

齐琪等[6]发现三七总皂苷可降低阿司匹林的体内代谢，为了明确具体机制，对三七总皂苷抑制羧酸酯酶活性的能力进行研究，以小鼠肝微粒体为模型，考察三七总皂苷对羧酸酯酶1和羧酸酯酶2活性的影响。采用羧酸酯酶的特异性荧光探针（BMBT，FDA）作为底物，以探针荧光强度变化来表征酶活性变化，并进行抑制动力学评价和体外–体内相关性评价。其结果显示三七总皂苷对羧酸酯酶1无显著抑制作用，对羧酸酯酶2则为非竞争浓度依赖型抑制。郭常川等[7]在HepG2细胞中以双荧光素酶报告基因法探索了异紫堇定碱对CYP2B6、CYP3A4和UGT1A1是否存在诱导作用，进而考察其代谢研究。

基于HPLC的分析酶活性之所以流行，是因为HPLC具有无与伦比的精密度、特异性、灵敏度和重现性，功能强大的计算机处理系统使样品的运行、数据的收集和处理自动化[8]。

韩秀媛等[9]研究表没食子儿茶素−3−没食子酸酯（EGCG）对CYP450酶活性的影响，以未处理的肝微粒体作为阴性对照组，CYP450酶各亚型的特异性抑制剂作为阳性对照组，通过EGCG或特异性抑制剂与探针底物共同孵育，高效液相色谱法定量分析特异性底物的代谢产物，分析EGCG对CYP450酶各亚型活性的影响，并通过统计学分析拟合获得相应的动力学参数。

与HPLC相比，LC-MS/MS具有灵敏、快速、高选择性强、准确可重复的优点，更适用于药物代谢的研究[10]。房绍英等[11]采用大鼠肝为离体体外孵育法，以α−萘黄酮为阳性对照药，将人参多糖与CYP1A2酶的特异性探针底物非那西丁及大鼠肝微粒体进行孵育，LC-MS/MS测定代谢产物乙酰氨基酚的含量，通过计算半数抑制浓度，发现在正常剂量下，人参多糖对CYP1A2酶亚型无抑制作用。为了探讨体外培育牛黄（CBS）及其主要成分对大鼠肝微粒体6种细胞色素CYP450酶同工酶活性的影响。祖越等[12]采用大鼠肝微粒体为研究工具，将CBS或其主要成分与CYP1A2、CYP2C19、CYP2C9、CYP2D6、CYP2E1和CYP3A1/2这6种同工酶特异性探针底物共同孵育，通过液相−串联质谱法（LC-MS/MS）检测各探针底物代谢物生成量，评价CBS及其主要成分对大鼠肝微粒体CYP1A2、CYP2C19、CYP2C9、CYP2D6、CYP2E1和CYP3A1/2这6种CYP450酶同工酶的体外抑制作用。结果显示，CBS对大鼠肝微粒体CYP2D6和CYP2E1两种亚型酶活性无抑制作用，而对CYP1A2、CYP2C19、CYP2C9和CYP3A1/2的活性有一定的抑制作用；其主要成分胆酸（CA）、去氧胆酸（DCA）、熊去氧胆酸（UDCA）等对这6种CYP450酶同工酶具有不同程度的抑制作用。

2.基于细胞模型的药效评价技术

目前尽管医疗科技有了飞速的发展，仍有许多的疑难杂症长期困扰着我们，给不幸的病患带来痛苦和折磨。而针对这些机制复杂的疾病，体内外模型的建立显得尤为重要，动物模型能真实模拟动物体内疾病的病理特征，而细胞模型能在微观层面研究疾病的发病机制，是人类认识疾病、治疗疾病的重要环节。细胞模型是通过永生化细胞模拟疾病，通过体外分离培养的原代细胞受到自发的或受外界因素的影响，避免了正常细胞的衰老死亡过程，从而具有无限增殖能力。永生化细胞能够提供稳定均一、性状一致的细胞来源，并且可以降低材料成本。因此，它是体外研究细胞增殖、分化、凋亡、衰老等的理想模型，加之，永生化细胞和肿瘤细胞关系密切，所以永生化细胞也是研究肿瘤发生机制的重要模型。另外，由于永生化细胞具有可以多次传代的特性，可以利用各种细胞永生化的方法使那些传代困难、增殖缓慢、容易衰老的细胞获得永生，从而为研究人员提供更多的细胞资源。

目前细胞模型的构建已经成熟并广泛应用于肿瘤、炎症、血管新生、创面愈合等再生领域。比如MKN-45[13]、SGC-7901[14]、NCI-N87[15]、SNU-16[16]、MGC-803[17]常用于胃癌疾病的研究，A549[18]、H460[19]、H146[20]、A-427[21]、H838[22]用于肺癌研究，HepG2[23]、SMMC-7721[24]则用于肝癌研究，RAW264.7[25]则是炎症常用模型，HUVEC[26]用于血管新生，HUVEC、HaCat成纤维细胞等用于创面愈合。这些细胞株的应用为研究疾病的发生机制、前体药物筛选与新药研发奠定了基础。

当药物对细胞模型进行干预后，通过不同的技术手段对细胞的生存（增殖、凋亡、周期、自噬等）和功能（分化、胞吞、胞吐等）进行检测，以此说明药物对相应疾病的作用效应及机制，如Yu等[27]人采用MTT测定不同浓度表小檗碱（epiberberine，EPI）对MKN-45和HGC-27细胞集落形成的影响，发现EPI抑制胃癌细胞的体外生长。用流式和Hoechest染色检测MKN-45细胞的凋亡，采用PI染色和流式细胞仪分析细胞周期发现EPI诱导MKN-45细胞S期阻滞，HGC-27细胞G0/G1期阻滞，从而验证EPI的抗肿瘤作用。Boff Laurita等[28]通过碘化丙啶（PI）染色评价多种洋地黄毒苷类似物对H460细胞周期分布的影响，通过Annexin V-FITC/PI染色评价细胞凋亡情况，结果表明两种新型洋地黄毒苷类似物C10和C18诱导了H460细胞在G1期的显著增加，而仅C10增加了早期和晚期凋亡细胞的数量。与C18相比，C10在较低浓度和较短时间内诱导细胞死亡。Liu等[29]用Annexin V检测了黄芪多糖对巨核细胞M-07e的抗凋亡作用，检测了早期和晚期凋亡细胞，发现APS促进小鼠模型的造血和血小板生成。这种作用可能是由APS的抗细胞凋亡活性引起的。Lin等[30]在吉姆萨、鬼笔环肽的基础上，通过流式分别检测DMAG干预后的HEL的CD41、CD42b和CD41、CD61的共表达，说明其通过促进巨核细胞的分化而促进血小板的生成。Teng等[31]通过MTT法测定和验证了从延龄草中分离的主要皂苷polyphyllin VI（PPVI）对A549和H1299细胞的抗增殖作用，通过使用Hoechst33324/PI染色、流式细胞术分析和实时活细胞成像方法检测NLRP3炎性体的激活。我们发现PPVI显著增加了A549和H1299中具有PI信号的细胞百分比，并且细胞形态的动态变化和A549细胞的细胞死亡过程表明PPVI诱导了细胞凋亡-焦亡转换，最终，裂解细胞死亡。Cao等[32]用氧化低密度脂蛋白（ox-LDL）培养RAW264.7巨噬细胞，建立体外泡沫细胞模型。用槲皮素单独或与自噬抑制剂3-甲基腺嘌呤和自噬激动剂雷帕霉素联合处理细胞，用CCK-8试剂盒检测细胞活力，油红O染色检测脂质积累，SA-β-gal（衰老相关β-半乳糖苷酶）染色检测衰老，ROS检测试剂盒检测活性氧，透射电镜（TEM）检测自噬体和线粒体，免疫荧光和Western blot检测MST1、LC3-II/I、Beclin-1、Bcl-2、P21、P16的表达，表明槲皮素可抑制ox-LDL诱导的泡沫细胞形成，延缓衰老。该机制可能与调节MST1介导的RAW264.7细胞自噬有关。

铁死亡是一种具有铁依赖性的新型细胞程序性死亡方式，由细胞内异常铁代谢导致的脂质过氧化物和活性氧堆积引起的调节性的细胞死亡[33]。Duan等[34]采用MTT法和活/死细胞染色法研究黄芩苷对hemin诱导的PC12细胞毒性的影响，发现黄芩苷以浓度依赖性的方式提高了细胞活力。免疫荧光染色进一步检测黄芩苷对血红素处理的PC12细胞中GPX4和SLC7A11水平的影响，以证实黄芩苷对铁死亡的保护作用。

Li等[35]用MitoTracker Red CMXRos共聚焦显微镜观察PC12线粒体裂变发现黄芩苷防止线粒体裂变，改善线粒体功能。并使用Annexin V/PI染色观察细胞凋亡。实验表明，黄芩苷通过调节AMPK活性，减轻线粒体动力学损伤以及凋亡和线粒体自噬的失衡，从而使细胞得以存活。

高内涵筛选技术是指在保持细胞结构和功能完整性的前提下，同时检测被筛选样品对细胞的多种属性及生理状态（如细胞形态、生长分化状态、迁移与凋亡、细胞代谢途径以及信号通路的各个环节）影响的高通量筛选方法[36]。同时，也是一种应用高分辨率的荧光数码影像系统，可获得被筛样品对细胞产生的多维立体和实时快速的生物效应信息。高内涵筛选技术在增加筛选靶标、筛选指标的同时并不增加样品的消耗，且一次筛选获得多样化结果，加快了鉴定高价值靶点的过程，同时降低了筛选成本。高通量筛选与高内涵筛选、自动化控制系统的结合出现，为新药物的发现提供了更快捷有效的方法，在制药业和学术界逐步成为药物发现和开发的基本工具[37]。

高内涵影像分析（HCA）作为一种在细胞水平上的多系统、多途径、多靶标的动态筛选技术，能够在保持细胞结构和功能完整性的前提下，利用不同的荧光染料同时检测化合物对细胞形态学、生化指标和细胞功能的影响，具有高通量、多指标、自动化、可定量等优点。目前，HCA技术已用于肝毒性[38, 39]、肾毒性[40]、心脏毒性[41]和神经毒性[42]的化合物筛选和研究。

Tham等[43]通过建立的HCA肝毒性检测方法分别在人源性肝癌细胞HepG2和人正常肝细胞L02上进行肝毒性快速评价实验，使用Hoechst33342荧光分子探针对细胞核进行染色，利用HCA技术同时考察药物对细胞生存率和细胞核面积的影响，并将两种细胞株上的结果对比分析，以期对具有潜在肝毒性的药物进行更准确的早期筛选[44, 45]。

Jiang等[46]采用高含量凋亡筛选（HCS）方法检测LHR对人GalN/TNF-α诱导的L02肝细胞早期和晚期凋亡的影响。考虑到线粒体在肝细胞凋亡中的潜在重要性，进行了活细胞多参数HCS检测线粒体功能，包括线粒体膜通透性和线粒体膜电位，结果表明LHR对肝细胞凋亡有明显的抑制作用。

3.基于细胞团和组织模型的药效评价技术

近年来，细胞团和组织模型作为体内、体外研究的中药扩展已受到广泛关注。若针对性地研究药物对特定细胞和组织的作用，则需要针对不同的疗法和机制选择合适的药效评价模型[47]。

探索中药诱导胰腺干细胞分化为胰岛 β 细胞的作用，经过细胞形态学、细胞生长特性和免疫细胞化学染色检测显示，雷公藤多糖体外诱导纯化的小鼠胰腺干细胞分化后形成胰岛样细胞团[48]，可观察到球形胰岛样结构和细长的蒂与培养瓶底部相连，经双硫腙染色呈铁红色。形成的胰岛样细胞团可检测出 β 细胞素蛋白表达阳性，对雷公藤多糖提升胰岛细胞来源治疗糖尿病药效提供依据。

研究葛根中药复方对妊娠期糖尿病大鼠的治疗作用中[49]，采用四氧嘧啶建立糖尿病大鼠模型，通过观察中药治疗组同样促进胰岛 β 细胞团形成。葛根中药复方可能对胰岛 β 细胞的保护和修复作用起到调控血糖作用。

探讨化瘀生肌方提取物对糖尿病溃疡模型大鼠创面愈合的影响[50]，并探讨其可能的作用机制，对大鼠进行糖尿病足溃疡造模。对大鼠进行高脂高糖喂养，STZ腹腔注射，将成模后的大鼠背部脱毛，龙胆紫标记造模区并剪皮深至筋膜，形成创面组织模型。用ELISA法进行血清EGF、bFGF水平检测，用HE染色观察分析肉芽组织形成，使用免疫组化法对肉芽组织新生毛细血管数及成纤维细胞数进行检测。该组织模型很好地反映了中药化瘀生肌方提取物利于新生毛细血管及成纤维细胞的增殖和促进创面肉芽组织生长。

一项丹参、人参、连翘、麦冬对肺纤维化模型大鼠肺组织中BMP-4表达的影响的研究[51]，通过导管向大鼠气管内以滴注的方式滴入博来霉素溶液，并使药物均匀地分散于肺组织内，形成肺纤维化组织模型。通过分阶段观察大鼠肺部组织病理切片炎症浸润和肺组织结构破坏，以及形成纤维化灶状等检测模型。该组织模型为进一步探讨中药治疗ILD肺纤维化的机制提供了实验基础。

近年来，中药及其活性成分成为近年来抗肿瘤药物研究的热点，在中药研究和开发的过程中，PDX模型是这个过程中最常用的实验方法之一。PDX模型是将病人的肿瘤组织直接移植到免疫缺陷鼠来建立的人源异种移植组织模型，其在组织病理学、分子生物学和基因水平上保留了大部分原代肿瘤特点，具有比较好的药物临床疗效预测性。PDX模型分为皮下移植瘤模型和原位移植瘤模型[52]。

赵爱光等[53]用胃癌SGC-7901细胞建立了小鼠PDX模型，研究发现中药四君子汤及健脾药物结合清热解毒、软坚散结中药组成的复方SRRS对人胃癌细胞SGC-7901具有抑制作用，瘤体组织重量和体积明显小于对照组。

精确的组织模型需求驱动组织的体外生物制造的发展。近几十年来，3D生物打印技术已广泛应用于皮肤、血管、心脏等多种组织器官的构建，为体外药物筛选、疾病建模提供有力工具[54]。复方中药由于其成分复杂，药理和毒理效应交互重叠，现有研发模式和方法存在一定局限。3D生物打印技术也为中药研究提供了新思路，为中药现代化发展提供新的机遇[55]。

4.基于类器官模型的药效评价技术

体外细胞培养是模拟人类发展和疾病的重要研究工具。虽然传统的单层细胞培养在过去被广泛使用，但这种模型缺乏组织结构和复杂性，无法告知体内真正的生物过程[56]。

由于其分化潜力，多能干细胞几乎可以产生任何类型的细胞，因此可以用来模拟发育新技术，具有更接近生理细胞组成和行为、更稳定的基因组、更适合于生物转染和高通量筛选等优势[57]。而与动物模型相比，类器官模型的操作更简单，还能用于研究和疾病，甚至有希望提供细胞替代疗法。通过三维培养系统的发展，干细胞已经产生了类似整个器官的结构，称为类器官。类器官模型是一种3D细胞培养系统，其与体内的来源组织或器官高度相似，包含由干细胞或器官祖细胞发展而来的几种细胞类型，并通过细胞分类和空间受限的谱系承诺进行自组织，类似于体内的过程[58]。相比传统的二维培养模型，类器官代表着一种能够模拟整个生物体生理过程的创疾病发生和发展等机理。近年来，类器官技术的发展为生物医学研究创造了强大的三维模型来再现原发组织的细胞异质性、结构和功能，从而彻底革新了体外培养工具[59]。这样的类器官技术使研究人员能够在一个培养皿中再造人体器官和疾病，因此对许多转化应用，如再生医学、药物发现和精准医学，都有很大的希望[60]。

（1）通过类器官对发育和疾病进行建模

研究人员可以通过类器官来模拟人类发育和疾病，因为类器官是从人类干细胞或成年细胞产生的诱导性多能干细胞生长而来的，它们的成分和结构也与原发组织相似，并且易于操作和冷冻保存。这意味着类器官可以用于研究源自干细胞的人体组织且难以通过动物模型模拟的人类疾病分析，研究人员仅需少量的起始物质即可培养类器官。

（2）干细胞类器官工程

干细胞生物工程技术的进步提高了控制细胞类型，组织和相互作用的能力，而类器官工程正需要通过直接修饰干细胞或控制微环境来操纵每个结构层。现在，科学家已经开发了更精确的合成环境，通过用信号蛋白修饰基质的生物惰性区域，可以更好地控制干细胞的活性。类器官工程技术对于一些体内环境成分复杂、需要精确建模的发育研究特别有用。

（3）类器官与精准医学

类器官具有巨大的治疗潜力，利用活检技术就可以培养与病人具有遗传相似性的类器官模型，同时意味着可以利用源自患者干细胞的类器官系统来进行个性化药物功效测试，为患者提供更加精准的治疗方法。

类器官模型是在模式动物模型不能完全代替人体模型，且人体实验和流产胚胎存在伦理限制的情况下出现的。早在1965~1985年，科研工作者就已经使用"类器官"来研究发育生物学，但当时的"类器官"只是因为其形态类似器官被冠以此名。直至多能干细胞学科的兴起，才使类器官"名副其实"，真正拥有类似器官的功能和结构。人多能干细胞（包括胚胎干细胞和诱导性多能干细胞）在特定诱导条件下可分化为体内任意一种细胞或组织类型[61]。随着近年来干细胞领域的不断发展，类器官技术应运而生。类器官是指利用人体干细胞或者由器官特异性祖细胞，在三维环境中培养出类似于器官的组织，具有自我更新和自我组织的能力。类器官的发展是从肠类器官培养系统开始的。类器官技术最早于2009年由发现，荷兰的CLEVERS团队将从小鼠肠断中分离出来的隐窝细胞在含有EGF、Noggin和R-Spondin的三维人工基底膜中培养，并顺利培养出3D肠组织类器官模型。2011年，Sato等利用该技术在体外成功培养了肠道的腺瘤、化生的Barret上皮以及结肠癌组织，建立了来源于患者的肿瘤类器官（patient-derived organoids，PDO）。随着类器官培养技术的不断发展，目前已培育出人的肠、视网膜、大脑、肝脏和肾类器官[62, 63]。

（4）类器官模型的检测

Levin G等[64]分离来自C57BL/6小鼠小肠的上皮干细胞并用于建立肠隐窝类器官的离体培养，作为评估GA的肠上皮发育促进作用的3D模型系统。用小肠/小肠球的比例来评估GA处理后48小时肠道类器官的生长速度，通过免疫荧光检测到显著增加的增值标志物Ki67和立体肠道器中的HuR水平，发现甘草次酸可通过提高人抗原R（human antigen R，HuR）以及下游增殖细胞核抗原Ki67（proliferationassociated nuclear antigen Ki67）的水平促进小肠类器官的发育，维持肠上皮细胞稳态，利于药物吸收。Chen等[65]构建了非小细胞性肺癌患者来源的肺癌类器官，将细胞和器官与天然化合物共培养，使用CellTiter-Glo 2.0荧光细胞活力测定试剂盒和酶标仪检测肿瘤类器官和癌细胞的活力。以DMSO处理的细胞和肿瘤类器官作为对照发现小檗碱对人肺癌类器官敏感，白屈菜红碱、甜菜碱、斑蝥素对人肺癌类器官有抗癌活性。

（二）中药体内药效评价技术

1.基础药效层面评价技术

人类疾病时刻与人类共存，甚至威胁人的健康与生命安全，在人类医学领域，疾病给人类医学发展不断带来新的挑战和危机。动物模型在探索医学知识和减轻人类痛苦方面提供了许多宝贵信息，其具有再现性好、复制率高、专一性好等特点。我们对人类疾病、病理生理学和人体解剖学的基本认识都归功于各种动物模型进行临床前实验研究[66]。研究者需要随时采集各种样品或分批收集标本时，这种操作在临床很难实现，因此需要借助动物模型作为复制品或载体；动物模型不仅能满足群体数量，同时在方法学上也能够达到严格控制实验条件的需求，如饲养条件、遗传、微生物、营养等因素严格控制下，需通过物理或者化学方法限制实验可变因子，排除实验过程中其他因素的影响，取得条件一致、数量较大的模型，因而提高实验结果的重复性和可比性。实验动物模型有利于全面认识疾病的本质，如某些病原体除人以外同时也能引起动物感染患病，通过在动物身上进行试验可使研究者探索和揭示疾病的本质。动物模型在人类疾病病理生理学领域的探索、表征、药物靶向治疗以及新型治疗药物和治疗方法的体内评估中发挥极其重要的作用[67]。动物模型是否构建成功，需从行为、临床症状、血液、生化指标等多方面进行判断。实验动物模型最早出现在公元前6世纪[68]，最初是由伊本祖尔在山羊身上进行气管切开术[69, 70]，后来陆续在狗、猫、犬及小鼠和大鼠等动物身上进行各种科学研究和疾病模型探索，在现代实验研究中，广泛使用大鼠和小鼠构建各种疾病动物模型进行临床试验和科学实验研究。如利用小鼠构建类风湿性关节炎模型探索药物治疗该疾病的新机制[71]。

（1）常见疾病动物模型的构建

动物模型构建根据产生原因分为诱发性动物模型、自发性动物模型、抗疾病动物模型和生物医学动物模型；根据系统范围分为疾病的基本病理过程动物模型和各系统疾病动物模型；按模型种类分类包括整体动物和离体器官组织；按照中医药体系分类分为中医证和中药理论两类，其中中医证包括阴虚、阳虚动物模型，气血、血虚动物模型，脾虚和肾虚等动物模型；按照中药功效或药性分为解表药动物模型、泻下药动物模型、安神药动物模型等。

常见动物模型有肿瘤动物模型、高血压动物模型、糖尿病动物模型、消化性溃疡动物模型、呼吸系统疾病动物模型等。不同病症模型构建方法不同或存在多种构建方法，如用大鼠构建肝癌模型可以用二乙基亚硝胺（5mg/kg）[72]、4-二甲基氨基偶氮苯（2mg/kg）[73]、2-乙酰氨基酸（3mg/kg）或黄曲霉素（0.0015mg/kg混入饲料）[74]等诱发大鼠肝癌模型；应激性溃疡模型建立选用大鼠作动物模型，将大鼠禁食24~48h，大鼠固定在鼠板上，垂直浸入20~23℃的水浴中，水面至大鼠剑突，浸泡24h后处死大鼠，打开腹腔结扎幽门，注射1%福尔马林8~10ml从食管注入胃内，结扎贲门，取出大鼠的胃整体，30min后沿胃大弯剖开可见溃疡存在[75]。应激性高血压大鼠模型常用噪声和足底电击复合刺激，每天2次，每次2h，约20 d即可形成高血压大鼠模型。糖尿病动物模型一般选用大鼠和小鼠，如病毒诱发法一般选用DBA/2雄性小鼠皮下接种脑炎或心肌炎病毒M型变异株，一周后出现明显的高血糖，即糖尿病动物小鼠模型。大鼠模型选用四氧嘧啶作为造模剂，40mg/kg四氧嘧啶静脉注射SD大鼠，每天1次，持续注射2周即可造模成功[76]。

（2）基因敲除（非条件敲除、条件敲除）或过表达动物模型的构建

条件性基因敲除动物模型是利用Cre-LoxP重组酶系统将基因敲除局限于特定组织、细胞或时间进程获取条件性基因敲除动物模型。条件性敲除具有使基因在时间和空间上的靶位修饰更加明确、精准、效果更加可靠等特点，因此，条件性基因敲除能够用于胚

胎致死性目的基因的研究和基因在特定的组织或细胞中的生理病理功能的研究。如今条件基因敲除技术已发展成熟，其主要步骤包括3步：一是打靶载体的设计和构建；二是打靶载体导入同源的胚胎干细胞，并筛选发生同源重组的阳性胚胎干细胞克隆；三是胚胎干细胞显微注射和嵌合胚胎制备并与Cre工具鼠杂交；四是F1代的繁殖和鉴定[77]。条件性基因敲除现已广泛应用于免疫学[78]、临床医学[79]及毒理学[80]等多种领域。非条件性基因敲除，即完全基因敲除，如选小鼠作动物模型，研究环境对自闭症谱系障碍shank3完全敲除小鼠模型的行为影响的程度[81]；通过敲除Triadin基因的斑马鱼心律失常模型研究其发病机制及药物对该病的治疗效果[82]。现代科学研究及医学领域研究中过表达动物模型也得到广泛使用，如FOXO1过表达基因通过TXNIP-TPX改善氧化损伤减轻糖尿病肾小管间质纤维化和细胞凋亡作用研究[83]。

（3）动物模型的检测

不同动物模型检测指标各显差异，如阳性模型的检测主要从内分泌、免疫、血液流变学、能量代谢、自由基、微量元素等方面进行检测，认为肾阳虚模型肾上腺皮质功能降低，血清ACTH、血清皮质醇、促甲状腺激素、甲状腺素的水平均降低；脾阳虚动物模型可见免疫细胞因子发生显著变化，如胸腺指数、脾指数、白细胞介素-2、白细胞介素-6、肿瘤坏死因子-α均显著降低；脾阳虚动物模型症状表现与能量代谢也密切相关，表现为代谢能力下降、产热不足、血糖和甘油三酯减少、三磷酸腺苷减少等；阳虚动物模型可引起自由基与清除失衡的现象，过剩的自由基引起细胞膜的脂类过氧化，膜脂过氧化产物也明显升高致细胞损伤。如便秘模型常规表现为毛发竖立、体重减轻、摄食和饮水量减少等；生化指标可检测肠神经递质5-羟色胺、一氧化氮、水通道蛋白3和4及mRNA等指标含量通过免疫组化、蛋白印迹法以及病理学测定评价便秘模型的程度。中药在模型构建方面也发挥显著作用。有报道称，研究胃肠道代谢模型中中药成分的代谢有助于肠道吸收，并有研究者对具体的药效物质进行展开研究。中药在调节胃肠道菌群方面发挥扶正祛邪的作用，对防治肠道疾病、心血管疾病、肝脏疾病、神经性疾病等方面具有不可估量的作用。如有研究者通过分析代谢组学及肠道微生物表达谱的差异，明确了益智仁对蛋白表达、代谢通路的影响，阐释了益智仁治疗糖尿病肾病的机制。

2.生化指标层面评价技术

在人体正常的生物学代谢基础上，通过研究疾病状态下，生物化学病理性变化的基础理论和相关代谢物的质与量的改变，从而为疾病的临床实验诊断、治疗检测、药物疗效和预后判断、疾病预防等方面提供信息和决策依据。生化指标的检测主要包括体液与排出物的生化检测以及组织的生化检测。

（1）体液与排出物生化检测

体液与排出物主要包括血液、脑脊液、尿液、粪便、胆汁、唾液、创面分泌物、肺泡灌洗液等。血液生化指标检测包括肝功全项、葡萄糖、肾功三项、血脂全项、心肌酶等。各项指标的升高或减少与疾病的发生发展密切相关。其中，常规血液检查（RBT）中的中性粒细胞与淋巴细胞的比值（NLR）和嗜酸性粒细胞－碱性粒细胞比值（EBR）等参数被认为是炎症的潜在生物标志物[84]。脑脊液可以调节颅内压，维持正常pH值，还具有缓冲和营养的作用，通过对脑脊液成分的检查，可以协助中枢神经系统感染性疾病、脑血管疾病及脑部肿瘤的诊断与鉴别诊断，还可用于中枢神经系统疾病的治疗及疗效观察。尿液的诊断性评估是肾脏和尿道疾病评估的基本组成部分，与病史、体格检查和其他测试一起进行。尿液分析最常用于诊断尿路感染或排除肾脏疾病[85]。尿液的检测包括一般性状检测、化学检测和尿沉渣检测。各项检测都与疾病的诊断密切相关。粪便检测是了解消化道及通向肠道的肝、胆、胰等有无炎症、梗阻、出血、寄生虫等最直观的指标。结直肠癌（CRC）是全球癌症相关死亡的主要原因之一，已知癌症筛查可降低CRC的死亡率，粪便潜血测试便是CRC筛查的一个重要测试[86]。胆汁是在肝脏中合成的一种生物液体，主要由胆汁酸和胆固醇组成，是一种生物清洁剂，可乳化和溶解脂类，对脂肪消化起重要作用。胆汁酸是重要的信号分子，调控人体肠道微生物，影响糖脂代谢和免疫稳态[87]。胆汁的检测可以反映肝脏的疾病状态。唾液易于收集，属于无创采样，其生化检测可用于诊断口腔疾病和其他系统性疾病。唾液检测方法为疾病诊断提供了一种新的、无创的、简单的方法，有望取代血清或尿液检测在疾病诊断中的应用[88, 89]。创伤部位由于丧失了皮肤、黏膜的天然屏障，易受各种细菌侵袭导致伤口感染，创面分泌物的细菌培养结果可指导临床医师了解创面感染情况，对症下药，从而减少不必要的浪费。创面分泌物标本的质量是保证结果准确的前提和关键环节。支气管肺泡灌洗液被认为是诊断痰涂片阴性和痰稀缺PTB的有效方法[90]。支气管肺泡灌洗法是一种有价值的呼吸道检查方法，由于BAL敏感性差，很少用于肿瘤的诊断，主要用于肺部患者局部免疫反应的评估和肿瘤微环境的描述[91]。

（2）组织生化检测

组织生化检测包括脑、心、肝、肾等脏器组织的检测，在创伤性脑损伤中，生物标志物能够洞察损伤诱导的细胞、生化和分子变化，并证明早期微病变的存在[92]。肌酸是与颅内压升高相关的一个生物标志物，伴有脑出血的重型颅脑损伤患者血清肌酸水平低于无脑出血的重型颅脑损伤患者[93]。心脏的生化检查只能看心脏是否损害，如心肌炎、心衰或者是心梗等，但是心脏是否跳动规律、心脏血管是否有狭窄等情况是没有办法检查出来的。心脏生化标志物有酶类标志物和蛋白质类标志物，酶类标志物主要诊断急性心肌梗死（AMI），心脏肌钙蛋白I或T是诊断急性心肌梗死的推荐生物标志物[94]。肝功能测定的血浆胆红素浓度升高是严重肝损伤和肝功能丧失的特殊标志。在肝脏疾病中，白蛋白和凝血因子的合成也会减少[95]。肾脏疾病的主要生物化学变化包括蛋白质及其代谢物异常、凝血因子异常、血脂异常、水平衡失调、电解质平衡失调及酸碱平衡失调。肾脏相关的生化检验有肾清除试验、血清肌酐、肾小球滤过功能检查、肾近端小管细胞损伤检查、肾远端小管功能检查及尿肾小管组织蛋白检测，血清肌酐是尿毒症的诊断指标之一。

3.形态学层面评价技术

通过组织染色技术、免疫组织化学及免疫组织荧光等系列手段从形态学层面对中药体内药效进行评价，可以提高病理诊断的准确性，辅助免疫性疾病的诊断，指导疾病的治疗，同时也为疾病的机制研究做出了巨大贡献。

（1）组织染色技术

组织染色技术是通过组织标本在制备过程中采取一系列技术，通过显微镜观察其形态和变化[96]。组织染色技术过程有5个关键阶段：固定、处理、包埋、切片和染色[97]。常用的染色方法有HE染色（又称苏木素–伊红染色法）、MASSON染色法、油红O脂肪染色法、天狼星红染色、尼氏染色等。在口腔疾病中，炎症是肥大细胞所导致的，因肥大细胞表现出特征染色特性，故可采用组织免疫技术评估肥大细胞的存在以及结缔组织背景中肥大细胞的对比度和数量[98]。

（2）免疫组织化学

免疫组织化学染色是利用在抗体上结合荧光或可呈色的化学物质，利用抗原与抗体专一性结合的特点，检测细胞或组织中是否有抗体存在，检测抗原的表现量及观察抗原所在的位置。免疫组织化学染色法具有专一性、灵敏性、简便快速等特点。如Kamyab[99]等采用免疫组织化学染色评估黑色素瘤厚度之间的差异。目前，免疫组织化学染色技术已广泛应用于临床医学和科学实验研究，为科研工作者提供了许多有效信息，是医学研究中不可或缺的一项技术。

（3）免疫组织荧光

免疫组织荧光是一种重要的免疫化学技术，可以检测和定位各种不同类型的组织和细胞制剂中的各种抗原[100]。该技术的主要特点是特异性强、敏感性高、速度快。通过荧光标记抗原抗体，观察抗原抗体反应的高度特异性，可以用作疾病的诊断。免疫荧光染色诊断可以分为直接免疫荧光染色诊断和间接免疫荧光染色诊断。实际应用中常根据疾病的需要采用相应的检测方法。免疫组织学和血清学与组织学相结合，可以在描述和诊断各种皮肤病及涉及皮肤的全身性疾病，如系统性红斑狼疮等方面提供相当大的帮助[101]。

二、多层次作用机制评价技术

（一）中药对基因水平的调控

1.基因测序技术

基因测序技术（gene sequencing technology），又称DNA测序技术，是一种发展迅速和应用广泛的现代分子生物学技术之一，目前国内外主流有四代基因测序技术。第一代DNA测序技术包括传统的化学降解法、双脱氧链终止法、基于Sanger原理而发展的荧光自动测序技术，以及杂交测序技术等[102]。随着人类基因组计划的完成，进入功能基因组时代后，传统的第一代测序技术不足以满足深度测序和重复测序等的需求，因而促进了新一代测序技术的发展。第二代测序平台包括454测序技术、Solexa技术和S0L1D测序技术。第三代测序技术是在第二代测序基础上增加读长，提高了测序效率，降低了成本。第三代测序主要是单分子测序，能直接对RNA和甲基化DNA序列进行测序[103]。第四代测序技术为纳米孔测序技术，具有长读长、高通量、低成本和短耗时的优势[104]。

目前，基因测序技术已经在众多领域得到广泛应用，包括生物的基因组图谱绘制、环境基因组学和微生物多样性、转录水平动态响应及其调控机制，疾病相关基因的确定和诊断、表观遗传学和考古学、物种进化演替过程等。其在中药质量及中药药效学研究中也早有应用。21世纪初，曹晖、刘平萍团队利用基因（DNA）测序技术在中药质量研究中做了许多工作，利用该技术研究三七、山药、半夏等中药[105, 106]。李滢等基于高通量测序454 GS FLX对丹参转录组学进行了研究，为丹参酮和丹酚酸类化合物生物合成研究奠定了基础[107]。2017年，潘媛等通过高通量测序测量了玄参根部转录组学研究，该研究获得了参与次生代谢的关键基因，为研究玄参药用成分的合成和调控机制奠定了基础，为后续研究玄参种质鉴定及遗传多样性奠定了基础[108]。王瑞生等利用基因测序技术探索百药煎治疗溃疡性结肠炎的作用机制[109]。

2. DNA甲基化测序技术

DNA甲基化是指DNA甲基转移酶催化的DNA序列中腺嘌呤（A）或胞嘧啶（C）中的碱基与甲基发生共价结合，即一般是在DNA甲基化转移酶的作用下，在基因组CpG二核苷酸的胞嘧啶第5位碳原子上共价键结合一个甲基基团[110]。

目前DNA甲基化研究测序方法常见的有：①全基因组重亚硫酸盐甲基化测序［WGBS］；②精准DNA甲基化和羟甲基化测序［oxBS-seq］；③优化版简化甲基化测序［RRBS/dRRBS/XRBS］；④单/微量细胞全基因组甲基化测序［scWGBS］；⑤扩增子（羟）甲基化测序；⑥（羟）甲基化DNA免疫共沉淀测序［（h）MeDIP-seq］。适用于不同DNA甲基化研究方向的解决方案。

（1）全基因组重亚硫酸盐甲基化测序（WGBS）

全基因组重亚硫酸盐甲基化测序（WGBS）可以在全基因组范围内精确的检测所有单个胞嘧啶碱基（C碱基）的甲基化水平，是DNA甲基化研究的金标准。WGBS能为基因组DNA甲基化时空特异性修饰的研究提供重要技术支持，能广泛应用在个体发育、衰老和疾病等生命过程的机制研究中。常规全基因组甲基化测序技术通过T4-DNA连接酶，在超声波打断基因组DNA片段的两端连接接头序列，连接产物通过重亚硫酸盐处理将未甲基化修饰的胞嘧啶C转变为尿嘧啶U，进而通过接头序列介导的 PCR 技术将尿嘧啶U转变为胸腺嘧啶T[111]。

（2）精准DNA甲基化和羟甲基化测序（oxBS-seq）

DNA羟甲基化是近年发现的一种新的DNA修饰。随着研究的深入，发现之前被认为是检测DNA甲基化"金标准"的重亚硫酸盐测序并不能区分DNA甲基化（5mC）和DNA羟甲基化（5hmC）。此后开发了化学氧化法结合重亚硫酸盐转化的测序技术（oxidative bisulfite sequencing，oxBS-Seq），该技术不仅可以精确检测DNA甲基化，排除DNA羟甲基化的影响，还可以双文库结合同时单碱基分辨率精确检测DNA羟甲基化[112]。

（3）简化甲基化测序（RRBS/dRRBS/XRBS）

简化甲基化测序（reduced representation bisulfite sequencing，RRBS）是利用限制性内切酶对基因组进行酶切，富集启动子及CpG岛等重要的表观调控区域并进行重亚硫酸盐测序。该技术显著提高了高CpG区域的测序深度，在CpG岛、启动子区域和增强子元件区域可以获得高精度的分辨率，是一种准确、高效、经济的DNA甲基化研究方法。为了适应科研技术的需要，进一步开发了可在更大区域内捕获CpG位点的双酶切RRBS（dRRBS），可研究更广泛区域的甲基化，包括CGI shore等区域。为实现低样本量、多维度分析，开发了富集覆盖CpG岛、启动子、增强子、CTCF结合位点的甲基化靶向测序方法extend-ed-representation bisulfite sequencing（XRBS），实现了高灵敏度和样本复用，使其具有高度可扩展性，并适用于有限的样本和单个细胞[113]。

（4）单/微量细胞全基因组甲基化测序（scWGBS）

单细胞及微量样本的DNA甲基化组学研究很大程度上受制于建库测序技术。传统的文库构建方法或类似于基因组DNA的单细胞扩增技术很难应用到甲基化实验过程中。易基因建立了基于线性扩增和单管建库的技术，可充分降低文库偏好性，准确地完成珍贵样本的全基因组甲基化研究[114]。

（5）扩增子（羟）甲基化测序

扩增子（羟）甲基化技术针对基因组上特定的DNA序列设计甲基化特异性扩增引物（如感兴趣的基因等），基因组DNA进行（氧化）重亚硫酸盐处理后，PCR扩增检测片段，扩增产物通过二代高通量测序，更精准的检测基因区域的甲基化状态[115]。

（6）（羟）甲基化DNA免疫共沉淀测序［（h）MeDIP-seq］

羟甲基化DNA免疫沉淀测序［hydroxymethylated DNA immunoprecipitation sequencing，（h）MeDIP-Seq］是通过运用5'-羟甲基胞嘧啶特异性抗体富集羟甲基化的DNA片段，然后结合高通量测序技术在全基因组水平上以较小的数据量，快速、高效地寻找羟甲基化区域。可广泛应用于羟甲基化与疾病关系研究以及羟甲基化在胚胎发育过程中的研究[116]。

（7）DNA甲基化测序技术在中药作用机制研究中的应用

一些研究表明，DNA甲基化修饰可以通过不同的途径调节特定基因的表达，例如

DNA甲基化后染色质构象发生变异并导致基因沉默、启动子区域发生DNA甲基化使转录因子与启动子结合受阻，导致基因转录水平低或不能转录，从而影响细胞进展和细胞自身的稳态[117-119]。DNA甲基化参与许多生物事件，包括胚胎发育、基因表达、基因组印记和疾病发病[120]。DNA甲基化可以通过细胞分裂传递给子细胞，是表观遗传学研究的重要部分[121]。表观遗传学是将遗传因素与环境因素联合起来，而DNA甲基化是表观遗传学的重要研究内容，其与中医的整体观念"天人相应"有相同之处。通过现代研究表明，中药对DNA甲基化有很强的调节能力，通过调节DNA甲基化能够预防或者治疗某些疾病。快速发展的DNA甲基化检测技术为中药影响DNA甲基化研究提供了帮助。

①中药对肿瘤DNA甲基化的调控　肿瘤发生被认为是由最极端的错误DNA甲基化事件引起的，譬如抑癌基因高甲基化和癌基因低甲基化。一些CHM衍生的植物化学物质为多种癌症细胞表观遗传事件的调节因子，包括DNMT活性。姜黄素可以降低乳腺癌的DNA甲基化和DNMT1的表达，特别是可以降低ras关联域家族蛋白1A启动子的甲基化，从而重新激活其表达[122]。白藜芦醇对DNA甲基化的影响更大，对许多类型的癌细胞进行治疗，导致DNMT酶活性降低，并在许多癌细胞中表达DNMT1、DNMT3A和DNMT3B[123]。小檗碱被证明可以改变DNA甲基化的模式。在人类多发性黑色素瘤细胞系U266中，小檗碱治疗抑制DNA甲基转移酶DNMT1和DNMT3B的表达，从而触发p53的低甲基化并改变p53依赖的信号通路。除小檗碱之外，许多中药单体及提取物对癌症基因甲基化也具有很好的调控作用[124]。目前，中医药与DNA去甲基化之间关系研究是有限的，越来越先进的DNA甲基化技术将为该领域的研究提供工具手段。

②中药对心血管系统疾病DNA甲基化的调控　雌激素受体α（ERα）可保护动脉粥样硬化（AS），高甲基化可降低ERα基因的表达。经典中药六味地黄汤（LDD）已被报道可增强α表达以预防AS。LDD通过抑制DNMT1的表达，显著增加了ERα的表达，降低了ERα基因的甲基化。与他汀类药物相比，三黄泻心汤（SHXXT）在恢复microRNA-152、降低DNMT1、下调ERα甲基化水平以及最终增加ERα在细胞和动物研究中的表达方面显示出更好的效果[125]。血府逐瘀汤（XZD）是治疗多种循环系统疾病的常用中药方剂。将其用于氯吡格雷耐药（CR）的患者治疗，并用亚硝酸酯焦磷酸测序法检测基因P2Y12的DNA甲基化水平。结果表明，XZD改善了CR，且2Y12多晶型及其甲基化水平影响药物效应。CpGI甲基化水平较低的患者更有可能是rs2046934中的TTG基因型，并从XZD中获益[126]。除此之外，潜阳育阴等[127]中药制剂在心血管系统疾病DNA甲基化中发挥重要作用。

除此之外，DNA甲基化技术应用于中药（单体/提取物/复方）对个体发育和多种疾病发生中的甲基化调控研究正成为热点。

3.染色质免疫共沉淀（ChIP）与ChIP-seq

染色质免疫沉淀技术（chromatin immunoprecipitation，ChIP）是一种利用抗原抗体特异性结合反应在生理状态下测定蛋白质与DNA互作的技术。其过程为首先使用福尔马林细胞进行固定化，之后使用超声波处理或者核酸特异性酶切长链将DNA打断成为200~1000 bp的片段，然后使用特异性抗体将与蛋白质相互结合的DNA片段进行沉淀，得到的沉淀进一步纯化；继续使用如蛋白酶K等手段将沉淀进行解交联并使用层析等纯化DNA片段，以便于进一步对目标DNA进行扩增与分析，之后使用PCR等对得到的DNA片段构建其相应的测序文库，然后使用高通量测序技术对DNA进行测序，分析与蛋白的结合位点；最后对蛋白与DNA的结合位点进行验证。常见的ChIP实验技术有N-ChIP和X-ChIP技术。N-ChIP采用核酸酶消化染色质，适用于研究DNA与高结合力蛋白的相互作用，比如组蛋白修饰等方面的研究[128]。X-ChIP则采用甲醛或紫外线进行DNA和蛋白交联，通过超声波片段化染色质，适合用来研究DNA与低结合力蛋白的相互作用问题，例如大多数非组蛋白方面的蛋白研究[107]。

　　染色质免疫共沉淀测序技术（ChIP-seq）是将染色质免疫沉淀技术与新一代测序技术（Next Generation Sequencing）相结合[129]。ChIP-seq的提出成为研究蛋白质-DNA互作的金标准，但是ChIP-seq技术对样本需求量大，存在着实验重复性差、信号低、背景高，实验过程中容易引入DNA污染和DNA片段异质性，造成测序结果的假阳性等缺点。近年来，研究者对ChIP-seq技术不断进行改进，ChIP-exo技术被提出利用外切酶作用于DNA片段，在一定程度上解决了ChIP-seq技术存在的假阳性、分辨率低、不能实现精确的映射（Map）等问题，实现了接近单碱基水平上位DNA-蛋白结合位点。随后又进一步改进出现ATAC-seq技术[130]。

　　ChIP与ChIP-seq是研究蛋白质-DNA互作的金标准。蛋白质-DNA结合相互作用在基因调控和表达过程中起着关键作用，如复制、剪接、转录和DNA修复等，是启动基因转录的前提，对基因水平具有重要调控作用。蛋白质与DNA互作主要包括组蛋白、转录因子、DNA甲基化酶和染色质重塑复合物等。ChIP与ChIP-seq已经成为一种不可或缺的技术，用于检测DNA靶点与其对应的转录因子（TFs）、表观遗传组蛋白修饰以及染色质重塑的活体相互作用。染色体结构和功能在很大程度上取决于核酸与特定蛋白质的相互作用[131]。

　　ChIP-seq技术在中药（单体、提取物、复方）对基因水平的调控中也具有广泛的应用。杨文笑利用ChIP与ChIP-seq联用，以养阴解毒方（YYJD）处理的A549细胞中检测整个基因组中的EGR1结合靶点，结果发现，EGR1的结合位点位于不同的区域，包括启动子、外显子、内含子或基因间区域。为了了解EGR1如何影响其下游靶基因在YYJD治疗的肺癌细胞中的表达状态，又通过ChIP-seq数据与转录组数据交叉分析了EGR1相关的转录网络。继续对EGR1结合和上调的基因进行了GO分析研究发现，YYJD诱导2178个基因差异表达，其中ABR、ING2等凋亡基因表达上调。结果表明，YYJD治疗的肺癌细胞中；EGR1激活凋亡相关基因。YYJD治疗能增强EGR1的表达并诱导肺癌细胞的凋亡，从而达到抗癌作用[132]。

（二）中药对转录水平的调控

1.转录组测序技术、深度测序技术

（1）转录组测序技术

转录组测序（transcriptome sequencing）是对某一物种的mRNA进行高通量测序，而转录组测序的结果反映了特定条件和特定时间点的基因表达情况。随着时间或外部的环境变化，转录组也会随之变化，除了转录衰减和mRNA降解现象，转录组包括了细胞内所有能转录出的mRNA，而转录组测序的结果反映了特定条件和特定时间点的基因表达情况[133]。在参考基因组序列存在的情况下，转录组测序可以实现序列的变异鉴定[134-136]、空间和时间表达谱测定[137, 138]、基因模型结构的验证和鉴定[139, 140]。在没有参考基因组的情况下，转录组测序也可以挖掘基因[141-144]，进行对比分析[145]，计算其表达丰度[146]。

①转录组测序技术的类别　沃森和克里克在1953年发现了双螺旋结构[147]，了解核酸的空间结构后，人们开始研究对应的序列信息，测序技术也开始发展。1964年，Holley完成了对酵母丙氨酸转移tRNA的测序[148]，自此核酸测序才正式出现。随后测序技术迅速发展。1977年，生物化学家Sanger发明了链终止测序法，一种基于T4 DNA聚合酶和大肠埃希菌DNA聚合酶的快速DNA测序方法[149, 150]。同年，Gilbert等发明了化学降解测序法[151]。这2种测序技术被认为是第1代测序技术。而后Sanger测序法渐渐占据了主要地位，现在普遍认为第1代测序技术为Sanger测序法。

人类基因组的测序工作结束后，研究者想通过测序的方法来获得其他物种的基因信息[152, 153]。而传统的Sanger测序法比较费时费力、低通量且成本很高，不能满足日益增长的测序需求。很快研究者开发出了第2代测序技术（next-generation sequencing，NGS）。第2代测序技术成本低、速度快，而且覆盖度广，可以同时对数百万个DNA进行测序，核酸测序技术进入自动化时代[154-156]，渐渐取代了Sanger测序法。高通量测序目前可在5个主要商业平台上获得：Roche（454）、ABI-SOLi D、Illumina基因组分析仪、Ab I3730xl基因组分析仪以及Heli Scope。现今应用较多的为前3种。

随着时间的推移，第2代测序技术的各种问题渐渐凸显，随后诞生了第3代测序技术，比较有代表性的测序技术：纳米孔单分子测序技术（Oxford Nanopopre Technologies公司）和单分子实时测序（single-molecular real-time，SMRT，PacBio公司）。第3代测序技术使用的是单分子测序技术，通量高和测序读数长。近年来应用较为广泛的是PacBio RSII测序平台，无需进行PCR扩增即可完成测序。平均读长可以达到10～15 kb，而最大读长可达64.5 kb[157]。而第3代测序的准确率明显比前两代低，PacBio公司的SMRT测序技术准确率只能达到85%左右[158]。这样一来，为了控制错误率无形中增加了测序的技术难度和成本[159]。

②转录组测序技术的应用　张毅[160]等基于转录组测序筛选并讨论川芎嗪干预大

鼠急性脊髓损伤（SCI）后脊髓组织的差异表达基因（DEG），为川芎嗪治疗急性SCI的作用机制提供理论依据。刘学[161]等利用肺纤维化大鼠全基因组高通量测序分析发现，Notch1/Jagged1信号通路在肺纤维化中广泛存在，并发现加味补阳还五汤能抑制Notch/Jagged1信号通路，下调Notch表达水平发挥保护机制，改善MRC-5细胞纤维化水平。

（2）深度（高通量）测序技术

高通量测序技术又称二代测序技术（NGS），与被认为是第一代测序技术的传统Sanger毛细管电泳测序方法相比，二代测序技术以更低的成本提供更高通量的数据，并实现大规模的基因组研究，单次运行数据量大，可以同时对数百万个DNA分子实施测序。

①深度（高通量）测序技术的分类　二代测序技术的原理包括合成法测序及连接法测序。目前高通量测序的主要平台代表有罗氏公司（Roche）的454测序仪（Roch GS FLX sequencer），Illumina公司的Solexa基因组分析仪（Illumina Genome Analyzer）和ABI的SOLiD测序仪（ABI SOLiD sequencer）。

罗氏454是第一个商业上成功的二代测序系统。使用焦磷酸测序，而非双脱氧核苷酸来终止链扩增。罗氏公司的454焦磷酸测序技术原理为：在DNA聚合酶、ATP硫酸化酶、荧光素酶和双磷酸酶的作用下，将每一个脱氧核糖核苷三磷酸（deoxy-ribonucleotide triphosphate，dNTP）的聚合与一次化学发光信号的释放偶联起来，通过检测化学发光信号的有无和强度，达到实时检测DNA序列的目的[162]。

2006年，Solexa发布了Genome Analyzer（GA）测序仪，2007年该公司被Illumina收购。测序仪采用合成测序技术（sequencing by synthesis，SBS）。该测序方法的核心技术是："DNA簇"和"可逆性末端终止"。具体技术原理是：将基因组DNA的随机片段附着到光学透明的测序芯片表面，称为流动槽（flow cell），这些DNA片段经过延伸和桥式扩增后，在flow cell上形成了数以亿计的DNA簇，每个簇是具有数千份相同模板的单分子簇。然后利用带荧光基团的四种特殊脱氧核糖核苷酸，通过可逆性终止的边合成边测序技术对待测的模板DNA进行测序[163]。

SOLiD由Applied Biosystems（ABI）于2006年购买。测序仪采用基于连接测序的双碱基测序技术。该技术的独特之处在于以四色荧光标记寡核苷酸的连续连接合成为基础，取代了传统PCR，可对单拷贝DNA片段进行大规模扩增和高通量并行测序[164]。基本原理是通过荧光标记的8个碱基单链DNA探针与模板配对连接，发出不同的荧光信号，其包含连接位点（第一个碱基）、切割位点（第五个碱基）和4个不同的荧光染料（连接到最后一个碱基）[165]，从而读取目标序列的碱基排列顺序。在该方法下，目标序列的所有碱基都被读取了两遍，因此，该测序方法最大的优势就是极高的准确率。该技术原理为：用连接法测序获得基于"双碱基编码原理"的SOLiD颜色编码序列，随后的数据分析比较原始颜色序列与转换成颜色编码的reference序列，把SOLiD颜色序列定位到

reference上，同时校正测序错误，并可结合原始颜色序列的质量信息发现潜在单核苷酸多态性（single nucleotide polymorphism，SNP）位点。

②深度（高通量）测序技术的应用　马克龙等[166]团队基于高通量转录组测序等手段，发现三黄汤灌肠可有效缓解白念珠菌定植小鼠UC，抑制炎症因子释放，减轻炎症反应，其作用可能与其对NOD样受体信号通路的调节相关。郝大程等[167]对中药植物虎杖根的高通量转录组测序及转录组特性分析，首次提供了大批蓼属药用植物基因序列，识别出石竹目药用成分生物合成相关的新基因，转录活跃的TEs和SSRs。

2. PCR分析

聚合酶链反应（polymerase chain reaction，PCR）是许多现代分子生物学和分子遗传学技术的基础，由KaryMullis创立，是一种用于体外扩增特定双链DNA序列的高效方法[168]。在短短几个小时内，PCR可将单个DNA分子扩增上百万倍[169]，然后通过其他技术来分析大量扩增后的目标DNA。

其反应过程包括变性（将混合物加热至95℃，使双链模板DNA变性解离成单链）、退火（将混合物冷却至恰好低于引物对应的预计解链温度，使引物结合到单链DNA模板上，然后DNA聚合酶结合到引物的3′末端）和延伸［将温度升高至聚合酶的活化温度（70~72℃）］，开始DNA链的延伸。聚合酶催化游离核苷酸结合到引物的3′末端，碱基与模板序列互补结合（A与T，C与G）。延伸持续大约1分钟，直至循环返回至第1步时，加热至95℃，使双链分离。三个步骤，经过多次循环扩增，实现目的片段的指数倍增加[170]。

PCR的优势在于可快速而高特异性地扩增DNA片段。这种方法相对廉价且通常在大多数分子实验室都可进行。从大约50个碱基对（base pairs，bp）到大于10000个碱基对的DNA片段都可被扩增，甚至是微量的起始基因组DNA。

（1）PCR分析的分类

实时荧光定量PCR技术（real-time fluorescent quantitative PCR，qRT-PCR）与常规PCR相比，加入了荧光物质，通过荧光信号的积累能够实时监测每次循环后PCR产物的变化，并生成荧光扩增曲线，且能够实现对初始模板的定量分析[171]。与常规PCR在终点定量上相比更具重要意义。实时荧光定量PCR结果不仅可以定性（判断一段序列的存在与否），还可定量（确定基因的拷贝数），而常规PCR只能做到半定量，且实时荧光定量PCR的反应和检测都是在封闭的反应管中进行的，样品污染概率大大降低，无需扩增后的实验操作，大大节省了实验时间，提高了实验效率[172]。

实时荧光定量PCR可分为DNA染料法和荧光探针法，具有灵敏度高、特异性高和精确性高的优点。实验室常用的方法有SYBR Green和Taq Man探针法。SYBR Green是结合在双链的产物上的，Taq Man探针是特异性的针对目的片段设计的带有荧光标记的互补单链序列。SYBR Green在特异性和准确性方面不如Taq Man探针，但其造价相对较低。

因此，在很多试验中SYBR Green的使用频率较高[173]。

近年来，实时荧光定量PCR技术在生物学领域［进行DNA甲基化检测、等位基因分析、点突变分析、单核苷酸多态性分析（single nucleotide polymorphism，SNP）等多方面的研究］和医学检测与诊断领域（用于病原体感染检测、无创产前检测、基因缺陷性疾病检测、癌症的诊断与治疗等）发展迅速[174]。

多重聚合酶链反应（Multiplex polymerase chain reaction，MPCR）是一种通过单一反应同时扩增多个靶标，并通过可靠的检测手段检测扩增产物，从而实现多靶标诊断的技术[175]。与单重PCR相比，多重PCR最大的不同就是多对引物，而且各引物之间的浓度搭配对扩增结果影响最大。因多重PCR可特异性扩增出一条以上的目的DNA片段。故反应体系的组成和PCR循环的条件需要经过优化以确保同时扩增多个DNA片段。理论上只要PCR扩增的条件合适，引物对的数量可以不限，但由于各种条件的限制，实际能够扩增的引物对数量是有限的（小于1000对）[176]。由于扩增多个目的DNA，因此在Mg^{2+}、dNTP的用量上面都需要做一些调整[177]。多重PCR技术能在同一反应体系进行快速的鉴别诊断，具有方便、快速、经济适用的优点，能及时为临床提供更多更准确的诊断信息[177]。多重PCR技术已被成功应用于基因诊断的多个领域，包括临床病原微生物检测、食品安全检测、植物基因分型与定量研究和肿瘤用药指导等[178]。

数字PCR（digital PCR，dPCR）也称为微滴式数字PCR，是对传统PCR的改良，目的在于无需多次PCR循环即可进行样本定量。dPCR的基本原理：通过复杂微流控将样本分成很多单独的等份（小份），每一小份含有极少数量的患者核苷酸序列（通常1个）。然后在每个小份中进行PCR，采用二进制表示反应结果，即反应阳性为"1"，表示存在所关注的靶核酸；反应阴性为"0"，表示不存在所关注的靶核酸。随后，通过建模分析（按Poisson分布），能够在不依赖多次扩增循环的情况下，估计出靶核酸起始量，而qPCR需要多次扩增循环。因此，dPCR所测定的量被认为是绝对量，而不是传统PCR中测量的相对量（相对于标准的阈值）。dPCR目前应用于几种临床情况，包括基因突变检测和感染因子检测[179，180]。

实时定量PCR（RT-PCR，qPCR）可以明确特定核苷酸序列的绝对或相对数量，敏感性较高，可直接检测PCR产物随时间的累积量，无需PCR后处理。根据达到设定阈值的荧光水平所需的反应循环数，就可估算得出定量结果。因此，这一方法依赖于多轮次扩增。qPCR的常见应用包括基因表达谱分析、病毒载量的定量以及拷贝数的确定[181]。

（2）PCR分析的应用

在临床上的最大用途是帮助诊断和预测基因分型及测序。

①基因分型和序列测定　基因分型是指确定某个体在某特定基因组位点上的基因型（基因组合）。大多数遗传变异类型都可以通过PCR技术来确定，包括微卫星和单核苷酸多态性（single nucleotide polymorphism，SNP）标记、插入/缺失变异（insertion/deletion variant，indel）和一些结构变异，如拷贝数变异。

②检测罕见序列　PCR技术也可检测一群DNA或RNA分子中罕见的序列。这种应用特别适合于在肿瘤形成的情况下寻找DNA重排。

③检测感染性微生物　可以基于PCR技术识别常见感染性微生物的临床检测方法，包括细菌和真菌。例如，基于PCR的ESKAPE微生物组检测，覆盖粪肠球菌（*Enterococcus faecium*）、金黄色葡萄球菌（*Staphylococcus aureus*）、肺炎克雷伯菌（*Klebsiella pneumoniae*）、铜绿假单胞菌（*Pseudomonas aeruginosa*）和大肠埃希菌（*Escherichia coli*）[182]。

3. RNA结合蛋白免疫沉淀（RIP）与RIP-seq

（1）RNA结合蛋白免疫沉淀（RIP）技术

RIP技术（RNA binding protein immunoprecipitation，RNA结合蛋白免疫沉淀）是研究细胞内RNA与蛋白质结合情况的技术，分析与目的蛋白结合的RNA。应用正对目标蛋白的抗体把相应的RNA-蛋白复合物沉淀下来，然后经过分离提纯就可以对结合在复合物上的RNA进行分析；即用抗体或表面表位标记物捕获细胞核内或者细胞质中内源性的RNA结合蛋白，防止非特异性的RNA的结合，免疫沉淀把RNA结合蛋白及其结合的RNA一起分离出来，结合的RNA序列可通过microarray（RNA-Chip）、定量RT-PCR或高通量测序（RIP-seq）方法来鉴定。

Polito L等[183]利用了RIPs的手段，分析了来自于非洲、美国的植物药物，对目前此类草药疗法的使用情况提出了一些考虑，表达RIP的植物最有希望的药用前景是将纯化的RIP与识别肿瘤抗原的结合抗体用于癌症治疗。Xu J等[184]在SPAG5-AS1通过SPAG5/AKT/mTOR途径抑制足细胞自噬，加重足细胞凋亡中，使用了RIP的方法首次发现SPAG5对HGF诱导的足细胞损伤具有正调控作用。在功能上，沉默SPAG5可减弱汞处理的HPC的凋亡和诱导自噬。

（2）RIP-seq技术

RNA immunoprecipitation sequencing（RIP-seq）是RNA免疫共沉淀结合高通量测序的一种技术，通过免疫沉淀靶蛋白来捕获互作的RNA。其原理是运用针对目标蛋白的抗体把相应的RNA-蛋白复合物沉淀下来，然后经过分离纯化获得结合在复合物上的RNA，再通过高通量测序实现对目的RNA的信息分析。RIP技术与高通量测序的结合，能帮助研究人员从全基因组层面了解转录后调控网络的动态过程。

Wang Yun[185]等在LncRNA LINRIS稳定IGF2BP2并促进结直肠癌中的有氧糖酵解的研究中，基于RIP-seq的方法，发现在没有GATA3等抑制因子的情况下，LINRIS与IGF2BP2的K139泛素化位点结合，并阻止其通过ALP降解，维持MYC介导的糖酵解和CRC细胞的增殖。

（三）中药对分子信号通路的调控

分子信号通路是药物治疗疾病的靶标，一个中药活性成分可以影响多个信号通路，信号转导方面的工作已深入到生命科学的各个领域，成为解决许多理论和实践问题的基本思路。剖析中药"多成分、多靶点、多途径、多效应"的现代科学内涵，需要我们结合现代的科学技术，如蛋白组学、代谢组学等，以期实现中药疗效本质的分子水平解释，实现中药研究现代科学意义上的继承和发展，为中药作用机理的深入系统研究提供新思路、新方法。

1.蛋白组学分析

蛋白组学是以蛋白质组为研究对象，用于研究细胞或生物体蛋白质组成及变化规律的科学。蛋白质组的研究能够为疾病机理的揭示和解决提供更有利的方式。通过正常个体和患病个体间的蛋白质组比较，能够找到疾病特异性蛋白质，可以此为分子靶点设计新药；也可以此为分子标志，用于疾病诊断。中药概念复杂，研究方法具有局限性，作用机制不明确。而蛋白组学是一种系统理论，与中药具有趋同性，有助于研究中药的科学内涵及其现代化，阐释中药治疗潜在机制。

蛋白质组可以定义为一个细胞的总体蛋白质含量，其特征是在特定的时间发生定位、相互作用、翻译、修饰和转录。蛋白组学一词最早由 Marc Wilkins 在 1996 年提出，表示基因组的蛋白质补体[186]。基因的大部分功能信息由蛋白组表达，真核细胞蛋白质组较复杂，原核细胞蛋白质性质多样，与致病机制相关[187]。蛋白组学是识别基因功能最重要的方法之一，但其比基因组学更复杂[188]。基因表达水平的波动情况可通过分析转录组或蛋白组区分细胞的生物状态[189]。蛋白组学是蛋白质组的表征，包括蛋白质在任何阶段的表达、结构、功能作用和修饰[190]，由此可获得在蛋白质水平上的疾病发生情况以及细胞代谢等情况，对疾病的早期诊断、预后和监测疾病的发展十分重要，在生物系统的研究中发挥着关键作用，是一种鉴定疾病相关蛋白质的工具[191]。另外，其作为靶分子，在新药研发中也起到了重要作用。传统蛋白组学分析方法[192]主要包括离子交换色谱法、尺寸排阻色谱法和亲和色谱法[193-195]，酶联免疫吸附测定（ELISA），蛋白质免疫印迹法（westren blotting，WB）[196, 197]，免疫荧光法（immunofluorescence，IF）。流式细胞术和蛋白组学的联合使用能更加精确地反映细胞情况[198, 199]。现代蛋白组学分析方法主要包括分析蛋白质微阵列、功能蛋白微阵列以及反向蛋白微阵列[200]；基于凝胶方法，主要包括十二烷基硫酸钠聚丙烯酰胺凝胶电泳（SDS-PAGE）、二维凝胶电泳（2D-PAGE）以及荧光差异双向电泳（2D-DIGE）[201-203]、质谱分析法[204]等。用于计量的方法包括同位素亲和标记（ICAT）、稳定同位素标记（SILAC）、同位素标记相对和绝对定量（iTRAQ）[205-207]。高通量技术包括X射线晶体学和核磁共振波谱[208, 209]。此外，尚有生物信息学作为高通量数据分析的重要方法[210]。传统中医药是一种广泛应用的民族医学，其临床疗效已被证实，但其有效成分的复杂性和作用机制的多重性有待深入研究。蛋白组学和中药具有趋同性，能够解决中医药研究中存在的问题[211]。蛋白组学能够显示健康个体和中医证候患者之间的差异蛋白表达。另外，蛋白组学有助于发现分子靶点，开发新的生物活性化合物，揭示中药治疗的机制[212]。蛋白组学和中医药的联合应用有利于中医药成为更加科学的现代疗法。

补肾活血方（BSHX）是由七味药材组成的新复方中药，Zhao[213]等研究发现，基于LC-MS/MS鸟枪蛋白组学分析，BSHX对晚期糖基化终末产物（AGE）诱导的多个蛋白具有负向调控作用，这些蛋白参与FOXO信号通路等多种过程。分子生物学分析证实，BSHX能够下调FoxO1/3蛋白表达，抑制其核转移，并抑制下游凋亡蛋白BIM表达和caspase的激活，能够保护AGE诱导的bEnd3受伤细胞，从而治疗糖尿病脑微血管病变。葛根芩连汤（GQD）能够用于治疗Ⅱ型糖尿病骨质疏松症（T2DOP）。Yang等[214]通过实时荧光定量PCR（qRT-PCR）和WB检测蛋白表达水平，利用生物信息学确定MAPK信号通路，研究发现，GQD能够上调IGFBP3蛋白表达，下调IGFBP3/MAPK/NFATc1信号通路，从而在T2DOP中起到保护作用。健脾解毒汤（JPJD）能够治疗直肠癌，Peng等[215]通过MTT法、流式细胞仪等检测JPJD的体外抗肿瘤活性、凋亡等状态，采用WB检测HCT116细胞和肿瘤组织中mTOR/HIF-1α/VEGF信号通路。流式细胞术检测表明，JPJD能够使HCT116细胞凋亡，抑制mTOR/HIF-1α/VEGF信号通路，抑制肿瘤转移、侵袭和血管生成。曼陀罗中的总含醇内酯（YWS）能够治疗银屑病，Su等[216]通过蛋白组学分析研究发现，YWS通过上调丁酸代谢途径、下调白细胞迁移、抑制自然杀伤细胞吞噬功能，改善Treg/Th17轴细胞失衡，成为治疗银屑病的关键免疫机制，并分析出参与此机制中如Lyn、HMGCS2等关键蛋白。连翘苷A（FA）是连翘中提取的苯乙醇苷，具有强抗氧化活性，肝星状细胞（HSCs）活化能够诱导肝纤维化，Zhou等[217]利用ELISA检测MMP-1、TIMP-1蛋白表达；利用qRT-PCR和WB检测与纤维化相关的如COLI、α-SMA、MMP-1、TIMP-1蛋白和炎症相关的如TNF-α、IL-6等蛋白表达；流式细胞术检测FA阻止造血干细胞活化及凋亡机制。研究发现，FA能够抑制LX2细胞增殖和迁移，调节与纤维化相关以及与炎症相关的蛋白表达，通过下调NOX4/ROS信号通路改善氧化失衡，抑制PI3K/Akt信号通路，抑制增殖，并通过Bax/Bcl2通路促进LX2细胞凋亡，FA能够重塑细胞外基质并改善氧化失衡，抑制活化造血干细胞，促使其凋亡，从而产生抗纤维化能力。丹参中的丹参素A具有抗炎作用，Zou等[218]通过ELISA和WB检测细胞因子（TNF-α）和iNOS、COX-2蛋白表达水平，利用WB和免疫荧光法检测丹参素A对NF-κB和MAPK信号通路的作用，发现丹参素A能够抑制p50/p65二聚体核易位并下调IκB和Erk1/2的磷酸化对NF-κB依赖的转录活性进行调控，从而产生抗炎作用。大黄能够对脑出血（ICH）机制产生影响，Zhu等[219]通过蛋白组学分析研究发现，大黄能够参与炎症、平滑肌增殖等生物学过程；参与Foxo信号通路、补体和凝血级联、cGMP-

PKG信号通路、Rap1信号通路以及反应性信号通路（如白细胞介素-4、血小板活化等），从而治疗ICH损伤。

蛋白组学分析明确了中药如何调控分子信号通路从而治疗疾病，将中药和现代生命科学连接起来，促进了中药研究的现代化和标准化，为中药研究的发展提供了更好的方法和机遇。

2.蛋白定量与半定量检测

蛋白质是由基因编码表达的，如果蛋白表达水平发生变化，就意味着编码蛋白的基因复制与转录水平发生了变化，同时也意味着调控这个基因的信号通路发生了相应的改变。因此，研究蛋白质水平变化对于我们研究药物对机体的作用机制具有重要意义。研究蛋白水平的方法多种多样，涉及ELISA、Western Blot、免疫荧光和流式细胞术等。

蛋白质磷酸化是指由蛋白质激酶催化的把ATP的磷酸基转移到底物蛋白质氨基酸残基（丝氨酸、苏氨酸、酪氨酸）上的过程，或者在信号作用下结合GTP，是生物体内一种普通的调节方式，在细胞信号转导的过程中起重要作用。蛋白质的磷酸化修饰与多种生物学过程密切相关，如DNA损伤修复、转录调节、信号传导、细胞凋亡的调节等。磷酸化蛋白质及多肽的研究可以帮助人们阐述上述过程的机理，进一步认识生命活动的本质。近年来，随着蛋白质组技术的不断发展，蛋白质磷酸化的研究越来越受到广泛的关注。据报道，Akt信号导致细胞生长和存活增加，这在癌症中最为常见[220]。基于前人的研究，Zhang等发现Akt活性的改善有助于骨骼肌中葡萄糖摄取的升高，从而维持正常血糖。因此，他们提出Akt激活是改善胰岛素抵抗的一种潜在策略[221]。

酶联免疫吸附法（ELISA）是检测和定量复杂基质中蛋白质生物标记物的金标准技术。常规ELISA通常在96孔微量滴定板中进行，从而实现可靠、特异和通用的分析。与其他免疫分析方法（如侧向流免疫分析和蛋白质微阵列）相比，ELISA具有更高的灵敏度、特异性，准确性，因为它可以放大检测信号和多步骤样品/试剂操作以减少非特异性结合[222]。原理主要是通过物理方法，将一定浓度的抗原或者抗体固定于聚苯乙烯微孔板表面，添加待测标本，样品中的受检物质（抗原或抗体）与固定的抗体或抗原结合，结合后，酶标物会显色，指示样本中存在抗原，根据颜色的深浅可以判断样品中物质的含量，进行定性或定量的分析。在ELISA测定时，有三要素：一是抗原或抗体的固相化；二是抗原或抗体的酶标记；三是底物被酶催化成为有色产物，放大信号。根据试剂的来源、标本的性质和检测的具备条件，我们能够设计出各种不同类型的检验方法。主要有以下几种类型检测方法：①直接法测抗原；②竞争法测抗原；③双抗夹心法测抗原；④间接法测抗体[223]。实验时，根据抗原的类型选择相应的方法。

酶联免疫吸附法在医药领域用来检测蛋白非常广泛，Liu等通过ELISA证明当归补血汤能够降低卵巢早衰鼠体内有关卵巢早衰激素的含量，也在一定程度说明当归补血汤的治疗作用[224]。Zhang等为了验证清瘟止咳方治疗急性肺损伤的作用机制，通过ELISA定性验证了急性肺损伤大鼠血清中炎症细胞因子的表达升高，而使用清瘟止咳方可以显著下调LPS诱导的ALI大鼠肺中IL-6、TNF-α、MCP-1、IL-1β、IL-18和IFN-γ的含量，提示清瘟止咳方在下调炎症相关细胞因子的表达中起重要作用[225]。

蛋白印迹法即Western Blot，是分子生物学、生物化学和免疫遗传学中常用的一种用来检测蛋白质以及蛋白质翻译后修饰的方法，可以对蛋白进行半定量或定量。主要原理是经聚丙烯酰胺凝胶电泳分离的蛋白质样品，转移到固相载体（例如硝酸纤维素薄膜）上，固相载体以非共价键形式吸附蛋白质，且能保持电泳分离的多肽类型及其生物学活性不变。以固相载体上的蛋白质或多肽作为抗原，与对应的抗体起免疫反应，再与酶或同位素标记的第二抗体起反应，经过底物显色或放射自显影以检测电泳分离的特异性目的基因表达的蛋白成分[226]。蛋白印迹是一个多实验步骤的方法，通常包括以下几个部分：①细胞或组织裂解物中制备样品（蛋白质提取和蛋白质浓度测量）；②通过电泳在十二烷基硫酸钠（SDS）聚丙烯酰胺凝胶上按大小分离蛋白质；③固定分离的硝酸纤维素或聚偏二氟乙烯（PVDF）膜中的蛋白质；④封闭膜上的非特异性蛋白质；⑤用特异性一抗探测靶蛋白；⑥与标记的化学发光或荧光分子偶联的二抗孵育；⑦检测反映抗原/抗体结合的信号[227]。WB作为一种重要的分析工具，从蛋白表达和分子信号转导层面提供机制见解，并将继续帮助验证不同疾病的新治疗方法。比如，Ruan等为了探究白茅根根茎中酚类成分的抗炎活性机制，采用蛋白印迹法对相关因子进行探索和验证，发现白茅根根茎中酚类成分通过NF-κB信号通路抑制炎症因子的表达，从而达到抗炎的目的[228]。Chen等通过WB和ELISA试验，表明紫杉叶素通过阻断Wnt/β-catenin通路抑制MMP10表达，从而改善TNF-α诱导的人支气管上皮细胞炎症损伤[229]。

免疫荧光法（IF）是在免疫学、生物化学和显微镜技术的基础上建立起来的一项技术，它指用荧光标记的抗体或抗原与被检样品中相应的抗原或抗体结合，在显微镜下检测荧光，并对样品进行分析的方法。它采用抗体和荧光检测来研究固定细胞或组织中靶蛋白的定位、相对表达和激活状态。它的原理是将不影响抗原抗体活性的荧光色素标记在抗体（或抗原）上，与其相应的抗原（或抗体）结合后，在荧光显微镜下呈现一种特异性荧光反应。免疫荧光分为直接法和间接法。直接荧光法只可以用已知的抗体标记上荧光素后成为特异性荧光抗体，与待检抗原结合，直接进行检测的方法；间接荧光技术可以用已知的抗原检测未知的抗体，也可用已知的抗体测出未知的抗原。

免疫荧光主要用于蛋白定位研究和信号转导，对于研究药物对机体的作用具有重大意义。随着科学技术的发展，免疫荧光技术不断完善，应用也越来越广泛。黄芪甲苷作为一种中药单体，对脑缺血再灌注损伤（CIRI）具有保护作用，但是作用机制尚不清楚。为此，Xiao等提出Nrf2对NLRP3炎性体介导的细胞焦亡的调节作用。通过细胞免疫荧光，定量分析了 Nrf2 的荧光强度，为证明黄芪甲苷通过激活 Nrf2 抑制 NLRP3/Caspase-1/GSDMD 通路来预防 CIRI 提供了支撑[230]。苓桂术甘汤是经典祛湿名方，Cao 等发现它可以改善高脂高糖饮食诱导的小鼠肝脂质沉积。通过免疫荧光证明，苓桂术甘汤可减少高脂高糖喂养小鼠的肝巨噬细胞浸润和 STING 表达，从而为证明中药苓桂术甘汤通过抑制 STING 介导的巨噬细胞炎症改善 HFD 诱导的小鼠肝脂质沉积做了铺垫[231]。

流式细胞术工作原理是在细胞分子水平上通过单克隆抗体对单个细胞或其他生物粒子进行多参数、快速的定量分析。它可以高速分析上万个细胞，并能同时从一个细胞中测得多个参数，具有速度快、精度高、准确性好的优点，是当代最先进的细胞定量分析技术之一。其在检测蛋白含量方面普遍且具有重要意义。Lin 等应用流式细胞术检测在巨核细胞分化成熟过程中特异性蛋白的表达量，从而确定药物通过促巨核细胞成熟和分化来升高血小板[232]。Li 等通过细胞流式法检测在巨核细胞分化和成熟以及血小板生成过程中蛋白表达，从而初步确定其效果[233]。

3. 蛋白互作检测

药物靶点可以分为靶器官、靶细胞、靶通路、靶蛋白等。在研究靶通路或靶蛋白时，有直接相互作用和间接相互作用的区别，也有上游和下游的区分。如果要研究基因表达变化或蛋白表达变化，可以通过蛋白组技术（如 iTRAQ）或转录组技术（如基因芯片或转录组测序）实现，这些基因或蛋白是间接的靶蛋白/靶基因，即改变这些基因的表达，就会引起细胞表型的变化，但这往往不是药物的直接作用靶点。若要测药物作用的直接靶点可通过分子互作技术。同理也可通过蛋白互作技术研究中药治疗疾病的机制通路。为寻找新的药物靶标、研发新药以及治疗疾病开创了新思路。

目前，研究蛋白质-蛋白质相互作用常用方法主要包括：酵母双杂交技术（yeast two-hybrid，Y2H）、双分子荧光互补技术（bimolecular fluorescence complementation，BiFC）、免疫共沉淀技术（co-immunoprecipitation，CoIP）及荧光共振能量转移技术（fluorescence resonance energy transfer，FRET）等，以及近几年来逐步应用到的萤火虫荧光素酶互补技术（fireflyluciferase complementation）。其中免疫共沉淀技术（co-immunoprecipitation，CoIP）应用较普遍。它的原理是借助抗体和抗原之间的专一性，确定两种蛋白质在完整细胞内生理性的相互作用。即用预先固化在 agarose beads 上的蛋白质 A 的抗体免疫沉淀 A 蛋白，那么与 A 蛋白在体内结合的蛋白质 B 也能一起沉淀下来。再通过蛋白变性分离，对 B 蛋白进行检测，进而证明两者间的相互作用。它的作用常被用于鉴定特定蛋白复合物中未知的蛋白组分和分离得到天然状态的相互作用蛋白复合物。例如 Gu 等研究蟾蜍灵在治疗多发性骨髓瘤（MM）疾病机制时，通过以蟾毒灵为探针，运用蛋白质组芯片筛选其潜在靶点，然后利用免疫共沉淀技术（CoIP）找到其特异性结合位点，从而阐明中药蟾蜍灵抑制骨髓瘤细胞增殖和蛋白酶体抑制剂耐药作用机制[234]。Zheng等研究四逆散（SNS）治疗乳腺癌机制时，通过共定位和共免疫沉淀实验法，揭示SNS阻断细胞表面GRP78蛋白和LRP5蛋白之间的相互作用，从而抑制了乳腺癌症干细胞的Wnt/β-catenin信号传导[235]。Liang等研究中药冠心五（GXV）在心室重构中的机制时，通过免疫共沉淀发现TGF-β1和波形蛋白的相互作用，而GXV阻碍了这种相互作用，从而阐明药物对抗心室重构的机制[236]。

水飞蓟是一种用于治疗肝病的中药。水飞蓟宾由水飞蓟宾A和水飞蓟宾B组成，对多种疾病有治疗作用。水飞蓟宾B通过减轻DNA损伤和细胞凋亡，对顺铂诱导的神经毒性发挥保护作用。其中研究DNA损伤和细胞凋亡，通过流式细胞术方法，进行PI染色和Annexin V-FITC/PI染色检测细胞周期和细胞凋亡，从而阐述中药对顺铂诱导的神经毒性的保护作用[237]。

（四）中药对代谢过程的调控

1.代谢组学在中药分析的应用

代谢组学（metabolomics）是对生物系统因病理生理或基因改变等刺激所致动态多参数代谢应答的定量测定[238]，是继基因组学和蛋白质组学后又一新兴的系统生物学研究方法，兴起于20世纪90年代末。作为组学技术的一个分支，代谢组学效仿了基因组学和蛋白质组学的研究思想，主要研究生物体内分子量小于1500 Da的内源性小分子，它可以放大基因组和蛋白组的细微功能变化，更易于检测。代谢组学可以通过对内源性代谢物质的整体变化规律，比较正常和疾病状态下的代谢谱，识别潜在的生物标志物和功能失调的代谢途径，从而解释可能的机制[239]。

根据研究目的的不同，代谢组学可进一步分为非靶向代谢组学（untargeted metabolomics）和靶向代谢组学（targeted metabolomics）。非靶向代谢组学是无偏向性的检测细胞、组织、器官或者生物体内受到刺激或扰动前后所有小分子代谢物的动态变化，并通过统计分析筛选差异代谢物，对差异代谢物进行通路分析，揭示变化的生理机制，是对整个代谢组系统、全面的分析[240]。非靶向分析无需预知样本所含代谢物的具体信息，且无偏向的全扫面可以发掘到更多的代谢物，适用于发现不同组间的差异代谢物、寻找生物标志物，但其数据处理过程复杂且重复性不好、对代谢物只能做相对定量。靶向代谢组学是针对某一物质或某一类代谢物的特定分析，它借助于标准品可对目标代谢物在生物样本中的绝对浓度进行定量检测，具有特异性强、灵敏度高、定量准确的优点。非靶向和靶向代谢组学各有优缺点，经常结合使用用于差异代谢产物的发现和定量，对后续代谢分子标志物进行深入的研究和分析。故许国旺团队开发了一种创新的拟靶向代谢组学方法[241]，该方法结合了非靶向的高覆盖、全扫描精确分子量定性和靶向的多反应监测（MRM）精确量化的优点，通过非靶向代谢组学的二级质谱信息选择样品中特征离子的MRM检测离子对并进行条件优化,利用三重四级杆质谱仪(QQQ)对选择的离子对进行检测,同时兼顾了样品分析的高信息量和高灵敏度[242]。

目前,代谢组学技术的应用已扩展到基础生命科学、病理生理学、药物开发、环境科学等诸多学科,广泛应用于药物筛选[243]、生物标志物筛选[244]、药物毒理学[245]、药理学[246]以及临床评价[247]等领域。中药作为复杂成分体系,其化学成分复杂、微量成分繁多、有效成分难以明确,加之中药产地、炮制、配伍等因素对成分的影响和相互作用,许多中药的作用机制及其对代谢物的调控规律都尚不明确。代谢组学对生物体内源性成分的整体研究,刚好与中药多成分、多靶向、整体论的观点不谋而合,故利用代谢组学能较好地揭示中药对代谢物的调控。Pan等[248]结合网络药理学和代谢组学研究中药黄连汤对二型糖尿病大鼠的干预机制,发现黄连可以调节胞嘧啶、L-肉碱、甜菜碱、苯丙氨酸、葡萄糖、柠檬酸等代谢物,并改善乙醛酸和二羧酸代谢通路的异常代谢。Zhang等[246]同样结合网络药理学和血清代谢组学,揭示了中药复方补肾填髓方对阿尔茨海默病的认知改善作用,发现补肾填髓方可能对亚精胺等78种内源性代谢物有调控作用,这些代谢物在体内主要参与亚油酸代谢、α-亚麻酸代谢、甘油磷脂代谢、色氨酸代谢、精氨酸和脯氨酸代谢等通路。Zhao等[249]通过代谢组学研究了地榆鞣质对环磷酰胺致小鼠白细胞减少的改善作用,发现地榆鞣质可以明显回调骨髓抑制小鼠血清中阿糖胞苷、D-葡糖糖-6磷酸、α-酮异戊酸、十二烷二酸等潜在代谢标志物,涉及磷酸戊糖途径、淀粉和蔗糖代谢、异亮氨酸和缬氨酸亮氨酸代谢、半乳糖代谢、糖酵解和糖异生、氨基酸和核苷酸代谢6条代谢路径。Jiang等[250]利用血清和结肠代谢组学揭示了中药鸡骨香抗溃疡性结肠炎的作用,表明鸡骨香对25个潜在的结肠炎生物标记物有明显的调控作用,且其中16种标记物与鸡骨香的疗效高度相关,有关通路涉及亚油酸代谢、鞘脂代谢、α-亚麻酸代谢和甘油磷脂代谢等途径。

2.基于液相色谱联合质谱的代谢组学分析

代谢小分子信息的精准检测和采集依赖于高精度、高灵敏度的现代仪器分析,最常用的代谢组学技术包括液相色谱-质谱(LC-MS)、气相色谱-质谱(GC-MS)和核磁共振(NMR)。LC-MS是目前应用最广泛的代谢组学技术,具有高通量、高灵敏度、专属性强的优点,可用于检测生物样品中的大量代谢特征[251]。相较于其他色谱-质谱联用技术,LC-MS适用于难挥发或热稳定性差的代谢物的分析,代谢物的鉴定一般用标准品进行验证,缺少通用的化合物数据库供检索和对比。如Wu等[252]利用基于UPLC-ESI-MS技术的代谢组学分析,研究了中药复方温络通对由紫杉醇化疗导致的外周神经病变的减轻作用,认为其主要是通过调节亚油酸代谢和甘油磷脂代谢途径发挥治疗作用。Zhang等[253]利用基于UPLC-MS/MS的代谢组学分析和多元统计分析,揭示了溪黄草抗胆汁淤积的药理机制,发现了26个与肝损伤相关的生物标志物可以被溪黄草调控。Tao等[254]基于UPLC-MS/MS技术研究了桃红四物汤治疗冠心病患者的非靶向代谢组学,发现其可以通过上调脂肪酸代谢和下调葡萄糖代谢促进能量生成，并揭示了相关的小分子物质基础。

3.基于气相色谱联合质谱的代谢组学分析

GC-MS适用于检测具有挥发性或经衍生反应后具有挥发性的化合物，具有分离度高、分离重现性好、代谢物碎裂稳定的优点，且有通用的数据库用于代谢物比对和鉴定，故GC-MS在中药代谢组学的研究分析中也有广泛应用。如魏雅芹[255]等基于GC-MS技术研究了大鼠糖尿病发生发展的代谢组学变化，并揭示了银杏叶提取物干预大鼠糖尿病的潜在生物标志物及机制。Tian等[256]利用GC-MS技术进行了中药复方逍遥散治疗抑郁症的尿液代谢组学分析，发现逍遥散可以通过调节体内氨基酸代谢影响苯丙氨酸、酪氨酸等代谢物水平，从而治疗抑郁。

4.基于NMR的代谢组学分析

近年来，基于NMR技术的代谢组学分析也在中药领域得到了广泛应用[257]。NMR可以对代谢组中的代谢物质进行一次性同步、无偏向性的检测，且具有优异的重现性、高通量和较低的检测成本。此外，活体磁共振波谱（MRS）、磁共振成像（MRI）等新兴技术可以无创、整体、快速获得机体某一指定活体部位的NMR谱，并直接鉴别解析到其中的化学成分。因此，核磁共振技术也是代谢组学常用且重要的检测手段之一。但同时NMR也具有检测灵敏度低、难以同时测定浓度差异大的代谢产物等缺点。高利兴等[258]利用磁共振氢谱（^{1}H-NMR）技术同时检测了高尿酸血症小鼠的血浆和尿液样本，发现了9个潜在的生物标记物，并研究了荷叶碱对这些代谢物的调控作用和相关的通路。

5.结合体外酶活性的代谢物产物验证

代谢是药物生物转化和清除的重要过程[259]。药物的代谢一般包括两个阶段：Ⅰ期代谢通常是将极性官能团引入药物分子，主要由细胞色素P450（CYP450）介导；Ⅱ期代谢是药物与Ⅰ期代谢产物通过适当的转移酶（例如UDP-葡萄糖醛基转移酶和磺基转移酶）与极性化合物相结合的过程[260-262]。这些代谢酶主要存在于肠道和肝脏中，其表达水平和活性的变化将会直接影响药物的药代动力学过程[262]。

与药物相比，中药成分极其复杂，每一味药都含有多种化学成分，而每一种成分都可能影响代谢酶的活性，从而影响中药的药效作用。因此，经典名方的新药开发需要结合体外酶活性对中药代谢以及代谢产物进行分析验证。例如有研究表明，治疗慢性溃疡的中药石香膏是通过转录因子NF-κB p65相关通路，激活了内皮型一氧化氮合酶，从而达到促进血管生成的药效[263]。在抗肿瘤方面，有报道称中药莪术的提取物β-榄香烯能通过调控参与肿瘤血管生成的激酶、基质金属蛋白酶等分子靶点，使其在癌症治疗中发挥作用[264]。

中药在临床上也常与其他药物联合使用，例如运用一种改良的中药方剂与西药联用治疗新型冠状病毒病[265]，将丹芍活血行气汤口服并联合康妇消炎栓，通过直肠给药治疗慢性盆腔炎[266]，采用补肾活血祛痰类中药汤剂联合炔雌醇环丙孕酮，用于治疗肥胖型多囊卵巢综合征[267]等。随着中药的广泛使用，虽然联合用药有益可取，但也有导致药物不良反应和毒性的可能性存在，传统药物与中药之间相互作用的风险也大大提高[268]，因此联合用药对代谢酶影响的安全性问题值得被关注。有文献报道，治疗胃肠疾病最常用的中药配方半夏泻心汤会引起胃和肠道 pH 值下降，当与抗癫痫药物咪达唑仑联合使用时，会导致胃肠道吸收减少76%[269]。中药五味子及其活性成分五味子素、木脂素对代谢酶CYP1A2和CYP2E1具有明显的抑制作用[270-272]。此外，中药处方保元汤[273]和四逆散[274]也被报道对CYP代谢酶系相似的抑制活性。还有报道显示，华法林在用于抗凝治疗时，具有改善认知功能和治疗周围动脉疾病的银杏叶提取物可通过诱导肝细胞凋亡，从而减弱华法林的抗凝作用[275]。

因此，了解中药对代谢酶活性的影响，有助于避免中药与药物合用引起的药物毒性和不良反应，有助于降低临床治疗风险。

（五）中药作用靶点的研究

近年来，国家多次强调中医药在健康中国战略中的作用，中药现代化研究进程得到不断推进。中医药作为我国最具原创特色的研究领域，具有与西方医学完全不同的理论体系与思维方式，一直受到人们的广泛关注。其经历了千百年大量临床实践的检验，在疗效、适应证以及给药方式等方面都积累了丰富的经验，已然成为当今社会人们防治疾病的一种重要手段。

中药原料多来源于天然产物，受到天气、地域差别及人为因素等影响，距原料、半成品及终产品质量的规范化、管理的标准化还有很大差距。中医药是一个复杂的体系，常常由于效应物质和作用靶点不明确而难以深入揭示其治疗疾病的分子机制[276]。中药活性成分的辨识及药效物质基础的精准解析和表征是中药新药研究开发、药效作用机制阐明、临床精准用药的重要前提，也是中药质量控制的核心内容。以多次提取、分离为基础，通过体内外的药效评估对分离的组分进行活性评价，进一步筛选活性成分，找出活性最显著的组分，最后获得中药活性单体成分[277]。中药具有多成分、多靶点、协同作用的特点。目前对医学和药物的研究已逐渐从整体宏观水平进入到微观细胞、分子水平。随着国家"精准医疗"计划的提出，传统药物研究模式已经转向"精准"药物分子筛选技术，要求筛选出的天然活性物质具有药效显著、靶点清晰、机制明确等特点，故基于中草药通过多种天然化合物作用于多个靶点，调节体内的炎症和免疫反应，其作用机制特别复杂，确定中医药优势病种的效应蛋白、响应基因等分子间的相互作用，深入围绕中医药关键靶点开展特异性信号通路研究等，就成为当前中医药科学机制研究的当务之急[278]。

药物靶点是指药物在体内的作用结合位点，包括基因位点、受体、酶、离子通道、核酸等生物大分子。现代新药研究与开发的关键首先是寻找、确定和制备药物筛选靶——分子药靶。选择确定新颖的有效药靶是新药开发的首要任务。值得注意的是，中药对疾病的调控并不是直接对构成疾病网络的所有生物大分子同时发挥调控作用，更多情况下是作用于疾病网络中的几个关键节点蛋白[279]。药物一般是通过作用于这些生物大分子并调控这些分子的生物学功能，进而发挥疾病预防和治疗的作用。例如，药物分子作用于细胞表面的离子通道，并调控通道的开放和关闭状态，进而影响通道内的离子流，由此引起神经或心肌细胞的生物学功能变化，最终实现其药理学效应。中药活性成分通过作用于这些关键节点蛋白，进而通过蛋白之间的相互作用与蛋白级联反应将药物的作用逐级传递给网络中的其他节点或称下游效应分子，进而对整个复杂疾病网络发挥调控作用，实现疾病的治疗，而一般将这些中药活性成分作用的关键节点蛋白称为靶点（drug target）[280]。

实际上，无论是中药还是西药，都有其发挥作用的生物学基础，即靶点[281]。尽管中药在我国已经发展了几千年，但目前大多数中药及其活性成分的作用靶点并不清楚，严重影响了人们对中医药科学内涵的诠释与理解，阻碍了中医药的国际化进程。我们认为，中药作用靶点的揭示与阐明可以作为中药现代化的一个突破口，通过中药靶点的发现，可以顺藤摸瓜阐明其背后的复杂药理机制，进而使中医药理论得以科学化。同时，现代新药研发大多是针对已有药物靶点去设计药物分子，而目前已知的药物靶点数量严重不足，因此通过中药靶点的揭示，还可能发现一些全新的药物靶点，对基于靶点的新药创制提供关键的指导信息，并使古老的中医药为现代医学发挥更大的作用。

1.报告基因系统

报告基因是一个分子生物学概念，它是指一类在细胞、组织/器官或个体处于特定情况下会表达并使得他们产生易于检测且实验材料原本不会产生的性状的基因酶[282]。在研究基因功能的过程中，不可避免地要研究基因的调控机制，基因的表达产物非常复杂而难以对其定量和定性。报告基因分析系统可以简单研究基因调控。作为报告基因必须具备以下特点：①由原核基因编码的基因产物必须与同转染前真核细胞内任何相似的产物相区别；②细胞内其他的基因产物不会干扰报告基因产物的检测；③报告基因编码的产物的检测应该快速、简便、灵敏度高而且重现性好。报告基因通常是在报告基因载体质粒中与被检测基因序列相连，先让质粒在大肠埃希菌中进行增殖，再提取质粒，转染入感兴趣的真核细胞中。同时，将有启动子和增强子的另一种报告基因质粒，共转染同一细胞，以作为转染率的内对照。在转染后适当的时间内，检测报告基因的mRNA、编码蛋白质或编码酶的活性。通常检测这些产物需要破坏细胞，但也可以通过原位杂交或细胞培养物上清液来检测，甚至活细胞通过流式细胞仪进行检测。

报告基因主要有六种：①氯霉素转乙酰酶报告基因；②β–半乳糖苷酶报告基因；③β–葡萄糖苷酸酶报告基因；④分泌型碱性磷酸酶；⑤荧光素酶报告基因；⑥绿荧光蛋白报告基因[283]。

近年来报告基因系统的研究已经取得快速的进展。例如，乌头汤是一种缓解类风湿性关节炎的中草药配方，Wu等[284]以荧光素酶报告基因和染色质免疫沉淀法检测针对LOC101928120基因的AHR。研究揭示了乌头汤通过调节AhR/LOC101928120/SHC1通路来缓解类风湿关节炎的新机制。寻找可抑制IL–6/STAT3信号通路的活化从而抑制肿瘤的生长和恶化的中药单体化合物具有重要意义及发展前景。张露露等[285]构建了可高效检测STAT3转录活性的报告基因系统，并利用该系统成功地筛选出可抑制IL–6/STAT3信号通路的中药单体化合物，具有一定的理论和应用价值。胡蔚蓉等[286]将ABCA1启动子序列克隆到含有荧光素酶报告基因和新霉素抗性基因的pGL3B–neo载体中，并将得到的重组质粒pGL3B–neo/ABCA1转染入人肝癌细胞（HepG2）。利用这个报告基因为基础的药物筛选系统，筛选了100多种中药提取物。通过荧光素酶活性测试，相对活性达到180%以上的有4种中药提取物，并最终挑选能明显激活ABCA1基因启动子的鬼箭羽水提组分进一步研究，得出半数有效浓度（EC_{50}）为48.06mg/L。

报告基因技术随着时间的推移，而被广泛应用到高产量药物的筛选、基因治疗实验以及生物传感器的构建、基因的调控与功能的研究中。而其报告基因的种类及检测方法、灵敏度、特异性均会得到很大的发展。

2.表面等离子体共振（SPR）

表面等离子体共振（surface plasmon resonance，SPR）是从20世纪90年代发展起来的一种新技术，是一种用于检测分子间相互作用关系的无标记、高灵敏度、高通量、特异性强、低耗量的生物传感技术，这种方法对生物分子无任何损伤，且不需任何标记物。

SPR是一种物理的光学现象，是指当光在棱镜与金属膜表面上发生全反射现象时，会形成消逝波进入到光疏介质中，而在介质（假设为金属介质）中又存在一定的等离子波，当两波相遇时可能会发生共振。当消逝波与表面等离子波发生共振时，检测到的反射光强会大幅度地减弱。能量从光子转移到表面等离子，入射光的大部分能量被表面等离子波吸收，使反射光的能量急剧减少[287]。SPR生物传感器就是利用该现象制备的光学检测系统，可对各种生物分子间相互作用（如蛋白质–蛋白质、蛋白质–小分子、蛋白质–核酸、核酸–核酸等）进行检测[288]。

表面等离子共振仪核心部件包括光学系统、传感器芯片、液体处理系统三个主要部分，其他的组成部分包括LED状态指示器及温度控制系统等。能够产生和测量SPR信号的光电组分称为光学检测单元，作为SPR的光学系统。传感器的芯片是其最为核心的部件。在SPR技术中必须首先有一个生物分子偶联在传感片上，然后用它去捕获可与之进行特异反应的生物分子。传感芯片又分为三个主要组成部分，分别是光波导耦合器件、金属膜以及分子敏感膜。液体处理系统包括两个液体传送泵，其中一个泵负责保持稳定流速的液体流过传感芯片表面，另一个泵负责自动进样装置中的样品传送。

应用SPR原理检测生物传感芯片（biosensor chip）上配位体与分析物之间的相互作用情况，是研究分子间相互作用最重要的方法之一，并且已经在生命科学、医学、药学等众多领域被广泛应用[278-290]。在SPR生物传感器检测分子相互作用过程中，先将一种生物分子（靶分子，如中医药相关效应蛋白）键合在生物传感器表面（称为固定相），再将含有另一种能与靶分子产生相互作用的生物分子（分析物，如溶解的中药有效成分）的溶液注入并流经生物传感器表面（称为流动相）。生物分子间的结合引起生物传感器表面质量的增加，导致折射指数按同样的比例增强，生物分子间反应的变化即被观察到。这种反应用反应单位（RU）来衡量：1 RU = 1 pg蛋白/mm^2 = 1 × 10^6 RIU（折射指数单位）。如二者有相互作用（即改变芯片表面结合的物质质量限度为1 pg/mm^2），则导致表面折射率变化并引起SPR角度的变化[291]。通过实时检测上述变化不但能明确分子间是否发生特异性结合，还可精确获得平衡常数（K_D值，代表平衡时受体配体复合物结离程度，数值越小说明亲和力越大）等动力学信息[292]。

新药研发过程中，针对靶标蛋白的活性化合物筛选尤为关键。中药具有经过临床验证的良好功效且不良反应小，是有效化合物筛选的理想来源之一[293]。而SPR技术通量高（常96孔或384孔进样）、特异性强，对于候选小分子纯度、溶解度（可含10%DMSO）要求不高，因此可以显著地提高分析效率。SPR技术和中药分子库结合有效突破了传统药筛方法制约，减小筛选盲目性和工作量，提高药物筛选效率和成功率。

在中医药新靶标发现和作用机制研究方面，SPR技术对比传统技术（如同位素标记的放射配体受体分析法、基于抗体识别的免疫共沉淀方法等）有安全、快速、特异性强等优势。例如，利用传统的Pull down方法和质谱检测发现MT-2在气管平滑肌细胞上结合蛋白是肌动蛋白结合蛋白-2（Transgelin-2，TG2）[292]，利用SPR技术验证针刺抗哮喘效应蛋白MT-2和相应靶标TG2相互作用过程如下：将TG2蛋白作为固定相，依次把TG2抗体（阳性对照）、MT-2全长蛋白、MT-2的α、β亚基作为流动相，检测获得MT-2和TG2蛋白的KD值为442nmol/L，而2个亚基均无法单独结合靶标蛋白[294]。上述结果提示MT-2蛋白三维结构完整性在靶标结合中起重要作用。

SPR技术还可用于确认中药小分子靶点及其在相关疾病中作用机制。例如，牛蒡子主要成分牛蒡子苷元能够通过增加足细胞黏附来保护高糖所致的细胞损伤，从而有效改善临床糖尿病肾病的症状[295]。利用药物亲和反应靶稳定性方法（drug affinity responsive target stability assay）发现牛蒡子苷元可通过激活蛋白磷酸酶2A（protein phosphatase 2A，PP2A）缓解炎性反应从而保护肾脏。利用SPR技术确认牛蒡子苷元和PP2A存在较强结合，K_D值为0.662μmol/L[296]。

SPR技术还可通过和质谱等技术共同配合快速筛选相应小分子。分别将脂多糖和含胞嘧啶-磷酸盐-鸟嘌呤基序的寡脱氧核苷酸（CpG DNA）固定在SPR芯片上，从114种中药候选小分子中发现地骨皮乙素是有效的脂多糖和CpG DNA双靶点抑制剂[297]。

目前SPR技术已经在中医药新靶标和潜在作用机制发现、优效中药小分子寻找等多方面获得了不错的成绩。结合确有临床疗效的中医药方法，也随着SPR技术本身的不断发展与完善，相信必将在今后的中医药机制研究中有更广泛的应用。

3. 细胞膜色谱分析

生物色谱（bio-chromatography）是基于生物大分子的特异性相互作用分离、纯化和测定具有活性的化合物及其生化参数的一种分析技术。细胞膜色谱法（cell membrane chromatography，CMC）是1996年西安交通大学贺浪冲教授开发的用于中药研究的生物色谱技术。它将色谱分离与活性成分筛选结合，可在体外实现药物体内过程的动态模拟，适用于中药等复杂体系物质基础的研究，其作为一种新兴技术在新药发现、药物分析等领域发展迅速，应用广泛。

细胞膜色谱技术是一种以具有活性的细胞膜受体为固定相的仿生亲和色谱技术，其原理是利用中药活性成分与细胞膜上受体相互作用，达到特异性识别的目的。通过与高效液相色谱-质谱（HPLC-MS）联用，实现集"识别-鉴定-分析"于一体的二维在线联用，为中药及中药注射剂中有效成分的筛选提供技术支持[277]。

根据细胞膜是否固定于色谱载体表面可将细胞膜色谱法分为细胞膜生物亲和色谱法与细胞膜固相色谱法。细胞膜生物亲和色谱法是将细胞膜结合到硅胶表面，制成细胞膜固定相（cell membrane stationary phase，CMSP），利用色谱学技术研究流动相中药物与受体相互作用规律[298]。其最大的特点就是具有色谱分离和细胞膜活性的双重特性，筛选方法快速、简捷、靶点多样，适合中药等复杂体系的研究，可直接通过色谱参数容量因子的不同而判断其药理活性[299]。然而，细胞膜生物亲和色谱柱制备过程较繁琐，没有标准化的操作规程，不同实验人员或不同实验室间重现性较差，且制备的色谱柱有效使用寿命不到72h，阻碍其大规模应用和商品化前景[300]。

细胞膜固相色谱法是直接用效应器官的细胞膜与中药提取液在适宜培养基中共同孵育，利用活性细胞膜固相化中药的成分，使效应成分与细胞膜受体特异性结合，再通过洗涤、解离等过程将效应成分释放，利用LC-MS等鉴定解离液中的活性组分。该法以细胞膜为固定相，保留了细胞膜的完整性、膜受体的立体结构、周围环境和靶点；经过多次洗涤药物作用后的细胞膜，可排除大量非特异性成分的干扰，是研究中药效应成分的有效手段之一。

传统的筛选方法一般仅对单味中药进行筛选，若对中药复方中的有效成分进行研究则缺少更好的筛选方法。细胞膜色谱法则可弥补这一缺陷并对活性成分进行筛选[301]。

例如，He 等[301]建立了表皮生长因子受体细胞膜色谱（EGFR/CMC）模型，利用HPLC–MS联用技术筛选黄芩 *Scutellaria baicalensis* Georgi 中能够抑制肿瘤增殖的有效成分，通过色谱峰图谱的鉴定，最终得出有效成分为汉黄芩素。Zhang 等[302]通过构建子宫颈癌HeLa细胞膜色谱模型筛选分离金刷把 *Cladonia fallax* Abbayes 中能够抑制细胞增殖的有效成分，结果显示，通过一系列筛选最终得出金刷把中结晶B–2A（JSB–2A）这一成分为有效成分，同时通过MTT法对其进行验证，表明金刷把具有抑制HeLa细胞增殖的作用。

细胞膜色谱可快速、有效地对中药有效部位或成分进行筛选，研究药物有效成分的作用靶点以及发挥作用的活性成分。但细胞膜色谱在筛选有效成分过程中仍存在有待解决的问题：首先，细胞膜色谱柱的寿命短。由于细胞的存活时间较短，且受体被结合后会逐渐减少等原因，导致色谱柱的使用时间较短，因此需要频繁制备。其次，细胞膜色谱技术只是体外的筛选手段，不能完全模拟体内的复杂环境。最后，该技术仅将与受体结合的成分筛选出来，具体药理作用还需药理实验进一步验证。随着疾病发病机制的深入研究，更多的药物作用靶点被人类所发现，以明确的作用靶点为基础的细胞膜色谱技术使得药物活性成分的筛选更加具体。通过建立靶点明确的细胞膜色谱达到效应成分高通量筛选的目的，结合靶点的致病原理，将筛选的成分作为指标成分对其进行质量控制，可实现基于生物活性的中药质量控制。

现代药物研发的一个关键问题就是明确分子靶点。如何建立有效的靶点发现与确证技术一直是中医药现代化进程中的瓶颈问题。随着中药及其活性成分的作用靶点不断得到揭示，其分子药理机制和临床功效也不断得以科学化和透明化，但是目前针对中药靶点鉴定的技术方法还存在较多问题。越来越多的研究发现，很多药物的作用靶点除了蛋白质之外还有RNA和DNA，如抗肿瘤药物顺铂在进入细胞后，可以与细胞核内的DNA发生反应，形成DNA交联，从而抑制DNA的复制和转录，并引起DNA断裂和错码，最终抑制细胞分裂与增殖[303]。研究发现，很多天然产物如阿霉素、马兜铃酸等均是通过作用于细胞内的DNA或RNA而发挥药理或毒性作用的[304]。

此外，目前药物靶点的发现与鉴定都是在细胞水平开展的，而基于体外分子细胞生物学发现的药物靶点在进入临床阶段的淘汰率极高，主要原因就在于离体培养的细胞与体内细胞在生长微环境、营养代谢、生物学特性及功能方面存在巨大差异，体外培养的细胞往往不能真实反映人体生理环境下的细胞生物学特性。因此，在离体细胞水平找到的药物靶点很多情况下并不是药物在体内真实发挥作用的靶点，亟待发现一种行之有效的方法能够实现在体内真实生理环境下直接捕获药物靶点[305]。

还有最为关键的一点就是，目前中药的使用多以复方形式，而中药复方化学成分体系的作用靶点识别与鉴定是一个特别困难的问题[306]。尽管现在已经有人开始探索将单分子靶点鉴定策略拓展至中药复杂体系的多靶点鉴定中，但是对所发现的靶点进行功能确证、通过这些靶点如何诠释中药复杂体系的临床功效以及中药方剂配伍原理等中医药基础问题，还有待今后深入挖掘和探讨。希望通过对中药复杂体系作用靶点的研究，可以将中医药所蕴含的深奥规律得以科学化，使中西医能够使用一种通用语言进行对话。这不仅对今后中医药的发展具有重要意义，同时对于西医借鉴中医思维进而推动自身发展也具有重要意义。

（六）中药作用机制的计算机虚拟预测

1.虚拟筛选

虚拟筛选就是根据设计药物的理论，使用关于计算机的技术以及相关的应用软件，在数量庞大的化合物里筛选出可能有药物作用的化合物，然后再开展一系列的实验活性评价，最终得到有临床意义的药物[307]。简言之，虚拟筛选就是在众多化合物中筛选出新的先导化合物。

虚拟筛选也被称作计算机筛选，就是在开始生物活性筛选之前，使用计算机中安装完成的分子对接软件进行模拟目标靶点和预选药物两者之间所产生的相互作用，计算出它们之间的亲和，从而减少实际中筛选药物的数目，还可以提升先导化合物的发现效率[308]。

从原理方面进行分类，虚拟筛选大概分成两类：第一类是基于受体的虚拟筛选，第二类是基于配体的虚拟筛选。基于受体的虚拟筛选是从靶蛋白的三维结构出发，研究靶蛋白结合位点的特征性质以及它和小分子化合物二者之间的相互作用模式，再根据相关的亲合性打分函数对蛋白以及小分子化合物的结合能力进行评价，最终完成对数量庞大的化合物分子的挑选，得到结合模式相对比较合理、预测的分数比较高的化合物分子，用在接下来的生物活性试验[309]。基于配体的虚拟筛选在通常情况下通过已知活性的小分子化合物，再根据小分子化合物的形状相似性或者使用药效团模型在化合物数据库里进行搜索可以和其配对的化学分子结构，最后再把所得到的小分子化合物进行实验筛选[310]。

众所周知，通常评价化合物药效的实验方法大致分成两大类：体外实验以及体内实验，但是上述的实验方法往往需要花费很多的人力和物力，不能很好地满足现代药物研发的要求[311]。一旦在药物的研发过程中因为一些严重的副作用导致药物研发失败，药品研发公司将遭受严重的经济损失。预测虚拟库里面还存在尚未被合成过的化合物，它们的副作用使用常规的实验方法去验证会增加庞大的工作量，但使用计算机去辅助构建化合物副作用的虚拟预测模型，不但能够很好地预测药物副作用，还能够预测未知数据库以及其他候选化合物的副作用，能够在投入较少人力和物力的条件下把数量庞大的化合物进行飞速并且有效的安全性评价[312]。

在中医药治疗急性胰腺炎的临床用药过程中，赵哲等[313]通过虚拟筛选的方法从数据库中获得治疗急性腮腺炎的有效方剂及中药，再通过SPSS Modeler软件进行关联规则分析，使用SPSS软件进行因子分析；从国外数据库中收集急性腮腺炎的疾病靶点，运用Auto Dock软件进行分子对接。结果筛选出122个中药方剂，含121味中药，对高频药物进行关联规则分析显示，中医药治疗急性腮腺炎大部分使用的是大柴胡汤以及大承气汤。因子分析提取了8个主成分。虚拟筛选探索到黄芩苷、香蜂草苷、新橙皮苷等活性成分在治疗急性腮腺炎有较大的潜力。

在抗COVID-19新型冠状病毒肺炎的中药及其复方预测中，马青云等[314]以SARS-CoV-23CL水解酶蛋白为靶点，通过Autodock Vina软件和Python脚本实现高通量分子对接，结合"ADME-Lipinski"规则进行再次筛选，以优选活性成分，获得关键中药及复方。基于网络药理学角度，构建成分-靶点-通路网络，推测核心药对的作用机制。结果以lopinavir/ritonavir复方制剂为阳性对照，筛选出66个药代动力学性质良好的天然小分子化合物，获得66个药代动力学性质良好的天然小分子抑制剂，优选出11味中药单味药，2个中药药对甘草-桑白皮和金银花-连翘，以及桑菊饮、桑菊饮合银翘散加减等12个中药处方，作为抗击新型冠状病毒的候选方案。

2.网络药理学分析

网络药理学是根据系统生物学的理论，将生物系统的网络进行研究分析，通过选择特定的信号节点去展开多靶点药物分子设计的新学科。网络药理学的核心是完成信号通路的多途径调节，从而起到增加药物疗效并减少毒性的作用，可以提升新药临床试验研究的成功率，进而节约新药研发的经费[315]。

网络药理学广泛应用于现代药物研究过程中，它的整体性以及系统性的特性和中医药的整体观以及辨证论治的核心原则基本一致。网络药理学主要是从系统层次以及生物网络的整体角度出发，进行药品和病人二者之间的分子关联模式的研究。它的研究思维和中医药的整体观念十分契合，因此被大范围应用在药物的活性化合物的研发、整体药物作用机制的发现、药物之间的组合以及中药方剂的配伍规律总结等方面。

徐宇琴等[316]通过中药系统药理学分析平台和人类基因组注释数据库分别获取连花清瘟胶囊有效成分作用靶点和COVID-19靶点。利用String平台构建共同靶点的蛋白互作网络，并通过Cytoscape软件筛选核心靶点。在Metascape数据库进行基因本体和京都基因与基因组百科全书富集分析。运用Cytoscape构建"有效成分-核心靶点"网络，筛选主要有效成分。共获得连花清瘟胶囊有效成分184种，有效成分的作用靶点255个，COVID-19靶点587个，其中共同靶点65个。并通过String平台及Cytoscape软件对共同靶点PPI网络进行拓扑学分析，得到血管内皮生长因子A、丝裂原活化蛋白激酶3、肿瘤抗原p53、白细胞介素-6等23个核心靶点。数据库的富集分析表明，核心靶点主要涉及多种病毒感染通路[317]。通过对"有效成分-核心靶点"进行交互网络分析，从连花清瘟胶囊中筛选得到槲皮素、木犀草素等22种主要活性成分,参与COVID-19的治疗。

3.分子对接和分子模拟

分子对接技术(molecular docking method,MDM)是指通过电脑模拟将小分子(配体)放置于大分子靶标(受体)的结合区域,再通过计算物理化学参数预测两者的结合力(结合亲和性)和结合方式(构象),进而找到配体与受体在其活性区域相结合时能量最低构象的方法。配体与受体结合时,彼此存在静电相互作用、氢键相互作用、范德华相互作用和疏水相互作用。配体与受体结合必须满足互相匹配原则,即配体与受体几何形状互补匹配、静电相互作用互补匹配、氢键相互作用互补匹配、疏水相互作用互补匹配。可以通过受体的特征以及受体和药物分子之间的相互作用方式来进行药物设计。近年来,分子对接方法已成为计算机辅助药物研究领域的一项重要技术。

分子对接算法主要包括以下两类:一是搜索算法(search methods),负责计算受体配体复合物的合理构象;二是打分函数(scoring function),负责评估结合亲和性以及配体位置摆放的合理性[318]。

根据对接分子构象变化与否可将分子对接分为刚性对接、柔性对接和半柔性对接。刚性对接指在对接的过程中,研究体系的构象不发生变化。半柔性对接是指在对接过程中,研究体系尤其是配体的构象允许在一定的范围内变化。适合考察比较大的体系,如蛋白质和蛋白质之间以及蛋白质与核酸之间的对接。半柔性对接对接过程中,研究体系尤其是配体的构象允许在一定范围内变化。适合处理大分子和小分子间对接,对接过程中小分子的构象一般是可以变化的,但大分子是刚性的。柔性对接指对接过程中,研究体系的构象可以自由变化。一般用于精确计算分子间的相互作用情况,由于计算过程中体系的构象可以变化,因此计算量最大。

分子对接是依据配体与受体作用的"锁-钥原理"(lock & key principle),模拟配体小分子与受体生物大分子相互作用的一种技术方法。配体与受体相互作用是分子识别的过程,主要包括静电作用、氢键作用、疏水作用、范德华作用等。通过计算,可以预测两者间的结合模式和亲和力。

分子对接能有效运用于探索药物小分子和大分子受体的具体作用方式和结合构型;筛选可以与靶点结合的先导药物;解释药物分子产生活性的原因;指导合理地优化药物分子结构。

通过计算机模拟的分子对接运算,研究人员能快速准确地描述药物与靶标间的相互作用,从而缩短了药物研发周期。

进行分子对接的软件主要有Dock、AutoDock、UCSF DOCK、rDock以及FlexX等。Dock是应用最广泛的分子对接软件之一,由Kuntz课题组开发;Autodock是另外一个应用广泛的分子对接程序,由Olson科研组开发;UCSF DOCK是加利福尼亚大学洛杉矶分校开发出的一套用于模拟分子对接的软件；rDock是一种快速通用的开源对接程序，可用于小分子与蛋白质和核酸对接；FlexX是德国国家信息技术研究中心生物信息学算法和科学计算研究室开发的分子对接软件。

反向分子对接技术[319]是基于分子对接技术之上，是分子对接技术的逆向思考，它以小分子或者化合物作为探针，在具有三维结构的靶点数据库内进行对接，通过空间匹配和计算小分子与靶点之间的能量，对小分子化合物作用靶点进行筛选，从而预测药物作用的潜在靶点。Qiang[320]等使用反向分子技术预测了远志的主要活性成分，潜在靶点以及分子机制，构建了网络，对阿尔兹海默病靶网络进行分析，得到"活性成分AD靶"网络。

分子模拟（molecular simulation）是一种计算机辅助试验技术，它以原子水平的分子模型来模拟分子的结构与行为、体系的各种物理化学性质，即是指利用理论方法与计算技术，模拟或仿真分子运动的微观行为。利用模拟软件可以模拟分子立体构象、优化分子结构，形象表达分子间相互作用关系，判断分子间结合的可能性活性位点。其广泛应用于计算化学、计算生物学、材料科学领域，小至单个化学分子，大至复杂生物体系或材料体系都可以是它的研究对象。原理：利用适当的简化条件，将原子间的作用等效为质点系的运动，从而避免了求解繁琐的量子力学方程。分子模拟的工作可分为两类：预测型和解释型。预测型工作是对材料进行性能预测、对过程进行优化筛选，进而为实验提供可行性方案设计。解释型工作即通过模拟解释现象、建立理论、探讨机理，从而为实验奠定理论基础。近年来，随着计算机性能的提高，分子模拟技术的不断完善，分子模拟逐渐成为了除实验研究和理论研究的又一有效研究手段。

分子模拟有以下几种方法：一是量子力学（quantum mechanics，QM）：以研究分子中电子的非定域化为基础，一切电子的行为以波函数表示。最为普遍的量子力学计算方法为从头算计算法（ab intio method）。二是分子力学（molecular mechanics，MM）：约起源于1970年，依据为经典力学，主要根据分子的力场。可计算庞大与复杂分子的稳定构象、热力学性质及振动光谱等。与量子力学相比，不仅简便得多，而且可快速得到分子的各种性质。常被用于药物、团簇、生物大分子等的研究。三是蒙特卡罗模拟（Monte Carlo simulation，MC）：根据系统中质点（分子或原子）的随机运动，结合统计力学的几率分配原理，以得到体系的统计及热力学资料。缺点是只能计算统计的平均值，无法得到系统的动态信息。四是分子动力学模拟（molecular dynamics simulation，MD）：依据经典的牛顿运动方程和各种力场所发展起来的计算方法，是目前应用最为广泛的计算庞大复杂体系的方法。可获得体系的动态与热力学统计信息，并可广泛用于各种体系及各类特性的探讨。五是布朗动力模拟（Brownian dynamics simulation，BD）：适用于大分子的溶液系统。将大分子的运动分为依力场作用的运动和来自溶剂分子的随机作用力，常用于计算生化分子（如蛋白质、DNA等）的水溶液。分子模拟计算忽略环境对分子的影响，因此不适合复杂的体系，如高浓度的液态系统，非晶相聚合物系统；分子过大时（原子数＞1000），往往不容易求得最低能量构型。分子模拟计算的能量为0 K时，分子能量往往与实验条件不一致。分子模拟计算仅能获得静态信息，无动态或统计信息。分子模拟在生物制药方面用于大分子性质和药物设计。

分子对接和分子模拟技术还广泛应用于中药方面的研究中。Liu等[321]结合网络药理学和分子对接技术，探索当归补血汤（DBD）治疗Premature ovarian failure（POF）的潜在靶点和活性化合物。Jairajpuri Deeba Shamim等[322]选用分子对接和分子动力学模拟鉴定出一种天然化合物ZINC02123811，该化合物显示出抗病毒潜力，具有改进的药理学性质，与SARS-CoV-2 M具有相当高的亲和力和稳定性，表明ZINC02123811可能进一步被用作开发SARS-CoV-2 M的有效和选择性抑制剂的先导物。Zhang Xu等[323]使用分子模拟方法发现中草药中潜在的P2Y1R构形和变构拮抗剂，且成功地尝试利用P2Y1R的晶体结构和一系列的计算方法来发现与中草药的两个不同位点结合的潜在P2Y1R拮抗剂。最后，获得了三个潜在的P2Y1R拮抗剂；Luo Ganggang等[324]利用药效团建模、分子对接和分子动力学模拟研究发现中草药中醛固酮合酶的潜在抑制剂，主要方法为采用分子对接和分子模拟技术分析化合物与CYP11B2的相互作用。选择Fitvalue值高、对接得分高、与关键残基预期相互作用的化合物作为潜在的CYP11B2抑制剂。他们通过分子模拟的方法，为新型CYP11B2类药物抑制剂在高血压治疗中的应用提供了可能。

4.机器学习和深度学习

机器学习是一门从数据中研究算法的多领域交叉学科，研究计算机如何模拟或实现人类的学习行为，根据已有的数据或以往的经验进行算法选择、构建模型、预测新数据，并重新组织已有的知识结构使之不断改进自身的性能。机器学习有四种常用的学习方法，分别为：监督学习、非监督学习、半监督学习和强化学习[325]，每种方法都适用于解决不同的任务。监督学习是每一个训练数据都有对应的标签，如支持向量机、人工神经网络等；非监督学习是所有训练数据都没有对应的标签，如主成分分析；半监督学习是训练数据中一部分有标签一部分没标签；强化学习侧重在线学习并试图在探索－利用（exploration-exploitation）间保持平衡。不同于监督学习和非监督学习，强化学习不要求预先给定任何数据，而是通过接收环境对动作的奖励（反馈）获得学习信息并更新模型参数。

机器学习提供多种工具可以利用数据来解决简单规则不能或者难以解决的问题，被广泛应用在搜索引擎、无人驾驶、机器翻译、医疗诊断、垃圾邮件过滤、游戏、人脸识别、数据匹配、信用评级和给图片加滤镜等任务中。Li Size等[326]通过SVM分类器和PBPK模型预测雷公藤甲素、大黄素、苦参碱和氧化苦参碱的口服给药方案。经此方法估计的氧化苦参碱的安全给药方案接近临床推荐给药方案。结果表明，SVM分类器和PBPK模型可用于预测多剂量给药方案，优化后的工作流程可为中药的安全性评价和研发提供参考。Yang Shilun等[327]通过机器学习设计了一种基于表型的分类方法来鉴定神经保护化合物并阐明小续命汤组分的相容性。研究结果表明，机器学习算法（如组合贝叶斯模型）对于预测神经保护化合物并初步证明中医的药理机制是可行的。Kim等[328]利用机器学习技术构建了一个计算模型来预测中药未知的药理作用，他们主要采用logistic回归、随机森林和支持向量机等分类算法构建预测模型。将所构建的模型应用于现有药物和中草药的潜在适应证预测，并利用临床试验数据预测和验证了20种现有药物和31种草药化合物的新适应证。预测结果经人工验证，证实了伊立替康作为神经母细胞瘤的治疗方法的性能和潜在机制。

深度学习是一种最有前途的人工智能算法，其已经应用于蛋白质结构与功能[329]、活性药物靶点的确定[330]、药物代谢动力学分析[331]、药物相互作用[332]以及药物不良反应预测[333]等方面，并获得了巨大的成功。

2006年Hinton等提出了深度学习的概念[334]，深度学习是用于建立、模拟人脑进行分析学习的神经网络，并模仿人脑的机制来解释数据的一种机器学习技术。它的基本特点是试图模仿大脑神经元之间的传递、处理信息的模式。其主要的原则就是模拟人的神经元，每个神经元接收到信息，处理完后传递给与之相邻的所有神经元即可。深度学习的结构是一种含多隐层的多层感知器结构，其通过组合底层特征形成更加抽象的高层来表示属性类别或特征，以发现数据的分布式特征表示。深度学习理论中包含了许多不同的深度神经网络模型，例如经典的深层神经网络（deep neural network，DNN）、深层置信网络、卷积神经网络（convolutional neural network，CNN）、深层玻尔兹曼机（deep boltzmann machines，DBM）、循环神经网络（recurrent neural network，RNN）等[335]。不同结构的网络适用于处理不同的数据类型，例如CNN适用于图像处理，RNN适用于语音识别等。同时，通过与不同算法的联用，这些网络模型还会产生一些不同的变种。

近年来，深度学习在计算机视觉[336-339]、语音识别[340-344]、自然语言处理[345,346]等领域取得了巨大的突破，在药物发现领域也有许多尝试和进展。深度学习的优点有：深度学习算法建立了多个目标之间的关系，因此，它们适合于多任务学习；通过以分层的方式从原始输入数据中构建复杂的特征来提供更高层次的特征，并且能够识别数据中未知的结构，所观察到的DNNs的高性能通常归因于这种能力；目标之间的共享隐藏单元增强了目标的训练样本较少时的预测结果；深度学习提出了一种让计算机自动学习出模式特征的方法，并将特征学习融入到了建立模型的过程中，从而减少了人为设计特征造成的不完备性。

此外，深度学习还用于中药方面的研究。Cheng Ning等[347]提出一种用于中药方剂疗效分类的S-TextBLCNN模型。此模型利用深度学习分析中药药效与配方药效之间的关系，有助于进一步探索复方的内在规律，为中药方剂配伍的研究提供了新的研究思路。

Wang Zeheng等[348]基于本体的副作用预测框架（OSPF）和基于人工神经网络（ANN）的深度学习，对中国官方推荐的治疗新冠肺炎的中药方剂进行评价，此工作作为新冠肺炎患者选择合适的中药方剂提供合理的建议。Chen Hsin-Yi[349]等利用深度学习与随机森林方法寻找治疗阿尔茨海默病的最佳中药方剂。

参考文献

［1］Ou Y, Wilson RE, Weber SG. Methods of measuring enzyme activity ex vivo and in vivo. Annu Rev Anal Chem［J］. 2018, 11（1）: 509-533.

［2］Kirchmair J, Göller A. H, Lang D, et al. Predicting drug metabolism: Experiment and/or computation［J］. Nat. Rev. Drug Discov, 2015, 14（6）: 387–404.

［3］雷洁昕, 陈鹏, 陈富超, 等. 益母草碱对小鼠肝药酶含量的影响［J］. 中国药师, 2019, 22（12）: 2282-2285.

［4］田硕, 何国荣, 高梅, 等. 口服黄芩素对大鼠药物代谢酶的影响［J］. 中国新药杂志, 2012, 21（19）: 2230-2234.

［5］Raunio H, Pentikäinen O, Juvonen RO. Coumarin-Based Profluorescent and fluorescent substrates for determining xenobiotic-metabolizing enzyme activities in vitro［J］. Int J Mol Sci, 2020, 21（13）: 4708.

［6］齐琪, 王彦, 莫雨佳, 等. 三七总皂苷对羧酸酯酶体外活性的影响［J］. 中国现代中药, 2019, 21（6）: 777-781.

［7］郭常川, 曾苏. 异紫堇定碱在大鼠肝微粒体、人肝微粒体及人重组酶中的代谢研究［C］. 南京: 第十届全国药物和化学异物代谢学术会议暨第三届国际 ISSX/CSSX 联合学术会议论文集. 2012: 80-81.

［8］Lambeth DO, Muhonen WW. High-performance liquid chromatography-based assays of enzyme activities［J］. J Chromatogr B Biomed Appl, 1994, 656（1）: 143-157.

［9］韩秀媛, 郭锡春, 张海霞, 等. 表没食子儿茶素 -3- 没食子酸酯对细胞色素 P450 酶活性的影响［J］. 精准医学杂志, 2021, 36（1）: 24-28.

［10］Li J, Zhu HJ. Liquid chromatography-tandem mass spectrometry（LC-MS/MS）-based proteomics of drug-metabolizing enzymes and transporters［J］. Molecules, 2020, 25（11）: 2718.

［11］房绍英, 孙淑萌, 刘纯, 等. 多糖类组分对大鼠肝微粒体酶 CYP1A2 的体外活性抑制作用［J］. 中国现代应用药学, 2021, 38（24）: 3155-3159.

［12］祖越, 李喜平, 冯承阳, 等. 体外培育牛黄及其主要成分对大鼠肝微粒体细胞色素 P450 酶作用的体外研究［J］. 中国药师, 2021, 24（5）: 813-817.

［13］Yu Min, Ren Li, Liang Fan, et al. Effect of epiberberine from Coptis chinensis Franch on inhibition of tumor growth in MKN-45 xenograft mice［J］. Phytomedicine, 2020, 76: 153216.

［14］Wu Xiaoxue, Xu Yundan, Zhu Biran, et al. Resveratrol induces apoptosis in SGC-7901 gastric cancer cells［J］. Oncol Lett, 2018, 16（3）: 2949-2956.

［15］Atnip Allison, Giusti M Mónica, Sigurdson Gregory T, et al. The NCI-N87 cell line as a gastric epithelial model to study cellular uptake, trans-epithelial transport, and gastric anti-Inflammatory properties of anthocyanins［J］. Nutr Cancer, 2020, 72（4）: 686-695.

［16］Jang Mi Gyeong, Ko Hee Chul, Kim Se-Jae. Effects of p-coumaric acid on microRNA expression profiles in SNU-16 human gastric cancer cells［J］. Genes Genomics, 2020, 42（7）: 817-825.

［17］Yu Juan, Ji Haiyu, Dong Xiaodan, et al. Apoptosis of human gastric carcinoma MGC-803 cells induced by a novel Astragalus membranaceus polysaccharide via intrinsic mitochondrial pathways［J］. Int J Biol Macromol, 2019, 126: 811-819.

［18］Yu Meiling, Qi Benquan, Xiaoxiang Wu, et al. Baicalein increases cisplatin sensitivity of A549 lung adenocarcinoma cells via PI3K/Akt/NF-κB pathway［J］. Biomed Pharmacother, 2017, 90: 677-685.

［19］Boff Laurita, Persich Lara, Brambila Paula, et al. Investigation of the cytotoxic activity of two novel digitoxigenin analogues on H460 lung cancer cells［J］. Anticancer Drugs, 2020, 31（5）: 452-462.

［20］Matsui Junji, Yamamoto Yuji, Funahashi Yasuhiro, et al. E7080, a novel inhibitor that targets multiple kinases, has potent antitumor activities against stem cell factor producing human small cell lung cancer H146, based on angiogenesis inhibition［J］. Int J Cancer, 2008, 122: 664-671.

［21］Hashemzadeh H, Shojaeilangari S, Allahverdi A, et al. A combined microfluidic deep learning approach for lung cancer cell high throughput screening toward automatic cancer screening applications. Sci Rap. 2021, 11（1）: 9804.

［22］Liao Hui-Fen, Kuo Cheng-Deng, Yang Yuh-Cheng, et al. Resveratrol enhances radiosensitivity of human non-small cell lung cancer NCI-H838 cells accompanied by inhibition of nuclear factor-kappa B activation［J］. J Radiat Res, 2005, 46: 387-393.

［23］Mao Zhu-Jun, Lin Min, Zhang Xin, et al. Combined use of astragalus polysaccharide and berberine attenuates insulin resistance in IR-HepG2 cells regulation of the gluconeogenesis signaling pathway［J］. Front Pharmacol, 2019, 10: 1508.

［24］Wei Xiaotong, Peng Wenrui, Jiang Qi, et al. Chrysin promotes SMMC-7721 cell apoptosis by regulating MAPKs signaling pathway［J］. Nan Fang Yi Ke Da Xue Xue Bao, 2018, 38（10）: 1187-1194.

［25］Cao Yuan, Chen Jihua, Ren Guofeng, et al. Punicalagin prevents inflammation in LPS-induced RAW264.7 macrophages by inhibiting FoxO3a/autophagy signaling pathway［J］. Nutrients, 2019, 11（11）: 2794.

［26］Li Yize, Zhu Huayu, Wei Xu, et al. LPS induces HUVEC angiogenesis in vitro through miR-146a-mediated TGF-β1 inhibition［J］. Am J Transl Res, 2017, 9（2）: 591-600.

［27］Yu Min, Ren Li, Liang Fan, et al. Effect of epiberberine from Coptis chinensis Franch on inhibition of tumor growth in MKN-45 xenograft mice［J］. Phytomedicine, 2020, 76: 153216.

［28］Boff Laurita, Persich Lara, Brambila Paula, et al. Investigation of the cytotoxic activity of two novel digitoxigenin analogues on H460 lung cancer cells［J］. Anticancer Drugs, 2020, 31（5）: 452-462.

［29］Liu Chang, Li Jianqin, Meng Fan Yi, et al. Polysaccharides from the root of Angelica sinensis promotes hematopoiesis and thrombopoiesis through the PI3K/AKT pathway［J］. BMC Complement Altern

Med, 2010, 10: 79.

[30] Lin Jing, Zeng Jing, Liu Sha, et al. DMAG, a novel countermeasure for the treatment of thrombocytopenia [J]. Mol Med, 2021, 27 (1): 149.

[31] Teng Jin-Feng, Mei Qi-Bing, Zhou Xiao-Gang, et al. Polyphyllin VI induces caspase-1-mediated pyroptosis via the induction of ROS/NF-κB/NLRP3/GSDMD signal axis in non-small cell lung cancer [J]. Cancers (Basel), 2020, 12 (1): 193.

[32] Cao Hui, Jia Qingling, Yan Li, et al. Quercetin suppresses the progression of atherosclerosis by regulating MST1-mediated autophagy in ox-LDL-induced RAW264.7 macrophage foam cells [J]. Int J Mol Sci, 2019, 20 (23): 6093.

[33] Dixon Scott J, Lemberg Kathryn M, Lamprecht Michael R, et al. Ferroptosis: an iron-dependent form of nonapoptotic cell death [J]. Cell, 2012, 149: 1060-1072.

[34] Duan Lining, Zhang Ying, Yang Yuna, et al. Baicalin inhibits ferroptosis in intracerebral hemorrhage [J]. Front Pharmacol, 2021, 12: 629379.

[35] Li Shanshan, Sun Xiaoxu, Xu Lixing, et al. Baicalin attenuates in vivo and in vitro hyperglycemia-exacerbated ischemia/reperfusion injury by regulating mitochondrial function in a manner dependent on AMPK [J]. Eur J Pharmacol, 2017, 815: 118-126.

[36] Zhang L, Du GH. High content drug screening and its application [J]. Acta Pharm Sin, 2005, 40 (6): 486-490.

[37] Fraietta I, Gasparri F. The development of highcontent screening (HCS) technology and its importance to drug discovery [J]. Expert Opin Drug Discov, 2016, 11 (5): 501-514.

[38] Tham NTT, Hwang SR, Bang JH, et al. High-content analysis of in vitro hepatocyte injury induced by various hepatotoxicants [J]. J Vet Sci, 2019, 20 (1): 34-42.

[39] Saito J, Okamura A, Takeuchi K, et al. High content analysis assay for prediction of human hepatotoxicity in HepaRG and HepG2 cells [J]. Toxicol In Vitro, 2016, 33: 63-70.

[40] Ma Z, Cao X, Guo X, et al. Establishment and validation of an in vitro screening method for traditional Chinese medicine- induced nephrotoxicity [J]. Evid Based Complement Alternat Med, 2018, 2018: 2461915.

[41] Kim MJ, Lee SC, Pal S, et al. High-content screening of drug- induced cardiotoxicity using quantitative single cell imaging cytometry on microfluidic device [J]. Lab Chip, 2011, 11 (1): 104-114.

[42] Wilson MS, Graham JR, Ball AJ, et al. Multiparametric high content analysis for assessment of neurotoxicity in differentiated neuronal cell lines and human embryonic stem cell-derived neurons [J]. Neurotoxicology, 2014, (42): 33-48.

[43] Tham NTT, Hwang SR, Bang JH, et al. High-content analysis of in vitro hepatocyte injury induced by various hepatotoxicants [J]. Vet Sci, 2019, 20 (1): 34-42.

[44] Liu B, Cao L, Zhang L, et al. Hepatotoxicity of eupatorium adenophorum extracts and the identification of major hepatotoxic components [J]. Nat Prod Res, 2017, 31 (23): 2788-2792.

[45] Yang Y, Yang L, You QD, et al. Differential apoptotic induction of gambogic acid, a novel

anticancer natural product, on hepatoma cells and normal hepatocytes［J］. Cancer Lett, 2007, 256（2）: 259-266.

［46］Jiang ZQ, Yan XJ, Bi L, et al. Mechanism for hepato-protective action of Liangxue Huayu Recipe（LHR）: blockade of mitochondrial cytochrome c release and caspase activation［J］. Ethnopharmacol, 2013, 148（3）: 851-860.

［47］Krishnan R, Park JA, Seow CY, et al. Cellular biomechanics in drug screening and evaluation: mechanopharmacology［J］. Trends Pharmacol Sci, 2016, 37（2）: 87-100.

［48］岑妍慧, 李中华, 贾微, 等. 雷公藤多糖诱导胰腺干细胞成胰岛样细胞团［J］. 中国组织工程研究, 2018, 22（5）: 729-735.

［49］梁建华, 文梦灵, 杨尚武. 葛根中药复方对妊娠期糖尿病大鼠治疗的实验研究［J］. 海南医学院学报, 2007,（6）: 511-513.

［50］张坤, 彭金霞, 任琳. 化瘀生肌方提取物对糖尿病溃疡模型大鼠创面愈合的影响［J］. 解放军药学学报, 2018, 34（4）: 313-316.

［51］张心月, 张丹, 李慧, 等. 丹参、人参、连翘、麦冬对肺纤维化模型大鼠肺组织BMP-表达的影响［J］. 山东中医杂志, 2019, 38（11）: 1062-1066.

［52］张丹丹, 蔡广知, 贡济宇. 人源性肿瘤组织异种移植模型在中药治疗胃癌研究中的应用［J］. 人参研究, 2018, 30（1）: 49-51.

［53］赵爱光, 杨金坤, 赵海磊. 健脾中药诱导人胃癌细胞裸小鼠移植瘤细胞凋亡的实验研究［J］. 世界华人消化杂志, 2000,（7）: 737-740.

［54］张雷, 陶倩倩, 朱彦. 3D生物打印组织模型的研究进展及在中药研究中的可期应用［J］. 中南药学, 2021, 19（2）: 222-230.

［55］Zeming Gu, Jianzhong Fu, Hui Lin, et al. Development of 3D bioprinting: From printing methods to biomedical applications［J］. Asian Journal of Pharmaceutical Sciences, 2020, 15（5）: 529-557.

［56］Ong Chin Siang, Yesantharao Pooja, Huang Chen Yu, et al. 3D bioprinting using stem cells［J］. Pediatr Res, 2018, 83: 223-231.

［57］Simian Marina, Bissell Mina J. Organoids: A historical perspective of thinking in three dimensions［J］. J Cell Biol, 2017, 216（1）: 31-40.

［58］Michels Birgitta E, Mosa Mohammed H, Streibl Barbara I, et al. Pooled in vitro and in vivo CRISPR-Cas9 screening identifies tumor suppressors in human colon organoids［J］. Cell Stem Cell, 2020, 26（5）: 782-792.

［59］Xinaris Christodoulos, Brizi Valerio, Remuzzi Giuseppe. Organoid Models and Applications in Biomedical Research［J］. Nephron, 2015, 130（3）: 191-199.

［60］Dedhia Priya H, Bertaux-Skeirik Nina, Zavros Yana, et al. Organoid Models of Human Gastrointestinal Development and Disease［J］. Gastroenterology, 2016, 150（5）: 1098-1112.

［61］Sato Toshiro, Clevers Hans. Growing self-organizing mini-guts from a single intestinal stem cell: mechanism and applications［J］. Science, 2013, 340（6137）: 1190.

［62］Clevers Hans. Modeling Development and Disease with Organoids［J］. Cell, 2016, 165（7）:

1586-1597.

［63］Lancaster Madeline A，Knoblich Juergen A. Organogenesis in a dish：modeling development and disease using organoid technologies［J］. Science，2014，345（6194）：1247125.

［64］Levin G，Zuber SM，Squillaro AI，et al. R-spondin 1（RSPO1）increases mouse intestinal organoid unit size and survival in vitro and improves tissue-engineered small intestine formation in vivo［J］. Front Bioeng Biotechnol，2020，8：476.

［65］Chen JH，Chu XP，Zhang JT，et al. Genomic characteristics and drug screening among organoids derived from non-small cell lung cancer patients［J］. Thorac Cancer，2020，11（8）：2279-2290.

［66］Magaki S，Hojat SA，Wei B，et al. An introduction to the performance of immunohistochemistry ［J］. Methods Mol Biol，2019，1897：289-298.

［67］Sato T，Miura T，Nozaka H，et al. Progression in diagnostic pathology；development of virtual microscopy and its applications［J］. Rinsho Byori，2007，55（4）：344-350.

［68］Kamyab-Hesary K，Ghanadan A，Balighi K，et al. Immunohistochemical staining in the assessment of melanoma tumor thickness［J］. Pathol Oncol Res，2020，26（2）：885-891.

［69］Haddad FS. Ibn Zuhr and experimental tracheostomy and tracheotomy［J］. J Am Coll Surg，2004，199（4）：665.

［70］Litynski GS. Laparoscopy--the early attempts：spotlighting Georg Kelling and Hans Christian Jacobaeus［J］. JSLS，1997，1（1）：83-5.

［71］Choudhary N，Bhatt LK，Prabhavalkar KS. Experimental animal models for rheumatoid arthritis ［J］. Immunopharmacol Immunotoxicol，2018，40（3）：193-200.

［72］Khan S，Zafar A，Naseem I. Redox cycling of copper by coumarin-di（2-picolyl）amine hybrid molecule leads to ROS-mediated modulation of redox scavengers，DNA damage and cell death in diethylnitrosamine induced hepatocellular carcinoma［J］. Bioorg Chem，2020，99：103818.

［73］Ando N，Shimizu M，Okuno M，et al. Moriwaki H. Expression of retinoid X receptor alpha is decreased in 3'-methyl-4-dimethylaminoazobenzene-induced hepatocellular carcinoma in rats［J］. Oncol Rep，2007，18（4）：879-884.

［74］Groopman JD，Kensler TW. Role of metabolism and viruses in aflatoxin-induced liver cancer［J］. Toxicol Appl Pharmacol，2005，206（2）：131-137.

［75］Takeuchi K，Okabe S，Takagi K. A new model of stress ulcer in the rat with pylorus ligation and its pathogenesis［J］. Am J Dig Dis，1976，21（9）：782-788.

［76］Lenzen S. The mechanisms of alloxan- and streptozotocin-induced diabetes［J］. Diabetologia，2008，51（2）：216-226.

［77］Friedel RH，Wurst W，Wefers B，et al. Generating conditional knockout mice［J］. Methods Mol Biol，2011，693：205-231.

［78］Gotthardt D，Putz EM，Grundschober E，et al. STAT5 is a key regulator in NK cells and acts as a molecular switch from tumor surveillance to tumor promotion［J］. Cancer Discov，2016，6（4）：414-429.

［79］Li LC，Wang Y，Carr R，et al. IG20/MADD plays a critical role in glucose-induced insulin secretion [J]. Diabetes, 2014, 63 (5): 1612-1623.

[80] Jin M, Chu H, Li Y, et al. MAP4K4 deficiency in CD4 (+) T cells aggravates lung damage induced by ozone-oxidized black carbon particles [J]. Environ Toxicol Pharmacol, 2016, 46: 246-254.

[81] Hulbert SW, Bey AL, Jiang YH. Environmental enrichment has minimal effects on behavior in the Shank3 complete knockout model of autism spectrum disorder [J]. Brain Behav, 2018, 8 (11): e01107.

[82] Vecchi VM, Spreafico M, Brix A, et al. Di Resta C. generation of a triadin knock out syndrome zebrafish model [J]. Int J Mol Sci, 2021, 22 (18): 9720.

[83] Ji L, Wang Q, Huang F, et al. FOXO1 Overexpression Attenuates Tubulointerstitial Fibrosis and Apoptosis in Diabetic Kidneys by Ameliorating Oxidative Injury via TXNIP-TRX [J]. Oxid Med Cell Longev, 2019, 2019: 1-14.

[84] Xiong W, Xu M, Zhao Y, et al. Can we predict the prognosis of COPD with a routine blood test? [J]. Int J Chron Obstruct Pulmon Dis, 2017, 12: 615-625.

[85] Utsch B, Klaus G. Urinalysis in children and adolescents [J]. Dtsch Arztebl Int, 2014, 111 (37): 617-625.

[86] Li JN, Yuan SY. Fecal occult blood test in colorectal cancer screening [J]. J Dig Dis, 2019, 20 (2): 62-64.

[87] Molinero N, Ruiz L, Sánchez B, et al. Intestinal bacteria interplay with bile and cholesterol metabolism: Implications on Host Physiology [J]. Front Physiol, 2019, 10: 185.

[88] Khurshid Z, Zafar MS, Khan RS, et al. Role of salivary biomarkers in oral cancer detection [J]. Adv Clin Chem, 2018, 86: 23-70.

[89] Zhang CZ, Cheng XQ, Li JY, et al. Saliva in the diagnosis of diseases [J]. Int J Oral Sci, 2016, 8 (3): 133-137.

[90] Liu HC, Gao YL, Li DF, et al. Value of Xpert MTB/RIF Using Bronchoalveolar Lavage Fluid for the Diagnosis of Pulmonary Tuberculosis: a Systematic Review and Meta-analysis [J]. J Clin Microbiol, 2021, 59 (4): e02170-20.

[91] Domagala-Kulawik J. The relevance of bronchoalveolar lavage fluid analysis for lung cancer patients [J]. Expert Rev Respir Med, 2020, 14 (3): 329-337.

[92] Slavoaca D, Muresanu D, Birle C, et al. Biomarkers in traumatic brain injury: new concepts [J]. Neurol Sci, 2020, 41 (8): 2033-2044.

[93] Jeter CB, Hergenroeder GW, Ward NH, et al. Human traumatic brain injury alters circulating L-arginine and its metabolite levels: possible link to cerebral blood flow, extracellular matrix remodeling, and energy status [J]. J Neurotrauma, 2012, 29 (1): 119-127.

[94] Aakre KM, Omland T. Physical activity, exercise and cardiac troponins: Clinical implications [J]. Prog Cardiovasc Dis, 2019, 62 (2): 108-115.

[95] Hoekstra LT, de Graaf W, Nibourg GA, et al. Physiological and biochemical basis of clinical liver function tests: a review [J]. Ann Surg, 2013, 257 (1): 27-36.

[96] Magaki S, Hojat SA, Wei B, et al. An introduction to the performance of immunohistochemistry

［J］．Methods Mol Biol，2019，1897：289-298.

［97］Sato T，Miura T，Nozaka H，et al. Progression in diagnostic pathology：development of virtual microscopy and its applications［J］．Rinsho Byori，2007，55（4）：344-350.

［98］Mutsaddi S，Kotrashetti VS，Nayak RS，et al. Comparison of histochemical staining techniques for detecting mast cells in oral lesions［J］．Biotech Histochem，2019，94（6）：459-468.

［99］Kamyab-Hesary K，Ghanadan A，Balighi K，et al. Immunohistochemical staining in the assessment of melanoma tumor thickness［J］．Pathol Oncol Res，2020，26（2）：885-891.

［100］Im K，Mareninov S，Diaz MFP，et al. An introduction to performing immunofluorescence staining［J］．Methods Mol Biol，2019，1897：299-311.

［101］Chhabra S，Minz RW，Saikia B. Immunofluorescence in dermatology［J］．Indian J Dermatol Venereol Leprol，2012，78（6）：677-691.

［102］Korlach J，Turner SW. Going beyond five bases in DNA sequencing［J］．Curr Opin Struct Biol，2012，22（3）：251-261.

［103］Lappalainen T，Scott AJ，Brandt M，et al. Genomic analysis in the age of human genome sequencing［J］．Cell，2019，177（1）：70-84.

［104］Logsdon GA，Vollger MR，Eichler EE. Long-read human genome sequencing and its applications［J］．Nat Rev Genet，2020，21（10）：597-614.

［105］刘玉萍，曹晖，王孝涛．基因测序技术在中药质量研究中的应用（Ⅰ）——山东郓城猴头半夏基原的 DNA 测序鉴别［C］．中药研究论文集，中国中医研究院中药研究所，2002：129-133.

［106］刘玉萍，何报作，曹晖．基因测序技术在中药质量研究中的应用（Ⅱ）——山药基原的 DNA 测序鉴别［C］．中药研究论文集．中国中医研究院中药研究所，2002：134-139.

［107］李滢，孙超，罗红梅，等．基于高通量测序454GS FLX 的丹参转录组学研究［J］．药学学报，2010，45（4）：524-529.

［108］潘媛，陈大霞，宋旭红，等．基于高通量测序的玄参根部转录组学研究及萜类化合物合成相关基因的挖掘［J］．中国中药杂志，2017，42（13）：2460-2466.

［109］王瑞生，张振凌，曹文文，等．基于肠道菌群及肠黏膜屏障功能探索百药煎治疗溃疡性结肠炎的作用机制［J］．中国实验方剂学杂志，2021，27（20）：46-54.

［110］Bird AP. CpG islands as gene markers in the vertebrate nucleus［J］．Trends Genet，1987，3（12）：342-347.

［111］Habibi E，Brinkman AB，Arand J，et al. Whole-genome bisulfite sequencing of two distinct interconvertible DNA methylomes of mouse embryonic stem cells［J］．Cell Stem Cell，2013，13（3）：360-369.

［112］Booth MJ，Branco MR，Ficz G，et al. Quantitative sequencing of 5-methylcytosine and 5-hydroxymethylcytosine at single-base resolution［J］．Science，2012，336（6083）：934-937.

［113］Hascher A，Haase AK，Hebestreit K，et al. DNA methyltransferase inhibition reverses epigenetically embedded phenotypes in lung cancer preferentially affecting polycomb target genes［J］．Clin Cancer Res，2014，20（4）：814-826.

［114］Zhu P, Guo H, Ren Y, et al. Single-cell DNA methylome sequencing of human preimplantation embryos［J］. Nat Genet, 2018, 50（1）: 12-19.

［115］Shorey-Kendrick LE, McEvoy CT, Ferguson B, et al. Vitamin C prevents offspring DNA methylation changes associated with maternal smoking in pregnancy［J］. Am J Respir Crit Care Med, 2017, 196（6）: 745-755.

［116］Wu H, D'Alessio AC, Ito S, et al. Genome-wide analysis of 5-hydroxymethylcytosine distribution reveals its dual function in transcriptional regulation in mouse embryonic stem cells［J］. Genes Dev, 2011, 25（7）: 679-684.

［117］He XJ, Chen T, Zhu JK. Regulation and function of DNA methylation in plants and animals［J］. Cell Res, 2011, 21（3）: 442-465.

［118］Moore LD, Le T, Fan G. DNA methylation and its basic function［J］. Neuropsychopharmacology, 2013, 38（1）: 23-38.

［119］Tang CM, Yau TO, Yu J. Management of chronic hepatitis B infection: current treatment guidelines, challenges, and new developments［J］. World J Gastroenterol, 2014, 20（20）: 6262-6278.

［120］Cadet J, Wagner JR. TET enzymatic oxidation of 5-methylcytosine, 5-hydroxymethylcytosine and 5-formylcytosine［J］. Mutat Res Genet Toxicol Environ Mutagen, 2014, 764-765: 18-35.

［121］Greenberg MVC, Bourc'his D. The diverse roles of DNA methylation in mammalian development and disease［J］. Nat Rev Mol Cell Biol, 2019, 20（10）: 590-607.

［122］Dammann RH, Richter AM, Jiménez AP, et al. Impact of natural compounds on DNA methylation levels of the tumor suppressor gene RASSF1A in cancer［J］. Int J Mol Sci, 2017, 18（10）: 2160.

［123］Fernandes GFS, Silva GDB, Pavan AR, et al. Epigenetic regulatory mechanisms induced by resveratrol［J］. Nutrients, 2017, 9（11）: 1201.

［124］Qing Y, Hu H, Liu Y, et al. Berberine induces apoptosis in human multiple myeloma cell line U266 through hypomethylation of p53 promoter［J］. Cell Biol Int, 2014, 38（5）: 563-570.

［125］Chen Q, Zhang Y, Meng Q, et al. Liuwei Dihuang prevents postmenopausal atherosclerosis and endothelial cell apoptosis via inhibiting DNMT1-medicated ERα methylation［J］. J Ethnopharmacol, 2020, 252: 112531.

［126］Yu Q, Su J, Zhu K, et al. The effect of Xuefu Zhuyu decoction on clopidogrel resistance and its association with the P2Y12 Gene polymorphisms and promoter DNA methylation［J］. Pak J Pharm Sci, 2019, 32（6）: 2565-2572.

［127］Zhang SF, Mao XJ, Jiang WM, et al. Qian Yang Yu Yin Granule protects against hypertension-induced renal injury by epigenetic mechanism linked to Nicotinamide N-Methyltransferase（NNMT）expression［J］. J Ethnopharmacol, 2020, 255: 112738.

［128］Cosseau C, Azzi A, Smith K, et al. Native chromatin immunoprecipitation（N-ChIP）and ChIP-Seq of Schistosoma mansoni: Critical experimental parameters［J］. Mol Biochem Parasitol, 2009, 166（1）: 70-76.

［129］Nakato R，Sakata T. Methods for ChIP-seq analysis：A practical workflow and advanced applications［J］. Methods, 2021, 187：44-53.

［130］Buenrostro JD，Giresi PG，Zaba LC，et al. Transposition of native chromatin for fast and sensitive epigenomic profiling of open chromatin，DNA-binding proteins and nucleosome position［J］. Nat Methods, 2013, 10（12）：1213-1218.

［131］Gilmour DS，Lis JT. Detecting protein-DNA interactions in vivo：Distribution of RNA polymerase on specific bacterial genes［J］. Proc Nat Acad Sci USA, 1984, 81（14）：4275-4279.

［132］杨文笑. 养阴解毒方激活转录因子 EGR1 诱导肺癌细胞凋亡的分子机制研究［D］. 上海：上海中医药大学, 2019.

［133］王丽鸳. 基于 EST 数据库和转录组测序的茶树 DNA 分子标记开发与应用研究［D］. 北京：中国农业科学院, 2011：398-412.

［134］Hansey C N，V aillancourt B，Sekhon R S，et al. Maize（Zea mays L.）genome diversity as revealed by RNA-sequencing［J］. PLoS One, 2012, 7（3）：e33071.

［135］Lai K，Duran C，Berkman P J，et al. Single nucleotide polymorphism discovery from wheat next generation sequence data［J］. Plant Biotechnol J, 2012, 10（6）：743-749.

［136］Grit H，Thomas S，Michael S，et al. From RNA-seq to large-scale genotyping-genomics resources for rye（Secale cereale L.）［J］. BMC Plant Biol, 2011, 11（1）：131-143.

［137］Massa A N，Childs K L，Lin H，et al. The transcriptome of the reference potato genome Solanum tuberosum group Phureja clone DM1-3 516R44［J］. PLoS One, 2011, 6（10）：e26801.

［138］Dugas D V，Monaco，M K，et al. Functional annotation of the transcriptome of Sorghum bicolor in response to osmotic stress and abscisic acid［J］. BMC Genom, 2011, 12（1）：514-534.

［139］Filichkin S A，Priest H D，Givan S A，et al. Ge nome-wide mapping of alternative splicing in Arabidopsis thaliana［J］. Genome Res, 2010, 20（1）：45-58.

［140］Zhang G，Guo G，Hu X，et al. Deep RNA sequencing at single base-pair resolution reveals high complexity of the rice transcriptome［J］. Genome Res, 2010, 20（5）：646-654.

［141］Giddings L A，Liscombe D K，Hamilton J P，et al. A stereoselective hydroxylation step of alkaloid biosynthesis by a unique cytochrome P450 in Catharanthus roseus［J］. J Biol Chem, 2011, 286（19）：16751-16757.

［142］Wang Y，Alonso A P，Wilkerson C G，et al. Deep EST profiling of developing fenugreek endosperm to investigate galactomannan biosynthesis and its regulation［J］. Plant Mol Biol, 2012, 79（3）：243-258.

［143］Jensen J K，Schultink A，Keegstra K，et al. RNA-Seq analysis of developing nasturtium seeds（Tropaeolummajus）：Identification and characterization of an additional galactosyltransferase involved in xyloglucan biosynthesis［J］. Mol Plant, 2012, 5（5）：984-992.

［144］He M，Wang Y，Hua W，et al. De novo，sequencing of Hypericum perforatum, transcriptome to identify potential genes involved in the biosynthesis of active metabolites［J］. PLoS One, 2012, 7（7）：e42081.

［145］Wang Y, Zeng X, Iyer N J, et al. Exploring the switchgrass transcriptome using second-generation sequencing technology ［J］. PLoS One, 2012, 7 (3): e34225.

［146］Lu J, Du Z X, Kong J, et al. Transcriptome analysis of Nicotiana tabacum infected by cucumber mosaic virus during systemic symptom development ［J］. PLoS One, 2012, 7 (8): e43447.

［147］Watson J D, Crick F H. Molecular structure of nucleic acid ［J］. Nature, 1953, 171 (4356): 737-738.

［148］Holley R W, Everett G A, Madison J T. Nucleotide sequences in the yeast alanine transfer ribonucleic acid ［J］. J Biol Chem, 1965, 240 (5): 2122-2128.

［149］Sanger F, Nicklen S, Coulson A R. DNA sequencing with chain-termination inhibitors ［J］. Proc Natl Acad Sci USA, 1977, 74 (12): 5463-5467.

［150］Sanger F, Coulson A R. A rapid method for determining sequences in DNA by primed synthesis with DNA polymerase ［J］. J Mol Biol, 1975, 94 (3): 441-448.

［151］Maxma A M, Gilbert W. A new method for sequencing DNA ［J］. Proceed Nat Acad Sci USA, 1977, 74 (2): 560-564.

［152］Aparicio S, Chapman J, Stupka E, et al. Whole-genome shotgun assembly and analysis of the genome of Fugu rubripes ［J］. Science, 2002, 297 (5585): 1301-1310.

［153］Yu J, Hu S, Wang J, et al. A draft sequence of the rice genome (Oryza sativa L. spp. indica) ［J］. Science, 2002, 296 (5565): 79-92.

［154］Huang L L, Yang X, Sun P, et al. The first illumina-based de novo transcriptome sequencing and analysis of safflower flowers ［J］. PLoS One, 2012, 7 (6): e38653.

［155］郝大程, 马培, 穆军, 等. 中药植物虎杖根的高通量转录组测序及转录组特性分析 ［J］. 中国科学: 生命科学, 2012, 42 (5): 398-412.

［156］宋利璞. 药用植物金银花及药用真菌蝙蝠蛾拟青霉的转录组学研究 ［D］. 北京: 中国科学院北京基因组研究所, 2014: 3-30.

［157］Rhoads A, Au K F. PacBio sequencing and its applications ［J］. Genom Proteom Bioinform, 2015, 13 (5): 278-289.

［158］张欣欣, 王铭杰. 新一代测序技术在 HBV 变异研究中的应用 ［J］. 临床肝胆病杂志, 2015, 31 (4): 514-519.

［159］卢鹏, 金静静, 李泽锋, 等. 基于第三代测序技术的基因组组装方法及其在烟草中的应用 ［J］. 烟草科技, 2018, 51 (2): 87-94.

［160］张毅, 祁文, 吴迪, 等. 基于转录组测序技术研究川芎嗪对急性脊髓损伤模型大鼠基因表达的影响 ［J］. 中国药房, 2020, 31 (11): 1327-1335.

［161］刘学. 肺纤维化大鼠全转录组测序分析及加味补阳还五汤调控 Notch/Jagged 通路抗纤维化的机制研究 ［D］. 济南: 山东中医药大学, 2020: 6-27.

［162］Margulies M, Egholm M, Altman WE, et al. Genome sequencing in microfabricated high-density picolitre reactors ［J］. Nature, 2005, 437 (7057): 376-380.

［163］Liu L, Li Y, Li S, et al. Comparison of next-generation sequencing systems ［J］. J Biomed

Biotechnol，2012，2012：251364.

［164］Thomas F，Dleter H，Angelika R，et al. Miniaturized，high-throughput nucleic acid analysis：USA，8822158［P］. 2014-09-02.

［165］Mardis ER. The impact of next-generation sequencing technology on genetics［J］. Trends in Genetics，2008，24（3）：133-141.

［166］马克龙，韩志君，孙娟，等．基于高通量转录组测序研究三黄汤缓解白念珠菌定植下DSS诱导小鼠溃疡性结肠炎的作用机制［J］. 中国中药杂志，2021，46（15）：3915-3925.

［167］郝大程，马培，穆军，等．中药植物虎杖根的高通量转录组测序及转录组特性分析［J］. 中国科学：生命科学，2012，42（5）：398-412.

［168］Xu LZ，Larzul D. The polymerase chain reaction：basic methodology and applications［J］. Comp Immunol Microbiol Infect Dis，1991，14（3）：209-221.

［169］Templeton NS. The polymerase chain reaction. History，methods，and applications［J］. Diagn Mol Pathol，1992，1（1）：58-72.

［170］闫雯，尤崇革．新型PCR技术［J］. 兰州大学学报（医学版），2017，43（1）：60-65.

［171］梁子英，刘芳．实时荧光定量PCR技术及其应用研究进展［J］. 现代农业科技，2020，（6）：1-3，8.

［172］Heid C A，Stevens J，Livak KJ，et al. Real time quantitative PCR［J］. Genome Res，1996，6（10）：986.

［173］赵洁，马晨，席晓敏，等．实时荧光定量PCR技术在肠道微生物领域中的研究进展［J］. 生物技术通报，2014，（12）：61-66

［174］王玉倩，薛秀花．实时荧光定量PCR技术研究进展及其应用［J］. 生物学通报，2016，51（2）：1-6.

［175］钟泽澄，王进，张师音．多重PCR技术研究进展［J］. 生物工程学报，2020，36（2）：171-179.

［176］官昭瑛，李慧敏，何曼文，等．多重PCR技术在快速检测中的应用［J］. 山东化工，2021，50（3）：85-88.

［177］张飞燕，赵玲，全洁，等．多重PCR技术在实验动物病原检测中的应用［J］. 中国比较医学杂志，2018，28（10）：111-116.

［178］官昭瑛，李慧敏，何曼文，等．多重PCR技术在快速检测中的应用［J］. 山东化工，2021，50（3）：85-88.

［179］Vogelstein B，Kinzler KW. Digital PCR［J］. Proc Natl Acad Sci USA，1999，96（16）：9236-9241.

［180］Vynck M，Trypsteen W，Thas O，et al. The future of digital polymerase chain reaction in virology［J］. Mol Diagn Ther，2016，20（5）：437-447.

［181］Sykes PJ，Neoh SH，Brisco MJ，et al. Quantitation of targets for PCR by use of limiting dilution ［J］. Biotechniques，1992，13（3）：444-449.

［182］De Angelis G，Posteraro B，De Carolis E，et al. T2Bacteria magnetic resonance assay for the

rapid detection of ESKAPEc pathogens directly in whole blood［J］. Antimicrob Chemother，2018，73
（suppl-4）：iv20-iv26.

［183］Polito L，Bortolotti M，Maiello S，et al. Plants producing ribosome-inactivating proteins in
traditional medicine［J］. Molecules，2016，21（11）：1560.

［184］Xu J，Deng Y，Wang Y，et al. SPAG5-AS1 inhibited autophagy and aggravated apoptosis of
podocytes via SPAG5/AKT/mTOR pathway［J］. Cell Prolif，2020，53（2）：e12738.

［185］Wang Yun，Liu Jiahuan，Wu Qinian，et al，LINRIS stabilizes IGF2BP2 and promotes the aerobic
glycolysis in colorectal cancer［J］. Mol Cancer，2019，18（1）：174-179.

［186］Wilkins M R，Sanchez J C，Gooley A A，et al. Progress with proteome projects：why all proteins
expressed by a genome should be identified and how to do it［J］. Biotechnol Genet Eng，1996，13（1）：
19-50.

［187］Pandey A，Mann M. Proteomics to study genes and genomes［J］. Nature，2000，405（6788）：
837-846.

［188］Lander E S，Linton L M，Birren B，et al. Initial sequencing and analysis of the human genome［J］.
Nature，2001，409（6822）：860-921.

［189］Canales R D，Luo Y，Willey J C，et al. Evaluation of DNA microarray results with quantitative
gene expression platforms［J］. Nat Biotechnol，2006，24（9）：1115-1122.

［190］Domon B，Aebersold R. Mass spectrometry and protein analysis［J］. Science，2006，
312（5771）：212-217.

［191］Monti C，Zilocchi M，Colugnat I，et al. Proteomics turns functional［J］. J Proteomics，2019，
198：36-44.

［192］Aslam B，Basit M，Nisar M A，et al. Proteomics：technologies and their applications［J］. J
Chromatogr Sci，2017，55（2）：182-196.

［193］Ye X，Tang J，Mao Y，et al. Integrated proteomics sample preparation and fractionation：Method
development and applications［J］. Trac-Trend Anal Chem，2019，120：115667.

［194］Cai W，Tucholski T，Chen B，et al. Top-down proteomics of large proteins up to 223 kDa
Enabled by Serial Size Exclusion Chromatography Strategy［J］. Anal Chem，2017，89（10）：5467-5475.

［195］Hage D S，Anguizola J A，Li R，et al. Affinity chromatography［M］. Liquid chromatography.
Elsevier，2017：319-341.

［196］Ji E H，Diep C，Liu T，et al. Potential protein biomarkers for burning mouth syndrome
discovered by quantitative proteomics［J］. Molecular pain，2017，13：1744806916686796.

［197］Mishra M，Tiwari S，Gomes A V. Protein purification and analysis：next generation Western
blotting techniques［J］. Expert Rev Proteomics，2017，14：1037-1053.

［198］Lin C E，Chang W S，Lee J A，et al. Proteomics analysis of altered proteins in kidney of mice
with aristolochic acid nephropathy using the fluorogenic derivatization–liquid chromatography–tandem mass
spectrometry method［J］. Biomed Chromatogr，2018，32（3）：e4127.

［199］Waas M，Kislinger T. Addressing cellular heterogeneity in cancer through precision proteomics［J］.

J Proteome Res, 2020, 19（9）：3607-3619.

［200］Lourido L, Diez P, Dasilva N, et al. Protein Microarrays：Overview, Applications and Challenges［M］. Springer：Netherlands, 2014：147-173.

［201］Gel electrophoresis of proteins［M］. Elsevier, 2014：57-68.

［202］Meleady P. Two-dimensional gel electrophoresis and 2D-DIGE［J］. Methods Mol Biol, 2018, 1664：3-14.

［203］Diez R, Herbstreith M, Osorio C, et al. 2-D fluorescence difference gel electrophoresis（DIGE）in neuroproteomics［J］. Neuroproteomics, 2010：51-70.

［204］Noor Z, Ahn S B, Baker M S, et al. Mass spectrometry–based protein identification in proteomics—a review［J］. Brief Bioinform, 2021, 22（2）：1620-1638.

［205］Matthews J D, Reedy A R, Wu H, et al. Proteomic analysis of microbial induced redox-dependent intestinal signaling［J］. Redox biology, 2019, 20：526-532.

［206］Hoedt E, Zhang G, Neubert T A. Stable isotope labeling by amino acids in cell culture（SILAC）for quantitative proteomics［J］. Adv Exp Med Biol, 2019, 1140：531-539.

［207］Ma Shouzhi, Sun Yulin, Zhao Xiaohang, et al. Recent advance in high accuracy iTRAQ for quantitative proteomics［J］. Sheng Wu Gong Cheng Xue Bao, 2014, 30（7）：1073-1082.

［208］Kondrat F, Struwe WB, Benesch J. Native mass spectrometry：towards high-throughput structural proteomics［J］. Methods Mol Biol, 2015, 1261（1261）：349-371.

［209］Breindel L, Burz D S, Shekhtman A. Interaction proteomics by using in-cell NMR spectroscopy［J］. J Proteomics, 2019, 191：202-211.

［210］Chen C, Hou J, Tanner J J, et al. Bioinformatics methods for mass spectrometry-based proteomics data analysis［J］. Int J Mol Sci, 2020, 21（8）：2873.

［211］Ji Q, Zhu F, Liu X, et al. Recent advance in applications of proteomics technologies on traditional Chinese medicine research［J］. Evid Based Complement Alternat Med, 2015, 2015：983139.

［212］Suo T, Wang H, Li Z. Application of proteomics in research on traditional Chinese medicine［J］. Expert Rev Proteomics, 2016, 13（9）：873-881.

［213］Zhao SY, Zhao HH, Li YM, et al. A study of the protective effect of bushen huoxue prescription on cerebral microvascular endothelia based on proteomics and bioinformatics［J］. Evid Based Complement Alternat Med, 2022, 2022：2545074.

［214］Yang J, He Q, Wang Y, et al. Gegen qinlian decoction ameliorates type 2 diabetes osteoporosis via IGFBP3/MAPK/NFATc1 signaling pathway based on cytokine antibody array［J］. Phytomedicine, 2022, 94：153810.

［215］Peng W, Zhang S, Zhang Z, et al. Jianpi Jiedu decoction, a traditional Chinese medicine formula, inhibits tumorigenesis, metastasis, and angiogenesis through the mTOR/HIF-1α/VEGF pathway［J］. J Ethnopharmacology, 2018, 224：140-148.

［216］Su Y, Zhang F, Wu L, et al. Total withanolides ameliorates imiquimod-induced psoriasis-like skin inflammation［J］. J Ethnopharmacol, 2021, 285：114895.

［217］Zhou M, Zhao X, Liao L, et al. Forsythiaside a regulates activation of hepatic stellate cells by inhibiting NOX4-dependent ROS ［J］. Oxid Med Cell Longev, 2022, 2022: 9938392.

［218］Zou Y H, Zhao L, Xu Y K, et al. Anti-inflammatory sesquiterpenoids from the Traditional Chinese Medicine Salvia plebeia: Regulates pro-inflammatory mediators through inhibition of NF-κB and Erk1/2 signaling pathways in LPS-induced Raw264. 7 cells ［J］. J Ethnopharmacol, 2018, 210: 95-106.

［219］Zhu X, Long Z, Bao T, et al. Exploring the mechanism of Radix Rhei Et Rhizome intervention in intracerebral hemorrhage based on systematic pharmacology and proteomics strategy ［J］. Biosci Rep, 2021, 41（3）: BSR20201910.

［220］Engelman, J.A. Targeting PI3K signalling in cancer: opportunities, challenges and limitations ［J］. Nat Rev Cancer, 2009, 9（8）: 550-562.

［221］Zhang Z, Liu H, Liu J. Akt activation: A potential strategy to ameliorate insulin resistance ［J］. Diabetes Res Clin Pract, 2019, 156: 107092.

［222］Zhao Jun, Zhang Rubo, Zhu Ling, et al. Establishment of a peptide-based enzyme-linked immunosorbent assay for detecting antibodies against PRRSV M protein ［J］. BMC Vet Res, 2021, 17（1）: 355.

［223］Shah K, Maghsoudlou P. Enzyme-linked immunosorbent assay（ELISA）: the basics ［J］. Br J Hosp Med, 2016, 77（7）: C98-101.

［224］Liu Huaiquan, Yang Hong, Qin Zhong, et al. Exploration of the Danggui Buxue decoction mechanism regulating the balance of ESR and AR in the TP53-AKT signaling pathway in the prevention and treatment of POF ［J］. Evid Based Complement Alternat Med, 2021, 2021: 4862164.

［225］Zhang Cai, Wang Xinran, Wang Chunguo, et al. Qingwenzhike prescription alleviates acute lung injury induced by LPS inhibiting TLR4/NF-kB pathway and NLRP3 inflammasome activation ［J］. Front Pharmacol, 2021, 12: 790072.

［226］Wang Zhen, Li Ziyang, Su Tian, et al. BirA*-protein A fusion protein based BioEnhancer amplifies western blot immunosignal ［J］. Electrophoresis, 2021, 42（6）: 793-799.

［227］Mishra Manish, Tiwari Shuchita, Gomes Aldrin V. Protein purification and analysis: next generation Western blotting techniques ［J］. Expert Rev Proteomics, 2017, 14（11）: 1037-1053.

［228］Ruan Jing-Ya, Cao Hui-Na, Jiang Hong-Yu, et al. Structural characterization of phenolic constituents from the rhizome of Imperata cylindrica var. major and their anti-inflammatory activity ［J］. Phytochemistry, 2022, 196: 113076.

［229］Chen Youhua, Mei Yan, Yang Lu, et al. Taxifolin improves inflammatory injury of human bronchial epithelial cells by inhibiting matrix metalloproteinase（MMP）10 via Wnt/β-catenin pathway ［J］. Bioengineered, 2022, 13（1）: 1198-1208.

［230］Xiao Lan, Dai Ziwei, Tang Wenjing, et al. Astragaloside Ⅳ alleviates cerebral ischemia-reperfusion injury through NLRP3 inflammasome-mediated pyroptosis inhibition via activating Nrf2 ［J］. Oxid Med Cell Longev, 2021, 2021: 9925561.

［231］Cao Lin, Xu Erjin, Zheng Rendong, et al. Traditional Chinese medicine Lingguizhugan decoction ameliorate HFD-induced hepatic-lipid deposition in mice by inhibiting STING-mediated inflammation in macrophages [J]. Chin Med, 2022, 17 (1): 7.

[232] Lin Jing, Zeng Jing, Liu Sha, et al. DMAG, a novel countermeasure for the treatment of thrombocytopenia [J]. Mol Med, 2021, 27 (1): 149.

[233] Li Hong, Jiang Xueqin, Shen Xin, et al. TMEA, a polyphenol in sanguisorba officinalis, promotes thrombocytopoiesis by upregulating PI3K/Akt signaling [J]. Front Cell Dev Biol, 2021, 9: 708331.

[234] Gu Chunyan, Wang Yajun, Zhang Lulin, et al. AHSA1 is a promising therapeutic target for cellular proliferation and proteasome inhibitor resistance in multiple myeloma [J]. J Exp Clin Cancer Res, 2022, 41 (1): 11.

[235] Wang T, Zhang C, Wang S. Ginsenoside Rg3 inhibits osteosarcoma progression by reducing circ_0003074 expression in a miR-516b-5p/KPNA4-dependent manner [J]. J Orthop Surg Res, 2021, 16 (1): 724.

[236] Liang Bo, Zhang Xiao-Xiao, Li Rui, et al. Guanxin V protects against ventricular remodeling after acute myocardial infarction through the interaction of TGF-β1 and Vimentin [J]. Phytomedicine, 2022, 95: 153866.

[237] Wang Xiao-Lu, Lin Fo-Lan, Xu Wei, et al. Silybin B exerts protective effect on cisplatin-induced neurotoxicity by alleviating DNA damage and apoptosis [J]. J Ethnopharmacol, 2022, 288: 114938.

[238] J.K. Nicholson, J.C. Lindon, E. Holmes. 'Metabonomics': understanding the metabolic responses of living systems to pathophysiological stimuli via multivariate statistical analysis of biological NMR spectroscopic data [J]. Xenobiotica, 1999, 29 (11): 1181-1189.

[239] Y. Luo, F. Gao, R. Chang, et al. Metabolomics Based Comprehensive Investigation of Gardeniae Fructus Induced Hepatotoxicity [J]. Food Chem Toxicol, 2021, 153: 112250.

[240] M. Mamas, W.B. Dunn, L. Neyses, et al. The role of metabolites and metabolomics in clinically applicable biomarkers of disease [J]. Arch Toxicol, 2011, 85 (1): 5-17.

[241] S. Chen, H. Kong, X. Lu, et al. Pseudotargeted metabolomics method and its application in serum biomarker discovery for hepatocellular carcinoma based on ultra high-performance liquid chromatography/triple quadrupole mass spectrometry [J]. Anal Chem, 2013, 85 (17): 8326-8333.

[242] 赵春霞, 许国旺. 基于液相色谱 - 质谱技术的代谢组学分析方法新进展 [J]. 分析科学学报, 2014, 30 (5): 761-766.

[243] D.S. Wishart. Emerging applications of metabolomics in drug discovery and precision medicine [J]. Nat Rev Drug Discov, 2016, 15 (7): 473-484.

[244] I. Asante, H. Pei, E. Zhou, et al. Exploratory metabolomic study to identify blood-based biomarkers as a potential screen for colorectal cancer [J]. Mol Omics, 2019, 15 (1): 21-29.

[245] R.J. Dinis-Oliveira. Metabolism of psilocybin and psilocin: clinical and forensic toxicological relevance [J]. Drug Metab Rev, 2017, 49 (1): 84-91.

[246] Z. Zhang, P. Yi, J. Yang, et al. Integrated network pharmacology analysis and serum

metabolomics to reveal the cognitive improvement effect of Bushen Tiansui formula on Alzheimer's disease [J]. J Ethnopharmacol, 2020, 249: 112371.

[247] Q. Jin, A. Black, S.N. Kales, et al. Metabolomics and microbiomes as potential tools to evaluate the effects of the mediterranean diet [J]. Nutrients, 2019, 11 (1): 1-27.

[248] L. Pan, Z. Li, Y. Wang, et al. Network pharmacology and metabolomics study on the intervention of traditional Chinese medicine Huanglian Decoction in rats with type 2 diabetes mellitus [J]. J Ethnopharmacol, 2020, 258: 112842.

[249] L.L. Zhao, T.T. Song, L.Y. Mo, et al. Metabolomics study of tannin on leukopenia induced by cyclophosphamide in mice [J]. Journal of Zunyi Medical University, 2019, 42 (5): 495-502.

[250] S. Jiang, X. Shen, S. Xuan, et al. Serum and colon metabolomics study reveals the anti-ulcerative colitis effect of Croton crassifolius Geisel [J]. Phytomedicine, 2021, 87: 153570.

[251] E.J. Want. LC-MS Untargeted Analysis [J]. Methods Mol Biol, 2018, 1738: 99-116.

[252] F.Z. Wu, W.J. Xu, B. Deng, et al. Wen-Luo-Tong Decoction attenuates paclitaxel-induced peripheral neuropathy by regulating linoleic acid and glycerophospholipid metabolism pathways [J]. Front Pharmacol, 2018, 9: 956.

[253] K. Zhang, Y. Yao, M. Wang, et al. A UPLC-MS/MS-based metabolomics analysis of the pharmacological mechanisms of rabdosia serra against cholestasis [J]. Phytomedicine, 2021, 91: 153683.

[254] T. Tao, T. He, H. Mao, et al. Non-targeted metabolomic profiling of coronary heart disease patients with taohong siwu decoction treatment [J]. Front Pharmacol, 2020, 11: 651.

[255] 魏雅芹, 仲巧巧, 胡勋秀, 等. 基于 GC-MS 技术的大鼠糖尿病发生发展及银杏叶提取物干预的血浆代谢组学研究 [J]. 沈阳药科大学学报, 2021, 38 (8): 800-808.

[256] J.S. Tian, G.J. Peng, Y.F. Wu, et al. A GC-MS urinary quantitative metabolomics analysis in depressed patients treated with TCM formula of Xiaoyaosan [J]. J Chromatogr B Analyt Technol Biomed Life Sci, 2016, 1026: 227-235.

[257] 瞿海斌, 赵芳, 李潘杨. 基于核磁共振氢谱的组学技术在中药 制药过程研究中的应用与展望 [J]. 世界中医药, 2021, 16 (23): 3414-3418.

[258] 高利兴, 王丽明, 隋洪飞, 等. 荷叶碱降尿酸的 ^{1}H-NMR 代谢组学研究 [J]. 天津中医药, 2021, 38 (12): 1614-1620.

[259] A. Singh, K. Zhao. Herb-drug interactions of commonly used Chinese medicinal herbs [J]. Int Rev Neurobiol, 2017, 135: 197-232.

[260] P.S. Fasinu, P.J. Bouic, B. Rosenkranz. An overview of the evidence and mechanisms of herb-drug interactions [J]. Front Pharmacol, 2012, 3: 69.

[261] J. Zhou, Y. Zhang, N. Li, et al. A systematic metabolic pathway identification of Common Gardenia Fruit (Gardeniae Fructus) in mouse bile, plasma, urine and feces by HPLC-Q-TOF-MS/MS [J]. J Chromatogr B Analyt Technol Biomed Life Sci, 2020, 1145: 122100.

[262] S.P. den Braver-Sewradj, M.W. den Braver, N.P. Vermeulen, et al. Inter-donor variability of phase I/phase II metabolism of three reference drugs in cryopreserved primary human hepatocytes in

suspension and monolayer [J]. Toxicol In Vitro, 2016, 33: 71-79.

[263] J. Fei, Y.M. Ling, M.J. Zeng, et al. Shixiang Plaster, a traditional Chinese medicine, promotes healing in a rat model of diabetic ulcer through the receptor for advanced glycation end products (RAGE) / nuclear factor kappa B (NF-kappaB) and vascular endothelial growth Factor (VEGF) /vascular cell adhesion molecule-1 (VCAM-1) /endothelial nitric oxide synthase (eNOS) signaling pathways [J]. Med Sci Monit, 2019, 25: 9446-9457.

[264] B. Zhai, N. Zhang, X. Han, et al. Molecular targets of beta-elemene, a herbal extract used in traditional Chinese medicine, and its potential role in cancer therapy: A review [J]. Biomed Pharmacother, 2019, 114: 108812.

[265] K. Zhang, M. Tian, Y. Zeng, et al. The combined therapy of a traditional Chinese medicine formula and Western medicine for a critically ill case infected with COVID-19 [J]. Complement Ther Med, 2020, 52: 102473.

[266] 赵旭, 豆晓蕾. 中药联合用药治疗慢性盆腔炎 63 例临床分析 [J]. 基层医学论坛. 2008, 12 (31): 1024-1025.

[267] 段兆兰. 补肾活血祛痰类中药汤剂联合炔雌醇环丙孕酮治疗肥胖型多囊卵巢综合征的临床效果 [J]. 临床合理用药杂志, 2021, 14 (35): 148-149.

[268] S. Bent. Herbal medicine in the United States: review of efficacy, safety, and regulation: grand rounds at University of California, San Francisco Medical Center [J]. J Gen Intern Med, 2008, 23 (6): 854-859.

[269] J.H. Jo, J.S. Kim, W.S. Nam, et al. Decreased absorption of midazolam in the stomach due to low pH induced by co-administration of Banha-sasim-tang [J]. Environ Health Toxicol, 2016, 31: e2016016.

[270] B. Wang, S. Yang, J. Hu, et al. Multifaceted interaction of the traditional Chinese medicinal herb Schisandra chinensis with cytochrome P450-mediated drug metabolism in rats [J]. J Ethnopharmacol, 2014, 155 (3): 1473-1482.

[271] H.J. Seo, S.B. Ji, S.E. Kim, et al. Inhibitory Effects of Schisandra Lignans on Cytochrome P450s and Uridine 5'-Diphospho-Glucuronosyl Transferases in Human Liver Microsomes [J]. Pharmaceutics, 2021, 13 (3): 371.

[272] T. Su, C. Mao, F. Yin, et al. Effects of unprocessed versus vinegar-processed Schisandra chinensis on the activity and mRNA expression of CYP1A2, CYP2E1 and CYP3A4 enzymes in rats [J]. J Ethnopharmacol, 2013, 146 (3): 734-743.

[273] Y.Y. Lu, Z.Y. Du, Y. Li, et al. Effects of Baoyuan decoction, a traditional Chinese medicine formula, on the activities and mRNA expression of seven CYP isozymes in rats [J]. J Ethnopharmacol, 2018, 225: 327-335.

[274] Y. Zong, T. Chen, H. Dong, et al. Si-Ni-San Prevents Reserpine-Induced Depression by Inhibiting Inflammation and Regulating CYP450 Enzymatic Activity [J]. Front Pharmacol, 2019, 10: 1518.

[275] Y. Taki, K. Yokotani, S. Yamada, et al. Ginkgo biloba extract attenuates warfarin-mediated

anticoagulation through induction of hepatic cytochrome P450 enzymes by bilobalide in mice［J］. Phytomedicine, 2012, 19（2）: 177-182.

［276］Liu S, Yi L Z, Liang Y Z. Traditional Chinese medicine and separation science［J］. Journal of Separation Science, 2008, 31（11）: 2113-2137.

［277］许晴, 李智, 万梅绪, 等. 中药活性成分筛选新技术研究进展［J］. 药物评价研究, 2021, 44（7）: 1541-1547.

［278］尹磊淼. 表面等离子共振技术在中医药研究中应用进展［J］. 世界中医药, 2022, 15（11）: 1555-1558.

［279］Zhao S, Shao L. Network-Based Relating Pharmacological and Genomic Spaces for Drug Target Identification［J］. Plos One, 2010, 5（7）: 11764.

［280］Zeng K W, Tu P F. Recent progress on the methodology for target study of traditional Chinese medicine［J］. Scientia Sinica（Chimica）, 2018, 48（11）: 1420-1428.

［281］Sharma A, Bhat S P. Current Drug Targets in Obesity Pharmacotherapy-A Review［J］. Current Drug Targets, 2017, 18（8）: 983-993.

［282］Yang C, Tian R, Liu T, et al. MRI Reporter Genes for Noninvasive Molecular Imaging［J］. Molecules, 2016, 21（5）: 580.

［283］沙新平, 胡国龄. 报告基因系统的研究进展［J］. 国际检验医学杂志, 2003, 24（1）: 6-28.

［284］Wu D, Li X, Liu J, et al. Wutou decoction attenuates rheumatoid arthritis by modulating the Ahr/LOC101928120/SHC1 pathway［J］. Pharm Biol, 2021, 59（1）: 811-822.

［285］张露露, 李晶哲, 马琰, 等. IL-6/STAT3 报告基因系统的构建及抑制 IL-6/STAT3 信号通路的中药单体的筛选及验证［J］. 生物工程学报, 2020, 36（2）: 353-361.

［286］胡蔚蓉, 连霈虹, 纪伟, 等. 建立一个基于报告基因的靶标筛药系统筛选上调 ABCA1 基因转录的中药提取物［J］. 华东理工大学学报（自然科学版）, 2007, 33（6）: 784-787, 882.

［287］Rich R L, Myszka D G. BIACORE J: a new platform for routine biomolecular interaction analysis［J］. Journal of Molecular Recognition, 2001, 14（4）: 223-228.

［288］Homola J. Present and future of surface plasmon resonance biosensors［J］. Analytical & Bioanalytical Chemistry, 2003, 377（3）: 528-539.

［289］Markéta, Bocková, Jiřì, et al. Advances in surface plasmon resonance imaging and microscopy and their biological applications［J］. Annual Review of Analytical Chemistry, 2019, 12（1）: 151-176.

［290］Zhao Y, Tong RJ, Xia F, et al. Current status of optical fiber biosensor based on surface plasmon resonance［J］. Biosensors & Bioelectronics, 2019, 142: 111505.

［291］Prabowo, Adhi B, Purwidyantri, et al. Surface plasmon resonance optical sensor: a review on light source technology［J］. Biosensors, 2018, 8（3）: 80.

［292］Winzor, Donald J. Interpretation of results from the competitive Biacore procedure for characterizing immunochemical interactions in solution［J］. Mol Recognit, 2018, 31（7）: 2702.

［293］Crunkhorn, S. Asthma: Alternative route to airway relaxation［J］. Nat Rev Drug Discov, 2018, 17（4）: 241.

［294］Yin LM，Xu YD，Peng LL，et al. Transgelin-2 as a therapeutic target for asthmatic pulmonary resistance［J］. Science Foundation in China, 2018, 10（427）: eaam8604.

［295］Zhong Y，Lee K，Deng Y，et al. Arctigenin attenuates diabetic kidney disease through the activation of PP2A in podocytes［J］. Nat Commun, 2019, 10（1）: 4523.

［296］Liu X，Zheng X，Long Y，et al. Dual targets guided screening and isolation of Kukoamine B as a novel natural anti-sepsis agent from traditional Chinese herb cortex lycii［J］. International Immunopharmacology, 2011, 11（1）: 110-120.

［297］Muhammad S，Han S，Xie X，et al. Overview of online two-dimensional liquid chromatography based on cell membrane chromatography for screening target components from traditional Chinese medicines［J］. J Sep Sci, 2017, 40（1）: 299-313.

［298］Ma W，Wang C，Liu R，et al. Advances in cell membrane chromatography［J］. Journal of Chromatography A, 2021, 1639（9）: 461916.

［299］马文苑，谢媛媛，王义明，等. 细胞膜色谱技术在中药质量评价中的应用与思考［J］. 药学学报，2017，52（12）: 1827-1838.

［300］Hou X，Wang S，Zhang T，et al. Recent advances in cell membrane chromatography for traditional Chinese medicines analysis［J］. Journal of Pharmaceutical & Biomedical Analysis, 2014, 101: 141-150.

［301］He H，Han S，Tao Z，et al. Screening active compounds acting on the epidermal growth factor receptor from Radix scutellariae via cell membrane chromatography online coupled with HPLC/MS［J］. J Pharm Biomed Anal, 2012, 62: 196-202.

［302］Zhang B，H.L.C. Analysis of active components with cytotoxic activity in Gold Brush Bath by cell membrane chromatography［J］. Mod Med Health, 2006, 22（15）: 2303-2304.

［303］MS Gonçalves，Silveira A F，Teixeira A R，et al. Mechanisms of cisplatin ototoxicity: theoretical review［J］. Journal of Laryngology & Otology, 2013, 127（6）: 536-541.

［304］Keizer H G，Pinedo H M，Schuurhuis G J，et al. Doxorubicin（adriamycin）: A critical review of free radical-dependent mechanisms of cytotoxicity［J］. Pharmacology Therapeutics, 1990, 47（2）: 219-231.

［305］曾克武，屠鹏飞. 中药作用靶点方法学研究进展［J］. 中国科学：化学，2018，48（11）: 1420-1428.

［306］Ma S，Feng C，Zhang X，et al. The multi-target capabilities of the compounds in a TCM used to treat sepsis and their in silico pharmacology［J］. Complementary Therapies in Medicine, 2013, 21（1）: 35-41.

［307］SI Ahmed，MQ Hayat，M Tahir，et al. Pharmacologically active flavonoids from the anticancer, antioxidant and antimicrobial extracts of Cassia angustifolia Vah［J］. BMC Complementary and Alternative Medicine, 2016, 16（1）: 460.

［308］Mandalari G，Bennett R N，Bisignano G，et al. Antimicrobial activity of flavonoids extracted from bergamot（Citrus bergamia Risso）peel, a byproduct of the essential oil industry［J］. Journal of

Applied Microbiology, 2007, 103（6）：2056-2064.

［309］马会利．化合物心脏毒性虚拟预测模型的构建及其应用研究［D］．广州：广州中医药大学，2018.

［310］Pandey R P, Gurung R B, Parajuli P, et al. Assessing acceptor substrate promiscuity of YjiC-mediated glycosylation toward flavonoids［J］. Carbohydr Res, 2014, 393：26-31.

［311］Yao Q, Lin M T, Zhu Y D, et al. Recent trends in potential therapeutic applications of the dietary flavonoid didymin［J］. Molecules, 2018, 23（10）：2547.

［312］Toshihito N, Masaya F, Kosuke O, et al. Effects of traditional kampo drugs and their constituent crude drugs on influenza virus replication in vitro：suppression of viral protein synthesis by glycyrrhizae radix［J］. Evidence-based Complementary and Alternative Medicine, 2019, 2019：3230906.

［313］赵哲，胡仕祥，管俊芳，等．基于关联规则和虚拟筛选技术的中医药治疗急性胰腺炎用药规律分析及活性成分预测［J］．中药药理与临床，2021, 37（4）：213-219.

［314］马青云，刘辰，杜海涛，等．基于高通量分子对接虚拟筛选 SARS-CoV-2 3CL 水解酶中药小分子抑制剂及抗新型冠状病毒肺炎（COVID-19）的中药及其复方预测［J］．中草药，2020, 51（6）：1397-1405.

［315］Wei Z, Kim B O, Zhou B, et al. Protection against human immunodeficiency virus type 1 tat neurotoxicity by ginkgo biloba extract EGb 761 involving glial fibrillary acidic protein［J］. The American Journal of Pathology, 2007, 171（6）：1923-1935.

［316］徐宇琴，陈燕，傅真杰，等．基于网络药理学探究连花清瘟胶囊治疗新冠肺炎的作用机制［J］．浙江中医药大学学报，2021, 45（10）：1154-1161, 1168.

［317］Cheng-Zhang W, Wen-Jun L, Ran T, et al. Antiviral activity of a nanoemulsion of polyprenols from ginkgo leaves against influenza A H3N2 and hepatitis B virus in vitro［J］. Molecules, 2015, 20（3）：5137-5151.

［318］赵晨，夏春光，于敏，等．分子对接软件在药物设计中的应用［J］．中国抗生素杂志，2015, 40（3）：234-240.

［319］Chen Y Z, Zhi D G. Ligand-protein inverse docking and its potential use in the computer search of protein targets of a small molecule［J］. Proteins, 2001, 43（2）：217-226.

［320］Qiang W J, Chen Y, He F Y, et al. Molecular biological mechanisms of yuan zhi powder in the treatment of alzheimer's disease：an analysis based on network pharmacology［J］. Digital Chinese Medicine, 2018, 1（1）：90-101.

［321］Liu Huaiquan, Yang Hong, Qin Zhong, et al. Exploration of the danggui buxue decoction mechanism regulating the balance of ESR and AR in the TP53-AKT signaling pathway in the prevention and treatment of POF［J］. Evid Based Complement Alternat Med, 2021, 2021：4862164.

［322］Jairajpuri Deeba Shamim, Hussain Afzal, Nasreen Khalida, et al. Identification of natural compounds as potent inhibitors of SARS-CoV-2 main protease using combined docking and molecular dynamics simulations［J］. Saudi J Biol Sci, 2021, 28（4）：2423-2431.

［323］Zhang Xu, Lu Fang, Chen Yan-Kun, et al. Discovery of potential orthosteric and allosteric antagonists of P2Y1R from Chinese herbs by molecular simulation methods［J］. evid Based Complement Alternat Med, 2016, 2016：4320201.

［324］Luo Ganggang, Lu Fang, Qiao Liansheng, et al. Discovery of potential inhibitors of aldosterone synthase from Chinese herbs using pharmacophore modeling, molecular docking, and molecular dynamics simulation studies［J］. Biomed Res Int, 2016, 2016：4182595.

［325］Choi Rene Y, Coyner Aaron S, Kalpathy-Cramer Jayashree, et al. Introduction to machine learning, neural networks, and deep learning［J］. Transl Vis Sci Technol, 2020, 9（2）：14.

［326］Li Size, Yu Yiqun, Bian Xiaolan, et al. Prediction of oral hepatotoxic dose of natural products derived from traditional Chinese medicines based on SVM classifier and PBPK modeling［J］. Arch Toxicol, 2021, 95（5）：1683-1701.

［327］Yang Shilun, Shen Yanjia, Lu Wendan, et al. Evaluation and identification of the neuroprotective compounds of Xiaoxuming Decoction by machine learning：A novel mode to explore the combination rules in traditional Chinese medicine prescription［J］. Biomed Res Int, 2019, 2019：6847685.

［328］Kim E, Choi A S, Nam H. Drug repositioning of herbal compounds via a machine-learning approach［J］. BMC Bioinformatics, 2019, 20（Suppl10）：247.

［329］Geoffrey E. Hinton, Simon Osindero, Yee-Whye Teh. A fast learning algorithm for deep belief nets［J］. Neural Computation, 2006, 18（7）：1527-1554.

［330］廖俊, 徐洁, 皮志鹏, 等. 深度学习在药物研发中的研究进展［J］. 药学进展, 2020, 44：387-394.

［331］Hinton Geoffrey E, Osindero Simon, Teh Yee-Whye. A fast learning algorithm for deep belief nets［J］. Neural Comput, 2006, 18（7）：1527-1554.

［332］Coates A, Ng A Y, L Ee H. An analysis of single-layer networks in unsupervised feature learning［J］. Journal of Machine Learning Research, 2011, 15：215-223.

［333］Alex K, Sutskever I, Hinton G E. ImageNet classification with deep convolutional neural networks, in advances in neural information processing systems 25［J］. NIPS：Neural Information Processing Systems, 2012：1097-1105.

［334］Jia Yangqing, Shelhamer E, Donahue J, et al. Caffe：convolutional architecture for fast feature embedding, in proceedings of the 22nd ACM international conference on Multimedia［J］. ACM, 2014：675-678.

［335］Jaitly N, Nguyen P, Senior A W, et al. Application of pretrained deep neural networks to large vocabulary speech recognition［J］. IEEE T Audio Speech, 2012. 20：30-42

［336］Graves A, Mohamed A R, Hinton G. Speech recognition with deep recurrent neural networks［C］. In 2013 IEEE International Conference on Acoustics, Speech and Signal Processing, 2013：6645-6649.

［337］Noda K，Yamaguchi Y，Nakadai K，et al. Audio-visual speech recognition using deep learning［J］. Appl Intell，2015，42：722-737.

［338］Dahl G E，Yu D，Deng L，et al. Context-dependent pre-trained deep neural networks for large-vocabulary speech recognition［J］. IEEE Transactions on Audio，Speech，and Language Processing，2012，20：30-42.

［339］Hinton G，Deng L，Yu D，et al. Deep neural networks for acoustic modeling in speech recognition：The shared views of four research groups［J］. IEEE Signal Proc Mag，2012，29：82-97.

［340］Collobert R，Weston J. A unified architecture for natural language processing：deep neural networks with multitask learning，in proceedings of the 25th International Conference on machine learning.［J］. ACM：Helsinki，Finland，2008，10：160-167.

［341］Collobert R，Weston J，Bottou L，et al. Natural language processing（almost）from scratch［J］. J Mach Learn Res，2011，12：2493-2537.

［342］张邱鸣. 基于深度学习的配体分子海量特征筛选及回归方法研究［D］. 南京：南京邮电大学，2018.

［343］路莹莹. 基于深度学习的药物 - 靶标相互作用预测［D］. 兰州：兰州大学，2019.

［344］杜征宇. 基于深度学习的药物靶标相互作用预测研究［D］. 徐州：中国矿业大学，2020.

［345］白芳. 基于深度学习算法的小分子毒性预测研究［D］. 兰州：兰州大学，2019.

［346］史新宇. 基于深度学习的化合物 QSAR 分类和有机碳吸附系数预测［D］. 乌鲁木齐：新疆大学，2017.

［347］Cheng Ning，Chen Yue，Gao Wanqing，et al. An improved deep learning model：S-TextBLCNN for traditional Chinese medicine formula classification［J］. Front Genet，2021，12：807825.

［348］Wang Zeheng，Li Liang，Song Miao，et al. Evaluating the traditional Chinese medicine（TCM）officially recommended in China for COVID-19 using ontology-based side-effect prediction framework（OSPF）and deep learning［J］. J Ethnopharmacol，2021，272：113957.

［349］Chen Hsin-Yi，Chen Jian-Qiang，Li Jun-Yan，et al. Deep learning and random forest approach for finding the optimal traditional Chinese medicine formula for treatment of Alzheimer's disease［J］. J Chem Inf Model，2019，59（4）：1605-1623.

第五节　经典名方新药多元质量控制方法

中药质量是中药临床疗效的保障，是中药产业发展的生命线。长期以来，由于缺少理论创新和系统的思路统领，大多数研究都是针对某个局部或点的问题，致使研究工作呈现碎片化，重复性研究现象严重，不能有效的解决行业发展的共性问题，难以满足日益提高的质量控制要求。

一、经典名方新药多元质量控制方法的建立

1.必要性

（1）质量标准应能反映中药质量属性的核心内涵

质量标准应根据中药特点反映中药制剂质量属性的核心内涵，与药物的安全性、有效性密切相关。鼓励采用多种形式开展中药活性成分的探索性研究，对处方中所有药味均应建立相应的鉴别方法；通常应选择所含有效（活性）成分、毒性成分和其他指标特征明显的化学成分等作为检测指标。建立质量标准应对检验项目及其标准设置的科学性及合理性、检验方法的适用性和可行性进行评估。在质量标准研究过程中，鼓励探索临床试验及非临床研究结果与试验样品中各指标成分的相关性，开展与中药安全性、有效性相关的质量研究，为质量标准中各项指标确定的合理性提供充分的依据。

（2）质量标准研究的关联性

中药饮片或提取物、中间产物、制剂等质量标准构成了中药制剂的质量标准体系，完善的质量标准体系是药品质量可追溯的基础，反映了中药制剂生产过程中，定量或质量可控的药用物质从饮片或提取物、中间体到制剂的传递过程，这种量质传递过程符合中药制剂的质量控制特点，也体现了中药制剂质量标准与工艺设计、质量研究、稳定性研究等的关系。

（3）质量标准研究应反映制剂特点

质量标准应结合制剂的处方组成、有效成分或指标成分、辅料以及剂型的特点开展针对性研究。不同药物制剂的药用物质基础各不相同，其质量标准的各项检测指标、方法及相关要求等也应分别体现各自不同的特点。中药质量控制方法选择应因药制宜，鼓励多种方法融合。中药复方制剂所含成分与其处方、工艺密切相关，应在其质量标准中建立多种指标的检验检测项目。质量标准各项指标限度及其范围应根据临床试验用样品等的研究数据来确定。

（4）质量标准应科学、规范、可行

中药新药质量标准应符合《中国药典》凡例、制剂通则和各检验检测方法等的要求。质量标准研究应参照《国家药品标准工作手册》的规范，按照《中国药典》中的《药品质量标准分析方法验证指导原则》的要求进行系统研究和验证，以证明分析方法的合理性、可行性。质量标准研究用样品应具有代表性，各检验检测方法应简便、可行。应根据检验检测的需要，合理地选择标准物质，鼓励选择对照提取物用于多指标成分含量测定方法的研究。新增的标准物质应按照《药品标准物质研究技术指导原则》的

要求，进行结构确证、纯度分析等标定相关研究，并按《药品标准物质原料申报备案办法》的要求送中国食品药品检定研究院对标准物质进行备案。

（5）质量标准研究的阶段性

中药新药质量标准研究是随着新药研究的不断推进而逐步完善的过程。在临床试验前研究阶段，应着重研究建立包括毒性成分在内的主要指标的检验检测方法，质量标准涉及安全性的指标应尽可能全面。在临床试验期间，应研究建立全面反映制剂质量的指标、方法，提高药品质量的可控性。新药上市前的研究阶段，应重点考虑制剂质量标准的各项指标与确证性临床试验样品质量标准相应指标的一致性。基于风险评估的考虑，合理选择纳入质量标准的检验检测项目，并根据临床试验用样品的检验检测数据制定合理的限度、含量范围等。药品上市后，还应积累生产数据，继续修订完善质量标准。

（6）质量标准应具有先进性

质量标准采用的方法应具有科学性、先进性和实用性，并符合简便、灵敏、准确和可靠的要求。现代科学技术的发展为中药新药的质量标准研究提供了更多的新技术、新方法。若现代科学技术发展的成果符合中药质量标准研究及检验检测实际需要，鼓励在质量标准中合理利用有关的新技术、新方法，以利于更好地反映中药的内在质量。对于提高和完善质量标准的研究，若有采用新方法替换标准中的原方法的情况，则应开展两者的对比研究，合理确定相关指标的质量控制要求。

2.模式方法

中药化学成分的复杂性、生物效应的多样性构成中药质量的多重特点。单一或少数几个指标难以评价中药质量的完整性。为了客观全面和针对性地评价中药质量，本项目提出基于成分的"可测性"的"点–线–面–体"结合的质量评价思路，其包含着三层含义：即成分的含量是否足够大到能满足测定和质量控制的要求、是否有专属性的测定方法及含量测定是否能反映多元质量属性的全貌。按照中药成分及其有效性表达特点，可将成分分成指标成分、指示性成分、类成分和全息成分。并以分主次、分层级的思路，建立"点–线–面–体"的质控模式。进一步结合生物测定法，建立多维、多元质量评价体系和评价方法。

（1）指标成分

含量测定的"指标成分"（marker ingredient）常被认为是质量评价的最重要的指标，是评价质量优劣和合格限度的"金指标"。在"点–线–面–体"的质控模式中属于"点"的层次。指标成分应能反映所评价中药特有的、区别于他药的功效属性。大多数"有效成分"与中药的功效相关，但专属性、特异性及在方–证对应方面的功效针对性不强，也达不到合理评价的要求。在"指标成分"层面，应考虑到成分的结构类型、构–效关系及功效发挥的多靶点、多途径的特点，宜采用"多指标含量测定"的方法。

（2）指示性成分

指示性成分（indicating ingredient）一般是指在中药中含量较大、能代表同类结构、功效类似物质的代表性成分。在"点－线－面－体"的质控模式中属于"线"的层次。由于成分的结构类似，具有相似的理化性质、溶解性和色谱、光谱特点，常被用作新药研发中的工艺路线筛选和工艺参数优化评价指标，起到指示性作用。也适合以"一测多评"的方法进行多指标成分的含量测定，达到质量控制的目的。

（3）类成分

类成分（class ingredient）指结构相似的一类成分，如总黄酮、总皂苷、总生物碱等。类成分反映一类活性的总体功效，因此，在质量评价中也非常重要，常以总含量来表示，在"点－线－面－体"的质控模式中属于"面"的层次。总含量测定关键应注意排除非测定成分的干扰，保证方法的专属性和特异性。

（4）全息成分

中药化学成分复杂，"有效成分"和"无效成分"尚不完全清楚，临床功效表达方式复杂多样，物质－功效之间呈现多元、非线性关系，质量评价不但需要以某些成分的含量作为指标，还需要对中药的整体"化学轮廓"及其相应的"生物学模式"进行相关性研究，建立基于"全息成分"（holographic ingredient）和"化学轮廓"的分析方法和质量评价方法，在"点－线－面－体"的质控模式中属于"体"的层次。"全息成分"并不完全等于"全成分"。全息成分是在所用分析方法下能够显现的成分及其所呈现的理化及波谱学信息。基于全息成分的质量评价更适合使用模式识别的方法。指纹图谱技术是常用的基于全息成分的模式识别方法，目前多用于评价质量的一致性，但对于质量优劣差异的评价还存在许多技术瓶颈，将中药指纹图谱与药效结合，建立基于全息化学轮廓并与药效密切相关的整体质量评价方法，用于经典名方的质量一致性和质量优劣的评价和控制。

（5）生物测定质量评价技术

根据中药复杂体系特点，单纯依据化学指标的评价方法，难以满足中药多元生物效应和整体质量的要求，生物效应评价是未来中药质量评价的发展方向之一。从以临床药效为导向，以质量标志物的活性成分为基础，以生物效应为权重评估建立了中药生物学质控研究，即利用药物对试验系所产生的生物效应，以生物统计为工具，运用特定的实验设计，测定药物有效性、安全性的一种方法，从而达到评价药品质量的作用。建立的生物学质控方法将能从整体反映中药的有效性、安全性和质量一致，尤其与常规理化方法的相互补充更好地反映药品整体质量，对于建立符合中药特点且关联临床疗效和安全性的质量评价与控制体系、提高中药质量控制水平具有重要意义。

综上，基于对中药复杂体系多重药效客观现实的认识，在化学质量控制方面，建立"点－线－面－体"多元质量控制体系；结合生物效价评价方法，从有效性、安全性等方面，建立多维、多元质量控制体系，全面评价和控制中药整体质量。

二、经典名方新药质量标准的建立

质量标准是经典名方新药研究的重要内容。质量标准研究应遵循中医药发展规律，坚持继承和创新相结合，体现药品质量全生命周期管理的理念。在深入研究的基础上，运用现代科学技术，建立科学、合理、可行的质量标准，保障药品质量可控。

研究者应根据经典名方新药的处方组成、制备工艺、药用物质的理化性质、制剂的特性和稳定性的特点，有针对性地选择并确定质量标准控制指标，还应结合相关科学技术的发展，不断完善质量标准的内容，提高经典名方新药的质量控制水平，保证药品的安全性和有效性。

经典名方新药质量标准的内容一般包括：药品名称、处方、制法、性状、鉴别、检查、浸出物、指纹/特征图谱、含量测定、功能与主治、用法与用量、注意、规格、贮藏等。以下就经典名方新药质量标准中部分项目的主要研究内容及一般要求进行简要说明：

1.药品名称

包括药品正名与汉语拼音名，名称应符合国家药品监督管理部门的有关规定。

2.处方

处方包括组方饮片药味的名称与用量，处方药味排序一般应按君、臣、佐、使的顺序排列。固体药味的用量单位为克（g），液体药味的用量单位为克（g）或毫升（ml）。处方中各药味量一般以1000个制剂单位（片、粒、g、ml等）的制成量折算；除特殊情况外，各药味量的数值一般采用整数位。

处方药味的名称应使用国家药品标准或药品注册标准中的名称，避免使用别名或异名，详细要求参照《中国药典》的有关规范。如含有无国家药品标准且不具有药品注册标准的中药饮片，应单独建立该药味的质量标准，并附于制剂标准中。

3.制法

制法为生产工艺的简要描述，一般包含前处理、提取、浓缩、干燥和成型等工艺过程及主要工艺参数。制法描述的格式和用语可参照《中国药典》和《国家药品标准工作手册》的格式和用语进行规范，要求用词准确、语言简练、逻辑严谨，避免使用易产生误解或歧义的语句。

4.性状

性状在一定程度上反映药品的质量特性，应按制剂本身或内容物的实际状态描述其外观、形态、嗅、味、溶解度及物理常数等。通常描述外观颜色的色差范围不宜过宽。复合色的描述应为辅色在前，主色在后，如黄棕色，以棕色为主。性状项的其他内容要求应参照《中国药典》凡例。

5.鉴别

鉴别的常用方法有显微鉴别法、化学反应法、色谱法、光谱法和生物学方法等。鉴别检验一般应采用专属性强、灵敏度高、重现性好、快速和操作便捷的方法，鼓励研究建立一次试验同时鉴别多个药味的方法。

制剂中若有直接入药的生药粉，一般应建立显微鉴别方法；若制剂中含有多种直接入药的生药粉，在显微鉴别方法中应分别描述各药味的专属性特征。化学反应鉴别法一般适用于制剂中含有矿物类药味以及有类似结构特征的大类化学成分的鉴别。色谱法主要包括薄层色谱法（TLC/HPTLC）、气相色谱法（GC）和高效液相色谱法（HPLC/UPLC）等。TLC法可采用比移值和显色特征等进行鉴别，对特征斑点的个数、比移值、斑点颜色、紫外吸收/荧光特征等与标准物质的一致性予以详细描述；HPLC法、GC法可采用保留时间等色谱特征进行鉴别。若处方中含有动物来源的药味并且在制剂中仅其蛋白质、多肽等生物大分子成分具备识别特征，应研究建立相应的特异性检验检测方法。

6.检查

（1）与剂型相关的检查项目

应根据剂型特点及临床用药需要，参照《中国药典》通则的相应规定，建立反映制剂特性的检查方法。若《中国药典》通则中与剂型相关的检查项目有两种或两种以上的方法作为可选项，应根据制剂特点进行合理选择，并说明原因。

（2）与安全性相关的检查项目

处方含易被重金属及有害元素污染的药味，或其生产过程中使用的设备、辅料、分离材料等有可能引入有害元素，应建立相应的重金属及有害元素的限量检查方法，应在充分研究和风险评估的基础上制定合理的限度，并符合《中国药典》等标准的相关规定。

若处方中的药味含有某一种或一类毒性成分而非药效成分，应针对该药味建立有关毒性成分的限量检查方法，其限度可根据相应的毒理学或文献研究资料合理制定。

（3）检查限度的确定

质量标准中应详细说明各项检查的检验方法及其限度。一般列入质量标准的检查项目，应从安全性方面及生产实际充分论证该检验方法及其限度的合理性。设定的检查限度尤其是有害物质检查限度应在安全性数据所能支持的水平范围以内。

7.浸出物

浸出物检查可用作控制提取物总量一致性的指标。浸出物的检测方法可根据制剂所含主要成分的理化性质选择适宜的溶剂（不限于一种），基于不同的溶剂可将浸出物分为水溶性浸出物、醇溶性浸出物、乙酸乙酯浸出物及醚浸出物等。应系统研究考察各种影响因素对浸出物检测的影响，如辅料的影响等。浸出物的检测方法中应注明溶剂的种类及用量、测定方法及温度参数等，并规定合理的浸出物限度范围。

8.指纹/特征图谱

中药新药制剂一般应进行指纹/特征图谱研究并建立相应的标准。内容一般包括建立分析方法、色谱峰的指认、建立对照图谱、数据分析与评价等过程。

指纹/特征图谱一般采用各种色谱方法，如HPLC/UPLC法、HPTLC法、GC法等。应根据所含主要成分的性质研究建立合适的供试品制备方法。若药品中含多种理化性质差异较大的不同类型成分，可考虑针对不同类型成分分别制备供试品，并建立多个指纹/特征图谱，以分别反映不同类型成分的信息。若一种方法不能完整体现供试品所含成分特征，可采用两种或两种以上的方法获取不同的指纹/特征图谱进行分析。

指纹/特征图谱的检测方法、参数等的选择，应以反映制剂所含成分信息最大化为原则。一般选取容易获取的一个或多个主要活性成分或指标成分作为参照物。若无合适的参照物，也可选择图谱中稳定的色谱峰作为参照峰，并应尽可能对其进行指认。

通过对代表性样品指纹/特征图谱的分析，选择各批样品中均出现的色谱峰作为共有峰。可选择其中含量高、专属性强的色谱峰（优先选择已知有效/活性成分、含量测定指标成分及其他已知成分）作为特征峰。指纹/特征图谱研究过程中，应尽可能对图谱中主要色谱峰进行指认。

指纹/特征图谱一般以相似度或特征峰相对保留时间、峰面积比值等为检测指标。可根据多批样品的检测结果，采用指纹图谱相似度评价系统计算机软件获取共有峰的模式，建立对照指纹图谱，采用上述软件对供试品指纹图谱与对照指纹图谱进行相似度分析比较，并关注非共有峰的特征。特征图谱需确定各特征峰的相对保留时间及其范围。应在样品检测数据的基础上进行评价，制定指纹/特征图谱相似度或相对保留时间、峰面积比值及其范围。

9.含量测定

（1）含量测定指标的选择

制剂的处方组成不同，其含量测定指标选择也不相同。复方制剂应尽可能研究建立处方中多个药味的含量测定方法，根据其功能主治，应首选与药品安全性、有效性相关联的化学成分，一般优先选择有效/活性成分、毒性成分、君药所含指标成分等为含量测定指标。此外，需考虑含量测定指标与工艺、稳定性的相关性，并尽可能建立多成分或多组分的含量测定方法。若制法中包含多种工艺路线，应针对各种工艺路线研究建立相关有效/活性成分或指标成分的含量测定方法；若有提取挥发油的工艺，应进行挥发油总量或相应指标成分的含量测定方法研究，视情况列入标准；若含有明确的热敏感成分，应进行可反映生产过程中物料的受热程度及稳定性的含量测定方法研究，视情况列入标准。

（2）含量测定方法

含量测定方法包括容量（滴定）法、色谱法、光谱法等，其中色谱方法包括GC法和HPLC/UPLC法等，挥发性成分可优先考虑GC法或GC-MS法，非挥发性成分可优先考虑HPLC/UPLC法。矿物类药味的无机成分可采用容量法、原子吸收光谱法（AAS）、电感耦合等离子体原子发射光谱法（ICP-AES）、电感耦合等离子体质谱法（ICP-MS）等方法进行含量测定。

含量测定所采用的方法应通过方法学验证。

（3）含量范围

复方制剂鼓励建立多个含量测定指标，并对各含量测定指标规定含量范围。处方若含有可能既为有效成分又为有毒成分的药味，应对其进行含量测定并规定含量范围。

10.生物活性测定

生物活性测定方法一般包括生物效价测定法和生物活性限值测定法。由于现有的常规物理化学方法在控制药品质量方面具有一定的局限性，鼓励探索开展生物活性测定研究，建立生物活性测定方法以作为常规物理化学方法的替代或补充。

采用生物活性测定方法应符合药理学研究的随机、对照、重复的基本原则，建立的方法应具备简单、精确、可行、可控的特点，并有明确的判断标准。试验系统的选择与实验原理和制定指标密切相关，应选择背景资料清楚、影响因素少、检测指标灵敏和性价比高的试验系统。表征药物的生物活性强度的含量（效价）测定方法，应按生物活性测定方法的要求进行验证。不同药物的生物活性测定方法的详细要求可参照相关指导原则。

11.规格

制剂规格表述应参照《中成药规格表述技术指导原则》的相关要求。

12.贮藏

贮藏项目表述的内容系对药品贮藏与保管的基本要求。药品的稳定性不仅与其自身的性质有关，还受到许多外界因素的干扰。应通过对直接接触药材（饮片）、提取物、制剂的包装材料和贮藏条件进行系统考察，根据稳定性影响因素和药品稳定性考察的试验结果，确定贮藏条件。

三、经典名方新药质量溯源体系的建立

经典名方产业链长，产业全流程包含了药材的种植养殖、饮片加工炮制、中成药生产、处方使用等环节，涉及农林、药监、商务、工业生产等多领域，体系复杂、监管难度大。基于前期质量标志物的辨识以及过程控制技术的开发，着眼于实现内在质量一

致性、质量可追溯性和可溯源性，以物质–功能为核心贯穿经典名方新药形成及生产全过程，构建全生命周期的质量控制体系，从药材到成品分别搭建了药材质量控制体系（GAP）、饮片质量控制体系（GMP）、提取质量控制体系（GEP）、制剂生产质量控制体系（GMP）、仓储物流质量控制体系（GSP）、药物警戒控制体系（GVP），实现了从田间到病房全过程质量管理。

1.建立药材质量控制系统

在药材基原明确基础上，药材种植按照GAP要求管理，采收期及产地加工严格控制。为进一步实现"来源可知、去向可查、质量可检、数量可计、责任可究"，搭建了"天士力药材质量追溯系统"，按照药材原料购入模式分别配置，涵盖"企业信息、企业资质、仓储管理、产地基原、供货能力、饮片加工、资源调查"等7个维度，200余项质量属性，能追溯到具体的种植地点，确保来源准确。

2.饮片质量控制体系

基于质量源于设计的理念（QbD），对饮片加工炮制进行了研究，根据工艺需求确定了红参饮片去芦去须的工艺，并确定了药材搭配调控策略，以达到降低提取物含量波动，提高质量稳定性的目的。

3.提取生产质量控制体系

细化调控工艺参数，实现提取物定向生产，减小提取物波动，其中注射用益气复脉（冻干）过程监控标准9043项，同时每种提取物均采用专线生产，避免混淆与污染。

4.制剂生产质量控制体系

制剂生产线自动化较高，自动化设备配置率100%，90%的设备为进口设备，国际最先进的设计理念，使生产线精准生产及最大限度减少污染得以实现，产品批间质量一致性较高。

5.仓储物流质量控制体系

在生产现场建设了实时数据库，实现实时采集工艺/质量/设备/公用介质数据位号共2200个，自动采集率达到90%以上，每批次生产累积数据点总数达到百万以上，均实现自动存储，全面实现产品全流程生产数据电子化可追溯。

产品包装时关联追溯码，将赋予每盒产品唯一编码，实现从生产至用户全程追溯，运用手机淘宝、电话等平台查询，准确反馈产品生产信息及追溯流转全程，实现质量溯源。

第六节　经典名方中药复方制剂
非临床安全性评价技术

2020年9月27日，国家药监局发布《中药注册分类及申报资料要求》（2020年第68号），将中药注册按照中药创新药、中药改良型新药、古代经典名方中药复方制剂、同名同方药等进行分类，第三类均属于经典名方中药复方制剂。

经典名方中药复方制剂虽然在一定程度上简化了注册审评要求，但是对其相应的药学研究、非临床安全性评价等研究资料提出了更高的要求，旨在提升经典名方复方制剂的质量标准，真正意义上将其打造成为质量有保障、安全可控的经典品种，乃至行业大品种。

虽然经典名方目录遴选已经对于部分"剧毒""大毒"及经现代毒理学证明有毒性的药材进行了限制，但由于免除了临床试验的要求，因此在非临床安全性方面势必会要求更高。注册规定中明确要求，必须在具有GLP资质的实验室中进行，且严格按照GLP规范执行，包括一般毒性试验、遗传毒性试验、生殖毒性试验、致癌性试验等，这些内容将披露于药品说明书。对于如何开展经典名方中药复方制剂安全性研究，需要对以下方面进行掌握。

一、经典名方中药复方制剂非临床安全性评价法规要求

（一）概述

2016年12月公布的《中华人民共和国中医药法》第三十条指出："生产符合国家规定条件的来源于古代经典名方的中药复方制剂，在申请药品批准文号时，可以仅提供非临床安全性研究资料"。

2018年6月，国家药品监督管理局发布《中药经典名方复方制剂简化注册审批管理规定》，再一次规定中药经典名方申报生产"只需提供药学和安全性评价资料，免报药效和临床试验资料"。

2020年9月，国家药品监督管理局发布《中药注册分类及申报资料要求》，明确了古代经典名方中药复方制剂的范围，新中药注册分类将3类"古代经典名方中药复方制剂"细分为2种情形，即3.1类为"按古代经典名方目录管理的中药复方制剂"，3.2类

为"其他来源于古代经典名方的中药复方制剂"。3.2类包括未按古代经典名方目录管理的古代经典名方中药复方制剂和基于古代经典名方加减化裁的中药复方制剂，此类别是对《中医药法》第三十条主旨的深化落实。

根据中药注册申报资料要求，非临床安全性评价研究应当在经过GLP认证的机构开展，申请人应基于不同申报阶段的要求提供相应非临床安全性研究资料。经典名方中药复方制剂，根据其处方来源及组成、人用安全性经验、安全性风险程度的不同，提供相应的毒理学试验资料，若减免部分试验项目，应提供充分的理由。对于采用传统工艺，具有人用经验的，一般应提供单次给药毒性试验、重复给药毒性试验资料。对于采用非传统工艺，但具有可参考的临床应用资料的，一般应提供安全药理学、单次给药毒性试验、重复给药毒性试验资料。对于采用非传统工艺且无人用经验的，一般应进行全面的毒理学试验。相应要求详见相关技术指导原则。

一般情况下，安全药理学、单次给药毒性、支持相应临床试验周期的重复给药毒性、遗传毒性试验资料、过敏性、刺激性、溶血性试验资料或文献资料应在申请临床试验时提供。后续需根据临床试验进程提供支持不同临床试验给药期限或支持上市的重复给药毒性试验。生殖毒性试验根据风险程度在不同的临床试验开发阶段提供。致癌性试验资料一般可在申请上市时提供。

药物研发过程中，若受试物的工艺发生可能影响其安全性的变化，应进行相应的毒理学研究。

（二）非临床安全性评价研究资料的要求和适用性

1.非临床安全性研究总结

简要归纳非临床安全性研究的主要结果，按以下顺序进行总结：非临床安全性研究概述、安全药理学试验、单次给药毒性试验、重复给药毒性试验、遗传毒性试验、生殖毒性试验、致癌性试验、制剂安全性试验（刺激性、溶血性、过敏性试验等）、其他毒性试验、试验结果讨论和结论，并附列表总结。

2.综合概述和结论

对非临床安全性研究进行综合评估。分析各项非临床安全性试验结果，综合分析及评价各项试验结果之间的相关性，种属和性别的差异性。通过以上分析，综合现有的非临床安全性研究资料，分析说明是否支持申请品种的上市申请。

3.安全药理学试验资料及文献资料

根据需要进行安全药理学试验。可以用文献综述代替试验研究。

4.单次给药毒性试验资料及文献资料

可进行至少一种动物的单次给药毒性试验。

5.重复给药毒性试验资料及文献资料

可先进行一种动物（啮齿类）重复给药毒性试验，当发现明显毒性时，为进一步研究毒性情况，再进行第二种动物（非啮齿类）的重复给药毒性试验。若适用人群包括儿童，还应提供支持相应儿童年龄段的幼龄动物重复给药毒理学试验资料。

6.过敏性（局部、全身和光敏毒性）、溶血性和局部（血管、皮肤、黏膜、肌肉等）刺激性等主要与局部、全身给药相关的特殊安全性试验资料和文献资料

若制剂为经皮肤、黏膜、腔道等非口服途径给药，需要根据给药途径及制剂特点提供相应的特殊安全性试验资料，如研究对用药局部产生的毒性（如刺激性、局部过敏性等）、对全身产生的毒性（如全身过敏性、溶血性等）。

7.遗传毒性试验资料及文献资料

若重复给药毒性试验中发现有异常增生、处方中含有高度怀疑的遗传毒性的药味或成分等，应根据具体情况提供相应的遗传毒性研究资料。

用于育龄人群并可能对生殖系统及其功能产生影响的药物（如治疗性功能障碍药、促精子生成药、促孕药、保胎药、围产期用药、具有性激素样作用或有细胞毒作用等的药物），应进行遗传毒性试验。在上市前，应完成标准组合的遗传毒性试验；若出现可疑或阳性试验结果，应进一步进行其他相关试验。

8.生殖毒性试验资料及文献资料

用于育龄人群并可能对生殖系统及其功能产生影响的药物（如治疗性功能障碍药、促精子生成药、促孕药、保胎药、围产期用药、具有性激素样作用或有细胞毒作用等的药物）以及遗传毒性试验阳性、重复给药毒性试验中发现对生殖系统有明显影响的药物，应根据具体情况提供相应的生殖毒性研究资料。

9.致癌试验资料及文献资料

若在重复给药毒性试验或其他毒性试验中发现有细胞毒性或者对某些脏器生长有异常促进作用的，或者遗传毒性试验结果为阳性的，应提供致癌性试验。致癌性试验资料一般应在上市前提供。

10.依赖性试验资料及文献资料

具有依赖性倾向的药物，应提供药物依赖性试验。

（三）非临床安全性试验用样品要求

非临床安全性试验用样品，应采用中试或中试以上规模的样品，应提供制备非临床安全性试验用样品的原料、生产工艺、质量标准、检验报告以及样品的批生产记录。

非临床安全性试验用样品制备信息，一般包括：

（1）毒理试验用样品的生产数据汇总，包括批号、投料量、样品得量、用途等。毒理学试验样品应采用中试及中试以上规模的样品。

（2）制备毒理试验用样品所用处方药味的来源、批号以及自检报告等。

（3）制备毒理试验用样品用主要生产设备的信息。

（4）毒理试验用样品的质量标准、自检报告及相关图谱等。

（四）单次给药和重复给药毒性研究指导原则

1.单次给药毒性研究技术指导原则要求

（1）概述

单次给药毒性研究是指药物在单次或24小时内多次给予后一定时间内所产生的毒性反应，拟用于人体的药物通常需要进行单次给药毒性试验，单次给药毒性试验对初步阐明药物的毒性作用和了解其毒性靶器官具有重要意义，单次给药毒性试验所获得的信息对重复给药毒性试验的剂量设计和某些药物临床试验起始剂量的选择具有重要参考价值，并能提供一些与人类药物过量所致急性中毒相关的信息。

单次给药毒性试验的设计，应该在对受试物认知的基础上，遵循"具体问题具体分析"的原则。单次给药毒性试验应符合动物试验的一般基本原则，即随机、对照和重复。

（2）受试物

受试物应采用能充分代表临床试验拟用样品和（或）上市样品质量和安全性的样品。应采用工艺路线及关键工艺参数确定后的工艺制备，一般应为中试或中试以上规模的样品，否则应有充分的理由。应注明受试物的名称、来源、批号、含量（或规格）、保存条件、有效期及配制方法等，并提供质量检验报告。由于中药的特殊性，建议现用现配，否则应提供数据支持配制后受试物的质量稳定性及均匀性。当给药时间较长时，应考察配制后体积是否存在随放置时间延长而膨胀造成终浓度不准的因素。如果由于给药容量或给药方法限制，可采用原料药进行试验。试验中所用溶媒和（或）辅料应标明名称、标准、批号、有效期、规格及生产单位。

在药物研发的过程中，若受试物的工艺发生可能影响其安全性的变化，应进行相应的安全性研究。

试验过程中应进行受试物样品分析，并提供样品分析报告。

（3）实验动物

种属：不同种属的动物各有其特点，对同一受试物的反应可能会有所不同。从充分暴露受试物毒性的角度考虑，采用不同种属的动物进行试验可获得较为充分的安全性信息。一般应选用一种啮齿类动物和一种非啮齿类动物。

实验动物应符合国家对相应等级动物的质量规定要求，并具有实验动物质量合格证明。

性别：通常采用两种性别的动物进行试验，雌雄各半。若采用单性别动物进行试验，应阐明其合理性。

年龄：通常采用健康成年动物进行试验。如果受试物拟用于或可能用于儿童，必要时应采用幼年动物进行试验。

动物数：应根据动物种属和研究目的确定所需的动物数。动物数应符合试验方法及结果分析评价的需要。

体重：试验中的每批动物初始给药时的体重差异不宜过大，啮齿类动物初始给药时体重不应超过或低于平均体重的20%。

（4）给药途径

给药途径不同，受试物的吸收速度、吸收率和暴露量会有所不同。通常情况下给药途径应至少包括临床拟用途径。如不采用临床拟用途径应说明理由。

（5）试验方法与给药剂量

单次给药毒性试验的重点在于观察动物出现的毒性反应。单次给药毒性试验的试验方法较多，常用的试验方法有近似致死量法、最大给药量法、最大耐受量法、固定剂量法、上下法（序贯法）、累积剂量法（金字塔法）、半数致死量法等。应根据受试物的特点选择合适的方法，根据不同的试验方法选择合适的剂量。由于大多数中药的急性毒性可能相对较低，中药常常采用最大给药量（或最大耐受量法）进行急性毒性研究。原则上，给药剂量应包括从未见毒性反应的剂量到出现严重毒性反应的剂量，或达到最大给药量。

不同动物和给药途径下的最大给药容量可参考相关文献及根据实际情况来确定。根据所选择的试验方法，必要时应设置空白和/或溶媒（辅料）对照组。

考虑到胃内容物会影响受试物的给药容量，而啮齿类动物禁食时间的长短会影响到受试物的肠道内吸收和药物代谢酶活性，从而影响毒性的暴露。因此，动物经口给药前一般应进行一段时间的禁食，不禁水。

（6）观察时间与指标

给药后，一般连续观察至少14天，观察的间隔和频率应适当，以便能观察到毒性反应的出现时间及恢复时间、动物死亡时间等。如果毒性反应出现较慢或恢复较慢，应适当延长观察时间。

观察指标包括临床症状（如动物外观、行为、饮食、对刺激的反应、分泌物、排泄物等）、死亡情况（死亡时间、濒死前反应等）、体重变化（给药前、观察期结束时各称重一次，观察期间可多次称重，动物死亡或濒死时应称重）等。记录所有的死亡情况，出现的症状以及症状的起始时间、严重程度、持续时间，体重变化等。

所有的试验动物应进行大体解剖。试验过程中因濒死而安乐死的动物、死亡动物应及时进行大体解剖，其他动物在观察期结束后安乐死并进行大体解剖。当组织器官出现体积、颜色、质地等改变时，应进行组织病理学检查。

在一些情况下，为获得更为全面的急性毒性信息，可设计多个剂量组，观察更多的指标，如血液学指标、血液生化学指标、组织病理学检查等，以更好地确定毒性靶器官或剂量反应关系。

（7）结果分析与评价

根据所观察到的各种反应出现的时间、持续时间及严重程度等，分析各种反应在不同剂量时的发生率、严重程度。对观察结果进行归纳分析，判断每种反应的剂量−反应及时间−反应关系。

判断出现的各种反应可能涉及的组织、器官或系统等。

根据大体解剖中肉眼可见的病变和组织病理学检查的结果，初步判断可能的毒性靶器官。应出具完整的组织病理学检查报告，检查报告应详细描述，尤其是有异常变化的组织。对于有异常变化者，应附有相应的组织病理学照片。

说明所使用的计算方法和统计学方法，必要时提供所选用方法合理性的依据。

根据各种反应在不同剂量下出现的时间、发生率、剂量−反应关系、不同种属动物及实验室的历史背景数据、病理学检查结果以及同类药物的特点，判断所出现的反应与药物的相关性。判断受试物引起的毒性反应性质、严重程度、可恢复性以及安全范围；根据毒性可能涉及的部位，综合大体解剖和组织病理学检查的结果，初步判断毒性靶器官。

单次给药毒性试验的结果可作为后续毒理试验剂量选择的参考，也可提示一些后续毒性试验需要重点观察的指标。

2.重复给药毒性研究技术指导原则

（1）概述

重复给药毒性试验是描述动物重复接受受试物后的毒性特征，它是非临床安全性评价的重要内容。重复给药毒性试验可以：①预测受试物可能引起的临床不良反应，包括不良反应的性质、程度、量效和时效关系及可逆性等。②判断受试物重复给药的毒性靶器官或靶组织。③如果可能，确定未观察到临床不良反应的剂量水平（no observed adverse effect level，NOAEL）。④推测第一次临床试验（first in human，FIH）的起始剂量，为后续临床试验提供安全剂量范围。⑤为临床不良反应监测及防治提供参考。

药物安全性评价试验必须执行《药物非临床研究质量管理规范》（GLP），药物重复给药毒性试验是药物研发体系的有机组成部分，试验设计要重视与其他药理毒理试验设计和研究结果的关联性，要关注同类药物临床使用情况、临床适应证和用药人群、临床用药方案，还要结合受试物理化性质和作用特点，使得重复给药毒性试验结果与其他药理毒理试验研究互为说明、补充或（和）印证。

（2）受试物

要求同单次给药毒性研究技术要求

（3）实验动物

重复给药毒性试验通常采用两种实验动物，一种为啮齿类，另一种为非啮齿类。理想的动物应具有以下特点：①对受试物的代谢与人体相近。②对受试物敏感。③已有大量历史对照数据，来源、品系、遗传背景清楚。在重复给药毒性试验前应采用合适的试验方法对实验动物种属或品系进行选择。通常，啮齿类动物首选大鼠、非啮齿类动物首选Beagle犬，特殊情况下可选用其他种属或品系动物进行重复给药毒性试验，必要时选用疾病模型动物进行试验。一般先进行一种动物（啮齿类）的重复给药毒性试验，当发现有明显毒性时，为进一步研究毒性情况，再采用第二种动物（非啮齿类）进行试验。

实验动物应符合国家对相应等级动物的质量规定要求，具有实验动物质量合格证明。一般选择正常、健康、性成熟动物，同性别体重差异应在平均体重的20%之内。应根据试验期限和临床拟用人群确定动物年龄，一般大鼠为6~9周龄，Beagle犬为6~12月龄，猴为3~5岁，动物年龄应尽量接近，应注明开始给药时动物年龄。每个剂量组动物数，啮齿类一般不少于15只/性别（主试验组10只，恢复组5只），非啮齿类一般不少于5只/性别（主试验组3只，恢复组2只）。

（4）给药方案

给药剂量：重复给药毒性试验原则上至少应设低、中、高 3 个剂量组，以及 1 个溶媒（或辅料）对照组，必要时设立空白对照组和/或阳性对照组；高剂量原则上使动物产生明显的毒性反应，低剂量原则上相当或高于动物药效剂量或临床使用剂量的等效剂量，中剂量应结合毒性作用机制和特点在高剂量和低剂量之间设立，以考察毒性的剂量–反应关系。

剂量设计应考虑之前进行的各项试验所评价的终点、受试物的理化性质和生物利用度等；局部给药应保证充分的接触时间。高剂量应出现明显毒性反应，或达到最大给药量（maximum feasible dose，MFD），或系统暴露量达到临床系统暴露量的50倍（基于AUC）。如需要在试验中途改变给药剂量，应说明剂量调整理由，完整记录剂量调整过程。

给药途径：原则上应与临床拟用途径一致，如不一致则应说明理由。

给药频率：原则上重复给药毒性试验中动物应每天给药，特殊类型的受试物就其毒性特点和临床给药方案等原因，可根据具体药物的特点设计给药频率。

试验期限：建议分阶段进行重复给药毒性试验以支持不同期限的临床试验。试验期限的选定可以根据拟定的临床疗程、适应证、用药人群等进行设计。试验期限应与拟开展的临床试验期限和上市要求相匹配；通过较短试验期限的毒性试验获得的信息，可以为较长试验期限的毒性试验设计提供给药剂量、给药频率、观察指标等方面的参考。同时，临床试验中获得的信息有助于设计较长试验期限的动物毒性试验方案，降低药物开发的风险。以不同试验期限的重复给药毒性试验支持不同用药期限的临床试验及上市评价时，重复给药毒性试验内容都应完整、规范，结果分析评价强调客观性、注重科学性。

拟试验的临床适应证如有若干项，应按最长疗程的临床适应证来确定重复给药毒性试验的试验期限。

（5）检测指标

重复给药毒性试验应检测指标要结合受试物的特点及其他试验中已观察到的改变或背景信息（如关于处方组成成分毒性的文献报道等），在不影响正常毒性观察和检测的前提下增加合理的指标。实验动物相关指标的历史背景数据在重复给药毒性试验中具有重要的参考意义。

在结束动物安乐死时进行一次全面检测；当试验期限较长时，应根据受试物的特点及相关信息选择合适的时间点进行阶段性检测；试验期间对濒死或死亡动物应及时采集标本进行检测，分析濒死或死亡的原因；恢复期结束时进行一次全面的检测。

给药前应对动物进行适应性饲养，啮齿类动物应不少于5天，非啮齿类动物不少于2周。在适应性饲养时，对实验动物进行外观体征、行为活动、摄食情况和体重检查，非啮齿类动物至少应进行2次体温、血液学、血液生化学和至少1次心电图检测。

给药期间，根据试验期限的长短和受试物的特点确定检测时间和检测次数。原则上应尽早发现毒性反应，并反映出观测指标或参数变化与试验期限的关系。

给药结束，对主试验组动物进行系统的大体解剖，称重主要脏器并计算脏器系数；进行组织病理学检查并出具完整的病理学检查报告，如发现有异常变化，应附有相应的组织病理学照片。非啮齿类动物对照组和各给药组主要脏器组织均应进行组织病理学检查；啮齿类动物对照组、高剂量组、尸检异常动物应进行详细检查，如高剂量组动物某一组织发生病理改变，需要对其他剂量组动物的相同组织进行组织病理学检查。通常需要制备骨髓涂片，以便当受试物可能对动物造血系统有影响时进行骨髓检查。

给药结束后，继续观察恢复期动物，以了解毒性反应的可逆性和可能出现的迟发毒性；应根据受试物代谢动力学特点、靶器官毒性反应和恢复情况确定恢复期的长短，一般情况下应不少于4周。

（6）结果分析

重复给药毒性试验的最终目的在于预测人体可能出现的毒性反应。只有通过对试验结果的科学分析和全面评价才能够清楚描述动物的毒性反应，并推断其与人体的相关性。重复给药毒性试验结果的分析和评价是重复给药毒性试验的必要组成部分。

试验结果的分析：分析重复给药毒性试验结果，判断动物是否发生毒性反应及毒性靶器官，描述毒性反应的性质和程度（包括毒性反应的起始时间、程度、变化规律和消除时间），如果有动物死亡应分析死亡原因，确定安全范围，并探讨可能的毒性作用机制。

①正确理解试验数据的意义：在对重复给药毒性试验结果进行分析时，应正确理解均值数据和个体数据的意义。啮齿类动物重复给药毒性试验中组均值的意义通常大于个体动物数据的意义，实验室历史背景数据和文献数据可以为结果的分析提供参考。非啮齿类动物单个动物的试验数据往往具有重要的毒理学意义，是试验动物数量较少、个体差异较大的原因。此外，非啮齿类动物试验结果必须与给药前数据、对照组数据和实验室历史背景数据进行多重比较，要考虑文献数据参考价值有局限性。在分析重复给药毒性试验结果时应综合考虑数据的统计学意义和生物学意义，正确利用统计学假设检验有助于确定试验结果的生物学意义，要考虑具有统计学意义并不一定代表具有生物学意义。在判断生物学意义时要考虑参数变化的剂量–反应关系、其他关联参数的改变、与历史背景数据的比较等因素。分析试验结果时，须对出现的异常数据判断是否由受试物毒性引起并给予科学解释。

②正确判断毒性反应：给药组和对照组之间检测结果的差异可能来源于受试物有关的毒性、动物对药物的适应性改变或正常的生理波动，也可能源于试验操作失误和动物应激。在分析试验结果时，应关注参数变化的剂量–反应关系、组内动物的参数变化幅度和性别差异，同时综合考虑多项毒理学指标的检测结果，分析其中的关联和受试物作用机制，以正确判断药物的毒性反应。单个参数的变化往往并不足以判断化合物是否引起毒性反应，可能需要进一步进行相关的试验。此外，毒代动力学试验可以为毒性反应和毒性靶器官的判断提供重要的参考依据。

动物毒性反应对于临床试验的意义：将重复给药毒性试验结果外推至人体时，不可避免地会涉及到受试物在动物和人体内毒性反应之间的差异。首先，不同物种、同物种不同种属或个体之间对于某一受试物的毒性反应可能存在差异；其次，由于在重复给药毒性试验中通常采用较高的给药剂量，受试物可能在动物体内呈非线性动力学代谢过程，从而导致与人体无关的毒性反应；另外，重复给药毒性试验难以预测一些在人体中发生率较低的毒性反应或仅在小部分人群中出现的特异质反应；同时，有些毒性反应目前在动物中难以观察，如头痛、头昏、头晕、皮肤瘙痒、视物模糊等。鉴于以上原因，动物重复给药毒性试验的结果不一定完全再现于人体临床试验。但如果没有试验或文献依据证明受试物对动物的毒性反应与人体无关，在进行药物评价时必须首先假设人最为敏感，重复给药毒性试验中动物的毒性反应将会在临床试验中出现。进行深入的作用机制研究将有助于判断动物和人体毒性反应的相关性。

（7）综合评价

重复给药毒性试验是药物非临床安全性研究的有机组成部分，是药物非临床毒理学研究中综合性最强、获得信息最多和对临床指导意义最大的一项毒理学试验。对其结果进行评价时，应结合受试物的药学特点，药效学、药代动力学和其他毒理学的试验结果，以及已取得的临床试验结果，进行综合评价。对于重复给药毒性试验结果的评价最终应落实到受试物的临床不良反应、临床毒性靶器官或靶组织、安全范围、临床需重点检测的指标，以及必要的临床监护或解救措施。

二、经典名方中药复方制剂非临床安全性评价关键技术

（一）经典名方中药复方制剂非临床安全性评价的难点

中药复方制剂安全性评价的技术难点在于，物质基础复杂，许多中药复方制剂包括数味至数十味药材，成分极其复杂，毒性物质基础较难确定；作用机理复杂，药效、毒性作用涉及多种作用机理；药物效应复杂，多成分、多靶点效应的综合表现；代谢数据缺乏，难以分析解释物质基础、暴露水平、毒性效应的关系。因此，需要重视中药复方制剂安全性的科学、规范的研究，积累科学、完善的安全性研究数据，建立毒性药材安全性数据库。同时，针对中药组分复杂性、毒性微量性、长期蓄积性、器官趋向性等特点，开展符合中药特点的安全性评价关键技术研究，建立相应的评价技术体系。在毒理学评价中，应关注中药受试物配制、稳定性分析、含量分析等特殊要求。在检测指标设置中，除了常规毒理学指标外，还应根据药物特点、作用机理选择附加指标，如评价可能影响生殖内分泌功能的药物时，增加激素检测；评价影响脂质代谢药物时，增加LDL、HDL、VLDL指标等；在毒性靶器官方面，应重点关注中药对胃肠道系统、肝和肾、生殖内分泌系统、造血/免疫系统、皮肤及附件的影响。此外，还应注重开发具有中药特点的评价技术和方法，如生物标志物技术、中药毒代动力学检测技术、遗传毒性、生殖毒性评价新模型等。开展中药复杂成分、多靶点和多层次的研究，阐明中药毒性作用机制、毒性通路和毒性靶器官等。

（二）经典名方中药复方制剂非临床安全性评价关键技术

1. 生殖发育毒性研究技术

动物生殖发育毒性试验是药物非临床安全性评价的重要内容，中药的生殖毒性评价

尤其薄弱。古代中医药家很早就对妊娠禁忌药有所认识，并根据毒性大小将妊娠禁忌药分为孕妇禁用药、孕妇慎用药。明代李时珍总结了40余种有代表性的妊娠禁忌药物，并著有流传至今的"妊娠禁忌歌"。随着对中药生殖毒性研究的深入，发现某些传统妊娠能用中药或其所含成分具有生殖毒性。与传统中医理论中妊娠禁忌不同，现代所说的中药生殖发育毒性不仅包括药物致流产、胎儿死亡，还包括药物对受胎能力、生殖系统、胚胎发育及胎仔出生后发育的潜在不良影响、药物诱导畸胎产生的可能性以及中药对儿童发育的影响。目前，整体动物体内试验仍然是研究药物生殖毒性的主要手段，主要包括Ⅰ、Ⅱ、Ⅲ段生殖毒性试验即生育力与早期胚胎发育毒性试验、胚胎-胎仔发育毒性试验和围产期毒性试验。体内试验对雌性生殖毒性研究而言难以揭示外源化合物对卵泡的生长、激素的合成以及卵子成熟这一生殖生物学关键问题，而体外试验大鼠腔前卵泡体外培养模型可以从卵泡生长发育、激素生成、卵子发生这三方面动态观察外源化合物对雌性生殖体的毒性研究，为进一步揭示毒物的作用机制奠定基础。不仅可在药物开发的早期淘汰毒性过大的药物，缩短研究周期并节约成本，还能最大限度地利用占卵泡总数99%的腔前卵泡挖掘雌性生殖动物的繁殖潜力，完善补充体内实验的不足，综合体内外研究对中药的生殖发育毒性进行全面评价。

大鼠腔前卵泡体外培养模型试验方法：将雌性大鼠与雄性大鼠按雌：雄为1：1合笼，次日上午检查有阴栓者记为妊娠，并定为妊娠0天（gestation day 0，GD0），妊娠雌鼠单笼饲养并生产、哺乳，仔鼠出生当天为出生0天（post-natal day0，PND0），仔鼠出生后仅保留雌仔鼠，雄仔鼠给予安乐死。安乐死13日龄SD雌性仔鼠，浸泡入75%乙醇不超过5min。于无菌条件下剖腹取出双侧卵巢，PBS冲洗两遍，再用卵泡分离液清洗一遍，将卵巢置于滤纸上吸干水分，剔除卵巢周围附带的脂肪组织及其他附着物。迅速将卵巢捡入预先在37℃恒温箱内平衡过夜的含3~5ml卵泡分离液的玻璃培养皿内，将培养皿置于实体解剖显微镜下（40×），用眼科镊轻轻分离大的组织块，再用1ml注射器针头轻轻剥离单个卵泡，尽量不要损伤到卵泡的卵泡膜。只选择形态完整的卵泡进行培养。用10ul移液枪将分离的单个卵泡转移入含有3~5ml M1培养基的培养皿内，反复吹打后转移入含新鲜M1培养基的培养皿中，重复3次进行清洗。将清洗后的单个卵泡置于含有3~5ml M1培养基的培养皿内，用移液枪吸取单个卵泡转移入预先加入100μl/孔M1培养基（提前在37℃恒温细胞培养箱内孵育半小时）的96孔板内，每孔一枚。将96孔板放在5%CO$_2$、37℃恒温培养箱内。开始培养的当天为第0天（D0），培养24h后加入不同浓度的受试药物或阿霉素，药物接触24小时后，用M1培养基冲洗3次卵泡，去除药物残留，加入新的M1培养基并继续培养。此后，隔天半量更换培养液，于D0、D4、D8和D11在倒置相差显微镜下观察卵泡是否有形态学上的改变，使用ImageJ软件测量卵泡的直径变化。于培养的D11日更换M2培养液，诱导16h排卵并观察卵泡的排卵情况。将排出的卵丘细胞-卵母细胞复合体（COCs）收集在培养皿内，然后用吸管将周围卵丘细胞轻轻吹打至卵母细胞裸露。如果细胞核完整，则认为卵母细胞处于生发泡（GV）期；如果细胞核未见，则认为发生了生发泡破裂（GVBD）。如果卵母细胞周围有极体（PB），则认为卵母细胞处于M Ⅱ期。碎裂或收缩的卵母细胞被归类为退化（DG）。测定卵泡直径的变化和卵泡存活率诱导排卵后测定COCs排出率，D11诱导排卵16h后收集卵母细胞，显微镜下观察卵母细胞成熟情况，区分DG、GV、GVBD和PB，计算DG、GV、GVBD和PB形成率。

试验证明，大鼠腔前卵泡体外培养系统是一个敏感的有机模型系统，可用于快速评估中药暴露后潜在的不良生殖结果。大鼠腔前卵泡体外培养是一种新的方法，用来收集关于女性生殖毒性的重要数据，而不需要在体内进行长期昂贵的研究，可根据大鼠腔前卵泡体外培养试验数据来确定是否需要对人类生殖健康的影响进行更深入的研究，但由于中药的特殊性，需将考察方向从仅仅卵泡扩展到整个生殖系统和激素反应器官的系统，从而获得更详细的生殖毒性特征。

2.遗传毒性评价技术

遗传毒性研究是药物非临床安全性评价的重要内容，与其他研究尤其是致癌性、生殖毒性等研究有着密切的联系，是药物进入临床试验及上市的重要环节。遗传毒性试验是指用于检测通过不同机制直接或间接诱导遗传学损伤的受试物的体外和体内试验，这些试验能检测出DNA损伤及其损伤的固定。以基因突变、较大范围染色体损伤或重组形式出现DNA损伤的固定，通常被认为是可遗传效应的基础，并且是恶性肿瘤多阶段发展过程的重要因素（恶性肿瘤发展变化是一个复杂的过程，遗传学改变可能仅在其中起部分作用）。染色体数目的改变也与肿瘤发生有关，并可提示生殖细胞出现非整倍体的可能性。在遗传毒性试验中呈阳性的化合物为潜在的人类致癌剂和（或）致突变剂。因此，在药物开发的过程中，遗传毒性试验的目的是通过一系列试验来预测受试物是否有遗传毒性，在降低临床试验受试者和药品上市后使用人群的用药风险方面发挥重要作用。

小鼠淋巴瘤细胞胸腺激酶（tk）位点基因突变试验是一种具有高敏感性的体外哺乳动物细胞遗传毒性评价试验方法。该方法可以检测基因突变和染色体结构改变，是药品注册审批国际协调组织（ICH）推荐评价遗传毒的标准试验组成部分。小鼠淋巴瘤细胞（L5178Y3.7.2c-tk+/-）常染色体上的tk位点可以检测出以耐药性为指标的基因突变（tk+/-→tk-/-），选用tk位点代谢拮抗剂三氟胸苷（TFT）作为选择培养基，观察细胞集落形成的增加，检测受试物的致突变性。

微核是指细胞经有丝分裂后滞留在细胞质中的染色体断片或染色单体。目的是通过检测处于间期细胞中微核形成的频率，评价受试物的遗传毒性。目前微核试验已被公认为是筛选致突变物的主要方法之一，在预测致癌性、检测非整倍体诱发剂及其他遗传危害方面得到广泛应用。

与体内微核试验相比，体外微核试验更加简便、快速、耗费低，不受动物个体差异等因素的影响，而且可以测出某些较低浓度的化学物诱导的微核反应，灵敏度高。体外微核试验通过细胞胞浆移动阻断剂——松胞素B（cytochalasin B，cyto B）处理细胞，在细胞有丝分裂前cyto B，可阻断细胞质分裂，但不影响细胞核分裂，细胞经有丝分裂后呈特殊形态的双核细胞，未发生核分裂的细胞则维持单核细胞形态。使用这种方法可区分处于分裂期和静止期的细胞，从而提高了试验的灵敏度。检测致突变因素作用后的双核细胞率和双核细胞微核率，可同时获得致突变因素对细胞的遗传毒性损害和对细胞周期影响的信息。体外微核试验可应用多种细胞类型进行试验，有研究表明，体外微核试验可应用于各种啮齿类动物细胞株（如CHO、CHL、V79等）、人类原代培养细胞和细胞系等。

作为遗传毒性研究中重要的备选试验，体外微核试验在我国药物遗传毒性评价中并不多见，鉴于啮齿类细胞株与人类关联性较差，以及人体血液采集涉及到伦理学问题，不便大规模采集及使用。本研究拟通过使用人肝细胞系（HepG2细胞），提高试验结果与药物对人类遗传毒性的关联性。

HepG2细胞是人肝癌细胞系细胞，它的分化程度较高，在体外具有高程度的形态和功能分化，保留了较完整的生物转化代谢Ⅰ相酶和Ⅱ相酶的活性，可对药物进行和人体类似的代谢诱导作用，已经证实是一种适合的测试物质遗传毒性的系统。

（1）体外微核试验方法

①细胞药物接触　用0.25%的胰酶溶液消化传代HepG2细胞，制备成（1~2）× 10^5/ml细胞悬液，取6孔板，每孔接种2ml，培养1~2天后，更换培养液，加入不同浓度受试物。短期染毒试验组（4h），细胞暴露于受试物处理4h，移去含受试物的培养基，更换新鲜的培养基和cyto B（DMSO配制，1%加入，终浓度3μg/ml），培养约40h后收获细胞；长期染毒试验组（40h），在使用cyto B（DMSO配制，1%加入，终浓度3μg/ml）的条件下，细胞暴露处理约40h，染毒结束时收获细胞。

②细胞收获的标本制备　每个培养物单独收获和制备，以避免交叉污染。

收获时，HepG2细胞用0.25%胰蛋白酶消化细胞，去除胰蛋白酶消化液后，加入DMEM培养液，用吸管吹打制备单细胞悬液，转移至离心管，1000 r/min离心10min，去上清液。加入0.12mol/L的KCl溶液低渗3min，配制甲醇：乙酸固定液（体积比=5：1），预固定后1000r/min离心10min。每管再加入固定液，固定20min，1000r/min离心10min，剩余少量上清液，并滴片标记。

③标本染色　染液由1份姬姆萨原液与9份的Sörenson缓冲液（1/15mol/L Na_2HPO_4 溶液：1/15mol/L KH_2PO_4 溶液=2：3）混合而成，染色时间为15~20min。染色后将标本取出，先用去离子水冲洗，再用自来水冲洗至无浮色，自然晾干后备检。

④标本观察　每剂量组观察并计数2000个双核细胞，计数2000个双核细胞中含有

微核数的细胞数；同时观察并计数500个细胞，计数500个细胞中含有的单核细胞数、双核细胞数和多核细胞数（大于2个细胞核的细胞）。

在高倍显微镜下，应选择胞质清晰可见、微核直径小于或等于主核的1/3、与主核界限明显、染色和折光性与主核相同，注意不要计数性状不规则的，或两个核大小差别很大的双核细胞，注意区分分散不好的多核细胞，不计数含有多于两个主核细胞的微核。

通过上述计数，求算微核率（％）和复制指数（％）。

微核率（％）=2000个双核细胞中含有微核数的细胞数 ÷ 2000 × 100%

$$复制指数（％）= \frac{受试物组（双核细胞数 + 2 × 多核细胞数）÷ 500}{对照组（双核细胞数 + 2 × 多核细胞数）÷ 500} × 100\%$$

⑤结果判定　判定标准为和空白（阴性或溶媒）对照比较，若受试物组某一测试点细胞微核率不出现统计意义的增加，可判断为阴性结果。和空白（阴性或溶媒）对照比较，若某一测试点细胞微核率出现有统计意义的增加，可判断为阳性结果。

3.利用膜片钳技术预测心脏毒性

心脏毒性是新药临床前研究中重点关注的内容之一。目前采用先进的细胞电生理技术膜片钳通过检测hERG电流是进行心脏毒性早期预测的主要方法之一。人类心脏主要存在Na^+通道、K^+通道等主要的离子通道，心脏的自发节律性是受心肌细胞的电活动控制的，而心肌电活动的基础便是心肌细胞的各种离子电流的变化，膜片钳一直被奉为研究离子通道的"金标准"。

利用膜片钳技术检测受试物对hERG钾通道的影响：

（1）试验方法

实验设2个组，分别为供试品组和阳性对照组（西沙必利），供试品组工作浓度依次设置为0.3μmol/L、1μmol/L、3μmol/L、10μmol/L、30μmol/L，共5个浓度，阳性对照组工作浓度依次设置为1nmol/L、10nmol/L、100nmol/L以及1μmol/L，共4个浓度。在稳转hERG钾通道的HEK293细胞上，应用膜片钳技术检测各组给药前的尾电流峰值（I_{tail}）作为空白对照，电流稳定后依次检测药物低到高浓度作用下的I_{tail}，供试品每个浓度需要检测3个有效数据，阳性对照每个浓度需要检测2个有效数据。

（2）细胞培养条件

hERG钾通道稳定表达的HEK293细胞系在含有10%胎牛血清及0.8mg/ml G418的DMEM培养基中培养，培养温度为37℃，二氧化碳浓度为5%。

（3）细胞传代

除去旧培养基并用PBS洗一次，然后加入1ml TrypLE™ Express溶液，37℃孵育1分钟。当细胞从皿底脱离，加入5ml、37℃预热的完全培养基。将细胞悬液用吸管轻轻吹打使聚集的细胞分离。将细胞悬液转移至无菌的离心管中，1000r/min离心5分钟收集

细胞。扩增或维持培养，将细胞接种于6cm细胞培养皿，每个细胞培养皿接种细胞量为
2.5×10^5 cells（最终体积：5ml）。

（4）铺板

膜片钳检测，实验之前细胞用TrypLE^{TM} Express分离，将4×10^3细胞铺到盖玻片上，
在24孔板中培养（最终体积：500μl），18个小时后，可以进行电生理检测。

（5）电压刺激方案

当形成全细胞封接后细胞膜电压钳制于-80mV。钳制电压由-80mV除极至$+30$mV
维持2.5秒，然后迅速保持在-50mV维持4秒，可以激发出hERG通道的尾电流。每隔
10秒重复采集数据，观察药物对hERG尾电流的作用。实验数据由EPC-10放大器进行采
集并储存于PatchMaster软件中。

（6）封接破膜

将铺有细胞的盖玻片置于倒置显微中的记录浴槽中，在倒置显微镜下操纵微电极操
纵仪，将玻璃电极接触到细胞上，给予负压抽吸，形成GΩ封接。形成GΩ封接后进行
快速电容补偿，然后继续给予负压，破膜，形成全细胞记录模式。然后进行慢速电容的
补偿并记录膜电容及串联电阻。不给予漏电补偿。

（7）电流记录

记录给药前的Itail作为自身空白对照，电流稳定后开始给药，每个待测细胞按浓度
从低到高的原则加入工作液。每个药物浓度作用至5分钟（或者电流至稳定）后检测下一
个浓度。独立重复检测多个细胞。所有电生理实验均在室温下进行。

（8）数据质量标准

串联电阻≤20MΩ。

封接电阻≥1GΩ。

起始尾电流峰值≥400pA。

起始尾电流峰值大于激活电流峰值。

尾电流没有明显的自发性衰减（5分钟内自发性衰减小于5%）。

在膜电位为-80mV下无明显的漏电流（漏电流≤100pA）。

（9）数据分析

首先将每一个药物浓度作用后的电流和空白对照电流标准化（$\frac{\text{peak tail current compound}}{\text{peak tail current vehicle}}$），
然后计算每一个药物浓度对应的抑制率（$1-\frac{\text{peak tail current compound}}{\text{peak tail current vehicle}}$）。对每一个浓度计
算平均数和标准误，并用以下的方程计算每种化合物的半抑制浓度：

$$inhibitior = \cfrac{1}{1+\left(\cfrac{IC_{50}}{C}\right)^h}$$

用以上方程对剂量依赖效应进行非线性拟合，式中C代表药物浓度，IC_{50}为半抑制浓度，h代表希尔系数。曲线拟合以及IC_{50}的计算利用IGOR软件完成。

（10）结果判定方法

①极强抑制：$IC_{50} < 0.1\mu mol/L$。

②强抑制：$0.1\mu mol/L \leqslant IC_{50} < 1\mu mol/L$。

③中度抑制：$1\mu mol/L \leqslant IC_{50} \leqslant 10\mu mol/L$。

④弱抑制或无抑制：$IC_{50} > 10\mu mol/L$。

4.中药复方制剂体内药代/毒代动力学研究

中药复方的物质基础和作用机制研究是近年来中药复方研究的重点内容。中药复方药物动力学研究对于阐明中药复方的组方原理、作用机制，促进临床合理用药等都具有十分重要的意义，近10年来，随着高、精、尖分析测试手段的应用，中药复方药物动力学研究出现了新局面。由于中药复方药物动力学研究的影响因素多，难度大，加上投入不足，相对于化学药物而言，中药复方的药物动力学研究数量有限。

下面以注射用益气复脉冻干粉比格犬静脉给药3个月长期毒性毒代动力学试验为例进行介绍。

（1）试验目的

本实验通过测定比格犬体内不同时间五味子醇甲和人参皂苷Rb1的血药浓度，揭示比格犬连续重复静脉注射给予益气复脉冻干粉，不同剂量水平下单次及多次给药后，五味子醇甲和人参皂苷Rb1在动物体内的全身暴露程度和持续时间，为解释比格犬长期毒性试验结果提供依据，为其他安全性评价研究和临床试验的剂量选择提供参考。

（2）试验方法

试验设计溶媒对照组和益气复脉低、中、高剂量组，每组10只动物，雌雄各半；益气复脉低、中、高剂量组分别以生药1g/kg、2g/kg、4g/kg的剂量给予益气复脉冻干粉，溶媒对照组给予同体积的生理盐水溶液，每日给药1次，连续给药3个月（90天）。益气复脉低、中、高剂量组于给药第1天、31天和90天药前（0h）及药后0.083、0.25、0.5、1、2、3、5、10、24h采血，于给药第12、13和14天药前（0h）及药后0.083h采血，溶媒对照组给药第1、12、13、14、31和90天药前（0h）及药后0.083h采血。采用UPLC–MS/MS法测定血浆中五味子醇甲的浓度，采用LC–MS/MS法测定血浆中人参皂苷Rb1的浓度，利用DAS 3.1.4进行毒代动力学参数计算，考察连续给药后，五味子醇甲和人参皂苷Rb1在比格犬体内的暴露量及是否存在蓄积现象。

● 血药浓度分析

① UPLC-MS/MS分析条件（五味子醇甲）

UPLC条件

色谱柱：ACQUITY UPLC® BEH C18，2.1×50 mm，1.7μm，S.N.02673529338387，P.N.186002350，Waters公司产品。

预柱：Waters公司产品。

柱温：40℃。

流动相：　流动相A：0.1%乙酸水。

　　　　　流动相B：甲醇。

流速：0.4ml/min。

进样量：5μl。

质谱条件

　　离子源：电喷雾离子化源（ESI）。

　　检测方式：正离子检测。

　　扫描方式：MRM扫描方式。

② LC-MS/MS分析条件（人参皂苷Rb1）

LC条件

色谱柱：Agilent C18，4.6×100 mm，3.5μm，P.N.959961-902，S.N. USUXR01152，Agilent公司产品。

预柱：Phenomenex公司产品。

柱温：40℃。

流动相：　流动相A：0.1%甲酸水。

　　　　　流动相B：乙腈。

流动相A：流动相B=65：35，流速：0.4ml/min。

进样量：5μl。

质谱条件

　　离子源：电喷雾离子化源（ESI）。

　　检测方式：正离子检测。

　　扫描方式：MRM扫描方式。

● 方法学验证（五味子醇甲）

按照新药报批要求及《生物样品定量分析方法验证指导原则》（《中国药典》2020年版），进行方法学验证，包括标准曲线、灵敏度（最低定量限，LLOQ）、LLOQ、LQC、MQC和HQC四个浓度的精密度、准确度，LQC、MQC和HQC三个浓度的提取回收率、基质效应，LQC和HQC两个浓度稳定性（血样冻融稳定性、血样常温放置稳定性、提取后样品自动进样器放置稳定性以及血样长期冻存稳定性），储备液和工作液长期4℃放置稳定性考察。

●方法学验证（人参皂苷Rb1）

按照新药报批要求及《生物样品定量分析方法验证指导原则》（《中国药典》2020年版），进行方法学验证，包括标准曲线，灵敏度（最低定量限，LLOQ），LLOQ、LQC、MQC和HQC四个浓度的精密度、准确度，LQC、MQC和HQC三个浓度的提取回收率、基质效应，LQC和HQC两个浓度稳定性（血样冻融稳定性、血样常温放置稳定性、提取后样品自动进样器放置稳定性以及血样长期冻存稳定性），储备液和工作液长期4℃放置稳定性考察。

●数据处理

对待测物五味子醇甲、人参皂苷Rb1和内标利伐沙班、苯海拉明进行积分，得出峰面积。以待测物浓度（x）为横坐标，待测物与相应内标物的峰面积比值（y）为纵坐标，用加权最小二乘法（权重为$1/x^2$）进行回归运算，求得的直线回归方程即为血浆标准曲线。

以血浆标准曲线统计动物各个时间的血药浓度数据，用Das 3.1.4药代动力学计算程序计算出主要毒代动力学参数（AUC_{0-t}），C_{max}及T_{max}以实测值计算，计算各组毒代参数的平均值（AVE）、标准差（SD），并进行雌雄差异的比较及分析。F检验对毒代参数进行方差齐性检验后，利用t检验进行雌雄间差异的比较及分析。检验水准$\alpha=0.05$，$P<0.05$为统计学差异显著，$P<0.01$为统计学差异非常显著。

5.利用药物转运体技术建立中药毒性早期预测体系

传统的毒理学研究，以动物模型为基础，以观察到的动物发病率、死亡率、生化指标以及病理组织学改变作为判断药物毒性的标准，预测药物对人的安全性，忽视了药物暴露量这一威胁药物安全的直接原因。影响药物体内暴露量的因素除药物自身的特性，如分子量大小、溶解性、极性等外，更主要决定于与药物跨膜转运密切相关的载体–药物转运体。到目前为止，尽管对药物转运体的研究，特别是药物相互作用方面的研究已经非常深入，但却缺乏药物转运体对系统暴露量和组织暴露量影响的量化研究数据和体外安全性评价方法。从临床前药物安全性研究的角度，早期预测药物转运体对药物系统暴露量和组织暴露量的影响，可以预防药物可能存在的安全隐患。

通过网络药理学分析与五味药性相关的药物转运体（OCT1、OCT2、OCT3、OCTN1、OCTN2和OAT1、OAT2、OAT4、OATPs等），建立各相关转运体的体外评价模型和研究方法，可以初步研究中药不同药性成分对阳离子药物转运体的影响。

可以通过建立人小肠吸收相关的药物转运体模型（Caco-2、PEPT1、OATPs、OCT2、P–gp）、肾脏吸收相关转运体模型（OAT1、OAT2、OAT3、OCT2、OCT3、OCTN1、

MDR1、BCRP）、肝脏吸收模型（OATP1B1、OATP1B3、BSEP）、跨血脑屏障转运体模型（LAT1、OATP1A2、OATP2B1、P-gp、BCRP）以及基于人脑微血管壁细胞hUVCD-3和脑胶质瘤细胞U87的双层跨血脑屏障模型，同时建立药性成分的HPLC检测方法，可以完成药物转运体在中药药性和归经研究方面的方法体系建立。

通过开发具有中药特点的评价技术和方法，如中药毒代动力学检测技术、遗传毒性、生殖毒性评价新模型等，开展中药复杂成分、多靶点和多层次的研究，阐明中药毒性作用机制、毒性通路和毒性靶器官等。可以解释物质基础、暴露水平、毒性效应的关系，可以提升对中药安全性评价的评价能力以及基础研究水平，促进和推动我国中药的研发进程，逐步实现与国际新药研发接轨。不断完善生殖、遗传毒性研究，避免有毒性反应的药物在临床上的应用，最大限度地降低医药企业在临床研究或上市后面临的风险，对于保证我国人民的用药安全，改善人民生活和提高生存质量，促进国民经济发展具有十分重要的意义，对提升企业市场竞争力也起到了不可忽视的作用。

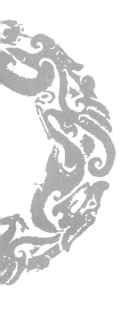

第三章

清金化痰汤处方来源和演变过程考证及现代研究进展

经典名方作为中医药宝库的精华部分，其研发已成为中医药行业的热点，随着年代更迭，中药基原和产地均存在或多或少的变化，某些中药还存在代用品或易混品。因此，以清金化痰汤为例，明确处方来源和演变过程，同时综合分析现代研究进展，对经典名方的安全性和有效性具有重要意义。

第一节　清金化痰汤处方来源和演变过程考证

一、清金化痰汤处方来源及历史沿革

清金化痰汤原方出于《医学统旨·病卷三·咳嗽》，由明代医家叶文龄所著，首印于嘉靖甲午年（图3-1、图3-2）。原文如下：

因火者，咽喉干痛，面赤，鼻出热气，其痰嗽而难出，色黄且浓，或带血丝，或出腥臭，宜清金化痰汤。

［附方］清金化痰汤

黄芩、山栀（各一钱半），桔梗（二钱），麦门冬（去心），贝母、知母、桑白皮、瓜蒌仁（炒）、橘红、茯苓（各一钱），甘草（四分）。上水二钟，煎八分，食后服。如痰带血丝，加天冬、阿胶。

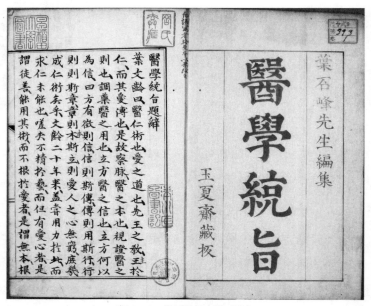

图 3-1　《医学统旨》版本

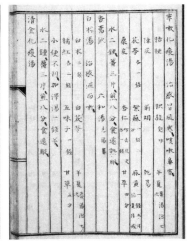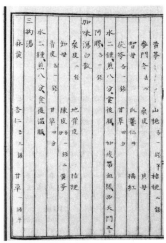

图 3-2　清金化痰汤原文出处

　　清金化痰汤后被引入《济阳纲目·卷二十·治火咳嗽方》和《杂病广要·脏腑类·咳嗽》，引文与原文完全一致。且《杂病广要》还在原文后补充了由本方化裁的方剂。此后《济世全书》的清火宁嗽汤，于本方去山栀、知母、瓜蒌仁、橘红，加枳实、前胡；《回春》的清肺汤，于本方去知母、瓜蒌仁，加当归、天门冬、杏仁、五味子。而后直至新中国成立，该方剂再未见载诸医籍。

二、清金化痰汤方义衍变

　　新中国成立后，本方见于中医学院试用教材重订本《中医内科学讲义》[1]，内因咳嗽，痰湿犯肺证。原文如下：

　　如痰浊不化，蕴而化热，咳痰黄稠，舌苔黄腻，可用清金化痰汤以清肺化痰。

　　清金化痰汤(《统旨方》)　黄芩　山栀　桔梗　麦冬　桑皮　贝母　瓜蒌仁　橘红　茯苓　甘草(未记载剂量)

　　1956年由中医研究院中医教材编辑委员会编写的《中医内科学概要(未经审定教材草稿)》中，与之相应的内伤咳嗽，实证未录清金化痰汤，而辑录了清肺饮(沈金鳌方)，该方主治火咳，而非痰热。而重订本序言中有"中医学试用教材出版到现在，已经有三年时间了……于1963年5月至6月……修订了第一批教材……《中医内科学讲义》增加了总论"。由此推测，1960年版中医内科学讲义，已立内因咳嗽，痰湿犯肺证，并以清金化痰汤处方。后续中医内科学教材均因袭了该辨证和处方，而该方剂也逐渐开始再次见于医籍，并出现了不同的剂型、剂量。如《临床方剂手册》[2]，原文如下：

清金化痰丸(《统旨方》)

[组成]黄芩10克　山栀子12克　桔梗10克　麦冬12克　桑白皮12克　浙贝母10克
知母10克　瓜蒌仁10克　橘红6克　茯苓12克　甘草6克

[用法]制小丸。一次服10克，一日服3次。亦可水煎二次作二次服，一日服2剂

[功效]清热化痰。

[主治]痰浊化热，咳嗽痰黄稠，发热，胸闷，舌苔黄腻，脉滑数。

[按语]本方证以咳嗽痰黄稠，发热，胸闷，舌苔黄腻，脉滑数为辨证要点。本方可用治急性支气管炎，支气管肺炎。

《中医内科常见病诊疗指南·中医病证部分》[3]第一节咳嗽痰热郁肺证所用清金化痰汤（清金化痰汤加减：桑白皮9，黄芩9，栀子9，浙贝母9，瓜蒌仁9，桔梗6，橘红9）。

本方较少见诸医籍，可能是由于治咳之方，多有临证加减，且与本方功效相近的方剂较多，如清咽宁肺汤(《统旨方》)、清气化痰丸(《医方考》)、桔梗汤(《济生方》)等，均主清肺化痰，只是或病因不同，或兼证不同，处方各有侧重。而在临床加减变化中，则更难以分辨究竟是何方剂变化而来了。如蔡中慧医师诊咳嗽案："……咳嗽已减，再为清肺化痰。川贝一钱五分知母二钱蒌皮三钱冬瓜子四钱光杏仁三钱川百合三钱海蛤壳五钱子芩一钱五分竹茹二钱枇杷叶去毛三片桑白皮二钱花粉四钱生草八分"[4]。钱同增先生治疗暑温后咳嗽："……四诊：恙后余蕴未尽，咳嗽尚作，舌黄腻苔。再予清化余蕴。川石斛三钱香白薇三钱橘皮络各钱半郁金钱半大贝三钱酒芩钱半黑山栀三钱佩兰三钱杏仁三钱云苓三钱炙甘草六分生苡米三钱竹茹钱半枇杷叶钱半"[5]。上述所引医案均为民国及新中国建国初期上海医家医案。这是因为其与中医内科学教材制定的时间、地点相近，希望能从中了解当时医家对痰热咳嗽之常用治法，以对中医内科学引入清金化痰汤有更深的理解。

三、清金化痰汤关键信息考证

（一）药材基原考证

1.黄芩基原确定

《神农本草经》一名腐肠。《吴普本草》《名医别录》又名空肠、内虚等。《广雅》云：黄文、内虚，黄芩也。《神农本草经集注》：圆者名子芩为胜，破者名宿芩，其腹中皆烂，故名腐肠。按黄芩以根入药药材有条芩、枯芩两种，一般认为生长年限较短者根

圆锥形，饱满坚实，内外黄色，外表有丝瓜网纹，年限过长则药材体大而枯心甚至空心，内色棕褐。由此证明本草经以来药用黄芩品种变化不大，基本都是唇形科*Scutellaria*属植物。黄芩的植物形态，诸本草记载大致相同。《神农本草经》《吴普本草》《新修本草》《本草图经》皆有相关植物描述。结合《证类本草》所绘"耀州黄芩""潞州黄芩"药图（图3-3），结合现代黄芩药图（图3-4），大致可以认为今用正品*Scutellaria baicalensis*一直是药用主流。为唇形科植物黄芩*Scutellaria baicalensis* Georgi的干燥根[6]。在我国，黄芩主要分布于长江以北的各省市，包括黑龙江、辽宁、吉林、内蒙古、河北、河南、甘肃、宁夏、陕西、山西、山东、新疆等地区，另外，四川也有少量分布，江苏省有栽培。传统认为黄芩以山西产量最大，河北承德产质量最好。

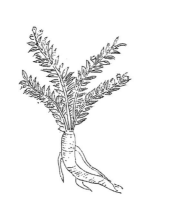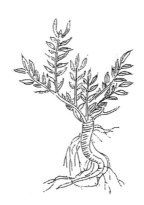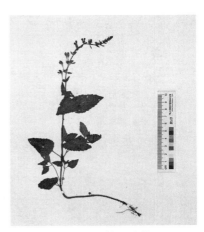

图3-3 《证类本草》所绘"耀州黄芩"（左）
"潞州黄芩"（右）药图

图3-4 黄芩现代药图
来源：中国科学院植物研究所标本馆

2.山栀基原确定

栀子原名卮，是重要的经济作物。《史记》：巴蜀亦沃野，地饶卮、姜。卮即栀子，用作染料。《说文解字》：栀，黄木可染者。入药始载于《神农本草经》，列为中品。《本草经集注》：处处有亦，两三种小异，以七棱者为良，经霜乃取之。从本草记载可见，其品种不尽一致，性状有大小之分，用途有所区别，入药以"皮薄而圆小"者为佳。参考诸本草文献附图（图3-5），可以认为其描述的"栀子"植物特征与现代栀子的商品药材来源茜草科植物山栀*Gardenia jasminoides* Ellis（图3-6）的干燥成熟果实类同。我国栀子分布广泛，资源丰富，主要生长在山坡，生产地区很广泛，主产于湖南、江西两省，福建、浙江、广东、四川、湖北、广西、贵州等省区也有分布，其中以江西的樟树、丰城等地的品质较为优良，被认为道地药材。

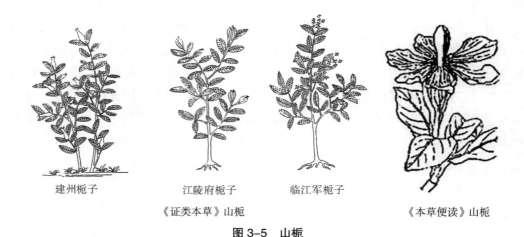

建州栀子　　　江陵府栀子　　　临江军栀子

《证类本草》山栀　　　　　　　　《本草便读》山栀

图 3-5　山栀

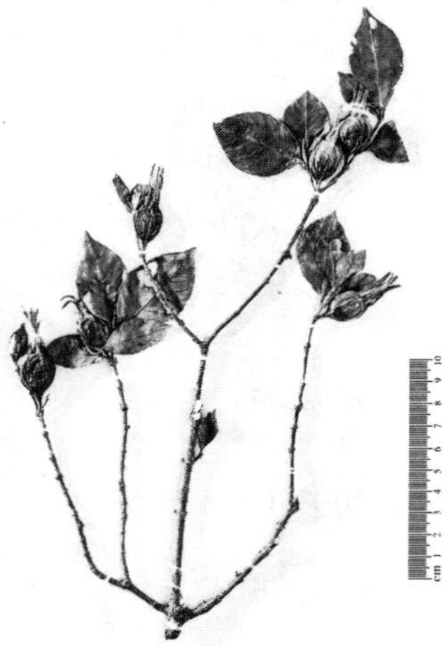

图 3-6　山栀现代药图

来源：江西中医药大学中医药标本馆

3. 桔梗基原确定

桔梗之名始见于《战国策》。《说文解字》：桔，桔梗也。本品入药始载于《神农本草经》，一名荠苨，但自《名医别录》起，则判然分为二物，《本草经集注》已注意到桔梗和荠苨的区别，"桔梗条：今别名有荠苨……非此桔梗……"荠苨条云："根茎都似人参，而叶小异，根味甜"。《本草纲目》："桔梗荠苨乃一类。有甜苦二种。故本经桔梗一名荠苨。而今俗呼荠苨为甜桔梗也。"综上所述，可以确定古代所用正品苦桔梗（图3-7）为桔梗科植物桔梗 Platycodon grandiflorum（Jacq.）A.BC.（图3-8）的根。在我国桔梗主要产区包括华北、东北、华中、华东及西南地区。习惯上将产于吉林、辽宁、黑龙江、河北、山东、山西及内蒙古的商品桔梗称为"北桔梗"；产于安徽、江苏、浙江的称为"南桔梗";产于四川的称为"川桔梗"。野生桔梗以东北的质量最佳,而栽培的桔梗目前以华东地区的质量较好。

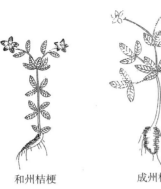

和州桔梗　　　　　成州桔梗　　　　解州桔梗

图3-7　《本草图经》桔梗

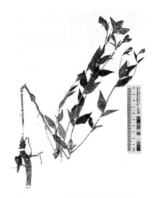

图3-8　桔梗现代药图

来源:中国科学院植物研究所标本馆

4.麦门冬基原确定

本品首载于《神农本草经》。《本草拾遗》将麦冬分为大小两类:出江宁者小润,出新安者大白。其大者苗如鹿葱,小者如韭叶。大小有三四种,共用相似。由此可见,古代麦冬品种甚为复杂,大致为百合科沿阶草属Ophiopogon及山麦冬属Liriope植物。

《本草纲目》:古人惟用野生者,后世所用多者是种莳而成……浙中来者甚良,其叶似韭而多纵纹且坚韧而异。从李时珍所说的一段话来分析,从明代起就以浙江栽培的"杭麦冬"为麦冬药材中的佳品了。清·吴其濬《植物名实图考》有植物图(图3-9),与今杭麦冬形态相符(图3-10)。故今用麦冬为百合科麦冬 Ophiopogon japonicus(L. f.)Ker-Gawl. 的干燥块根。四川省和浙江省是我国传统麦冬产地,浙江省产的麦冬临床上称之为杭麦冬,集中栽培于浙江东南杭州湾一带的慈溪、余姚、萧山等地。川麦冬基源植物同杭麦冬,其生产基地为涪江流域的绵阳、三台等县市。杭麦冬是公认的传统道地药材。

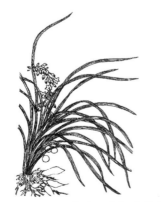

图3-9　《植物名实图考》麦门冬

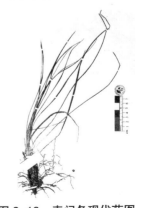

图3-10　麦门冬现代药图

来源:中国科学院植物研究所标本馆

5.贝母基原确定

贝母始载于《神农本草经》。《本草经集注》:"形似聚贝子,故名贝母。"郭璞注《尔雅》:"跟如小贝,圆而白花,叶似韭。"《新修本草》:"其叶似大葱,四月蒜熟时采之良。"这些说法固然逐渐逼近百合科植物,但直到宋代,贝母的来源其实也没有真正统一。《证类本草》有三幅贝母药图(图3-11),其中不注产地的贝母图实为葫芦科土贝母 Bolbostemma paniculatum,这可能是《神农本草经》贝母品种。越州贝母不详是何物,或许可以从产地推定为今之浙贝母。明代之前并无川蜀产贝母的记载,而明中期出现了大量对川贝母的记载,可见贝母重视川产开始于明代。至《本草纲目拾遗》明确将川贝母与浙贝母分开,并单列浙贝母条。引叶闇斋云:"宁波象山所出贝母,亦分两瓣,味苦而不甜,其顶平而不尖。"古代药用贝母产地广泛,品种较多,亦不能排除各产地的贝母品种不一的可能性。后浙江、江苏等地贝母产出较多,至明代始见贝母产于川蜀之地,且川贝母一出便受推崇,明清皆以川贝母为佳。现分为川贝母、浙贝母和土贝母三个主要系列。

浙贝母以贝母之名出现于早期本草,要推《本草经集注》。该书云:贝母,"今出近道,形似聚贝子,故名贝母,断谷服之不饥"。近道,指南京一带,是浙贝母的产区范围,又从唐《新修本草》所载贝母的叶形,采收和产地分析,润州(今江苏镇江)和江南(长江以南)诸州者当与浙贝母吻合。结合叶文龄生活年代及生活区域,考虑清金化痰汤使用贝母为浙贝母。且中医认为浙贝母苦寒,多用外感咳嗽,川贝母苦甘微寒,多用于虚劳咳嗽,以此划线归类,清金化痰汤所用贝母亦为浙贝母。浙贝母现为百合科植物浙贝母 Fritillaria thunbergii Miq.(图3-12)的干燥鳞茎。浙江是浙贝母的主产地,主要分布于浙江鄞县、金华磐安、杭州市郊、余姚。

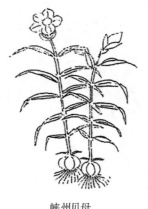
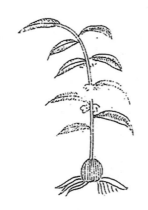
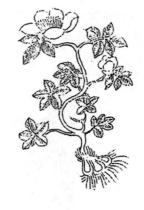

峡州贝母　　　　　　　越州贝母　　　　　　　贝母

图3-11 《证类本草》贝母

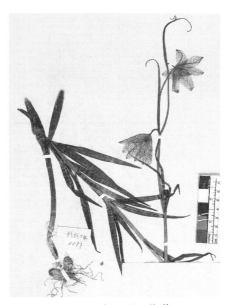

图 3-12　浙贝母现代药图
来源：杭州植物园标本室

6.知母基原确定

知母始载于《神农本草经》。《证类本草》附各地知母形态图（图 3-13 左）。《植物名实图考·卷七·知母》：今药肆所售，根外黄，肉白，长数寸，原图三种，盖其韭叶者。据所附三种知母图中，以形似韭叶者与药铺所售知母相符（图 3-13 右）。故可知古代所用知母，有异物同名现象。但百合科知母属植物知母为历代本草传统药用植物，应为知母的正品。现为百合科植物知母 *Anemarrhena asphodeloides* Bge.的干燥根茎（图 3-14）。在河北、山西、山东、陕西、甘肃、内蒙古、辽宁、吉林和黑龙江等省都有分布，但是知母的主产区在河北，其中河北易县所产"西陵知母"最为道地。

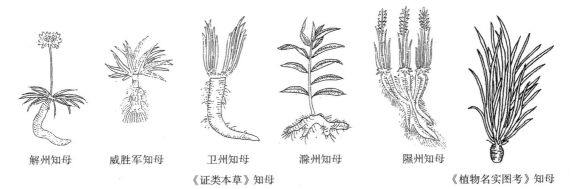

解州知母	威胜军知母	卫州知母	滁州知母	隰州知母	
		《证类本草》知母			《植物名实图考》知母

图 3-13　知母

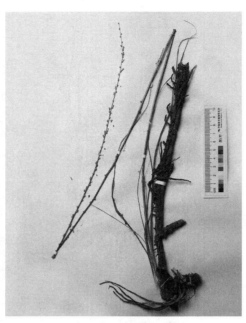

图 3-14　知母现代药图

来源：中国科学院植物研究所标本馆

7.桑白皮基原确定

桑白皮原名桑根白皮，始载于《神农本草经》，列为中品。《本草纲目》集解项下有："尔雅云：桑辨有葚者栀。又云：女桑，桋桑。檿桑"。说明我国战国时代就已明确桑的植物来源非单一。《诗·豳风·七月》有"猗彼女桑"句。这里"女桑"，皆应指栽培的桑 Morus alba，也与《植物名实图考》载："今吴中桑矮而肥盖即女桑（图3-15）相符"。《辞海》载："檿……木名，即山桑。"同书又记载了山桑的学名为Morus australis（即鸡桑），并有植物形态描述。这与《植物名实图考》载："江北桑皆自生，材中计器，盖即檿桑也"一致。清代郝懿行在《尔雅义疏》中记有："今山桑叶小于桑而多缺刻，性尤坚紧"。说的亦鸡桑。李时珍在《本草纲目》中曰："桑有数种：有白桑，叶大如掌而厚；鸡桑，叶花而薄；子桑先椹而后叶；山桑，叶尖而长"。白桑自然是桑；"叶花而薄"与鸡桑相符；"山桑，叶尖而长"，这与蒙桑 M. mongolica 的叶卵形至长圆状卵形（长倍于宽），先端长渐尖或尾状渐尖相符合；"子桑，先椹而后叶"，究竟是哪一种，尚待进一步研究，因为现今所有的桑属植物，都是花叶同时开放。可以看出，自古以来桑白皮的植物来源就不止一种。其中白桑与《中国药典》2020年版一部收载的桑 Morus alba L.品种相符，故现行版《中国药典》以桑科植物桑（图3-16）的干燥根皮为正品。现代以河南、安徽、浙江、江苏等地为主产区，以安徽亳州为道地产区。

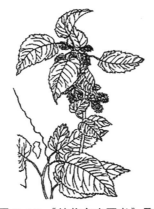

图 3-15 《植物名实图考》桑

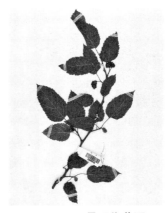

图 3-16 桑现代药图
来源：上海辰山植物园标本馆

8.瓜蒌仁基原确定

《证类本草》中衡州瓜蒌、均州瓜蒌图皆指葫芦科植物栝楼（图 3-17 左）。《植物名实图考·卷二十二》所绘第一图为双边栝楼（图 3-17 右）。今两种瓜蒌皆为药用正品，为葫芦科植物栝楼 *Trichosanthes kirilowii* Maxim. 或双边栝楼 *Trichosanthes rosthornii* Harms 的干燥果仁。双边栝楼至少从清代起在我国南方地区即有应用，但质量不及前者，故考虑清金化痰汤所用瓜蒌仁为葫芦科植物栝楼的种子。栝楼在我国东部分布广泛，山东、河南、河北、安徽、江苏、浙江、山西、陕西等地均有野生和人工栽培。瓜蒌的传统道地产区被考证认为是山东省长清、肥城、宁阳一带。

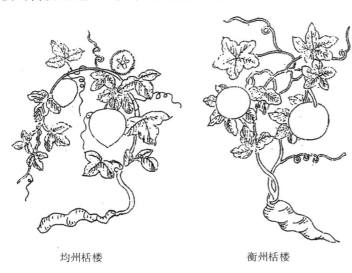

均州栝楼   衡州栝楼

《证类本草》瓜蒌

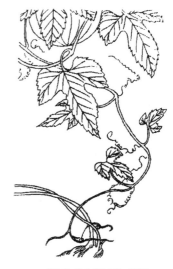

《植物名实图考》瓜蒌

图 3-17 瓜蒌

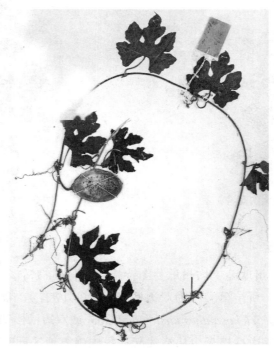

图 3-18　瓜蒌现代药图
来源：中国科学院植物研究所标本馆

9.橘红基原确定

古代橘红药材有橘类橘红和柚类橘红2种。其中橘类橘红出现较早，首见于南宋《宝庆本草折衷》："橘皮……去白瓢者，名橘红"，并在首次以单独的条目载于明《本草汇言》："橘红即陈橘皮，刮去白膜，以广中这更胜"。《增补图注本草备要》于陈皮条目下记载"去白名橘红"，并载药图（图3-19）。由此可知，橘类橘红即芸香科植物橘 *Citrus reticulata* Blanco（图3-20）或其栽培变种的干燥外层果皮，与2020年版《中国药典》中的"橘红"一致。而柚类橘红出现较晚，首载于清初名医喻昌《医门法律》"化州陈皮消痰甚灵，然消伐太峻，不宜轻用，况此形真者绝少，无非柚皮而已"。《植物名实图考》"橘红"项即指柚类橘红为正品，"橘红，产广东化州。大如柚，肉甜，刮制其皮为橘红。以城内产者为佳。然真者极难得……赝者皆以柚皮就化州作之"。2020年版《中国药典》中将其载为"化橘红"条目，为芸香科植物化州柚 *Citrus grandis* 'Tomentosa'或柚 *Citrus grandis*（L.）Osbeck的未成熟或接近成熟外层果皮。结合清金化痰汤成方年代，方中橘红应为橘类橘红，但由于此类橘红加工费时，产量不高，生产量逐年递减，目前已极少药用，有走向消失的趋势[7]。

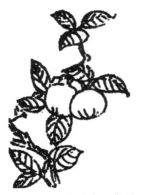

图 3-19 《增补图注本草备要》陈皮

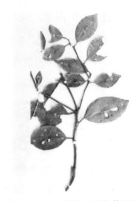

图 3-20 橘红现代药图

来源：广西植物研究所标本馆

10.茯苓基原确定

历代本草所载，均指 *Poria cocos*，《证类本草》及《本草纲目》的附图也系本种（图 3-21）。为多孔菌科 *Polyporaceae* 真菌茯苓 *Poria cocos*（Schw.）Wolf 的干燥菌核（图 3-22）。茯苓分布广泛，有栽培和野生两种，野生者以云南丽江、石鼓、江连等地所产质量为佳，称为"云苓"；栽培者原以安徽产量较大，称为"安苓"，主产于岳西、太湖、霍山、潜山等县。

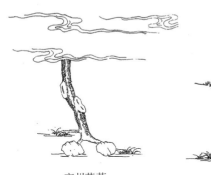

兖州茯苓 　　　　西京茯苓

图 3-21 《证类本草》茯苓

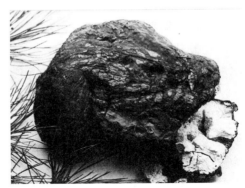

图 3-22 茯苓现代药图

11.甘草基原确定

甘草《神农本草经》列为上品，《证类本草》引图经："生河西川谷积沙山及上郡，今陕西河东州郡皆有之。春生青苗，高一、二尺，叶如槐叶，七月开紫花似奈，冬结实如毕豆。根长者三、四尺，粗细不定，皮赤，上有横梁，梁下皆细根也"（图3-23）。《本草纲目》载于草部山草类，指出"甘草枝叶悉如槐，高五、六尺，但叶端微尖而糙涩，似有白毛，结角如相思豆，作一本生，至熟时角拆，子扁如小豆，极尖，齿啮不破，今出河东西界"。从形态描述来看，古代药用本草和现代药用的甘草是一致的，为

豆科植物甘草 *Glycyrrhiza uralensis* Fisch.的干燥根及根茎（图3-24）。甘草产地以山西、内蒙古为主，但甘肃是最早记录的甘草优质产区，受到古代医药学家的推崇，赞不绝口，在国内外赢得了很高的声誉，作为道地产区延续至今。

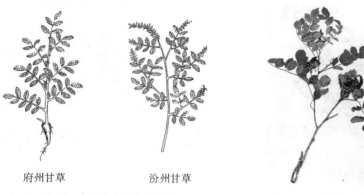

府州甘草　　　　汾州甘草

图3-23　《证类本草》甘草

图3-24　甘草现代药图

来源：中国科学院西北植物研究所标本室

（二）饮片炮制考证

1.黄芩饮片炮制方法的历代变迁

净制法：宋代始载有"刮去皮"。元代有"去芦"。明代有"去粗皮及腐烂者""凡用择深色，剔去内朽，刮净外皮""去皮朽枯"等净制方法记述。

切制法：唐代始载有"切片"。宋代有"去皮并黑腐，（铡）细剉，桶剉，竹筛齐用""碎""杵末""研为细末"。元代为"杵末"。明代为"杵末""薄片咀"等切制方法记述。

炮制法：宋代始载有"酒浸炒黄""酒拌炒""酒蒸""新瓦上炒令香""凡使，先须剉碎，微炒过，方入药用""炒焦""煅存性""为末，姜汁合作饼"。元代有"酒浸炒黄""酒浸焙""酒洗""新瓦上炒令香""用米醋浸七日，炙干，又浸又炙，如此七次""姜汁炒""陈壁土炒"。明代记载有"酒洗炒""酒炒勿太熟""酒浸，蒸熟，曝之""炒黑""醋浸一宿，晒""醋炒""淡姜汁炒""陈壁土炒""便浸炒""酒浸""猪胆汁炒""米泔浸七日，炙干，又浸又炙，如此七次"。清代记载有"枯飘者不用，取小实者切片""酒炒三次""酒炒半焦""炒半黄""烧存性""姜汁制""便浸炒""猪胆汁拌，晒干""猪胆汁扮炒""每斤，用皂角子仁，侧柏各四两，水煮半日，汁干为度，用芩""吴茱萸制"等炮制方法记述。

炮制作用：宋代始载有"酒煮坚实者是胎前用"。金代有"酒炒上颈，主上部积血……上焦有疮者，须用黄芩酒洗"。元代有"病在头面及手梢皮肤者，须用酒炒之，借酒力以上腾也。咽之下脐之上须酒洗之，在下生用，大凡生升熟降""黄芩除上热，目内赤肿，火炒者妙"。明代有"飘者治上焦，条实者治下焦""片芩泻肺胃上焦之火，子芩泻大肠下焦之火""酒炒上行，便炒下行，寻常生用""欲其上者酒炒，欲其下者生用""苦寒酒炒，亦为因用以泻其上热""条芩治上膈病，酒炒为宜""入肺经用枯芩去腐酒浸切炒，入大肠或安胎等俱用子芩酒浸切炒""治去痰火姜汁炒""得猪胆除肝胆火"。清代有"枯而飘者泻上焦之火，实而坚者退下部之热""片芩泻肺胃上焦之火，子芩泻大肠下焦之火""除风热生用，入血分酒炒""清上火酒炒，清下火生用""治泻痢姜汁拌炒""治胆热用猪胆汁拌""独其治疟，炒宜胆汁，使之入肝，亦以清郁""吴茱萸制者为其入肝散滞火也""内行醋炒，外行酒炒"等炮制作用论述。

小结：自古以来，黄芩有生品、炒制品和制炭品等多种饮片规格入药用。生黄芩清热泻火力强，主要用于热病、湿病、黄疸、泻痢和痈疽疔疖等证。古今临床生黄芩多入丸散或随方入煎剂内服，如黄芩汤、三物黄芩汤、黄芩散、金花丸等。而黄芩酒制后，可借酒性升散，上清头目，引药入血分，并可向上升腾和外行，用于治疗目赤肿痛、瘀血壅盛，上部积血失血，上焦肺热咳嗽等证，同时，酒性大热可缓和黄芩苦寒之性，以免损伤脾阳，导致腹痛，如黄芩黄连汤、金花明目丸、黄芩定乱汤等。炒黄芩炭一则有止血作用，再则可大减其苦寒之性，而适用于体虚有热的病人。结合清金化痰汤之作用，本方使用为生品黄芩。

2.山栀饮片炮制方法的历代变迁

《名医别录》《新修本草》《本草图经》《证类本草》：曝干。

《药鉴》：留皮去热于肌表，去皮劫热于心胸。酒炒上行，盐浸下降。

《本草原始》：治上中焦连壳用，下焦去壳微炒用。

《炮炙大法》：凡使，先去皮须了，取九棱者，仁以甘草水浸一宿，漉出焙干，捣，晒如赤金，末用。大率治上焦中焦连壳，用下焦去壳，沉去黄浆，炒用。治血病，炒黑用。

《本草易读》：炒则不吐。

《本经逢原》：入吐剂取肥栀生用，入降火药以建栀、姜汁炒黑用。

小结：栀子的炮制法，直至明代中期，均为曝干生用。而自明后期，开始将栀子炒用，并以炒用去下焦、不吐。结合《医学统旨》刊于1534年（明嘉靖年间），故本方山栀为生山栀。

3.桔梗饮片炮制方法的历代变迁

净制法：唐代始载有"去芦，去苗"。宋代有"去芦""洗净去头尾"。元代有"去芦，米泔浸一宿"。明代有"去头及两畔附枝"。清代有'"刮去浮皮"等净制方法记述。

切制法：宋代始载有"细剉""细切""剉碎""捣罗为散""切作小块""薄切"。元代"剉碎"；明代有"切碎"等切制方法记述。

炮制法：宋代始载有"于槐砧上细剉，用百合水浸一伏时，漉出，缓火熬令干用。每修事四两，用生百合分五捣作膏，投于水中浸""炒""微炒""去芦头炒""剉大块，慢火炒令变紫黑色""切作小块，姜汁浸""切用蜜拌干饭上蒸三日"。元代有"炒黄色""剉用蜜水浸透""蜜水炒剉用""去芦，米泔浸一宿焙干用"。明代有"细剉，微炒""剉碎，炒微焦为度""剉，蜜拌，甑上蒸""剉片，蜜水炒过""入药芦苗去尽，泔渍洗，米泔渍一宿焙干，竹筛齐用""米泔浸，去芦，蒸""去芦头，切碎，酒炒金黄色""去芦，麸炒"、"醋炒"等炮制方法记述。

小结：自古以来，桔梗饮片炮制规格较多。先行《中华人民共和国药典》仅收载有桔梗片一种饮片规格（除去杂质，洗净，润透，切厚片，干燥），其他炮制规格多已不再应用，故本方桔梗为生品。

4.麦门冬饮片炮制方法的历代变迁

净制法：汉代始载有"皆微润抽去心"。宋代有"去皮"。元代有"去芦"。清代有"去心"等净制方法记述。

切制法：梁代始载有"薄切"。宋代有"剉碎"。明代有"捣膏"。清代有"槌匾极薄"等切制方法记述。

炮制法：唐代始载有"取汁""去心熬""入汤皆切，三捣三绞，取汁"。宋代有"去心焙""微炒"。元代有"酒浸去心"。明代有"或以瓦焙，乘热去心""去心盐炒"。清代有"隔纸焙焦用""炒焦""去心姜汁炒""去心糯米拌炒""拌米炒黄""朱砂拌炒""青黛拌"等炮制方法记述。

炮制作用：宋代始载有"温水洗去心用，不令心烦，惟伤寒科带心用"。元代有"行经酒浸""汤浸，去心治经枯"。明代有"滋补药以酒浸擂之"。清代有"入滋补药，酒浸，制其寒""心能令人烦，去心，忌铁，入凉药生用，入补药酒浸。糯米拌蒸亦可""恐滑肠者用米炒黄""宁心用辰砂少许拌入""拌入辰砂，惊烦可定"等炮制作用论述。

小结：麦冬去心的记载较早，沿用的历史也颇长，并以"抽心者除烦"为理论依据。明末至现代，麦冬"去心"与"不去心"两法并用，且去心用在清代始有争议。《本草再新》：不必去心。《本草害利》：近时多连心用。现代研究中，通过化学成分的比较，麦冬是否去心基本相似。通过临床调查和口服观察，没有发现麦冬心"令人烦"的副作用。而麦冬不去心可节省人力，便于生产，故现行《中国药典》规定带心麦冬轧扁应用是合理的[8]。

5.贝母饮片炮制方法的历代变迁

《本草经集注》：曝干。

《新修本草》：曝干。

《本草图经》：晒干。

小结：浙贝母炮制记载较少，炮制方法也只见晒干一种，故为生品。

6.知母饮片炮制方法的历代变迁

净制法：金代始载有"去皮""去须"。元代有"新瓦上焙，去毛""刮去黑皮苗裹白者佳"。

切制法：汉代始载有"切片，焙干，为细末"。宋代有"凡使，先于槐砧上细锉，焙干，木臼捣，勿令犯铁器"。元代有"刮去黑皮苗白者佳，细用"等切制方法记述。

炮制法：宋代始载有"煨令微黄""焙""切，炒""酒炒""酒拌炒黑""盐水炒研末""去毛盐酒拌炒""盐酒炒褐色"。元代有"微炒出汗""细锉酒洗""酒浸"等炮制方法记述。

炮制作用：元代始载有"酒浸曝干，恐寒伤胃气也""病在头面及手梢皮肤者，须用酒炒之，借酒力以上腾也。咽之下脐之上须酒洗之""上颈行经，皆须用酒炒"。金代有"苦，阴中微阳，凉肾经，本药上颈行经用酒炒"。明代有"去净皮毛，忌犯铁器，引经上颈，酒炒才升，益肾滋阴，盐炒便入""补药盐水或蜜水蒸或炒""忌铁器，生用泻胃火，酒炒泻肾火"等炮制作用论述。

小结：自古以来，知母有生品和制品等多种饮片规格入药。强调炮制忌铁器，生用泻胃火，盐炒益肾滋阴。对酒的作用，一说酒炒泻肾火，一说酒炒恐寒伤胃气，一说借酒力以上腾。现今认为，生用清热泻火力强，盐制引药下行，增强滋阴降火的作用，酒制缓和药性，应用不同辅料炮制后，均系发挥辅料的助效作用。结合清金化痰汤之作用，本方知母应为生用。

7.桑白皮饮片炮制方法的历代变迁

《本草图经》：初采得，以铜刀剥去上粗皮，其取里白，切，焙干。

《炮炙全书》：取东行嫩根洗去土泥，日晒，待其干透后，剥皮贮之。临时刮去上薄衣，炙用。若掘取时即剥取皮且刮上衣，其涎流去，药力都泄，用之少效。

小结：历代对桑白皮的炮制也较简单，主要为净制后晒干。

8.瓜蒌仁饮片炮制方法的历代变迁

净制法：唐代始载有"去皮"。宋代有"去觚皮""去壳""淘洗"。明代有"剥去壳及皮膜"等净制方法记述。

炮制法：宋代始载有"清炒""炒香熟""炒黄""烧存性""童子小便一升相和，研绞取汁""焙""取瓤仁，蛤粉一匙同炒黄"。明代有"炒紫色""炒熟""瓦上焙干""白面做饼子，焙干""连皮子瓤，重重纸包，火煨，捣烂""乳汁炒香""捣碎用粗纸压去油""剥壳用仁，渗油，只一度"。清代有"去皮焙为末""连瓤瓦焙""麸炒"

等炮制方法记述。

炮制作用：明代始载有"剥壳用仁，渗油，只一度，免人恶心，毋多炙，失药润性"。清代有"古方全用，连子连皮细切，后世仍分子瓤各用。然不可执一，有全用者，有用皮瓤而去子者，又有止用瓤者，有止用子者""通大便，研酒调下，或炒香酒下。恐滑肠去油用。咳嗽明矾制，或蛤粉和炒"等炮制作用论述。

小结：自古以来，瓜蒌有生品和制品等多种饮片规格入药。现代主要沿用切制、蜜炙、制霜等炮制方法，历代的其他炮制方法现今已无沿用，故本方瓜蒌仁为炒瓜蒌仁。

9.橘红饮片炮制方法的历代变迁

用刀削下外果皮，晒干或阴干。多加工呈长条形或不规则薄片状，厚约0.2mm，边缘皱缩向内卷曲。外表面橙红色或棕褐色，密布黄白色突起或凹下的油室；内表面黄白色，或淡橙红色，密布凹下透光小圆点。

小结：橘红常规炮制为除去杂质，切碎，故本方橘红为生品。

10.茯苓饮片炮制方法的历代变迁

净制法：梁代始载有"削除去黑皮"。宋代有"去黑皮、去毛"。金代有"丸用去粗皮、白者佳"。元代有"去木"。明代有"水飞去皮及砂""去黑心""去粗皮，淘净，阴干，为细末""去心木""去筋""去皮木屑，水淘净"。清代有"细末水澄"等净制方法记述。

切制法：唐代始载有"细切""去黑皮，擘破如枣大，清水渍，经一日一夜，于日中暴干为末"。宋代有"凡采得后，去皮心神了，捣令细""削去皮，切为方寸块""木杵千下为末""皮捣细，纱罗过用"。明代有"细到焙""打碎、切""切作片子""去皮为末，飞取沉者""去皮切片""去皮膜用"。清代有"连皮""生研"等切制方法记述。

炮制法：唐代始载有"作丸散者，皆先煮之两三沸乃切曝干"。宋代有"以水中澄去浮者，炒用""与猪苓同煮，去猪苓""乳拌"。元代有"去皮，切，焙""酒浸与光明朱砂同用能秘真元""去皮面裹煨"。明代有"炒令黄""去皮，用天花粉煮""与砂仁饭上蒸熟，只用茯苓""乳汁炙""人乳浸日晒夜露七日七夜""人乳拌蒸用""乳汁浸晒干，再浸再晒三次""用人乳浸过，煮干""去皮飞去筋乳拌饭上蒸、晒干""蒸过，去黑皮，研为末""饭上蒸""蒸过晒干""切作片子，饭上三次，焙干""酒浸，去心，干""酒拌蒸，晒""酒洗""米泔净，去红丝，焙干"。清代有"雄黄染黄""肉桂酒煎汁制""黑牛乳浸""去皮；薄片；暴干蒸之，以汤淋去苦味，淋之不止，其汁当甜，及暴干筛末""以焙干为末""糯米酒煮软，竹刀切片阴干""酒煮""酒炒""切片姜汁拌蒸晒干""土炒"等炮制方法记述。

小结：古代关于茯苓炮制的内容丰富，方法繁多。净制须去掉黑皮、黑心、松根、赤筋等。治男子小便白浊、混浊淋沥，妇人经候不利用醋制，如止带方。治水气虚肿宜去皮面煨，如五苓散等；治肺气壅塞、咳嗽须炒制，如苓桂术甘汤等；滋补元气，治梦遗精滑用酒制，治痨嗽用乳剂，治吐利厥冷用肉桂、酒制等。这些方法现今多已失传不用，故本方茯苓选用生品。

11. 甘草饮片炮制方法的历代变迁

净制法：宋代始载有"凡使须去头尾尖处""去芦头及赤皮""削去赤皮，细剉"。明代有"去芦头，刮去皮，生亦可用"等净制方法记述。

切制法：南齐始载有"细切"。宋代有"细剉""切作细块""捶碎"。明代有"切如大豆""捣罗为末"。清代有"切片"等切制方法记述。

炮制法：汉代始载有"炙焦为末""微炒"。唐代有"蜜煎甘草涂之"。宋代有"炙微赤，剉""炙黄色""炙令微紫""炒令黄""切碎，炒黄黑色""先炮令内外赤黄用良""炮熟剉焙""炙酥""蜜炒""炒存性""醋浸""盐水浸炙黄""猪胆汁浸""油浸炙""爁""黄泥裹煨干，去土剉"。明代有"用清水蘸炙""剉炒令焦""炮再麸炒""去皮蜜炙""切片用蜜水拌炒""剉烧存性""醋浸，慢火煨干""涂麻油炙干""酥制""姜汁炒""酒炒"等炮制方法记述。

炮制作用：宋代始载有"入药须微炙、不尔亦微凉，生则味不佳"。元代有"生用大泻热火，炙之则温，能补上焦、中焦、下焦元气"。明代有"生甘平，炙甘温纯阳补血养胃""生用清肿消毒治咽痛，炙则性温能健脾胃和中""大抵补中宜炙用，泻火食生用"。清代有"甘草经蜜炙能健脾调胃""和中补胃脾，粳米拌炒或蜜炙用"等炮制作用论述。

小结：自古以来，甘草有生品及制品等多种饮片规格入药。中医认为，甘草"生用性凉，大泻热火消肿解毒，炙之则温能健脾胃补中"，制法则由单纯加热炙演化为水炙、蜜炙、米炒等。结合清金化痰汤之作用，本方甘草为生品。

（三）处方剂量考证

1. 度量衡单位量值考证

（1）关于钱的现代剂量

从20世纪70年代末，计量工作者和文物专家们开始合作研究度量衡史，注重有关单位量值资料的收集整理，在考订历代度量衡单位量值方面，取得了初步成果，明代的"钱"为3.73克[9]，重量上"分"为1/10"钱"[10]。

（2）关于钟的现代剂量

本研究以互联网上获取的650部电子中医古籍[11]为基础资料。对资料进行初步整理和标注著作年代后，选取其中570部著作年代为北宋至清代的古籍作为方剂来源，其中宋代49部，金代13部，元代30部，明代134部，清代344部。这些古籍囊括了《太平圣惠方》《太平惠民和剂局方》《圣济总录》《世医得效方》《普济方》《医宗金鉴》等各时期方剂学专著或载有大量方剂的著作，具有一定代表性。基于这些古籍，生成两组方剂数据：数据集A由包含指定煎煮水量单位的方剂构成，用于初步分析这些煎煮水量单位的应用规律；数据集B由包含指定煎煮水量单位的煮散剂构成，用于估算这些煎煮水量单位量值。

　　数据集A纳入标准：①包含指定煎煮水量单位。②煎煮水量单位应用于方剂的制备过程，且用于衡量"水"的量。③方剂的剂型为散剂或汤剂。排除标准：①表述模糊，难以界定是否为方剂者。②以"熬成膏""煎煮干""绞取汁"等方法制备，造成方剂剂型判断存在困难者。

　　数据集B纳入标准：①已纳入数据集A。②方剂剂型为煮散剂。③明确标注每服药量、每服煎煮水量者。排除标准：①以"㕮咀"、"为粗末"等为饮片加工方法，难以确切判别为煮散剂者。②难以通过一般算法识别散剂药量数值、煎煮水量数值者。

　　假定各时代药水比相对恒定，则在散剂药量单位一定时，数值药水比仅与煎煮水量单位相关，且煎煮水量单位量值与数值药水比成正比。故按散剂药量单位、各时代煎煮水量单位分组统计数值药水比均值后，只需确认任一时代任一煎煮水量单位量值的绝对值，便可以此为基准估算其余各时代各煎煮水量单位量值。

　　通过粗略阅读文献，确定目标煎煮水量单位为："盏""钟""盅""碗""杯"。使用python3.7.2，按表3-1依次通过正则表达式（正则表达式使用python标准库re模块语法）获取相应条目并进行对应处理，生成两个方剂数据集，包含条目编号、条目文本、条目来源、条目起至位置信息，储存于sqlite3数据库。

表3-1　数据筛选及处理次序表

次序	正则表达式	数据源	处理
1	.{15} 水.[大|中|小]?[盏|钟|盅|碗|杯].*?[\<|\\\\(|（]	电子中医古籍	存入临时数据集
2	每[服|用]? .{1, 4}? 大?[钱|两].*? 水	临时数据集	移入数据集A-散剂
3	水 .{2, 4} 散	临时数据集	移入数据集A-散剂
4	水.* 煎至? .[盏|钟|盅|碗|杯]	临时数据集	移入数据集A-汤剂
5	水.* 煎至? .分	临时数据集	移入数据集A-汤剂
6	水.* 煎服	临时数据集	移入数据集A-汤剂
7	[煎|煮]至? 干	临时数据集	移除
8	熬成? 膏	临时数据集	移除
9	取汁	临时数据集	移除
10	水.*[煮|煎]取? 至?（?!干）	临时数据集	移入数据集A-汤剂
11	饮.? 水	临时数据集	移除
12	水.* 绞.? 汁	临时数据集	移除
13	水.* 浸取	临时数据集	移除

续表

次序	正则表达式	数据源	处理
14	调服	临时数据集	移入数据集 A– 散剂
15	［研｜磨］水	临时数据集	移除
16	–	临时数据集	人工筛选分类
17	每［服｜用｜取］? 抄?（? P < wq0 >.）（? P < wu >大?［钱｜两｜匕｜字｜匙］匕?）（? P < wq1 >半?）.*? 水（? P < sq0 >.）（? P < su1 >［大｜中｜小］?）（? P < su0 >［盏｜钟｜盅｜碗｜杯］）（? P < sq1 >半?）	数据集 A– 散剂	存入数据集 B
18	水（? P < sq0 >.）（? P < su1 >［大｜中｜小］?）（? P < su0 >［盏｜钟｜盅｜碗｜杯］）（? P < sq1 >半?）.*? 散（? P < wq0 >.）（? P < wu >大?［钱｜两｜匕｜字｜匙］匕?）（? P < wq1 >半?）	数据集 A– 散剂	存入数据集 B

使用 python 的 pandas 库对数据集 B 进行数据清洗，将文本格式的散剂药量数值和煎煮水量数值资料转换为数字格式资料，剔除无法正常识别并转换为数字格式的条目。同时为消除各时代衡量单位量值不统一造成的误差，根据《中国历代度量衡量值表》[12] 按如下量值（假定金代量值等同宋代），将各代散剂药量数值折算为宋代散剂药量数值：宋 661 克/斤，元 610 克/斤，明 596.8 克/斤，清 596.8 克/斤。

使用 python 的 pandas 和 NumPy 库对数据集 A 按时代、煎煮水量单位、剂型分组统计条目计数；对数据集 B 按时代、煎煮水量单位、散剂药量单位分组统计条目计数，并对计数＞20 的分组统计数值药水比均值。由于数值药水比总体分布未知，故采用不需要对总体分布作假设的 bootstrap 法估算均值的置信区间，取双侧置信区间 CI=95%，迭代次数 n=1000。在选定煎煮水量单位量值基准后，按数值药水比均值比例折算其余煎煮水量单位量值。

数据挖掘过程中发现，宋及后世方剂煎煮水量单位有 5 类："盏""钟""盅""碗""杯"。其中宋、明两个时代，衍生于"盏"的"小盏""中盏""大盏"作为煎煮水量单位被广泛使用；在一些时代，"钟"和"碗"也衍生了"小钟""大钟""小碗""大碗"单位，但是并未被广泛使用。

数据集 A 共纳入 36423 项方剂条目，分组统计后显示各煎煮水量单位的使用与著书时代、方剂剂型有一定相关性（表 3–2）：①宋、金、元时期，主要以"盏"作为煎煮水量单位。明代时"钟"、"盅"、"碗"开始得到广泛使用。而清代在沿用明代煎煮水量单位之外，还大量以"杯"作为煎煮水量单位。②以"盏"为煎煮水量单位的方剂多数为散剂，而以"碗"为煎煮水量的方剂则以汤剂为主。"盏"的这一特点可能与散剂在宋代大量使用，而后世在传抄中沿用了宋代的煎煮水量单位有关。

表 3-2　数据集 A 各时代不同煎煮水量单位的汤剂和散剂数量统计表

方剂数（条）	盏		钟		盅		碗		杯	
	汤剂	散剂	汤剂	散剂	汤剂	散剂	汤剂	散剂	汤剂	散剂
宋	1890	12007	11	15	0	1	194	65	2	1
金	95	212	9	2	0	0	16	7	0	0
元	261	797	22	10	0	0	57	20	0	0
明	4022	8131	2307	412	1173	117	796	219	7	2
清	451	446	864	85	338	38	797	63	443	18

另外，同样是在明代，《普济方》《古今医统大全》《证治准绳》《医学纲目》等著作主要以"盏"为煎煮水量单位，而《景岳全书》《审视瑶函》《医方集宜》《仁术便览》等则以"钟"为煎煮水量单位。清代《外科心法要诀》以"盅"为煎煮水量单位，《温病条辨》《医学三字经》等以"杯"为煎煮水量单位。由此可见，不同煎煮水量单位的选择可能和作者的喜好也有一定关系。

数据集 B 共纳入 22249 项煮散剂条目，按各时期不同散剂药量单位、煎煮水量单位分组后，可见仅当散剂药量单位为"钱"、"两"时，存在多组煎煮水量单位方剂计数 > 20，可纳入分析并进一步计算该散剂药量单位下，各时代煎煮水量单位数值药水比（见表 3-3）。

表 3-3　数据集 B 各时代煮散剂不同药量单位和煎煮水量单位的数量统计表

煮散剂数目（条）		盏类				钟类			盅类	碗类			杯类
		盏	小盏	中盏	大盏	钟	小钟	大钟	盅	碗	小碗	大碗	杯
宋	两	52	0	16	134	2	0	0	0	19	0	3	0
	钱	1925	965	2981	742	11	0	0	1	10	0	3	1
	大钱	209	7	5	8	0	0	0	0	0	0	0	0
	钱匕	4600	51	46	47	2	0	0	0	6	0	0	0
	大钱匕	2	1	0	0	0	0	0	0	0	0	0	0
	字	1	2	0	0	0	0	0	0	0	0	0	0
	匙	4	0	0	0	0	0	0	0	3	0	2	0
金	两	26	0	0	3	1	0	0	0	3	0	1	0
	钱	126	0	2	18	1	0	0	0	0	0	0	0
	钱匕	1	0	0	0	0	0	0	0	0	0	0	0

续表

煮散剂数目（条）		盏类				钟类			盅类	碗类			杯类
		盏	小盏	中盏	大盏	钟	小钟	大钟	盅	碗	小碗	大碗	杯
元	两	12	0	0	1	1	0	0	0	4	0	0	0
	钱	634	5	14	55	9	0	0	0	5	0	2	0
	大钱	38	0	0	0	0	0	0	0	1	0	0	0
	钱匕	2	1	0	0	0	0	0	0	0	0	0	0
明	两	251	0	4	93	57	0	2	15	52	1	7	0
	钱	5060	218	1138	592	283	3	8	89	65	2	9	0
	大钱	95	8	5	14	1	0	0	3	0	0	0	0
	钱匕	384	2	4	3	3	0	0	1	4	0	0	0
	大钱匕	0	2	0	0	0	0	0	0	0	0	0	0
	字	8	0	0	0	0	0	0	0	2	0	0	0
	匙	1	0	0	0	0	0	0	0	3	0	2	0
清	两	25	0	0	3	18	0	0	5	5	0	1	0
	钱	336	7	8	12	58	0	2	24	21	0	2	6
	大钱	3	0	0	0	0	0	0	0	0	0	0	0
	钱匕	12	0	0	0	0	0	0	1	0	0	0	0

经计算，以"两"为散剂药量单位时，各时代煎煮水量单位数值药水比均值分别为：宋-盏（0.37）、金-盏（0.50）、明-盏（0.38）、清-盏（0.39）、宋-大盏（0.48）、明-大盏（0.43）。以"钱"为散剂药量单位时，各时代煎煮水量单位数值药水比均值分别为：宋-盏（2.42）、金-盏（2.73）、元-盏（2.22）、明-盏（2.51）、清-盏（2.56）、宋-大盏（4.48）、元-大盏（2.50）、明-大盏（3.81）、宋-中盏（3.46）、明-中盏（3.21）、宋-小盏（1.03）、明-小盏（1.19）、明-钟（2.56）、清-钟（2.61）、明-盅（2.94）、清-盅（2.89）、明-碗（3.06）、清-碗（2.64）。

北宋《太平圣惠方·卷二·论合和》记载："凡煮汤，云用水一大盏者，约一升也；一中盏者，约五合也；一小盏者，约三合也。"许洪在《合剂指南总论·卷上·论和合法》中大致沿用了该叙述，仅将"一小盏"替换为"一小钟"，而该文献被附于《太平和剂局方》书后。由此可知，在当时"盏"和"钟"似乎可以相互替代。按《中国科学技术史·度量衡卷》[12]考证，宋太府斗升702ml，则宋之"大盏"可折算为702ml，"中盏"折算为351ml，"小盏"折算为210.6ml。另据明虞抟《医学正传·凡例》："凡云用水一盏，即今之白茶盏也，约计半斤之数，余仿此"。《中国科学技术史·度量衡卷》[12]依明存世砝码、银铤和清两原器考订明每斤量值596.8g，可推出明一盏约合300ml。但无论以"两"或"钱"为散剂药量单位，明-盏的数值药水比均值均稍大于宋-盏的数值药水比均值，故两者存在冲突。考虑宋代既无存世量器，仅能据文献推算量值，且量制混乱，太府斗升与宁国府文思斗升容量差别较大，而相对地，明代有砝码实物存世，量值误差较小，故取明-盏的量值300ml为基准。

以此为基准，则以"两"为散剂药量单位时，各时期煎煮水量单位量值估算值为：宋-盏（293.62ml）、金-盏（395.01ml）、明-盏（300ml）、清-盏（304.74ml）、宋-大盏（380.29ml）、明-大盏（335.81ml）。以"钱"为散剂药量单位时，各时代煎煮水量单位量值估算值为：宋-盏（289.27ml）、金-盏（326.10ml）、元-盏（265.60ml）、明-盏（300ml）、清-盏（305.73ml）、宋-大盏（535.36ml）、元-大盏（298.57ml）、明-大盏（455.74ml）、宋-中盏（414.02ml）、明-中盏（383.40ml）、宋-小盏（122.76ml）、明-小盏（142.17ml）、明-钟（306.14ml）、清-钟（311.63ml）、明-盅（351.87ml）、清-盅（345.86ml）、明-碗（365.70ml）、清-碗（315.71ml）。清代煎煮水量单位"杯"，由于极少用于煮散剂，无法用这种方法估算量值。

汇总数据后（表3-4），各时代煎煮水量单位的估算量值有以下特点：①宋、明、清时代的"盏"及明、清时代的"钟"的估算量值均较为接近，相差不过5%左右，可粗略视为这几个煎煮水量单位量值相等。②明、清时代"盅"的估算量值较为接近，均比同时代"盏"的量值大约15%。③两种散剂药量单位下，金-盏的估算量值差别较大，考虑以"两"为散剂药量单位时金-盏的样本量较小，可能是误差所致。

表3-4 各时代煎煮水量单位量值估算表

煎煮水量 单位量值 （ml）	盏	大盏	中盏	小盏	钟	盅	碗
宋	289.27~293.62	380.29~535.36	414.02	122.76	-	-	-
金	326.10~395.01*	–	–	–	–	–	–
元	265.60	298.57	–	–	–	–	–
明	300	335.81~455.74	383.40	142.17	306.14	351.87	365.70
清	304.74*~305.73	–	–	–	311.63	345.86*	315.71*

注：*表示该估值依赖的样本量＜30，可能存在较大误差。

清金化痰汤创制时代为明朝，故估算方中"钟"的量值约300ml，并依此进行了方剂的实际煎煮实验。在煎煮实验中发现当清金化痰汤"钟"取量值300ml时，无论是初始水量与投药量的比例、煎煮终点水量还是相应的煎煮时间都较为得当，故最终将300ml定位清金化痰汤"钟"的量值考证结果。

2.清金化痰汤处方剂量的确定

黄芩 5.60g，栀子 5.60g，桔梗 7.46g，麦冬 3.73g，桑白皮 3.73g，浙贝母 3.73g，知母 3.73g，瓜蒌仁 3.73g，橘红 3.73g，茯苓 3.73g，甘草 1.49g。

以水 600ml，煎至 240ml，食后服。

（四）功能主治

【功效】清肺化痰。

【主治】治咳嗽，咯痰黄稠腥臭，或带血丝，面赤，鼻出热气，咽喉干痛，舌苔黄腻，脉象濡数。现多用于上呼吸道感染，急慢性支气管炎属痰热证者。

第二节　清金化痰汤现代研究进展

通过查阅文献，从清金化痰汤的历史沿革、配伍分析、化学成分及质量控制、现代药理研究及临床应用方面总结归纳其研究进展，现将处方分析、化学成分及质量控制、现代药理研究等综述如下。

一、处方分析

《古代经典名方目录（第一批）》中的清金化痰汤来源于明代叶文龄所著《医学统旨》，由黄芩、栀子、浙贝母、桑白皮、瓜蒌子、橘红、桔梗、麦冬、知母、茯苓、甘草 11 味药物组成。清金化痰汤主治"因火者，咽喉干痛，面赤，鼻出热气，其痰嗽而难出，色黄且浓，或带血丝，或出腥臭"，病机为痰热壅肺，治应清肺化痰。其中黄芩性味苦寒，主入肺经，功能清热燥湿、泻火解毒，尤善清泻肺火及上焦实热，为方中君药。栀子，性味苦寒，能清泻三焦火邪，《本草经疏》认为栀子可以"泻一切有余之火"，本方中与黄芩合用，意在加强清肺中实热之功，两者共为君药。浙贝母，性寒味苦，为方中臣药，清热化痰止咳。瓜蒌子，性味甘苦寒，主入肺与大肠经，具有清热化痰、宽胸散结的功效，《本草纲目》记载："润肺燥，降火，治咳嗽，涤痰结"，本方中为臣药，取其清肺化痰、润而不燥之功。桑白皮，性味辛甘寒，主入肺经，能清泻肺火兼泻肺中水气而平喘，在本方中为臣药。方中橘红为臣药，性味辛苦温，具有理气化痰之功，使气顺痰自消。浙贝母、瓜蒌子、桑白皮、橘红四药合用，在加强君药清泄肺热的同时，又起化痰止咳之效。知母，性味苦寒，善清除火热，又善于滋补火热所耗的阴亏，为方中佐药，取其清肺润燥、化痰止咳之功。麦冬，味甘柔润，性偏苦寒，方中佐以本品，使其清肺热的同时养肺阴。茯苓，方中佐药，性味甘淡平，是治痰湿的要药，使湿无所聚，痰无由生。佐药桔梗，性味苦辛平，性散上行，有"诸药舟楫"之称，能利肺气以排壅肺之脓痰。使药甘草，性味甘平，既能止咳祛痰平喘，还兼具调和诸药之功。

纵观全方，黄芩、栀子清泻肺火；桑白皮、瓜蒌子、浙贝母、桔梗则清热涤痰、宽胸开结；橘红、茯苓均具健脾化痰之功，以绝生痰之源；麦冬、知母则养阴润肺除烦；甘草补土和中，并调和诸药。全方具有清热润肺、化痰止咳的功效，适用于痰浊不化、蕴而化热之证。

二、化学成分及质量控制

中药化学成分分析是阐明中药药效物质基础及质量控制的关键，也是实现中药现代化的关键内容。清金化痰汤组方及化学成分复杂，目前关于其整方化学成分的研究较少，主要集中在对该复方中单味药的化学成分进行研究。

黄芩具有清热燥湿、泻火解毒的功效，是中医临床和中成药中最常用的中药之一，其所含化学成分主要包括黄酮及其苷类、萜类、挥发油类、多糖类以及微量元素、氨基酸等，其中黄芩苷、黄芩素、汉黄芩苷是黄芩的特征性成分，也是发挥作用的主要活性成分。

栀子泻火除烦、清热利湿、凉血解毒，化学成分丰富，目前已经从栀子中发现40多种活性成分，主要有环烯醚萜类、单萜苷类、二萜类、三萜类、有机酸酯类、黄酮类、挥发油类、多糖及各种微量元素等，其中京尼平苷、山栀子苷、栀子酮苷等环烯醚萜类成分含量丰富，是栀子的特征性成分。

浙贝母功效为清热润肺、化痰止咳、散结消肿，所含化学成分种类繁多，生物碱及皂苷类成分是其主要的生物活性成分，此外还含有萜类核苷类、甾体、脂肪酸等成分。

桑白皮可泻肺平喘、利水消肿，其化学成分主要包括 Diels-Alder 型加合物、黄酮类、芪类、苯骈呋喃类香豆素类，其他还有萜类、甾醇类、糖类及挥发油类等，DielsAlder型加合物是桑白皮中的特征性成分，是由查尔酮及其衍生物与异戊烯基衍生物发生［4+2］环加成反应得到的产物，已有研究表明，桑白皮中 DielsAlder 型加合物和黄酮类化学成分含量最高。

瓜蒌能清热化痰、宽胸散结、润肠通便，其化学成分主要包括萜类、黄酮及其苷类、甾醇类、苯丙素类、生物碱类、糖类、有机酸类及蛋白质、微量元素等，其栝楼仁二醇、异栝楼仁二醇等萜类成分是葫芦科植物的特征性成分及主要活性成分，且含量丰富。

橘红理气宽中，化痰止咳，其主要的化学成分为黄酮类、多糖类、挥发油类、香豆素类，此外还含有微量元素，其中黄酮类化学成分是其主要有效成分，主要包括柚皮苷和漆树苷，研究表明，两者含量之和占化橘红黄酮类物质总量的 84% 以上。

桔梗的功效为宣肺祛痰、利咽排脓，目前从桔梗中分离得到的化学成分主要包括三萜皂苷类、黄酮类、酚类、甾醇类、多糖类、聚炔类，此外还含有氨基酸、挥发油、微量元素等，其主要药效成分是三萜皂苷类和多糖类化合物，目前关于三萜皂苷类成分研究最多，已经分离并鉴定的三萜皂苷类化合物有 75 种，主要包括桔梗皂苷A、B、C、D 及其皂苷元等。

麦冬养阴润肺、益胃生津、清心除烦，主要的化学成分包括甾体皂苷类、高异黄酮类、多糖类、有机酸类、环二肽类成分，现代研究表明，甾体皂苷类成分和高异黄酮类成分是麦冬的主要药效活性成分。

知母具有清热泻火、滋阴润燥、止渴除烦的功效，现代研究表明其主要的化学成分为皂苷类、双苯吡酮类、生物碱类、氨基酸类、挥发油类、多糖类等，其中皂苷类成分是其主要的活性成分且种类繁多，含量约占根茎中总化学成分的 6%。

茯苓可利水渗湿、健脾宁心，其富含多种化学成分，包括三萜类、多糖类、甾醇类、挥发油类、蛋白质、氨基酸及微量元素等，其中多糖类和三萜类化学成分是主要的活性成分，多糖类成分约占菌核干质量的 70%~90%。

甘草具有补益脾气、祛痰止咳、清热解毒、调和诸药多重功效，是中医临床使用最广泛的药材，化学成分以三萜皂苷类、黄酮类、多糖类为主，还含有香豆素类、氨基酸和挥发性成分等，其中三萜皂苷类成分是甘草的特异性标志成分，也是其含量较高的和主要的活性成分。此外，黄酮类化学成分也是近年来关注的热点。

科学全面的质量控制是保证中药临床疗效的前提，为支持经典名方的研究和开发，《经典名方中药复方制剂简化注册审批管理规定》中提出将"经典名方物质基准"作为保证经典名方制剂质量一致的"标准对照物质"。通过中国知网、万方等数据库检索关于清金化痰汤物质基础及质量控制研究发现，仅有刘静等[13]分析了清金化痰汤中山栀子苷、新芒果苷、栀子苷、芒果苷、黄芩素、汉黄芩素、甘草酸 7 种成分作为其质量标志物，通过 UHPLC 测定含量，对清金化痰汤中多个指标成分控制，为物质基准的全面质量控制提供了思路和方法。通过分析百合地黄汤、泻白散、桂枝芍药知母汤等经典名方物质基准质量控制的研究报道发现，在其物质基准质量控制方法中均建立了指纹图谱，此方法能较全面地展示物质基准中的主要物质群，且重复性好。"有效成分含量测定+指纹图谱"模式已经成为经典名方物质基准质量控制的重要手段，提示可对清金化痰汤物质基准指纹图谱进行研究，并且可进一步深入阐明指纹图谱与药效之间的相关性，建立基于药效的质量控制方法。

三、现代药理研究

经典名方的药理作用研究对其制剂研究开发有重要意义，目前关于清金化痰汤药理作用主要集中在镇咳祛痰、抗炎、松弛支气管平滑肌、调节机体免疫功能等方面。

1.镇咳祛痰

慢性阻塞性肺疾病（COPD）、肺炎、急慢性支气管炎患者均不同程度表现出咳嗽、痰多的临床症状。在研究清金化痰汤的镇咳祛痰作用时发现，清金化痰汤对 COPD 气道黏液高分泌模型大鼠黏蛋白 5AC（MUC5AC）分泌量表现出明显的改善作用，且肺泡灌洗液中肿瘤坏死因子-α（TNF-α）、白细胞介素-8（IL-8）表达量明显下降，肺组织中 MUC5AC mRNA 及蛋白水平明显下调，表明其作用机制可能是通过抑制 TNF-α 或 IL-8 等炎症因子的产生下调 MUC5AC mRNA，从而抑制 MUC5AC 的生成。陈英等[14]发现清金化痰汤可明显降低 COPD 气道黏液高分泌大鼠模型的痰液分泌量，肺组织中心粒细胞弹性蛋白酶（NE）、MUC5AC mRNA 表达量也明显降低，表明其作用机制可能与调节 NE/MUC5AC 信号通路有关。杜建超[15]建立了慢性阻塞性肺病急性加重期（AECOPD）大鼠模型，并通过蛋白免疫印迹法发现其肺组织中叉头翼状螺旋转录因子 P3/维甲酸相关孤核受体 γ（Foxp3/RORγt）的蛋白表达量明显上调，这也是清金化痰汤发挥镇咳祛痰的作用机制之一。

2.抗炎

各类呼吸系统疾病均有不同程度的炎症并始终伴随整个疾病过程，因此抗炎是临床上治疗呼吸系统疾病的主要目标。清金化痰汤可明显改善气道炎症型动物模型的炎症介质水平，如赵媚等[16]的实验研究发现，清金化痰汤可明显改善 AECOPD 大鼠炎症状态，降低肺泡灌洗液中炎症因子白细胞介素-1β（IL-1β）、TNF-α 的含量，且研究发现其作用机制可能是通过下调 Janus 酶/信号转导与转录激活子（JAK/STAT）信号通路。陈英等[17]研究发现清金化痰汤可明显降低哮喘小鼠模型中标志性炎症因子 IL-1β、TNF-α、IL-6 的含量，这一作用可能与细胞外调节蛋白激酶/p38 丝裂原活化蛋白激酶（ERK/p38 MAPK）信号通路有关。孟倩等[18]采用大鼠急性气道炎症模型，发现清金化痰汤治疗后，炎症因子 IL-1β、TNF-α、IL-6 的含量显著降低，肺组织病理学炎症积分明显下降，且核转录因子-κB（NF-κB）、p38 MAPK 表达量也显著降低，表明其作用机制与调控 p38 MAPK/NF-κB 信号通路有关。此外，近年来关于自噬与气道炎症反应的关系也成为新的研究热点，研究表明，自噬会影响炎症介质的表达。有文献报道[19]，清金化痰汤处理后，大鼠气道上皮细胞中自噬标志因子 Beclin-1 和 II 型 LC3 的表达减少，自噬蛋白 p62 表达增加，说明清金化痰汤还可通过抑制大鼠气道上皮细胞的自噬反应从而发挥抗炎作用。综上，清金化痰汤可通过降低气道炎症型动物模型的 IL-1β、TNF-α、IL-6 等炎症介质的含量发挥抗炎作用，当前关于其作用机制研究主要集中在 JAK/STAT、ERK/p38 MAPK、p38 MAPK/NF-κB 信号通路与自噬。

3.舒张气管平滑肌

研究表明，哮喘、COPD 等患者的气道上皮组织均呈现平滑肌肉层增厚的现象，这些组织形态上的改变会进一步导致其结构功能上的改变，增大患者呼吸阻力，从而出现胸闷气急、呼吸不畅等典型症状。因此，扩张气管、缓解气流受限及改善肺通气功能是治疗此类疾病的有效手段。已有研究表明，清金化痰汤中君药黄芩所含黄芩素对 KCL 或甲基胆碱诱发的大鼠气管平滑肌收缩具有显著的松弛作用，其机制与抑制组胺 H_1 受体、激活 β_2 肾上腺素能受体和钾离子通道活性有关，黄芩苷也可通过减少哮喘大鼠平滑肌细胞的增多从而抑制平滑肌肉层增厚，改善气道重塑。季晖等[20]研究发现，浙贝母中一定浓度的贝母总生物碱对卡巴胆碱引起的豚鼠离体气管平滑肌收缩呈现出显著的抑制作用，其作用机制与竞争性拮抗气管平滑肌 M 受体有关。王珍珍等[21]也通过西贝素及其衍生物作用于豚鼠离体气管条的实验证明了西贝素的舒张气管平滑肌作用。此外，韦媛媛等[22]研究发现，桑白皮总黄酮对钙内流引起的豚鼠离体气管平滑肌收缩也具有显著抑制作用，并推断其作用机制可能是通过非竞争性抑制钙通道的开放来拮抗钙内流引起的收缩。

4.免疫调节

肺炎、支气管扩张症、COPD 等疾病的发生发展多与机体的免疫功能紊乱有关，机体免疫调节功能失衡会导致疾病的进一步加重。因此，通过对免疫功能的调节从而改善肺系疾病的发生发展具有重要意义。免疫球蛋白 A（IgA）、免疫球蛋白 M（IgM）、免疫球蛋白 G（IgG）是机体重要的免疫因子，不仅能激活补体系统，还可单独或协同吞噬细胞发挥免疫保护效应，从而起到保护机体的作用。研究表明，清金化痰汤具有免疫调节作用，如平秀琴等[23]和姜芊竹等[24]均通过临床实验发现，清金化痰汤可明显改善慢性支气管炎患者的临床症状，且患者血清中 IgA、IgM、IgG 水平均显著升高，表示其对机体的免疫功能具有增强作用。郭昉[25]通过实验发现，清金化痰汤治疗后 AECOPD 患者临床症状得到明显改善，外周血中 Th17 水平明显下调，推测其作用机制可能与调节 Th17 水平有关。李丽琼等[26]则发现清金化痰汤治疗后，患者的白细胞计数（WBC）和 C 反应蛋白（CRP）水平均降低，也达到改善机体免疫功能的目的。因此，清金化痰汤可通过免疫调节的药理作用改善患者临床症状，其作用机制主要与调节 IgA、IgM、IgG 水平和 Th17 水平及 WBC、CRP 水平有关。

四、临床应用研究

课题组通过查阅文献，总结清金化痰汤主治病证及适应证、处方功效、古方现代研究进展和临床应用进展，发表《基于中医证候和传统功效的经典名方清金化痰汤研究概况》（《药物评价研究》，2019，42（11）：2287-2293），现将临床应用进展等部分内容摘录如下。

1.慢性阻塞性肺疾病急性加重期

赵媚[27]选取慢性阻塞性肺疾病急性加重期（AECOPD）痰热郁肺证患者60例。对照组30例给予头孢哌酮钠他唑巴坦钠静滴，每12h给1次。治疗组30例加用清金化痰汤口服，200ml/剂，每日2次，每次1剂，服用14天。结果发现，治疗组总有效率为83.3%，对照组总有效率为70.0%，治疗组总有效率较高；两组患者WBC、CRP、PCT在疗程完毕后水平均降低，且治疗组的下降水平比对照组高；两组患者经治疗后在外周血中的白细胞介素6（IL-6）、白细胞介素8（IL-8）水平均降低。患者疗效方面治疗组比对照组好。说明西药配合中药清金化痰汤治疗AEPOCD，在改善患者临床症状、提高肺功能方面比常规药品效果更好。

2.支气管扩张

田兆华[28]将110例支气管扩张症患者随机分为观察组55例和对照组55例。对照组采取静滴左氧氟沙星抗感染（0.4g，每天1次），采取静滴盐酸氨溴索化痰止咳（30mg，每天2次）。观察组在对照组基础上采用清金化痰汤治疗，早晚分2次服用。两组患者均治疗1个月。结果发现，观察组治疗总有效率为89.10%，明显优于对照组的70.91%。疗程过后，两组患者症状得到明显改善，且除发热一项外对照组的相关项症状治疗程度均明显低于观察组，两组患者生理指标都得到明显改善，且观察组改善程度明显比对照组更好。通过分析可知清金化痰汤用于治疗痰热蕴肺型支气管扩张患者，可改善支气管扩张症患者病情，降低炎症反应程度，提高临床疗效。

3.感冒

周卫波等[29]选取病毒性流感患者80例为研究对象，随机分成对照组40例和治疗组40例。对照组选用奥司他韦，每次75mg，每日2次。治疗组在对照组基础上加用清金化痰汤。治疗周期均为7天。结果发现治疗组有效率92.50%，对照组有效率67.50%，治疗组结果优于对照组。治疗组临床症状转好时间和住院持续时间均较对照组显著降低。分析结果可知，常规西药联合清金化痰汤治疗病毒性流感可有效改善患者症状、缩短病毒性流感患者住院时间，且少有不良反应。

4.肺炎

陈小梅等[30]将老年肺炎患者158例，随机分为对照组79例和观察组79例。对照组抗感染选取左氧氟沙星注射液。观察组在对照组西药基础上加用清金化痰汤，煎至200ml，每日2次，疗程2周。分析结果发现，观察组有效率高于对照组，治疗后观察组中医证候评分量表（TCMSS）较对照组改善明显，观察组老年肺炎患者相关炎性因子TNF-α、CPP水平、MIF水平改善优于对照组。证明清金化痰汤可明显提升老年肺炎患者中医证候分数，使肺炎程度下降，提高老年肺炎患者临床疗效。

5.急性支气管炎

李永仪等[31]选择小儿痰热型急性支气管炎患儿120例，随机分为两组。治疗组予清金化痰汤加减治疗，每天1剂，水煎分2~4次口服。对照组予阿莫西林克拉维酸钾分散片治疗，每次1.5片，每日3次。观察结果分析可知，治疗组总有效率为91.7%，对照组为83.3%，治疗组疗效高于对照组。证明清金化痰汤能有效改善小儿痰热型急性支气管炎的病情。

6.慢性支气管炎

肖惟丹等[32]将82例痰热郁肺型慢性支气管炎急性发作期患者分为研究组41例和对照组41例。对照组予30mg盐酸氨溴索注射液和0.4g左氧氟沙星注射液静脉滴注治疗，每日1次。研究组则在常规临床治疗的基础上配合清金化痰汤加减治疗，水煎服，每日1剂，2次/剂。所有患者治疗周期均为10天。结果发现，研究组患者的咳痰次数以及咳痰控制时间均显著好于对照组，且生活质量评分高于对照组，证明对痰热郁肺型慢性支气管炎急性发作期患者实施清金化痰汤治疗效果良好。

7.肺部感染

陈荣等[33]选取64例老年肺癌术后肺部感染患者，采用头孢哌酮钠舒巴坦钠治疗的32例患者设置为对照组，将采用清金化痰汤联合常规西药治疗的32例患者设置为观察组，1个治疗周期为10天。治疗后分析结果发现，观察组总有效率为90.6%，对照组为68.8%，观察组明显高于对照组。证明清金化痰汤联合头孢哌酮钠舒巴坦钠能够改善老年肺癌术后肺部感染患者的炎性病情，帮助患者肺功能障碍恢复至正常水平。

在治疗咳嗽属痰热壅肺证方面，经典名方清金化痰汤具有明显特色与优势，在感染性肺系疾病加重期，如慢阻肺急性加重期、急性支气管炎、慢性支气管炎急性发作、肺炎、支气管扩张中广泛应用。本文总结该方主治病证及适应证、处方功效、古方现代研究进展和临床应用进展，确认本方传统功效与现代适应证有较好的对应关系，且有严格设计的临床研究和有效性的充分证据，是值得深入研究和开发的经典古方。

第三节　基于数据挖掘技术的清金化痰汤系统评价研究

现代研究表明，清金化痰汤具有镇咳祛痰、抗炎、松弛支气管平滑肌、调节免疫等多重药理作用，临床应用则大多通过加减或联合西药用于慢性阻塞性肺病急性加重期、社区获得性肺炎、急慢性支气管炎、支气管扩张等感染性肺系疾病，目前已有较多临床试验对清金化痰汤治疗肺系疾病的疗效进行验证，循证方面亦有多篇Meta分析对临床试验结论进一步分析和评价。

一、清金化痰汤治疗社区获得性肺炎

社区获得性肺炎（community acquired pneumonia，CAP）是指在院外罹患的感染性肺泡和肺间质炎症。近年随着病原体变迁、抗生素滥用及耐药率上升，运用中医药联合西医常规治疗CAP从而减少抗生素的使用成为全球关注的热点[34]。中医学将CAP归属于"咳嗽""风温""肺热病"等病证范畴，而痰热壅肺证在临床上较为常见，约占53%，在老年CAP患者中痰热壅肺证高达63%[35]。清金化痰方有化痰止咳、清热润肺的功效，是治疗痰浊不化、蕴而化热证的常用方剂。现代药理研究显示其可能通过抑菌抗炎、解热镇痛、降低气道黏液高分泌等机制来治疗CAP[36]。

李云等[36]通过检索常用中英文期刊数据库中采用清金化痰方治疗CAP的随机对照试验，采用R evMan5.3软件进行Meta分析。研究纳入的13项临床试验主要结局指标包括发热、咳嗽咯痰、肺部啰音的改善情况，以及实验室检查指标CRP、WBC、NEUT、PCT的改善情况，并通过量化制定临床有效判定标准。结果显示，清金化痰方联合西医常规治疗CAP的临床总有效率较西医常规治疗组高，是其1.14倍。另外，根据各项指标的Meta分析结果可见，清金化痰方联合西医常规治疗在缩短各临床症状体征持续时间及降低炎症指标因子的幅度方面均较单纯西医常规治疗显著，其比西医常规治疗能平均多缩短退热时间0.88天，缩短咳嗽咯痰消失时间1.49天，缩短肺部啰音消失时间1.01天，缩短住院时长2.54天，比西医常规治疗平均多降低CRP 5.99mg/L、WBC 1.74×10^9/L、NEUT 1.50，且差异均有统计学意义。在PCT方面，清金化痰方联合西医常规治疗可能优于西医常规治疗，但差异无统计学意义。通过亚组分析发现，西医常规治疗联合清金化痰方在老年组和非老年组患者中均具有较大优势，其中老年组患者在降低CRP方面结果显示组间差异无统计学意义，考虑与老年人的病理生理特点有关。随着年龄的增加，肺通气和肺换气功能下降，加之免疫衰退、呼吸道感染容易使体液免疫亢进，导致补体系统和炎性细胞因子过度激活和分泌[37, 38]。安全性方面，4项研究明确报告了其安全可靠，未见不良反应及毒副作用。对比单纯西医常规治疗，联合清金化痰方在改善CAP患者临床症状体征及疗效方面具有较明显优势。

二、清金化痰汤治疗慢性支气管炎

慢性支气管炎（chronic bronchitis，CB）是气管、支气管黏膜以及其周围组织的慢性非特异性炎症，以长期咳、痰和喘为临床特征[39]，经久不愈，易并发肺气肿、肺源性心脏病等。50岁以上人群患病率为15%[40]。因CB反复发作、病程较长，患者在长期治疗过程中易对抗生素产生耐药性，严重影响患者治疗效果和生活质量。中西医结合治疗慢支的疗效明显优于单纯中药或西药，在临床上得到了广泛的应用，且取得了较好的临床疗效[41]。慢性支气管炎主要病机特点为"痰热郁肺，肺失宣降"[42]，清金化痰汤是治疗肺热咳嗽的经典方，与治疗慢性支气管炎临床常见的痰热郁肺证颇为吻合。临床也多见有清金化痰汤治疗慢性支气管炎的报道。

刘剑等[43]通过检索常用中英文文献数据库，纳入清金化痰汤加减联合西医常规治疗、西药等比较治疗CB的随机对照试验，使用Cochrane系统评价手册进行文献质量评价和数据提取，采用Rev Man5.3对临床疗效指标进行Meta分析。分析结果显示：清金化痰汤加减联合西医治疗CB的总有效率高于常规治疗组，差异有统计学意义；治疗组较对照组可显著改善临床症状（咳嗽、咳痰），加快胸片炎症消失时间（d），降低血清炎症因子（hs-crp、IL-6、IL-8、TNF-α），差异均有统计学意义。纳入文献均未报道严重不良反应。

三、清金化痰汤治疗支气管扩张

支气管扩张（bronchiectasis）是一种常见的慢性呼吸道疾病，是由各种原因引起的支气管的病理性、永久性扩张，临床通常表现为咳嗽、咳痰、反复胸部感染，有时会出现咯血及其他身体不适[44]。支气管扩张使气道黏液-纤毛清除系统受损，可导致持续感染、炎症和进一步的气道损害，形成恶性循环[45]。目前认为，支气管扩张病变不可逆转，故以确定并治疗潜在病因、阻止或减缓疾病进展为主要治疗目的，主要临床治疗方法有：促进呼吸道分泌物排出，包括物理排痰和黏液溶解剂辅助排痰、抗菌药物抗感染治疗、大咯血时对症止血治疗等[44, 46]。中医多认为支气管扩张属于"咳嗽""肺痈""咯血"等范畴，痰热邪毒壅于肺脏是支气管扩张的主要病机[47]，与清金化痰汤治疗主症相似，故已有不少应用清金化痰汤治疗支气管扩张的临床报道及研究。

张誉腾等搜索清金化痰汤或其加减方治疗支气管扩张的随机对照试验，采用RevMan5.4软件进行Meta分析。分析结果显示，对比西医常规治疗，联合使用清金化痰汤治疗可以提高支气管扩张的临床有效率，更好地改善患者咳嗽、咳痰、咯血、发热、胸痛、胸闷、口干咽燥、大便干燥、纳呆等症状。降低外周血WBC、CRP，提升肺功能FEV1、FEV1/FVC，而继续联合穴位注射治疗可进一步改善咳嗽、发热症状。现有的研究表明，清金化痰汤可通过调控P38MAPK/NF-κB、JAK/STAT信号通路，抑制细胞因子释放、减少MUC5AC合成[48,49]。而支气管扩张患者中可发现MUC5AC的高表达[50]，这可能为清金化痰汤对支气管扩张的疗效提供了理论依据。仅4个研究观察了安全性指标，且均未报告不良事件。

四、清金化痰汤治疗慢阻肺急性加重期

慢性阻塞性肺疾病（chronic obstructive pulmonary disease，COPD，简称慢阻肺）是一种常见、可预防和可治疗的异质性疾病，其主要特征为持续性的气流受限和呼吸道症状。慢性阻塞性肺疾病急性加重期（AECOPD）（痰热壅肺证）是慢阻肺在细菌或病毒性上呼吸道感染、接触环境刺激物（如高湿度、冷空气或过敏原）或肺栓塞[51]之后，急性出现的咳嗽、咳痰，痰多质黏不易咳出，或在原有症状基础上较前明显加重的症状[52]。其中，感染是AECOPD最常见的原因，治疗常用抗生素、吸入性支气管扩张剂、吸入性糖皮质激素等。然而西药治疗医疗费用昂贵，有一定副作用，病情易反复、呈进行性加重，因此近年来越来越多的中药参与到AECOPD患者的治疗中。清金化痰汤可清热润肺、化痰止咳，尤擅治疗痰热壅肺型的各种肺系疾病，具有镇咳祛痰、抗炎、松弛支气管平滑肌、调节免疫等多重药理作用[53]，适用于AECOPD的治疗。

在常用中英文文献数据库中检索清金化痰汤治疗慢阻肺急性加重期（痰热壅肺证）的临床试验。采用RevMan5.4软件进行Meta分析。分析结果显示清金化痰汤联合西医常规治疗与单纯西医治疗相比，可显著提高AECOPD患者的痊愈率，增强其肺功能FEV1、FEV1%水平，降低血气$PaCO_2$值，改善中医证候积分情况。但在肺功能FEV1/FVC、血气PaO_2、炎症指标CRP、PCT的改善情况方面，试验组与对照组相比无统计学意义。

综上，目前清金化痰方广泛用于临床呼吸系统疾病，如肺炎、慢性支气管炎、支气管扩张、慢阻肺等中医辨证属痰热壅肺证的治疗。临床试验及Meta分析可以佐证其治疗效果，但Meta分析显示纳入的大部分临床试验研究都存在一定局限性，比如：①随机对照试验在临床设计及方法学上缺乏严谨性，随机方法、盲法、随机分配隐藏方法等多数未提及，影响文献质量评价。②纳入的研究多样本量较小，缺乏多中心、大样本量的研究，故会影响本研究结果的精确性。③CAP、慢阻肺等疾病存在分期分级，纳入患者分

期分级不同可能会影响最终结局评价。④"常规治疗"说法较为笼统，纳入的治疗措施较多，会产生一定的临床异质性。因此后续仍需开展高质量的多中心、大样本的随机对照试验验证清金化痰汤的临床疗效及安全性。

参考文献

［1］上海中医学院主编，全国中医教材会议审定．中医内科学讲义［M］．上海：上海科学技术出版，1964：54.

［2］赖天松主编．临床方剂手册［M］．北京：人民卫生出版社，1992.

［3］中华中医药学会发病．中医内科常见病诊疗指南．中医病证部分［M］．北京：中国中医药出版社，2008：2.

［4］上海中医学院1962年级．实习医案选辑［M］．上海：上海科学技术出版社，1960：34.

［5］上海中医学院编．近代中医流派经验［M］．上海：上海科学技术出版社，1994：150.

［6］彭成．中华道地药材［M］．北京：中国中医药出版社，2011：1996.

［7］谢宗万．中药品种理论与应用［M］．北京：人民卫生出版社，2008：768.

［8］金世元，王琦．中药饮片炮制研究与临床应用［M］．北京：化学工业出版社，2004：342-345.

［9］邱隆．中国历代度量衡单位量值表及说明［J］．中国计量，2006（10）：46-48，76.

［10］丘光明，邱隆，杨平．中国科学技术史·度量衡卷［M］．北京：科学出版社，2001：336-341.

［11］佚名．中医古籍大全（650本.txt文本古医书）［EB/OL］．（2017-6-17）．https：//www.ed2000.com/ShowFile/711685.html.

［12］丘光明，邱隆，杨平．中国科学技术史．度量衡卷［M］．北京：科学出版社，2001.

［13］刘静，刘然，李丹丹，等．UHPLC法测定经典名方清金化痰汤物质基准中多指标成分的含量［J］．药学学报，2020，55（8）：1872-1876.

［14］陈英，冯淬灵，李根茂，等．清金化痰汤对COPD模型大鼠肺组织中性粒细胞弹性蛋白酶及黏蛋白5AC表达的影响［J］．吉林中医药，2016，36（1）：65-71.

［15］杜建超．清金化痰汤对AECOPD气道黏液高分泌免疫调节机制的影响及临床疗效观察［D］．北京：北京中医药大学，2017.

［16］赵媚，许光兰，李娇，等．清金化痰颗粒对慢性阻塞性肺疾病急性加重期痰热郁肺型大鼠肺组织JAK/STAT信号通路的影响［J］．中医杂志，2019，60（8）：696-700.

［17］陈英，冯淬灵，李根茂，等．清金化痰汤对慢性阻塞性肺疾病气道黏液高分泌模型大鼠表皮生长因子受体/MAPK信号通路的影响［J］．中国中医药信息杂志，2016，23（10）：56-62.

［18］孟倩，宋春梅，陈丽军．清金化痰汤调节ERK/P38 MAPK信号通路改善哮喘大鼠模型气道炎症的研究［J］．四川中医，2019，37（10）：51-55.

［19］吴林娜．清金化痰汤对AECOPD大鼠Beclin-1、LC3及炎症因子的影响［D］．南京：广西中医药大学，2019.

［20］季晖，王琳辉，李萍，等．伊犁贝母总生物碱对豚鼠的平喘作用及其机理［J］．中国天然药物，2005（2）：58-62.

［21］王珍珍，陈茜，包旭，等．西贝素衍生物的合成及其舒张平滑肌的作用［J］．华西药学杂志，2007（4）：387-390.

［22］韦媛媛，徐峰，陈侠，等．桑白皮总黄酮对豚鼠离体气管平滑肌收缩功能的影响［J］．食品科技，2009，34（4）：185-187.

［23］平秀琴，杨红，吴晓萍，等．清金化痰汤联合异丙托溴铵对痰热壅肺型慢性支气管炎免疫功能及血气分析指标的影响［J］．中华中医药学刊，2020，38（11）：59-62.

［24］姜芊竹，曲阳，杨善军．清金化痰汤加减对慢性支气管炎患者免疫功能及血清炎性细胞因子的影响［J］．中医药导报，2017，23（24）：77-79.

［25］郭昉．清金化痰汤治疗慢阻肺急性加重期痰热壅肺证的调节性免疫机制探讨［D］．北京：北京中医药大学，2018.

［26］李丽琼，江程澄．清金化痰汤与左氧氟沙星联合治疗对克雷伯杆菌肺炎患者白细胞计数、C反应蛋白水平及免疫功能的影响［J］．中国中医急症，2018，27（3）：429-431，438.

［27］赵媚．清金化痰汤对慢性阻塞性肺疾病急性加重期痰热郁肺证患者临床疗效及相关炎症因子的影响［D］．南宁：广西中医药大学，2016.

［28］田兆华．加味清金化痰汤在痰热蕴肺型支气管扩张症患者中的应用效果［J］．中国医药科学，2018，8（16）：49-52.

［29］周卫波，魏菲菲．清金化痰汤联合西药治疗病毒性流行性感冒伴咳嗽40例［J］．河南中医，2015，35（11）：2677-2679.

［30］陈小梅，雷鸣，肖玮．清金化痰汤对老年肺炎患者的临床疗效及对炎性因子和巨噬细胞移动抑制因子的影响［J］．成都中医药大学学报，2017，40（3）：80-82.

［31］李永仪，莫玲岚．清金化痰汤加减治疗小儿痰热型急性支气管炎60例总结［J］．湖南中医杂志，2017，33（9）：83-84.

［32］肖惟丹，袁志超．清金化痰汤加减治疗痰热郁肺型慢性支气管炎急性发作期的临床研究［J］．世界最新医学信息文摘，2018，18（70）：136.

［33］陈荣，马改平，李院玲．清金化痰汤联合头孢哌酮钠舒巴坦钠对肺癌术后肺部感染的疗效观察［J］．中国肿瘤临床与康复，2018，25（10）：1236-1240.

［34］张伯礼，黄璐琦．中医药治疗七种感染性疾病临床实践指南［M］．北京：人民卫生出版社，2017：1-2.

［35］徐向东，姚卫海，曹迎．社区获得性肺炎：中医证型相关分析［J］．江西中医药，2012，43（5）：17-19.

［36］李云，张洪春，刘剑，等．清金化痰方治疗社区获得性肺炎随机对照试验的系统评价［J］．中医杂志，2021，62（1）：37-43.

［37］于昉，李楠，杨煜，等．健康老年人外周血免疫细胞功能的变化［J］．中国老年学杂志，2011，31（5）：744-745.

［38］许化溪，苏兆亮．重视老年疾病的免疫指标［J］．实用老年医学，2010，24（3）：195-199.

［39］罗舒文，高兴亮，陈龙全，等．慢性支气管炎的中西医结合治疗进展［J］．湖北民族学院学报（医学版），2019，36（1）：75-77.

［40］黄健忠.慢性支气管炎的中西医结合治疗进展［J］.中国医药科学，2014，4（10）：30-32.

［41］朱金妹，童杰，贺颖超.中医药治疗慢性支气管炎临床研究系统综述和 Meta 分析［J］.实用中医内科杂志，2017，31（7）：1-4.

［42］董玉华.清化宣肺汤治疗痰热郁肺型慢性支气管炎疗效观察［J］.山西中医，2009，25（1）：9-10.

［43］刘剑，牛逸群，王辛秋，等.清金化痰汤治疗慢性支气管炎随机对照试验的 Meta 分析［J］.贵州中医药大学学报，2021，43（1）：72-80.

［44］ChalmersJD，ChangAB，ChotirmallSH，et al.Bronchiectasis［J］.Nat Rev Dis Primers，2018，4（1）：45.

［45］Cole P J .Inflammation：a Two-edged Sword--theModel of Bronchiectasis［J］.Eur J Respir Dis Suppl，1986，147：6-15.

［46］蔡柏蔷，何权瀛，高占成，等.成人支气管扩张症诊治专家共识［J］.中华危重症医学杂志（电子版），2012，5（5）：315-328.

［47］张惠勇，李欣，倪伟，等.支气管扩张证中医辨证分型规律的研究［J］.上海中医药杂志，2005，1：16-18

［48］陈英，冯淬灵，李根茂，等.清金化痰汤对 COPD 模型大鼠肺组织中性粒细胞弹性蛋白酶及黏蛋白 5AC 表达的影响［J］.吉林中医药，2016，36（1）：65-71.

［49］宋洪娟.清金化痰汤通过 P38MAPK/NF-κB 信号通路改善大鼠急性气道炎症的作用和机制［D］.成都：成都中医药大学，2017.

［50］Ramsey KA，Chen ACH，Radicioni G，et al. Airway mucus hyperconcentration in non-cystic fibrosis bronchiectasis［J］. Am J Respir Crit Care Med，2020，201（6）：661-670.

［51］Rizkallah J，Man SFP，Sin DD.Prevalence of pulmonary embolism in acute exacerbations of COPD：a systematic review and meta analysis［J］. Chest，2009，135（3）：786-793.

［52］李树强，何启扬，蔡阳娥，等.从炎症细胞因子研究清气化痰汤对慢性阻塞性肺疾病急性加重期的作用机制［J］.中国中医药信息杂志，2013，20（5）：16-18.

［53］张琼玲，李颖，肖苏萍，等.经典名方清金化痰汤的研究进展［J］.中国实验方剂学杂志，2021，27（3）：198-207.

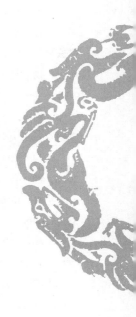

第四章

清金化痰汤物质基础辨识研究

　　清金化痰汤复杂的化学成分是其发挥药效的物质基础，通过文献检索发现，目前关于其原方药效物质基础及质量控制的研究报道鲜少，且尚无关于清金化痰汤的系统性综述，为使该经典名方更加安全有效的发挥临床作用，本章采用UPLC-Q/TOF-MS技术，通过对照品对比，结合相关文献，对清金化痰汤组方药材物质组、煎液物质组及口服入血成分进行系统表征和辨识，为清金化痰汤后续质量属性研究提供研究基础。

第一节 清金化痰汤组方药材化学成分辨识

清金化痰汤由黄芩、栀子、桔梗、浙贝母、橘红、桑白皮、瓜蒌子仁（炒）、麦冬（去心）、知母、茯苓、甘草11味药物组成，本部分采用HPLC-Q/TOF-MS技术，通过对照品对比，结合相关文献，对清金化痰汤组方药材中化学成分进行鉴定，为清金化痰汤后续质量属性研究提供参考。

一、材料与方法

1.仪器与试剂

Waters Acquity UPLC超高效液相色谱仪（美国Waters公司）；Waters Xevo G2 Q-TOF质谱仪（美国Waters公司）；AB204-N电子天平（德国Meteler公司）；Sartorius BT25S天平（德国Sartorius公司）；超声仪（鼎泰生化科技有限公司）；乙腈、甲醇均为色谱纯（天津市康科德科技有限公司）；纯净水（浙江娃哈哈饮水有限公司）。

2.试药

黄芩苷（批号110715-201821）、汉黄芩苷（批号112002-201702）、黄芩素（批号111595-201808）、汉黄芩素（批号111514-201605）、芒果苷（批号111607-201704）、栀子苷（批号110749-201919）、橙皮苷（批号110721-201818）、柚皮苷（批号110722-201815）、甘草酸铵（批号110731-201819）、贝母素甲（批号110750-201612）、贝母素乙（批号110751-201712）、桔梗皂苷D（批号111851-201708）、知母皂苷BⅡ（批号111839-201706）购自中国食品药品检定研究院，茯苓酸（批号MUST-18072910）、麦冬皂苷D（批号MUST-18032510）、异甘草素（批号MUST-19021310）、木犀草苷（批号MUST-19010201）、西红花苷Ⅰ（批号MUST-17112410）购自成都曼斯特生物科技有限公司，毛蕊花糖苷（批号M-011-170629）购自成都瑞芬思生物科技有限公司，去氢土莫酸（批号Z27M10S89331）、桑根酮G（批号W21M8K15022）购自上海源叶生物科技有限公司，京尼平龙胆二糖苷（批号CHB160720）购自成都克洛玛生物科技公司。

黄芩、栀子、桑白皮、瓜蒌子仁、贝母、桔梗、橘红、麦冬、知母、茯苓和甘草等11味中药均由安徽济人药业集团有限公司提供，经天津药物研究院张铁军研究员鉴定，均符合《中国药典》2020年版一部有关规定，来源见表4-1。

表 4-1　处方原料药材／饮片来源

品名	基原	产地	批次
黄芩	唇形科植物黄芩 *Scutellaria baicalensis* Georgi 的干燥根	陕西	Y18012301
栀子	茜草科植物栀子 *Gardenia jasminoides* Ellis 的干燥成熟果实	江西	Y17122201
桑白皮	桑科植物桑 *Morus alba* L. 的干燥根皮	安徽亳州	Y17122910
浙贝母	百合科植物浙贝母 *Fritillaria thunbergii* Miq. 的干燥鳞茎	浙江	Y17122716
橘红	芸香科植物橘 *Citrus reticulata* Blanco 及其栽培变种的干燥外层果皮	浙江	Y18011807
炒瓜蒌子	葫芦科植物栝楼 *Trichosanthes kirilowii* Maxim. 的干燥成熟种子	安徽潜山	Y17110708
桔梗	桔梗科植物桔梗 *Platycodon grandiflorum*（Jacq.）A.DC. 的干燥根	陕西	Y17122917
知母	百合科植物知母 *Anemarrhena asphodeloides* Bge. 的干燥根茎	河北	Y17122906
麦冬	百合科植物麦冬 *Ophiopogon japonicus*（L.f）Ker-Gawl. 的干燥块根	四川	Y18011108
茯苓	多孔菌科真菌茯苓 *Poria cocos*（Schw.）Wolf 的干燥菌核	云南普洱	Y17112302
甘草	豆科植物甘草 *Glycyrrhiza uralensis* Fisch. 的干燥根和根茎	内蒙古	Y17122301

3.单味药材提取液制备

称取药材粉末各1g，精密称定，置于50ml具塞锥形瓶中，加入70%甲醇20ml，密塞，称定重量，超声处理30min，放冷，用70%甲醇补足至原重量后，摇匀，过滤（0.22μm），即得。

4.对照品溶液配制

精密称量对照品黄芩苷、汉黄芩苷、芒果苷、栀子苷、橙皮苷、茯苓酸、贝母素甲、贝母素乙、甘草酸铵、麦冬皂苷D、京尼平1-β-龙胆二糖苷、柚皮苷、桔梗皂苷D、黄芩素、汉黄芩素、异甘草素、木犀草苷、西红花苷Ⅰ、毛蕊花糖苷、去氢土莫酸、桑根酮G、知母皂苷BⅡ适量，加甲醇溶解制备成各浓度约为40μg/ml的混合对照品溶液。

5.色谱条件

色谱柱：BEH C18色谱柱（2.1 mm×100 mm，1.7μm）；流动相（A相）0.1%甲酸-乙腈溶液，（B相）0.1%甲酸-水溶液；流速0.4ml/min；柱温：40℃；进样量：5μl；流动相梯度见表4-2所示。

表 4-2　流动相梯度洗脱条件

时间 （min）	A相 （0.1%甲酸-乙腈）	B相 （0.1%甲酸-水）	时间 （min）	A相 （0.1%甲酸-乙腈）	B相 （0.1%甲酸-水）
0	5	95	10	31	69
3	15	85	14	50	50
5	21	79	15	60	40
6	24	76	18	95	5
8	28	72	19	95	5

6.质谱条件

质谱分析采用Waters Xevo G2 Q-Tof高分辨质谱，配备电喷雾离子源（ESI），毛细管电压正离子模式3.0kV，负离子模式2.0kV。离子源温度110℃，样品锥孔电压30V，锥孔气流速50L/h，氮气脱气温度350℃，脱气流速800L/h，扫描范围m/z 50~2000 Da，内参校准液亮氨酸脑啡肽用于分子量实时校正。

二、数据库的建立

清金化痰汤是含有11味药的复方，成分复杂，所以通过查阅数据库的中英文文献，对各单味药的化学成分进行了总结，将各单味药的成分进行汇总，包括分子式、分子结构式、分子量、分子离子、来源、中英文名称等。建立一个专属于清金化痰汤的数据库，运用Masslynx™4.1软件与数据库信息进行匹配，然后在设定相对误差Δppm小于10ppm条件下，根据化合物的精确分子量、离子碎片信息、对照品以及对比文献相关信息，对比HPLC-Q/TOF-MS采集的数据进行对比分析，快速鉴定出已知化合物。

三、结果与讨论

采用UPLC-Q/TOF-MS对制剂样品和单味药样品进行正负模式检测，得到各单味药样品的基峰强度（BPI）色谱图，见图4-1~图4-11，使用Masslynx™4.1软件，结合精确分子量、裂解规律及对照品比对，最终黄芩中鉴定51个成分，栀子50个成分，浙贝母24个成分，炒瓜蒌子22个成分，桑白皮42个成分，橘红26个成分，知母39个成分，麦冬23个成分，茯苓17个成分，桔梗39个成分，甘草45个成分，各单味药材化学成分鉴定结果见表4-3~表4-13。

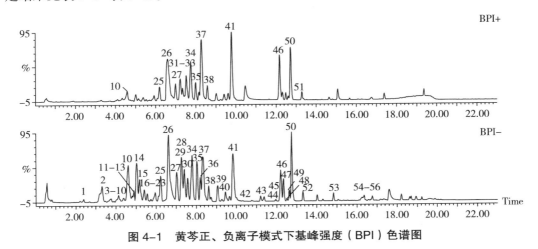

图4-1　黄芩正、负离子模式下基峰强度（BPI）色谱图

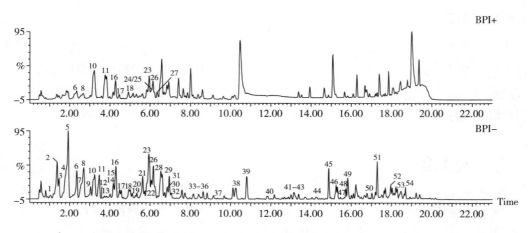

图 4-2　栀子正、负离子模式下基峰强度（BPI）色谱图

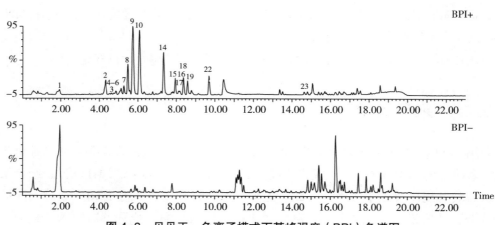

图 4-3　贝母正、负离子模式下基峰强度（BPI）色谱图

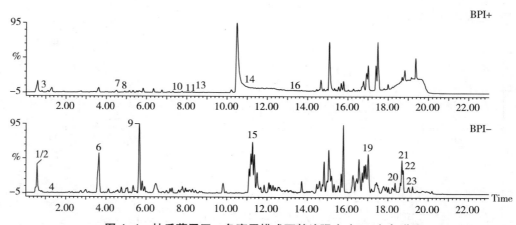

图 4-4　炒瓜蒌子正、负离子模式下基峰强度（BPI）色谱图

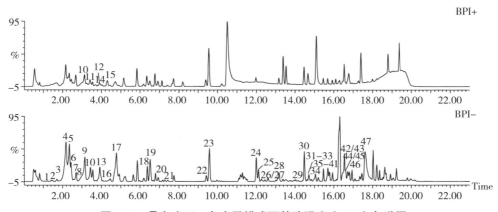

图4-5　桑白皮正、负离子模式下基峰强度（BPI）色谱图

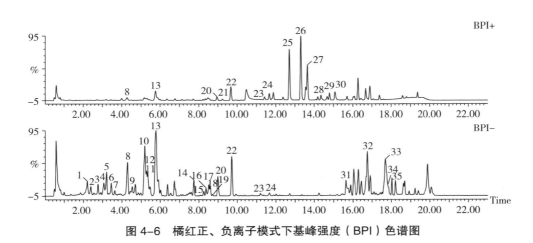

图4-6　橘红正、负离子模式下基峰强度（BPI）色谱图

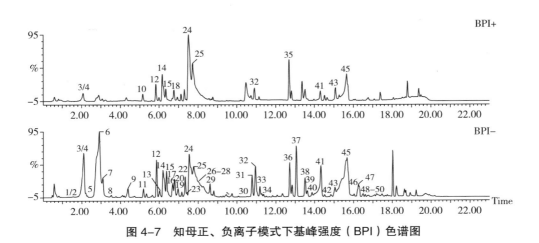

图4-7　知母正、负离子模式下基峰强度（BPI）色谱图

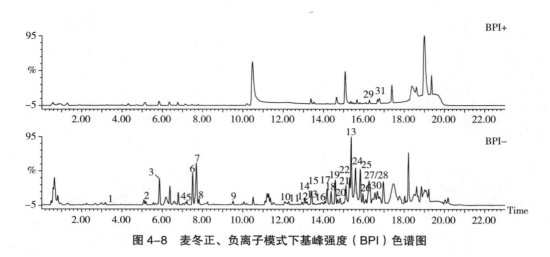

图4-8　麦冬正、负离子模式下基峰强度（BPI）色谱图

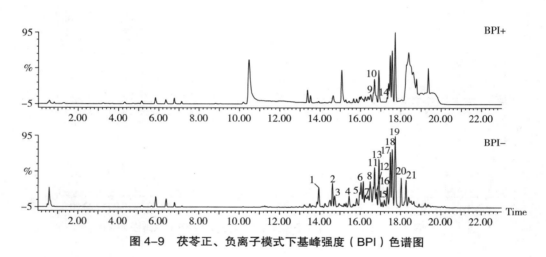

图4-9　茯苓正、负离子模式下基峰强度（BPI）色谱图

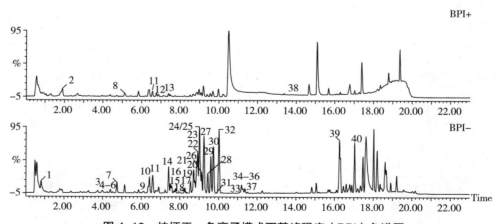

图4-10　桔梗正、负离子模式下基峰强度（BPI）色谱图

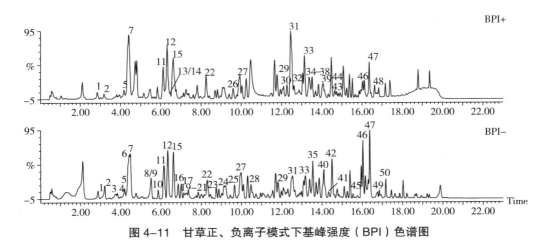

图4-11　甘草正、负离子模式下基峰强度（BPI）色谱图

1.黄芩化学成分鉴定

黄芩具有清热燥湿、泻火解毒之功效，其所含成分主要为黄酮类及其苷类、萜类、挥发油等，其中黄芩苷、汉黄芩苷、黄芩素为黄芩的特征性成分，也是发挥功效的主要活性成分。共检测出56个化合物，包括50个黄酮类化合物、2个苯乙醇苷类成分及4个未知成分。

黄酮类化合物主要包括黄酮糖苷和游离苷元，以C_6–C_3–C_6为基本骨架，可以分为黄酮、黄酮醇、异黄酮、二氢黄酮、查耳酮、花色素等，了解不同结构类别的黄酮类化合物裂解规律，对其结构鉴定十分重要，黄酮类成分在酸性条件下保留较好，因此前处理过程中加入甲酸，增加黄酮类成分的响应，黄酮类化合物在质谱中易电离，在正负离子模式下均可产生较高响应，正负离子模式下，黄酮苷元离子易发生以C环为中心的断裂，丢失与重排反应，常发生丢失CO、CO_2、H_2O等中性碎片的裂解[10]。

黄酮O–糖苷的MS^n裂解主要为糖–苷键、糖–糖的断裂、糖环的交叉环切裂解等，各糖基依次丢失最终形成苷元，苷元的裂解规律一般与其相应的苷元离子裂解规律一致。黄酮C–苷多以糖环的交叉环切除裂解为主，几乎不产生苷元离子。黄酮苷除了容易发生中性丢失糖分子的裂解反应，还会发生糖环上的裂解，产生60、90、120Da的丢失[11-14]。

化合物26，在正离子模式下，显示其准分子离子［M+H］$^+$ m/z 447.0937，易脱掉葡萄糖醛酸基$C_6H_8O_6$（–176Da），得到黄芩素的碎片离子［M+H–$C_6H_8O_6$］$^+$ m/z 271.0619，再裂解形成［M+H–$C_6H_8O_6$–H_2O］$^+$ m/z 253.0511，［M+H–$C_6H_8O_6$–C_8H_5］$^+$ m/z 169.0146，［M+H–$C_6H_8O_6$–C_9H_6O］$^+$ m/z 123.0091的碎片离子，质谱信息与文献报道一致[15]，与对照品比对，鉴定为黄芩苷。质谱信息及可能的裂解规律见图4-12、图4-13。

表 4-3 黄芩化学成分 LC-MS 数据

序号	保留时间 t_R (min)	离子模式	理论值	实测值	碎片离子	分子式	化合物名称
1	2.22	[M-H]⁻	465.1033	465.1031	285.0426, 149.0238	$C_{21}H_{22}O_{12}$	Taxifolin 3'-*O*-glucoside/ 花旗松素 3'-葡糖苷
2	3.31	[M-H]⁻	577.1570	577.1563	367.0816, 337.0721, 281.0795	$C_{27}H_{30}O_{14}$	Chrysin-6,8-di-C-glucoside isomer/ 白杨素 -6,8-di-C- 葡萄糖苷异构体
3	3.71	[M-H]⁻	563.1401	563.1409	383.0826, 353.0067	$C_{26}H_{28}O_{14}$	Isoschaftoside/ 异夏弗塔苷
4	3.77	[M-H]⁻	563.1401	563.1409	383.0826, 353.0067	$C_{26}H_{28}O_{14}$	Schaftoside/ 夏塔苷
5	3.89	[M-H]⁻	449.1084	449.1084	287.0563, 227.0255	$C_{21}H_{22}O_{11}$	（2S）-5,7,2,6-Tetrahydroxyflavanone 2-*O*-β-d-glucoside
6	4.13	[M-H]⁻	577.1570	577.1563	367.0816, 337.0721, 281.0795	$C_{27}H_{30}O_{14}$	Chrysin-6,8-di-C-glucoside/ 白杨素 -6,8-di-C- 葡萄糖苷
7	4.20	[M-H]⁻	637.1405	637.1417	299.0564	$C_{28}H_{30}O_{17}$	Trihydroxy-methoxyflavone-*O*-glc-*O*-glu A
8	4.36	[M-H]⁻	463.0877	463.0878	287.0565, 166.9979, 153.0198	$C_{21}H_{20}O_{12}$	Carthamidin-7-*O*-β-D-glucuronide
9	4.52	[M-H]⁻	461.0720	461.1076	285.0339	$C_{21}H_{18}O_{12}$	Scutellarin/ 野黄芩苷
10	4.61	[M-H]⁻	547.1452	547.1457	457.1130, 427.1020, 337.0710	$C_{26}H_{28}O_{13}$	Chrysin-6-C-arabinoside 8-C-glucoside/ 白杨素 -6-C 阿拉伯糖 -8-C- 葡萄糖苷
11	4.76	[M-H]⁻	507.1139	507.1127	345.0602	$C_{23}H_{24}O_{13}$	Viscidulin III 6'-*O*-β-D-glucoside
12	4.81	[M-H]⁻	463.0877	463.0869	287.0549, 181.0149, 153.0185	$C_{21}H_{20}O_{12}$	Isocarthamidin 7-*O*-glucuronide
13	4.90	[M-H]⁻	623.1976	623.1972	461.1659, 315.1097, 161.0244	$C_{29}H_{36}O_{15}$	Verbascoside/ 毛蕊花糖苷
14	5.02	[M-H]⁻	547.1452	547.1457	457.1130, 427.1020, 337.0710	$C_{26}H_{28}O_{13}$	Chrysin-6-C-glucoside 8-C-L-arabinoside/ 白杨素 6-C- 葡萄糖 -8-C- 阿拉伯糖苷
15	5.18	[M-H]⁻	491.1190	491.1198	329.1009, 299.0294	$C_{23}H_{24}O_{12}$	5,2,6-Dihydroxy-7,8-dimethoxyflavone 2'-*O*-β-D-glucoside

续表

序号	保留时间 t_R (min)	离子模式	理论值	实测值	碎片离子	分子式	化合物名称
16	5.29	[M-H]⁻	623.1976	623.1972	461.1659, 315.1097, 161.0244	$C_{29}H_{36}O_{15}$	Verbascoside isomer/ 毛蕊花糖苷异构体
17	5.42	[M-H]⁻	285.0399	285.0407	175.0409, 151.0036, 133.0299	$C_{15}H_{10}O_6$	Luteolin/ 木犀草素
18	5.56	[M-H]⁻	415.1029	415.1031	295.0618, 267.0658	$C_{21}H_{20}O_9$	Chrysin-8-C-glucoside/ 白杨素 -8-C- 葡萄糖苷
19	5.67	[M-H]⁻	445.1135	445.1135	269.0443, 237.0302	$C_{22}H_{22}O_{10}$	Unknown/ 未知
20	5.74	[M-H]⁻	621.1456	621.1450	445.1128, 283.0603, 268.0367	$C_{28}H_{30}O_{16}$	Wogonin O-glu-glu A
21	5.78	[M-H]⁻	521.1295	521.1288	329.0314	$C_{24}H_{26}O_{13}$	Iridin/ 野鸢尾苷
22	5.84	[M-H]⁻	637.2132	637.2125	461.1651, 175.0391	$C_{30}H_{38}O_{15}$	Leucosceptoside A/ 米团花苷 A
23	5.96	[M-H]⁻	475.0877	475.0868	299.0553, 284.0317, 113.0236	$C_{22}H_{20}O_{12}$	Kaempferide 3-Glucuronide/ 山柰酚 -3-O- 葡萄糖醛酸
24	6.11	[M-H]⁻	637.2132	637.2121	161.0244	$C_{30}H_{38}O_{15}$	Cistanoside C
25	6.23	[M-H]⁻	345.0610	345.0605	327.1606, 283.1691	$C_{17}H_{14}O_8$	3,7-Dimethylquercetagetin
26	6.61	[M-H]⁻	445.0771	445.0769	891.1606, 269.0456, 113.0247	$C_{21}H_{18}O_{11}$	Baicalin/ 黄芩苷
27	7.04	[M-H]⁻	447.0927	447.0923	271.0612, 243.0656, 225.0557	$C_{21}H_{20}O_{11}$	Quercitrin/ 槲皮苷
28	7.20	[M-H]⁻	315.0505	315.0511	301.0720	$C_{16}H_{12}O_7$	Tetrahydroxy-methoxyflavone
29	7.27	[M-H]⁻	445.0771	445.0767	269.0446, 175.0261, 113.0235	$C_{21}H_{18}O_{11}$	Apigenin-7-O-glucuronide/ 芹菜素 -7- 葡萄糖醛酸
30	7.41	[M-H]⁻	445.0771	445.0767	269.0446, 175.0261, 113.0235	$C_{21}H_{18}O_{11}$	Wogonin-5-O-glucuronide/ 汉黄芩素 -5-O- 葡萄糖醛酸

续表

序号	保留时间 t_R (min)	离子模式	理论值	实测值	碎片离子	分子式	化合物名称
31	7.51	[M-H]$^-$	431.0978	431.0984	269.0453	$C_{21}H_{20}O_{10}$	Baicalein-7-O-glucoside
32	7.57	[M-H]$^-$	475.0877	475.0882	299.0561, 284.0332, 269.0458	$C_{22}H_{20}O_{12}$	5,7,2'-Trihydroxy-8-Methoxyflavone 7-Glucuronide/5,7,2'-三羟基-8-甲氧基黄酮 7-葡糖醛酸
33	7.74	[M-H]$^-$	429.0822	429.0823	253.0504, 175.0247, 113.0247	$C_{21}H_{18}O_{10}$	Chrysin-7-O-β-d-glucuronide
34	7.79	[M-H]$^-$	459.0927	459.0931	283.0613, 268.0379, 113.0246	$C_{22}H_{20}O_{11}$	Oroxylin A-7-glucuronide/千层纸素 A-7-葡萄糖醛酸苷
35	8.04	[M-H]$^-$	475.0877	475.0867	299.0552, 284.0322, 239.0355	$C_{22}H_{20}O_{12}$	Hispidulin-7-O-β-d-glucuronide
36	8.20	[M-H]$^-$	445.0771	445.0767	269.0446, 175.0261, 113.0235	$C_{21}H_{18}O_{11}$	Norwogonin-7-glucuronide
37	8.29	[M-H]$^-$	459.0927	459.0931	283.0613, 268.0379, 113.0246	$C_{22}H_{20}O_{11}$	Wogonoside/汉黄芩苷
38	8.61	[M-H]$^-$	489.1033	489.1028	313.0714, 298.0475, 283.0242	$C_{23}H_{22}O_{12}$	5,7-Dihydroxy-8,2'-dimethoxyl-flavone-7-O-β-d-glucuronide
39	9.07	[M-H]$^-$	269.0450	269.0453	117.0335	$C_{15}H_{10}O_5$	Apigenin/芹菜素
40	9.45	[M-H]$^-$	329.0661	329.0670	314.0437, 299.0561	$C_{17}H_{14}O_7$	Cirsiliol/条叶蓟素
41	9.84	[M-H]$^-$	269.0450	269.0457	223.0393, 195.0456	$C_{15}H_{10}O_5$	Baicalein/黄芩素
42	10.01	[M-H]$^-$	299.0556	299.0564	284.0333, 269.0462, 239.0356	$C_{16}H_{12}O_6$	Hispidulin/高车前素
43	11.40	[M-H]$^-$	389.0873	389.0867	374.0649, 359.0594	$C_{19}H_{18}O_9$	Trihydroxy-tetramethoxyflavanone
44	11.96	[M-H]$^-$	359.0767	359.0769	344.0450, 329.0914, 314.0035	$C_{18}H_{16}O_8$	Trihydroxy-trimethoxyflavone

序号	保留时间 t_R (min)	离子模式	理论值	实测值	碎片离子	分子式	化合物名称
45	12.16	$[M-H]^-$	343.0818	343.0824	328.0516, 313.0368	$C_{18}H_{16}O_7$	5,2-Dihydroxy-6,7,8-trimethoxyflavone
46	12.20	$[M-H]^-$	283.0606	283.0618	268.0370, 239.0349, 163.0039	$C_{16}H_{12}O_5$	Wogonin/ 汉黄芩素
47	12.33	$[M-H]^-$	253.0501	253.0512	209.0655, 143.0494, 107.0143	$C_{15}H_{10}O_4$	Chrysin/ 白杨素
48	12.51	$[M-H]^-$	313.0712	313.0713	298.0479, 283.0234, 211.0399	$C_{17}H_{14}O_6$	5,7-Dihydroxy-8,2'-dimethoxy-flavone
49	12.63	$[M-H]^-$	537.0822	537.0821	391.0453, 245.0087	$C_{30}H_{18}O_{10}$	5,5',6,6',7,7-Hexahydroxy-8,8'-biflavone(8,8'-Bibaicalein)
50	12.75	$[M-H]^-$	373.0923	373.0927	343.0460, 328.0240, 300.0276	$C_{19}H_{18}O_8$	5,6-Dihydroxy-6,7,8,2-tetramethoxyflavone
51	12.81	$[M-H]^-$	313.0712	313.0712	313.0712, 298.0475, 283.0224	$C_{17}H_{14}O_6$	Dihydroxy-dimethoxyflavone
52	13.31	$[M-H]^-$	343.0818	343.0829	328.0590, 313.0381	$C_{18}H_{16}O_7$	3',5-Dihydroxy-4',6,7-Trimethoxyflavone/ 半齿泽兰素
53	14.83	$[M-H]^-$	313.2379	313.2386	269.0461, 183.0890	$C_{18}H_{34}O_4$	5,8-Dihydroxy-6,7- dimethoxyflavone
54	16.26	$[M-H]^-$	295.2273	295.2280	265.1465, 183.0137	$C_{18}H_{32}O_3$	Unknown/ 未知
55	16.36	$[M-H]^-$	327.1596	327.1602	311.1279, 290.1120	$C_{20}H_{24}O_4$	Unknown/ 未知
56	16.61	$[M-H]^-$	293.2117	293.2164	183.0107	$C_{18}H_{30}O_3$	Unknown/ 未知

表 4-4 栀子化学成分 LC-MS 数据

序号	保留时间 t_R (min)	离子模式	理论值	实测值	碎片离子	分子式	化合物名称
1	1.19	[M-H]$^-$	373.1135	373.1132	193.0508, 167.0726, 149.0606	$C_{16}H_{22}O_{10}$	Gardoside/ 栀子酮苷
2	1.37	[M-H]$^-$	391.1240	391.1239	229.0735, 167.0706, 149.0611	$C_{16}H_{24}O_{11}$	Shanzhiside/ 山栀子苷
3	1.67	[M-H]$^-$	389.1084	389.1080	183.0644, 165.0928, 139.0400	$C_{16}H_{22}O_{11}$	Deacetylasperulosidic acid/ 去乙酰车叶草苷酸
4	1.87	[M-H]$^-$	403.1240	403.1239	345.1550, 241.0733	$C_{17}H_{24}O_{11}$	7α,8β-epoxy-8α-dihydro geniposide
5	1.93	[M-H]$^-$	345.1549	345.1552	179.0559, 165.0918	$C_{16}H_{26}O_8$	Jasminoside D/ 茉莉花苷 D
6	2.36	[M-H]$^-$	353.0873	353.0875	191.0562, 93.0349, 85.0292	$C_{16}H_{18}O_9$	Neochlorogenic acid/ 新绿原酸
7	2.63	[M-H]$^-$	375.1291	375.1283	213.0755, 169.0781	$C_{16}H_{24}O_{10}$	Loganic Acid/ 马钱苷酸
8	2.70	[M-H]$^-$	549.1819	549.1824	387.1294, 225.0773, 207.0670	$C_{23}H_{34}O_{15}$	Genipin 1-β-D-gentiobioside/ 京尼平 -1-β-D- 龙胆双糖苷
9	3.05	[M-H]$^-$	385.1135	385.1138	223.0615, 205.0505, 190.0271	$C_{17}H_{22}O_{10}$	Sinapyglucoside/ 芥子苷
10	3.24	[M-H]$^-$	387.1291	387.1293	433.1352, 225.0765, 123.0458	$C_{17}H_{24}O_{11}$	Geniposide/ 栀子苷
11	3.47	[M-H]$^-$	345.1549	345.1555	165.0925, 101.0245	$C_{16}H_{26}O_8$	Jasminoside B/ 茉莉花苷 B
12	3.72	[M-H]$^-$	519.1503	519.1497	163.0392, 145.0307, 123.0466	$C_{25}H_{28}O_{12}$	6'-O-trans-coumaroyl geniposidic acid
13	4.01	[M-H]$^-$	503.1765	503.1765	223.0611, 205.0506, 190.0623	$C_{22}H_{32}O_{13}$	2-Methyl-L-erythritol-4-O-(6-O-trans-sinapoyl)-β-D-glucopyranoside
14	4.21	[M-H]$^-$	429.1397	429.1399	300.0273, 190.0271	$C_{19}H_{26}O_{11}$	6'-O-Acetylgeniposide

序号	保留时间 t_R (min)	离子模式	理论值	实测值	碎片离子	分子式	化合物名称
15	4.27	[M-H]$^-$	581.2234	581.2230	181.2230, 300.0281	$C_{28}H_{38}O_{13}$	（＋）–lyoniresinol–3α–O–β–glucopyranoside
16	4.31	[M-H]$^-$	609.1456	609.1464	300.0276, 151.0035	$C_{27}H_{30}O_{16}$	Rutin/ 芦丁
17	4.48	[M-H]$^-$	463.0877	463.0880	300.0282, 271.0250, 255.0306	$C_{21}H_{20}O_{12}$	Hyperoside/ 金丝桃苷
18	5.02	[M-H]$^-$	515.1190	515.1193	353.0872, 179.0357, 194.0569	$C_{25}H_{24}O_{12}$	3,5–Dicaffeoylquinic acid/ 异绿原酸 A
19	5.12	[M-H]$^-$	579.1714	579.1713	223.0614, 205.0486, 123.0448	$C_{27}H_{32}O_{14}$	6'–O–trans–sinapoyl gardoside /6'–O– 反式 – 芥子糖苷
20	5.35	[M-H]$^-$	565.1921	595.1926	325.0945, 265.0730, 223.0616	$C_{27}H_{34}O_{13}$	11–（6–O–trans–sinapoylglucopyranosyl）–gardendiol
21	5.63	[M-H]$^-$	353.0873	353.0877	191.0562	$C_{16}H_{18}O_9$	Chlorogenic acid/ 绿原酸
22	5.67	[M-H]$^-$	515.1190	515.1193	353.0872, 179.0357, 194.0569	$C_{25}H_{24}O_{12}$	Isochlorogenic Acid B/ 异绿原酸 B
23	5.93	[M-H]$^-$	659.1612	659.1610	497.1291, 353.0866, 191.0561	$C_{31}H_{32}O_{16}$	3,5–di–O–caffeoyl–4–O–（3–hydroxy–3–methyl）–glutaroylquinic acid
24	5.96	[M-H]$^-$	695.2187	695.2183	659.1610, 123.0457	$C_{32}H_{40}O_{17}$	6"–O–p–coumaroyl–genipin–gentiobioside
25	6.10	[M-H]$^-$	491.2129	491.2129	167.1080, 125.0243	$C_{22}H_{36}O_{12}$	Jasminoside S/H/I
26	6.16	[M-H]$^-$	755.2399	755.2400	529.1559, 205.0509, 123.0452	$C_{34}H_{44}O_{19}$	6"–O–trans–sinapoyl–genipingentiobioside
27	6.27	[M-H]$^-$	975.3709	975.3702	651.2653, 327.1596, 283.1697	$C_{44}H_{64}O_{24}$	Crocin isomer/ 西红花苷异构体
28	6.53	[M-H]$^-$	559.1452	559.1443	397.1132, 223.0613, 173.0456	$C_{27}H_{28}O_{13}$	5–O–caffeoyl–4–O–sinapoylquinic

序号	保留时间 t_R (min)	离子模式	理论值	实测值	碎片离子	分子式	化合物名称
29	6.61	[M-H]⁻	551.2129	551.2116	533.2019, 521.2017, 367.1015	$C_{27}H_{36}O_{12}$	6'-O-trans-sinapoyl jasminoside L
30	6.89	[M-H]⁻	533.1659	533.1674	145.0298, 123.0440	$C_{26}H_{30}O_{12}$	6'-O-trans-coumaroyl-geniposide
31	6.95	[M-H]⁻	593.1870	593.1884	367.1045, 223.0619, 205.0514	$C_{28}H_{34}O_{14}$	6'-trans-Sinapoyl geniposide
32	7.05	[M-H]⁻	813.3181	813.3163	651.2664, 327.0604, 283.1705	$C_{38}H_{54}O_{19}$	Crocin III isomer/ 西红花苷 III 异构体
33	8.43	[M-H]⁻	725.2293	725.2291	531.1162, 225.0776	$C_{33}H_{42}O_{18}$	6''-O-trans-p-cinnamoylgenipingentiobioside
34	8.48	[M-H]⁻	975.3709	975.3716	651.2646, 327.1600	$C_{44}H_{64}O_{24}$	Crocin/ 西红花苷
35	8.65	[M-H]⁻	535.2179	535.2172	325.0929, 265.0716, 205.0509	$C_{27}H_{36}O_{11}$	6-O-trans-sinapoyl jasminoside A/6-O-反式-芥子糖苷 A
36	8.83	[M-H]⁻	975.3709	975.3698	651.2666, 327.1604	$C_{44}H_{64}O_{24}$	Crocin isomer/ 西红花苷异构体
37	9.16	[M-H]⁻	533.2023	533.2025	223.0610, 205.0506, 165.0928	$C_{27}H_{34}O_{11}$	6-O-trans-sinapoyl jasminoside C /6-O-反式-芥子糖苷 C
38	10.26	[M-H]⁻	651.2653	651.2652	327.0600, 283.1710, 239.1805	$C_{32}H_{44}O_{14}$	Crocin- III / 西红花苷 - III
39	10.81	[M-H]⁻	975.3709	975.3702	651.2653, 327.1596, 283.1697	$C_{44}H_{64}O_{24}$	Crocin / 西红花苷
40	11.86	[M-H]⁻	813.3181	813.3163	651.2664, 327.0604, 283.1705	$C_{38}H_{54}O_{19}$	Crocin II isomer/ 西红花苷 II 异构体
41	13.18	[M-H]⁻	651.2653	651.2643	327.1584, 283.1705, 239.1821	$C_{32}H_{44}O_{14}$	Crocin III isomer/ 西红花苷 III 异构体

续表

序号	保留时间 t_R (min)	离子模式	理论值	实测值	碎片离子	分子式	化合物名称
42	13.23	[M-H]⁻	651.2653	651.2635	327.1584, 283.1705, 239.1821	$C_{32}H_{44}O_{14}$	Crocin Ⅲ isomer/ 西红花苷Ⅲ异构体
43	13.38	[M-H]⁻	651.2653	651.2656	327.1595, 283.1716, 239.1899	$C_{32}H_{44}O_{14}$	Crocin Ⅲ isomer/ 西红花苷Ⅲ异构体
44	14.24	[M-H]⁻	499.3060	499.3051	455.3154, 393.3214	$C_{30}H_{44}O_6$	Dikamaliartanes.A
45	14.87	[M-H]⁻	487.3423	487.3433	469.3324	$C_{30}H_{48}O_5$	Rutundic acid/ 铁冬青酸
46	15.19	[M-H]⁻	485.3267	485.3278	161.0246	$C_{30}H_{46}O_5$	Gardenic acid B
47	15.31	[M-H]⁻	489.3580	489.3575	441.2971	$C_{30}H_{50}O_5$	Secaubrytriol
48	15.73	[M-H]⁻	487.3423	487.3434	469.3322	$C_{30}H_{48}O_5$	Erubigenin
49	15.85	[M-H]⁻	485.3267	485.3278	161.0246	$C_{30}H_{46}O_5$	Gardenic acid B isomer
50	17.02	[M-H]⁻	469.3318	469.3331	407.3300	$C_{30}H_{46}O_4$	9,19-cyclolanost-24-ene-3,23-dione
51	17.28	[M-H]⁻	471.3474	471.3472	453.3361, 409.2320	$C_{30}H_{48}O_4$	2beta-Hydroxyursolic acid/2beta- 羟基熊果酸
52	17.91	[M-H]⁻	617.3842	617.3856	467.3162	$C_{39}H_{54}O_6$	27-O-p-（E）-coumaroyloxyursolic acid
53	18.27	[M-H]⁻	471.3474	471.3469	255.2323	$C_{30}H_{48}O_4$	Hederagenin/ 常春藤皂苷元
54	18.61	[M-H]⁻	497.3631	497.3631	437.3445, 355.1584, 255.2313	$C_{32}H_{50}O_4$	Ursolic acid acetate/ 熊果酸乙酸酯

表 4-5　桔梗化学成分 LC-MS 数据

序号	保留时间 t_R（min）	离子模式	理论值	实测值	碎片离子	分子式	化合物名称
1	0.91	[M−H]$^-$	191.0208	191.0197	191.0197, 111.0088	$C_6H_8O_7$	Citric acid/ 柠檬酸
2	1.91	[M+H]$^+$	205.0977	205.0995	188.0728, 144.0806, 118.0671	$C_{11}H_{12}N_2O_2$	Tryptophan/L− 色氨酸
3	3.98	[M−H]$^-$	677.2293	677.2271	497.1638, 453.1781, 161.0447	$C_{29}H_{42}O_{18}$	Tangshenoside Ⅰ / 党参苷 Ⅰ
4	4.40	[M−H]$^-$	393.1761	393.1770	261.1324, 146.9619	$C_{17}H_{30}O_{10}$	（Z）−3−Hexenylvicianoside
5	4.53	[M−H]$^-$	593.1502	593.1525	285.1684, 135.0447	$C_{27}H_{30}O_{15}$	Kaempferol−3−O−neohesperidoside/ 山柰酚 −3−O− 新橙皮苷
6	4.65	[M−H]$^-$	447.0927	447.0945	285.0372, 179.0528	$C_{21}H_{20}O_{11}$	Luteolin−7−O−glucopyranoside/ 木犀草素 −7−O− 葡萄糖苷
7	4.75	[M−H]$^-$	425.1983	425.2020	263.1481	$C_{18}H_{32}O_{11}$	Unknown/ 未知
8	5.12	[M+H]$^+$	451.1240	451.1277	419.1900	$C_{21}H_{22}O_{11}$	Dihydrokaempferol−5−O−β−D−glucopyranoside
9	6.32	[M−H]$^-$	827.4429	827.4412	791.5817, 225.1624	$C_{42}H_{68}O_{16}$	Platycosaponin A
10	6.42	[M−H]$^-$	1415.6331	1415.6219	1415.6219	$C_{64}H_{104}O_{34}$	Platycoside G1/ 桔梗皂苷 G1
11	6.56	[M+H]$^+$	845.4535	845.4541	683.4017, 521.3493, 503.3386	$C_{42}H_{68}O_{17}$	Platycoside L/ 桔梗皂苷 L
12	6.87	[M+H]$^+$	461.1812	461.1803	445.2006	$C_{24}H_{28}O_9$	Sanjidin A
13	7.23	[M+H]$^+$	1255.5959	1255.5934	845.4525	$C_{58}H_{94}O_{29}$	Deapioplatycodin D3
14	7.42	[M−H]$^-$	1385.6225	1385.6187	1385.6187	$C_{63}H_{102}O_{33}$	platycodin D3/D2
15	7.58	[M−H]$^-$	1427.6331	1427.6316	1427.6316	$C_{65}H_{104}O_{34}$	2″−O−acetyl−platycodin D2/2″−O− 乙酰基桔梗皂苷 D2
16	7.78	[M−H]$^-$	1369.6276	1369.6227	1369.6218, 827.4416, 409.1304	$C_{63}H_{102}O_{32}$	Platycoside G3/ 桔梗皂苷 G3

序号	保留时间 t_R (min)	离子模式	理论值	实测值	碎片离子	分子式	化合物名称
17	8.25	[M-H]⁻	1427.6331	1427.6316	1427.6316	$C_{65}H_{104}O_{34}$	2"-O-acetyl-platycodin D3/2"-O-乙酰基桔梗皂苷 D3
18	8.54	[M-H]⁻	1237.5490	1237.5457	1237.5457	$C_{57}H_{90}O_{29}$	platycodin J/桔梗皂苷 J
19	8.61	[M-H]⁻	1091.5274	1091.5271	1091.5293, 681.3842	$C_{52}H_{84}O_{24}$	Deapioplatycodin D/去芹糖桔梗皂苷 D
20	8.71	[M-H]⁻	1279.5561	1279.5594	1279.5594	$C_{52}H_{96}O_{35}$	Platycodin K
21	8.78	[M-H]⁻	1385.6225	1385.6211	1385.6211	$C_{63}H_{102}O_{33}$	Platycodin D3/D2/桔梗皂苷 D2/D3
22	8.86	[M-H]⁻	1223.5702	1223.5715	837.7903	$C_{57}H_{92}O_{28}$	Platycodin D/桔梗皂苷 D
23	8.91	[M-H]⁻	1427.6331	1427.6316	1427.6316	$C_{65}H_{104}O_{34}$	3"-O-acetyl-platycodin D2/2"-O-乙酰基桔梗皂苷 D2
24	9.01	[M-H]⁻	1265.5803	1265.5811	1265.5811	$C_{59}H_{94}O_{29}$	Platycodin C/桔梗皂苷 C
25	9.07	[M-H]⁻	1207.5748	1207.5714	1147.5113	$C_{57}H_{92}O_{27}$	Polygalacin D/远志皂苷 D
26	9.10	[M-H]⁻	1147.5264	1147.5195	665.3926, 469.1558	$C_{54}H_{84}O_{26}$	Platyconic acid D/桔梗酸 D
27	9.14	[M-H]⁻	1237.5490	1237.5457	1237.5457	$C_{57}H_{90}O_{29}$	platyconic acid A/桔梗二酸 A
28	9.44	[M-H]⁻	1279.5595	1279.5586	681.3859	$C_{59}H_{92}O_{30}$	Platycodins L/桔梗皂苷 L
29	9.59	[M-H]⁻	1427.6331	1427.6316	1427.6316	$C_{65}H_{104}O_{34}$	3"-O-acetyl-platycodin D3/2"-O-乙酰基桔梗皂苷 D3
30	9.73	[M-H]⁻	1265.5803	1265.5813	1265.5813	$C_{59}H_{94}O_{29}$	Platycodin A/桔梗皂苷 A
31	9.98	[M-H]⁻	1249.5853	1249.5837	1279.5614	$C_{59}H_{94}O_{28}$	3"-O-Acetylpolygalacin D
32	10.01	[M-H]⁻	1279.5595	1279.5569	1249.5591, 1069.4846	$C_{59}H_{92}O_{30}$	Platyconic acid B/桔梗酸 B
33	10.73	[M-H]⁻	681.3850	681.3855	635.3896, 519.3322, 457.3309	$C_{36}H_{58}O_{12}$	3-O-β-D-glucopyranosyl platycodigenin/桔梗皂苷元 - 3-O-β-D-吡喃葡萄糖苷
34	11.20	[M-H]⁻	329.2348	329.2337	211.1369, 171.1608	$C_{18}H_{34}O_5$	Sanleng acid/三棱酸
35	11.27	[M-H]⁻	329.2348	327.2339	211.1369, 171.1608	$C_{18}H_{34}O_5$	Sanleng acid isomer/三棱酸异构

续表

序号	保留时间 t_R (min)	离子模式	理论值	实测值	碎片离子	分子式	化合物名称
36	11.37	[M-H]⁻	329.2348	329.2327	211.1369, 171.1608	$C_{18}H_{34}O_5$	Sanleng acid isomer/ 三棱酸异构
37	11.50	[M-H]⁻	329.2348	329.2317	211.1369, 171.1608	$C_{18}H_{34}O_5$	Sanleng acid isomer/ 三棱酸异构
38	13.60	[M+H]⁺	183.0869	183.0822	205.1048, 152.0660	$C_6H_{14}O_6$	Mannitol/ 甘露醇
39	16.26	[M-H]⁻	295.2273	295.2274	295.2274, 265.1476	$C_{18}H_{32}O_3$	15-Hydroxylinoleic Acid/15-羟基亚油酸
40	17.03	[M-H]⁻	279.2322	279.2332	179.0297, 163.0620	$C_{18}H_{32}O_2$	Linoleic Acid/ 亚油酸

表 4-6　浙贝母化学成分 LC-MS 数据

序号	保留时间 t_R (min)	离子模式	理论值	实测值	碎片离子	分子式	化合物名称
1	1.94	[M+H]⁺	257.1290	257.1197	257.1197	$C_{15}H_{16}N_2O_2$	(E)-3-(imidazolyl-1-methyl) cinnamate ethyl ester/ (E)-3-(咪唑基-1-甲基) 肉桂酸乙酯
2	4.33	[M+H]⁺	444.3114	444.3133	432.3490, 353.2122, 114.0930	$C_{27}H_{41}NO_4$	Unknown/ 未知
3	4.87	[M+H]⁺	444.3478	444.3481	185.1380, 140.1448	$C_{28}H_{45}NO_3$	Puqienine B
4	5.07	[M+H]⁺	594.4006	594.4041	576.3931, 414.3392, 112.1132	$C_{33}H_{55}NO_8$	浙贝宁苷
5	5.14	[M+H]⁺	592.3849	592.3842	574.3783	$C_{33}H_{53}NO_8$	西贝母碱-3-O-β-D-葡萄糖苷
6	5.27	[M+H]⁺	430.3321	430.3326	412.3220, 114.0924	$C_{27}H_{43}NO_3$	Imperialine/ 西贝母碱
7	5.38	[M+H]⁺	448.3427	448.3433	430.3322, 114.0926	$C_{27}H_{45}NO_4$	川贝碱乙
8	5.48	[M+H]⁺	428.3165	428.3173	410.3070, 337.2179, 114.0931	$C_{27}H_{41}NO_3$	Peimisine/ 贝母素乙
9	5.73	[M+H]⁺	432.3478	432.3487	414.3381, 398.3056	$C_{27}H_{45}NO_3$	Peimine/ 贝母素甲

序号	保留时间 t_R (min)	离子模式	理论值	实测值	碎片离子	分子式	化合物名称
10	6.07	[M+H]$^+$	430.3321	430.3317	412.3210, 396.2892, 176.1446	$C_{27}H_{43}NO_3$	Peiminine/贝母素乙
11	6.76	[M+H]$^+$	592.3849	592.3842	114.0925	$C_{33}H_{53}NO_8$	Imperialine isomer/西贝母碱苷异构体
12	6.80	[M+H]$^+$	576.3900	576.3890	414.3342	$C_{33}H_{53}NO_7$	Yibeinoside A/伊贝母碱苷A
13	7.13	[M+H]$^+$	576.3900	576.3907	114.0927	$C_{33}H_{53}NO_7$	Yibeinoside A isomer/伊贝母碱苷A异构体
14	7.32	[M+H]$^+$	432.3478	432.3492	414.3390, 398.3070	$C_{27}H_{45}NO_3$	Isopeimine/异贝母素甲
15	7.94	[M+H]$^+$	414.3372	414.3384	396.3287, 119.0870, 93.0717	$C_{27}H_{43}NO_2$	鄂北乙素
16	8.04	[M+H]$^+$	578.4057	578.4057	416.3501, 98.0975	$C_{33}H_{55}NO_7$	湖贝甲素苷
17	8.12	[M+H]$^+$	414.3372	414.3378	98.0981, 81.0721	$C_{27}H_{43}NO_2$	Sinpeimine A/新贝甲素
18	8.36	[M+H]$^+$	414.3372	414.3372	396.3245	$C_{27}H_{43}NO_2$	Puqiedinone
19	8.58	[M+H]$^+$	430.3321	430.3306	412.3199	$C_{27}H_{43}NO_3$	Peiminine isomer/贝母素乙异构体
20	8.78	[M+H]$^+$	416.3529	416.3538	398.3424, 98.0977	$C_{27}H_{45}NO_2$	Ebeiedine
21	9.15	[M+H]$^+$	428.3165	428.3154	285.1850, 98.0966	$C_{27}H_{41}NO_3$	Peimisine isomer/贝母素辛异构体
22	9.69	[M+H]$^+$	416.3529	416.3539	145.1017, 98.0977	$C_{27}H_{45}NO_2$	Hupehenine/湖贝甲素
23	14.79	[M+H]$^+$	295.2273	295.2290	91.0559	$C_{18}H_{30}O_3$	Unknown/未知

表4-7 炒瓜蒌子化学成分 LC-MS 数据

序号	保留时间 t_R (min)	离子模式	理论值	实测值	碎片离子	分子式	化合物名称
1	0.52	[M+H]$^+$	175.1195	175.1190	158.0936, 116.0724, 70.0672	$C_6H_{14}N_4O_2$	L（+）-Arginine/精氨酸
2	0.58	[M+H]$^+$	118.0868	118.0874	72.0833	$C_5H_{11}NO_2$	Valine/缬氨酸
3	0.80	[M+H]$^+$	136.0623	136.0636	118.0493, 90.0445	$C_5H_5N_5$	Adenine/腺嘌呤
4	1.30	[M-H]$^-$	164.0712	164.0716	147.0461	$C_9H_{11}NO_2$	Phenprobamate/苯丙氨酸
5	2.18	[M-H]$^-$	137.0239	137.0245	93.0343	$C_7H_6O_3$	4-Hydroxybenzoic acid/对羟基苯甲酸
6	3.63	[M-H]$^-$	517.2285	517.2291	385.1804, 153.0957	$C_{24}H_{38}O_{12}$	Unknwon/未知
7	4.48	[M+Na]$^+$	427.1573	427.1551	427.1551	$C_{18}H_{28}O_{10}$	2,7-dimethyl-2,4-dienedeca-α, ω-diacid-8-O-β-D-glu
8	4.88	[M+H]$^+$	197.1178	197.1181	179.1073	$C_{11}H_{16}O_3$	loliolide/（-）-黑麦草内酯
9	5.65	[M-H]$^-$	209.0814	209.0800	209.0800, 187.0982	$C_{11}H_{14}O_4$	Unknown/未知
10	7.27	[M+Na]$^+$	257.0402	257.0484	225.1121	$C_{12}H_{10}O_5$	5,5'-双氧甲基呋喃醛
11	8.16	[M+Na]$^+$	701.3507	701.3511	643.3340, 351.1470	$C_{36}H_{54}O_{12}$	Arvenins III
12	8.33	[M+H]$^+$	167.0710	167.0716	167.0716	$C_9H_{10}O_3$	Paeonol/丹皮酚
13	10.36	[M+HCOO]$^-$	561.3053	561.3047	561.3047	$C_{30}H_{44}O_7$	Cucurbitacin D/葫芦素 D
14	11.05	[M+Na]$^+$	743.3618	743.3627	743.3627	$C_{38}H_{56}O_{13}$	Opercurins A
15	11.27	[M-H]$^-$	329.2328	329.2332	211.1323, 171.1030	$C_{18}H_{34}O_5$	Tianshic acid/天师酸
16	13.28	[M+HCOO]$^-$	603.3159	603.3156	497.2875	$C_{32}H_{46}O_8$	Cucurbitacin B/葫芦素 B
17	14.73	[M-H]$^-$	223.1334	223.1137	223.1137	$C_{13}H_{20}O_3$	3,5-dihydroxy-6,7-megastigmadien-9-one
18	16.98	[M+H]$^+$	457.3681	457.3682	279.2327, 227.1273	$C_{30}H_{48}O_3$	6-羟基二氢栝楼仁二醇

续表

序号	保留时间 t_R (min)	离子模式	理论值	实测值	碎片离子	分子式	化合物名称
19	17.01	[M+H]$^+$	279.2324	279.2328	261.2207, 205.1603	$C_{18}H_{30}O_2$	Trichosanic acid/瓜蒌酸
20	18.22	[M-H]$^-$	279.2315	279.2332	261.1343	$C_{18}H_{32}O_2$	Linoleic acid/亚油酸
21	18.62	[M-H]$^-$	255.2317	255.2335	116.9288	$C_{16}H_{32}O_2$	MethylPentadecanoate/十五烷酸甲酯
22	18.70	[M-H]$^-$	281.2472	281.2485	281.2485	$C_{18}H_{34}O_2$	Oleic acid/油酸
23	18.83	[M+H]$^+$	441.3733	441.3750	407.2405, 391.2462	$C_{30}H_{48}O_2$	异栝楼仁二醇

表 4-8 桑白皮化学成分 LC-MS 数据

序号	保留时间 t_R (min)	离子模式	理论值	实测值	碎片离子	分子式	化合物名称
1	1.42	[M-H]$^-$	729.2242	729.2234	405.1204, 243.0647	$C_{32}H_{42}O_{19}$	桑皮苷 A 葡萄糖结合物
2	1.69	[M-H]$^-$	447.1139	447.1136	405.1169, 243.0647	$C_{18}H_{24}O_{13}$	氧化白藜芦醇 -2-O-β-D- 吡喃葡萄糖苷
3	1.98	[M-H]$^-$	339.0716	339.0725	177.0196	$C_{20}H_{24}O_{13}$	5- 羟基香豆素 -7-O-β-D- 呋喃芹糖基 - (1→6) - O-β-D- 吡喃葡萄糖苷
4	2.17	[M-H]$^-$	567.1714	567.1730	471.1135, 243.0671	$C_{26}H_{32}O_{14}$	Mulberroside A/ 桑皮苷 A
5	2.36	[M-H]$^-$	471.1139	471.1144	177.0200	$C_{20}H_{24}O_{13}$	5- 羟基香豆素 -7-O-β-D- 呋喃芹糖基 - (1→6) - O-β-D- 吡喃葡萄糖苷
6	2.44	[M-H]$^-$	485.1295	485.1301	471.1152, 243.0665	$C_{21}H_{26}O_{13}$	Xeroboside
7	2.70	[M-H]$^-$	191.0344	191.0355	176.0121, 148.0180	$C_{10}H_8O_4$	Scopoletin/ 东莨菪内酯
8	2.95	[M-H]$^-$	565.1557	565.1567	405.1195	$C_{26}H_{30}O_{14}$	Mulberroside F/ 桑皮苷 F
9	3.15	[M-H]$^-$	567.1714	567.1729	405.1198, 243.0069	$C_{26}H_{32}O_{14}$	Mulberroside A isomer/ 桑皮苷 A 异构体
10	3.40	[M+H]$^+$	451.1240	451.1233	289.0704, 245.0821	$C_{21}H_{22}O_{11}$	氧化白藜芦醇 -2-O-β-D- 吡喃葡萄糖苷 + COOH

续表

序号	保留时间 t_R (min)	离子模式	理论值	实测值	碎片离子	分子式	化合物名称
11	3.54	[M+H]$^+$	451.1240	451.1245	289.0720, 245.0817	$C_{21}H_{22}O_{11}$	氧化白藜芦醇-2-O-β-D-吡喃葡萄糖苷同分异构体+COOH
12	3.89	[M+H]$^+$	487.2179	487.2140	335.0509	$C_{23}H_{34}O_{11}$	Unknown/未知
13	3.92	[M-H]$^-$	463.2179	463.2156	243.0769, 113.0252	$C_{21}H_{36}O_{11}$	Unknown/未知
14	4.21	[M+H]$^+$	229.0865	229.0871	165.0674	$C_{14}H_{12}O_3$	Resveratrol/白藜芦醇
15	4.31	[M+H]$^+$	475.3271	475.3241	209.1654, 114.0925	$C_{25}H_{46}O_8$	Unknown/未知
16	4.46	[M-H]$^-$	303.0505	303.0515	241.0502, 229.0593	$C_{15}H_{12}O_7$	Dihydromorin/二氢桑色素
17	4.78	[M-H]$^-$	243.0657	243.0663	225.0554, 175.0766	$C_{14}H_{12}O_4$	Oxyresveratrol/氧化白藜芦醇
18	6.19	[M-H]$^-$	301.0348	301.0351	271.0253, 151.0011	$C_{15}H_{10}O_7$	Morin/桑色素
19	6.52	[M-H]$^-$	241.0501	241.0505	199.0442, 157.0293	$C_{14}H_{10}O_4$	Moracin M/桑辛素 M
20	6.94	[M-H]$^-$	161.0239	161.0243	146.9670	$C_9H_6O_3$	7-Hydroxycoumarin/伞形花内酯
21	7.74	[M-H]$^-$	457.1499	457.1501	325.1080, 254.0498	$C_{24}H_{26}O_9$	Moracin C/桑皮苷 C
22	9.42	[M-H]$^-$	325.1076	325.1085	253.0511	$C_{19}H_{18}O_5$	Moracin P/桑辛素 P
23	9.58	[M-H]$^-$	325.1076	325.1080	253.0465	$C_{19}H_{18}O_5$	Moracin O/桑辛素 O
24	11.99	[M-H]$^-$	311.1283	311.1293	225.0522, 121.0271	$C_{19}H_{20}O_4$	Unknown/未知
25	12.11	[M-H]$^-$	309.1127	309.1136	146.9615	$C_{19}H_{18}O_4$	桑辛素 5-(6-羟基-2-苯并呋喃基)-2-(3-甲基-2-丁烯基)-1,3-苯二醇
26	12.26	[M-H]$^-$	329.2328	329.2337	130.0875	$C_{18}H_{34}O_5$	Unknown/未知
27	12.61	[M-H]$^-$	309.1127	309.1141	291.0546	$C_{19}H_{18}O_4$	10-valeryl dithranol
28	13.18	[M-H]$^-$	309.1127	309.1132	309.1132	$C_{19}H_{18}O_4$	Unknown/未知

序号	保留时间 t_R (min)	离子模式	理论值	实测值	碎片离子	分子式	化合物名称
29	14.39	[M-H]⁻	579.1655	579.1654	451.1140	$C_{34}H_{28}O_9$	Mulberrofuran D, Mulberrofuran J/桑呋喃 D, 桑呋喃 J
30	14.47	[M-H]⁻	691.2179	691.2183	673.2053, 581.1804, 471.1418	$C_{40}H_{36}O_{11}$	Pomiferin G/桑黄酮 G
31	14.51	[M-H]⁻	707.2129	707.2120	638.2715, 353.1370	$C_{40}H_{36}O_{12}$	Sanggenon D/桑根酮 D
32	14.70	[M-H]⁻	693.2336	693.2343	583.1666	$C_{40}H_{38}O_{11}$	Sanggenon G, Pomiferin O/桑根酮 G, 桑黄酮 O
33	14.81	[M-H]⁻	437.1600	437.1612	281.1606	$C_{25}H_{26}O_7$	mulberranol, Morusinol, Pomiferin/环桑色醇, Pomiferin, 桑黄酮 U 根皮醇, 桑
34	15.04	[M-H]⁻	691.2179	691.2188	581.1843	$C_{40}H_{36}O_{11}$	Pomiferin K/桑黄酮 K
35	15.45	[M-H]⁻	759.2805	759.2803	759.2803	$C_{45}H_{44}O_{11}$	Pomiferin N, Pomiferin H/桑黄酮 N, 桑黄酮 H
36	15.46	[M-H]⁻	761.2962	761.2855	759.2786, 581.1426	$C_{45}H_{46}O_{11}$	Sanggenon M/桑根酮醇 M
37	15.70	[M-H]⁻	417.1338	417.1342	373.2119	$C_{25}H_{22}O_6$	Mulberrin/环桑皮素
38	15.74	[M-H]⁻	707.2129	707.2120	638.2715, 353.1370	$C_{40}H_{36}O_{12}$	Sanggenon C/桑根酮 C
39	15.79	[M-H]⁻	757.2649	757.2637	647.4448	$C_{45}H_{42}O_{11}$	Pomiferin W/桑黄酮 W
40	15.93	[M-H]⁻	419.1495	419.1496	231.0665	$C_{25}H_{24}O_6$	Isopomiferin/异橙桑黄酮
41	16.03	[M-H]⁻	423.1808	423.1790	421.1642, 295.2286	$C_{25}H_{28}O_6$	Sanggenon A/Pomiferin E/桑根酮醇 A/桑黄酮 E
42	16.43	[M-H]⁻	421.1651	421.1661	311.1415	$C_{25}H_{26}O_6$	Sanggenol L/桑黄醇 L
43	16.49	[M-H]⁻	421.1651	421.1646	311.1415	$C_{25}H_{26}O_6$	Kuwanon C/桑黄酮 C
44	16.53	[M-H]⁻	561.1549	561.1570	451.1131, 449.1010, 439.1327	$C_{34}H_{26}O_8$	Albafura G/桑呋喃 G
45	16.54	[M-H]⁻	419.1495	419.1495	401.1411, 363.0910, 349.0400	$C_{25}H_{24}O_6$	Cyclomulberrin/环桑素

续表

序号	保留时间 t_R (min)	离子模式	理论值	实测值	碎片离子	分子式	化合物名称
46	16.80	[M-H]$^-$	419.1495	419.1489	349.0705	$C_{25}H_{24}O_6$	Morusin/桑辛素
47	17.62	[M-H]$^-$	455.3512	455.3524	393.1748	$C_{30}H_{48}O_3$	Ursolic acid/熊果酸

表 4-9 橘红化学成分 LC-MS 数据

序号	保留时间 t_R (min)	离子模式	理论值	实测值	碎片离子	分子式	化合物名称
1	2.21	[M-H]$^-$	385.0771	385.0770	385.0770, 191.0102	$C_{16}H_{18}O_{11}$	Unknown/未知
2	2.39	[M-H]$^-$	385.0771	385.0775	385.0775, 191.0175	$C_{16}H_{18}O_{11}$	Unknown/未知
3	2.76	[M-H]$^-$	385.0771	385.0773	385.0773, 191.0195	$C_{16}H_{18}O_{11}$	Unknown/未知
4	3.07	[M-H]$^-$	379.1604	379.1603	353.0607	$C_{16}H_{28}O_{10}$	Unknown/未知
5	3.18	[M+H]$^+$	595.1663	595.1674	577.1565, 325.0726	$C_{27}H_{30}O_{15}$	Biorobin/山柰酚 3-O-洋槐糖苷
6	3.44	[M+H]$^+$	625.1769	625.1771	625.1771	$C_{28}H_{32}O_{16}$	Unknown/未知
7	3.64	[M-H]$^-$	433.1135	433.1134	273.0632	$C_{21}H_{22}O_{10}$	Prunin/柚皮素 -7-O- 葡萄糖苷
8	4.29	[M-H]$^-$	609.1456	609.1464	300.0276, 151.0035	$C_{27}H_{30}O_{16}$	Rutin/芦丁
9	4.52	[M+H]$^+$	449.1084	449.1067	287.0540	$C_{21}H_{20}O_{11}$	Hmmoorientin/异荭草素
10	5.20	[M-H]$^-$	579.1714	579.1718	271.0608, 151.0040, 119.0502	$C_{27}H_{32}O_{14}$	Naringin/柚皮苷
11	5.22	[M+H]$^+$	579.1714	579.1704	271.0600	$C_{27}H_{30}O_{14}$	Rhoifolin/野漆树苷
12	5.71	[M+H]$^+$	611.1976	611.1983	633.1795, 449.1376, 245.0451	$C_{28}H_{34}O_{15}$	Hesperidin/橙皮苷
13	5.75	[M+H]$^+$	611.1976	611.1983	633.1795, 449.1376, 245.0451	$C_{28}H_{34}O_{15}$	Neohesperidin/新橙皮苷

续表

序号	保留时间 t_R (min)	离子模式	理论值	实测值	碎片离子	分子式	化合物名称
14	7.72	$[M+H]^+$	595.2027	595.2032	195.0287, 161.0619, 153.0194	$C_{28}H_{34}O_{14}$	Poncirin/ 枸橘苷
15	8.19	$[M+H]^+$	271.0606	271.0611	151.0040, 119.0511	$C_{15}H_{12}O_5$	Naringenin/ 柚皮素
16	8.25	$[M-H]^-$	387.1080	387.1086	372.0835, 326.0656	$C_{20}H_{20}O_8$	Demethylnobiletin/ 去甲川陈皮素
17	8.34	$[M-H]^-$	565.1557	565.1563	403.1029, 388.0797	$C_{26}H_{30}O_{14}$	Unknown/ 未知
18	8.51	$[M-H]^-$	723.2136	723.2144	417.1994, 402.0953	$C_{33}H_{40}O_{18}$	Ligustroflavone/ 女贞苷
19	8.86	$[M-H]^-$	299.0556	299.0551	284.0374, 256.0343	$C_{16}H_{12}O_6$	Diosmetin/ 香叶木素
20	9.00	$[M-H]^-$	726.3827	726.3821	696.3716, 590.3302	$C_{36}H_{53}N_7O_9$	Cyclo
21	9.23	$[M+H]^+$	581.1870	581.1859	419.1131, 389.0867, 361.0887	$C_{27}H_{32}O_{14}$	Narirutin/ 苦香柚皮苷
22	9.70	$[M-H]^-$	417.1186	417.1184	402.0961, 387.0720	$C_{21}H_{22}O_9$	5-Hydroxy-3,6,7,8,3',4'-Hexamethoxyflavone
23	11.20	$[M-H]^-$	702.3827	702.3829	658.3553, 614.3314	$C_{34}H_{53}N_7O_9$	Cyclo
24	11.66	$[M+H]^+$	373.1287	373.1297	395.1107, 343.0817	$C_{20}H_{20}O_7$	5,6,7,3',4'-五甲氧基黄酮
25	12.71	$[M+H]^+$	403.1393	403.1393	373.0919, 358.0681	$C_{21}H_{22}O_8$	Nobiletin/ 川陈皮素
26	13.30	$[M+H]^+$	433.1499	433.1513	403.1034, 373.0565, 345.0614	$C_{22}H_{24}O_9$	3,5,6,7,8,3',4'-Heptamethoxyflavone
27	13.64	$[M+H]^+$	373.1287	373.1297	343.0828	$C_{20}H_{20}O_7$	Isosinensetin/ 异橙黄酮
28	14.35	$[M+H]^+$	403.1393	403.1391	425.1208, 373.0916	$C_{20}H_{20}O_7$	Unknown/ 未知
29	14.78	$[M+H]^+$	419.1342	419.1356	441.1080, 389.0885, 371.0782	$C_{21}H_{22}O_9$	Natsudaidain/ 柚皮黄素
30	15.04	$[M+H]^+$	359.1131	359.1136	135.0443	$C_{19}H_{18}O_7$	5-羟基-6,7,8,4'-四甲氧基黄酮
31	15.63	$[M-H]^-$	397.1346	397.1342	277.2173	$C_{15}H_{26}O_{12}$	Unknown/ 未知

续表

序号	保留时间 t_R (min)	离子模式	理论值	实测值	碎片离子	分子式	化合物名称
32	16.76	[M–H]⁻	595.2907	595.2848	595.2848	$C_{34}H_{44}O_9$	Unknown/ 未知
33	17.69	[M–H]⁻	571.2907	571.2888	571.2888, 433.2356	$C_{32}H_{44}O_9$	Unknown/ 未知
34	17.76	[M–H]⁻	281.2481	281.2487	255.2331	$C_{18}H_{34}O_2$	10-Heptadecenoic acid methyl ester
35	18.21	[M–H]⁻	379.1604	379.1603	353.0607	$C_{16}H_{28}O_{10}$	Unknown/ 未知

表 4–10 知母化学成分 LC–MS 数据

序号	保留时间 t_R (min)	离子模式	理论值	实测值	碎片离子	分子式	化合物名称
1	1.80	[M–H]⁻	841.1463	841.1465	823.1376, 751.1129, 721.1052	$C_{38}H_{34}O_{22}$	Mangiferoxanthone A isomer
2	1.96	[M–H]⁻	841.1463	841.1472	823.1376, 751.1129, 721.1052	$C_{38}H_{34}O_{22}$	Mangiferoxanthone A isomer
3	2.09	[M–H]⁻	583.1229	583.1267	493.1058, 463.0830, 331.0455	$C_{25}H_{28}O_{16}$	NeoMangiferin/ 新芒果苷
4	2.11	[M–H]⁻	583.1229	583.1267	493.1058, 463.0830, 331.0455	$C_{25}H_{28}O_{16}$	NeoMangiferin isomer/ 新芒果苷异构体
5	2.61	[M–H]⁻	841.1463	841.1472	823.1376, 751.1129, 721.1052	$C_{38}H_{34}O_{22}$	Mangiferoxanthone A
6	2.92	[M–H]⁻	421.0771	421.0771	331.0456, 301.0349, 259.0244	$C_{19}H_{18}O_{11}$	Mangiferin/ 芒果苷
7	2.98	[M–H]⁻	421.0771	421.0775	331.0456, 301.0349, 259.0244	$C_{19}H_{18}O_{11}$	IsoMangiferin/ 异芒果苷
8	3.53	[M–H]⁻	421.1135	421.1133	301.0353, 259.668	$C_{20}H_{22}O_{10}$	Foliamangiferoside A

续表

序号	保留时间 t_R (min)	离子模式	理论值	实测值	碎片离子	分子式	化合物名称
9	4.37	$[M-H]^-$	451.3284	451.3217	433.1077, 338.2610	$C_{24}H_{44}N_4O_4$	Cyclo tetraleucyl (isoleucyl)
10	5.15	$[M+H]^+$	566.4281	566.4283	435.3339, 322.295, 209.1657	$C_{30}H_{55}N_5O_5$	Cyclo pentaLeucyl (isoleucyl)
11	5.18	$[M-H]^-$	564.4125	564.4127	610.4175, 546.4024, 225.1605	$C_{30}H_{55}N_5O_5$	Cyclo pentaleucyl (isoleucyl)
12	5.86	$[M+H]^+$	679.5122	679.5132	661.5016, 566.4291, 548.4188	$C_{36}H_{66}N_6O_6$	Cyclo hexaleucyl (isoleucyl)
13	6.02	$[M-H]^-$	933.4695	933.4710	771.4169, 609.3632	$C_{45}H_{74}O_{20}$	25 (27) -ene-timosaponin N
14	6.19	$[M-H]^-$	935.4852	935.4874	981.4929, 773.4336, 611.3882	$C_{45}H_{76}O_{20}$	Timosaponin N isomer/ 知母皂苷 N 异构体
15	6.38	$[M+H]^+$	792.5963	792.5967	774.5854, 679.5140, 566.4623	$C_{42}H_{77}N_7O_7$	Cyclo hetaLeucyl (isoleucyl)
16	6.69	$[M-H]^-$	259.0606	259.0669	165.0199	$C_{14}H_{12}O_5$	2,6,4'-trihydroxy-4-methoxybenzophenone
17	6.72	$[M-H]^-$	312.1236	312.1243	190.0513, 148.0529	$C_{18}H_{19}NO_4$	N-trans (cis) -feruloylyramine
18	6.75	$[M+H]^+$	905.6803	905.6769	887.6677, 774.5845, 661.4999	$C_{48}H_{88}N_8O_8$	Cyclo octaLeucyl (isoleucyl)
19	6.78	$[M-H]^-$	935.4852	935.4841	773.4293, 611.3611	$C_{45}H_{76}O_{20}$	Timosaponin N/ 知母皂苷 N
20	6.96	$[M-H]^-$	935.4852	935.4854	773.4313, 611.3785	$C_{45}H_{76}O_{20}$	Macrostemonoside J
21	7.12	$[M+H]^+$	1018.7644	1018.7609	792.5985, 679.5092, 548.4188	$C_{54}H_{99}N_9O_9$	Cyclo nonaLeucyl (isoleucyl)
22	7.33	$[M-H]^-$	917.4746	917.4756	963.4806, 755.4215, 575.3517	$C_{45}H_{74}O_{19}$	Timosaponin L/ 知母皂苷 L

续表

序号	保留时间 t_R (min)	离子模式	理论值	实测值	碎片离子	分子式	化合物名称
23	7.42	[M-H]$^-$	1065.5482	1065.5480	1111.5531, 919.4915, 757.4347	$C_{51}H_{86}O_{23}$	Grurilioside H
24	7.53	[M-H]$^-$	919.4903	919.4922	965.4975, 757.4376, 595.3842	$C_{45}H_{76}O_{19}$	Timosaponin B II / 知母皂苷 B II
25	7.58	[M-H]$^-$	919.4903	919.4902	965.4975, 757.4376, 595.3842	$C_{45}H_{76}O_{19}$	25R-timosaponin B II /25R- 知母皂苷 B II
26	7.67	[M-H]$^-$	1081.5431	1081.5417	919.4902, 757.4374	$C_{51}H_{86}O_{24}$	AsparagosideG
27	7.87	[M-H]$^-$	1211.5697	1211.5662	755.4185	$C_{56}H_{92}O_{28}$	Timosaponin H1/ 知母皂苷 H1
28	7.96	[M-H]$^-$	1213.5853	1213.5819	1081.5428, 757.4362	$C_{56}H_{94}O_{28}$	Timosaponin I1/ 知母皂苷 I1
29	8.61	[M-H]$^-$	917.4746	917.4772	755.4239	$C_{45}H_{74}O_{19}$	Timosaponin D / 知母皂苷 D
30	10.52	[M-H]$^-$	285.0763	285.0762	165.0594, 119.0210	$C_{16}H_{14}O_5$	Isosakuranetin
31	10.78	[M-H]$^-$	901.4797	901.4794	947.4862, 739.4258, 577.3728	$C_{45}H_{74}O_{18}$	Timosaponin C/ 知母皂苷 C
32	10.94	[M-H]$^-$	901.4797	901.4797	947.4850, 739.4258, 577.3728	$C_{45}H_{74}O_{18}$	Timosaponin B III / 知母皂苷 B III
33	11.17	[M-H]$^-$	901.4797	901.4775	947.4854, 739.4258, 577.3728	$C_{45}H_{74}O_{18}$	25R-Timosaponin B III /25R- 知母皂苷 B III
34	11.25	[M-H]$^-$	1063.5325	1063.5358	901.4813, 739.4222	$C_{51}H_{84}O_{23}$	Timosaponin B IV / 知母皂苷 B IV
35	12.68	[M+H]$^+$	741.4435	741.4425	345.0619	$C_{39}H_{64}O_{13}$	Timosaponin A III / 知母皂苷 A III
36	12.71	[M-H]$^-$	757.4374	757.4376	803.4437, 595.3858, 433.4336	$C_{39}H_{66}O_{14}$	Timosaponin B II a/ 知母皂苷 B II a
37	13.05	[M-H]$^-$	251.1072	251.1076	235.0430	$C_{17}H_{16}O_2$	Cis-hinokiresinol

续表

序号	保留时间 t_R (min)	离子模式	理论值	实测值	碎片离子	分子式	化合物名称
38	13.46	[M-H]$^-$	771.4531	771.4529	817.4572	$C_{40}H_{68}O_{14}$	Filicinoside A
39	13.49	[M-H]$^-$	755.4218	755.4205	593.3019	$C_{39}H_{64}O_{14}$	25 (27) -ene Anemarrhenasaponin I
40	13.87	[M-H]$^-$	753.4061	753.4067	591.3521	$C_{39}H_{62}O_{14}$	25 (27) -ene timosaponin A II
41	14.31	[M-H]$^-$	755.4218	755.4216	801.4261, 593.3019	$C_{39}H_{64}O_{14}$	Timosaponin G/ 知母皂苷 G
42	14.83	[M-H]$^-$	313.2379	313.2385	313.2385	$C_{18}H_{34}O_4$	Dihydroxy-octadecaenoic acid
43	15.01	[M-H]$^-$	1049.5169	1049.5171	887.4650, 755.4215, 593.3691	$C_{50}H_{82}O_{23}$	Anemarrhenasaponin F
44	15.06	[M-H]$^-$	313.2379	313.2381	255.2122	$C_{18}H_{34}O_4$	Dihydroxy-octadecaenoic acid
45	15.67	[M-H]$^-$	739.4269	739.4254	485.4310, 577.3726	$C_{39}H_{64}O_{13}$	Timosaponin A IV / 知母皂苷 A IV
46	16.11	[M-H]$^-$	311.2222	311.2211	311.2211	$C_{18}H_{32}O_4$	Dihydroxy-octadecadienoic acid
47	16.26	[M-H]$^-$	295.2273	295.2276	277.2124	$C_{18}H_{32}O_3$	Hydroxy-octadecadienoic acid
48	16.31	[M-H]$^-$	277.2168	277.2169	277.2169	$C_{18}H_{30}O_2$	Linolenic acid
49	16.61	[M-H]$^-$	293.2117	293.2139	293.2139	$C_{18}H_{30}O_3$	Hydroxy-octadecatrienoic acid
50	16.73	[M-H]$^-$	293.2117	293.2135	293.2135	$C_{18}H_{30}O_3$	Hydroxy-octadecatrienoic acid isomer

表 4-11 麦冬化学成分 LC-MS 数据

序号	保留时间 t_R (min)	离子模式	理论值	实测值	碎片离子	分子式	化合物名称
1	3.17	[M-H]$^-$	337.0919	337.0923	173.0457	$C_{16}H_{18}O_8$	4-Methylumbelliferyl-α-D-glucopyranoside
2	5.10	[M-H]$^-$	535.2543	535.2568	535.2568	$C_{28}H_{40}O_{10}$	Unknown/ 未知
3	5.86	[M-H]$^-$	723.5047	723.5023	723.5023, 677.4992	$C_{41}H_{72}O_{10}$	Unknown/ 未知
4	7.13	[M-H]$^-$	1049.5169	1049.5132	1095.5217, 917.4661, 609.2695	$C_{50}H_{82}O_{23}$	Unknown/ 未知
5	7.22	[M-H]$^-$	917.4746	917.4752	963.4763, 771.4214, 755.4033	$C_{45}H_{74}O_{19}$	Unknown/ 未知
6	7.50	[M-H]$^-$	447.2230	447.2239	447.2239	$C_{21}H_{36}O_{10}$	Unknown/ 未知
7	7.62	[M-H]$^-$	1195.5748	1195.5729	1033.5315, 575.3561	$C_{56}H_{92}O_{27}$	Ophiopogonin F/ 麦冬皂苷 F
8	7.81	[M-H]$^-$	1063.5325	1063.5320	755.4122, 737.4211	$C_{51}H_{84}O_{23}$	Ophiofurospiside K
9	9.51	[M-H]$^-$	899.4640	899.4630	881.4434, 754.3779	$C_{45}H_{72}O_{18}$	Unknown/ 未知
10	12.09	[M-H]$^-$	299.0919	299.0927	193.0515	$C_{17}H_{16}O_5$	5, 7-dihydroxy-6-methyl-3-(4'-hydroxybenzyl) chromone-4-one
11	12.39	[M-H]$^-$	769.4010	769.3981	815.4002, 623.3438	$C_{39}H_{62}O_{15}$	Ophiopogonin R
12	12.93	[M-H]$^-$	885.4484	885.4474	931.4498, 753.4066, 637.3586	$C_{44}H_{70}O_{18}$	Cixi-ophiopogon A
13	13.08	[M-H]$^-$	753.4061	753.4042	799.4024, 607.4599	$C_{39}H_{62}O_{14}$	Ophiopogonin Ra/ 麦冬皂苷 Ra
14	13.18	[M-H]$^-$	343.1182	343.1187	207.0669, 179.0717	$C_{19}H_{20}O_6$	5,7,4'-trihydroxy-3'-methoxyl-6,8-dimethyl-homisoflavanone
15	13.41	[M-H]$^-$	359.1131	359.1143	344.0906, 223.0646, 154.0272	$C_{19}H_{20}O_7$	Ophiopogonanone E/ 麦冬黄烷酮 E
16	13.95	[M-H]$^-$	355.0818	355.0823	165.9387	$C_{19}H_{16}O_7$	Unknown/ 未知

续表

序号	保留时间 t_R (min)	离子模式	理论值	实测值	碎片离子	分子式	化合物名称
17	14.17	[M−H]$^-$	869.4535	869.4539	915.4586, 437.4105	$C_{44}H_{70}O_{17}$	(25R) −ene-spirosta-3β,14α−dihydroxy-3−O−α−L−rhamnopyranosyl−(1→2)−[β−Dxylopyranosyl]−β−D−glucopyranoside
18	14.36	[M+H]$^+$	739.4269	739.4224	721.4114, 395.2944	$C_{39}H_{62}O_{13}$	25(R, S)−Dracaenoside F/25(R, S)−龙血树皂苷 F
19	14.58	[M−H]$^-$	327.0869	327.0871	281.2463, 164.0472	$C_{18}H_{16}O_6$	Ophiopogonanone A/麦冬二氢高异黄酮 A
20	14.86	[M−H]$^-$	313.1076	313.1075	164.0515	$C_{18}H_{18}O_5$	Ophiopogonanone B/麦冬二氢高异黄酮 B
21	15.15	[M−H]$^-$	339.0869	339.0862	311.2089, 293.0994, 217.8681	$C_{19}H_{16}O_6$	Methylophiopogonone A/甲基麦冬高黄酮 A
22	15.28	[M+H]$^+$	781.4374	781.4382	763.4277, 413.3064, 396.2918	$C_{41}H_{64}O_{14}$	Unknown/未知
23	15.37	[M−H]$^-$	341.1025	341.1023	206.0583, 178.0683, 163.0393	$C_{19}H_{18}O_6$	Methylophiopogonanone A/麦冬高异黄酮 A
24	15.59	[M−H]$^-$	327.1232	327.1229	206.0577, 178.0626	$C_{19}H_{20}O_5$	Methylophiopogonanone B/麦冬高异黄酮 B
25	15.82	[M−H]$^-$	853.4586	853.4574	899.4621, 721.4156, 575.3596	$C_{44}H_{70}O_{16}$	Ophiopogonin D/麦冬皂苷 D
26	15.94	[M−H]$^-$	853.4586	853.4565	899.4620, 721.4147	$C_{44}H_{70}O_{16}$	Ophiopogonin D'/麦冬皂苷 D'
27	16.04	[M−H]$^-$	721.4163	721.4154	767.4200, 575.3577	$C_{39}H_{62}O_{12}$	Ophiopogonin B/麦冬皂苷 B
28	16.44	[M−H]$^-$	353.0661	353.0656	325.1839, 297.1519	$C_{19}H_{14}O_7$	5,7−Dihydroxy-6,8−dialdehyde-3−(4'−methoxybenzyl) chromone

续表

序号	保留时间 t_R (min)	离子模式	理论值	实测值	碎片离子	分子式	化合物名称
29	16.53	[M+H]$^+$	897.4848	897.4834	919.4664	C$_{46}$H$_{72}$O$_{17}$	Ophiopogonin P/ 麦冬皂苷 P
30	16.58	[M-H]$^-$	325.0712	325.0705	325.0705	C$_{18}$H$_{14}$O$_6$	5,7-Dihydroxy-8-formyl-3-(4'-methoxybenzyl)chromone
31	16.61	[M+H]$^+$	709.4163	709.4174	415.3214, 271.2062, 253.1954	C$_{38}$H$_{60}$O$_{12}$	(25R)-Diosgenin-3-O-α-L-glucopyranosyl-(1→2)-β-D-xylopyranoside

表 4-12　茯苓化学成分 LC-MS 数据

序号	保留时间 t_R (min)	离子模式	理论值	实测值	碎片离子	分子式	化合物名称
1	13.94	[M-H]$^-$	499.3423	499.3428	469.3007, 437.3421	C$_{31}$H$_{48}$O$_5$	Poricoic acid GM/ 茯苓酸 GM
2	14.62	[M-H]$^-$	497.3267	497.3271	469.3341	C$_{31}$H$_{46}$O$_5$	6α-Hydroxypolyporenic acid C/6α-羟基猪苓酸 C
3	14.77	[M-H]$^-$	499.3423	499.3425	481.3346, 421.3104	C$_{31}$H$_{48}$O$_5$	Poricoic acid H/ 茯苓酸 H
4	15.45	[M-H]$^-$	497.3267	497.3263	467.3160, 423.3240	C$_{31}$H$_{46}$O$_5$	Poricoic acid A/ 茯苓酸 A
5	16.04	[M-H]$^-$	541.3558	541.3553	481.3327	C$_{29}$H$_{54}$O$_{11}$	Unknown/ 未知
6	16.14	[M-H]$^-$	483.3110	483.3118	409.2178	C$_{30}$H$_{44}$O$_5$	Camphoratin E/ 樟脑素 E
7	16.35	[M-H]$^-$	483.3110	483.3164	485.3628, 183.0109	C$_{30}$H$_{44}$O$_4$	Ganoderic Acid DM/ 灵芝酸 DM
8	16.48	[M-H]$^-$	467.3161	467.3164	326.1527	C$_{31}$H$_{46}$O$_5$	Poricoic acid A（F）/ 茯苓新酸
9	16.54	[M-H]$^-$	497.3267	497.3278	485.3267, 431.2784	C$_{32}$H$_{48}$O$_6$	Poricoic acid DM
10	16.64	[M-H]$^-$	527.3373	527.3378	483.3463	C$_{33}$H$_{52}$O$_6$	25-Hydroxypachymic acid
11	16.71	[M-H]$^-$	543.3690	543.3683	280.1810	C$_{31}$H$_{46}$O$_4$	Poricoic Acid C/ 茯苓酸 C
12	16.80	[M-H]$^-$	481.3318	481.3314	437.3465, 421.3145	C$_{31}$H$_{48}$O$_4$	15α-Hydroxyeburiconic acid
13	16.91	[M-H]$^-$	483.3470	480.3477	465.3365, 437.3402, 295.2225	C$_{31}$H$_{48}$O$_4$	Dehydrotumulosic acid/ 去氢土莫酸

续表

序号	保留时间 t_R (min)	离子模式	理论值	实测值	碎片离子	分子式	化合物名称
14	17.08	[M-H]⁻	485.3631	485.3655	437.1640, 423.0810	$C_{31}H_{50}O_4$	Tumulosic acid/ 土莫酸
15	17.17	[M-H]⁻	569.3842	569.3849	569.3849	$C_{35}H_{54}O_6$	Unknown/ 未知
16	17.32	[M-H]⁻	511.3423	511.3430	255.2311	$C_{32}H_{48}O_5$	Pporicoic acid A-3-methyl ester/ 茯苓酸 A-3-甲酯
17	17.47	[M-H]⁻	513.3580	513.3588	255.2340	$C_{32}H_{50}O_5$	Unknown/ 未知
18	17.58	[M-H]⁻	525.3580	525.3566	509.3484, 449.6855	$C_{33}H_{50}O_5$	DehydropachyMic acid/ 去氢茯苓酸
19	17.72	[M-H]⁻	527.3736	527.3756	527.3756	$C_{33}H_{52}O_5$	Pachymic acid/ 茯苓酸
20	17.96	[M-H]⁻	541.3893	541.3885	255.2340	$C_{34}H_{54}O_5$	Unknown/ 未知
21	18.19	[M-H]⁻	569.3842	569.3817	509.3643, 465.3428	$C_{35}H_{54}O_6$	16-O-Acetylpachymic acid
22	18.41	[M-H]⁻	455.3525	455.3531	339.2691	$C_{30}H_{48}O_3$	Trametenolic acid/3-羟基羊毛甾-8,24-二烯-21-酸
23	18.52	[M-H]⁻	467.3525	467.3514	451.3220, 421.1501	$C_{31}H_{48}O_3$	Dehydroeburiconic acid/ 去氢依布里酸

表 4-13 甘草化学成分 LC-MS 数据

序号	保留时间 t_R (min)	离子模式	理论值	实测值	碎片离子	分子式	化合物名称
1	2.87	[M-H]⁻	417.1186	417.1189	255.0670, 135.0091, 119.0509	$C_{21}H_{22}O_9$	Liquiritin isomer/ 甘草苷异构体
2	3.21	[M-H]⁻	593.1506	593.1501	383.0765, 353.0667	$C_{27}H_{30}O_{15}$	Nicotiflorin/ 荥菲醇-3-O-芸香糖苷
3	3.74	[M+H]⁺	565.1557	565.1577	587.1377, 403.1482	$C_{26}H_{28}O_{14}$	Schaftoside/ 夏弗塔苷
4	3.84	[M-H]⁻	579.1714	579.1714	255.0664, 135.0095, 119.0505	$C_{27}H_{32}O_{14}$	Liquiritigenin-7,4'-diglucoside/ 甘草素-7,4-二葡萄糖苷
5	4.20	[M+H]⁺	713.2293	713.2223	603.1735, 419.1346, 257.0810	$C_{32}H_{40}O_{18}$	Glucoliquiritin apioside/ 葡萄糖基甘草苷

续表

序号	保留时间 t_R (min)	离子模式	理论值	实测值	碎片离子	分子式	化合物名称
6	4.43	[M−H]⁻	417.1186	417.1182	255.0660, 135.0095, 119.0869	$C_{21}H_{22}O_9$	Liquiritin/ 甘草苷
7	4.46	[M−H]⁻	549.1608	549.1600	417.1208, 255.0665, 135.0089	$C_{26}H_{30}O_{13}$	Liquiritin apioside/ 甘草苷元 −7−O−D− 芹糖 −4′− O−D− 葡萄糖苷
8	5.49	[M+H]⁺	433.1146	433.1145	271.0612, 153.0195	$C_{21}H_{20}O_{10}$	Vitexin/ 牡荆素
9	5.51	[M−H]⁻	433.1135	433.1132	255.0660, 151.0039, 135.0092	$C_{21}H_{22}O_{10}$	Naringenin 4′ −O−b−D−glucopyranoside/ 南酸枣苷
10	5.81	[M−H]⁻	273.0763	273.0757	255.0654	$C_{15}H_{14}O_5$	Unknown/ 未知
11	6.16	[M−H]⁻	549.1608	549.1610	531.1151, 255.0661, 135.0091	$C_{26}H_{30}O_{13}$	Liquiritin apioside isomer/ 甘草苷元 −7−O−D− 芹糖 −4′−O−D− 葡萄糖苷异构体
12	6.35	[M−H]⁻	417.1186	417.1184	255.0660, 135.0095, 119.0869	$C_{21}H_{22}O_9$	Isoliquiritin/ 异甘草苷
13	6.41	[M+H]⁺	563.1765	563.1767	269.0820	$C_{27}H_{30}O_{13}$	Glycyroside/ 黄甘草苷
14	6.58	[M+H]⁺	419.1342	419.1338	269.0822, 257.0822	$C_{21}H_{22}O_9$	Neoliquiritin/ 新甘草苷
15	6.63	[M+H]⁺	431.1342	431.1343	269.0819, 237.0560	$C_{22}H_{22}O_9$	7−Methoxyglcyyrrhizin/7− 甲氧基甘草苷
16	6.85	[M−H]⁻	695.1976	695.1978	531.1499, 399.1071, 255.0661	$C_{35}H_{36}O_{15}$	Licorice glycoside B/ 甘草苷 B
17	7.01	[M−H]⁻	725.2082	725.2069	549.1598, 531.1484, 255.0662	$C_{36}H_{38}O_{16}$	Licorice glycoside A/ 甘草苷 A
18	7.38	[M−H]⁻	459.1289	459.1288	297.0983, 26930860	$C_{23}H_{24}O_{10}$	Wistin
19	7.85	[M−H]⁻	267.0657	267.0661	251.0344, 223.0390, 195.0451	$C_{16}H_{12}O_4$	Formononetin/ 刺芒柄花素

续表

序号	保留时间 t_R (min)	离子模式	理论值	实测值	碎片离子	分子式	化合物名称
20	8.13	[M−H]⁻	695.1976	695.1960	531.1492, 399.1082, 255.0655	$C_{33}H_{36}O_{15}$	Licorice glycoside B isomer/ 甘草苷 B 异构体
21	8.19	[M−H]⁻	271.0606	271.0618	119.0498	$C_{15}H_{12}O_5$	Naringenin/ 柚皮素
22	8.23	[M+H]⁺	825.4273	825.4255	649.3942, 473.3631, 455.3521	$C_{42}H_{64}O_{16}$	11−Hydroxyglycyrrhizic acid/11− 羟基甘草酸
23	8.44	[M−H]⁻	269.0814	269.0817	255.0674	$C_{16}H_{14}O_4$	4, 4′−Dihydroxy−2−Methoxychalcone/ 剌甘草查耳酮
24	8.98	[M+H]⁺	897.4120	897.4091	545.3488, 527.3309	$C_{44}H_{64}O_{19}$	Uralsaponin F/ 乌拉尔皂苷 F
25	9.88	[M+H]⁺	257.0814	257.0818	137.0251	$C_{15}H_{12}O_4$	Liquiritigen/ 甘草素
26	9.91	[M+H]⁺	257.0814	257.0818	137.0251	$C_{15}H_{12}O_4$	Isoliquiritigenin/ 异甘草素
27	9.93	[M+H]⁺	985.4644	985.4633	809.4298, 647.3770, 633.3992	$C_{48}H_{72}O_{21}$	Licoricesaponin A3/ 甘草皂苷 A3
28	10.55	[M−H]⁻	267.0657	267.0666	251.0345, 224.0403, 195.0463	$C_{16}H_{12}O_4$	Formononetin isomer/ 剌芒柄花素异构
29	11.77	[M+H]⁺	839.4065	839.4042	663.3732, 487.3418, 469.3314	$C_{42}H_{62}O_{17}$	Licoricesaponin G/ 甘草皂苷 G
30	12.04	[M+H]⁺	839.4065	839.4044	663.3733, 487.3420, 469.3315	$C_{42}H_{62}O_{17}$	Isolicoricesaponin G/ 异甘草皂苷 G
31	12.47	[M+H]⁺	823.4116	823.4122	647.3804, 471.3484,	$C_{42}H_{62}O_{16}$	Glycyrrhizic acid/ 甘草酸
32	13.05	[M+H]⁺	809.4323	809.4288	633.3991, 457.3678, 439.3570	$C_{42}H_{64}O_{15}$	Licoricesaponin B/ 甘草皂苷 B
33	13.16	[M+H]⁺	823.4116	823.4096	647.3784, 471.3467	$C_{42}H_{62}O_{16}$	Uralsaponin B/ 乌拉尔甘草皂苷 B
34	13.32	[M+H]⁺	823.4116	823.4108	647.3198, 471.3477	$C_{42}H_{62}O_{16}$	Licoricesaponin H2/ 甘草皂苷 H2

续表

序号	保留时间 t_R (min)	离子模式	理论值	实测值	碎片离子	分子式	化合物名称
35	13.52	[M+H]$^+$	369.1338	369.1345	351.1237, 285.0764	$C_{21}H_{20}O_6$	Gancaonin N/ 甘草宁 N
36	13.65	[M+H]$^+$	371.1131	371.1130	301.1085	$C_{20}H_{18}O_7$	Unknow/ 未知
37	13.68	[M+H]$^+$	357.1702	357.1710	165.0753, 137.0613, 123.0458	$C_{21}H_{24}O_5$	Glyasperin C/ 粗毛甘草素
38	13.84	[M+H]$^+$	355.1182	355.1172	299.0561	$C_{20}H_{18}O_6$	Licoflavonol/ 甘草黄酮醇
39	14.06	[M+H]$^+$	299.0556	299.0561	299.0561	$C_{16}H_{10}O_6$	Unknown/ 未知
40	14.15	[M−H]$^-$	805.4010	805.4001	351.0572	$C_{42}H_{62}O_{15}$	Licorice saponin C2
41	14.32	[M+H]$^+$	355.1182	355.1179	299.0532, 205.1576	$C_{20}H_{18}O_6$	Gancaonin L/ 甘草宁 L
42	14.49	[M−H]$^-$	365.1025	365.1026	323.0919, 307.0246, 201.0188	$C_{21}H_{18}O_6$	Isoglycyrol
43	14.74	[M+H]$^+$	351.1232	351.1227	337.1078,	$C_{21}H_{20}O_5$	Gancaonin M/ 甘草宁 M
44	14.91	[M−H]$^-$	485.3267	485.3281	441.3433, 355.1501	$C_{30}H_{46}O_5$	24-Hydroxy acid glycyrrhetic/24- 羟基甘草酸
45	15.95	[M−H]$^-$	369.1702	369.1711	351.1271	$C_{22}H_{26}O_5$	kanozol R
46	16.03	[M+H]$^+$	425.2328	425.2286	221.1181, 135.0452	$C_{26}H_{32}O_5$	Licoricidin/ 甘草定
47	16.36	[M−H]$^-$	421.1651	421.1653	365.1025, 309.0399, 297.0408	$C_{23}H_{26}O_6$	Angustone A
48	16.45	[M+H]$^+$	423.2171	423.2172	221.1187	$C_{26}H_{30}O_5$	Kanzonol J
49	16.71	[M−H]$^-$	469.3318	469.3321	425.3423	$C_{30}H_{46}O_4$	Glycyrrhetic acid/ 甘草次酸
50	17.16	[M−H]$^-$	437.2328	437.2339	407.1900, 365.1043	$C_{27}H_{34}O_5$	Licorisoflavan A/ 甘草异黄烷甲

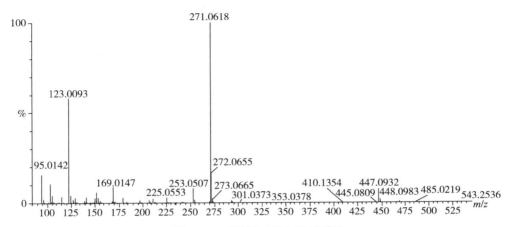

图4-12　黄芩苷MS/MS质谱图

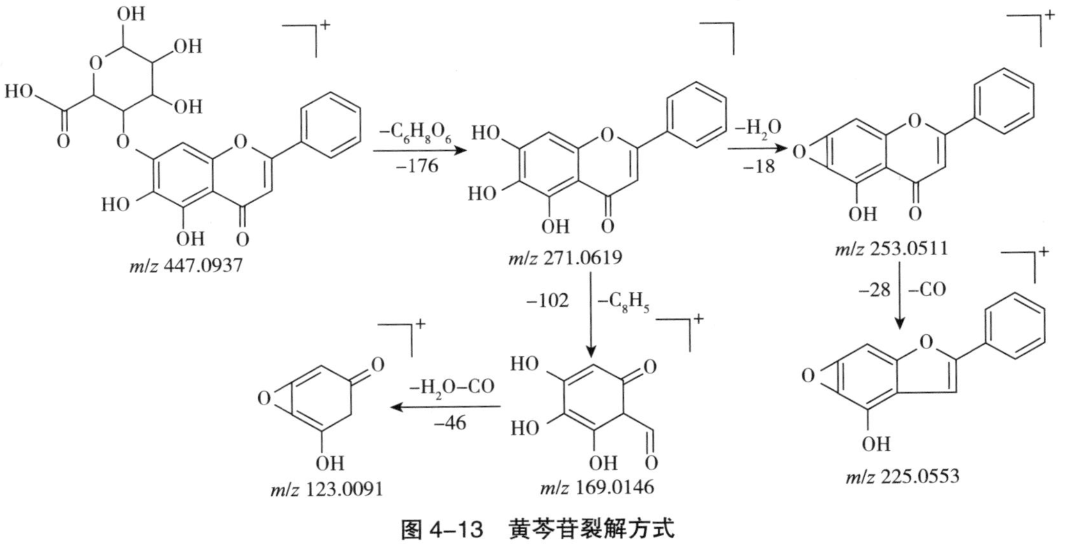

图4-13　黄芩苷裂解方式

化合物37，在正离子模式下，显示准分子离子［M+H］$^+$ m/z 461.1090，易脱掉葡萄糖醛酸基$C_6H_8O_6$（–176Da）得到汉黄芩素的碎片离子［M+H–$C_6H_8O_6$］$^+$ m/z 285.0769，二级碎片易形成［M+H–$C_6H_8O_6$–CH_3］$^+$ m/z 270.0535，质谱信息与文献报道一致[16]，与对照品比对，鉴定为汉黄芩苷。质谱信息及可能的裂解规律见图4-14、图4-15。

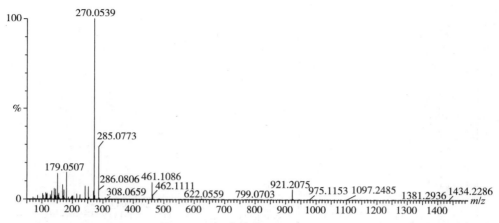

图 4-14　汉黄芩苷 MS/MS 质谱图

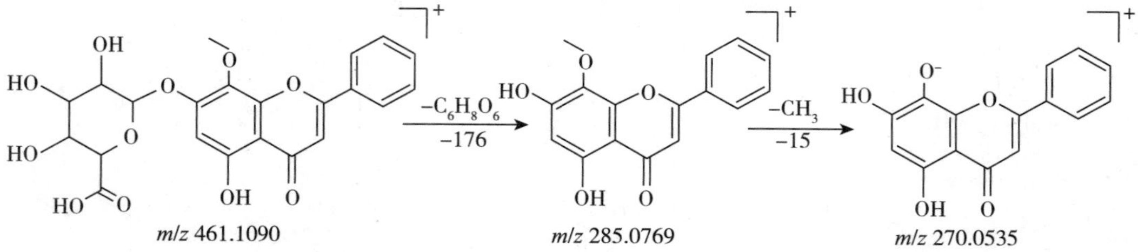

图 4-15　汉黄芩苷裂解方式

化合物48，在负离子模式下，显示准分子离子［M-H］⁻ m/z 489.1025，易脱掉葡萄糖醛酸基$C_6H_8O_6$（-176Da）得到碎片离子［M-H-$C_6H_8O_6$］⁻ m/z 313.0712，二级碎片易形成［M-H-$C_6H_8O_6$-CH_3］⁻ m/z 298.0475，［M-H-$C_6H_8O_6$-2×CH_3］⁻ m/z 283.0241，质谱信息与文献报道一致[16]，鉴定为5,7-dihydroxy-8,2'-dimethoxyl-flavone-7-O-β-D-glucuronide。质谱信息及可能的裂解规律见图4-16、图4-17。

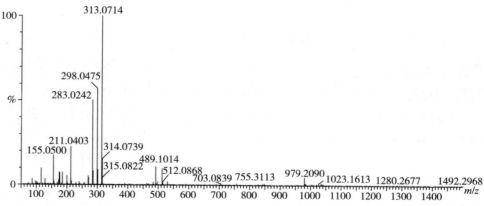

图 4-16　5,7-dihydroxy-8,2'-dimethoxyl-flavone-7-O-β-D-glucuronide MS/MS 质谱图

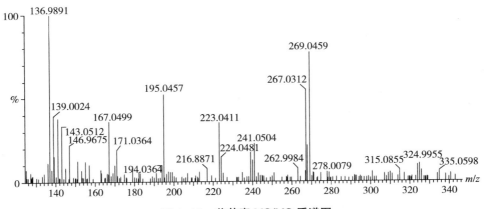

图 4-17　5,7-dihydroxy-8,2'-dimethoxyl-flavone-7-O-β-D-glucuronide 裂解方式

化合物41，在负离子模式下，显示准分子离子［M-H］⁻ m/z 269.0459，二级质谱下得到碎片离子［M-H-H₂O］⁻ m/z 251.0354，进一步裂解失去CO产生［M-H-H₂O-CO］⁻ m/z 223.0411，质谱图中还存在m/z241.0504的碎片离子，质谱信息与文献报道一致[17]，鉴定为黄芩素。质谱信息及可能的裂解规律见图4-18、图4-19。

图 4-18　黄芩素 MS/MS 质谱图

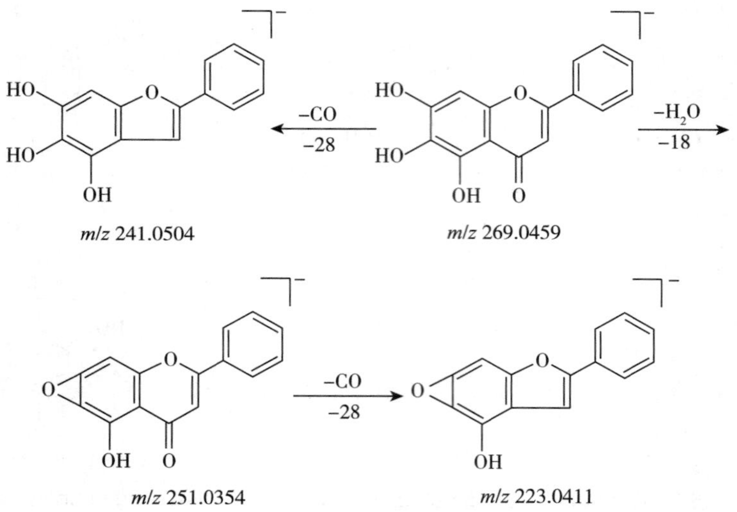

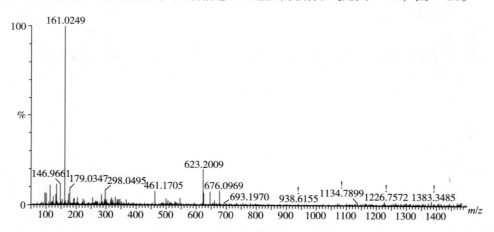

m/z 241.0504　　　　　　*m/z* 269.0459

m/z 251.0354　　　　　　*m/z* 223.0411

图 4-19　黄芩素裂解方式

　　苯乙醇苷类化合物大多数具有相似的结构，主要以 β-吡喃葡萄糖为母核，苯乙醇作为苷元通过苷化反应与其形成氧苷键，苯乙醇苷元上常见—OH 与—OCH$_3$ 结构的取代。而苯丙烯酸类通过酯化反应与形成酯苷键，常见的苯丙烯酸类有咖啡酰基、阿魏酰基、香豆酸酰基，母核糖的其他位还可连接乙酰基或其他糖类，糖类多为葡萄糖（β-D-Glu）与鼠李糖（α-L-Rha）。

　　化合物 13，在负离子模式下，显示其准分子离子［M-H］⁻ *m/z* 623.1976，主要特征离子碎片［M-H-C$_9$H$_6$O$_3$］⁻ *m/z* 461.1622，［M-H-C$_{20}$H$_{28}$O$_{11}$］⁻ *m/z* 179.0349，［M-H-C$_{20}$H$_{28}$O$_{11}$-CO$_2$］⁻ *m/z* 135.0441，［M-H-C$_9$H$_{28}$O$_4$-H$_2$O］⁻ *m/z* 161.0249，质谱信息与文献报道一致[18]，鉴定为毛蕊花糖苷，质谱信息及可能的裂解方式见图 4-20，图 4-21。

图 4-20　毛蕊花糖苷 MS/MS 质谱图

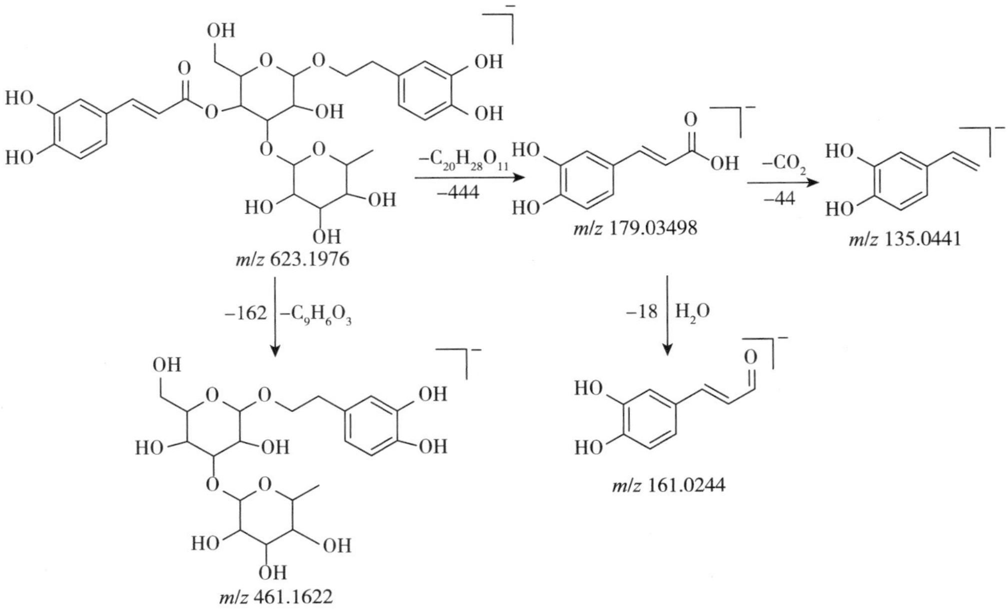

图 4-21　毛蕊花糖苷裂解方式

2.栀子化学成分鉴定

栀子泻火除烦、清热利湿、凉血解毒，所含成分主要为环烯醚萜类、萜类、黄酮类、有机酸等，其中栀子苷、山栀子苷、京尼平-1-β-龙胆双糖苷等环烯醚萜类成分含量最为丰富，为栀子的主要特征性成分。共鉴定出54个化合物，包括32个萜类成分、8个有机酸类成分、10个三萜皂苷类成分、2个黄酮类成分、2个其他成分。

栀子的特征性成分主要为环烯醚萜类成分，在负离子模式下，环烯醚萜苷类成分易形成加合离子［M+HCOO］⁻，通常环烯醚萜苷类糖基易断裂，中性丢失糖基$C_6H_{10}O_5$（162Da）；正离子模式下，环烯醚萜苷类成分易形成［M+Na］⁺加合离子，糖苷键易断裂，中性丢失$C_6H_{10}O_5$（162Da），进一步脱去H_2O，中性丢失18Da；当环烯醚萜苷类成分结构中C6位或C8位上含有β-OH时，易与C4位的羧甲基（$COOCH_3$）形成内酯而脱去CH_3OH中性丢失32Da[19]。

化合物8，在负离子模式下，显示准分子离子为［M-H］⁻ *m/z* 549.1819，易脱去两个葡萄糖残基2×$C_6H_{10}O_5$（-324Da）形成［M-H-2×$C_6H_{10}O_5$］⁻ *m/z* 225.0773的碎片离子，二级质谱易形成［M-H-2×$C_6H_{10}O_5$-H_2O］⁻ *m/z*207.0670，［M-H-2×$C_6H_{10}O_5$-H_2O-$C_2H_4O_2$］⁻ *m/z*147.0464的裂解碎片离子，质谱信息与文献报道一致[20]，鉴定为京尼平-1-β-龙胆双糖苷，可能的质谱信息及裂解方式见图4-22、图4-23。

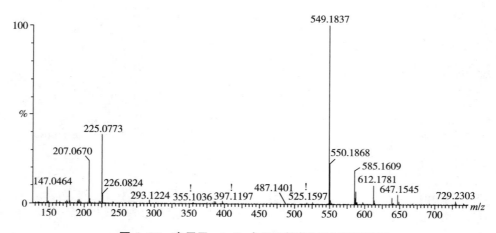

图 4-22　京尼平 -1-β- 龙胆双糖苷 MS/MS 质谱图

m/z 549.1819 — $-2 \times C_6H_{10}O_5$ 　-324 — *m/z* 225.0773 — $-H_2O$ 　-18

m/z 207.0670 — $-C_2H_4O_2$ 　-60 — *m/z* 147.0464

图 4-23　京尼平 -1-β- 龙胆双糖苷裂解方式

化合物 10，在正离子模式下，显示准分子离子为［M+Na］$^+$ *m/z* 411.1270，易脱去葡萄糖残基 $C_6H_{10}O_5$（$-162Da$）形成［M+H$-C_6H_{10}O_5$］$^+$ *m/z* 227.0913 的碎片离子，二级碎片易形成［M+H$-C_6H_{10}O_5-H_2O$］$^+$ *m/z* 209.0803，［M+H$-C_6H_{10}O_5-H_2O-CH_3O$］$^+$ *m/z* 177.0571，［M$-C_6H_{10}O_5-C_2H_6O_3$］$^+$ *m/z* 149.0597，［M$-C_6H_{10}O_5-H_2O-CH_3O-C_2O_2$］$^+$ *m/z* 121.0655，质谱信息与文献报道一致[21, 22]，鉴定为栀子苷，质谱信息及可能的裂解方式见图 4-24、图 4-25。

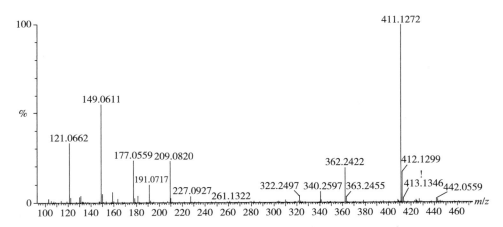

图 4-24　栀子苷 MS/MS 质谱图

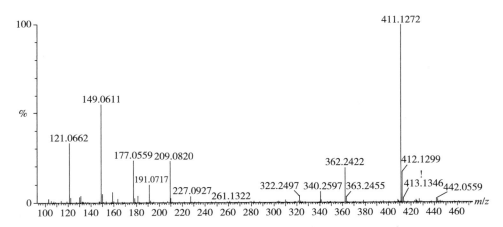

图 4-25　栀子苷裂解方式

化合物 16，在负离子模式下，显示其准分子离子峰为［M-H］⁻ m/z 609.1456，二级谱图中主要碎片离子为［M-H-C$_6$H$_{10}$O$_4$］⁻ m/z 463.1259，［M-H-C$_6$H$_{10}$O$_4$-C$_6$H$_{10}$O$_5$］⁻ m/z301.0371，质谱信息与文献报道一致[23]，鉴定为芦丁，质谱信息及可能的裂解方式见图4-26、图4-27。

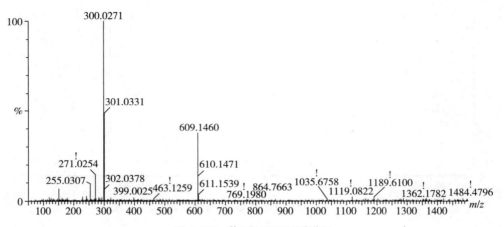

图 4-26 芦丁 MS/MS 质谱图

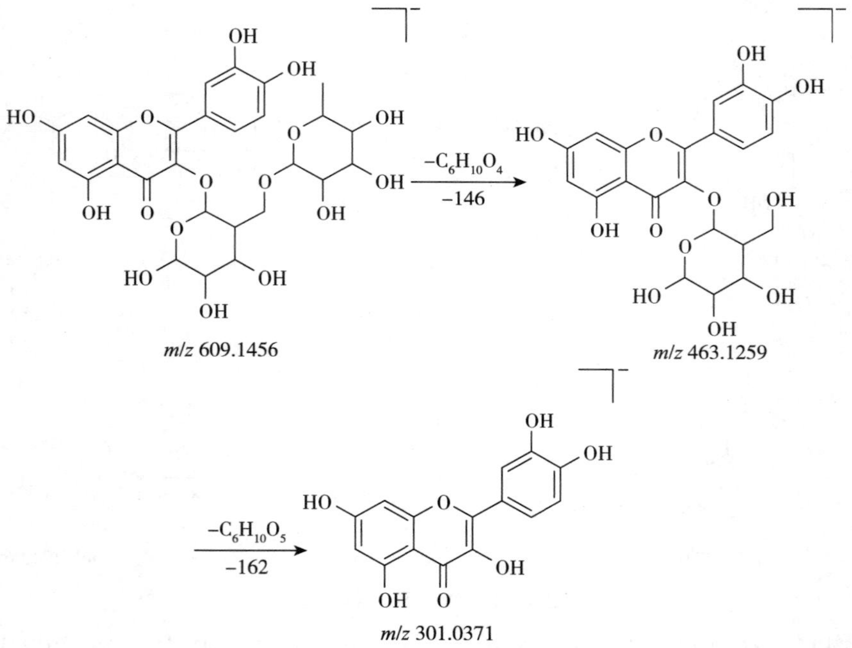

图 4-27 芦丁裂解方式

化合物17，在负离子模式下，显示准分子离子［M-H］⁻ m/z 463.0880，二级质谱下得到碎片离子［M-H-$C_6H_{10}O_5$］⁻ m/z 301.0327，质谱中还存在RDA裂解所形成的 m/z151.0040离子碎片，质谱信息与文献报道一致[21]，鉴定为金丝桃苷，质谱信息及可能的裂解方式见图4-28、图4-29。

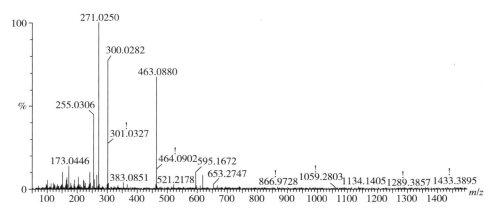

图 4-28　金丝桃苷 MS/MS 质谱图

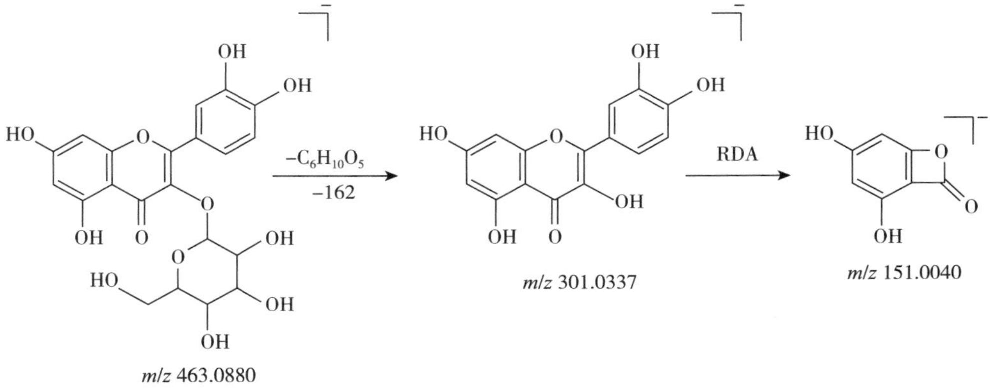

图 4-29　金丝桃苷裂解方式

萜类成分的裂解方式主要是糖苷键的断裂，丢掉葡萄糖基团，再丢失CO_2等中性分子，在负离子模式下，准分子离子失去H_2O和HCHO产生特征离子碎片，且响应值通常较高。

化合物34，在负离子模式下，显示准分子离子为［M-H］⁻ m/z 975.3709，易脱去一端的两个葡萄糖残基 $2 \times C_6H_{10}O_5$（-324Da），得到碎片离子［M-H-$2 \times C_6H_{10}O_5$］⁻ m/z 651.2653，再失去另外一端的两个葡萄糖残基 $2 \times C_6H_{10}O_5$（-324Da）同时失去CO_2（44Da），得到［M-H-$4 \times C_6H_{10}O_5$-CO_2］⁻ m/z 283.1687的碎片离子，质谱信息与文献报道一致[21]，鉴定为西红花苷I，质谱信息及可能的裂解方式见图4-30、图4-31。

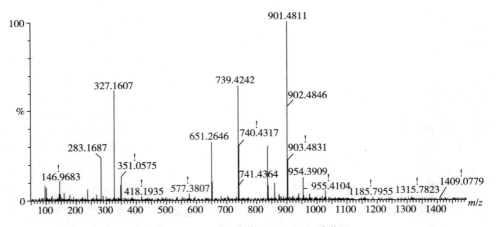

图 4-30　西红花苷 I MS/MS 质谱图

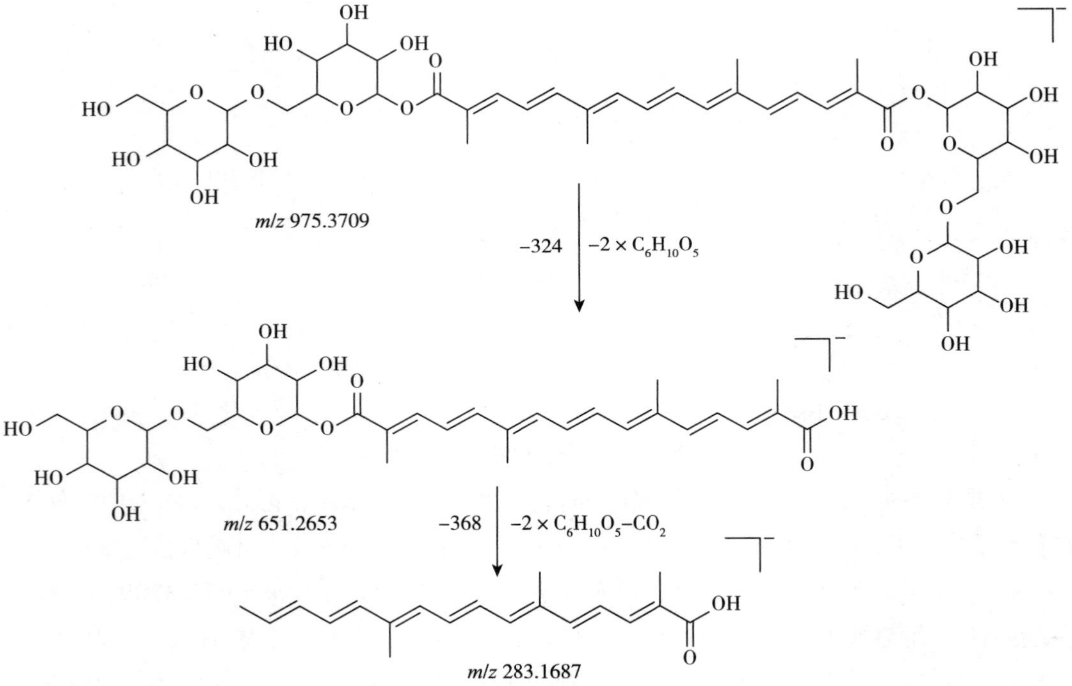

m/z 975.3709

−324　−2×C$_6$H$_{10}$O$_5$

m/z 651.2653

−368　−2×C$_6$H$_{10}$O$_5$−CO$_2$

m/z 283.1687

图 4-31　西红花苷 I 裂解方式

栀子中有机酸类主要有酚酸类和脂肪酸类，酚酸类成分主要为芳香烃中苯环上的氢原子被羟基类取代，是芳香烃的羟基衍生物，在质谱中易丢失 −OH（16 Da）、−CO（28 Da）、−CO$_2$（44 Da）、−COOH（46 Da）等产生碎片离子，栀子中的酚酸大多数属于奎尼酸衍生物，易产生 *m/z* 191 和 *m/z* 173 的特征离子，脂肪酸类的裂解主要表现为在 −COOH（44 Da）、−OH（16 Da）的丢失和脂肪链的断裂等。

化合物 21，在负离子模式下，显示其准分子离子［M−H］$^-$ *m/z* 353.0871，主要特征离子碎片有m/z191.0561、m/z179.0345、m/z135.0456、m/z85.0292，其特征碎片m/z191.0561为准分子离子内源裂解形成，m/z191.0561为前体离子酯键断裂生成的奎尼酸负离子，奎尼酸负离子C3-C4和C5-C6键断裂且失去CO_2形成m/z85.0292的碎片离子；m/z179.0345为前体离子的奎尼酸5位C—O单键断裂产生的咖啡酸负离子，咖啡酸负离子进一步丢失CO_2产生m/z135.0456的碎片离子，质谱信息与文献报道一致[20]，鉴定为绿原酸，质谱信息及可能的裂解方式见图4-32、图4-33。

图 4-32　绿原酸 MS/MS 质谱图

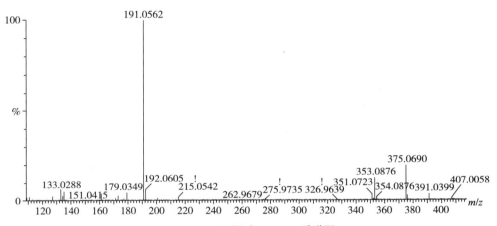

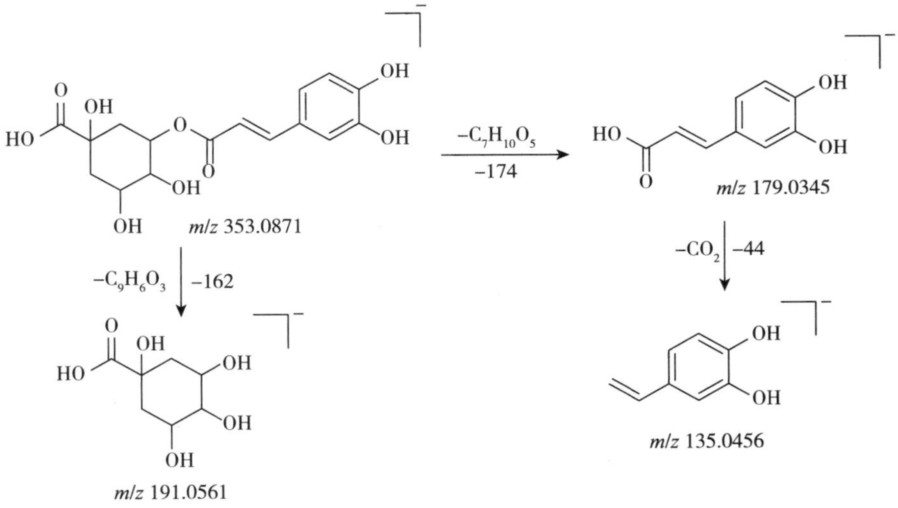

图 4-33　绿原酸裂解方式

化合物18，在负离子模式下，显示其准分子离子m/z［M-H］$^-$515.1197，易脱去caffeoyl（$C_9H_7O_3$）形成［M-H-$C_9H_7O_3$］$^-$$m/z$353.0872的碎片离子，进一步失去caffeoyl（$C_9H_7O_3$）形成［M-H-2×$C_9H_7O_3$］$^-$$m/z$191.0569的碎片离子，继而脱去$H_2O$形成$m/z$173.0458的碎片离子，质谱信息与文献报道一致[21]，鉴定为异绿原酸A，质谱信息

及可能的裂解方式见图4-34、图4-35。

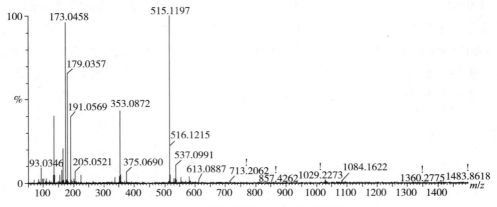

图 4-34　异绿原酸 A MS/MS 质谱图

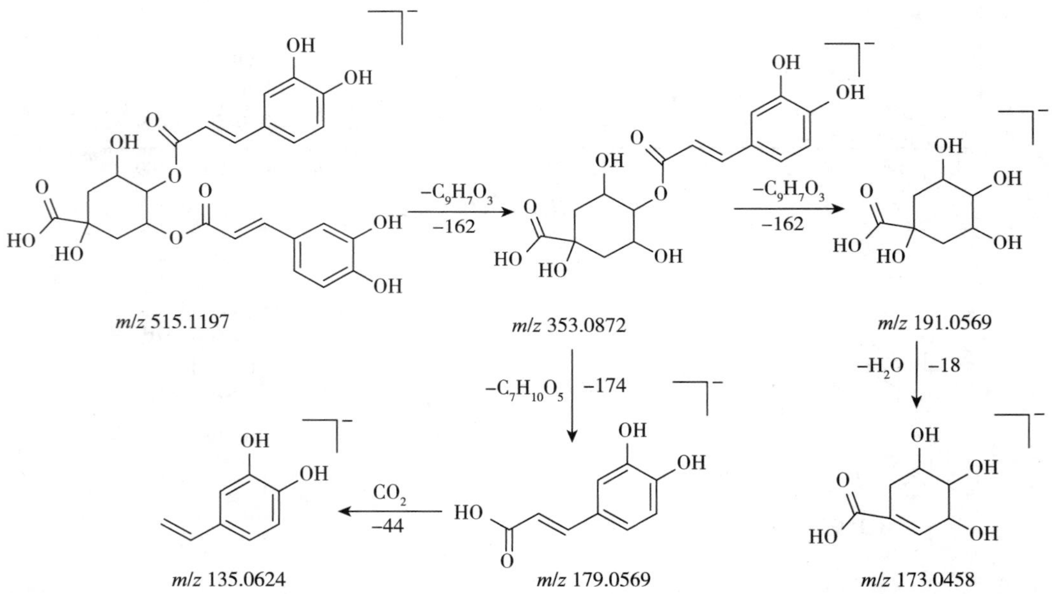

图 4-35　异绿原酸 A 裂解方式

3.浙贝母化学成分鉴定

浙贝母功效为清热润肺、化痰止咳、散结消肿，主要成分为甾体类生物碱及皂苷，其中贝母素甲、贝母素乙为浙贝母的主要成分。共鉴定出23个化合物，其中包括20个生物碱成分、1个酯类成分及2个未知成分。

生物碱的裂解规律主要以脱水、脱羟基和甲基为主。以化合物9为例，在正离子模式下，准分子离子为 $[M+H]^+$ m/z 432.3478，其裂解规律为 $[M+H-H_2O]^+$ m/z 414.3381，$[M+H-H_2O-O]^+$ m/z 398.3056，质谱信息与文献报道一致[24]，与对照品比对，鉴定为贝母素甲，质谱信息及可能的裂解方式见图4-36、图4-37。

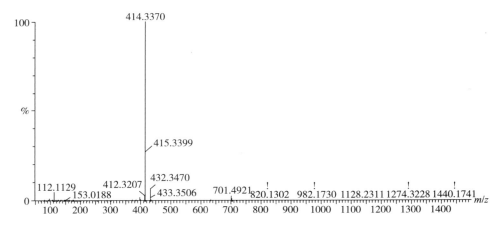

图4-36 贝母素甲 MS/MS 质谱图

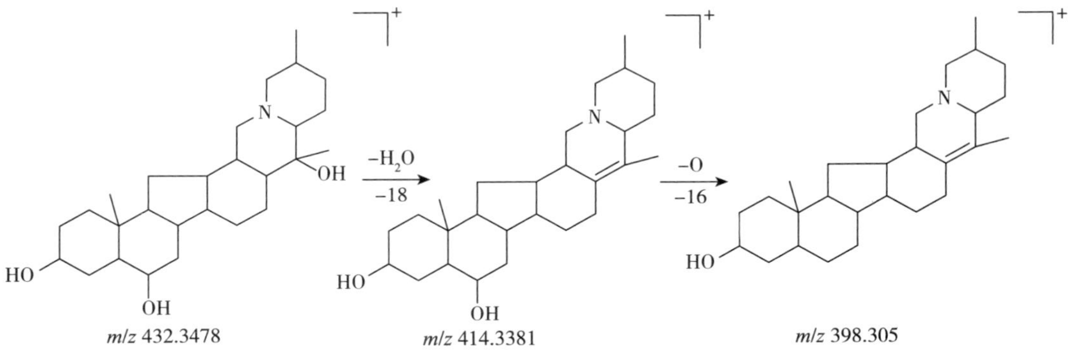

图4-37 贝母素甲裂解方式

化合物10，在正离子模式下，C20位连接的OH容易结合H，从而形成其准分子离子为［M+H］$^+$ m/z 430.3321，其裂解规律为［M+H-H$_2$O］$^+$ m/z 412.3210，［M+H-H$_2$O-O］$^+$ m/z 396.2884，质谱信息与文献报道一致[25]，鉴定为贝母素乙，质谱信息及可能的裂解方式见图4-38、图4-39。

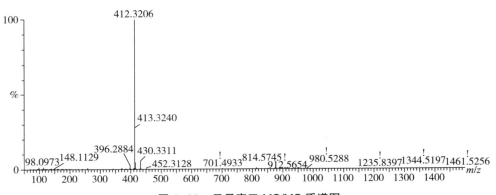

图4-38 贝母素乙 MS/MS 质谱图

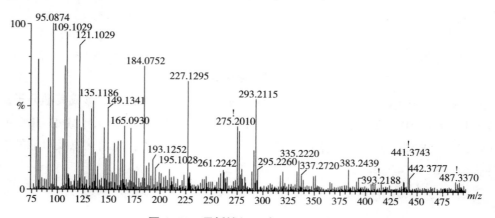

图4-39 贝母素乙裂解方式

上面文字显示 m/z 430.3311, -H₂O -18, m/z 412.3210, -O -16, m/z 396.2892

4.炒瓜蒌子化学成分鉴定

炒瓜蒌子功效为清热化痰、宽胸散结，主要成分为萜类、黄酮及其苷类、甾醇类、有机酸类，共鉴定出23个化合物，其中包括7个有机酸成分、4个三萜皂苷类成分、3个氨基酸成分、1个核苷类成分、1个酚类成分、4个其他类成分及3个未知成分。

化合物23，在正离子模式下，显示准分子离子峰为［M+H］⁺ m/z 441.3743，其二级质谱脱去CH_3形成［M+H-CH_3］⁺ m/z 425.2814的离子碎片，进一步脱去H_2O形成［M+H-CH_3-H_2O］⁺ m/z407.2405的离子碎片，碎片信息与文献报道一致，鉴定为异栝楼仁二醇，质谱信息及可能的裂解规律见图4-40、图4-41。

图4-40 异栝楼仁二醇 MS/MS 质谱图

图4-41 异栝楼仁二醇裂解方式

上面文字显示 m/z 441.3743, -CH₃ -15, m/z 425.2814, -CH₃-H₂O -15-18, m/z 407.2405

5.桑白皮化学成分鉴定

桑白皮功效为泻肺平喘、利水消肿，化学成分主要为Diels-Alder型加合物、黄酮类、芪类、苯骈呋喃类、香豆素类化合物，其中桑皮苷A、桑黄酮G为桑白皮的主要药效成分。共鉴定出47个成分，其中包括9个Diels－Alder加合物、5个苯骈呋喃类化合物、6个苯乙烯苷类化合物、11个黄酮类成分、5个香豆素类成分、2个芪类成分、1个皂苷类成分、1个酚类成分、1个其他类成分及6个未知成分。

化合物30，在负离子模式下，显示其准分子离子为 [M–H]⁻ *m/z* 691.2206，二级谱图中主要出现脱去间苯二酚形成的 [M–H–$C_6H_6O_2$]⁻ *m/z* 581.1843，继而再脱去一个间苯二酚形成离子碎片 [M–H–2×$C_6H_6O_2$]⁻ *m/z* 471.1451，质谱信息与文献报道一致[26]，鉴定为桑黄酮G，质谱信息及可能的裂解规律见图4-42、图4-43。

图 4-42　桑黄酮 G MS/MS 质谱图

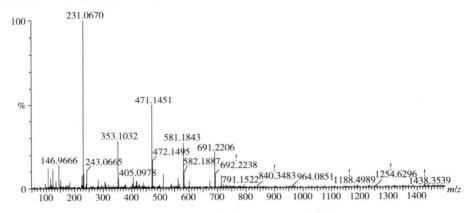

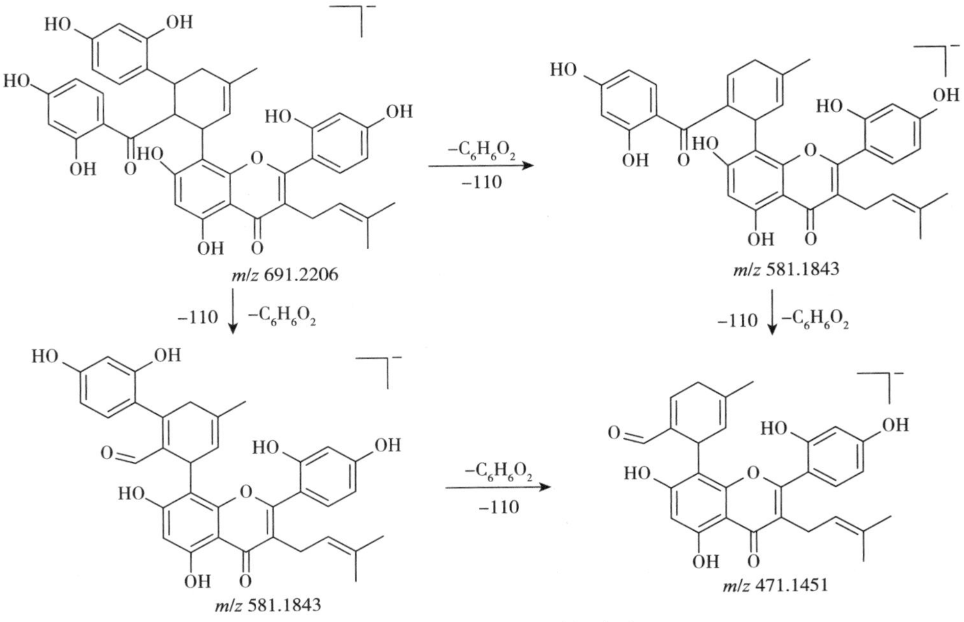

图 4-43　桑黄酮 G 裂解方式

化合物6，在负离子模式下，显示其准分子离子［M–H］⁻m/z485.1301，主要特征离子碎片［M–H–C$_5$H$_{10}$O$_4$］⁻m/z 353.0902，［M–H–C$_5$H$_{10}$O$_4$–C$_6$H$_{10}$O$_5$］⁻m/z 191.0344，质谱信息与文献报道一致[27]，鉴定为Xeroboside，质谱信息及可能的裂解方式见图4-44、图4-45。

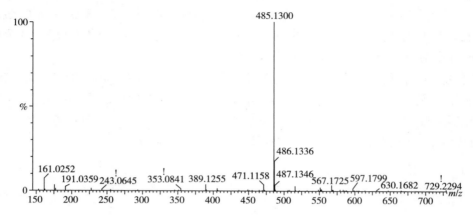

图 4-44　Xeroboside MS/MS 质谱图

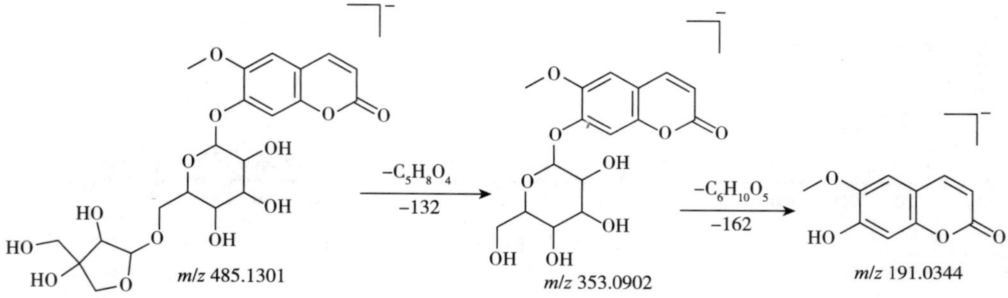

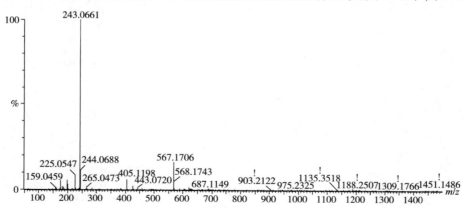

图 4-45　Xeroboside 裂解方式

化合物4，在负离子模式下，显示其准分子离子［M–H］⁻m/z 567.1714，主要特征离子碎片［M–H–C$_6$H$_{10}$O$_5$］⁻m/z405.1198，［M–H–C$_{12}$H$_{20}$O$_{10}$］⁻m/z 243.0657，质谱信息与文献报道一致[26]，鉴定为桑皮苷A，质谱信息及可能的裂解方式见图4-46、图4-47。

图 4-46　桑皮苷 A MS/MS 质谱图

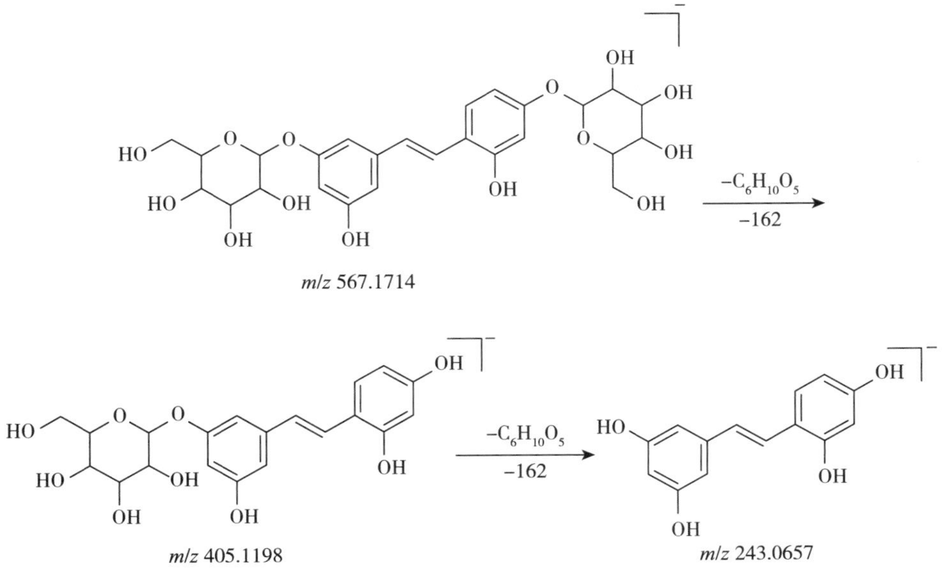

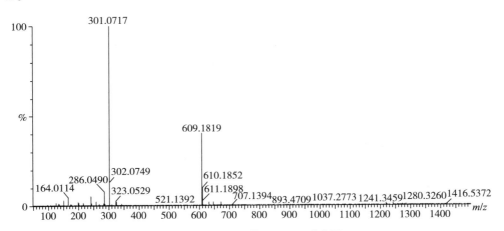

m/z 567.1714

m/z 405.1198

m/z 243.0657

图 4-47　桑皮苷 A 裂解方式

6.橘红化学成分鉴定

橘红主要功效为理气宽中、化痰止咳，主要化学成分为黄酮类、多糖类、挥发油类、香豆素类，共鉴定出35个化合物，其中包括21个黄酮类成分、2个环肽类成分、1个有机酸类化合物及11个未知成分。

化合物12，在负离子模式下，显示准分子离子 $[M-H]^-$ *m/z* 609.1819，二级质谱下得到碎片离子 $[M-H-C_{12}H_{20}O_9]^-$ *m/z* 301.0717，$[M-H-C_{12}H_{20}O_9-CH_3]^-$ *m/z* 286.0490，质谱信息与文献报道一致[28]，鉴定为橙皮苷，质谱信息及可能的裂解规律见图4-48、图4-49。

图 4-48　橙皮苷 MS/MS 质谱图

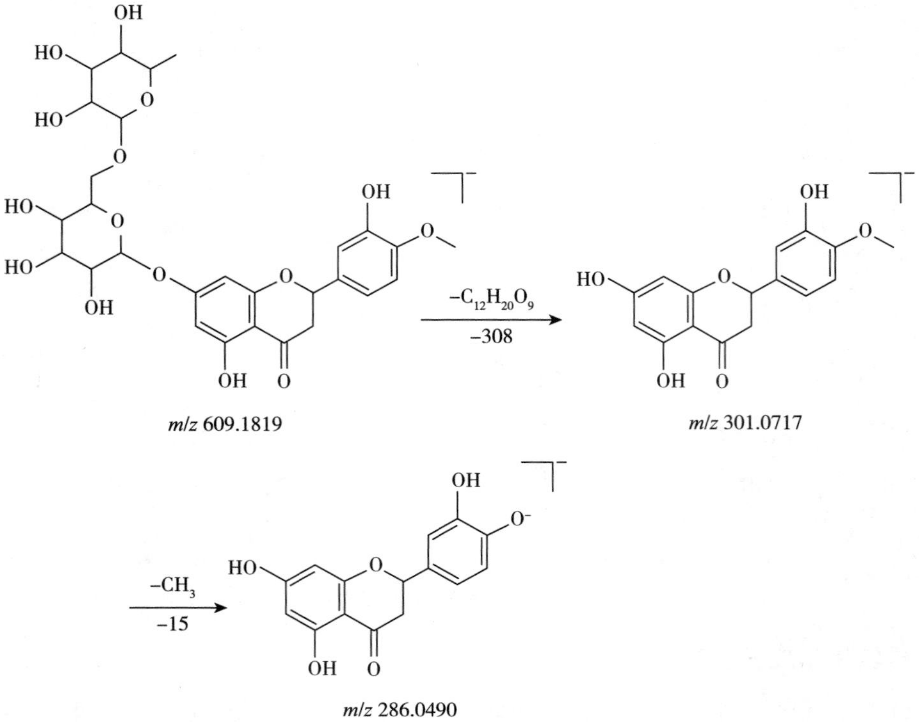

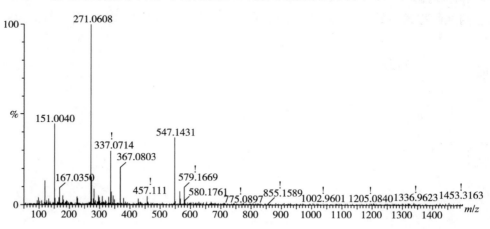

m/z 609.1819　　−C₁₂H₂₀O₉ −308　　*m/z* 301.0717

−CH₃ −15

m/z 286.0490

图 4-49　橙皮苷裂解方式

化合物10，在负离子模式下，显示其准分子离子为［M−H］⁻ *m/z* 579.1714，二级谱图中主要出现脱去糖基的碎片离子［M−H−C₁₂H₂₀O₉］⁻ *m/z* 271.0606，质谱信息与文献报道一致[29, 30]，鉴定为柚皮苷，质谱信息及可能的裂解规律见图4-50、图4-51。

图 4-50　柚皮苷 MS/MS 质谱图

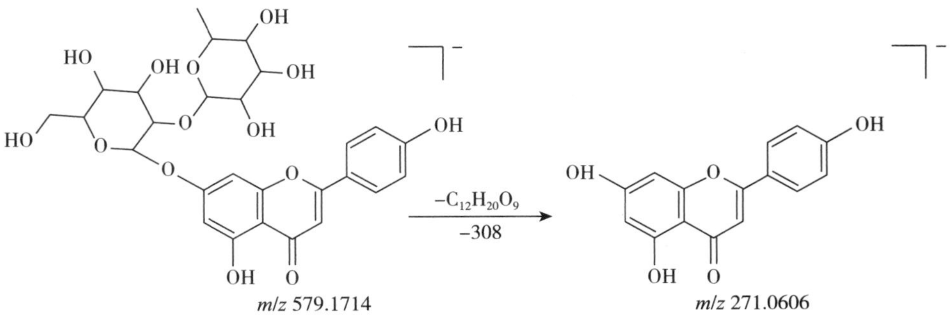

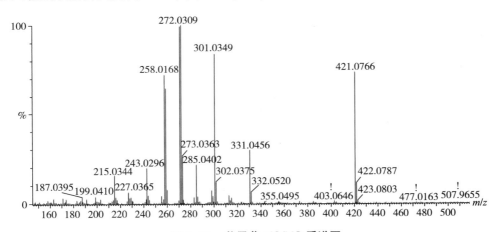

图 4-51　柚皮苷裂解方式

7.知母化学成分鉴定

知母功效为清热泻火、滋阴润燥、止咳除烦，主要化学成分为皂苷类、双苯吡酮类、有机酸、生物碱类，其中芒果苷、知母皂苷 B Ⅱ 为主要药效成分。共鉴定出50个化合物，其中包括9个黄酮类成分、24个甾体皂苷类成分、7个有机酸类成分、7个环肽类成分、1个酚类成分、1个其他成分及1个未知成分。

化合物6，在负离子模式下，显示其准分子离子为 [M−H]⁻ m/z 421.0771，二级谱图中主要碎片离子为 [M−H−H₂O]⁻ m/z 403.0646，[M−H−C₃H₆O₃]⁻ m/z 331.0455，[M−H−C₃H₆O₃−H₂O]⁻ m/z 313.0345，[M−H−C₃H₆O₃−H₂O−CO]⁻ m/z 285.0401，[M−H−C₆H₁₀O₅]⁻ m/z 259.0247，[M−H−H₂O]⁻ m/z 403.0646，[M−H−C₄H₈O₄]⁻ m/z 301.0348，[M−H−C₄H₈O₄−CH₂O]⁻ m/z 271.0247，质谱信息与文献报道一致[31, 32]，鉴定为芒果苷，质谱信息及可能的裂解方式见图4-52、图4-53。

图 4-52　芒果苷 MS/MS 质谱图

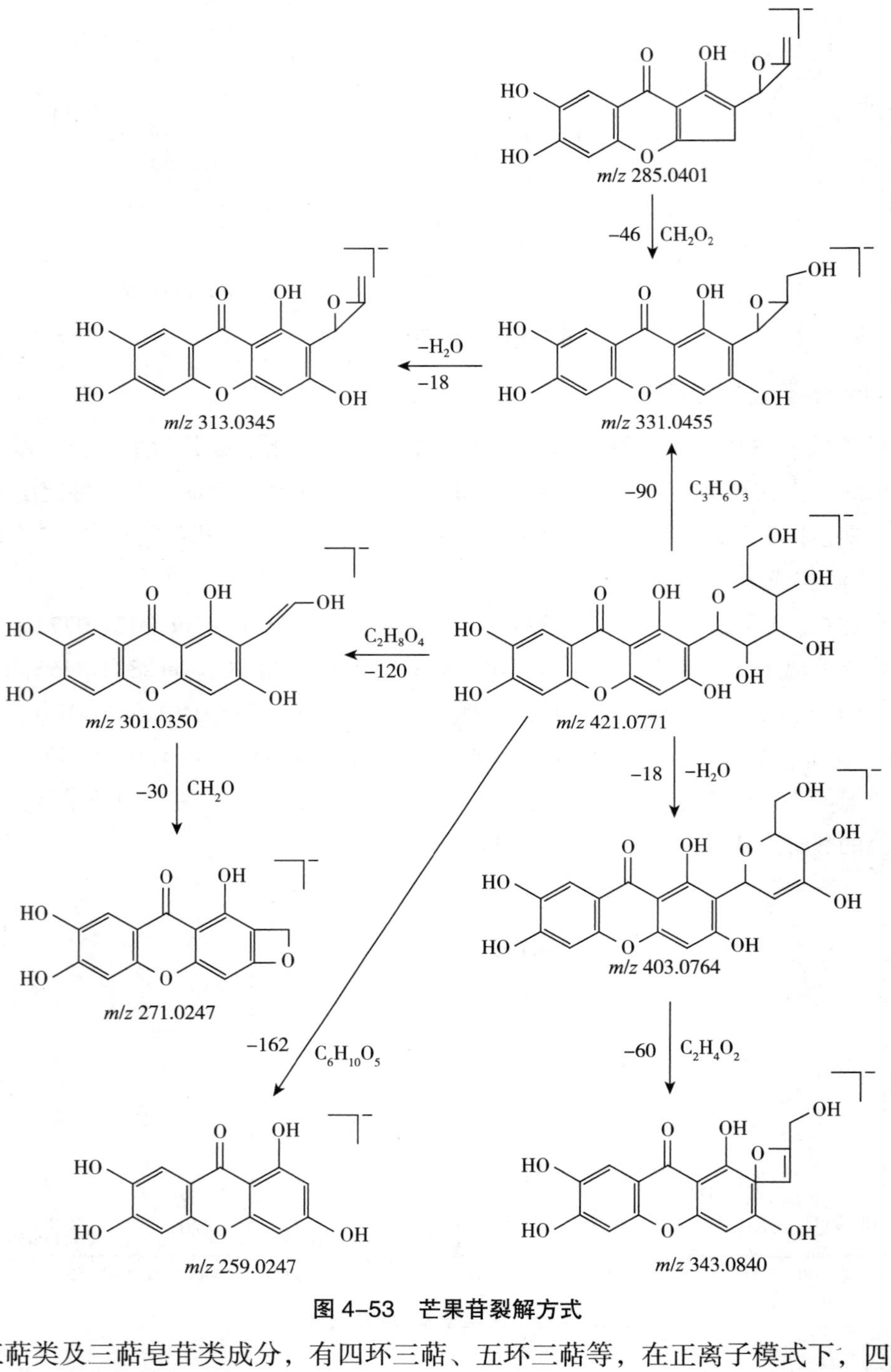

图 4-53　芒果苷裂解方式

三萜类及三萜皂苷类成分，有四环三萜、五环三萜等，在正离子模式下，四环三萜类裂解方式主要为C-3、C-6位发生变化，丢失H_2O或CH_3COOH；五环三萜裂解方式主要是E环C-28位以麦氏重排进行裂解。在负离子模式下，四环三萜C-16位易丢失H_2O，C-20位易丢失CO_2；五环三萜可产生RDA裂解等[33，34]。

化合物24，在负离子模式下，显示准分子离子为［M-H］⁻ *m/z* 919.4896，易脱去 $C_6H_{10}O_5$（-162Da），得到碎片离子［M-H-$C_6H_{10}O_5$］⁻ *m/z* 757.4367，失去2×$C_6H_{10}O_5$（324Da），得到碎片离子［M-H-2×$C_6H_{10}O_5$］⁻ *m/z* 595.3850，质谱信息与文献报道一致[34]，与对照品比对，鉴定为知母皂苷BⅡ，质谱信息及可能的裂解方式见图4-54、图4-55。

图 4-54　知母皂苷 B Ⅱ MS/MS 质谱图

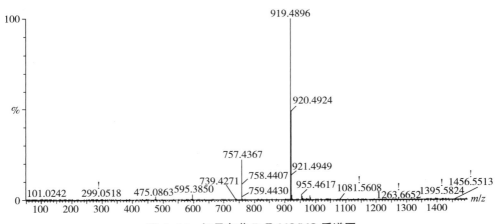

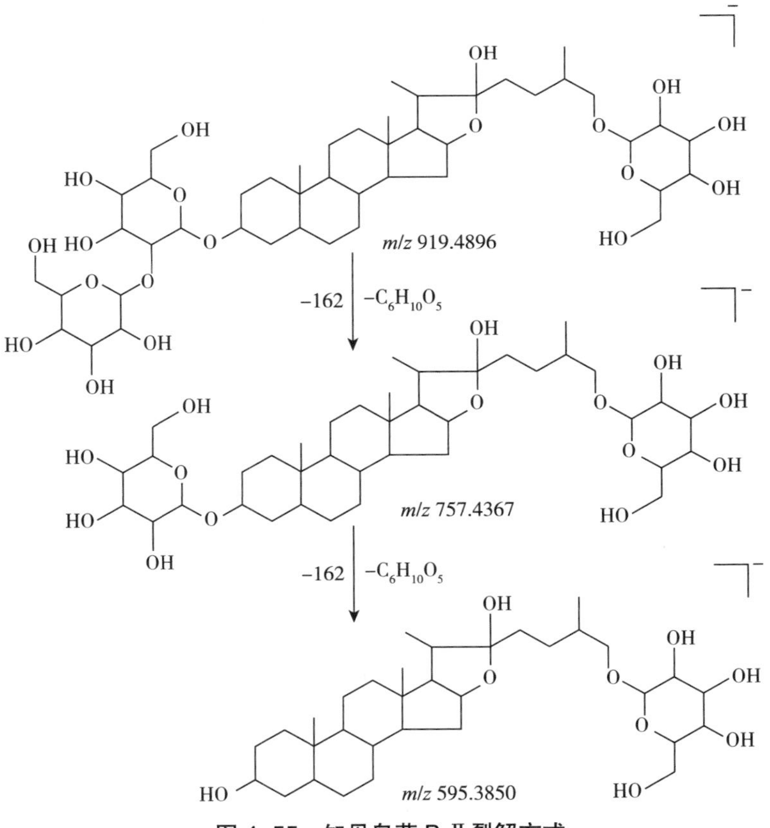

图 4-55　知母皂苷 B Ⅱ 裂解方式

8.麦冬化学成分鉴定

麦冬养阴润肺、益胃生津、清心除烦，主要化学成分为甾体皂苷类、高异黄酮类，甾体皂苷类成分和高异黄酮类成分是麦冬的主要药效活性成分。共鉴定出31个化合物，其中包括8个黄酮类成分、12个甾体皂苷类成分、11个其他类成分。

麦冬所含有的黄酮主要为高异黄酮，由色原酮、色满酮的C3位连接苄基形成系列衍生物，易发生 CH_3（15Da）、H_2O（18Da）、CO（28Da）、CO_2（44Da）中性丢失，多数麦冬黄酮类化合物在负离子下易电离，B环与C环连接键易断裂，A环较为稳定，若B环含有羟基取代，则C3–C9键断裂产生［M–H–B–ring–CH_2+H］¯的离子碎片，否则产生［M–H–B–ring–CH_2］¯的离子碎片[35]。

化合物23，在负离子模式下，显示其准分子离子［M–H］¯ m/z341.1002，B环易断裂，进而脱去 CH_2 形成［M–H–$C_8H_7O_2$］¯ m/z206.0580的碎片离子，进一步失去CO形成［M–H–$C_8H_7O_2$–CO］¯ m/z178.0632的碎片离子，进一步脱去 CH_3 形成［M–H–$C_8H_7O_2$–CO–CH_3］¯ m/z163.0392的碎片离子，碎片信息与文献报道一致[35~37]，鉴定为麦冬高异黄酮A，质谱信息及可能的裂解方式见图4–56、图4–57。

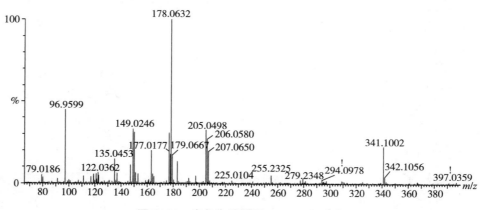

图 4–56　麦冬高异黄酮 A MS/MS 质谱图

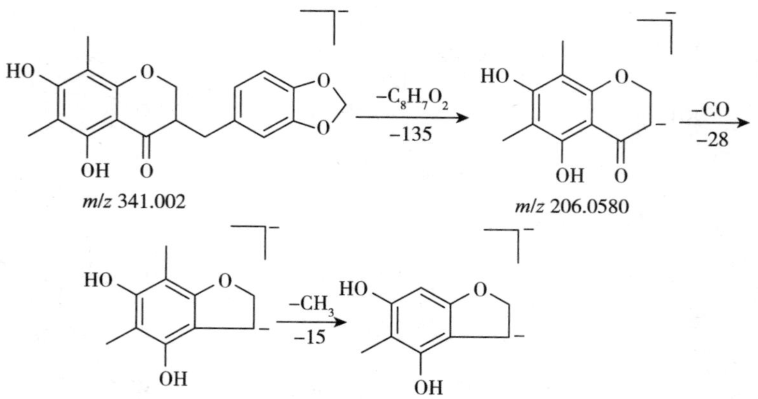

图 4–57　麦冬高异黄酮 A 裂解方式

化合物24，在负离子模式下，显示其准分子离子［M–H］⁻ *m/z*327.1239，B环易断裂，进而脱去CH₂形成［M–H–C₈H₇O₂］⁻*m/z*206.0577的碎片离子，进一步失去一分子CO形成［M–H–C₈H₇O₂–CO］⁻*m/z*178.0626的碎片离子，进一步脱去CH₃形成［M–H– C₈H₇O₂–CO–CH₃］⁻*m/z*163.0392的碎片离子，质谱信息与文献报道一致[35-37]，鉴定为麦冬高异黄酮B，质谱信息及可能的裂解方式见图4–58、图4–59。

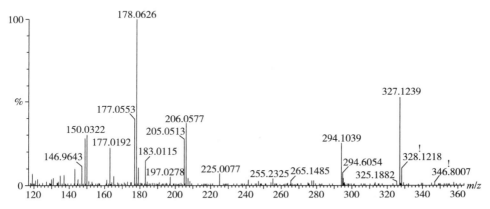

图4-58 麦冬高异黄酮B MS/MS 质谱图

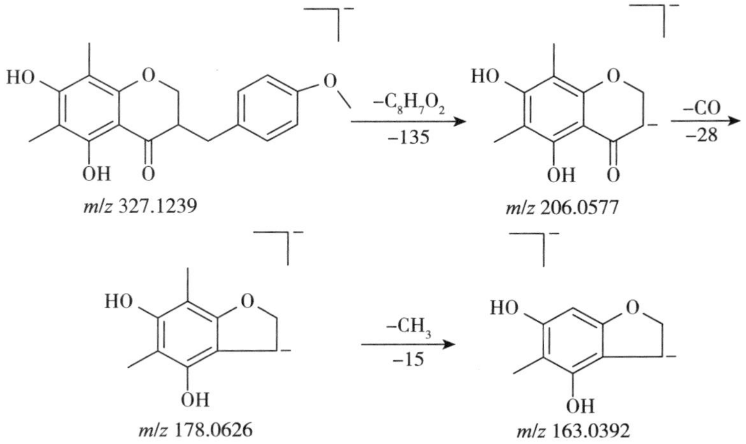

图4-59 麦冬高异黄酮B 裂解方式

甾体皂苷主要分为螺甾烷醇类与呋甾烷醇类，螺甾烷醇类皂苷首先丢失C-3位糖链上的单糖，然后E环脱去侧链，最后生成苷元的特征碎片离子*m/z*255、253或251、*m/z*285、283或281；而呋甾烷醇类皂苷首先脱去C-22位的–OH/–OCH₃后出现［M+H–H₂O］⁺/［M+H–CH₃OH］⁺的分子离子峰，然后丢失C-26位糖链，其进一步的裂解规律与螺甾烷醇类皂苷类似；麦冬皂苷类化合物多为甾体皂苷，分子量较大，连接糖基种类较多，正离子模式下可得到糖链断裂时丢失不同糖基的离子碎片，麦冬皂苷元含有羟基，可连续丢失H₂O中性基团；负离子模式下，可获得准分子离子加合甲酸峰和丢失部分糖基的离子碎片。

化合物25，在负离子模式下，显示其准分子离子［M-H］⁻ m/z853.4576，易脱去一个xyl（$C_5H_8O_4$）形成［M-H-$C_5H_8O_4$］⁻m/z721.4158的碎片离子，进一步失去一个rha（$C_6H_{10}O_4$）形成［M-H-$C_5H_8O_4$-$C_6H_{10}O_4$］⁻m/z575.3592的碎片离子，质谱信息与文献报道一致[35]，鉴定为麦冬皂苷D，质谱信息及可能的裂解方式见图4-60、图4-61。

图 4-60　麦冬皂苷 D MS/MS 质谱图

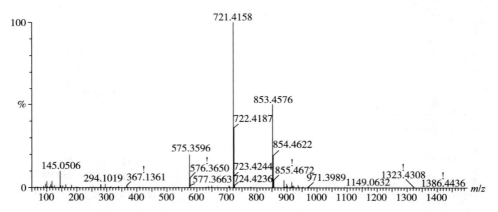

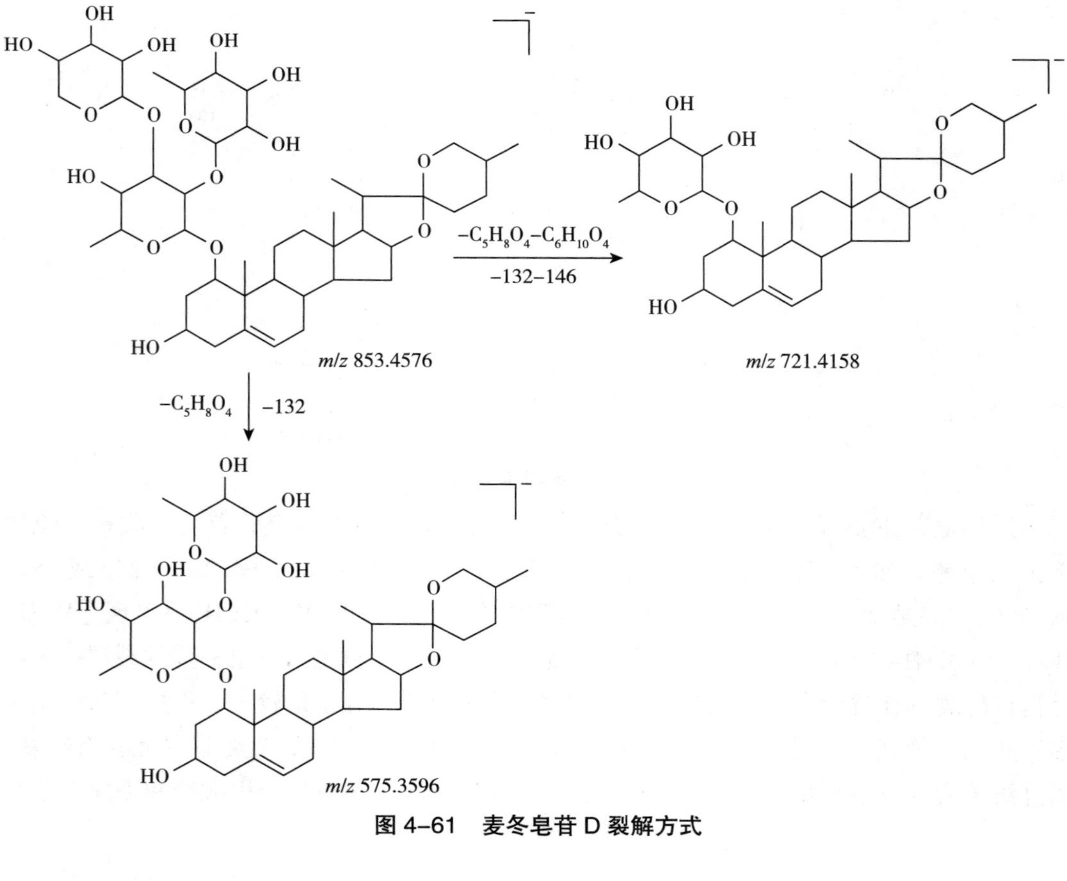

图 4-61　麦冬皂苷 D 裂解方式

9.茯苓化学成分鉴定

茯苓可利水渗湿、健脾宁心，主要含有三萜类、甾醇、挥发油、多糖类成分，多糖和三萜为主要活性成分。共鉴定出23个化合物，其中包括19个三萜皂苷类成分及4个未知化合物。

化合物4，在负离子模式下，显示其准分子离子［M-H］$^-$ m/z 497.3274，易脱去HCOOH形成［M-H-HCOOH］$^-$ m/z 451.3253的碎片离子，可脱去$C_9H_{16}O_2$与CH_3形成［M-H-$C_9H_{16}O_2$-CH_3］m/z 325.1824的碎片离子，易脱去CO_2形成［M-H-CO_2］m/z 453.3351的碎片离子，进一步失去H_2O或CH_3，形成［M-H-CO_2-H_2O］$^-$ m/z 435.3282或［M-H-CO_2-CH_4］$^-$ m/z 437.3287的碎片离子，质谱信息与文献报道一致[38, 39]，鉴定为茯苓酸A，质谱信息及可能的裂解规律见图4-62、图4-63。

图 4-62　茯苓酸 A MS/MS 质谱图

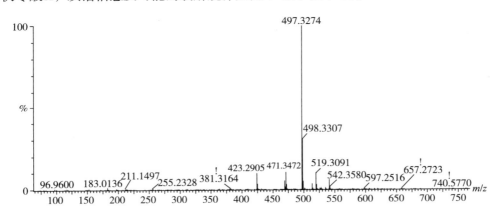

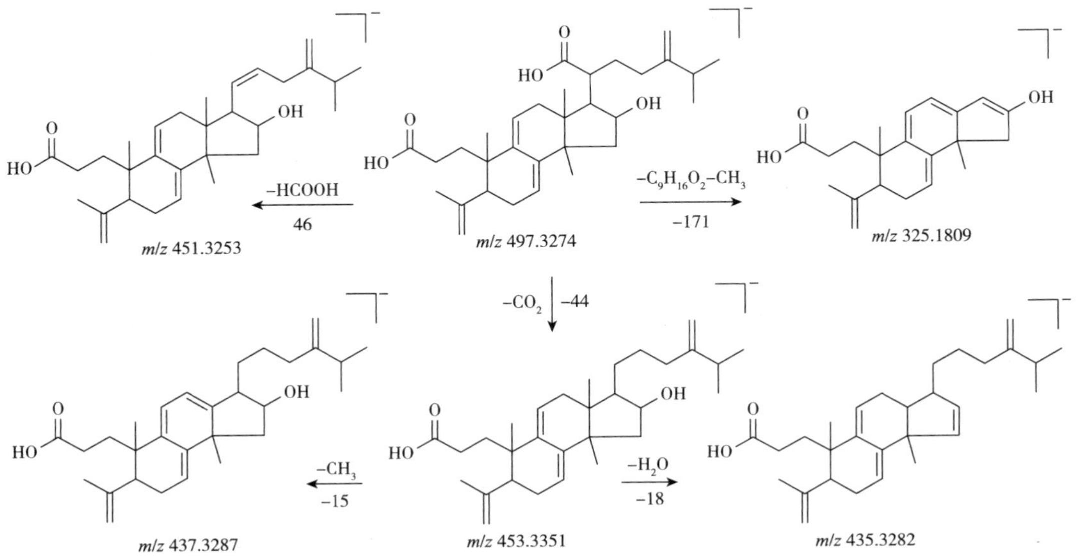

图 4-63　茯苓酸 A 裂解方式

化合物19，在负离子模式下，显示其准分子离子 m/z ［M–H］$^-$ 527.3746，易脱去 H_2O 与 CO_2 形成 ［M–H–H_2O–CO_2］ m/z 465.3373的碎片离子，进一步失去 CH_3COOH 形成 ［M–H–H_2O–CO_2–CH_3COOH］ m/z 405.3142的碎片离子，质谱信息与文献报道一致[39]，鉴定为茯苓酸，质谱信息及可能的裂解规律见图4-64、图4-65。

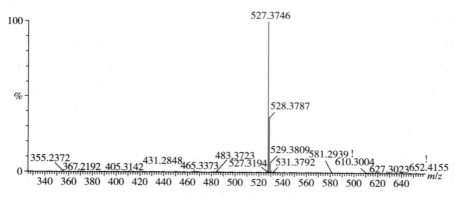

图4-64　茯苓酸 MS/MS 质谱图

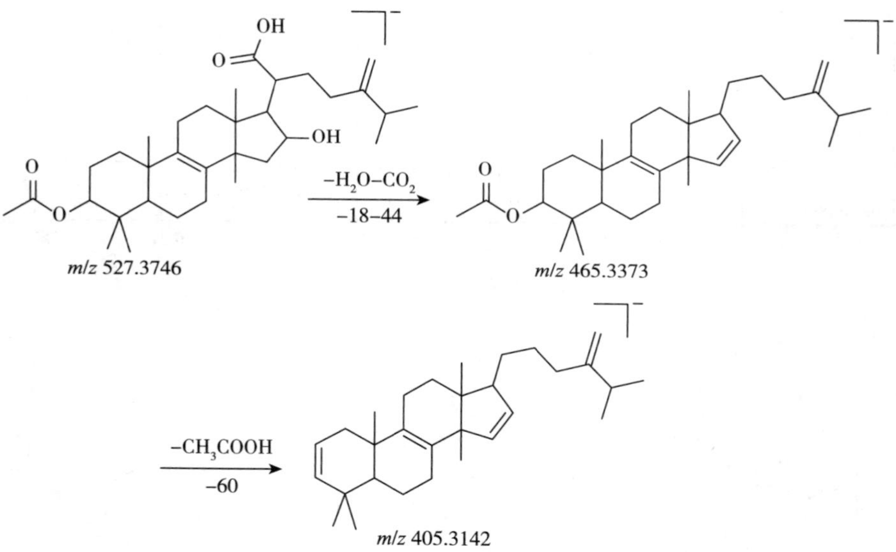

图4-65　茯苓酸裂解方式

10.桔梗化学成分鉴定

桔梗的主要功效为宣肺祛痰、利咽排脓，主要成分为三萜皂苷类、黄酮类、酚类，其中桔梗皂苷D为桔梗的主要药效成分。共鉴定出40个化合物，其中包括25个三萜皂苷类化合物、3个黄酮类成分、8个有机酸类成分、3个其他类成分及1个未知成分。

化合物22，在正离子模式下，一级质谱信息显示其准分子离子为 ［M+H］$^+$ m/z 1225.5822，二级扫描裂解产生了 ［M+H–$C_5H_8O_4$］$^+$ m/z 1093.5406，［M+H–2×$C_5H_8O_4$］$^+$

m/z 961.4978，$[M+H-2\times C_5H_8O_4-C_6H_{10}O_5]^+$ m/z 799.4474，$[M+H-C_{21}H_{34}O_{16}]^+$ m/z 683.3991，m/z $[M+H-C_{27}H_{44}O_{21}]^+$ 521.3488，$[M+H-C_{27}H_{48}O_{23}]^+$ m/z 485.3274，质谱信息与文献报道一致[40]，鉴定为桔梗皂苷 D，质谱信息及可能的裂解方式见图 4-66、图 4-67。

图 4-66　桔梗皂苷 D MS/MS 质谱图

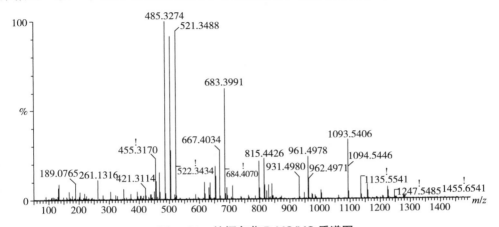

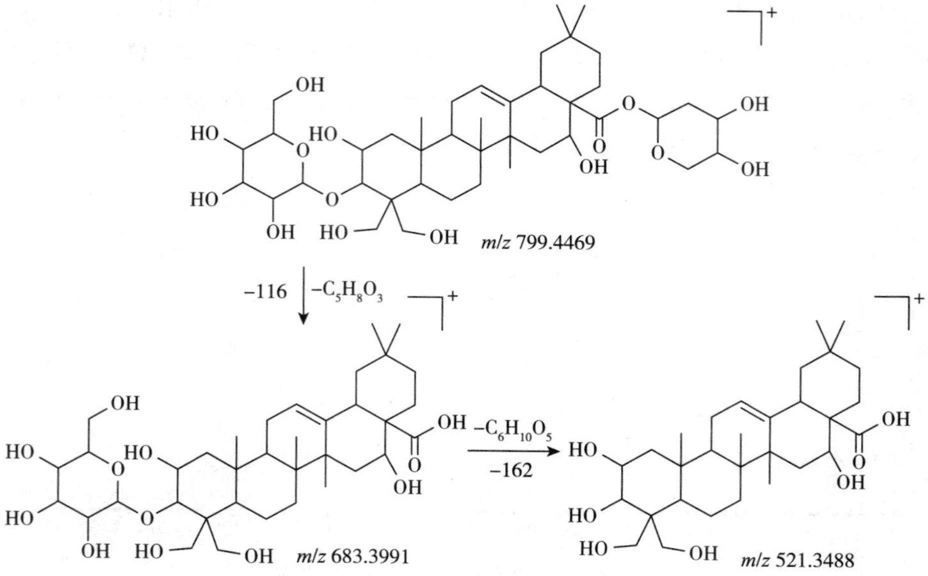

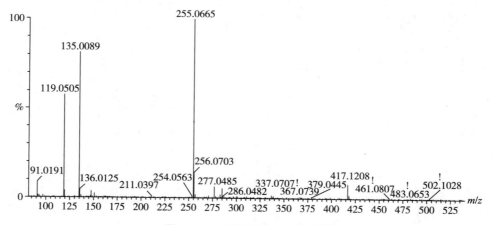

m/z 799.4469

$-116 \downarrow -C_5H_8O_3$

$-C_6H_{10}O_5$
-162

m/z 683.3991　　*m/z* 521.3488

图 4-67　桔梗皂苷 D 裂解方式

11. 甘草化学成分鉴定

甘草的功效为补脾益气、祛痰止咳、清热解毒、调和诸药，化学成分主要为黄酮类、三萜皂苷类、多糖类，其中甘草苷、甘草酸为甘草的主要成分。共鉴定出 50 个化合物，其中包括 34 个黄酮类成分、11 个三萜皂苷类成分、1 个香豆素类成分及 4 个未知成分。

化合物 6，在负离子模式下，显示其准分子离子为 [M-H]⁻ *m/z* 417.1186，二级谱图中主要出现脱去葡萄糖基的碎片离子 [M-H-C₆H₁₀O₅]⁻ *m/z* 255.0660，二级谱图出现 C 环发生 RDA 裂解得到的 A 环特征碎片 [M-H-C₆H₁₀O₅-C₈H₈O]⁻ *m/z* 135.0095，以及进一步脱去 O 的离子碎片 [M-H-C₆H₁₀O₅-C₈H₈O-O]⁻ *m/z* 119.0869，质谱信息与文献报道一致，鉴定为甘草苷[41-43]，质谱信息及可能的裂解方式见图 4-68、图 4-69。

图 4-68　甘草苷 MS/MS 质谱图

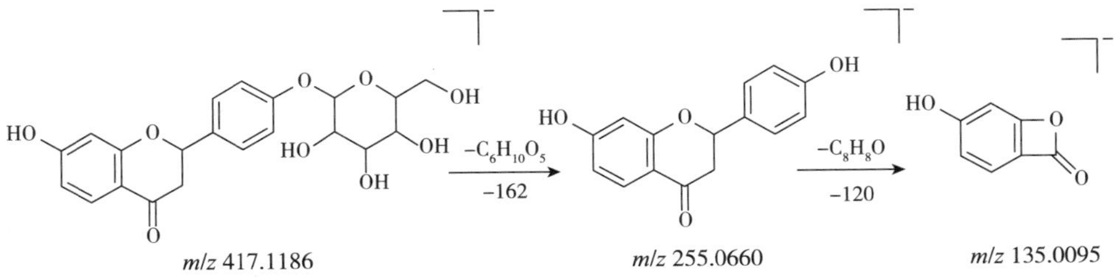

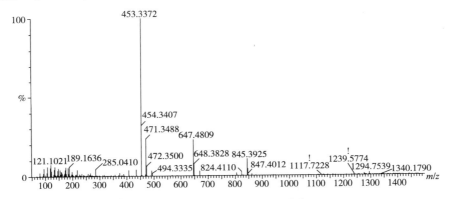

图 4-69　甘草苷裂解方式

化合物 31，在正离子模式下，显示准分子离子 $[M+H]^+$ m/z 823.4114，易脱去葡萄糖醛酸 $C_6H_8O_6$（-176Da）得到碎片离子 $[M+H-C_6H_8O_6]^+$ m/z 647.3810，失去两个葡萄糖醛酸 $2 \times C_6H_8O_6$（-352Da）得到碎片离子 $[M+H-2 \times C_6H_8O_6]^+$ m/z 471.3481，再进一步失去 H_2O（18Da），得到碎片离子 $[M+H-2C_6H_8O_6-H_2O]^+$ m/z 453.3383，质谱信息与文献报道一致[41, 44]，鉴定为甘草酸，质谱信息及可能的裂解方式见图 4-70、图 4-71。

图 4-70　甘草酸 MS/MS 质谱图

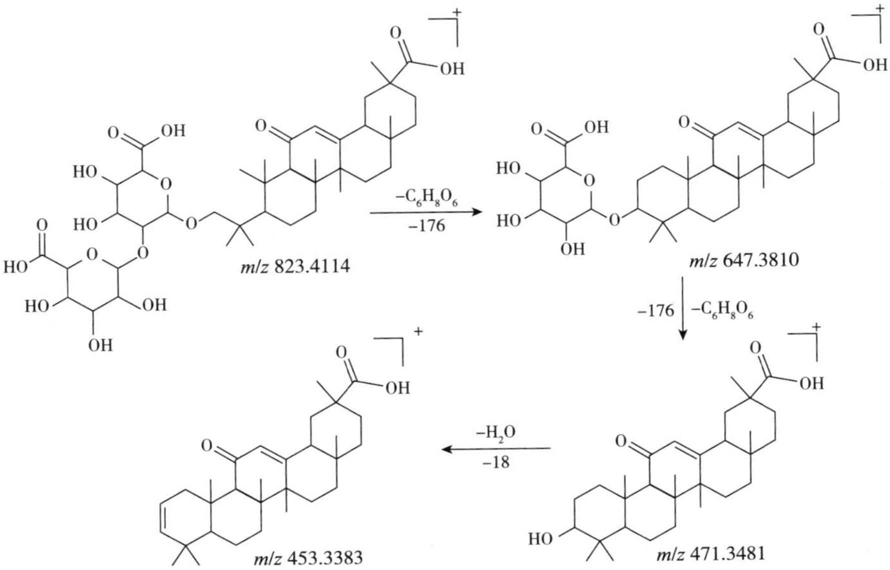

图 4-71　甘草酸裂解方式

四、小结

UPLC-Q/TOF-MS具有高效率、高分辨率和高灵敏度的特点，能够得到丰富的化合物结构信息，在化学成分的鉴定过程中，首先需建立化学成分数据库和质谱裂解数据库，然后在设定相对误差$\Delta_{PPM} < 10ppm$条件下，根据化合物的精确分子量、离子碎片信息、对照品以及对比文献相关信息，对化合物进行鉴定。

通过UPLC-Q/TOF-MS可快速辨识清金化痰汤的原料药材的化学物质组，为后续复方的物质组成及血清药化的研究提供了研究思路，便于进一步理清清金化痰汤成分与药效之间的关系。

第二节　清金化痰汤煎液物质基础研究

清金化痰汤复杂的化学成分是其发挥药效的物质基础，通过文献检索发现，目前关于其原方药效物质基础及质量控制的研究报道鲜少，且尚无关于清金化痰汤的系统性综述，为使该经典名方更加安全有效发挥临床作用，本节采用UPLC-Q/TOF-MS技术，通过对照品对比，结合相关文献，对清金化痰汤各单味药及其复方中化学成分进行鉴定，为清金化痰汤后续质量属性研究提供参考。

一、材料与方法

1.仪器与试剂

Waters Acquity UPLC超高效液相色谱仪（美国Waters公司）；Waters Xevo Q-TOF质谱仪（美国Waters公司）；AB204-N电子天平（德国METTLER公司）；Sartorius BT25S天平（德国Sartorius公司）；超声仪（鼎泰生化科技有限公司）；乙腈、甲醇、甲酸均为色谱纯（天津市康科德科技有限公司）；纯净水（浙江娃哈哈饮用水有限公司）。

2.试药

黄芩苷（批号110715-201821）、汉黄芩苷（批号112002-201702）、橙皮苷（批号110721-201818）、芒果苷（批号111607-201704）、栀子苷（批号110749-201718）、甘

草酸铵（批号110731-201819）、贝母素甲（批号110750-201602）、贝母素乙（批号110751-201712）均购自中国食品药品检定研究院，茯苓酸（批号MUST-18072910）、麦冬皂苷D（批号MUST-18032510）均购自成都曼斯特生物科技有限公司。

3.清金化痰汤提取液的制备

称取清金化痰汤冻干粉1.0g，精密称定，置于10ml具塞锥形瓶中，加入70％甲醇超声处理30min，放冷，用70％甲醇补足至原重量后，摇匀，过滤（0.22μm），取续滤液，即得清金化痰汤供试品溶液。

4.单味药材提取液的制备

称取药材粉末各1g，精密称定，置于50ml具塞锥形瓶中，加入70％甲醇20ml，密塞，称定重量，超声处理30min，放冷，用70％甲醇补足至原重量后，摇匀，过滤（0.22μm），即得。

5.对照品溶液配制

精密称量对照品黄芩苷、汉黄芩苷、芒果苷、栀子苷、橙皮苷、茯苓酸、贝母素甲、贝母素乙、甘草酸胺、麦冬皂苷D适量，加甲醇溶解制备成各浓度约为40μg/ml的混合对照品溶液。

6.色谱条件

色谱柱：BEH C_{18}色谱柱（2.1mm×100mm，1.7μm）；流动相：（A相）0.1％甲酸-乙腈溶液，（B相）0.1％甲酸-水溶液；流速0.4ml/min；柱温：40℃；进样量：5μl；流动相梯度见表4-14所示。

表4-14　流动相梯度洗脱条件

时间（min）	A相（0.1％甲酸-乙腈）	B相（0.1％甲酸-水）	时间（min）	A相（0.1％甲酸-乙腈）	B相（0.1％甲酸-水）
0	5	95	10	31	69
3	15	85	14	50	50
5	21	79	15	60	40
6	24	76	18	95	5
8	28	72	19	95	5

7.质谱条件

质谱分析采用Waters Xevo G2 Q-TOF高分辨质谱，配备电喷雾离子源（ESI），毛细管电压正离子模式3.0kV，负离子模式2.0kV。离子源温度110℃，样品锥孔电压30V，锥孔气流速50L/h，氮气脱气温度350℃，脱气流速800L/h，扫描范围m/z 50~2000Da，内参校准液亮氨酸脑啡肽用于分子量实时校正。

8.数据库的建立

针对清金化痰汤是含有11味药的复方，成分复杂，所以通过查阅数据库的中英文文献，针对全方及各单味药的化学成分进行了总结，将各单味药的成分进行汇总，包括分子式、分子结构式、分子量、分子离子、来源、中英文名称等。建立一个专属于清金化痰汤的数据库，运用Masslynx™4.1软件与数据库信息进行匹配，对UPLC-Q/TOF-MS采集的数据进行对比分析，快速鉴定出已知化合物。

二、结果与讨论

采用UPLC-Q/TOF-MS对制剂样品和单味药样品进行正负模式检测，得到各样品的基峰强度（BPI）色谱图，见图4-72，使用Masslynx™4.1软件，结合精确分子量、裂解规律、对照品及随行单味药质谱信息比对，对清金化痰汤全方的化学物质组进行了鉴定分析，鉴定出186个化合物，其中包括黄酮类成分76个、30个三萜皂苷类成分、18甾体皂苷类成分、16个生物碱类成分、14个有机酸类成分、4个苯乙醇苷类成分、16个萜类成分、3个香豆素类成分、氨基酸类成分1个、环肽类成分6个、芪类成分1个、其他类成分1个。清金化痰汤的化学成分鉴定表见表4-15，清金化痰汤中主要化合物结构式见图4-73。

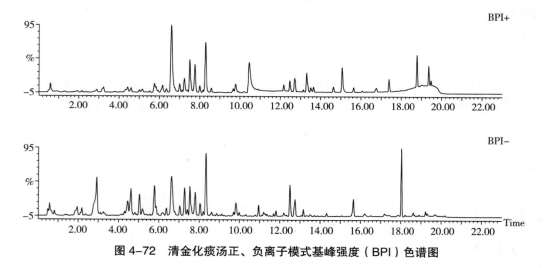

图4-72 清金化痰汤正、负离子模式基峰强度（BPI）色谱图

表 4-15 清金化痰汤化学成分 LC-MS 数据

序号	保留时间 t_R (min)	离子模式	理论值	实测值	碎片离子	分子式	化合物名称	来源
1	0.52	[M+H]$^+$	175.1195	175.1190	158.0936, 116.0724, 70.0672	$C_6H_{14}N_4O_2$	L (+) -Arginine/ 精氨酸	瓜蒌子
2	1.37	[M-H]$^-$	391.1240	391.1239	229.0735, 167.0706, 149.0611	$C_{16}H_{24}O_{11}$	Shanzhiside/ 山栀子苷	栀子
3	1.87	[M-H]$^-$	403.1240	403.1239	345.1550, 241.0733	$C_{17}H_{24}O_{11}$	Gardenoside/ 羟异栀子苷	栀子
4	1.91	[M+H]$^+$	205.0977	205.0995	188.0728, 144.0806, 118.0671	$C_{11}H_{12}N_2O_2$	Tryptophan/L- 色氨酸	桔梗
5	1.93	[M-H]$^-$	345.1549	345.1552	179.0559, 165.0918	$C_{16}H_{26}O_8$	Jasminoside D/ 茉莉花苷 D	栀子
6	2.09	[M-H]$^-$	583.1229	583.1267	493.1058, 463.0830, 331.0455	$C_{25}H_{28}O_{16}$	NeoMangiferin/ 新芒果苷	知母
7	2.17	[M-H]$^-$	567.1714	567.1730	471.1135, 243.0671	$C_{26}H_{32}O_{14}$	Mulberroside A/ 桑皮苷 A	桑白皮
8	2.18	[M-H]$^-$	137.0239	137.0245	93.0343	$C_7H_6O_3$	4-Hydroxybenzoic acid/ 对羟基苯甲酸	瓜蒌子
9	2.36	[M-H]$^-$	353.0873	353.0875	191.0562, 93.0349, 85.0292	$C_{16}H_{18}O_9$	Neochlorogenic acid/ 新绿原酸	栀子
10	2.36	[M-H]$^-$	471.1139	471.1144	177.0200	$C_{20}H_{24}O_{13}$	5- 羟基香豆素 -7-O-β-D- 呋喃芹糖基 -(1→6) -O-β-D- 吡喃葡萄糖苷	桑白皮
11	2.44	[M-H]$^-$	485.1295	485.1301	471.1152, 243.0665	$C_{21}H_{26}O_{13}$	Xeroboside	桑白皮
12	2.63	[M-H]$^-$	375.1291	375.1283	213.0755, 169.0781	$C_{16}H_{24}O_{10}$	Loganic Acid/ 马钱苷酸	栀子
13	2.70	[M-H]$^-$	549.1819	549.1824	387.1294, 225.0773, 207.0670	$C_{23}H_{34}O_{15}$	Genipin 1-β-gentiobioside/ 京尼平 -1-β-D- 龙胆双糖苷	栀子
14	2.92	[M-H]$^-$	421.0771	421.0771	331.0456, 301.0349, 259.0244	$C_{19}H_{18}O_{11}$	Mangiferin/ 芒果苷 *	知母

续表

序号	保留时间 t_R (min)	离子模式	理论值	实测值	碎片离子	分子式	化合物名称	来源
15	2.98	[M-H]⁻	421.0771	421.0775	331.0456, 301.0349, 259.0244	$C_{19}H_{18}O_{11}$	Isomangiferin/异芒果苷	知母
16	3.05	[M-H]⁻	385.1135	385.1138	223.0615, 205.0505, 190.0271	$C_{17}H_{22}O_{10}$	Sinapyglucoside	栀子
17	3.15	[M-H]⁻	567.1714	567.1729	405.1198, 243.0669	$C_{26}H_{32}O_{14}$	Mulberroside A isomer/桑皮苷 A 异构体	桑白皮
18	3.18	[M+H]⁺	595.1663	595.1674	577.1565, 325.0726	$C_{27}H_{30}O_{15}$	Biorobin/山柰酚-3-O-洋槐糖苷	橘红
19	3.21	[M-H]⁻	593.1506	593.1501	383.0765, 353.0667	$C_{27}H_{30}O_{15}$	Nicotiflorin/玻菲醇-3-O-芸香糖苷	甘草
20	3.24	[M-H]⁻	387.1291	387.1293	433.1352, 225.0765, 123.0458	$C_{17}H_{24}O_{11}$	Geniposide/栀子苷*	栀子
21	3.47	[M-H]⁻	345.1549	345.1555	165.0925, 101.0245	$C_{16}H_{26}O_8$	Jasminoside B/茉莉花苷 B	栀子
22	3.53	[M-H]⁻	421.1135	421.1133	301.0353, 259.668	$C_{20}H_{22}O_{10}$	Foliamangiferoside A	知母
23	3.64	[M-H]⁻	433.1135	433.1134	273.0632	$C_{21}H_{22}O_{10}$	Prunin/柚皮素-7-O-葡萄糖苷	橘红
24	3.71	[M-H]⁻	563.1401	563.1409	383.0826, 353.0067	$C_{26}H_{28}O_{14}$	Isoschaftoside/异夏弗塔苷	黄芩
25	3.77	[M-H]⁻	563.1401	563.1409	383.0826, 353.0067	$C_{26}H_{28}O_{14}$	Schaftoside/夏弗塔苷	黄芩
26	3.84	[M-H]⁻	579.1714	579.1714	255.0664, 135.0095, 119.0505	$C_{27}H_{32}O_{14}$	Liquiritigenin-7,4'-diglucoside/甘草素-7,4-二葡萄糖苷	甘草
27	4.29	[M-H]⁻	609.1456	609.1464	300.0276, 151.0035	$C_{27}H_{30}O_{16}$	Rutin/芦丁	橘红
28	4.36	[M-H]⁻	463.0877	463.0878	287.0565, 166.9979, 153.0198	$C_{21}H_{20}O_{12}$	Carthamidin-7-O-β-d-glucuronide	黄芩
29	4.37	[M-H]⁻	451.3284	451.3217	433.1077, 338.2610	$C_{24}H_{44}N_4O_4$	Cyclo tetraleucyl（isoleucyl）	知母
30	4.43	[M-H]⁻	417.1186	417.1182	255.0660, 135.0095, 119.0869	$C_{21}H_{22}O_9$	Liquiritin/甘草苷	甘草

序号	保留时间 t_R (min)	离子模式	理论值	实测值	碎片离子	分子式	化合物名称	来源
31	4.46	[M-H]$^-$	549.1608	549.1600	417.1208, 255.0665, 135.0089	$C_{26}H_{30}O_{13}$	Liquiritin apioside/甘草苷元-7-O-D-芹糖-4'-O-D-葡萄糖苷	甘草
32	4.48	[M-H]$^-$	463.0877	463.0880	300.0282, 271.0250, 255.0306	$C_{21}H_{20}O_{12}$	Hyperoside/金丝桃苷	栀子
33	4.52	[M-H]$^-$	461.0720	461.1076	285.0339	$C_{21}H_{18}O_{12}$	Scutellarin/野黄芩苷	黄芩
34	4.53	[M-H]$^-$	593.1502	593.1525	285.1684, 135.0447	$C_{27}H_{30}O_{15}$	Kaempferol-3-O-neohesperidoside/山柰酚-3-O-新橙皮苷	黄芩
35	4.61	[M-H]$^-$	547.1452	547.1457	457.1130, 427.1020, 337.0710	$C_{26}H_{28}O_{13}$	Chrysin 6-C-arabinoside 8-C-glucoside/白杨素-6-C阿拉伯糖-8-C-葡萄糖苷	黄芩
36	4.76	[M-H]$^-$	507.1139	507.1127	345.0602	$C_{23}H_{24}O_{13}$	ViscidulinIII 6'-O-β-D-glucoside	黄芩
37	4.81	[M-H]$^-$	463.0877	463.0869	287.0549, 181.0149, 153.0185	$C_{21}H_{20}O_{12}$	Isocarthamidin 7-O-glucuronide	黄芩
38	4.87	[M+H]$^+$	444.3478	444.3481	185.1380, 140.1448	$C_{28}H_{45}NO_3$	Puqienine B	浙贝母
39	4.88	[M+H]$^+$	197.1178	197.1181	179.1073	$C_{11}H_{16}O_3$	Loliolide/(-)-黑麦草内酯	瓜蒌子
40	4.90	[M-H]$^-$	623.1976	623.1972	461.1659, 315.1097, 161.0244	$C_{29}H_{36}O_{15}$	Verbascoside/毛蕊花糖苷	黄芩
41	5.02	[M-H]$^-$	515.1190	515.1193	353.0872, 179.0357, 194.0569	$C_{25}H_{24}O_{12}$	3,5-dicaffeoylquinic acid/异绿原酸A	栀子
42	5.02	[M-H]$^-$	547.1452	547.1457	457.1130, 427.1020, 337.0710	$C_{26}H_{28}O_{13}$	Chrysin-6-C-glucoside-8-C-L-arabinoside/白杨素 6-C-葡萄糖-8-C-阿拉伯糖苷	黄芩
43	5.07	[M+H]$^+$	594.4006	594.4041	576.3931, 414.3392, 112.1132	$C_{33}H_{55}NO_8$	浙贝宁苷	浙贝母
44	5.14	[M+H]$^+$	592.3849	592.3842	574.3783	$C_{33}H_{53}NO_8$	西贝母碱-3-O-β-D-葡萄糖苷	浙贝母

续表

序号	保留时间 t_R (min)	离子模式	理论值	实测值	碎片离子	分子式	化合物名称	来源
45	5.15	[M+H]$^+$	566.4281	566.4283	435.3339, 322.295, 209.1657	$C_{30}H_{55}N_5O_5$	Cyclo pentaLeucyl（isoleucyl）	知母
46	5.20	[M-H]$^-$	579.1714	579.1718	271.0608, 151.0040, 119.0502	$C_{27}H_{32}O_{14}$	Naringin/ 柚皮苷	橘红
47	5.29	[M-H]$^-$	623.1976	623.1972	461.1659, 315.1097, 161.0244	$C_{29}H_{36}O_{15}$	Verbascoside isomer/ 毛蕊花糖苷异构	黄芩
48	5.48	[M+H]$^+$	428.3165	428.3173	410.3070, 337.2179, 114.0931	$C_{27}H_{41}NO_3$	Peimisine/ 贝母辛	浙贝母
49	5.51	[M-H]$^-$	433.1135	433.1132	255.0660, 151.0039, 135.0092	$C_{21}H_{22}O_{10}$	Naringenin-4'-O-β-D-glucopyranoside/ 南酸枣苷	甘草
50	5.56	[M-H]$^-$	415.1029	415.1031	295.0618, 267.0658	$C_{21}H_{20}O_9$	Chrysin-8-C-glucoside/ 白杨素 -8-C- 葡萄糖苷	黄芩
51	5.63	[M-H]$^-$	353.0873	353.0877	191.0562, 179.0345, 135.0456	$C_{16}H_{18}O_9$	Chlorogenic acid/ 绿原酸	栀子
52	5.67	[M-H]$^-$	515.1190	515.1193	353.0872, 179.0357, 194.0569	$C_{25}H_{24}O_{12}$	Isochlorogenic Acid B/ 异绿原酸 B	栀子
53	5.71	[M+H]$^+$	611.1976	611.1983	633.1795, 449.1376, 245.0451	$C_{28}H_{34}O_{15}$	Hesperidin/ 橙皮苷 *	橘红
54	5.74	[M-H]$^-$	621.1456	621.1450	445.1128, 283.0603, 268.0367	$C_{28}H_{30}O_{16}$	Wogonin-O-glu-glu A	黄芩
55	5.75	[M+H]$^+$	611.1976	611.1983	633.1795, 449.1376, 245.0451	$C_{28}H_{34}O_{15}$	Neohesperidin/ 新橙皮苷	橘红
56	5.78	[M-H]$^-$	521.1295	521.1288	329.0314	$C_{24}H_{26}O_{13}$	Iridin/ 野鸢尾苷	黄芩
57	5.81	[M+H]$^+$	432.3478	432.3487	414.3381, 398.3056	$C_{27}H_{45}NO_3$	Peimine/ 贝母素甲 *	浙贝母

续表

序号	保留时间 t_R (min)	离子模式	理论值	实测值	碎片离子	分子式	化合物名称	来源
58	5.86	[M+H]⁺	679.5122	679.5132	661.5016, 566.4291, 548.4188	$C_{36}H_{66}N_6O_6$	Cyclo hexaleucyl (isoleucyl)	知母
59	5.93	[M-H]⁻	659.1612	659.1610	497.1291, 353.0866, 191.0561	$C_{31}H_{32}O_{16}$	3,5-di-O-caffeoyl-4-O-(3-hydroxy-3-methyl)-glutaroylquinic acid	栀子
60	5.96	[M-H]⁻	695.2187	695.2183	659.1610, 123.0457	$C_{32}H_{40}O_{17}$	6″-O-p-coumaroyl-genipin-gentiobioside/ 6″-O-对-香豆酰基京尼平龙胆双糖苷	栀子
61	5.96	[M-H]⁻	475.0877	475.0868	299.0553, 284.0317, 113.0236	$C_{22}H_{20}O_{12}$	Kaempferide 3-Glucuronide/ 山柰酚-3-O-葡萄糖醛酸	黄芩
62	6.10	[M-H]⁻	491.2129	491.2129	167.1080, 125.0243	$C_{22}H_{36}O_{12}$	Jasminoside S/H/I	栀子
63	6.16	[M+H]⁺	430.3321	430.3317	412.3210, 396.2892, 176.1446	$C_{27}H_{43}NO_3$	Peiminine/ 贝母素乙*	浙贝母
64	6.16	[M-H]⁻	755.2399	755.2400	529.1559, 205.0509, 123.0452	$C_{34}H_{44}O_{19}$	6″-O-trans-sinapoyl-genipingentiobioside	栀子
65	6.16	[M-H]⁻	549.1608	549.1610	531.1151, 255.0661, 135.0091	$C_{26}H_{30}O_{13}$	Liquiritin apioside isomer/ 芹糖甘草苷异构体	甘草
66	6.19	[M-H]⁻	935.4852	935.4874	981.4929, 773.4336, 611.3882	$C_{45}H_{76}O_{20}$	Timosaponin N isomer/知母皂苷 N 异构体	知母
67	6.23	[M-H]⁻	345.0610	345.0605	327.1606, 283.1691	$C_{17}H_{14}O_8$	3,7-Dimethylquercetagetin	黄芩
68	6.32	[M-H]⁻	827.4429	827.4412	791.5817, 225.1624	$C_{42}H_{68}O_{16}$	Platycosaponin A	桔梗
69	6.35	[M-H]⁻	417.1186	417.1184	255.0660, 135.0095, 119.0869	$C_{21}H_{22}O_9$	Isoliquirtin/异甘草苷	甘草
70	6.38	[M+H]⁺	792.5963	792.5967	774.5854, 679.5140, 566.4623	$C_{42}H_{77}N_7O_7$	Cyclo hetaLeucyl (isoleucyl)	知母

续表

序号	保留时间 t_R (min)	离子模式	理论值	实测值	碎片离子	分子式	化合物名称	来源
71	6.41	[M+H]$^+$	563.1765	563.1767	269.0820	$C_{27}H_{30}O_{13}$	Glycyroside/黄甘草苷	甘草
72	6.42	[M-H]$^-$	1415.6331	1415.6219	1415.6219	$C_{64}H_{104}O_{34}$	Platycoside G1/桔梗皂苷 G1	桔梗
73	6.53	[M-H]$^-$	559.1452	559.1443	397.1132, 223.0613, 173.0456	$C_{27}H_{28}O_{13}$	5-O-caffeoyl-4-O-sinapoylquinic	栀子
74	6.61	[M-H]$^-$	445.0771	445.0769	891.1606, 269.0456, 113.0247	$C_{21}H_{18}O_{11}$	Baicalin/黄芩苷*	黄芩
75	6.75	[M+H]$^+$	905.6803	905.6769	887.6677, 774.5845, 661.4999	$C_{48}H_{88}N_8O_8$	Cyclo octaLeucyl (isoleucyl)	知母
76	6.78	[M-H]$^-$	935.4852	935.4841	773.4293, 611.3611	$C_{45}H_{76}O_{20}$	Timosaponin N/知母皂苷 N	知母
77	6.80	[M+H]$^+$	576.3900	576.3890	414.3342	$C_{33}H_{53}NO_7$	Yibeinoside A/伊贝碱苷 A	浙贝母
78	6.85	[M-H]$^-$	695.1976	695.1978	531.1499, 399.1071, 255.0661	$C_{35}H_{36}O_{15}$	Licorice glycoside B/甘草苷 B	甘草
79	6.95	[M-H]$^-$	593.1870	593.1884	367.1045, 223.0619, 205.0514	$C_{28}H_{34}O_{14}$	6'-trans-Sinapoyl geniposide	栀子
80	7.01	[M-H]$^-$	725.2082	725.2069	549.1598, 531.1484, 255.0662	$C_{36}H_{38}O_{16}$	Licorice glycoside A/甘草苷 A	甘草
81	7.04	[M-H]$^-$	447.0927	447.0923	271.0612, 243.0656, 225.0557	$C_{21}H_{20}O_{11}$	Quercitrin/槲皮苷	黄芩
82	7.12	[M+H]$^+$	1018.7644	1018.7609	792.5985, 679.5092, 548.4188	$C_{54}H_{99}N_9O_9$	Cyclo nonaLeucyl (isoleucyl)	知母
83	7.13	[M+H]$^+$	576.3900	576.3907	114.0927	$C_{33}H_{53}NO_7$	Yibeinoside A isomer/伊贝碱苷 A 异构体	浙贝母
84	7.23	[M+H]$^+$	1255.5959	1255.5934	845.4525	$C_{58}H_{94}O_{29}$	Deapioplatycodin D3	桔梗

续表

序号	保留时间 t_R (min)	离子模式	理论值	实测值	碎片离子	分子式	化合物名称	来源
85	7.27	[M-H]⁻	445.0771	445.0767	269.0446, 175.0261, 113.0235	$C_{21}H_{18}O_{11}$	Apigenin-7-O-glucuronide/芹菜素-7-O-葡萄糖醛酸	黄芩
86	7.32	[M+H]⁺	432.3478	432.3492	414.3390, 398.3070	$C_{27}H_{45}NO_3$	Isopeimine/异贝母素甲	浙贝母
87	7.33	[M-H]⁻	917.4746	917.4756	963.4806, 755.4215, 575.3517	$C_{45}H_{74}O_{19}$	Timosaponin L/知母皂苷 L	知母
88	7.41	[M-H]⁻	445.0771	445.0767	269.0446, 175.0261, 113.0235	$C_{21}H_{18}O_{11}$	Wogonin-5-O-glucuronide/汉黄芩素-5-O-葡萄糖苷	黄芩
89	7.42	[M-H]⁻	1385.6225	1385.6187	1385.6187	$C_{63}H_{102}O_{33}$	Platycodin D3/D2/桔梗皂苷 D2/D3	桔梗
90	7.53	[M-H]⁻	919.4903	919.4922	965.4975, 757.4376, 595.3842	$C_{45}H_{76}O_{19}$	Timosaponin B II / 知母皂苷 B II	知母
91	7.57	[M-H]⁻	475.0877	475.0882	299.0561, 284.0332, 269.0458	$C_{22}H_{20}O_{12}$	5,7,2'-Trihydroxy-8-Methoxyflavone 7-Glucuronide/5,7,2'-三羟基-8-甲氧基黄酮 7-葡糖醛酸	黄芩
92	7.58	[M-H]⁻	919.4903	919.4902	965.4975, 757.4376, 595.3842	$C_{45}H_{76}O_{19}$	25R-timosaponin B II /25R-知母皂苷 B II	知母
93	7.67	[M-H]⁻	1081.5431	1081.5417	919.4902, 757.4374	$C_{51}H_{86}O_{24}$	AsparagosideG	知母
94	7.79	[M-H]⁻	459.0927	459.0931	283.0613, 268.0379, 113.0246	$C_{22}H_{20}O_{11}$	Oroxylin A-7-glucuronide/千层纸素 A-7-葡萄糖醛酸苷	黄芩
95	7.85	[M-H]⁻	267.0657	267.0661	251.0344, 223.0390, 195.0451	$C_{16}H_{12}O_4$	Formononetin/刺芒柄花素	甘草
96	7.94	[M+H]⁺	414.3372	414.3384	396.3287, 119.0870, 93.0717	$C_{27}H_{43}NO_2$	鄂贝乙素	浙贝母
97	8.04	[M+H]⁺	578.4057	578.4057	416.3501, 98.0975	$C_{33}H_{55}NO_7$	湖贝甲素苷	浙贝母

续表

序号	保留时间 t_R (min)	离子模式	理论值	实测值	碎片离子	分子式	化合物名称	来源
98	8.04	[M-H]⁻	475.0877	475.0867	299.0552, 284.0322, 239.0355	$C_{22}H_{20}O_{12}$	Hispidulin-7-O-β-D-glucuronide	黄芩
99	8.12	[M+H]⁺	414.3372	414.3378	98.0981, 81.0721	$C_{27}H_{43}NO_2$	Sinpeinine A/新贝甲素	浙贝母
100	8.20	[M-H]⁻	445.0771	445.0767	269.0446, 175.0261, 113.0235	$C_{21}H_{18}O_{11}$	Norwogonin-7-glucuronide	黄芩
101	8.25	[M-H]⁻	1427.6331	1427.6316	1427.6316	$C_{65}H_{104}O_{34}$	3"-O-acetyl-platycodin D2/2"-O-乙酰基桔梗皂苷 D2	桔梗
102	8.29	[M-H]⁻	459.0927	459.0931	283.0613, 268.0379, 113.0246	$C_{22}H_{20}O_{11}$	Wogonoside/汉黄芩苷*	黄芩
103	8.36	[M+H]⁺	414.3372	414.3372	396.3245	$C_{27}H_{43}NO_2$	Puqiedinone	浙贝母
104	8.48	[M-H]⁻	975.3709	975.3716	651.2646, 327.1600	$C_{44}H_{64}O_{24}$	Crocin I/西红花苷 I	栀子
105	8.51	[M-H]⁻	723.2136	723.2144	417.1994, 402.0953	$C_{33}H_{40}O_{18}$	Ligustroflavone/女贞苷	橘红
106	8.54	[M-H]⁻	1237.5490	1237.5457	1237.5457	$C_{57}H_{90}O_{29}$	platycodin J/桔梗皂苷 J	桔梗
107	8.58	[M+H]⁺	430.3321	430.3306	412.3199	$C_{27}H_{43}NO_3$	Peimimine isomer/贝母素乙异构体	浙贝母
108	8.61	[M-H]⁻	917.4746	917.4772	755.4239	$C_{45}H_{74}O_{19}$	Timosaponin D/知母皂苷 D	知母
109	8.61	[M-H]⁻	489.1033	489.1028	313.0714, 298.0475, 283.0242	$C_{23}H_{22}O_{12}$	5,7-dihydroxy-8,2'-dimethoxy-flavone-7-O-β-d-glucuronide	黄芩
110	8.65	[M-H]⁻	535.2179	535.2172	325.0929, 265.0716, 205.0509	$C_{27}H_{36}O_{11}$	6-O-trans-sinapoyl jasminoside A/6-O-反式-芥子罂苷 A	栀子
111	8.71	[M-H]⁻	1279.5561	1279.5594	1279.5594	$C_{52}H_{96}O_{35}$	Platycodin K	桔梗
112	8.78	[M+H]⁺	416.3529	416.3538	398.3424, 98.0977	$C_{27}H_{45}NO_2$	Ebeiedine	浙贝母

续表

序号	保留时间 t_R (min)	离子模式	理论值	实测值	碎片离子	分子式	化合物名称	来源
113	8.78	[M-H]⁻	1385.6225	1385.6211	1385.6211	$C_{63}H_{102}O_{33}$	Platycodin D3/D2/桔梗皂苷 D2/D3	桔梗
114	8.86	[M-H]⁻	1223.5702	1223.5715	837.7903	$C_{57}H_{92}O_{28}$	Platycodin D/桔梗皂苷 D	桔梗
115	8.91	[M-H]⁻	1427.6331	1427.6316	1427.6316	$C_{65}H_{104}O_{34}$	3″-O-acetyl-platycodin D3/3″-O-乙酰基桔梗皂苷 D3	桔梗
116	8.98	[M+H]⁺	897.4120	897.4091	545.3488, 527.3309	$C_{44}H_{64}O_{19}$	Uralsaponin F/乌拉尔皂苷 F	甘草
117	9.01	[M-H]⁻	1265.5803	1265.5811	1265.5811	$C_{59}H_{94}O_{29}$	Platycodin C/桔梗皂苷 C	桔梗
118	9.07	[M-H]⁻	1207.5748	1207.5714	1147.5113	$C_{57}H_{92}O_{27}$	Polygalacin D/远志皂苷 D	桔梗
119	9.14	[M-H]⁻	1237.5490	1237.5457	1237.5457	$C_{57}H_{90}O_{29}$	platyconic acid A/桔梗二酸 A	桔梗
120	9.16	[M-H]⁻	533.2023	533.2025	223.0610, 205.0506, 165.0928	$C_{27}H_{34}O_{11}$	6-O-trans-sinapoyl jasminoside C/6-O-反式-芥子糖苷 C	栀子
121	9.23	[M+H]⁺	581.1870	581.1859	419.1131, 389.0867, 361.0887	$C_{27}H_{32}O_{14}$	Narirutin/芸香柚皮苷	橘红
122	9.44	[M-H]⁻	1279.5595	1279.5586	681.3859	$C_{59}H_{92}O_{30}$	Platycodins L/桔梗皂苷 L	桔梗
123	9.59	[M-H]⁻	1427.6331	1427.6316	1427.6316	$C_{65}H_{104}O_{34}$	2″-O-acetyl-platycodin D2/2″-O-乙酰基桔梗皂苷 D2	桔梗
124	9.69	[M+H]⁺	416.3529	416.3539	145.1017, 98.0977	$C_{27}H_{45}NO_2$	Huphenine/湖贝甲素	浙贝母
125	9.73	[M-H]⁻	1265.5803	1265.5813	1265.5813	$C_{59}H_{94}O_{29}$	Platycodin A/桔梗皂苷 A	桔梗
126	9.84	[M+H]⁺	269.0450	269.0457	223.0393, 195.0456	$C_{15}H_{10}O_5$	Baicalein/黄芩素	黄芩
127	9.93	[M+H]⁺	985.4644	985.4633	809.4298, 647.3770, 633.3992	$C_{48}H_{72}O_{21}$	Licoricesaponin A3/甘草皂苷 A3	甘草
128	10.01	[M-H]⁻	1279.5595	1279.5569	1249.5591, 1069.4846	$C_{59}H_{92}O_{30}$	Platyconic acid B/桔梗酸 B	桔梗

续表

序号	保留时间 t_R (min)	离子模式	理论值	实测值	碎片离子	分子式	化合物名称	来源
129	10.26	[M−H]⁻	651.2653	651.2652	327.0600, 283.1710, 239.1805	$C_{32}H_{44}O_{14}$	Crocin−Ⅲ/西红花苷−Ⅲ	栀子
130	10.55	[M−H]⁻	267.0657	267.0666	251.0345, 224.0403, 195.0463	$C_{16}H_{12}O_4$	Formononetin isomer/刺芒柄花素异构	甘草
131	10.73	[M−H]⁻	681.3850	681.3855	635.3896, 519.3322, 457.3309	$C_{36}H_{58}O_{12}$	3−O−β−D−glucopyranosyl platycodigenin/桔梗皂苷元−3−O−β−D−吡喃葡萄糖苷	桔梗
132	10.78	[M−H]⁻	901.4797	901.4794	947.4862, 739.4258, 577.3728	$C_{45}H_{74}O_{18}$	Timosaponin C/知母皂苷 C	知母
133	10.81	[M−H]⁻	975.3709	975.3702	651.2653, 327.1596, 283.1697	$C_{44}H_{64}O_{24}$	Crocin/西红花苷	栀子
134	10.94	[M−H]⁻	901.4797	901.4797	947.4850, 739.4258, 577.3728	$C_{45}H_{74}O_{18}$	Timosaponin B Ⅲ/知母皂苷 B Ⅲ	知母
135	11.17	[M−H]⁻	901.4797	901.4775	947.4854, 739.4258, 577.3728	$C_{45}H_{74}O_{18}$	25R−Timosaponin B Ⅲ/25R−知母皂苷 B Ⅲ	知母
136	11.27	[M−H]⁻	329.2328	329.2332	211.1323, 171.1030	$C_{18}H_{34}O_5$	Tianshic acid/天师酸	瓜蒌子
137	11.66	[M+H]⁺	373.1287	373.1297	395.1107, 343.0817	$C_{20}H_{20}O_7$	5,6,7,3',4'−五甲氧基黄酮	橘红
138	11.77	[M+H]⁺	839.4065	839.4042	663.3732, 487.3418, 469.3314	$C_{42}H_{62}O_{17}$	Licoricesaponin G/甘草皂苷 G	甘草
139	11.96	[M−H]⁻	359.0767	359.0769	344.0450, 329.0914, 314.0035	$C_{18}H_{16}O_8$	Trihydroxy−trimethoxyflavone	黄芩
140	12.04	[M+H]⁺	839.4065	839.4044	663.3733, 487.3420, 469.3315	$C_{42}H_{62}O_{17}$	Isolicoricesaponin G/异甘草皂苷 G	甘草
141	12.16	[M−H]⁻	343.0818	343.0824	328.0516, 313.0368	$C_{18}H_{16}O_7$	5,2−dihydroxy−6,7,8−trimethoxyflavone	黄芩

序号	保留时间 t_R (min)	离子模式	理论值	实测值	碎片离子	分子式	化合物名称	来源
142	12.20	[M-H]⁻	283.0606	283.0618	268.0370, 239.0349, 163.0039	$C_{16}H_{12}O_5$	Wogonin/汉黄芩素	黄芩
143	12.33	[M-H]⁻	253.0501	253.0512	209.0655, 143.0494, 107.0143	$C_{15}H_{10}O_4$	Chrysin/白杨素	黄芩
144	12.47	[M+H]⁺	823.4116	823.4122	647.3804, 471.3484	$C_{42}H_{62}O_{16}$	Glycyrrhizic acid/甘草酸	甘草
145	12.63	[M-H]⁻	537.0822	537.0821	391.0453, 245.0087	$C_{30}H_{18}O_{10}$	5,5',6,6',7,7'-Hexahydroxy-8,8'-biflavone(8,8'-Bibaicalein)	黄芩
146	12.68	[M+H]⁺	741.4435	741.4425	345.0619	$C_{39}H_{64}O_{13}$	Timosaponin A Ⅲ/知母皂苷 A Ⅲ	知母
147	12.71	[M+H]⁺	403.1393	403.1393	373.0919, 358.0681,	$C_{21}H_{22}O_8$	Nobiletin/川陈皮素	橘红
148	12.71	[M-H]⁻	757.4374	757.4376	803.4437, 595.3858, 433.4336	$C_{39}H_{66}O_{14}$	Timosaponin B Ⅱ a/知母皂苷 B Ⅱ a	知母
149	12.75	[M-H]⁻	373.0923	373.0927	343.0460, 328.0240, 300.0276	$C_{19}H_{18}O_8$	5,6-Dihydroxy-6,7,8,2-tetramethoxyflavone	黄芩
150	12.81	[M-H]⁻	313.0712	313.0712	298.0475, 283.0224	$C_{17}H_{14}O_6$	Dihydroxy-dimethoxyflavone	黄芩
151	13.05	[M+H]⁺	809.4323	809.4288	633.3991, 457.3678, 439.3570	$C_{42}H_{64}O_{15}$	Licoricesaponin B/甘草皂苷 B	甘草
152	13.16	[M+H]⁺	823.4116	823.4096	647.3784, 471.3467	$C_{42}H_{62}O_{16}$	Uralsaponin B/乌拉尔甘草苷 B	甘草
153	13.30	[M+H]⁺	433.1499	433.1513	403.1034, 373.0565, 345.0614	$C_{22}H_{24}O_9$	3,5,6,7,8,3',4'-Heptamethoxyflavone	橘红
154	13.31	[M-H]⁻	343.0818	343.0829	328.0590, 313.0381	$C_{18}H_{16}O_7$	3',5-Dihydroxy-4',6,7-Trimethoxyflavone/半齿泽兰素	黄芩
155	13.32	[M+H]⁺	823.4116	823.4108	647.3198, 471.3477	$C_{42}H_{62}O_{16}$	Licoricesaponin H2/甘草皂苷 H2	甘草

续表

序号	保留时间 t_R (min)	离子模式	理论值	实测值	碎片离子	分子式	化合物名称	来源
156	13.41	[M-H]$^-$	359.1131	359.1143	344.0906, 223.0646, 154.0272	$C_{19}H_{20}O_7$	Ophiopogonanone E/麦冬黄烷酮E	麦冬
157	13.49	[M-H]$^-$	755.4218	755.4205	593.3019	$C_{39}H_{64}O_{14}$	25 (27) -ene Anemarrhenasaponin I	知母
158	13.52	[M+H]$^+$	369.1338	369.1345	351.1237, 285.0764	$C_{21}H_{20}O_6$	Gancaonin N/甘草宁N	甘草
159	13.64	[M+H]$^+$	373.1287	373.1297	343.0828	$C_{20}H_{20}O_7$	Isosinensetin/异橙黄酮	橘红
160	13.68	[M+H]$^+$	357.1702	357.1710	165.0753, 137.0613, 123.0458	$C_{21}H_{24}O_5$	Glyasperin C/粗毛甘草素	甘草
161	13.84	[M+H]$^+$	355.1182	355.1172	299.0561	$C_{20}H_{18}O_6$	Licoflavonol/甘草黄酮醇	甘草
162	14.17	[M-H]$^-$	869.4535	869.4539	915.4586, 437.4105	$C_{44}H_{70}O_{17}$	(25R) -ene-spirosta-3β,14α-dihydroxy-3-O-α-L-rhamnopyranosyl- (1 → 2) - [β-Dxylopyranosyl] -β- D-glucopyranoside	麦冬
163	14.31	[M-H]$^-$	755.4218	755.4216	801.4261, 593.3019	$C_{39}H_{64}O_{14}$	Timosaponin G/知母皂苷G	知母
164	14.47	[M-H]$^-$	691.2179	691.2183	673.2053, 581.1804, 471.1418	$C_{40}H_{36}O_{11}$	Pomiferin G/桑黄酮G	桑白皮
165	14.49	[M-H]$^-$	365.1025	365.1026	323.0919, 307.0246, 201.0188	$C_{21}H_{18}O_6$	Isoglycyrol/异甘草酚	甘草
166	14.58	[M-H]$^-$	327.0869	327.0871	281.2463, 164.0472	$C_{18}H_{16}O_6$	Ophiopogonanone A/麦冬二氢高异黄酮A	麦冬
167	14.78	[M+H]$^+$	419.1342	419.1356	441.1080, 389.0885, 371.0782	$C_{21}H_{22}O_9$	Natsudaidain/柚皮黄素	橘红
168	14.83	[M-H]$^-$	313.2379	313.2385	313.2385	$C_{18}H_{34}O_4$	Dihydroxy-octadecaenoic acid	知母
169	14.87	[M-H]$^-$	487.3423	487.3433	469.3324	$C_{30}H_{48}O_5$	Rutundic acid/铁冬青酸	栀子
170	15.04	[M+H]$^+$	359.1131	359.1136	135.0443	$C_{19}H_{18}O_7$	5-羟基-6,7,8,4' -四甲氧基黄酮	橘红

续表

序号	保留时间 t_R (min)	离子模式	理论值	实测值	碎片离子	分子式	化合物名称	来源
171	15.06	[M-H]⁻	313.2379	313.2381	255.2122	$C_{18}H_{34}O_4$	Dihydroxy-octadecaenoic acid	知母
172	15.15	[M-H]⁻	339.0869	339.0862	311.2089, 293.0994, 217.8681	$C_{19}H_{16}O_6$	Methylophiopogonone A/ 甲基麦冬黄酮 A	麦冬
173	15.37	[M-H]⁻	341.1025	341.1023	206.0583, 178.0683, 163.0393	$C_{19}H_{18}O_6$	Methylophiopogonanone A/ 麦冬高异黄酮 A	麦冬
174	15.59	[M-H]⁻	327.1232	327.1229	206.0577, 178.0626	$C_{19}H_{20}O_5$	Methylophiopogonanone B/ 麦冬高异黄酮 B	麦冬
175	15.67	[M-H]⁻	739.4269	739.4254	485.4310, 577.3726	$C_{39}H_{64}O_{13}$	Timosaponin A Ⅳ / 知母皂苷 A Ⅳ	知母
176	15.82	[M-H]⁻	853.4586	853.4574	899.4621, 721.4156, 575.3596	$C_{44}H_{70}O_{16}$	Ophiopogonin D/ 麦冬皂苷 D*	麦冬
177	15.93	[M-H]⁻	419.1495	419.1496	231.0665	$C_{25}H_{24}O_6$	Isopomiferin/ 异橙桑黄酮	桑白皮
178	15.94	[M-H]⁻	853.4586	853.4565	899.4620, 721.4147	$C_{44}H_{70}O_{16}$	Ophiopogonin D'/ 麦冬皂苷 D'	麦冬
179	16.26	[M-H]⁻	295.2273	295.2274	295.2274, 265.1476	$C_{18}H_{32}O_3$	15-Hydroxylinoleic Acid/15- 羟基亚油酸	桔梗
180	16.31	[M-H]⁻	277.2168	277.2169	277.2169	$C_{18}H_{30}O_2$	Linolenic acid	知母
181	16.36	[M-H]⁻	421.1651	421.1653	365.1025, 309.0399, 297.0408	$C_{25}H_{26}O_6$	Angustone A	甘草
182	16.61	[M-H]⁻	293.2117	293.2139	293.2139	$C_{18}H_{30}O_3$	Hydroxy-octadecatrienoic acid	知母
183	17.28	[M-H]⁻	471.3474	471.3472	453.3361, 409.2320	$C_{30}H_{48}O_4$	2beta-Hydroxyursolic acid/2beta- 羟基熊果酸	栀子
184	17.58	[M-H]⁻	525.3580	525.3566	509.3484, 449.6855	$C_{33}H_{50}O_5$	Dehydropachymic acid/ 去氢茯苓酸	茯苓
185	17.62	[M-H]⁻	455.3512	455.3524	393.1748	$C_{30}H_{48}O_3$	Ursolic acid/ 熊果酸	桑白皮
186	18.61	[M-H]⁻	497.3631	497.3631	437.3445, 355.1584, 255.2313	$C_{32}H_{50}O_4$	Ursolic acid acetate/ 熊果酸乙酸酯	栀子

*: 与对照品对比

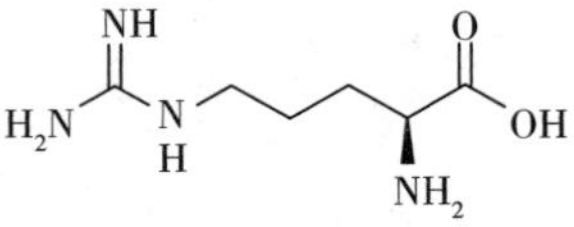

精氨酸

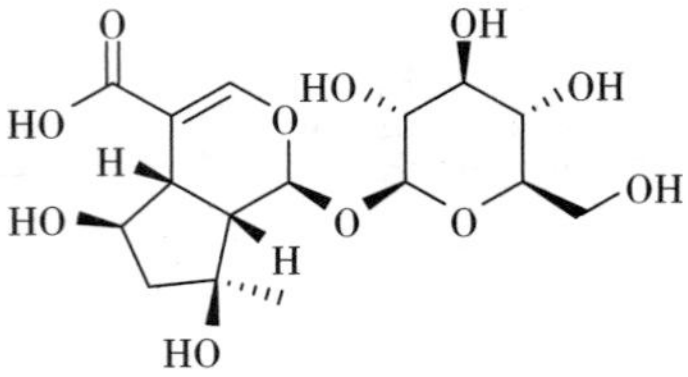

山栀子苷

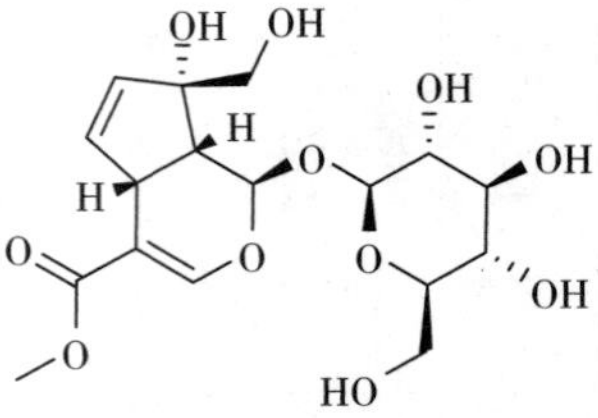

羟异栀子苷

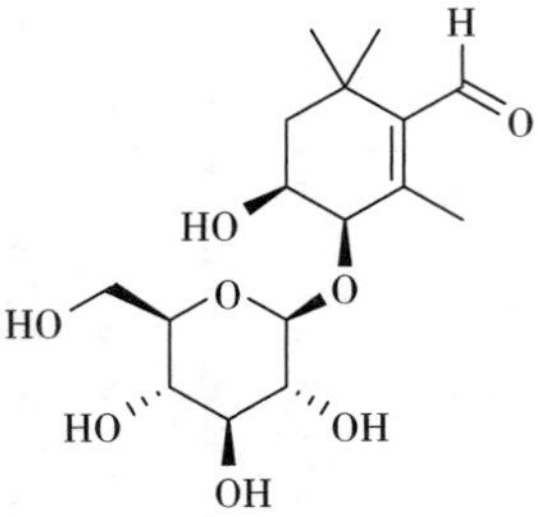

Jasminoside D

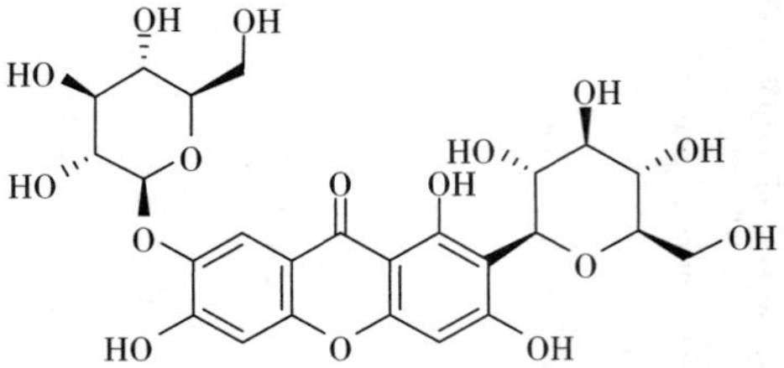

新芒果苷

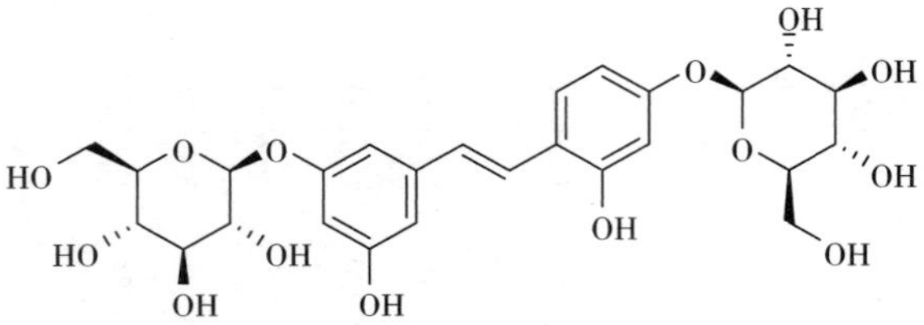

桑皮苷A

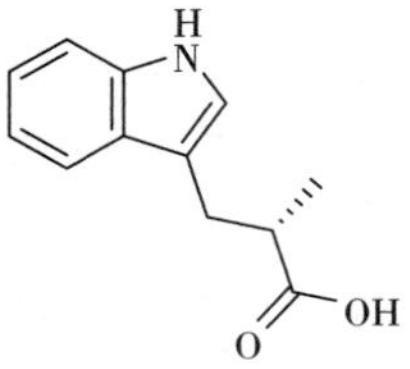

L-色氨酸

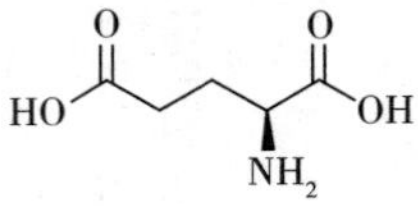

谷氨酸

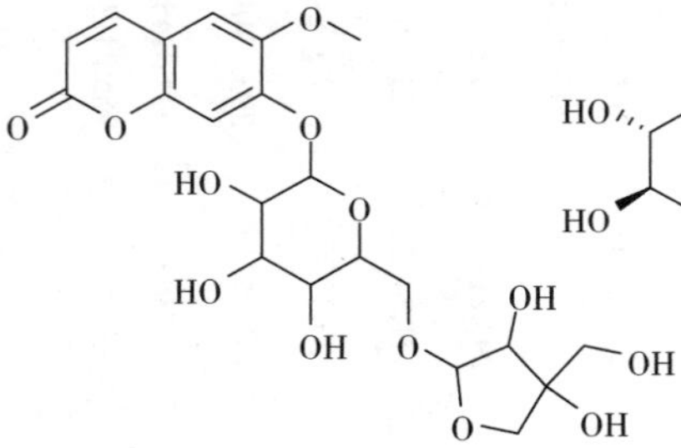

Xeroboside

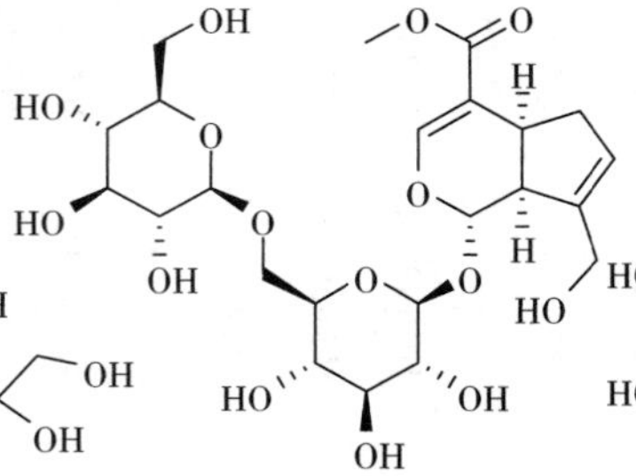

京尼平-1-β-D-龙胆双糖苷

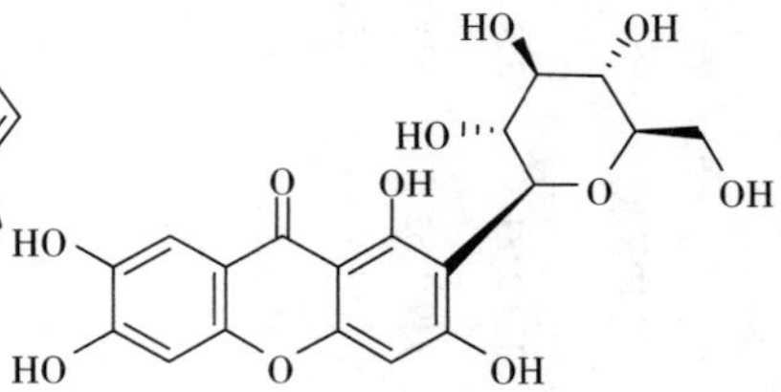

芒果苷

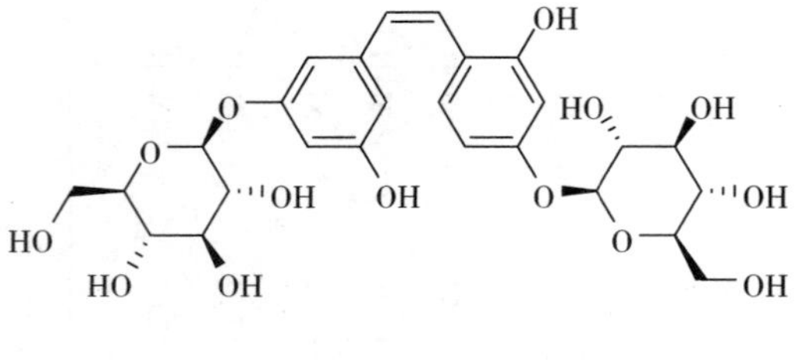

顺式桑皮苷A

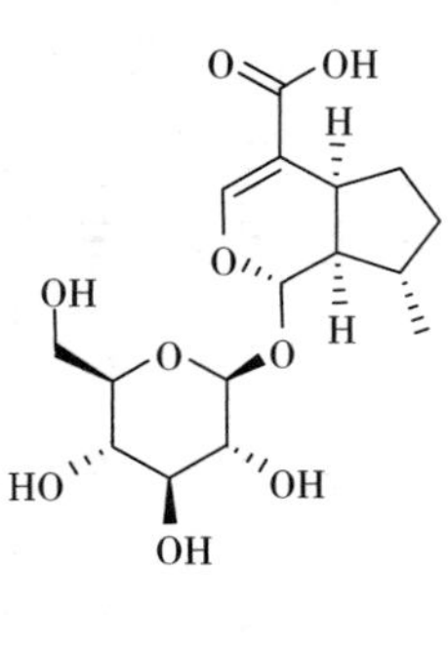

马钱苷酸

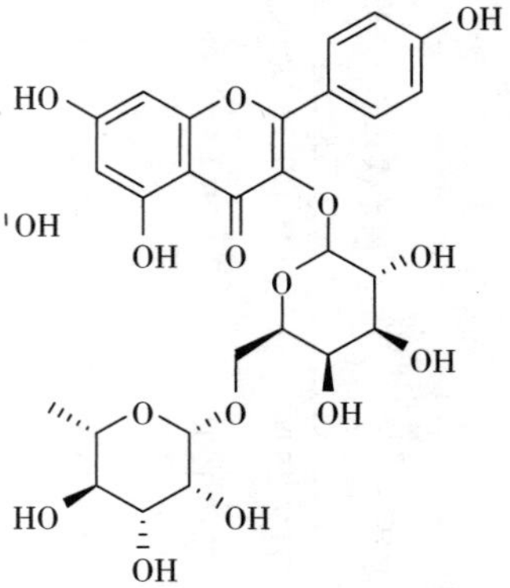

山奈酚3-O-洋槐糖苷

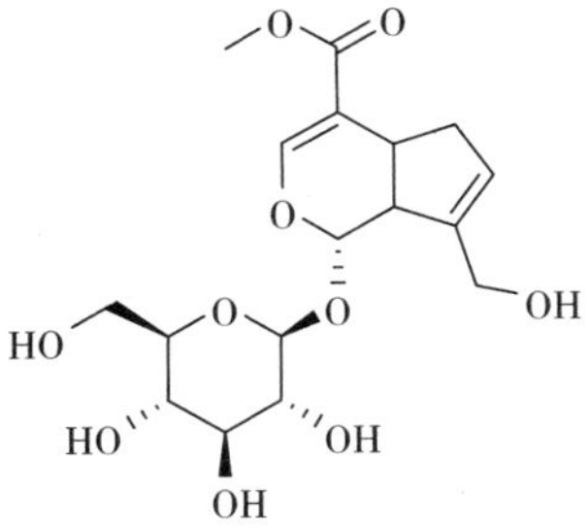

栀子苷

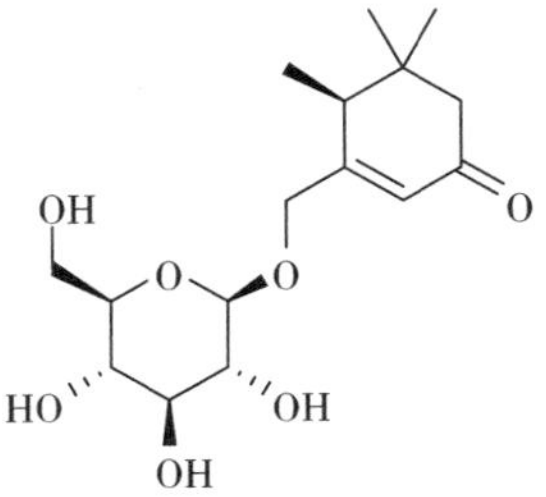

Jasminoside B

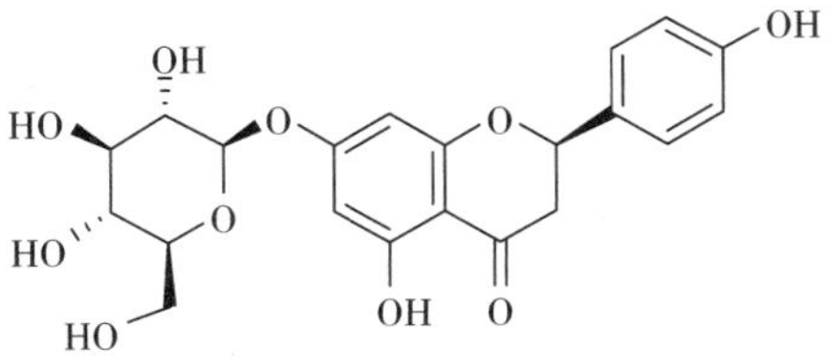

柚皮苷-7-O-葡萄糖苷

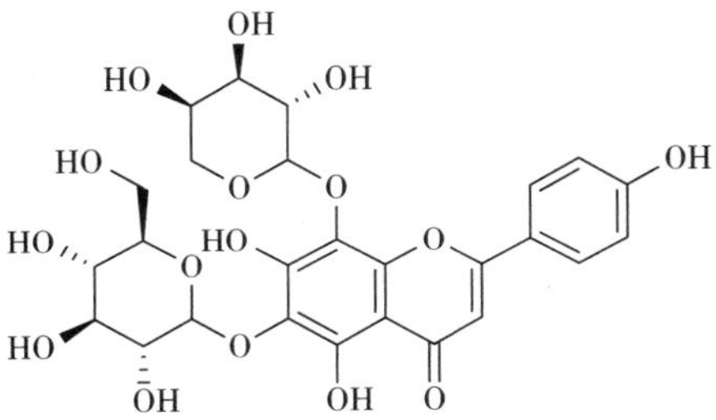

夏佛塔苷

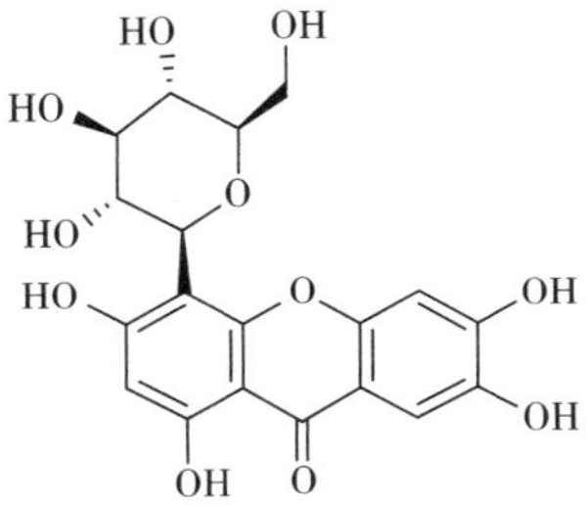

异芒果苷

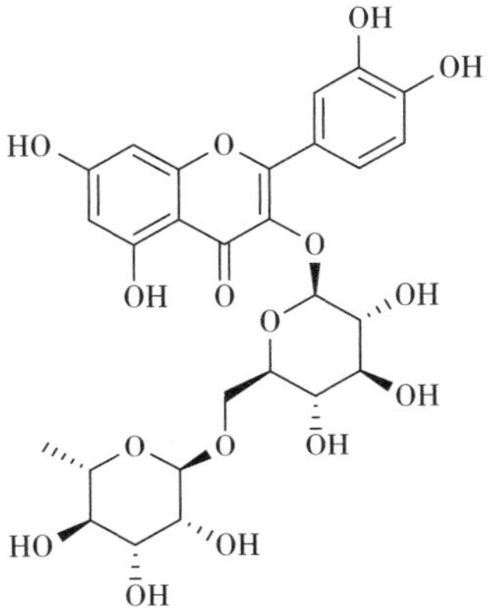

芦丁

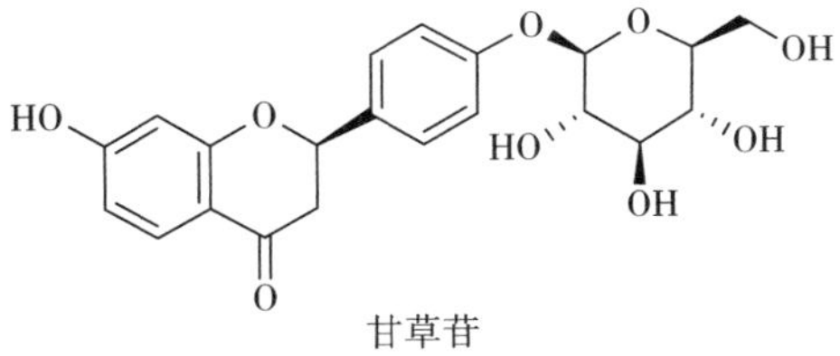

甘草苷

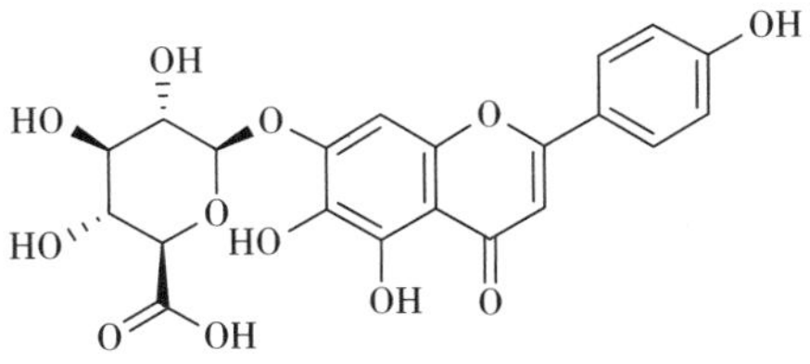

野黄芩苷

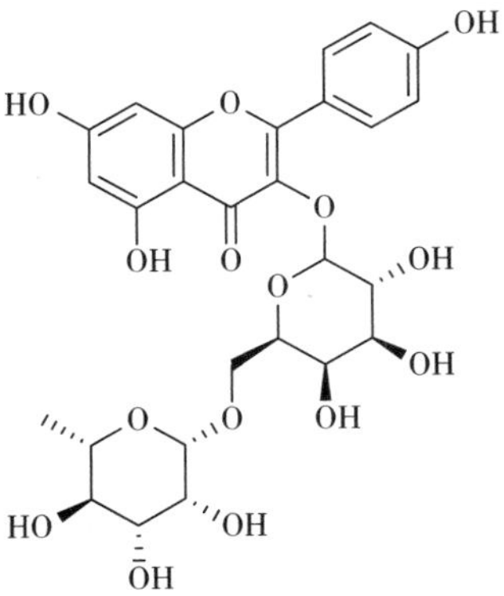

山奈酚-3-O-洋槐糖苷

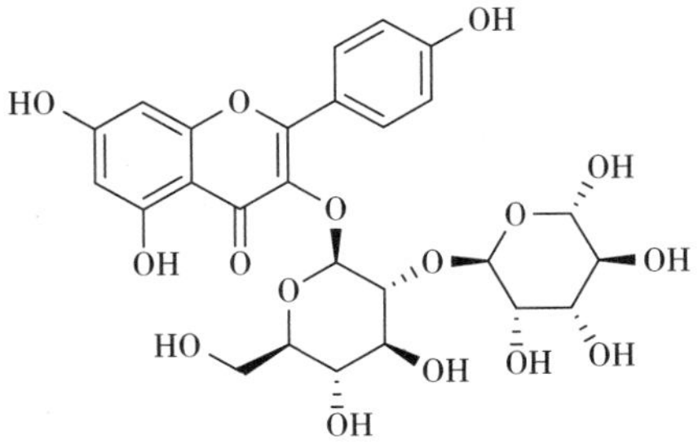

Kaempferol-3-O-neohesperidoside

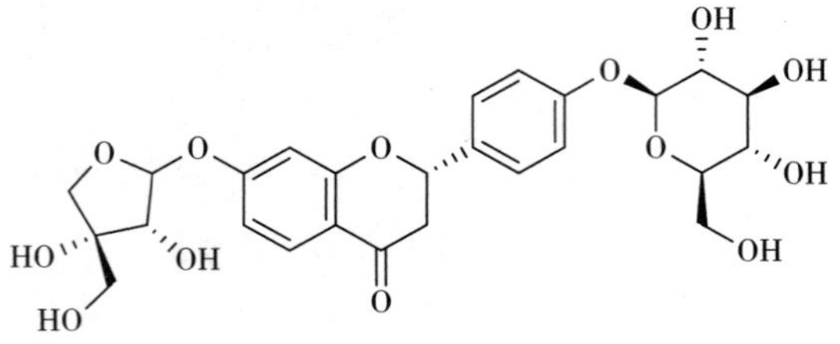

甘草苷元–7–O–D–芹糖–4′–O–D–葡萄糖苷

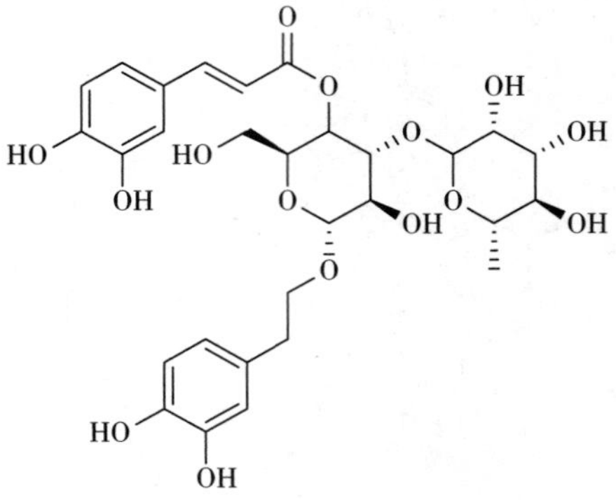

毛蕊花糖苷

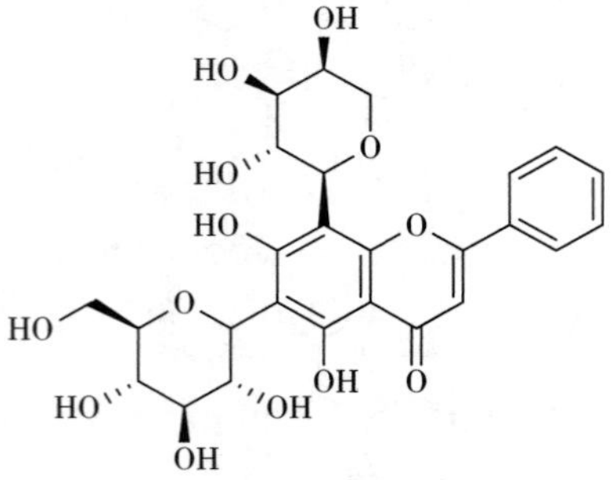

白杨素–6–C–葡萄糖–8–C–阿拉伯糖苷

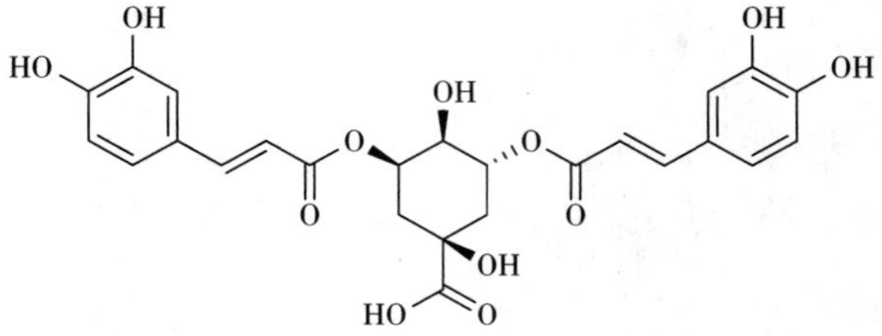

异绿原酸A

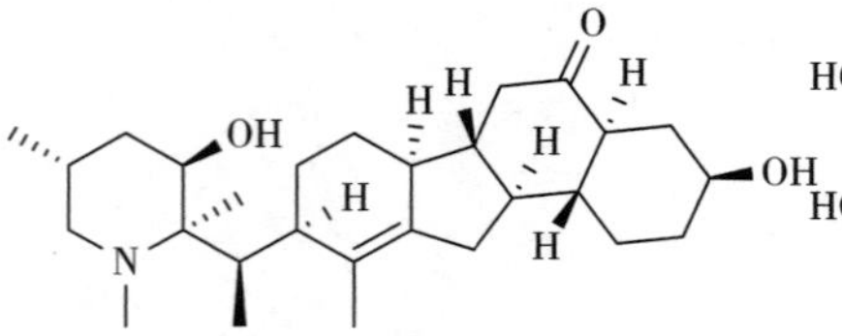

Puqienine B

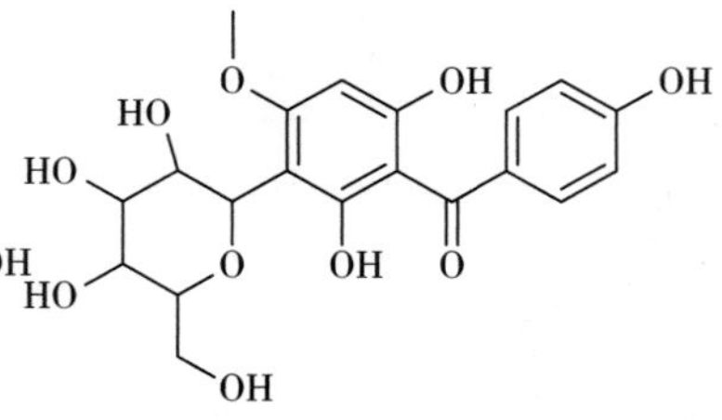

Foliamangiferoside A

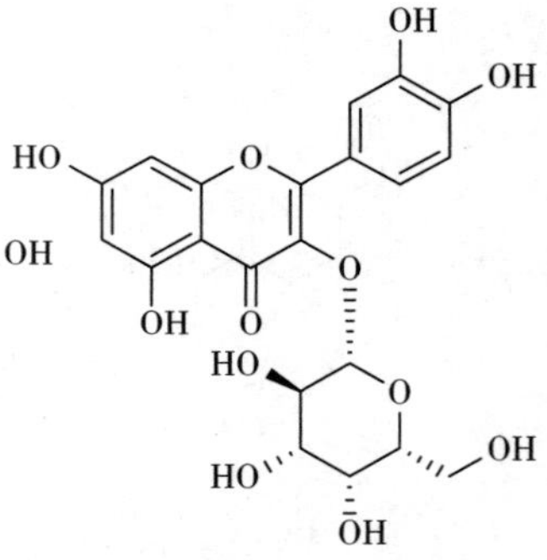

金丝桃苷

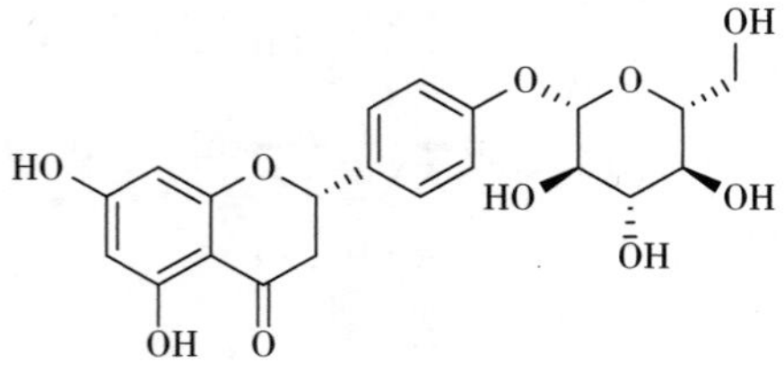

南酸枣苷

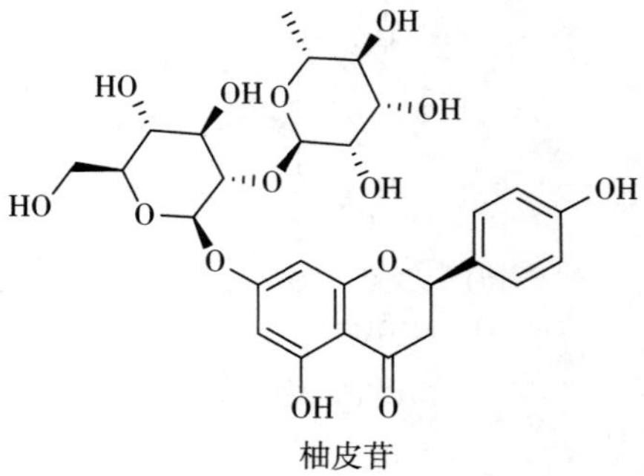

柚皮苷

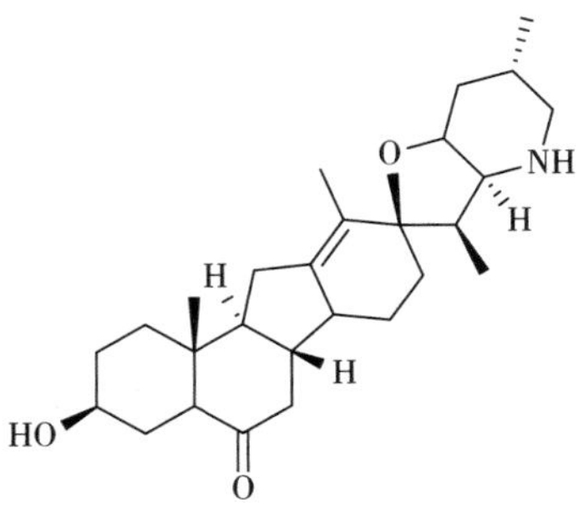

贝母辛

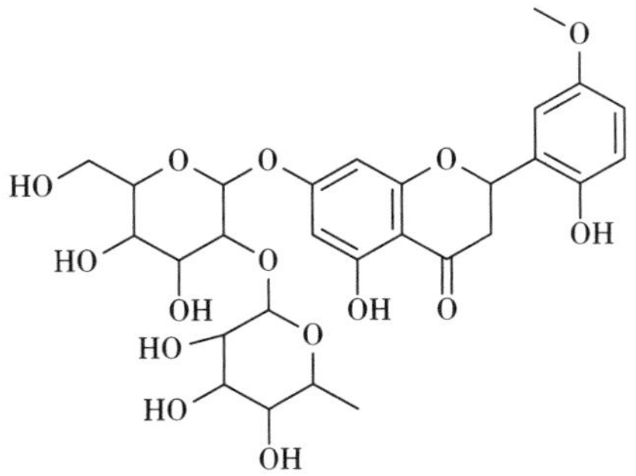

新橙皮苷

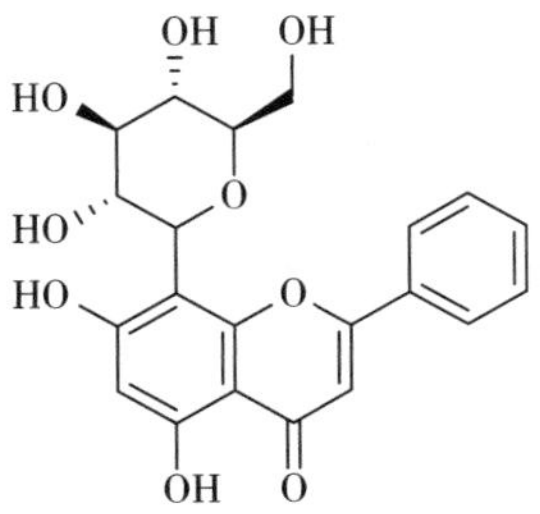

白杨素-8-C-葡萄糖苷

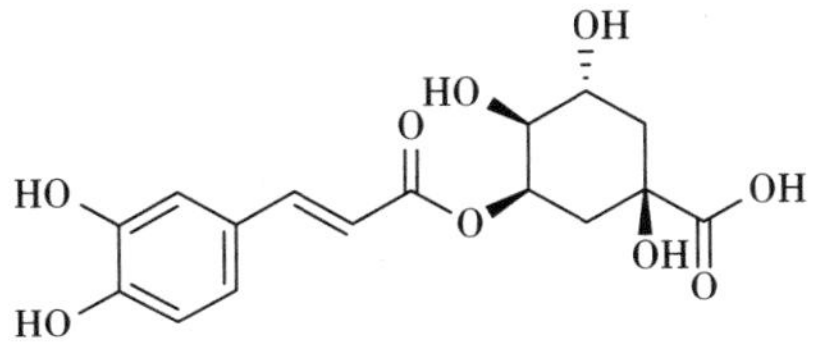

新绿原酸

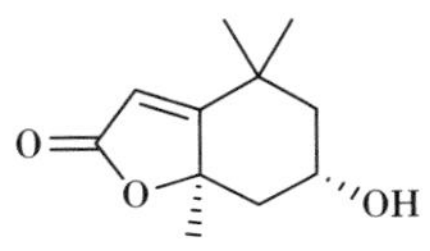

黑麦草内酯

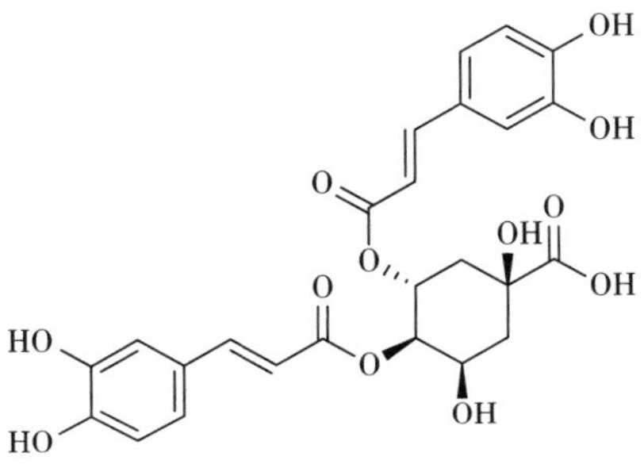

异绿原酸B

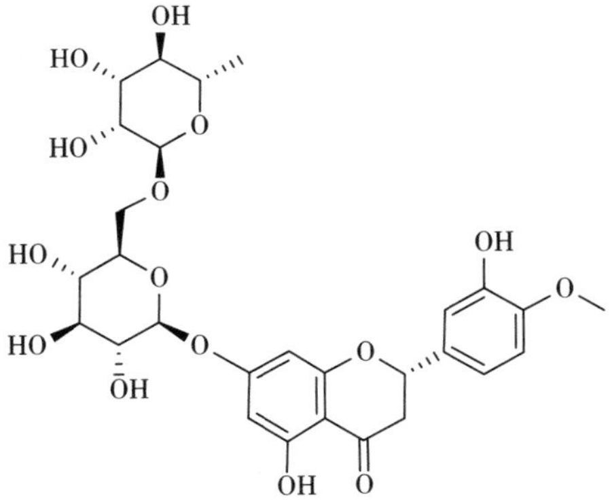

橙皮苷

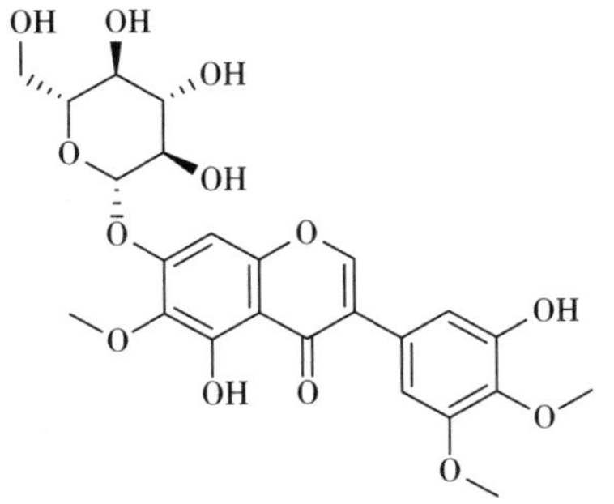

野鸢尾苷

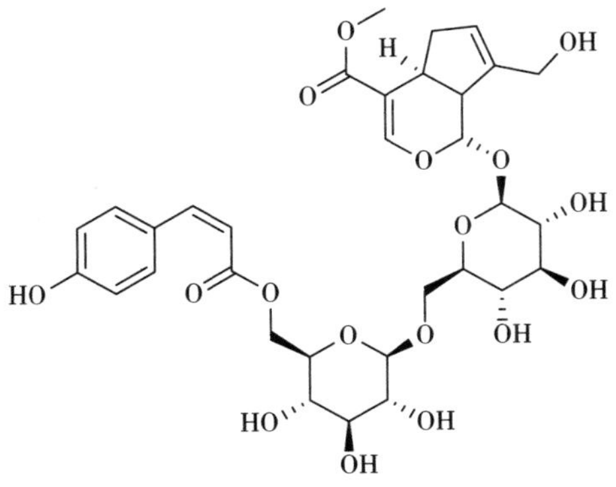

6"-O-对-香豆酰基京尼平龙胆双糖苷

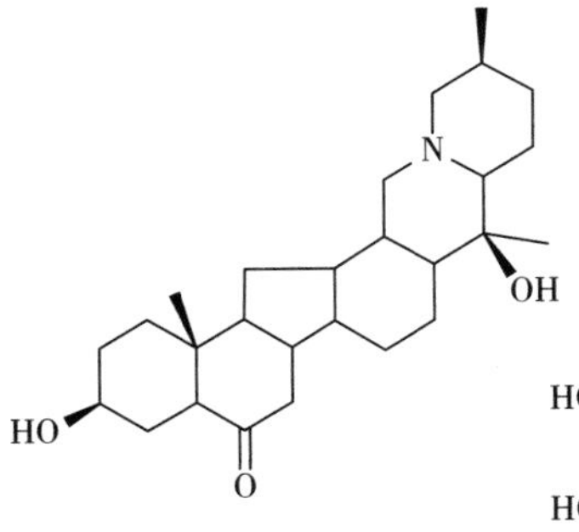

贝母素乙

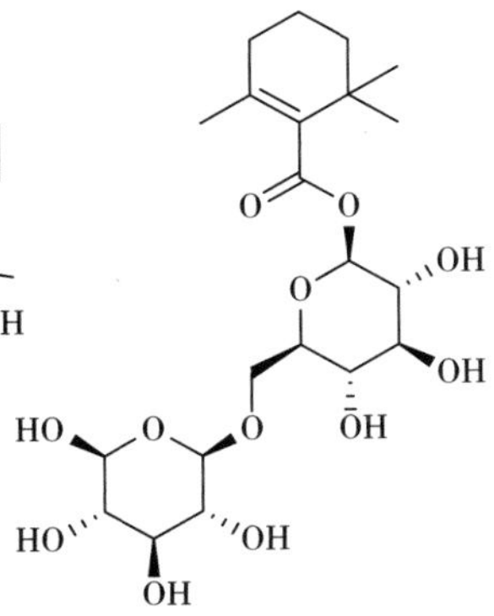

Jasminoside S/H/I

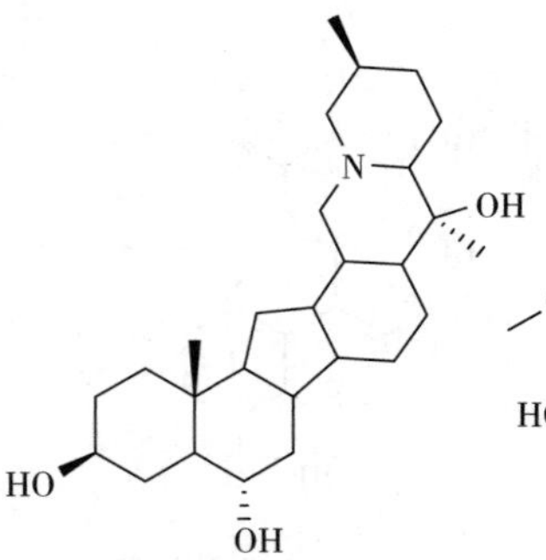

贝母素甲

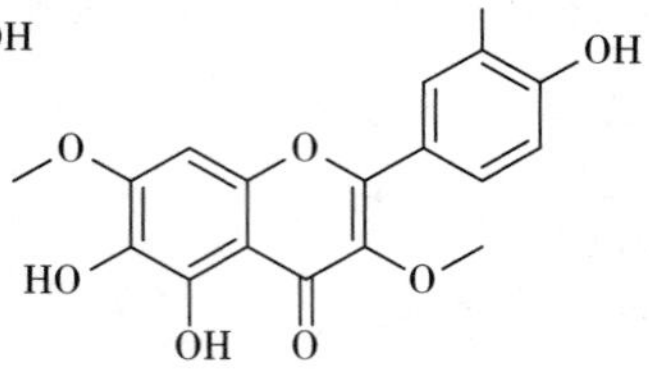

3,7–Dimethylquercetagetin

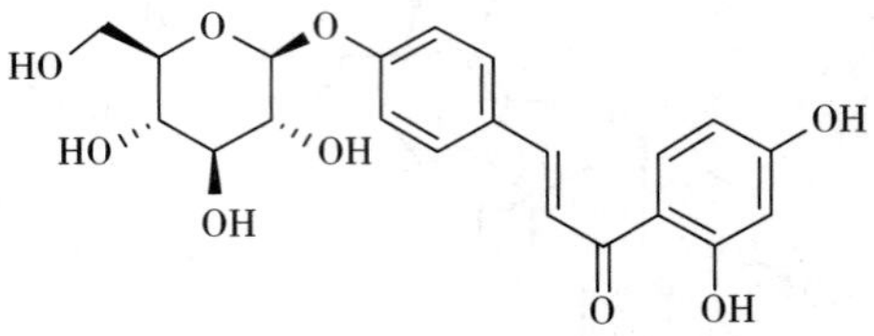

异甘草苷

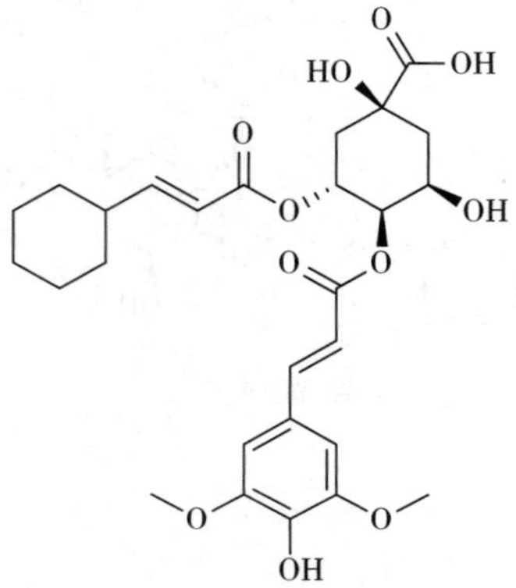

5–O–caffeoyl–4–O–sinapoylquinic

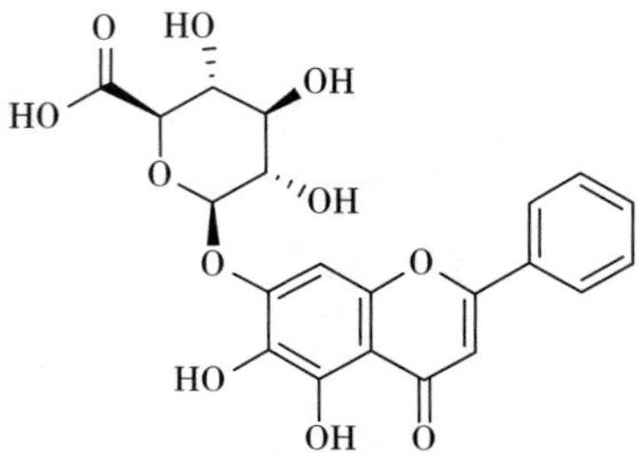

黄芩苷

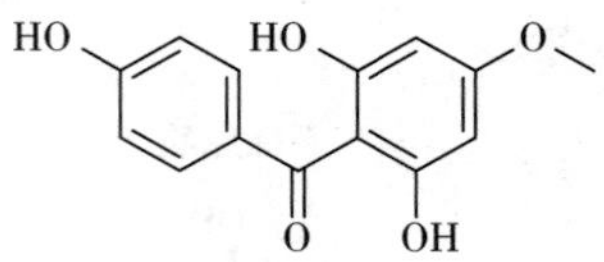

2,6,4'–三羟基–4–甲氧基二苯甲酮

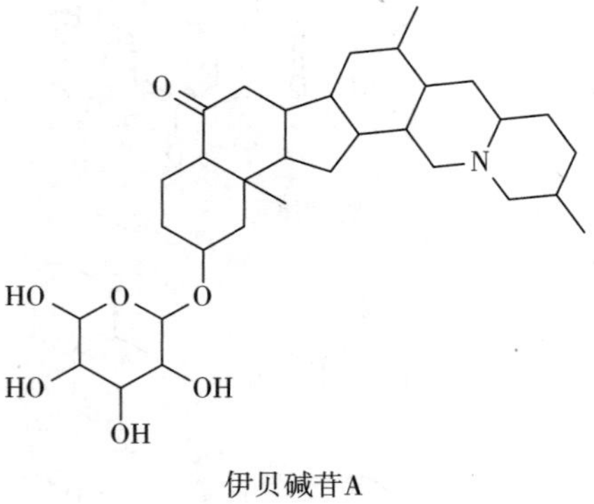

伊贝碱苷A

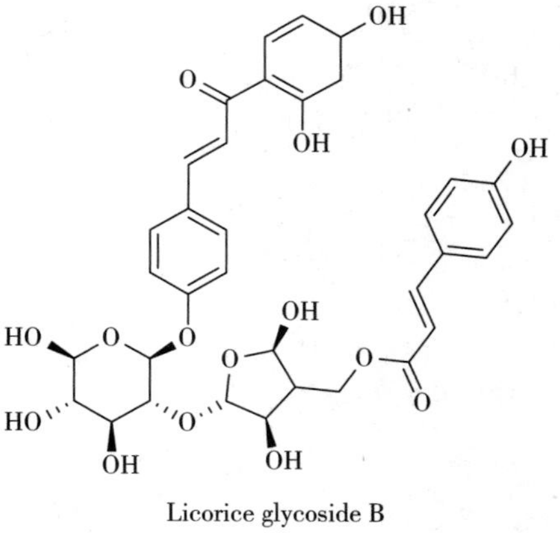

Licorice glycoside B

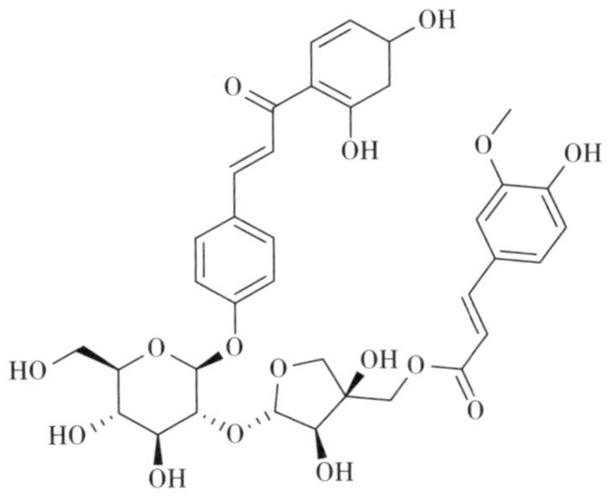

Licorice glycoside A

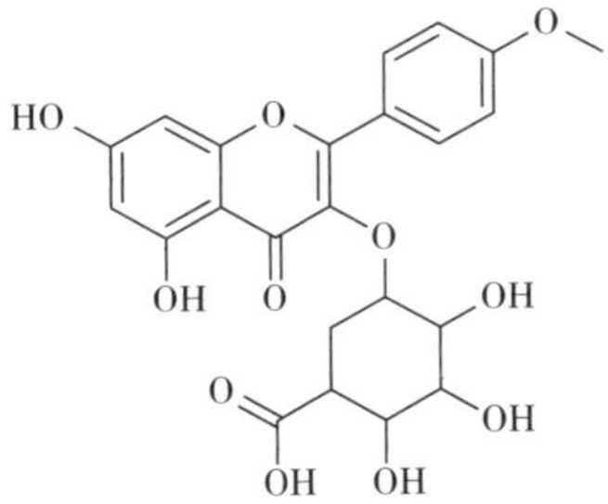

山奈酚-3-*O*-葡萄糖醛酸

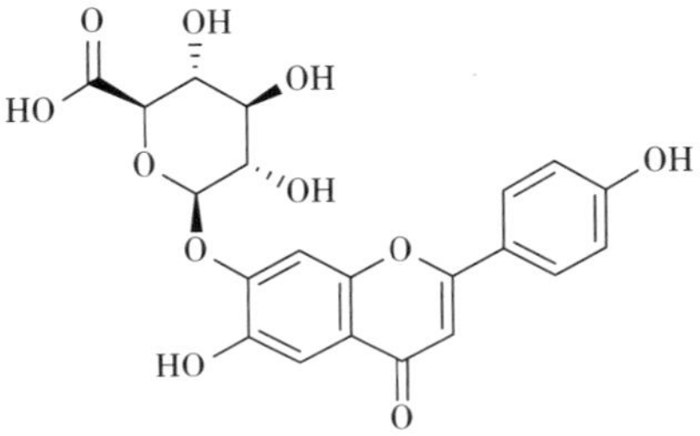

芹菜素-7-葡萄糖醛酸

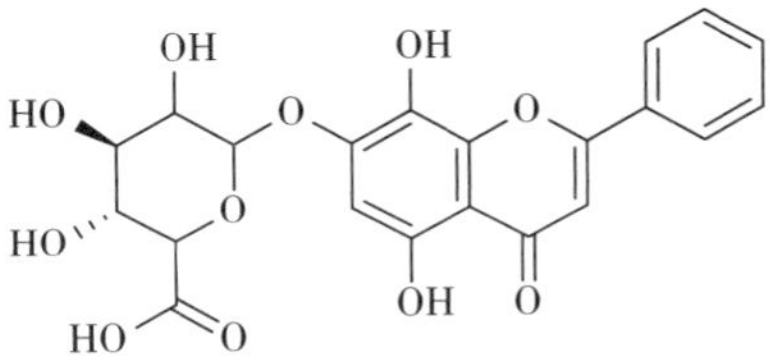

Norwogonin-7-glucuronide

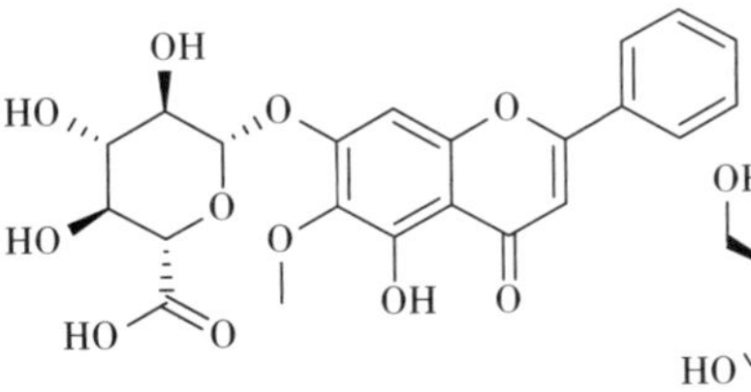

千层纸素A-7-葡萄糖醛酸苷

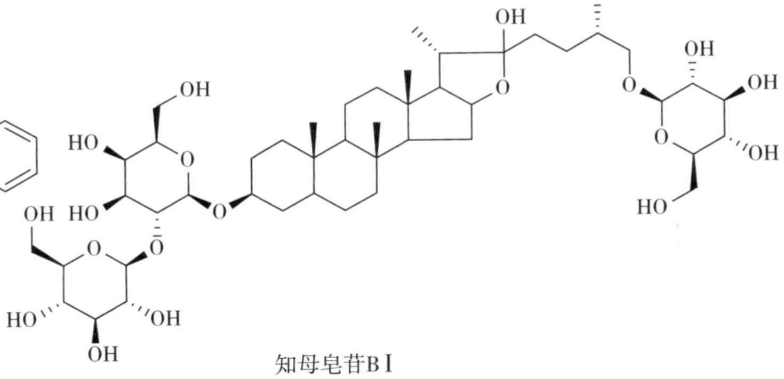

知母皂苷BⅠ

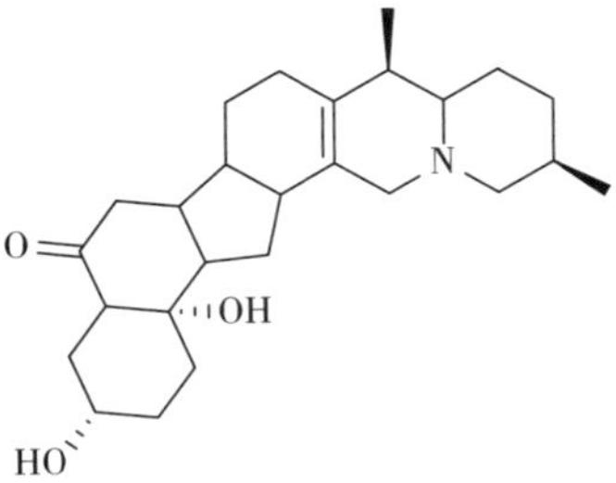

鄂北乙素

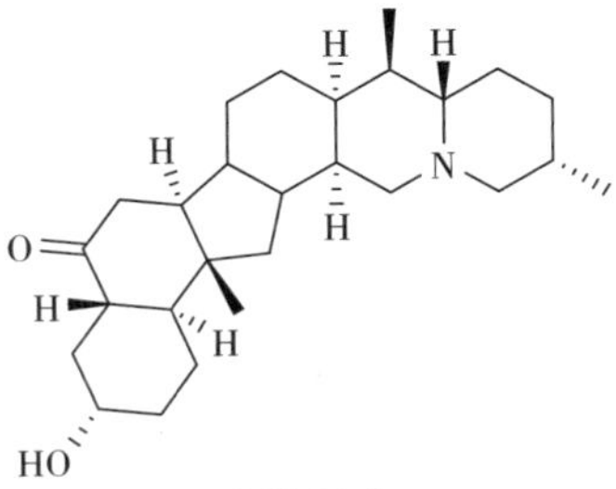

新贝甲素

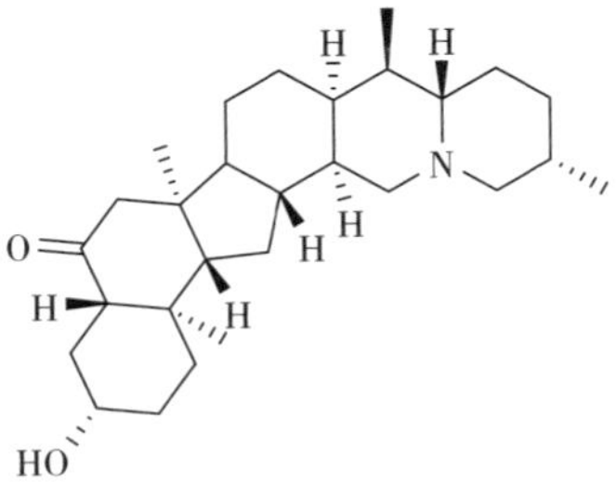

浙贝丙素

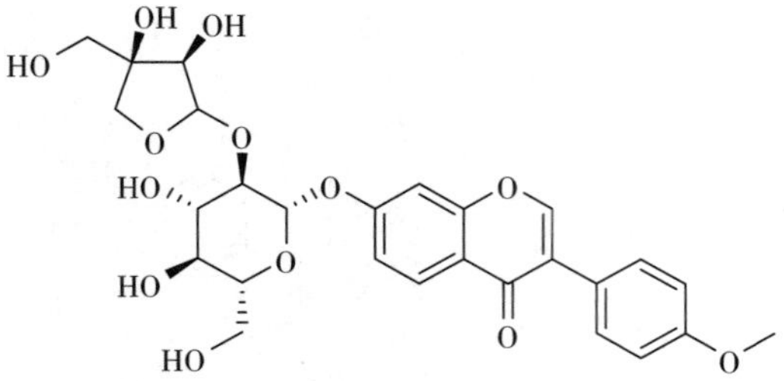

黄甘草苷

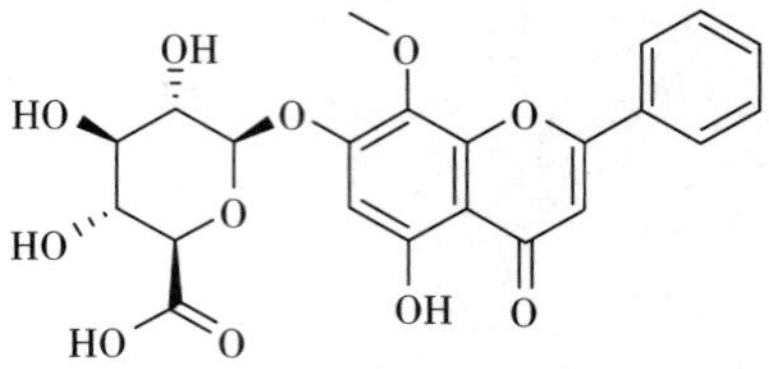

汉黄芩苷

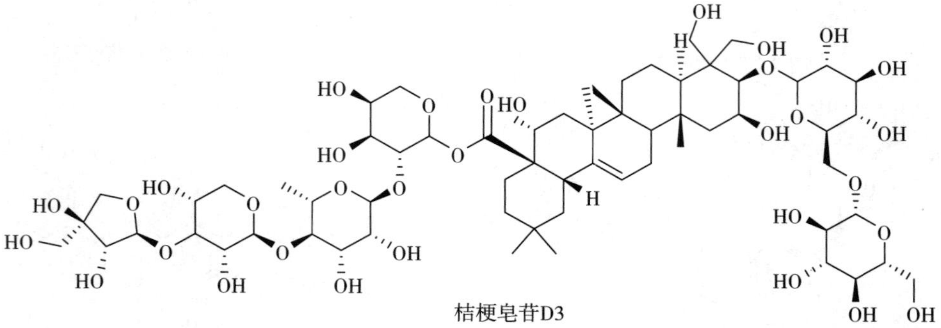

桔梗皂苷D3

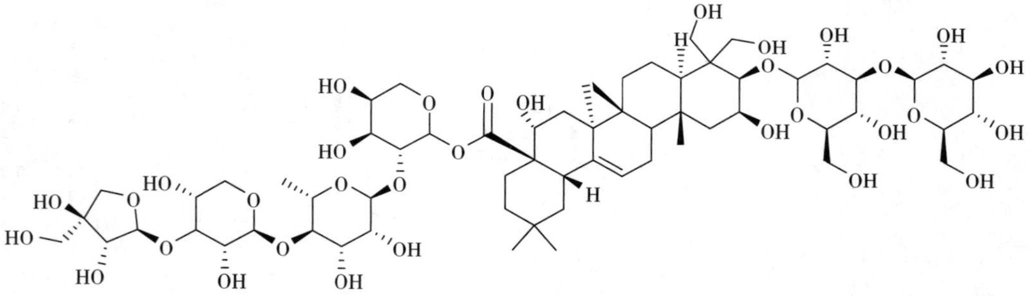

桔梗皂苷D2

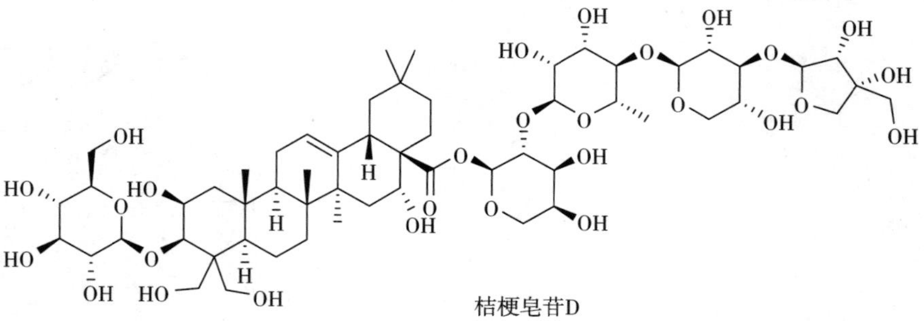

桔梗皂苷D

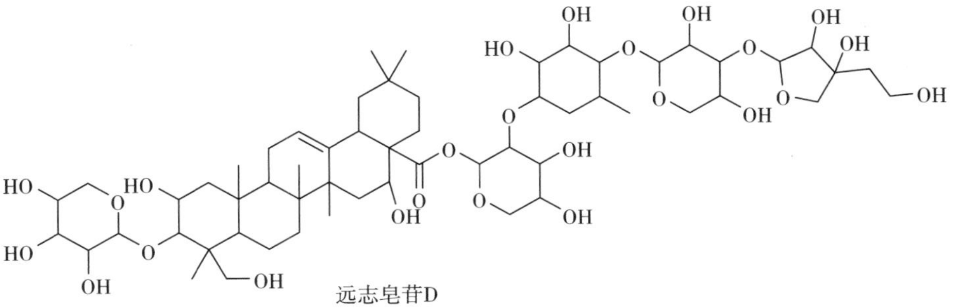

远志皂苷D

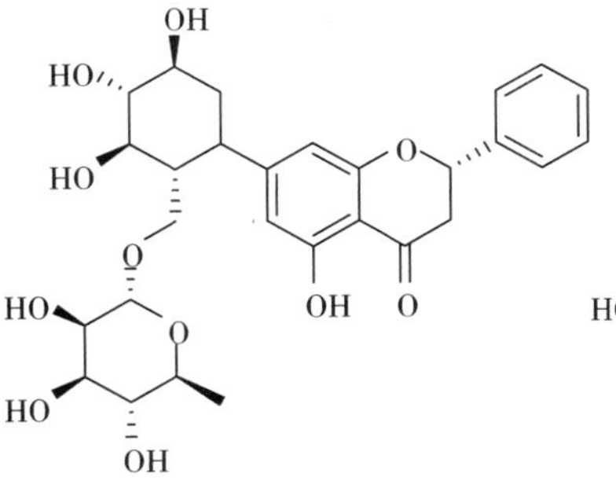

芸香柚皮苷

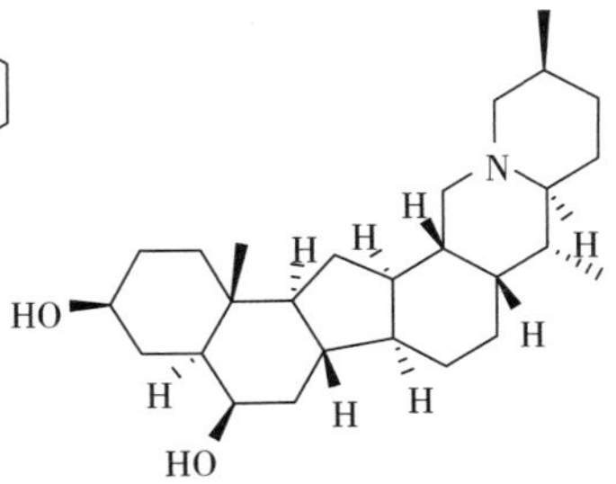

湖贝甲素

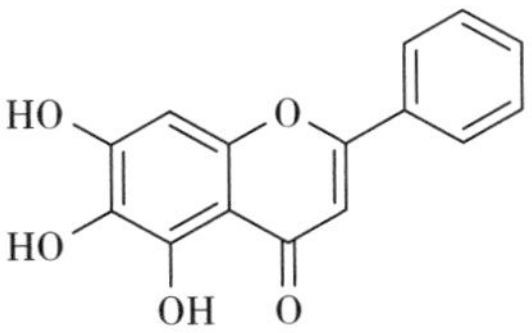

黄芩素

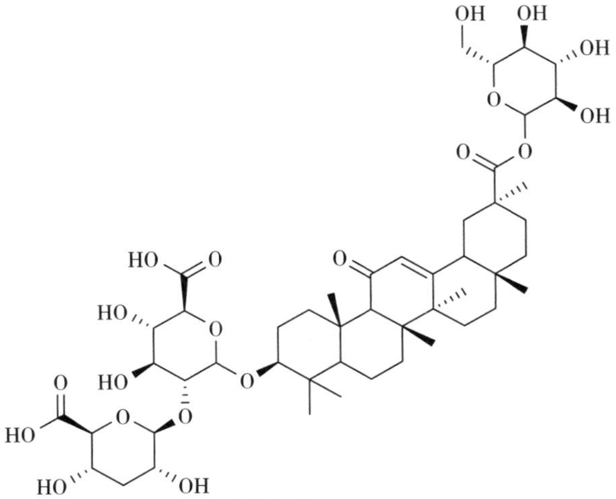

甘草皂苷A

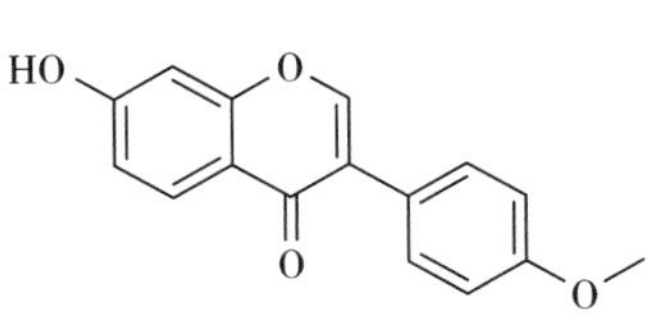

刺芒柄花素

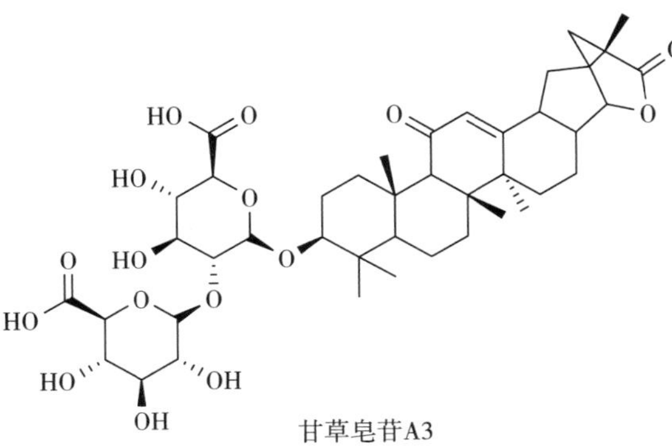

甘草皂苷A3

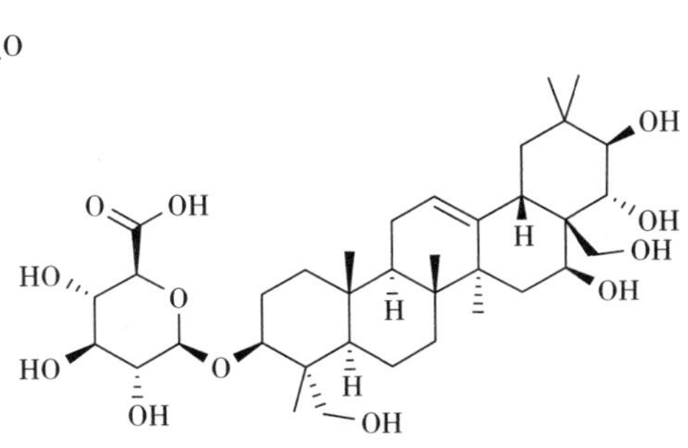

紫花前胡素酸

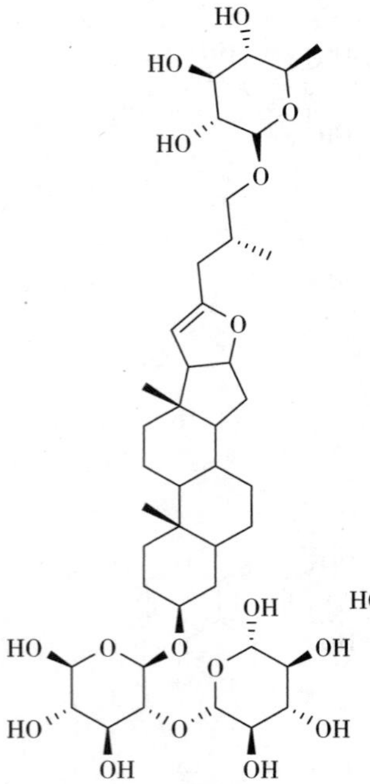

知母皂苷C/知母皂苷B3

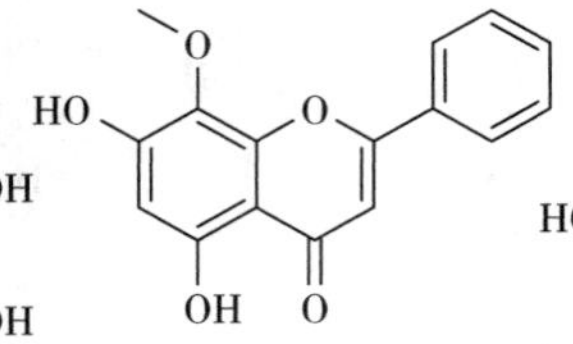

汉黄芩素

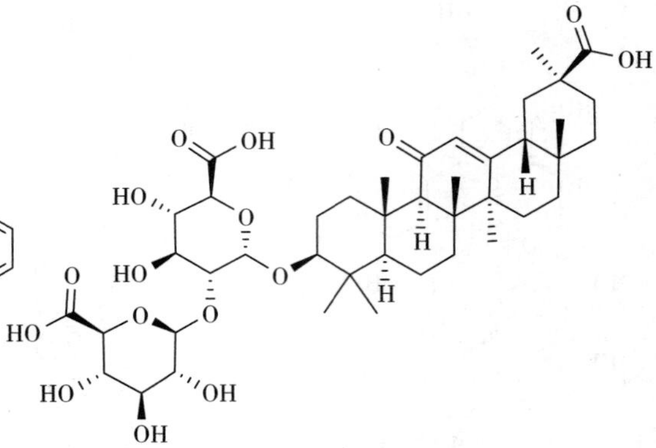

甘草酸

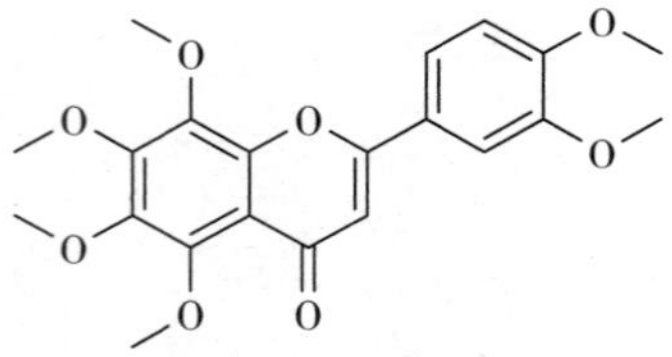

川陈皮素

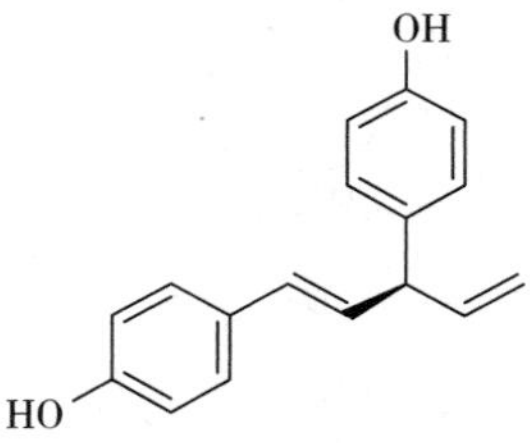

Hinokiresinol

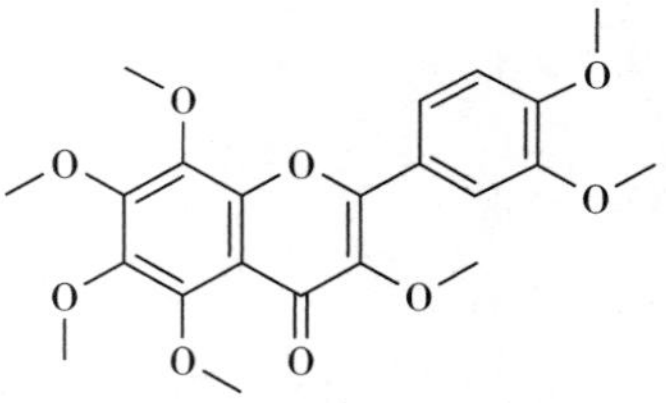

3,5,6,7,8,3',4'-Heptamethoxyflavone

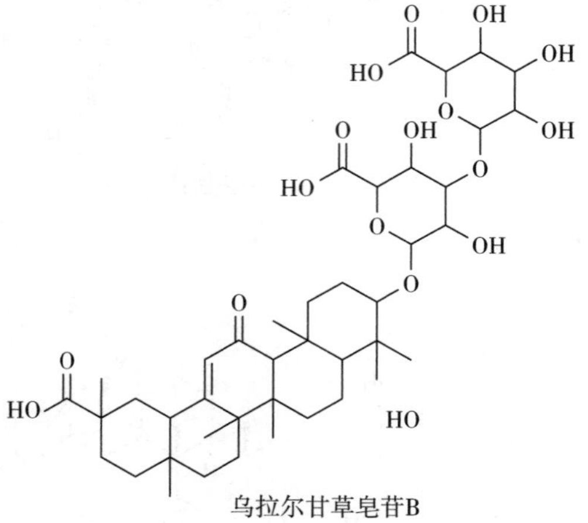

乌拉尔甘草皂苷B

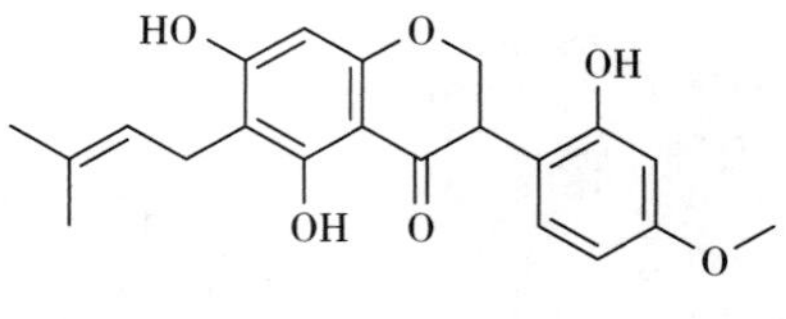

甘草宁

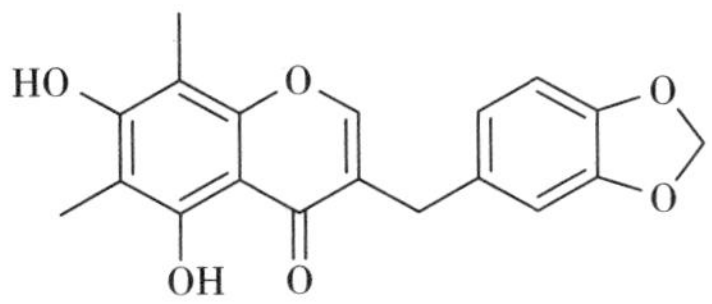

甲基麦冬黄酮A

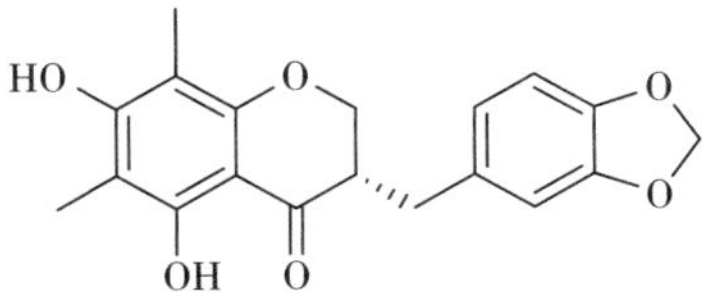

麦冬高异黄酮A

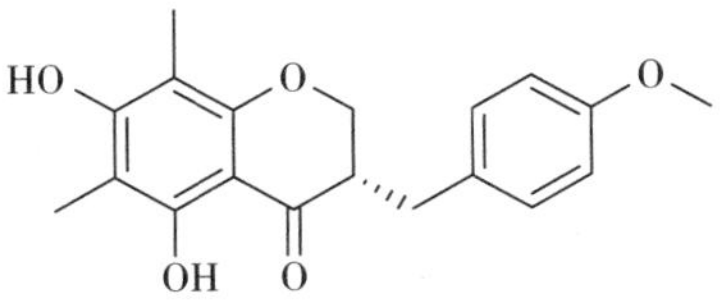

麦冬高异黄酮B

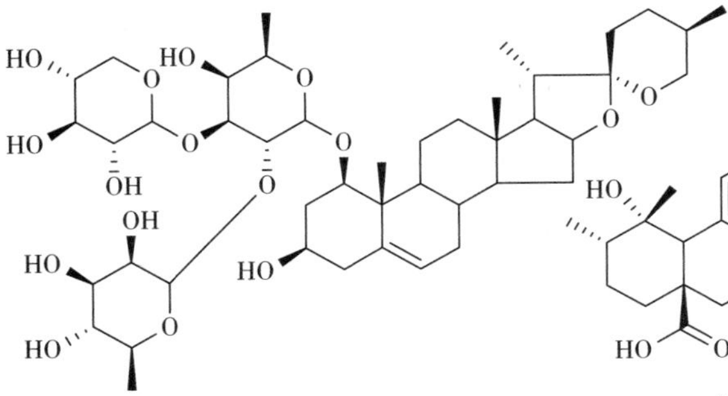

麦冬皂苷D

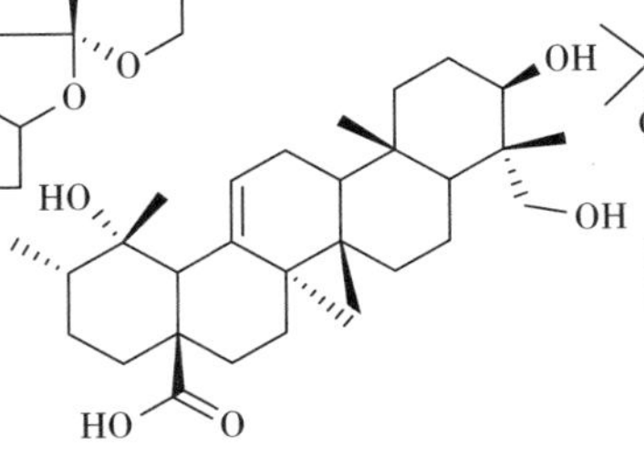

铁冬青酸

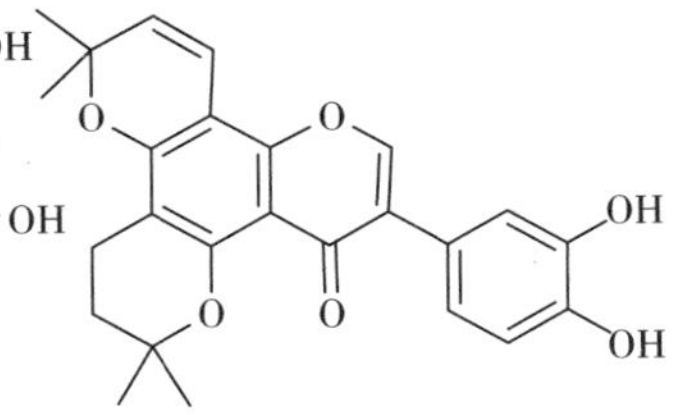

异橙桑黄酮

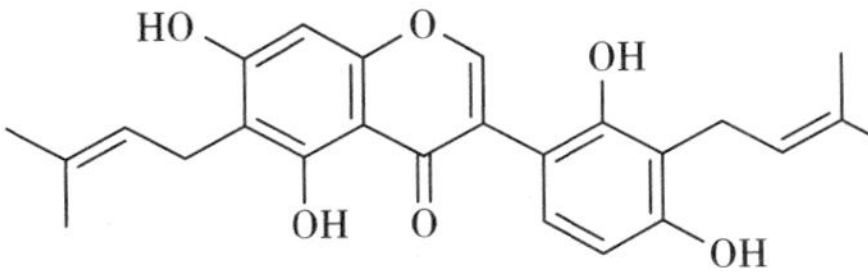

Angustone A

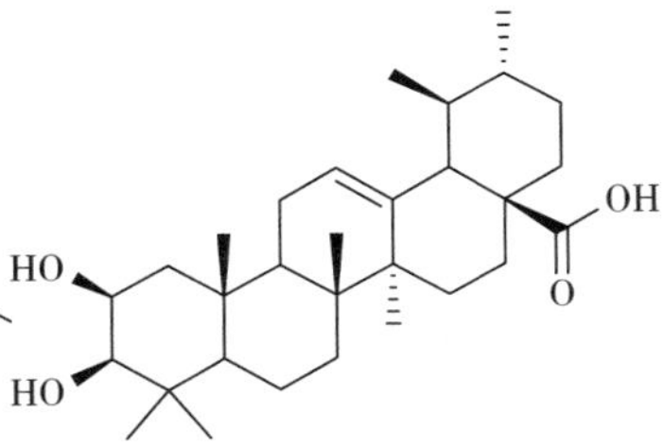

2β–Hydroxyursolic acid

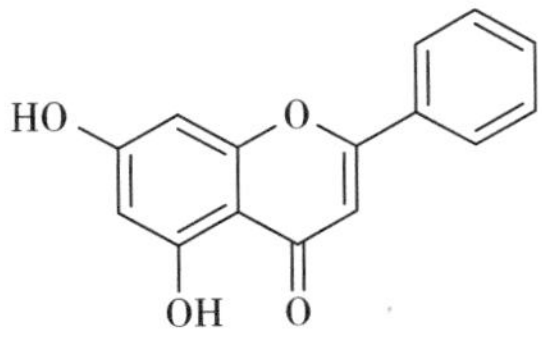

白杨素

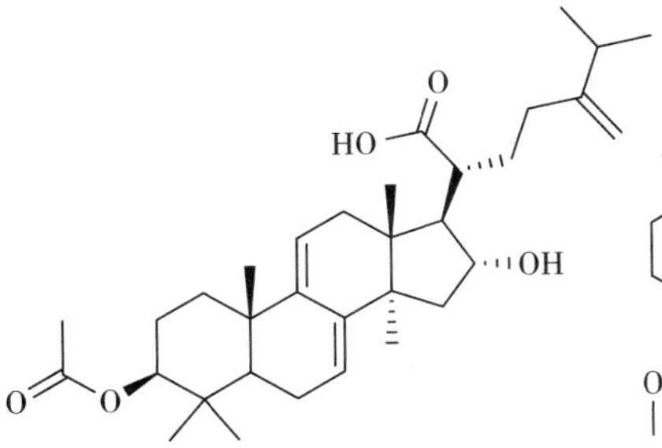

去氢茯苓酸

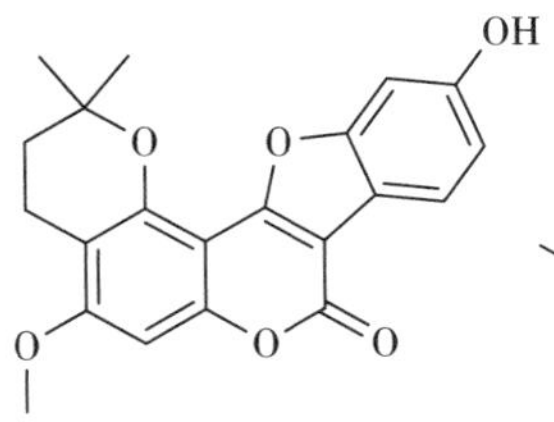

Isoglycyrol

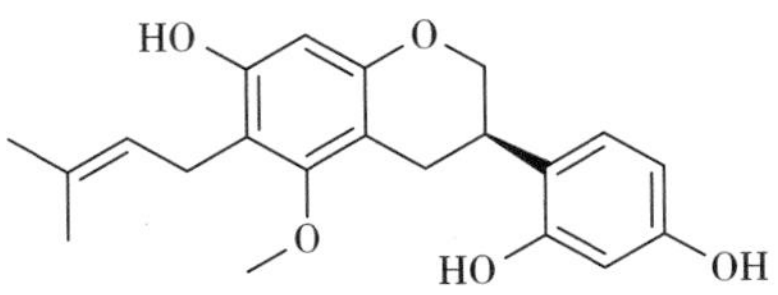

粗毛甘草素C

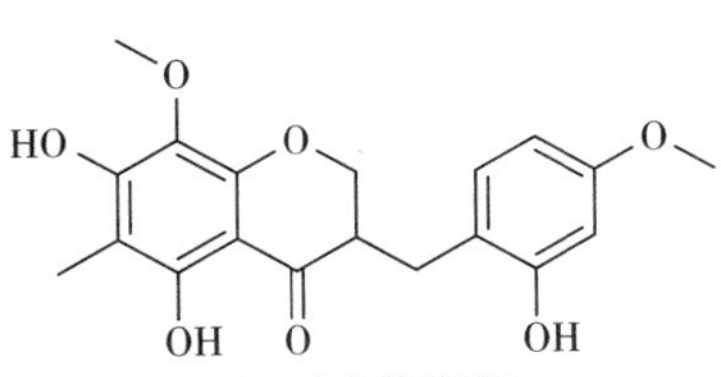

麦冬黄烷酮E

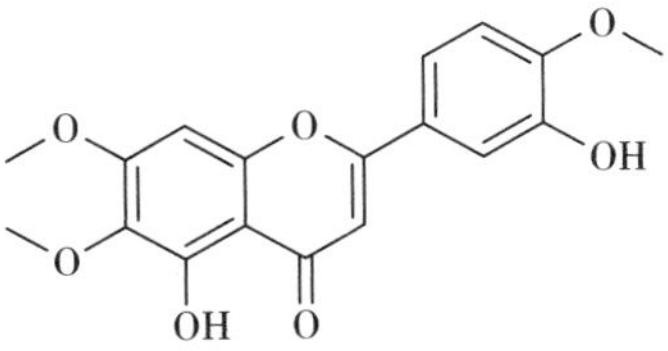

半齿泽兰素

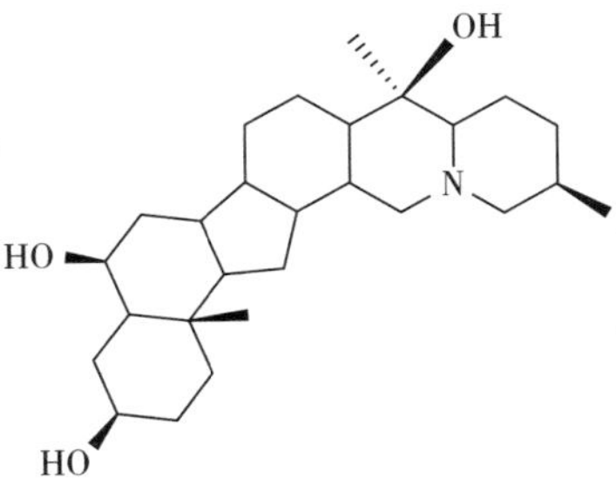

Isopeimine

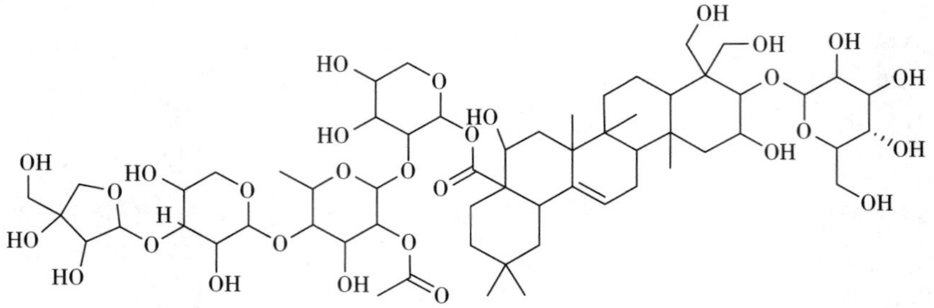

图 4-73　清金化痰汤化学成分结构式

桔梗皂苷A

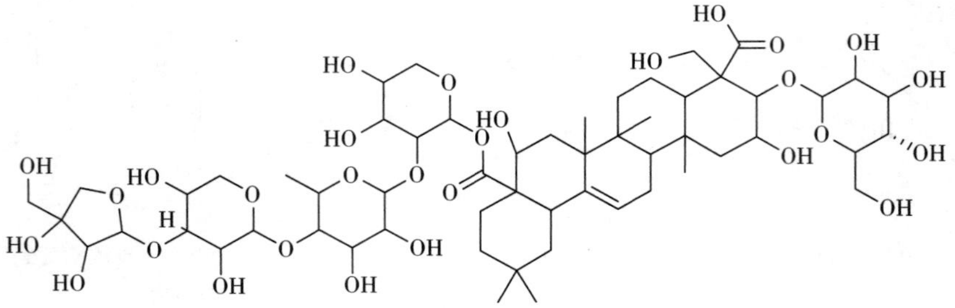

桔梗酸A

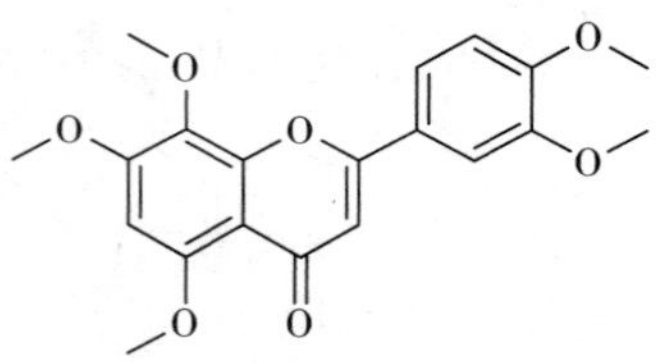

异橙黄酮

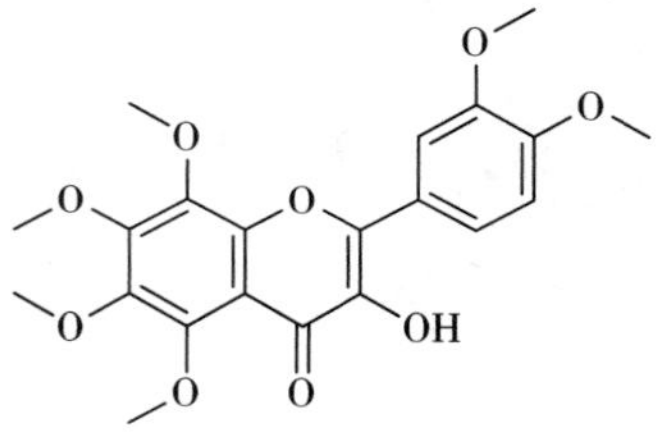

Natsudaidain

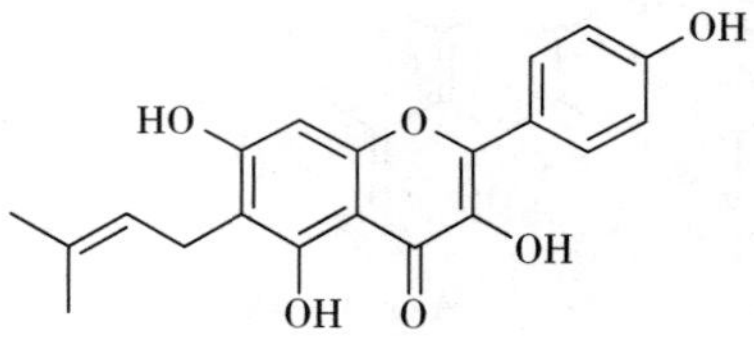

甘草黄酮醇

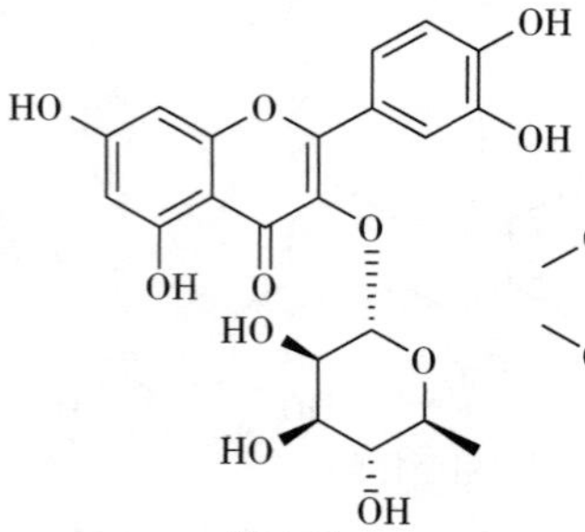

槲皮苷

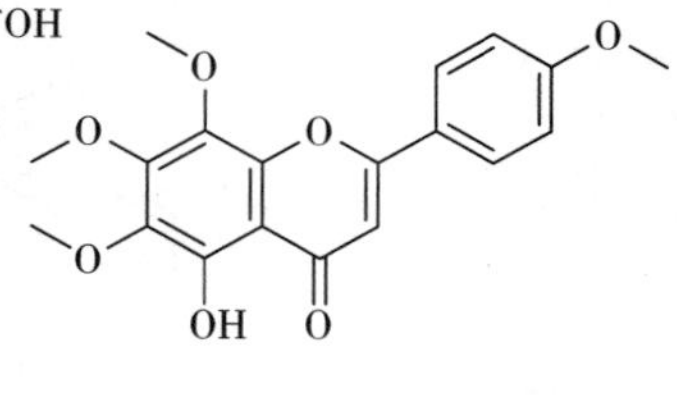

5-羟基-6,7,8,4'-四甲氧基黄酮

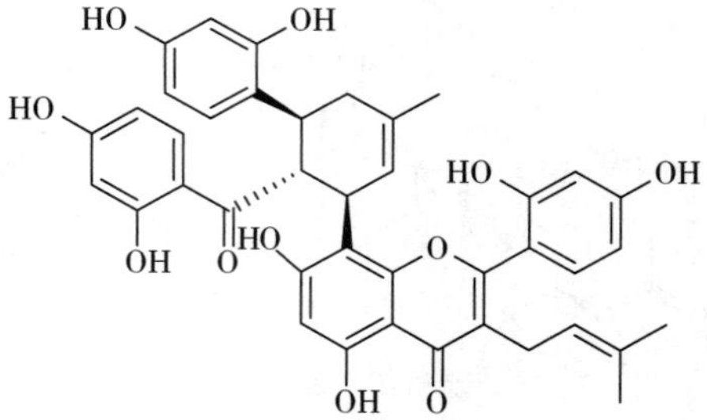

桑黄酮G

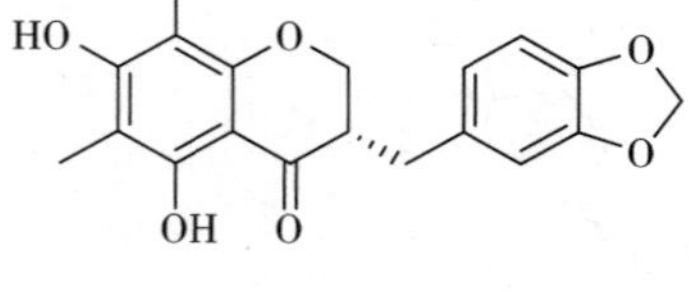

麦冬异黄烷酮A

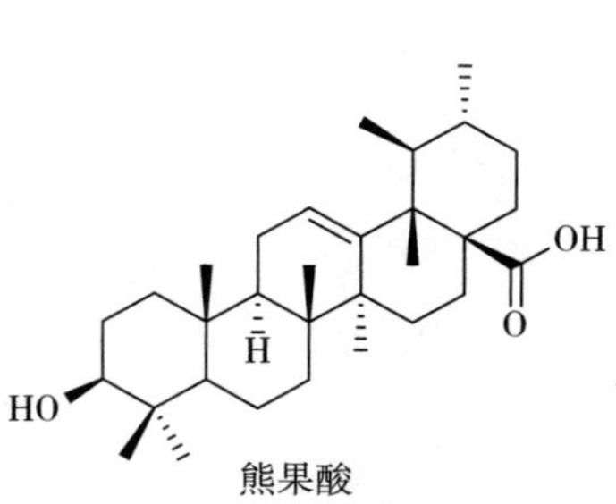

熊果酸

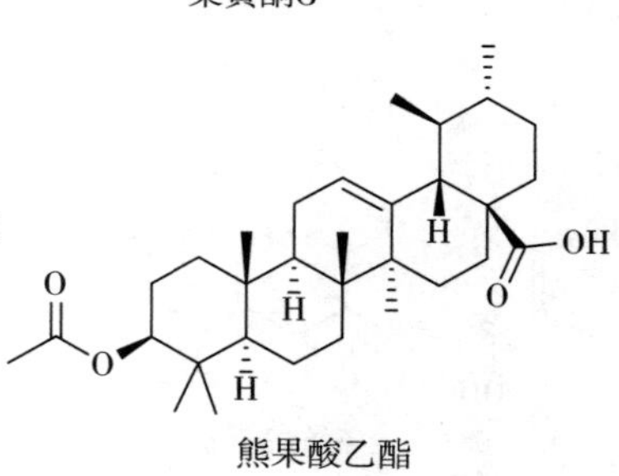

熊果酸乙酯

1.黄酮类化合物的鉴定

清金化痰汤组方中的甘草、黄芩、橘红均含有多种黄酮类化合物，黄酮类化合物主要包括黄酮糖苷和游离苷元，以 $C_6-C_3-C_6$ 为基本骨架，可以分为黄酮、黄酮醇、异黄酮、二氢黄酮、查耳酮、花色素等，了解不同结构类别的黄酮类化合物裂解规律，对其结构鉴定尤为重要，黄酮类成分在酸性条件下保留较高，因此前处理过程中加入甲酸，增加黄酮类成分的响应，黄酮类化合物在质谱中易电离，在正负离子模式下均可产生较高响应，正负离子模式下，黄酮苷元离子易发生以C环为中心的断裂，丢失与重排反应，常发生丢失 CO、CO_2、H_2O 等中性碎片的裂解。

黄酮O–糖苷的 MS^n 裂解主要为糖–苷键、糖–糖的断裂、糖环的交叉环切裂解等，各糖基依次丢失最终形成苷元，苷元的裂解规律一般与其相应的苷元离子裂解规律一致。黄酮C–苷多以糖环的交叉环切除裂解为主，几乎不产生苷元离子。黄酮苷除了容易发生中性丢失糖分子的裂解反应，还会发生糖环上的裂解，产生60、90、120Da的丢失。高异黄酮是由色原酮、色满酮的C3位连接苄基形成系列衍生物，易发生 CH_3（15Da）、H_2O（18Da）、CO（28Da）、CO_2（44Da）中性丢失，多数麦冬黄酮类化合物在负离子下易电离，B环与C环连接键易断裂，A环较为稳定，若B环含有羟基取代，则C3–C9键断裂产生 $[M-H-B-ring-CH_2+H]^-$ 的离子碎片，否则产生 $[M-H-B-ring-CH_2]^-$ 的离子碎片。

化合物74，在正离子模式下，显示其准分子离子 $[M+H]^+$ m/z 447.0937，易脱掉葡萄糖醛酸 $C_6H_8O_6$（–176Da），得到黄芩素的碎片离子 $[M+H-C_6H_8O_6]^+$ m/z 271.0619，再裂解形成 $[M+H-C_6H_8O_6-H_2O]^+$ m/z 253.0511，$[M+H-C_6H_8O_6-C_8H_5]^+$ m/z 169.0146，$[M+H-C_6H_8O_6-C_9H_6O]^+$ m/z 123.0091 的碎片离子，质谱信息与文献报道一致[15]，与对照品比对，鉴定为黄芩苷。

化合物53，在负离子模式下，显示准分子离子 $[M-H]^-$ m/z 609.1819，二级质谱下得到碎片离子 $[M-H-C_{12}H_{22}O_9]^-$ m/z 301.0717，$[M-H-C_{12}H_{22}O_9-CH_3]^-$ m/z 286.0490，质谱信息与文献报道一致[28]，与对照品比对，鉴定为橙皮苷。

化合物14，在负离子模式下，显示其准分子离子为 $[M-H]^-$ m/z 421.0771，二级谱图中主要碎片离子为 $[M-H-H_2O]^-$ m/z 403.0646，$[M-H-C_3H_6O_3]^-$ m/z 331.0455，$[M-H-C_3H_6O_3-H_2O]^-$ m/z 313.0345，$[M-H-C_3H_6O_3-H_2O-CO]^-$ m/z 285.0401，$[M-H-C_6H_{10}O_5]^-$ m/z 259.0247，$[M-H-H_2O]^-$ m/z 403.0646，$[M-H-C_4H_8O_4]^-$ m/z 301.0348，$[M-H-C_4H_8O_4-CH_2O]^-$ m/z 271.0247，质谱信息与文献报道一致[31,32]，与对照品比对，鉴定为芒果苷。

化合物164，在负离子模式下，显示其准分子离子为 $[M-H]^-$ m/z 691.2206，二级谱图中主要出现脱去间苯二酚形成的 $[M-H-C_6H_6O_2]^-$ m/z 581.1843，继而再脱去一个间苯二酚形成离子碎片 $[M-H-2×C_6H_6O_2]^-$ m/z 471.1451，质谱信息与文献报道一致[26]，鉴定为桑黄酮G。

化合物173，在负离子模式下，显示其准分子离子 $[M-H]^-$ m/z341.1002，B环易断裂，进而脱去 CH_2 形成 $[M-H-C_8H_7O_2]^-$ m/z206.0580的碎片离子，进一步失去CO形成 $[M-H-C_8H_7O_2-CO]^-$ m/z178.0632的碎片离子，进一步脱去 CH_3 形成 $[M-H-C_8H_7O_2-CO-CH_3]^-$ m/z163.0392的碎片离子，质谱信息与文献报道一致[35-37]，鉴定为麦冬高异黄酮A。

2.皂苷类成分的鉴定

三萜皂苷类成分主要来源于甘草与桔梗，有四环三萜、五环三萜等，在正离子模式下，四环三萜类裂解方式主要为C-3、C-6位发生变化，丢失 H_2O 或 CH_3COOH；五环三萜裂解方式主要是E环C-28位以麦氏重排进行裂解。在负离子模式下，四环三萜C16位易丢失 H_2O，C20位易丢失 CO_2；五环三萜可产生RDA裂解等；甾体皂苷主要来自知母与麦冬，螺甾烷醇类皂苷首先丢失C-3位糖链上的单糖，然后E环脱去侧链，最后生成苷元的特征碎片离子 m/z255或253或251、m/z285或283或281；而呋甾烷醇类皂苷首先脱去C-22位的–OH/–OCH$_3$后出现 $[M+H-H_2O]^+$/$[M+H-CH_3OH]^+$ 的分子离子峰，然后丢失C-26位糖链，其进一步的裂解规律与螺甾烷醇类皂苷类似。

化合物144，在正离子模式下，显示准分子离子 $[M+H]^+$ m/z 823.4114，易脱去葡萄糖醛酸 $C_6H_8O_6$（–176Da）得到碎片离子 $[M+H-C_6H_8O_6]^+$ m/z 647.3810，失去两个葡萄糖醛酸 $2\times C_6H_8O_6$（–352Da）得到碎片离子 $[M+H-2\times C_6H_8O_6]^+$ m/z 471.3481，再进一步失去 H_2O（18Da），得到碎片离子 $[M+H-2C_6H_8O_6-H_2O]^+$ m/z 453.3383，质谱信息与文献报道一致[41, 44]，鉴定为甘草酸。

化合物89，在正离子模式下，一级质谱信息显示其准分子离子为 $[M+H]^+$ m/z 1225.5822，二级扫描裂解产生了 $[M+H-C_5H_8O_4]^+$ m/z1093.5406，$[M+H-2\times C_5H_8O_4]^+$ m/z 961.4978，$[M+H-2\times C_5H_8O_4-C_6H_{10}O_5]^+$ m/z799.4474，$[M+H-C_{21}H_{34}O_{16}]^+$ m/z 683.3991，$[M+H-C_{27}H_{44}O_{21}]^+$ m/z521.3488，$[M+H-C_{27}H_{48}O_{23}]^+$ m/z 485.3274，质谱信息与文献报道一致[40]，鉴定为桔梗皂苷D。

化合物90，在负离子模式下，显示准分子离子为 $[M-H]^-$ m/z 919.4896，易脱去 $C_6H_{10}O_5$（–162Da），得到碎片离子 $[M-H-C_6H_{10}O_5]^-$ m/z 757.4367，失去 $2\times C_6H_{10}O_5$（324Da），得到碎片离子 $[M-H-2\times C_6H_{10}O_5]^-$ m/z 595.3850，质谱信息与文献报道一致[34]，鉴定为知母皂苷BⅡ。

化合物176，在负离子模式下，显示其准分子离子 $[M-H]^-$ m/z853.4576，易脱去一个xyl（$C_5H_8O_4$）形成 $[M-H-C_5H_8O_4]^-$ m/z721.4158的碎片离子，进一步失去一个rha（$C_6H_{10}O_4$）形成 $[M-H-C_5H_8O_4-C_6H_{10}O_4]^-$ m/z575.3592的碎片离子，质谱信息与文献报道一致[35]，与对照品比对，鉴定为麦冬皂苷D。

3.生物碱类成分的鉴定

生物碱的裂解规律主要以脱水、脱羟基和甲基为主。以化合物57为例，在正离子模式下，准分子离子为 $[M+H]^+$ m/z 432.3478，其裂解规律为 $[M+H-H_2O]^+$ m/z 414.3381，$[M+H-H_2O-O]^+$ m/z 398.3056，质谱信息与文献报道一致[24]，比对对照品，鉴定为贝母素甲。

化合物63，在正离子模式下，C20位连接的OH容易结合H，从而形成其准分子离子为 $[M+H]^+$ m/z 430.3321，其裂解规律为 $[M+H-H_2O]^+$ m/z 412.3210，$[M+H-H_2O-O]^+$ m/z 396.2884，质谱信息与文献报道一致[25]，比对对照品，鉴定其为贝母素乙。

4.有机酸类成分的鉴定

清金化痰汤中的有机酸类主要有酚酸类和脂肪酸类，酚酸类成分主要为芳香烃中苯环上的氢原子被羟基类取代，是芳香烃的羟基衍生物，在质谱中易流失 –O（16Da）、–CO（28 Da）、–CO$_2$（44 Da）、–COOH（46 Da）等产生碎片离子，脂肪酸类的裂解主要表现为在 –COOH（44 Da）、–O（16 Da）的丢失和脂肪链的断裂等。

化合物51，在负离子模式下，显示其准分子离子 $[M-H]^-$ m/z 353.0871，主要特征离子碎片有 m/z 191.0561、m/z 179.0345、m/z 135.0456、m/z 85.0292，其特征碎片 m/z 191.0561为准分子离子内源裂解形成，m/z 191.0561为前体离子酯键断裂生成的奎尼酸负离子，奎尼酸负离子C3–C4和C5–C6键断裂且失去CO$_2$形成 m/z 85.0292的碎片离子；m/z 179.0345为前体离子的奎尼酸5位C–O单键断裂产生的咖啡酸负离子，咖啡酸负离子进一步丢失CO$_2$产生 m/z 135.0456的碎片离子，质谱信息与文献报道一致[20]，鉴定为绿原酸。

5.苯乙醇苷类成分的鉴定

苯乙醇苷类化合物大多数具有相似的结构，即以β–吡喃葡萄糖为母核，苯乙醇作为苷元通过苷化反应与其形成氧苷键，苯乙醇苷元上常见—OH与—OCH$_3$结构的取代。而苯丙烯酸类通过酯化反应与形成酯苷键，常见的苯丙烯酸类有：咖啡酰基，阿魏酰基，香豆酸酰基，母核糖的其他位还可连接乙酰基或其他糖类，糖类多为葡萄糖（β–D–glu）与鼠李糖（α–L–Rha）。

化合物7，在负离子模式下，显示其准分子离子 $[M-H]^-$ m/z 567.1714，主要特征离子碎片 $[M-H-C_6H_{10}O_5]^-$ m/z 405.1198，$[M-H-C_{12}H_{20}O_{10}]^-$ m/z 243.0657，质谱信息与文献报道一致[26]，鉴定其为桑皮苷A。

化合物40，在负离子模式下，显示其准分子离子 $[M-H]^-$ m/z 623.1976，主要特征离子碎片 $[M-H-C_9H_7O_3]^-$ m/z 461.1622，$[M-H-C_9H_{28}O_4]^-$ m/z 179.0349，$[M-H-C_9H_{28}O_4-CO_2]^-$ m/z 135.0441，$[M-H-C_9H_{28}O_4-H_2O]^-$ m/z 179.0349，质谱信息与文献报道一致[18]，鉴定为毛蕊花糖苷。

6.萜类成分的鉴定

在负离子模式下,环烯醚萜苷类成分易形成加合离子[M+HCOO]$^-$,通常环烯醚萜苷类糖基易断裂,中性丢失$C_6H_{10}O_5$(162Da);正离子模式下,环烯醚萜苷类成分易形成[M+Na]$^+$加合离子,糖苷键易断裂,中性丢失$C_6H_{10}O_5$(162Da),进一步脱去H_2O中性丢失18Da;当环烯醚萜苷类成分结构中6位或8位碳上含有β-OH时,易与4位碳上的羧甲基(COOCH$_3$)形成内酯而脱去CH_3OH中性丢失32Da。

化合物20,在正离子模式下,显示准分子离子为[M+Na]$^+$ m/z 411.1270,易脱去葡萄糖残基$C_6H_{10}O_5$(-162Da)形成[M+H-$C_6H_{10}O_5$]$^+$ m/z 227.0913的碎片离子,二级碎片易形成[M+H-$C_6H_{10}O_5$-H_2O]$^+$ m/z209.0803,[M+H-$C_6H_{10}O_5$-H_2O-CH_3O]$^+$ m/z177.0571,[M-$C_6H_{10}O_5$-$C_2H_6O_3$]$^+$ m/z 149.0597,[M-$C_6H_{10}O_5$-H_2O-CH_3O-C_2O_2]$^+$ m/z 121.0655,质谱信息与文献报道一致[21, 22],与对照品比对,鉴定为栀子苷。

化合物13,负离子模式下,显示准分子离子为[M-H]$^-$ m/z549.1819,易脱去两个葡萄糖残基$2×C_6H_{10}O_5$(-324Da)形成[M-H-$2×C_6H_{10}O_5$]$^-$ m/z 225.0773的碎片离子,二级质谱易形成[M-H-$2×C_6H_{10}O_5$-H_2O]$^-$ m/z207.0670,[M-H-$2×C_6H_{10}O_5$-H_2O-$C_2H_4O_2$]$^-$ m/z 147.0464的裂解碎片离子,质谱信息与文献报道一致[20],鉴定为京尼平-1-β-龙胆双糖苷。

二萜类成分的裂解方式主要是糖苷键的断裂,丢掉葡萄糖基团,再丢失CO_2中性分子,在负离子模式下,准分子离子失去H_2O和HCHO产生特征离子碎片,且响应值通常较高。化合物104,在负离子模式下,显示准分子离子为[M-H]$^-$ m/z 975.3709,易脱去一端的两个葡萄糖残基$2×C_6H_{10}O_5$(-324Da),得到碎片离子[M-H-$2×C_6H_{10}O_5$]$^-$ m/z 651.2653,再失去另外一端的两个葡萄糖残基$2×C_6H_{10}O_5$(-324Da)同时失去CO_2(44Da),得到[M-H-$4×C_6H_{10}O_5$-CO_2]$^-$ m/z 283.1687的碎片离子,质谱信息与文献报道一致[21],鉴定为西红花苷Ⅰ。

7.香豆素类成分的鉴定

化合物11,在负离子模式下,显示其准分子离子[M-H]$^-$ m/z485.1301,主要特征离子碎片[M-H-$C_5H_{10}O_4$]$^-$ m/z 353.0902,[M-H-$C_5H_{10}O_4$-$C_6H_{10}O_5$]$^-$ m/z 191.0344,质谱信息与文献报道一致[27],鉴定为Xeroboside。

三、小结

UPLC-Q/TOF-MS在化学成分的鉴定过程中,首先需建立化学成分数据库和质谱裂解数据库,然后在设定相对误差Δppm小于10ppm条件下,根据化合物的精确分子量、离子碎片信息、对照品以及对比文献相关信息，对化合物进行鉴定。

中药复方成分复杂，本研究采用UPLC-Q/TOF-MS较为全面的分析了清金化痰汤中不同类型的化合物，该方法具有高灵敏度、高效分离的优势，鉴定出186个化合物，其中包括黄酮类成分76个、30个三萜皂苷类成分、18甾体皂苷类成分、16个生物碱类成分、14个有机酸类成分、4个苯乙醇苷类成分、16个萜类成分、3个香豆素类成分、氨基酸类成分1个、环肽类成分6个、苊类成分1个、其他类成分1个。

与单味药材成分比较后归属化合物来源，34个化合物来自黄芩，27个化合物来自栀子，16个化合物来自浙贝母，4个化合物来自炒瓜蒌子，7个化合物来自桑白皮，14个化合物来自橘红，29个化合物来自知母，8个化合物来自麦冬，21个化合物来自桔梗，1个来自茯苓，25个化合物来自甘草，归属成分主要集中于黄芩、栀子、浙贝母、甘草、橘红、桔梗和知母，其中桑白皮、茯苓、麦冬、炒瓜蒌子检测到的成分较少，可能是因为四者的成分在水溶液中的溶解性不好，难以通过水煎的方法从药材转移到制剂。

通过UPLC-Q/TOF-MS可快速辨识清金化痰汤的物质基准，进一步明确了复方的物质组成，为后续的血清药化的研究提供了数据支持，便于进一步理清清金化痰汤成分与药效之间的关系。

第三节　清金化痰汤口服血中移行成分的研究

中药成分复杂，经口服给药后，在体内经过一系列生物转化，其原有成分有些转化为活性成分，有些代谢失活，有些借助机体的神经体液调节系统而发挥疗效，所以口服后化学成分在体内的变化过程是中药有效物质基础的重要组成部分。

本研究采用UPLC-Q/TOF-MS技术，运用中药血清药物化学研究方法，通过大鼠服用清金化痰汤后的血中移行成分的分析，对比给药血浆和空白血浆，从体内直接作用物质入手，通过谱图比较，找到血清中药物移行成分，即药物被吸收入血的成分，推断可能产生的药物代谢成分或机体产生的应激成分。筛选目标成分追溯清金化痰汤物质基础来源，旨在为清金化痰汤作用机制的深入研究、药效物质基础的阐明提供基础。

一、材料与方法

1. 仪器与试剂

Waters Acquity UPLC超高效液相色谱仪（美国Waters公司）；Waters Xevo Q-TOF质谱仪（美国Waters公司）；AB204-N电子天平（德国Mettler公司）；Sartorius BT25S天平（德国Sartorius公司）；XH-D旋涡混匀仪（无锡久平仪器有限公司）；TD4Z-WS台式离心机（长沙湘锐离心机有限公司）；超声仪（鼎泰生化科技有限公司）；乙腈、甲醇、甲酸均为色谱纯（天津市康科德科技有限公司）；纯净水（浙江娃哈哈饮用水有限公司）。

2. 实验动物

SPF级SD雄性大鼠，质量200g±20g，由斯贝福（北京）生物技术有限公司提供。

3. 动物实验

称取清金化痰汤冻干粉约25g，精密称定，制成0.5g/ml的水溶液，作为大鼠灌胃用溶液。

18只健康SD大鼠（200g±20g），雄性，置于室温25℃、湿度50%，12h昼夜交替，自由采食、饮水饲养适应1周。实验前禁食（自由饮水）12h，随机分为六组并称定体重，每组3只，其中一组为空白组，其余为实验组，按10ml/kg的灌胃剂量，实验组给予清金化痰汤水溶液，空白组给予蒸馏水。

实验组给药后0.5、1h、2h、4h和6h后用10%水合氯醛麻醉，腹主动脉分别取血于预先涂有1%的肝素钠生理盐水的离心管中，在4℃条件下离心10min（3500r/min），取上清液，置于-20℃冰箱中保存备用。

4. 样品处理

各时间点大鼠血浆按体积比混合，取混血浆样品1ml置于EP管中，加入5ml甲醇，涡旋1分钟以沉淀蛋白，4℃条件下10000r/min离心10min，上清液N_2吹干，残渣以200μl 70%甲醇涡旋1min复溶，4℃条件下10000r/min离心10min，吸取上清液过0.22μm滤膜供UPLC-Q/TOF-MS检测分析。

5. 色谱条件

色谱柱：BEH C_{18}色谱柱（2.1mm×100mm，1.7μm）；流动相（A相）0.1%甲酸-乙腈溶液，（B相）0.1%甲酸-水溶液；流速0.4ml/min；柱温：40℃；进样量：5μl；流动相梯度见表4-16所示。

表4-16　流动相梯度洗脱条件

时间 （min）	A相 （0.1% 甲酸－乙腈）	B相 （0.1% 甲酸－水）	时间 （min）	A相 （0.1% 甲酸－乙腈）	B相 （0.1% 甲酸－水）
0	5	95	10	31	69
3	15	85	14	50	50
5	21	79	15	60	40
6	24	76	18	95	5
8	28	72	19	95	5

6.质谱条件

质谱分析采用Waters Xevo G2 Q-Tof高分辨质谱，配备电喷雾离子源（ESI），毛细管电压正离子模式3.0kV，负离子模式2.0kV。离子源温度110℃，样品锥孔电压30V，锥孔气流速50L/h，氮气脱气温度350℃，脱气流速800L/h，扫描范围m/z 50~2000Da，内参校准液亮氨酸脑啡肽用于分子量实时校正。

7.数据处理

通过对比清金化痰汤样品、大鼠给药血浆及空白血样品色谱图，自建数据库匹对，结合对照品，对比各色谱峰的数据信息，指认其中的原型成分，借助基于质量亏损滤过为基础的代谢物寻找软件Metabolynx™，进一步对目标代谢物进行分析，并参考文献资料进行推测鉴定代谢产物结构，进一步分析裂解规律，明确其代谢途径。

二、实验结果与讨论

应用UPLC-Q/TOF-MS进行快速定性分析，主要根据测得化合物精确相对分子质量，应用masslynx™4.1处理软件，在规定的误差范围$\Delta < 10$ppm，计算可能的元素组成，结合各个成分色谱峰的二级质谱碎片信息、文献及部分对照品比对，进行定性分析。通过对比分析清金化痰汤体外样品和含药血浆的LC-MS数据，结合清金化痰汤所含化学成分的研究结果，分析其质谱裂解规律，在给予清金化痰汤的大鼠血浆中共鉴定出22个吸收原型药物成分；通过对比分析含药血浆与空白血浆的LC-MS数据，筛选仅在给药血浆样品中出现的离子信号，最终在大鼠血浆中鉴定出44个代谢产物。在正、负离子模式下，清金化痰汤样品、大鼠空白血浆和给药血浆样品的提取总离子流图，如图4-74、图4-75所示。

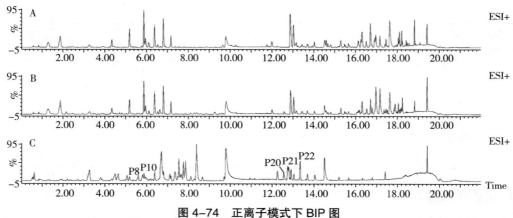

图 4-74　正离子模式下 BIP 图
A 空白血浆；B 给药血浆；C 清金化痰汤样品

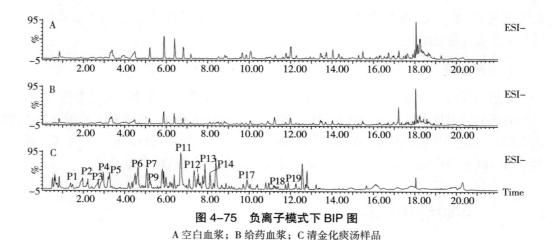

图 4-75　负离子模式下 BIP 图
A 空白血浆；B 给药血浆；C 清金化痰汤样品

1.血浆样品中原型成分的鉴定

本研究中，通过与清金化痰汤样品共色谱比对，鉴定出 22 个吸收原型入血成分，包含 12 个黄酮类成分，3 个环烯醚萜类成分，3 个三萜类成分，2 个生物碱成分，1 个有机酸类成分和 1 个二苯乙烯类成分。其质谱信息及碎片离子的数据见表 4-17。

表 4-17 清金化痰汤吸收入血原型成分 LC-MS 数据

序号	保留时间 t_R (min)	离子模式	理论值	实测值	碎片离子	分子式	化合物名称	来源
P1	1.88	$[M-H]^-$	403.1240	403.1239	345.1541, 241.0723	$C_{17}H_{24}O_{11}$	Gardenoside/异栀子苷	栀子
P2	2.21	$[M-H]^-$	567.1714	567.1730	471.1135, 243.0671	$C_{26}H_{32}O_{14}$	Mulberroside A/桑白皮苷 A	桑白皮
P3	2.71	$[M-H]^-$	549.1819	549.1824	387.1294, 225.0773	$C_{23}H_{34}O_{15}$	Genipin-1-β-gentiobioside/京尼平-1-β-龙胆双糖苷	栀子
P4	2.95	$[M-H]^-$	421.0771	421.0771	331.0456, 301.0349, 259.0244	$C_{19}H_{18}O_{11}$	Mangiferin/芒果苷	知母
P5	3.26	$[M-H]^-$	387.1291	387.1293	433.1352, 225.0765, 123.0458	$C_{17}H_{24}O_{10}$	Geniposide/栀子苷*	栀子
P6	4.63	$[M-H]^-$	547.1452	547.1457	457.1020, 427.1020, 337.0710	$C_{26}H_{28}O_{13}$	Chrysin-6-C-arabinoside-8-C-glucoside	黄芩
P7	5.06	$[M-H]^-$	547.1452	547.1457	457.1130, 427.1020, 337.0710	$C_{26}H_{28}O_{13}$	Chrysin-6-C-β-D-glucoside-8-C-α-L-arabinoside/白杨素-6-C-β-D-葡萄糖-8-C-α-L-阿拉伯糖苷	黄芩
P8	5.81	$[M-H]^-$	609.1819	609.1818	301.0717	$C_{28}H_{34}O_{15}$	Hesperidin/橙皮苷*	橘红
P9	5.60	$[M+H]^+$	432.3478	432.3487	414.3381, 398.3056	$C_{27}H_{45}NO_3$	Peimine/贝母素甲*	贝母
P10	5.92	$[M+H]^+$	430.3321	430.3317	412.3210, 396.2892, 176.1446	$C_{27}H_{43}NO_3$	Peiminine/贝母素乙*	贝母
P11	6.69	$[M-H]^-$	445.0771	445.0769	891.1606, 269.0456, 113.0247	$C_{21}H_{18}O_{11}$	Baicalin/黄芩苷*	黄芩
P12	7.54	$[M-H]^-$	919.4903	919.4922	965.4975, 757.4376, 95.3842	$C_{45}H_{76}O_{19}$	Timosaponin B II/知母皂苷 B II	知母

续表

序号	保留时间 t_R (min)	离子模式	理论值	实测值	碎片离子	分子式	化合物名称	来源
P13	7.87	$[M-H]^-$	459.0927	459.0931	283.0611, 268.0378, 253.0499	$C_{22}H_{20}O_{11}$	Oroxylin A-7-glucuronide/ 千层纸素 A-7-葡萄糖醛酸苷	黄芩
P14	8.11	$[M-H]^-$	475.0877	475.0867	299.0552, 284.0322	$C_{22}H_{20}O_{12}$	Hispidulin-7-O-β-D-glucuronide	黄芩
P15	8.39	$[M-H]^-$	459.0927	459.0931	283.0613, 268.0379, 113.0246	$C_{22}H_{20}O_{11}$	Wogonoside/ 汉黄芩苷 *	黄芩
P16	8.92	$[M-H]^-$	1223.5702	1223.5715	837.7903	$C_{57}H_{92}O_{28}$	Platycodin D/ 桔梗皂苷 D	桔梗
P17	9.90	$[M-H]^-$	269.0450	269.0457	223.0393, 195.0456	$C_{15}H_{10}O_5$	Baicalein/ 黄芩素	黄芩
P18	11.22	$[M-H]^-$	329.2328	329.2332	211.1323, 171.1030	$C_{18}H_{34}O_5$	天师酸	瓜蒌
P19	12.21	$[M-H]^-$	283.0606	283.0618	268.0370, 211.0369, 135.0087	$C_{16}H_{12}O_5$	Wogonin/ 汉黄芩素	黄芩
P20	12.56	$[M+H]^+$	823.4116	823.4122	647.3804, 471.3484,	$C_{42}H_{62}O_{16}$	Glycyrrhizic acid/ 甘草酸 *	甘草
P21	12.75	$[M+H]^+$	403.1393	403.1393	373.0919, 358.0681	$C_{21}H_{22}O_8$	Nobiletin/ 川陈皮素	橘红
P22	13.35	$[M+H]^+$	433.1499	433.1513	403.1034, 373.0565, 345.0614	$C_{22}H_{24}O_9$	3,5,6,7,8,3',4'-Heptamethoxyflavone	橘红

*: 与对照品比对

2. 血浆样品中代谢成分的鉴定

研究表明，中药及复方口服以后只有吸收入血才能够在体内发挥作用，经口服给药后，在体内经过一系列生物转化，其原有成分有些转化为活性成分，有些代谢失活，所以代谢过程是发挥药效的重要途径。在不同的药物代谢酶的作用下，吸收入血的原型成分进一步代谢，经过Ⅰ相和Ⅱ相代谢反应，原型成分的化学结构和质量进一步发生变化，代谢途径主要包括：羟基化、异构化、甲基化、葡萄糖醛酸化和硫酸酯化。大部分代谢产物保留了原型的结构特征，本文对原型成分的分析易化了清金化痰汤代谢产物的鉴定，通过metabolynx™4.1软件中的质量亏损技术（MDF），可有效地在复杂的生物基质中搜索和筛选代谢产物，通过筛选在含药血浆中出现的离子信号，本次研究最终在大鼠体内鉴定出44个代谢产物，UPLC–Q/TOF–MS数据结果见表4–18。

（1）黄酮类代谢产物鉴定

M19、M20和M30的出峰时间分别为6.26、6.91和8.11min，在负离子模式下显示准分子离子［M–H］⁻ m/z 475.08，丢失葡萄糖醛酸 $C_6H_8O_6$（–176Da）、O（16Da）和 CH_2（14Da），形成碎片离子 m/z 299.05和269.04，且 m/z 269.04与黄芩素的准分子离子相同，推测M19、M20和M30可能为羟基甲基化黄芩素的葡萄糖醛酸结合物。

M24、M27、M36的出峰时间分别为7.12min、7.34min和9.87min，在负离子模式下显示准分子离子［M–H］⁻ m/z 379.01，之后丢失 SO_3（80Da）、O（16Da）和 CH_2（14Da），形成 m/z 299.05和269.04的碎片离子，且存在 m/z 223.23、195.04的碎片离子，与黄芩素的裂解规律一致，推测M26、M29和M42为羟基甲基化黄芩素的硫酸酯结合物。

M32的出峰时间为8.28min，在负离子模式下显示准分子离子［M–H］⁻ m/z 445.07，与黄芩苷的准分子离子相同，丢失葡萄糖醛酸 $C_6H_8O_6$（–176Da），形成碎片离子 m/z 269.04，且 m/z 269.04与黄芩素的准分子离子相同，并出现 m/z 223.03的离子碎片，与黄芩素的裂解规律一致，初步鉴定为M32为黄芩素的葡萄糖醛酸结合物。

M34的出峰时间为8.67min，在负离子模式下显示准分子离子［M–H］⁻ m/z 349.00，确定分子式为 $C_{15}H_{18}O_8S$，碎片离子 m/z 269.04比准分子离子少了 SO_3（80Da），推测M34为黄芩素的硫酸酯结合物。

M39和M40的出峰时间分别为12.26min和12.79min，在负离子模式下显示准分子离子［M–H］⁻ m/z 283.06，确定分子式为 $C_{16}H_{12}O_5$，碎片离子 m/z 269.04比准分子离子少了 CH_2（14Da），推测为甲基化黄芩素的代谢产物[15, 45-48]，其体内代谢途径见图4–76。

表 4-18 清金化痰汤大鼠血浆中代谢物 LC-MS 数据

序号	保留时间 t_R (min)	分子式	离子模式	理论组	实测组	碎片离子	代谢途径	化合物原型
M1	2.11	$C_{12}H_{14}O_6$	$[M-H]^-$	253.0712	253.0716	241.07, 195.11	$-C_6H_{10}O_5$+Desaturation +Methylation	羟异栀子苷
M2	3.22	$C_{18}H_{26}O_{12}$	$[M-H]^-$	433.1346	433.1328	417.15	Hydroxylation +Methylation	羟异栀子苷
M3	3.24	$C_{11}H_{14}O_8S$	$[M-H]^-$	305.0331	305.0335	225.07	$-C_6H_{10}O_5$+Sulfate conjugation	栀子苷
M4	3.24	$C_{17}H_{22}O_{11}$	$[M-H]^-$	401.1084	401.1083	225.07	$-C_6H_{10}O_5$+Glucuronide conjugation	栀子苷
M5	3.62	$C_{20}H_{20}O_{11}$	$[M-H]^-$	435.0927	435.0934	421.07, 259.09	Methylation	芒果苷
M6	3.83	$C_{27}H_{45}NO_4$	$[M+H]^+$	448.3427	448.3466	432.33, 414.25	Hydroxylation	贝母素甲
M7	4.75	$C_{21}H_{20}O_{12}$	$[M-H]^-$	463.0877	463.0845	287.05	$-C_{12}H_{20}O_9$ +Demethylation+ Glucuronide conjugation	橙皮苷
M8	4.88	$C_{27}H_{43}NO_3$	$[M+H]^+$	430.3321	430.3343	412.32	Desaturation	贝母素甲
M9	4.90	$C_{22}H_{22}O_{12}$	$[M-H]^-$	477.1033	477.1012	301.07	$-C_{12}H_{20}O_9$+ Glucuronide conjugation	橙皮苷
M10	5.24	$C_{27}H_{43}NO_3$	$[M+H]^+$	430.3321	430.3342	412.32	Desaturation	贝母素甲
M11	5.50	$C_{27}H_{26}O_{17}$	$[M-H]^-$	621.1092	621.1088	445.07, 269.04	Glucuronide conjugation	黄芩苷
M12	5.63	$C_{26}H_{28}O_{17}S$	$[M+H]^+$	645.1125	645.1123	469.07, 389.12	Demethylation + Sulfate conjugation + Glucuronide conjugation	川陈皮素
M13	5.64	$C_{27}H_{26}O_{17}$	$[M-H]^-$	621.1092	621.1095	445.07, 269.04	Glucuronide conjugation	黄芩苷
M14	5.68	$C_{16}H_{14}O_9S$	$[M-H]^-$	381.0280	381.0300	301.07	$-C_{12}H_{20}O_9$ + Sulfate conjugation	橙皮苷
M15	5.87	$C_{44}H_{76}O_{19}$	$[M-H]^-$	907.4903	907.4858	907.48	Reduction + Demethylation	知母皂苷 B II
M16	5.98	$C_{28}H_{28}O_{17}$	$[M-H]^-$	635.1248	635.1246	459.09, 283.06, 268.03	Glucuronide conjugation	汉黄芩苷

续表

序号	保留时间 t_R (min)	分子式	离子模式	理论组	实测组	碎片离子	代谢途径	化合物原型
M17	6.07	$C_{27}H_{41}NO_3$	$[M+H]^+$	428.3165	430.3346	412.32	Desaturation	贝母素甲
M18	6.13	$C_{21}H_{18}O_{14}S$	$[M-H]^-$	525.0339	525.0358	445.07, 269.04	Sulfate conjugation	黄芩苷
M19	6.26	$C_{22}H_{20}O_{12}$	$[M-H]^-$	475.0877	475.0861	299.05, 284.03, 269.04	Hydroxylation + Methylation + Glucuronide conjugation	黄芩素
M20	6.91	$C_{22}H_{20}O_{12}$	$[M-H]^-$	475.0877	475.0854	299.05, 284.03, 269.04	Hydroxylation + Methylation + Glucuronide conjugation	黄芩素
M21	6.96	$C_{22}H_{20}O_{14}S$	$[M-H]^-$	539.0496	539.0536	459.09	Sulfate conjugation	汉黄芩苷
M22	7.06	$C_{16}H_{14}O_6$	$[M-H]^-$	301.0712	301.0712	286.03	$-C_{12}H_{20}O_9$	橙皮苷
M23	7.08	$C_{21}H_{18}O_{14}S$	$[M-H]^-$	525.0339	525.0328	445.07, 269.04	Sulfate conjugation	黄芩苷
M24	7.12	$C_{16}H_{12}O_9S$	$[M-H]^-$	379.0124	379.0102	299.05, 284.03, 269.04	Hydroxylation + Methylation + Sulfate conjugation	黄芩素
M25	7.22	$C_{13}H_8O_6$	$[M-H]^-$	259.0243	259.0268	229.01, 149.06	$-C_6H_{10}O_5$	芒果苷
M26	7.24	$C_{26}H_{28}O_{14}$	$[M+H]^+$	565.1557	565.1606	389.12	Demethylation + Glucuronide conjugation	川陈皮素
M27	7.34	$C_{16}H_{12}O_9S$	$[M-H]^-$	379.0124	379.0114	299.05, 284.03, 269.04	Hydroxylation + Methylation + Sulfate conjugation	黄芩素
M28	7.45	$C_{22}H_{20}O_{11}$	$[M-H]^-$	459.0927	459.0937	283.06, 268.03	Glucuronide conjugation	汉黄芩素
M29	7.86	$C_{22}H_{20}O_{11}$	$[M-H]^-$	459.0927	459.0944	283.06, 268.03	Glucuronide conjugation	汉黄芩素
M30	8.11	$C_{22}H_{20}O_{12}$	$[M-H]^-$	475.0877	475.0887	299.05, 284.03, 269.04	Hydroxylation + Methylation + Glucuronide conjugation	黄芩素

序号	保留时间 t_R (min)	分子式	离子模式	理论组	实测组	碎片离子	代谢途径	化合物原型
M31	8.27	$C_{20}H_{20}O_{11}S$	$[M+H]^+$	469.0805	469.0786	389.18, 271.06	Demethylation + Sulfate conjugation	川陈皮素
M32	8.28	$C_{21}H_{18}O_{11}$	$[M-H]^-$	445.0771	445.0769	269.04	Glucuronide conjugation	黄芩素
M33	8.40	$C_{22}H_{20}O_{11}$	$[M-H]^-$	459.0927	459.0926	283.06, 268.03	Glucuronide conjugation	汉黄芩素
M34	8.67	$C_{15}H_{10}O_8S$	$[M-H]^-$	349.0018	349.0022	269.04	Sulfate conjugation	黄芩苷
M35	8.86	$C_{14}H_{10}O_6$	$[M-H]^-$	273.0399	273.0413	259.02	$-C_6H_{10}O_5$ + Methylation	芒果苷
M36	9.87	$C_{16}H_{12}O_9S$	$[M-H]^-$	379.0124	379.0133	299.05, 284.03, 269.04	Hydroxylation + Methylation + Sulfate conjugation	黄芩素
M37	10.45	$C_{16}H_{12}O_8S$	$[M-H]^-$	363.0175	363.0177	283.06	Sulfate conjugation	汉黄芩素
M38	10.61	$C_{16}H_{12}O_8S$	$[M-H]^-$	363.0175	363.0177	283.06	Sulfate conjugation	汉黄芩素
M39	12.26	$C_{16}H_{12}O_5$	$[M-H]^-$	283.0606	283.0615	269.04	Methylation	黄芩素
M40	12.79	$C_{16}H_{12}O_5$	$[M-H]^-$	283.0606	283.0621	269.04	Methylation	黄芩素
M41	14.85	$C_{27}H_{46}O_4$	$[M-H]^-$	433.3318	433.3355	433.33	$-3 \times C_6H_{10}O_5$	知母皂苷BII
M42	16.74	$C_{30}H_{46}O_4$	$[M+H]^+$	471.3474	471.3470	471.34	$-2 \times C_6H_8O_6$	甘草酸
M43	16.83	$C_{30}H_{46}O_4$	$[M+H]^+$	471.3474	471.3480	471.34	$-2 \times C_6H_8O_6$	甘草酸
M44	18.68	$C_{28}H_{48}O_4$	$[M-H]^-$	447.3474	447.3474	433.33	$-3 \times C_6H_{10}O_5$ + Methylation	知母皂苷BII

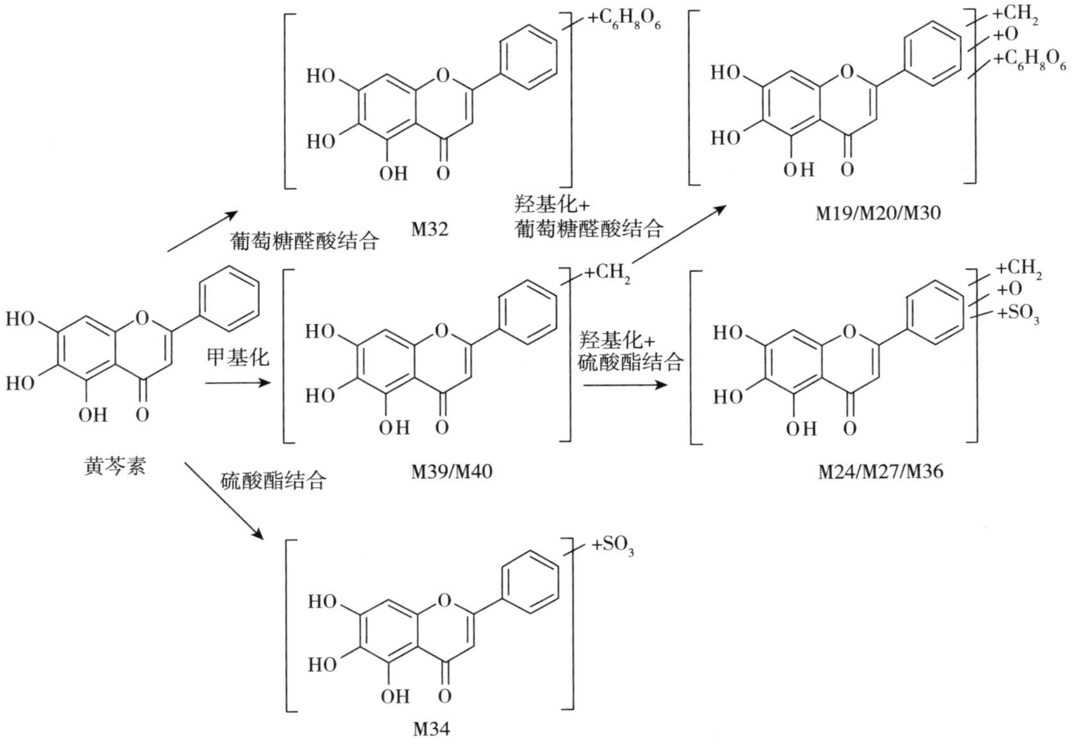

图 4-76　黄芩素在大鼠体内的代谢途径

M31 的出峰时间为 8.27min，在正离子模式下显示准分子离子［M+H］$^+$ m/z 469.07，确定分子式为 $C_{20}H_{20}O_{11}S$，丢失 SO_3（80Da），得到 m/z 389.18 的离子碎片，与川陈皮素的准分子离子相同，提示可能为川陈皮素去甲基化后硫酸酯结合物。

M26 的出峰时间为 7.24min，在正离子模式下显示准分子离子［M+H］$^+$ m/z 565.15，确定分子式为 $C_{26}H_{28}O_{14}$，初步推测为脱 CH_2（14Da）后结合葡萄糖醛酸 $C_6H_8O_6$（176Da）的产物，且存在 m/z 389.12 的碎片，同川陈皮素裂解规律一致，初步鉴定为川陈皮素去甲基化后葡萄糖醛酸结合物[28, 49]，其体内代谢途径见图 4-77。

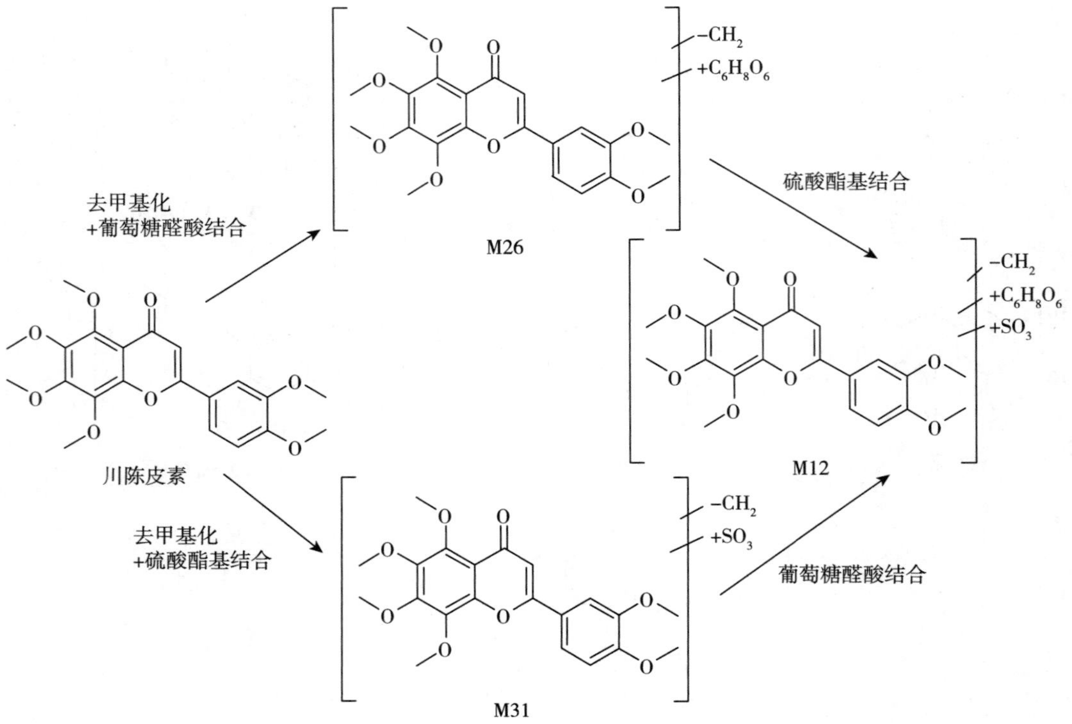

图 4-77 川陈皮素在大鼠体内的代谢途径

（2）二氢黄酮类代谢产物鉴定

M22 的出峰时间为 7.06min，在负离子模式下显示准分子离子 $[M-H]^-$ m/z 301.07，确定分子式为 $C_{16}H_{14}O_6$，相对于橙皮苷的准分子离子 m/z 609.18，失去 $C_{12}H_{20}O_9$（308Da），与橙皮苷的裂解规律一致，初步鉴定 M22 为橙皮苷苷元。

M7 的出峰时间为 4.75min，在负离子模式下显示准分子离子 $[M-H]^-$ m/z 463.08，确定分子式为 $C_{21}H_{20}O_{12}$，初步鉴定为去甲基化橙皮苷苷元的葡萄糖醛酸结合物。

M9 的出峰时间为 4.90min，在负离子模式下显示准分子离子 $[M-H]^-$ m/z 477.10，确定分子式为 $C_{22}H_{22}O_{12}$，失去 $C_6H_8O_6$（176Da）得到 m/z 301.07 的碎片，与 M22 的准分子一致，初步鉴定 M9 为橙皮苷苷元的葡萄糖醛酸结合物。

M14 的出峰时间为 5.68min，在负离子模式下显示准分子离子 $[M-H]^-$ m/z 381.03，确定分子式为 $C_{16}H_{14}O_9S$，失去 SO_3（80Da），得到与 M22 的准分子离子一致的碎片离子 m/z 301.07，初步鉴定为橙皮苷苷元的硫酸酯结合物[28, 50, 51]，其体内代谢途径见图 4-78。

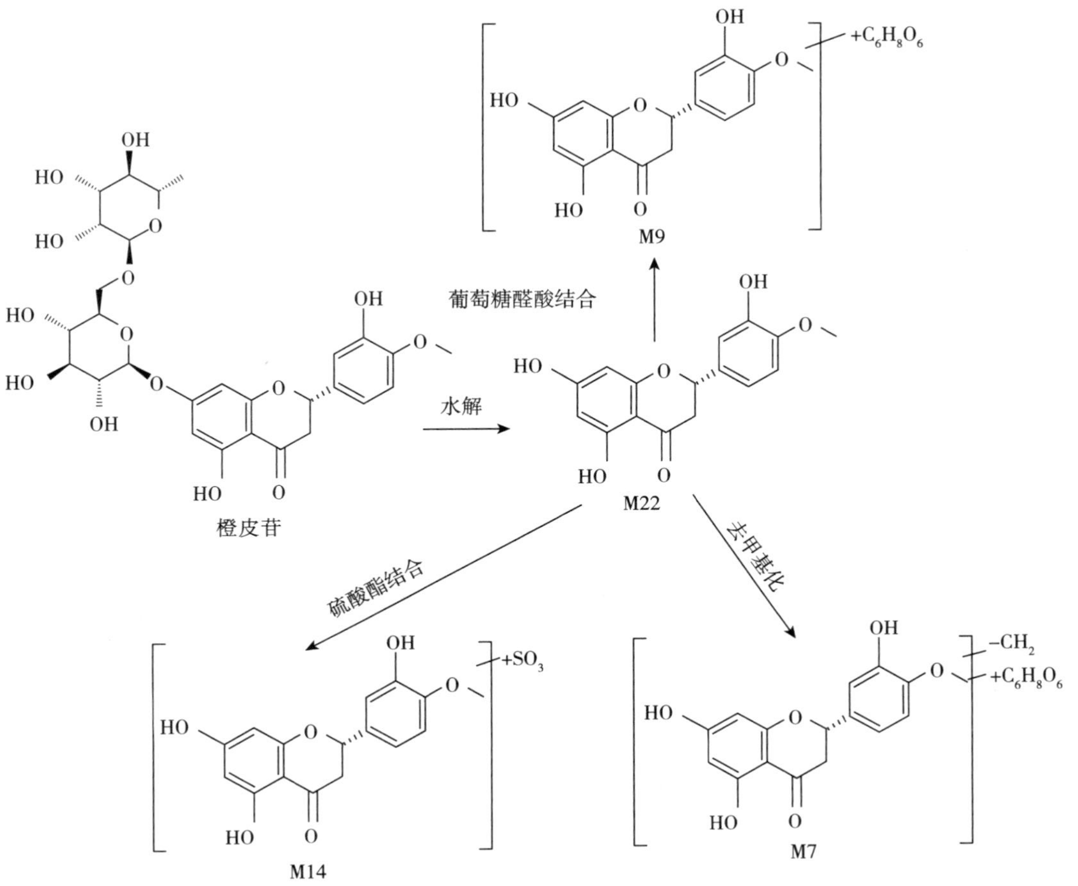

图 4-78 橙皮苷在大鼠体内的代谢途径

（3）咄酮类代谢产物鉴定

M25 的出峰时间为 7.22min，在负离子模式下显示准分子离子为 $[M-H]^- m/z$ 259.02，相对于芒果苷 $[M-H]^- m/z$ 421.07 少了 $-C_6H_{10}O_5$（162Da），推测 M25 为芒果苷苷元。

M5 和 M35 的出峰时间分别为 3.62min 和 8.86min，在负离子模式下显示准分子离子 $[M-H]^- m/z$ 435.09 和 273.04，M5 较芒果苷的准分子离子 $[M-H]^- m/z$ 421.07 多 CH_2（14Da），也含有 m/z 259.09 的碎片离子，与芒果苷的裂解规律一致，初步鉴定 M5 为芒果苷的甲基化代谢产物，而 M35 比 M5 少一个葡萄糖（162Da），初步鉴定 M35 为芒果苷苷元的甲基化代谢产物，其体内代谢途径见图 4-79。

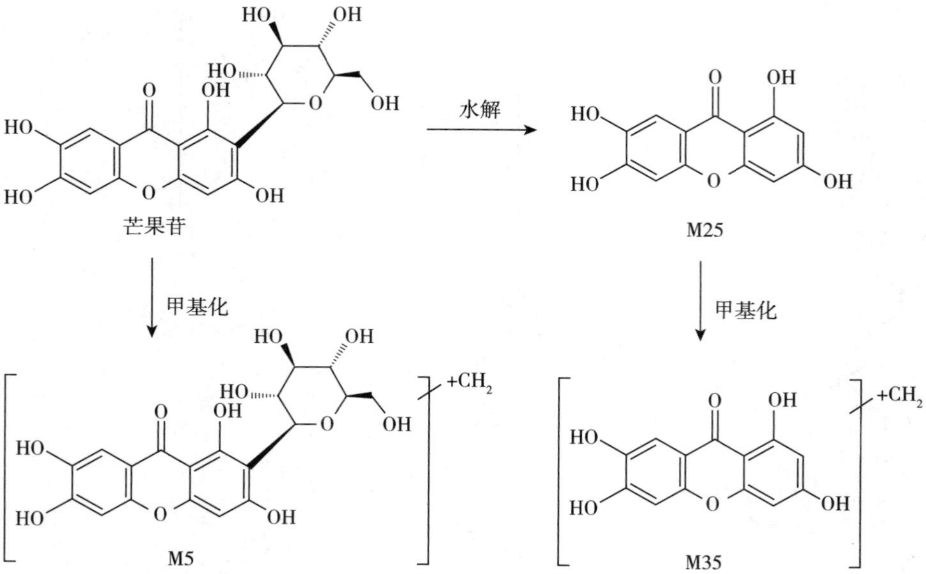

图4-79 芒果苷在大鼠体内的代谢途径

（4）环烯醚萜类代谢产物鉴定

M3的出峰时间为3.24min，在负离子模式下显示准分子离子为［M–H］⁻ m/z 401.10，确定分子式为$C_{17}H_{22}O_{11}$，比碎片离子m/z 225.07多176Da，提示可能为栀子苷水解形成苷元（京尼平）后结合葡萄糖醛酸形成，推测M3为栀子苷苷元的葡萄糖醛酸结合物。

M4的出峰时间为3.24min，在负离子模式下显示准分子离子［M–H］⁻ m/z 305.03，确定分子式为$C_{11}H_{14}O_8S$，碎片离子m/z225.07比准分子离子m/z 305.03少了80Da，是由M4准分子离子脱去SO_3而形成，提示可能为栀子苷水解失去糖基形成苷元，后经过硫酸酯结合代谢途径形成，推测M4为栀子苷苷元的硫酸结合物[52]，其体内代谢途径见图4–80。

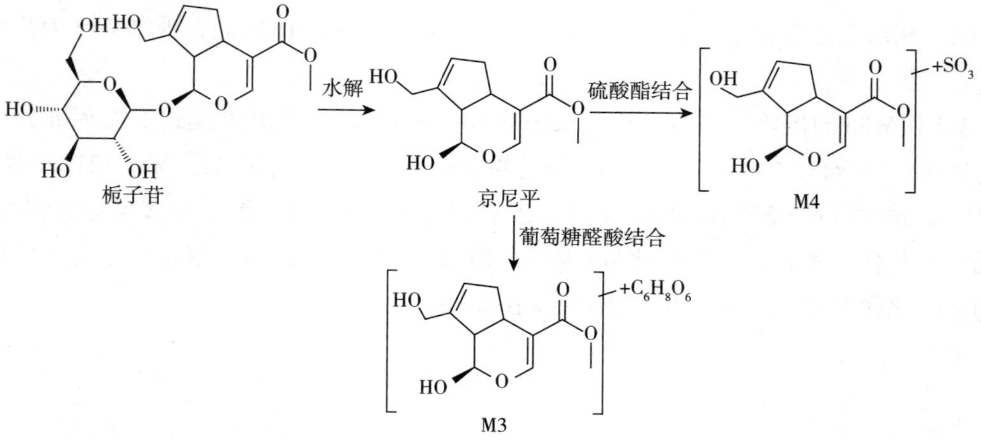

图4-80 栀子苷在大鼠体内的代谢途径

（5）三萜皂苷类代谢产物鉴定

M42、M43 的出峰时间分别为 16.74 和 16.83min，在正离子模式下显示准分子离子 [M+H]⁺ m/z 471.34，比 m/z 823.41 少了两个葡萄糖醛酸（352Da），发生中性丢失，失去 H_2O（18Da）产生 m/z 453.33 的碎片，裂解方式同甘草酸一致，推测 M42、M43 为 18α-甘草次酸或 18β-甘草次酸，其体内代谢途径见图4-81。

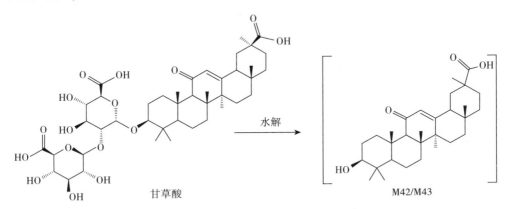

图 4-81　甘草酸在大鼠体内的代谢途径

（6）甾体皂苷类代谢产物鉴定

M15 的出峰时间为 5.87min，在负离子模式下显示准分子离子 [M-H]⁻ m/z 907.48，推测为去甲基化知母皂苷BⅡ的还原产物。

M41 的出峰时间为 14.85min，在负离子模式下显示准分子离子 [M-H]⁻ m/z 433.33，确定其分子式为 $C_{27}H_{46}O_4$，与 m/z 919.49 相比，失去 3 分子葡萄糖 $C_6H_{10}O_5$（3 × 162Da），与知母皂苷BⅡ裂解规律一致，推测其为知母皂苷BⅡ的苷元。M44 的出峰时间为 18.68min，在负离子模式下 [M-H]⁻ m/z 447.34，继而失去 CH_2（14Da），得到 m/z 433.33 的碎片，与 M41 的准分子离子相同，初步鉴定为知母皂苷BⅡ苷元的甲基化代谢产物[53, 54]，其体内代谢途径见图4-82。

（7）生物碱类代谢产物鉴定

M6 的出峰时间为 3.83min，在正离子模式下显示准分子离子 [M+H]⁺ m/z 448.34，确定分子式为 $C_{27}H_{45}NO_4$，继而失去 H_2O（18Da），得到 m/z 414.25 的碎片，与贝母素甲的裂解规律一致，初步推测贝母素甲的羟基化代谢产物。M8、M10 和 M17 的出峰时间分别为 4.88、5.21 和 6.07min，在正离子模式下显示准分子离子 [M+H]⁺ m/z 430.33，确定其分子式为 $C_{27}H_{43}NO_3$，与 m/z 432.34 相比，失去 H_2（2Da），初步推测为贝母素甲的脱氢代谢产物[24]，其体内代谢途径见图4-83。

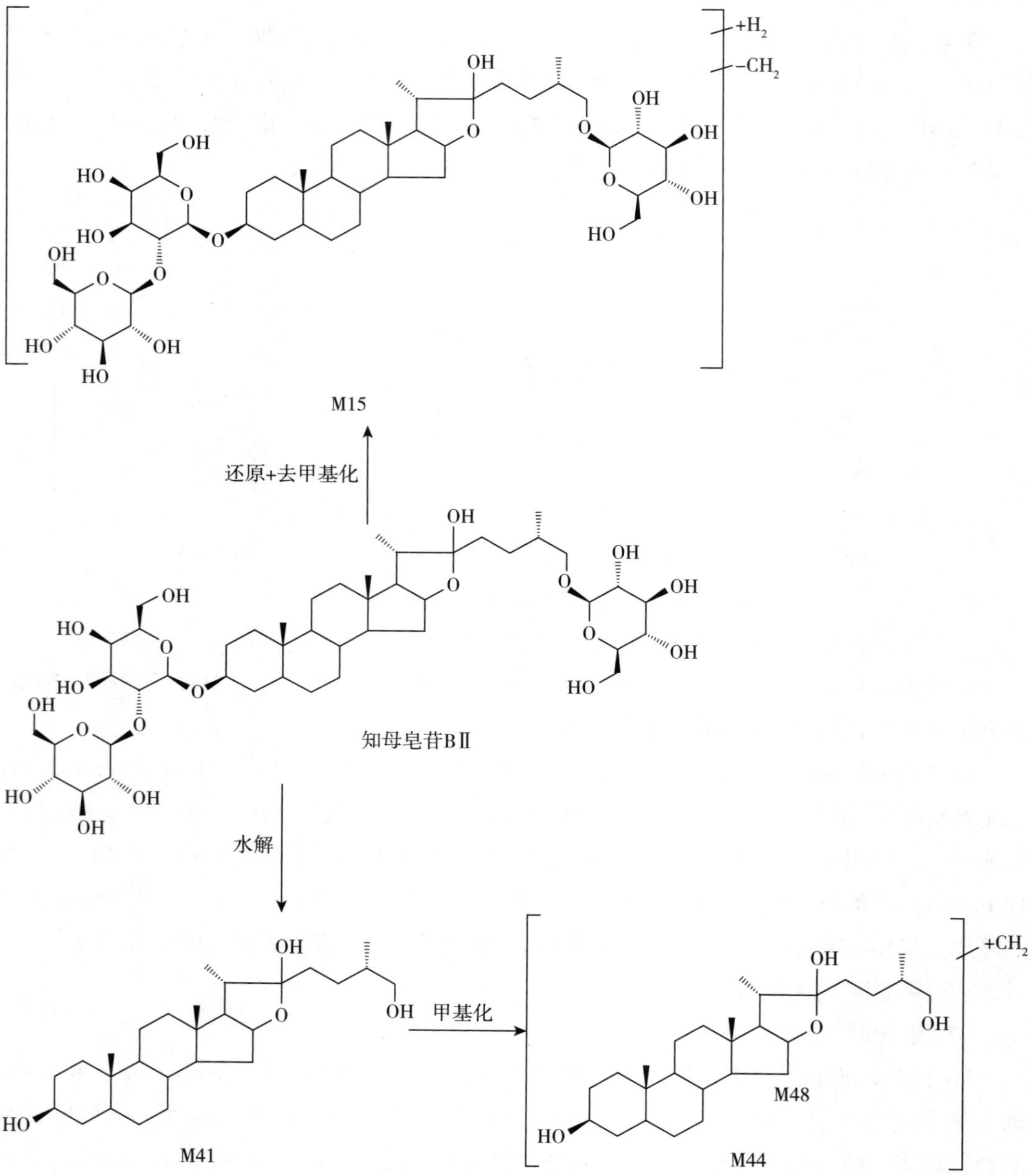

图 4-82　知母皂苷 B Ⅱ 在大鼠体内的代谢途径

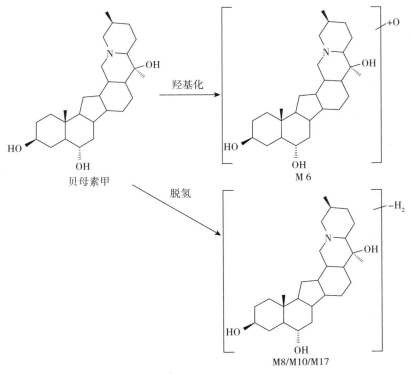

图 4-83　贝母素甲在大鼠体内的代谢途径

三、小结

清金化痰汤是含有11味药材的复方，所含化学成分种类丰富，其在体内的吸收分布过程不尽相同，为了得到尽可能全面的原型成分，本实验采用多时间点采血、检测混合血浆的方法，分析了清金化痰汤血中移行成分，以期结果更具科学性。

本实验对梯度洗脱条件进行了考察，分别选用了甲醇–水、乙腈–水、乙腈–0.1%甲酸水和乙腈–0.2%甲酸水的洗脱系统，甲醇较乙腈保留时间长，且基线不稳，故有机相选用乙腈。清金化痰汤含有的黄酮类成分占大部分，0.1%甲酸水、0.2%甲酸水对峰的分离度无较大影响，故选用0.1%甲酸水，最终选用乙腈–0.2%甲酸水的洗脱系统对色谱条件进行优化。本实验中对于血浆样品前处理方法也进行了考察，对比了沉淀蛋白法、固相萃取法和液液萃取法对基质的影响，可能受到固相萃取柱填料的影响，沉淀蛋白法的基质影响优于固相萃取法，而液液萃取的效果与沉淀蛋白法相近但过程较为繁琐，故最后选用沉淀蛋白法处理血浆样品。

本研究中，通过与清金化痰汤样品共有色谱比对，鉴定出22个吸收原型入血成分。其中，8个来源于黄芩，包括黄芩中的黄芩苷、黄芩素、汉黄芩苷、汉黄芩素等；3个来源于栀子，包括栀子苷；3个来源于橘红，包括橙皮苷；2个来源于浙贝母，包括贝母素甲、贝母素乙；2个来源于知母，包括芒果苷和知母皂苷BⅡ；桑皮苷A来源于桑白皮；桔梗皂苷D来源于桔梗药材；天师酸来源于瓜蒌；甘草酸来源于甘草。

此外，本实验结果中出现多种代谢成分，可能是由于被肠道菌群代谢或肝脏的首过效应，糖苷类化合物被转化为苷元后再发生广泛的代谢[14]。黄芩是清金化痰汤中的君药，起到清热燥湿、泻火解毒的功效，其主要药效成分为黄芩苷和黄芩素，在本实验中黄芩苷和黄芩素均在大鼠给药血浆中被检测出，还检测出黄芩苷和黄芩素的多个代谢产物，代谢物类型主要为葡萄糖醛酸结合和硫酸酯结合等Ⅱ相代谢产物。栀子，能清泻三焦之火，在本方中与黄芩共为君药，旨在加强清肺中实热之功，环烯醚萜类成分如栀子苷，是栀子的药效成分，在大鼠体内检测到多种由苷元转化的代谢物，而未检测出苷元成分，推测原因为栀子苷先被肠道菌群或肝脏中的酶水解成相应苷元，由于环烯醚萜苷元的结构不稳定，化学性质活泼，并且易与各种酶发生广泛代谢，因此在血浆中检测出其代谢产物。而如橙皮苷、芒果苷和知母皂苷BⅡ等，它们的苷元性质相对稳定，并且同类型成分可能在体内代谢转化的过程中出现竞争关系，而没有被代谢酶大量转化，因此在血浆中可以检测出苷元成分。

综上，本研究运用UPLC-Q/TOF-MS方法对清金化痰汤血中移行成分进行分析，通过比对清金化痰汤、大鼠给药血浆及空白血浆样品的色谱图，筛选分析血中移行的原型药物成分及代谢物，在大鼠血浆中共鉴定得到66个清金化痰汤相关的外源性化成分，包括22个原型成分和44个相关代谢产物，代谢途径主要为水解、羟基化、硫酸酯结合和葡萄糖醛酸酯结合等。血中移行成分是中药复方在体内直接作用的物质，通过对其深入研究将有助于阐明清金化痰汤的药效物质基础，为清金化痰汤物质基准研究及后续新药开发奠定了基础。

结　　论

本研究采用UPLC-Q/TOF-MS较为全面的分析了清金化痰汤中不同类型的化合物，鉴定出186个化合物，其中包括黄酮类成分76个、30个三萜皂苷类成分、18甾体皂苷类成分、16个生物碱类成分、14个有机酸类成分、4个苯乙醇苷类成分、16个萜类成分、3个香豆素类成分、氨基酸类成分1个、环肽类成分6个、芪类成分1个、其他类成分1个。与单味药材成分比较后归属化合物来源，34个化合物来自黄芩，27个化合物来自栀子，16个化合物来自浙贝母，4个化合物来自炒瓜蒌子，7个化合物来自桑白皮，14个化合物来自橘红，29个化合物来自知母，8个化合物来自麦冬，21个化合物来自桔梗，1个化合物来自茯苓，25个化合物来自甘草。

黄芩和栀子互为方中君药，主清热燥湿、泻火解毒，在鉴定出的清金化痰汤的大多数成分来源于黄芩和栀子；浙贝母、瓜蒌子仁、桑白皮、橘红为方中臣药，四药合用，在加强清泄肺热的同时，又起化痰止咳之效；桔梗、知母、麦冬和茯苓为方中佐药，桔梗引药上行，知母和麦冬在清肺热的同时又养肺阴，茯苓渗湿化痰；甘草为方中使药，既止咳祛痰平喘，还调和诸药。在鉴定的化合物中有些药味的化学成分在复方中数量少，如瓜蒌子、茯苓和浙麦冬，未能检测到3,29-二苯甲酰基栝楼仁三醇、茯苓酸等成分，原因可能是这些化合物在水中溶解度差，单凭水煎的方法无法提取富集，但不能仅从数量的角度去评价这些药味在复方中的价值，浙麦冬和茯苓含有大量的多糖类成分，炒瓜蒌子含有大量油性成分和蛋白质，这些也可能是它们发挥药效的基础。

采用UPLC-Q/TOF-MS分析了清金化痰汤的血中移行成分，通过灌胃给予大鼠清金化痰汤的方式，对混合时间点的血浆样品进行分析，鉴定出22个清金化痰汤原型成分，44个相关代谢物，代谢途径包括水解、还原、氧化、羟基化、硫酸酯结合和葡萄糖醛酸酯结合等。在血中检测出黄芩中的主要成分：黄芩苷、黄芩素、汉黄芩苷、汉黄芩素；栀子中的主要成分：栀子苷、异栀子苷；浙贝母中的主要成分：贝母素甲、贝母素乙；桑白皮中的主要成分：桑皮苷A；橘红中的主要成分：橙皮苷；桔梗中的主要成分：桔梗皂苷D；知母中的主要成分：芒果苷与知母皂苷BⅡ。

本研究检测到的入血原型成分与代谢成分主要来自黄芩、栀子、贝母，原因可能是清金化痰汤为11味药味配伍，不同药味、不同成分之间可通过同类型成分竞争性抑制与拮抗、有效成分的转化等，降低或提高某些成分的生物利用度，进而在体内被富集和分布，影响药物的体内吸收状况。此外，血清药化实验所采用的动物是健康的动物，而非具有相应"证"的动物，当灌胃给予动物复方后，由于"方不对证"，复方在健康动物体内处于无序状态，可能促使机体加速对药物的清除。

第五章

清金化痰汤关键质量属性及质量标志物发现研究

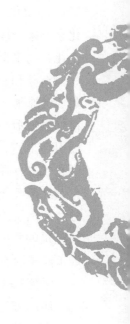

中药质量是中药临床疗效的保障，是中药产业发展的生命线。中药质量研究历来是行业关注的焦点，中药质量标准和质量控制研究和应用是关系到中医药科学和产业发展的国家战略问题。刘昌孝院士针对中药生物属性、制造过程及配伍理论等自身医药体系的特点，于2016年提出中药质量标志物（Q-marker）的新概念，中药质量标志物概念提出后，引起学术界、产业界的高度重视，业内学者纷纷开展了相关研究。中药质量标志物成为质量研究的前沿和焦点，在研究模式、方法和示范性研究等方面进行了广泛的探讨。本研究旨在从经典名方清金化痰汤药效学及作用机制研究入手，阐释该复方关键质量属性，发掘其关键质量标志物。

第一节 清金化痰汤药效学评价研究

本部分基于体外、体内模型评价清金化痰汤对于慢性阻塞性肺疾病（chronic obstructive pulmonary disease，COPD）的治疗效应，为阐释该复方治疗COPD的作用特点奠定药效学基础。

一、实验材料

1.实验细胞

Beas-2b细胞：人正常支气管上皮细胞株，购于中国典型培养物保藏中心（CCTCC）武汉细胞库，保种于西南医科大学中药活性筛选与成药性评价实验室。在含10%胎牛血清（FBS）+1%双抗（100U/ml青霉素–100μg/ml链霉素）的DMEM高糖培养液中进行培养，实验中培养箱设定为37℃、5% CO_2。

Raw264.7细胞：小鼠单核巨噬细胞株，购于CCTCC武汉细胞库，保种于西南医科大学中药活性筛选与成药性评价实验室。培养条件同Beas-2b细胞。

2.实验动物及饲养

健康Balb/c小鼠，雄性，SPF级，6-8周龄，体重18-22g，购自斯贝福（北京）生物技术有限公司［许可证号：SCXK（京）2019-0010］，饲养于西南医科大学SPF动物实验中心。温度：22℃~26℃，湿度：45%~70%，12h明暗交替，常规颗粒饲料喂养，自由饮水。

3.主要实验试剂和药物

DMEM培养基（批号8120126）、胎牛血清（FBS，批号42Q9462K）购自Gibco公司；青霉素–链霉素溶液（批号C0222）购自碧云天生物技术有限公司；胰酶细胞消化液（批号70101002）购自Biosharp公司；二甲亚砜（DMSO，批号SHBH6853）、MTT（批号M2128）、戊巴比妥钠（批号P3761）购自Sigma公司；磷酸缓冲液粉末（PBS，批号P1010）购自Solarbio公司；IL-1β ELISA试剂盒（批号20210224）购自四正柏公司；氯化钠注射液（批号1803210902）购自武汉滨湖双鹤药业有限责任公司。

药物：清金化痰汤水提取物（QJHTD，批号Z200601，由安徽济人药业有限公司提供）；地塞米松（DEX，批号00401A，购自大连美仑公司）；脂多糖（LPS，批号039M4049V，购自Sigma公司）。

配制试剂和药物：PBS缓冲液［取PBS干燥粉末（24.0g即1袋）研磨后加入2L纯水搅拌使其充分溶解，使用前进行高压灭菌，封口后于4℃保存］；10% FBS完全培养基（按照基础培养基：FBS：青霉素–链霉素=89：10：1的比例进行配制，充分混匀后于4℃保存）；细胞冻存液（按照FBS：DMSO=9：1的比例进行配制，现配现用）；细胞用清金化痰汤水提取物储液（称取一定量QJHTD粉末，加入适量DMSO溶液充分溶解配制成100mg/ml的储液，于–20℃保存，后续根据实验要求临用时用完全培养基稀释至所需的工作液浓度）；细胞用DEX储液（称取一定量DEX粉末，加入适量DMSO溶液充分溶解配制成500mmol/L的储液，于–20℃保存，后续根据实验具体需要，临用时稀释）；细胞用LPS储液（称取适量LPS粉末，加入相应量的DMSO溶液配制成浓度1mg/ml的储液，于–20℃保存，后续根据实验需要稀释即可）；动物用清金化痰汤水提取物溶液［称取清金化痰汤水提取物干燥粉末0.5g、1g、2g，各加入10ml纯水充分溶解，对应低（1.12g/kg）、中（2.24g/kg）、高（4.48g/kg）三种给药剂量，其等效临床剂量分别为6.7、13.4、26.8克/(人·天)，每天新鲜配制］；动物用DEX溶液（称取1mg DEX粉末，加入15ml纯水溶解，每天新鲜配制）；动物用LPS溶液（称取一定量LPS粉末后，加入适量生理盐水进行溶解，配制成20μg/30μl的给药浓度）。

4.主要实验仪器

i250二氧化碳培养箱（Thermo Fisher）；SW–CJ–2FD超净工作台（安泰）；CKX53倒置相差显微镜（Olympus）；TD3低速离心机（BIORIDGE）；AG 22331小型台式低速离心机（Eppendorf）；Arium® mini plus超纯水仪（赛多利斯）；SHHW.21600恒温水浴锅（永光明）；BCD–626WADCJ 4℃冰箱（美的）；PTX–FA110电子天平（普力斯特）；LDZF–50KB–Ⅱ立式压力蒸汽灭菌器（SHENAN）；FinePointe™无创式动物肺功能检测仪（Buxco）；DVP 2C – TYRO 12真空泵（Vacuubrand）。

二、实验方法

（一）基于细胞水平的效应研究

1.细胞复苏、换液、传代及冻存

（1）细胞复苏　从液氮罐中取出冻存的细胞，放入预热的37℃恒温水浴锅中，晃动冻存管使其尽量在1分钟内快速溶解，随后向管口处喷洒75%乙醇并置于超净工作台内。拧开冻存管盖子，迅速将管中细胞悬液转移到预装有完全培养基的15ml离心管中，吹打混匀，以800r/min的转速离心4min。弃去上清液，向离心管中加入4~5ml的完全培养基重悬细胞，吹匀后转移至T25的培养瓶中，并将其置于设定好条件的细胞孵育箱中进行培养。

（2）细胞换液　镜下观察细胞状态，每两天更换一次培养液。弃去原有培养液，加入3ml左右的PBS，左右轻轻晃动瓶身，随后弃去PBS，重复润洗2~3次，最后加入4~5ml的新鲜培养基继续培养。

（3）细胞传代　观察细胞状态，当细胞融合度达到80%即可传代。弃去原有培养基，加入PBS润洗2~3次（洗去残留血清），再加入1.5ml左右的胰蛋白酶消化液，镜下观察，当大部分细胞开始皱缩变圆，轻拍脱落时立即加入完全培养基终止消化，用吸管轻轻吹打下瓶壁上的细胞并转移至离心管中，800r/min离心4min。离心后细胞沉于底部，倒去上清后加入4ml左右的新鲜完全培养基重悬细胞，吹打均匀后平均分装于2~3个预装有3ml左右完全培养基的培养瓶中，拧紧瓶盖，十字法轻轻晃动瓶身，使细胞分散均匀，利于贴壁后细胞的生长。最后将培养瓶放置于细胞培养箱中进行培养。

（4）细胞冻存　细胞处于对数生长期且生长状态良好时冻存。按照上述细胞传代的步骤将细胞消化后离心，倒去上清液，向离心管中加入提前配制好的冻存液，重悬细胞，之后将其转移至冻存管中，并在管帽及管身上标记清楚细胞种类、冻存日期及冻存者姓名。上述步骤完成后，将冻存管置于梯度冻存盒中，−80℃存放供后续使用。如需长期保存，则过夜后转移到液氮罐中。

2.香烟烟雾提取物的制备

（1）香烟烟雾提取物的制备　参照Ding[1]等的方法，结合具体实验条件制备香烟烟雾提取物（cigarette smoke extract，CSE）。即将一支香烟（五牛，四川中烟工业有限责任公司，焦油量：10mg；烟气烟碱量：0.7mg；烟气一氧化碳量：11mg）点燃，真空泵进行持续抽吸，使香烟燃烧产生的烟雾通入预装有20ml无血清DMEM培养基的50ml离心管中，如图5-1所示。待香烟燃烧完毕、烟雾充分溶解后将离心管上下颠倒混匀，管口喷洒乙醇后放于超净工作台中，使用0.22μm的滤头过滤溶液，装于EP管中。每次现配现用。将此溶液的浓度视为100% CSE。后续根据实验相关需求用完全培养基对此溶液进行稀释。

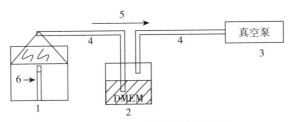

图5-1　CSE制备装置示意图

1.香烟烟雾发生器　2.香烟烟雾收集器（含细胞培养基DMEM）　3.负压吸引器（真空泵）
4.导气管　5.香烟烟雾流动方向　6.点燃的香烟

（2）CSE的质量控制　参考Wang[2,3]等提到的方法，因为320nm为过氧亚硝酸盐的特定光吸收波长，因此将OD_{320}作为CSE的质量控制标准。分别于5个不同时间点提取CSE，每个时间点设置6个复孔。最后用酶标仪于320nm波长处检测每孔的吸光度值，判断在此实验条件下提取的CSE溶液的质量是否稳定。

3. CSE-LPS联合诱导COPD细胞模型的建立

COPD的主要病理特征通常为支气管上皮细胞损伤和气道炎症[4]。因此着重从细胞保护作用及抑制炎症作用两方面探究清金化痰汤对COPD的治疗效应，使用CSE-LPS双因素联合刺激细胞，体外模拟COPD的致病因素。MTT比色法可以根据吸光度的检测结果（活细胞内可以生成蓝紫色结晶甲瓒）判断细胞活力情况。

实验设置空白对照组、阴性对照组、实验组。取对数生长期的Beas-2b细胞，接种约含6×10^3个/孔共100μl细胞悬液于96孔板中，空白孔加入同体积的完全培养基用于调零，PBS封边防止液体挥发（边缘效应）。然后将孔板置于细胞培养箱中过夜，待细胞充分贴壁。弃去原有培养基，阴性对照组加入新鲜的完全培养基，实验组加入含有不同浓度CSE-LPS的新鲜完全培养基刺激Beas-2b细胞24h、48h、72h，每组设置3个复孔。

造模结束后，弃去旧培养基，每孔新加入100μl配制的培养基（含10% 5mg/ml MTT溶液），并将其置于孵箱中孵育3~4h。孵育完成后，弃去含MTT的培养液，每孔加入150μl DMSO，将孔板置于摇床上低速震荡10min。最后，酶标仪检测吸光度，检测波长为570nm。

计算公式：

$$细胞活力（\%）= \frac{实验组吸光度值-空白对照组吸光度值}{（阴性对照组吸光度值-空白对照组吸光度值）} \times 100\%$$

4. 清金化痰汤水提取物干预浓度的筛选

实验设置空白对照组、阴性对照组、实验组（清金化痰汤组+DEX组）。Beas-2b细胞种板待完全贴壁后弃去原有培养基，阴性对照组加入新鲜的完全培养基，实验组加入不同浓度清金化痰汤水提取物/DEX的含药培养基，总体积保持为100μl。24h后检测细胞活力。

5. 清金化痰汤水提取物对造模后Beas-2b细胞活力的影响

实验设置空白对照组、阴性对照组、实验组（模型组+清金化痰汤组+DEX组）。Beas-2b细胞种板待完全贴壁后，清金化痰汤组和DEX组加入一定体积不同浓度的清金化痰汤水提取物和DEX。预给药1h后，弃去旧培养基，阴性对照组加入新鲜的完全培养基，模型组加入含造模剂（5% CSE + 1μg/ml LPS）的培养基，实验组加入含药（不同浓度）且含造模剂（5% CSE + 1μg/ml LPS）的培养基。以上过程中保持清金化痰汤水提取物终浓度为12.5、25、50μg/ml，DEX终浓度为40μmol/L。24h后测定细胞活力。

6.清金化痰汤水提物对造模后Beas-2b细胞和Raw264.7细胞炎症反应的影响

实验发现，清金化痰汤水提取物对造模后Beas-2b细胞分泌炎症因子无明显影响，且各组测得炎症因子均为极低水平表达，推测可能是上皮细胞分泌的炎症因子量少，不适合用于炎症方面的研究。使用Raw264.7细胞进行炎症方面的实验，保持诱导条件不变，探究清金化痰汤水提取物对造模后Raw264.7细胞炎症反应的影响[5]。实验设置阴性对照组和实验组（模型组+清金化痰汤组+DEX组），取处于对数生长期的Raw264.7细胞，接种含2×10^5个/孔共1ml的细胞悬液于6孔板中，在37℃、5% CO_2的细胞培养箱中放置过夜。待Raw264.7细胞完全贴壁后，给予清金化痰汤组和DEX组一定体积不同浓度的清金化痰汤水提取物和DEX干预。药物干预1h后，弃去旧培养基，阴性对照组加入新配制的完全培养基，模型组加入含造模剂（5% CSE + 1µg/ml LPS）的完全培养基，实验组加入含药（不同浓度）且含造模剂（5% CSE + 1µg/ml LPS）的完全培养基。上述过程中保持培养基中DEX终浓度为40µmol/L，不同浓度组的清金化痰汤水提取物终浓度为12.5、25、50µg/ml。

根据试剂盒的使用说明书检测经处理后的Raw264.7细胞上清液中TNF-α的表达水平。简言之，药物干预完成后，吸取上清液并以1000×g离心10min去除颗粒和聚合物。根据具体的实验方案准备所需的板条数，每孔加入100µl样品，按照试剂盒使用说明书所述操作步骤进行孵育，于酶标仪450nm处测量吸光度值。正式实验开始前先进行预实验，检测样品浓度是否合适，判断有无稀释必要。TNF-α浓度根据标准曲线计算获得。

7.统计分析

使用Excel软件进行统计学分析。所有数据均使用Mean ± SD表示。计量资料符合正态分布且方差齐时，选择单因素方差分析；不满足正态分布或方差不齐时，则采用非参数检验。与空白组相比，$^{\#}P < 0.05$，$^{\#\#}P < 0.01$，$^{\#\#\#}P < 0.001$，则表明差异具有显著性；与模型组相比，$^{*}P < 0.05$，$^{**}P < 0.01$，$^{***}P < 0.001$，则表明差异具有显著性。

（二）基于动物水平的效应研究

1.动物实验分组设计

小鼠适应性喂养1周后，检测肺功能，根据检测结果剔除肺功能异常的小鼠，其余小鼠按肺功能基线水平随机分为正常对照组、模型组、DEX组以及清金化痰汤低、中、高剂量组，共6个组，每组10只。

2.造模及给药方式

COPD小鼠模型制备与药物干预方案[6]如图5-2所示。简单来说，实验第1天、第14天麻醉小鼠（戊巴比妥钠；Sigma）并向气管内滴注LPS（20µg/只）；第2~42天（第14

天除外）将小鼠置于自制香烟烟雾刺激箱内（30cm×20cm×15cm）被动吸烟，每次同时点燃6支香烟，共3次，持续30min。造模前1h小鼠给药，给药剂量和方式见表5-1。每周检测一次肺功能。实验完成后，眼球摘除取血，剖取肺组织用于后续检测。取材使用的所有手术器械均经过高压灭菌处理，实验操作台使用乙醇擦拭。

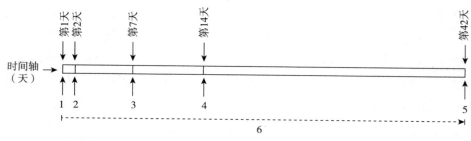

图5-2　动物实验流程

1. 实验开始，第1次气管滴注LPS（20微克/小鼠）　2. 开始香烟烟雾刺激，30分钟/次，1次/天
3. 开始检测肺功能（1次/7天）　4. 第2次气管滴注LPS（20微克/小鼠，当天无香烟烟雾刺激）
5. 取材，实验结束　6. 造模前1小时给药，1次/天，持续42天

表5-1　动物实验给药剂量和给药方式

组别	药物及给药剂量	给药方式
正常对照组	等体积纯水	灌胃
模型组	等体积纯水	灌胃
DEX组	DEX；1mg/kg	灌胃
清金化痰汤水提取物低剂量组	清金化痰汤水提取物；1.12g/kg	灌胃
清金化痰汤水提取物中剂量组	清金化痰汤水提取物；2.24g/kg	灌胃
清金化痰汤水提取物高剂量组	清金化痰汤水提取物；4.48g/kg	灌胃

3.清金化痰汤水提取物对COPD模型小鼠肺功能的影响

自造模开始到实验结束，每周检测一次小鼠的肺功能，判断其变化情况。检测仪器为FinePointe WBP。检测前需要校准仪器，保证四个腔体连接且密闭；然后创建不同检测阶段需要的时间（适应时间5min，反应时间3min，此过程即为1次肺功能检测时间）；最后将小鼠分批放入动物体积描记腔体中，每个腔体放1只，每次4只，开始检测，即可。以最大吸气流量（peak inspiratory flow，PIFb）作为表征肺通气情况的指标[7]。

4.清金化痰汤水提取物对COPD模型小鼠生活状态的影响

自造模开始到实验结束，每天观察小鼠呼吸状态、毛发光泽、死亡情况等。且每天对小鼠称重并记录，根据更新的体重数据计算给药体积。

5.统计分析

使用Excel软件进行统计学分析。所有数据均使用Mean±SD表示。计量资料符合正态分布且方差齐时，选择单因素方差分析；不满足正态分布或方差不齐时，则采用非参数检验。与空白组相比，$^{\#}P < 0.05$，$^{\#\#}P < 0.01$，$^{\#\#\#}P < 0.001$，表明差异具有显著性；与模型组相比，$^{*}P < 0.05$，$^{**}P < 0.01$，$^{***}P < 0.001$，表明差异具有显著性。

三、实验结果

（一）基于细胞水平的效应研究

1. CSE的质量控制

检测5个时间点制备的CSE溶液在320nm波长处的吸光度（320nm是过氧亚硝酸盐的吸收波长），对CSE溶液进行质量评价。检测结果显示CSE的OD_{320}值变异系数小于5%，证明该制备方法可靠，自制CSE溶液质量稳定，满足后续实验要求。

2. 清金化痰汤水提取物对造模后Beas-2b细胞活力的影响

基于预实验结果，用清金化痰汤水提取物（12.5、25、50μg/ml）和DEX（40μmol/L）干预造模后的Beas-2b细胞。如表5-2所示，清金化痰汤水提取物在25μg/ml（$P < 0.05$）和50μg/ml（$P < 0.05$）浓度以及DEX在40μmol/L（$P < 0.01$）浓度均能显著增强造模后的Beas-2b细胞活力，且呈一定的浓度依赖趋势。结果表明，清金化痰汤水提取物可恢复经CSE-LPS联合刺激后Beas-2b细胞的活力，具有细胞保护作用。

表5-2　清金化痰汤水提取物对CSE-LPS联合刺激Beas-2b细胞活力的影响（$n=3$）

组别	剂量	细胞活力（%）
空白组	等体积纯水	100.56 ± 1.01
模型组	等体积纯水	$38.37 \pm 3.96^{\#\#\#}$
DEX组	40μmol/L	$55.93 \pm 4.15^{**}$
清金化痰汤水提取物低剂量组	12.5μg/ml	42.91 ± 1.29
清金化痰汤水提取物中剂量组	25μg/ml	$47.90 \pm 2.04^{*}$
清金化痰汤水提取物高剂量组	50μg/ml	$49.32 \pm 3.68^{*}$

注：与空白组相比，$^{\#\#\#}P < 0.001$；与模型组相比，$^{*}P < 0.05$，$^{**}P < 0.01$。

3. 清金化痰汤水提取物对造模后Raw264.7细胞炎症反应的影响

通过上述的实验结果，初步证明了清金化痰汤对支气管上皮细胞具有保护作用。为了进一步探究清金化痰汤对气道炎症的影响，使用ELISA试剂盒检测清金化痰汤水提取物对造模后Raw264.7细胞分泌炎症细胞因子TNF-α的影响。结果如表5-3所示，可以看出，阳性药DEX具有良好的抗炎作用（$P < 0.001$），且清金化痰汤中、高剂量水

提物组呈浓度依赖性降低Raw264.7细胞分泌的TNF-α的水平，且差异均具有显著性（$P < 0.05$或$P < 0.01$）。由此可知，清金化痰汤具有一定的抗炎潜力，对COPD的肺部炎症可能具有良好的治疗效果。

表5-3 清金化痰汤水提取物对CSE-LPS刺激Raw264.7细胞炎症反应的影响（$n = 3$）

组别	剂量	TNF-α（$\times 10^3$ pg/ml）
空白组	等体积纯水	8.59 ± 1.12
模型组	等体积纯水	419.08 ± 17.16[###]
DEX组	40μmol/L	210.22 ± 6.65[***]
清金化痰汤水提取物低剂量组	12.5μg/ml	414.75 ± 5.38
清金化痰汤水提取物中剂量组	25μg/ml	387.02 ± 4.26[*]
清金化痰汤水提取物高剂量组	50μg/ml	314.44 ± 9.53[**]

注：与空白组相比，[###]$P < 0.001$；与模型组相比，[*]$P < 0.05$，[**]$P < 0.01$，[***]$P < 0.001$。

（二）基于动物水平的效应研究

1.清金化痰汤水提取物对COPD模型小鼠肺功能的影响

每周监测一次小鼠肺功能变化情况。实验进行到最后一周时，小鼠肺功能的结果见表5-4。可以看出，与正常组相比，模型组小鼠的肺功能明显降低，最大吸气流量（PIFb）显著低于对照组（$P < 0.001$），提示COPD模型小鼠肺部气流受限；阳性药DEX组及清金化痰汤水提取物中、高剂量组能够部分恢复COPD模型小鼠的肺功能（$P < 0.01$或$P < 0.001$），提示清金化痰汤一定程度上能缓解小鼠气道阻塞的情况。

表5-4 清金化痰汤水提取物对COPD模型小鼠肺功能的影响（$n = 9$）

组别	剂量	PIFb（ml/s）
正常组	等体积纯水	12.40 ± 0.95
模型组	等体积纯水	6.32 ± 1.98[###]
DEX组	1mg/kg	10.56 ± 1.97[***]
清金化痰汤水提取物低剂量组	1.12g/kg	6.96 ± 1.46
清金化痰汤水提取物中剂量组	2.24g/kg	9.21 ± 1.25[**]
清金化痰汤水提取物高剂量组	4.48g/kg	10.35 ± 1.89[***]

注：与正常组相比，[###]$P < 0.001$；与模型组相比，[**]$P < 0.01$，[***]$P < 0.001$。

2.清金化痰汤水提取物对COPD模型小鼠生活状态的影响

每日观察正常对照组、COPD模型组及各给药组小鼠的一般状态。发现COPD模型组小鼠毛发黯淡、精神不佳、体重下降且呼吸较对照组困难；阳性药DEX组药物副作用较为严重，小鼠体重普遍偏低；清金化痰汤水提取物各剂量组的小鼠一般状态稍好。处死前，称量各组小鼠体重。COPD模型组小鼠体重明显低于对照组，而清金化痰汤水提取物高剂量组能恢复COPD模型小鼠的体重。

四、讨论与小结

本实验使用CSE-LPS联合诱导Beas-2b和Raw264.7两株细胞模拟肺部凋亡及炎症情况，尽可能从多方面还原COPD患者的肺部病理状况。实验结果表明，清金化痰汤在细胞水平上能维持细胞活性并显著抑制炎症水平。而COPD动物模型的研究相对较多且存在不同的模型构建方法，由于COPD的发生、发展、形态功能学改变十分复杂，常伴随着急性加重及合并症。单一的造模方法难以模拟出符合临床实际的COPD动物模型且造模时间较长，本实验我们采用复合因素（CSX+ILI）建立COPD小鼠模型，在预实验探索出合适的造模条件（烟雾刺激箱的设计、烟雾刺激量/香烟支数、烟雾刺激时间等）。检测相关指标发现清金化痰汤能改善COPD模型小鼠的肺功能，并显著改善模型小鼠的生活状态（高剂量组尤为显著），从而在动物水平上表现出清金化痰汤抑制COPD进展的效应。

本章内容围绕清金化痰汤水提取物治疗COPD的效应展开。通过给予Beas-2b细胞和Raw264.7细胞CSE-LPS联合刺激模拟COPD致病因素，在细胞水平探究清金化痰汤干预COPD的效应。实验结果证实，清金化痰汤对造模后的Beas-2b细胞具有保护作用，维持细胞活力；对造模后的Raw264.7细胞具有抗炎作用，能够抑制炎症因子TNF-α的分泌。体内通过香烟烟雾刺激结合气管滴注LPS的方式建立COPD小鼠模型，在动物水平探究清金化痰汤干预COPD的效应。肺功能及生活状态监测结果均表明清金化痰汤对COPD模型小鼠具有改善作用。

第二节　基于网络药理学的清金化痰汤
关键质量属性预测分析

本部分基于系统生物学思想，运用网络分析技术预测清金化痰汤治疗COPD的关键质量属性，为深入探讨该复方的作用特点提供重要参考。

一、实验数据库及软件

基于网络药理学方法的作用机制预测涉及拓扑分析软件和多个在线数据库的使用。软件/数据库的名称和网址如表5-5所示。

表5-5 网络药理学相关数据库

名称	网址
TCMSP	https://tcmspw.com/tcmsp.php
BATMAN-TCM	http://bionet.ncpsb.org.cn/batman-tcm/
Pubchem	https://pubchem.ncbi.nlm.nih.gov/
Swiss Target Prediction	http://swisstargetprediction.ch/
CTD	http://ctdbase.org/
DisGeNET	http://www.disgenet.org/
GeneCards	https://www.genecards.org/
STRING 11.0	https://string-db.org/
DAVID 6.8	https://david.ncifcrf.gov/
Cytoscape 3.7.1	https://cytoscape.org/

二、实验方法

（一）清金化痰汤对应的活性成分和靶点筛选

根据TCMSP数据库推荐的条件（口服生物利用度≥30%、类药性≥0.18），在数据库中分别检索黄芩、栀子、桔梗、贝母、化橘红、茯苓、桑白皮、知母、瓜蒌、甘草等十味中药的化学成分，值得注意的是，由于TCMSP数据库无法检索到麦冬的相关信息，所以麦冬的活性成分从BATMAN-TCM数据库中捕获。汇总所有成分，去除重复，获得清金化痰汤活性成分列表。从PubChem数据库中下载这些活性成分的化学结构，然后上传至Swiss Target Prediction数据库中检索，去除冗余后得到清金化痰汤活性成分对应的全部靶点。

（二）COPD疾病靶点筛选

以"Chronic obstructive pulmonary disease"为关键词，分别检索CTD数据库、DisGeNET数据库和GeneCards数据库，搜集与COPD密切相关的靶点。最终选取3个数据库检索结果的交集靶点作为COPD疾病靶点，进行后续分析。

（三）网络构建

1.成分-靶点-疾病网络

整合复方中活性成分靶点和COPD疾病靶点，筛选出二者的共有靶点，将这些共同靶点导入Cytoscape 3.7.1软件，分析成分-靶点-疾病的网络关系。

2.蛋白互作网络

蛋白质单独完成指定功能的概率很小，细胞中的生物化学过程往往由多种蛋白质共同参与。基于该事实，本研究将共同靶点导入STRING 11.0数据库寻找这些蛋白之间的相互作用关系。用Cytoscape的插件NetworkAnalyzer对节点进行拓扑分析，以中介中心性（Betweenness）和接近中心性（Closeness）均大于中值且度（Degree）大于两倍中值为筛选标准，评估各节点在全网络中的关键性，获得核心靶点。

（四）基因功能与通路的富集分析

应用DAVID 6.8数据库对核心靶点进行富集分析。GO功能分析体现靶点参与的生物学功能，包括生物过程、分子功能以及细胞组分；KEGG通路分析体现靶点参与的主要生化代谢途径。

三、实验结果

（一）靶点信息的收集及整合

通过TCMSP数据库和BATMAN-TCM数据库共搜集到清金化痰汤中243个活性化学成分，基于化合物相似性在Swiss Target Prediction数据库中预测出1090个成分靶点。同样的，运用CTD数据库、DisGeNET数据库、GeneCards数据库分别检索到19323、668、5019个与COPD相关的靶点，整合后共537个疾病靶点纳入后续分析。对比成分靶点和疾病靶点，获得136个共同靶点。提示清金化痰汤可能通过这些候选靶点对COPD发挥治疗作用。

（二）分析成分-靶点-疾病网络

应用Cytoscape 3.7.1软件分析成分-靶点-疾病的网络关系。该网络共涉及359个节点，3286条边。

（三）建立蛋白互作网络

利用STRING 11.0数据库检索上述得到的靶蛋白之间的相互作用关系。将高置信度的靶点及其结合分数导入Cytoscape 3.7.1进行拓扑分析，参考计算所得的参数值，最终确定TP53、STAT3、IL-6、MAPK1、TNF、CXCL8等26个核心靶点，表明清金化痰汤可能直接或间接作用于这些靶点从而达到治疗COPD的效果。其中多个核心靶点与细胞存活和炎症相关，提示清金化痰汤可能有较好的维持细胞活力和抗炎作用，如表5-6所示。

表5-6 预测代表性核心靶点及其生物学功能

靶点名称	生物学功能								
	调控细胞活力			参与炎症反应				调控细胞活力并参与炎症反应		其他功能
	TP53	STAT3	EGFR	IL-6	TNF	CXCL8	VEGFA	MAPK1	MAPK14	APP
	SRC	PIK3CA	STAT1	MMP9	MMP2	PTGS2	ICAM1	FGF2	SIRT1	
	CREBBP	STAT6		NFKB1	IL2	NOS3	PDGFRB			
				PPARG						

（四）核心靶点功能与通路的富集分析

将26个核心靶点输入DAVID 6.8数据库，进行GO功能富集分析，这些靶点与435个生物过程、24个细胞组分及29个分子功能相关。其中，生物过程主要富集在氮化合物代谢过程的正调控、程序性细胞死亡的调节、调控细胞死亡、细胞生物合成过程的正调控、调节凋亡、转录正调控等；细胞组分主要富集在细胞外间隙、腔上包膜、细胞器内腔、胞外区、核内腔、核仁等；分子功能主要集中在蛋白质二聚体活性、生长因子活性、序列特异性DNA结合、细胞因子活性、相同的蛋白质结合、转录因子活性等（表5-7）。KEGG富集分析涉及43条信号通路。一部分通路与癌症相关，如非小细胞肺癌、结直肠癌、胰腺癌、膀胱癌等，提示COPD可能与恶性肿瘤发病机制存在共同特征；另一部分通路与TNF、MAPK、Toll样受体、VEGF、白细胞跨内皮迁移等分子信号相关，提示清金化痰汤可能作用于这些途径的多个靶点发挥抗COPD作用（表5-8）。

表5-7 清金化痰汤治疗 COPD 分子机制的 GO 功能预测

生物过程	细胞组分	分子功能
氮化合物代谢过程的正调控	细胞外间隙	蛋白质二聚体活性
程序性细胞死亡的调节	腔上包膜	生长因子活性
调控细胞死亡	细胞器内腔	序列特异性 DNA 结合
细胞生物合成过程的正调控	胞外区	细胞因子活性
调节凋亡	核内腔	相同的蛋白质结合
转录正调控	核仁	转录因子活性

表 5-8　清金化痰汤治疗 COPD 分子机制的 KEGG 通路预测

细胞活性与炎症信号通路	癌症通路
TNF	非小细胞肺癌
Toll 样受体	结直肠癌
VEGF	胰腺癌
MAPK	膀胱癌
白细胞跨内皮迁移	

四、讨论与小结

基于药效实验结果，我们初步确定了清金化痰汤对 COPD 的治疗效应。随后采用网络药理学分析策略，预测清金化痰汤治疗 COPD 的可能关键靶点和分子机制。中药复方是中医保健和治疗疾病的主要手段[8-13]，而其显著的特点是通过多成分、多靶点发挥作用[14-20]。网络药理学[21] 已被广泛用于解析一些中药复方、单味药及单体成分的作用机制[22]。通过此次预测，我们发现清金化痰汤治疗 COPD 的主要成分可能涉及刺槐素、木犀草素、黄芩素、汉黄芩素等；关键靶点可能为 TP53、IL6、STAT3、MAPK1、TNF 等；信号通路可能涉及 MAPK 信号通路、Toll 样受体信号通路、VEGF 信号通路等。

本节内容主要围绕预测清金化痰汤治疗 COPD 的分子机制展开。采用网络药理学分析方法，以清金化痰汤和 COPD 为研究对象，构建相关网络并进行富集分析。最后得到一些可能的作用靶点（TP53、IL6、MAPK1、STAT3、TNF 等）及信号通路（MAPK 信号通路、Toll 样受体信号通路、VEGF 信号通路、TNF 信号通路等），结合前期药效的实验结果，预测清金化痰汤干预 COPD 的机制可能与抗炎和维持细胞存活有关，为后续机制研究提供参考。

第三节　基于转录组学及蛋白表达测定的作用机理研究

本节以网络药理学预测结果为基础，运用转录组测序技术分析清金化痰汤治疗 COPD 的潜在作用靶点（关键基因），并通过蛋白表达分析验证该复方作用的分子信号通路，最终揭示该复方抗 COPD 损伤的分子机制。

一、实验材料

（一）实验动物及饲养

同第二节项下"实验动物及饲养"。

（二）主要实验试剂

TruseqTM RNA sample prep Kit（批号RS-122-2001）购自Illumina公司；QuantiFluordsDNA System（批号E2670）购自Promega公司；TRIzol Reagent（批号15596-026）、SuperScript double-stranded cDNA synthesis kit（批号11917020）购自Invitrogen公司；RIPA裂解缓冲液（批号9806）购自Cell Signaling Technology公司；蛋白酶抑制剂（批号C0001）购自TargetMol公司；蛋白测定液（批号500-0205）、Marker（批号1610374）购自Bio-Rad公司；枸橼酸（pH 6.0）抗原修复液（批号G1202）、BSA（批号G5001）、苏木素染液（批号G1004）、苏木素分化液（批号G1309）、苏木素返蓝液（批号G1340）、组化试剂盒DAB显色剂（批号G1211）购自Servicebio公司；PVDF膜（批号IPFL20200）购自Millipore公司；甘氨酸（批号G8200）、Tris（批号T8060）、十二烷基硫酸钠（批号T8010）、过硫酸铵（批号977625）、吐温20（批号308P011）购自Solarbio公司；发光液（批号7E412E0）购自诺唯赞公司；5×蛋白上样缓冲液（批号P0015L）、一抗稀释液（批号P0023A）、二抗稀释液（批号P0023D）购自碧云天生物技术有限公司；正丁醇（批号100052190）、3%双氧水（批号10011208）、中性树胶（批号10004160）购自国药集团化学试剂有限公司；色谱纯甲醇（批号LS004524）、色谱纯乙腈（批号A998-4）、色谱纯甲酸（批号A118P-500）、色谱纯丙醇（批号A451-4）、色谱纯水（批号W5-4）购自Fisher公司。配制试剂：蛋白裂解液（98% RIPA裂解液 + 1%磷酸酶抑制剂 + 1%蛋白酶抑制剂（低温配制），用EP管分装后保存于-20℃）；PBST溶液（取1袋PBS粉末，加入2L超纯水超声溶解，随后加入2ml吐温20，充分搅拌，混匀后分装并置于室温保存）；5×电泳液（分别称取15.1g Tris、94g甘氨酸和5g SDS至烧杯中，加入超纯水至1000ml，超声溶解后室温保存。临用前用超纯水将其稀释5倍）；10×转膜液（分别称取30.3g Tris、150.1g甘氨酸至烧杯中，加入超纯水定容至1000ml，超声溶解后室温保存。临用前加入2倍体积甲醇和7倍体积超纯水稀释至1×，冷却后使用）；10%脱脂奶粉封闭液（称取5g脱脂奶粉于离心管中，加入PBST溶液定容至50ml，充分涡旋溶解，每次现配现用）；一抗及二抗溶液（根据抗体说明书进行稀释，-20℃保存）。抗体：anti-TNF-α（批号17590-1-AP）、anti-cleaved-Caspase-3（批号19677-1-AP）购自Proteintech公司；anti-β-actin（批号4970）购自Cell Signaling Technology公司。

（三）主要实验仪器

WG1066组化笔（Servicebio）；TSY-B脱色摇床（Servicebio）；wonbio-96c多样品冷冻研磨仪（上海万柏生物）；TMR恒温混匀仪（艾本森）；3-18KS高速低温离心机（Sigma）；Agilent 2100生物分析仪（安捷伦）；NanoDrop 2000紫外-可见分光光度计（上海基因公司）；1658003电泳仪及转膜仪（Bio-Rad）；1658001小型垂直电泳槽（Bio-Rad）；ChemiDocXRS凝胶成像分析系统（Bio-Rad）。

二、实验方法

（一）基于转录组学数据分析清金化痰汤水提取物治疗COPD的分子机制

1. RNA抽提

采用TRIzol法分别提取正常对照组、模型组以及清金化痰汤水提物组（最优剂量）小鼠肺组织中的总RNA，并使用DNase I去除基因组DNA。分别采用2100 Bioanalyser、ND-2000方法检测RNA样品质量，保证样品适合测序。

2. 文库建立和测序

RNA文库的建立涉及TruSeq™ RNA sample preparation Kit试剂盒、SuperScript double-stranded cDNA synthesis kit试剂盒和End Repair Mix试剂的使用。建库步骤包括（总RNA提取——）mRNA分离和片段化——cDNA第一链合成——cDNA第二链合成——纯化双链cDNA——末端修复——连接接头——纯化产物——PCR扩增——纯化PCR产物——文库质检。经过TBS 380（Picogreen）定量后，文库使用Illumina HiSeq xten测序平台进行高通量测序，测序读长为PE 150。

3. 测序数据质控及序列对比分析

测序完成后，通过Illumina平台将测序图像信号经CASAVA碱基识别（base calling）转换成文字信号，并将其以fastq格式储存为原始数据。使用SeqPrep（https://github.com/jstjohn/SeqPrep）及Sickle（https://github.com/najoshi/sickle）软件对原始数据进行质控，确保后续分析结果的准确性和可靠性。并通过fastx_toolkit_0.0.14软件对质控后的数据（clean data）进行统计分析，评估其质量高低。然后使用HISAT2软件比对clean data（reads）与参考基因组的序列差别，以获取用于后续转录本组装、表达量计算等的mapped data（reads）。

4. 3组样本基因表达与差异分析

利用表达定量软件RSEM分别对基因和转录本的表达水平进行定量分析,定量指标为

TPM。实验每组设计3个生物学重复，使用基于负二项分布的DESeq2软件对raw counts进行分析，基于一定的标准化处理和筛选获得比较组间表达差异的基因/转录本。

5.差异表达基因的富集分析

针对分析所得的差异基因开展下一步深入分析。采用Goatools软件进行GO富集分析，同时采用R脚本对差异表达基因进行KEGG通路富集分析。使用Fisher精确检验，当经过校正的P值（P-adjust）＜0.05时，认为GO功能以及KEGG通路存在显著富集情况。

（二）清金化痰汤水提取物对关键信号蛋白表达的影响

信号通路蛋白表达的检测有助于理解分子信号通路的活性及其在病理机制和药物治疗中的生物学意义，也是验证网络药理学机制预测和组学分析结果的重要方法。目前，通路蛋白表达的检测分为绝对定量、相对定量、半定量、定性等实验方法。预实验中运用不同分子生物学实验技术筛选上述实验方法，根据实验结果确定相对定量方法用于本研究通路蛋白的实验验证，操作步骤如下。

1.提取动物蛋白

从－80℃冰箱中取出小鼠肺组织，称重并记录，根据组织重量按比例在EP管中加入一定体积的裂解液（100mg组织：1ml裂解液），将EP管置于匀浆机中匀浆1min（50Hz）。匀浆后，取上清液转移至新的EP管中，冰上裂解30min。然后将EP管放入低温离心机中离心10min（12000r/min）。小心收集蛋白上清液，取2μl加入预装有300μl蛋白浓度测定液的EP管中，吹打混匀后吸取250μl于96孔板内测定动物样品的蛋白浓度。从各组蛋白样品中取等量的液体加入4倍体积的5×蛋白上样缓冲液，涡旋混匀，再离心至底部后将EP管置于95℃恒温金属浴加热5min，最后放入－20℃冰箱骤冷并保存。

2.制胶

根据上样体积的大小配制合适厚度胶；根据样品分组的具体情况可选择10孔或15孔梳子；根据靶蛋白分子量的大小选择适宜浓度的胶。配胶前首先固定玻璃板并检漏，制胶时先配制分离胶，待分离胶完全凝固以后再配制浓缩胶。分离胶及浓缩胶的具体配制比例参照雅酶PAGE凝胶快速制备试剂盒说明书的要求。

3.电泳分离

将已凝固的胶固定在电泳槽中，将电泳槽外侧加半量左右的电泳液，内侧加满新鲜配制的电泳液后，湿法拔出梳子后上样。将制备好的蛋白样品从－20℃冰箱中取出，冰上融化后，涡旋混匀，快速上样，加样量尽可能准确。上样完毕后将外侧电泳液补充至适当高度再接通电源进行电泳。首先低电压（60V或者80V）电泳30min，然后高电压（120V）电泳1~2h，至目的蛋白彻底分离开时即可。

4.转膜

将胶浸于预冷的转膜液中平衡10min（小分子蛋白可省略这步），依据胶的大小剪取PVDF膜并用纯甲醇浸泡饱和数秒。将胶与膜分别放于转膜夹上，注意放置方向且避免气泡产生。将转膜槽置于冰水浴中，放入转膜夹，加入转膜液，插上电极，120V转膜2~3h。综合考量待测蛋白分子量和胶的浓度后设定合适的时间。

5.封闭

转膜结束后，切断电源，取出PVDF膜，快速转移至10%脱脂牛奶中，室温下封闭60min，封闭后用PBST轻轻震荡洗涤2~3次。

6.免疫杂交

加入对应的一抗，抗体的加入量以完全淹没条带为准。然后将抗体孵育盒放置在4℃冰箱中孵育过夜。第二天回收一抗，加入适量PBST，在摇床上洗涤2~3次。洗涤结束后沥干PBST残留，加二抗室温孵育40~60min。

7.显色

二抗孵育结束后，回收二抗。PBST洗涤蛋白印迹膜2~3次，每次2min，洗涤后进行显色。显色时，取出条带适当沥干PBST，然后浸泡到显影液中数秒，即可直接显色。显色时先采用自动曝光模式，若自动曝光失败则选择手动曝光模式，显色结束后可通过调节对比度使印迹趋势明显。显色除曝光印迹外还应曝光Marker，将印迹图像与Marker图像组合即为最终结果。最后用ImageJ分析和计算目的蛋白与β-actin灰度值的比值。

三、实验结果

（一）基于转录组学分析清金化痰汤水提取物治疗COPD的分子机制

1.测序数据的质量控制及序列对比分析

对原始的测序数据进行质量控制并初步评估其质量，评估结果显示，各样本的测序碱基平均错误率均低于0.1%；Q2、Q3均大于90%；且G、C碱基的总和占比为50%左右，无碱基偏好性。由此得出这些数据质量可靠，满足后续分析要求。

接着对获得的clean data进行序列对比分析以进一步考查数据质量，提高后续分析结果的可信度。对比结果显示，所有样本的测序序列的mapping率均高于90%，说明该批次样品处理、保存得当，在实验过程中未出现污染的情况，可继续进行后续分析。

2.基因表达与差异分析

统计各样本表达量后进行均一化处理。各组样本转录组的表达情况基本相似，均一化结果良好，适用于后续的差异表达分析。以 $P\text{-value} < 0.05$ 且 $|\log_2 FC| \geqslant 1$ 为条件筛选差异基因。与正常对照组相比，COPD模型小鼠肺部有5924个基因发生明显变化（其中3075个基因显著上调，2849个基因显著下调）；与COPD模型小鼠相比，清金化痰汤组小鼠肺部有216个基因发生明显变化（其中90个基因显著上调，126个基因显著下调）。

3.差异表达基因的富集分析

对正常对照组与模型组的差异基因、模型组与清金化痰汤的差异表达基因分别进行富集分析。GO富集结果显示，正常组与模型组的差异基因主要富集在免疫球蛋白介导的免疫反应、急性炎症反应的调节、肿瘤坏死因子生物合成过程的调控、调节自然杀伤细胞的活化、肌肉收缩的负调节等生物过程，模型组与清金化痰汤组的差异基因富集的结果主要集中在免疫调控与防御反应方面。综合分析可知COPD很大程度上与免疫功能紊乱、炎症反应、肌肉收缩疲劳有关，而清金化痰汤主要通过提高机体免疫、抑制炎症达到治疗COPD的作用。

KEGG富集结果显示，对照组与模型组的差异基因及模型组与清金化痰汤组的差异基因均富集在免疫系统、传染病和一些信号转导通路上。值得注意的是，分析得到的一些显著富集的通路（如TNF信号通路、Fcε RI信号通路、B细胞受体信号通路、PLD信号通路）为研究清金化痰汤干预COPD的分子机制提供了很好的切入点。同时，这一结果进一步说明清金化痰汤在调节免疫、抗感染方面具有一定潜力，可能对COPD以外的免疫疾病和某些细菌、寄生虫传染病存在治疗效果。

（二）清金化痰汤水提取物对关键靶点及信号通路的影响

根据前面的实验结果，推断清金化痰汤对COPD模型小鼠肺部凋亡及炎症情况有改善作用（即维持细胞活力与抗炎）。因此，通过蛋白表达相对定量实验研究清金化痰汤对COPD模型小鼠肺组织cleaved-Caspase-3和TNF-α蛋白表达的影响。结果如表5-9所示，可以看出COPD模型小鼠肺组织cleaved-Caspase-3和TNF-α蛋白表达水平均高于正常组（ $P < 0.001$ ），而清金化痰汤小鼠肺组织cleaved-Caspase-3和TNF-α表达水平明显低于模型组（ $P < 0.05$ ）。

表5-9 清金化痰汤水提取物对COPD模型小鼠肺组织cleaved-Caspase-3和TNF-α蛋白表达的影响（ $n=3$ ）

组别	剂量	cleaved-Caspase-3 相对表达量	TNF-α 相对表达量
正常组	等体积纯水	0.119 ± 0.012	0.168 ± 0.041
模型组	等体积纯水	1.943 ± 0.200###	2.160 ± 0.285###

组别	剂量	cleaved-caspase-3 相对表达量	TNF-α 相对表达量
清金化痰汤水提取物低剂量组	1.12g/kg	1.991 ± 0.180	1.959 ± 0.201
清金化痰汤水提取物中剂量组	2.24g/kg	1.904 ± 0.091	1.557 ± 0.143*
清金化痰汤水提取物高剂量组	4.48g/kg	1.297 ± 0.146*	1.519 ± 0.056*

注：与空白组相比，$^{###}P < 0.001$；与模型组相比，$^{*}P < 0.05$。

四、讨论与小结

中药复方网络药理学分析内容较为宽泛，获得的结果涉及多个方面。为了准确缩小研究范围，以便确定后续机制验证的方向，进行转录组测序。转录组学数据及其相关生物信息学分析结果，可指导发现药物作用的靶点及机制[23-25]。利用高通量测序，全面获得小鼠肺组织的转录本，检测所有正在表达的基因的动态变化[26]。根据差异基因的统计结果可知，相比COPD模型组小鼠，清金化痰汤组小鼠肺部有216个基因的表达量发生显著变化，通过富集分析获得这些基因参与的重要生物通路。通过转录组学分析提示清金化痰汤可能通过调控MAPK、TNF信号通路改善COPD模型小鼠肺部凋亡（即维持气道细胞活力）及炎症情况。

综合网络药理学预测和转录组学分析结果，通过蛋白表达分析检测MAPK、TNF信号通路相关蛋白的表达水平，验证清金化痰汤通过抑制MAPK/TNF通路进而改善COPD肺部凋亡及炎症情况。

TNF-α是炎症反应过程中出现最早、最重要的炎性介质，能激活中性粒细胞和淋巴细胞，使血管内皮细胞通透性增加，调节其他组织代谢活性并促使其他细胞因子的合成和释放[27]。TNF-α在COPD、哮喘等多种肺部炎症疾病中发挥重要的作用。作为促炎细胞因子，它能增加亚细胞活性氧簇（reactive oxygen species，ROS）的生成，增强氧化应激，从而激活下游转录因子NF-κB和AP-1[28]，促进VCAM-1、ICAM-1、RAGE等促炎分子表达，引起气道炎性损伤[29]。可见TNF-α是TNF信号通路活性的特征性分子，既是影响COPD炎症进程的病理学指标，也是药物抗炎效应的重要评价指标。本研究中，清金化痰汤能显著降低COPD小鼠肺组织TNF-α的表达，说明该药物能显著抑制CSE-LPS诱导的COPD炎症病变。

Caspase家族属于半胱氨酸蛋白酶，与细胞程序化死亡（即细胞凋亡）过程密切相关。按照功能的不同分为参与白介素前体活化、参与细胞凋亡的起始、参与细胞凋亡执行三类。其中，Caspase-3属于参与细胞凋亡执行的重要蛋白酶，受其上游Caspase-2/8/9/10调控，转化为具有活性的cleaved-Caspase-3。鉴于凋亡过程在细胞活性调控中的重要意义，执行细胞凋亡的cleaved-Caspase-3可视为维持细胞活力的重要反向调控因子。本研究中，COPD小鼠肺组织cleaved-Caspase-3表达升高，意味着细胞凋亡（即细胞活性降低）参与COPD气道病变；给予清金化痰汤（尤其是高剂量）治疗后，该分子表达量显著降低，表明抗凋亡（即维持细胞活力）是清金化痰汤治疗COPD的重要生物学效应之一。

综上可知，清金化痰汤治疗COPD的生物学效应涉及多方面，抗炎信号和抗凋亡（维持细胞活力）信号是该药物重要的调控机制。

参考文献

[1] Ding S，Hou X，Yuan J，et al. Wedelolactone protects human bronchial epithelial cell injury against cigarette smoke extract-induced oxidant stress and inflammation responses through Nrf2 pathway [J]. Int Immunopharmacol，2015，29(2)：648-655.

[2] Wang C，Ding H，Tang X，et al. Effect of Liuweibuqi capsules in pulmonary alveolar epithelial cells and COPD through JAK/STAT pathway [J]. Cell Physiol Biochem，2017，43(2)：743-756.

[3] Milara J，Díaz-Platas L，Contreras S，et al. MUC1 deficiency mediates corticosteroid resistance in chronic obstructive pulmonary disease [J]. Respir Res，2018，19(1)：226.

[4] Cheng Q，Fang L，Feng D，et al. Memantine ameliorates pulmonary inflammation in a mouse model of COPD induced by cigarette smoke combined with LPS [J]. Biomed Pharmacother，2019，109：2005-2013.

[5] Croasdell Lucchini A，Gachanja NN，Rossi AG，et al. Epithelial Cells and Inflammation in Pulmonary Wound Repair [J]. Cells，2021，10(2)：339.

[6] Wang Z，Fang K，Wang G，et al. Protective effect of amygdalin on epithelial-mesenchymal transformation in experimental chronic obstructive pulmonary disease mouse [J]. Phytother Res，2019，33(3)：808-817.

[7] 詹少锋，冯立志. 益气化痰中药复方对COPD小鼠黏液高分泌及肺通气功能相关性研究 [J]. 世界中西医结合杂志，2016，11(7)：892-895.

[8] 王志，英金路. 周仲瑛教授治疗慢性阻塞性肺病的经验 [J]. 南京中医药大学学报，2013，29(6)：585-587.

[9] 高媛. 观察抗生素序贯清金化痰汤标准化治疗重症肺炎患者的临床效果 [J]. 中国标准化，2021，(2)：93-95.

[10] 黄艳霞. 清金化痰汤辨证加减治疗痰热郁肺型慢性支气管炎的疗效观察 [J]. 临床研究，2021，29(1)：126-127.

[11] 李志成，王丽彦，刘瑶，等. 清金化痰汤联合西医常规疗法治疗支气管扩张症急性加重期临床研究 [J]. 国际中医中药杂志，2020，42(6)：547-551.

[12] 黄永强. 清金化痰汤加减联合阿奇霉素治疗小儿急性支气管炎伴肺炎支原体感染临床观察 [J]. 光明中医，2020，35(12)：1899-1901.

［13］平秀琴，杨红，吴晓萍，等．清金化痰汤联合异丙托溴铵对痰热壅肺型慢性支气管炎免疫功能及血气分析指标的影响［J］．中华中医药学刊，2020，38(11)：59-62.

［14］Zhang R，Zhu X，Bai H，et al. Network pharmacology databases for traditional Chinese medicine：review and assessment［J］. Front Pharmacol，2019，10：123.

［15］张桐茂，刘炜，孔德颖．中药治疗慢性阻塞性肺疾病的作用机制研究进展［J］．现代药物与临床，2019，34(5)：1599-1604.

［16］肖中，蔡峰，许靖．清金化痰汤治疗多重耐药铜绿假单胞菌所致肺部感染的临床研究［J］．医药论坛杂志，2020，41(6)：155-158.

［17］詹少锋．益气化痰方对慢性阻塞性肺疾病小鼠气道炎症及黏液分泌的调节机制研究［D］．广州中医药大学：2015.

［18］张琼玲，李颖，肖苏萍，等．经典名方清金化痰汤的研究进展［J］．中国实验方剂学杂志，2021，27(3)：198-207.

［19］孙男．清金化痰汤对慢性阻塞性肺疾病患者气道炎症反应和黏液高分泌的影响［J］．中西医结合心血管病电子杂志，2020，8(35)：167-168.

［20］毛娅，李丹，蒋伟．清金化痰汤对慢阻肺模型大鼠气道炎症及气道粘液高分泌影响［J］．四川中医，2019，37(1)：44-47.

［21］Hopkins AL. Network pharmacology：the next paradigm in drug discovery［J］. Nat Chem Biol，2008，4(11)：682-690.

［22］陈英，冯淬灵，李根茂，等．清金化痰汤对慢性阻塞性肺疾病气道黏液高分泌模型大鼠表皮生长因子受体/MAPK信号通路的影响［J］．中国中医药信息杂志，2016，23(10)：56-62.

［23］Yan SK，Liu RH，Jin HZ，et al. "Omics" in pharmaceutical research：overview，applications，challenges，and future perspectives［J］. Chin J Nat Med，2015，13(1)：3-21.

［24］Xu G，Du F，Li Y，et al. Integrated application of transcriptomics and metabolomics yields insights into population-asynchronous ovary development in Coilia nasus［J］. Sci Rep，2016，6：31835.

［25］Hao R，Du X，Yang C，et al. Integrated application of transcriptomics and metabolomics provides insights into unsynchronized growth in pearl oyster Pinctada fucata martensii［J］. Sci Total Environ，2019，666：46-56.

［26］Crouser ED，Fingerlin TE，Yang IV，et al. Application of "omics" and systems biology to sarcoidosis research［J］. Ann Am Thorac Soc，2017，14(Supplement 6)：S445-S451.

［27］Bradley JR. TNF-mediated inflammatory disease［J］. J Pathol.，2008，214(2)：149-160.

［28］Liu T，Zhang L，Joo D，et al. NF-κB signaling in inflammation［J］. Signal Transduct Target Ther，2017，2：17023.

［29］Mukhopadhyay S，Hoidal JR，Mukherjee TK. Role of TNFalpha in pulmonary pathophysiology［J］. Respir Res.，2006，7(1)：125.

第四节　基于受体和酶活检测的清金化痰汤质量标志物研究

本节研究选取了与抗炎、解热相关的一氧化氮合酶（NOS）、环氧酶-2（COX-2）、核转录因子 κB（NF-κB）、Toll样受体（TLR4），与止咳相关的 β_2 受体，通过运用胞内钙离子荧光检测和酶抑制剂检测技术评价清金化痰汤及代表性单体成分（表5-10）给药后对受体的拮抗或激动作用以及对酶的抑制活性，从而揭示清金化痰汤通过多成分、多靶点、多途径发挥药效的作用机制，并在分子水平探究清金化痰汤的药效物质基础，为清金化痰汤质量标志物的确定提供参考。

表5-10　12个化合物信息表

编号	中文名	结构类型	化学式	化学结构式	供应商	纯度
1	黄芩苷	黄酮类	$C_{21}H_{18}O_{11}$		中国食品药品研究院	95.4%
2	栀子苷	环烯醚萜	$C_{17}H_{24}O_{10}$		中国食品药品研究院	97.1%
3	贝母素甲	生物碱	$C_{27}H_{45}NO_3$		中国食品药品研究院	96.2%
4	贝母素乙	生物碱	$C_{27}H_{43}NO_3$		中国食品药品研究院	97.7%

编号	中文名	结构类型	化学式	化学结构式	供应商	纯度
5	桑皮苷 A	苯乙醇苷	$C_{26}H_{32}O_{14}$		上海源叶生物科技有限公司	98%
6	橙皮苷	黄酮类	$C_{28}H_{34}O_{15}$		中国食品药品研究院	95.3%
7	柚皮苷	黄酮类	$C_{27}H_{32}O_{14}$		中国食品药品研究院	91.7%
8	芒果苷	双苯吡酮	$C_{19}H_{18}O_{11}$		中国食品药品研究院	98.1%
9	知母皂苷 B Ⅱ	甾体皂苷	$C_{45}H_{76}O_{19}$		中国食品药品研究院	94.5
10	桔梗皂苷 D	三萜皂苷	$C_{57}H_{92}O_{28}$		上海源叶生物科技有限公司	98%

续表

编号	中文名	结构类型	化学式	化学结构式	供应商	纯度
11	甘草酸	三萜	$C_{42}H_{62}O_{16}$	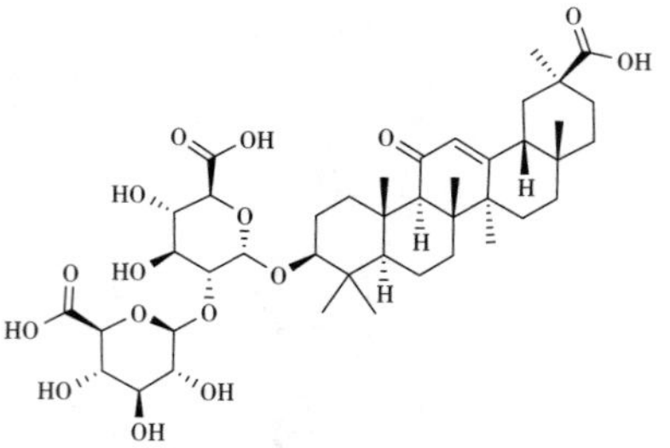	上海源叶生物科技有限公司	98%

一、仪器与材料

1. 实验仪器

实验仪器见表5-11。

表5-11 实验所用仪器

名称	型号	厂家
多功能酶标仪	FlexStation 3	Molecular Devices
多功能酶标仪	synergy2	BioTek
自动化细胞计数仪	CountstarIC1000	Countstar
Echo555	—	Labcyte
二氧化碳培养箱	Thermo	3111
低温高速离心机	Thermo	Legend RT plus
电热恒温水槽	上海精宏实验设备有限公司	DK-600
液氮储存系统	Thermo	7405
细胞计数仪	BIO-RAD	TC20
超净工作台	上海智城分析仪器制造有限公司	ZHJH-C1118B
倒置显微镜	OLYMPUS	CKX41SF
微孔板振荡器	Thermo	80913192
纳升级声波移液系统	LABCYTE	550
多功能酶标仪	PerkinElmer	ENVISION

2. 试剂及材料

实验试剂及材料见表5-12。

表 5-12　试剂与材料

名称	品牌	货号	批号
NOS 抑制剂筛选试剂盒	BioVision	K208-100	6L05K02080
环氧化酶 -2 抑制剂筛选试剂盒	上海碧云天	S0168	041421210419
TNF-α	InvivoGen	rcyc-htnfa	TCH-37-01
QUANTI-Blue^{TM}	InvivoGen	rep-qbs2	QBS-4222
CellTiter-Glo	Promega	G7573	0000424721
HEK-Dual^{TM} TNF-α 细胞株	InvivoGen	——	——
HEK-Blue hTLR4 细胞株	InvivoGen	——	——
LPS-EK	InvivoGen	tlrl-eklps	5973-42-04
DMEM 培养基	Invitrogen	11960-051	2193063
HI FBS	Gibco	10100-147C	2280547CP
L-Glutamine	Gibco	25030-081	2192721
青链霉素双抗溶液	Hyclone	SV30010	J190033
Blasticidin	Invivogen	ant-bl	BLL-41-03
Normocin	Invivogen	ant-nr-1	NOL-40-08
Zeocin	Invivogen	ant-zn-05	ZEL-42-01
TrypLE Express	Invitrogen	12605-010	2192635
DPBS	Corning	21-031-CV	21031042
胎牛血清	Biosera	FB-1058/500	016BS112
DMEM 培养基	Gibco	11965-084	2192489
透析的胎牛血清	Biosera	04-011-1A	1915484
磷酸盐缓冲液	Gibco	14190-144	2081839
遗传霉素	InvivoGen	ant-gn-5	2192375
胰酶	Gibco	25200-072	WXBD3637V
二甲亚砜	SIGMA	34869-L	3177455
Hank's 平衡盐溶液	Gibco	14025-092	2193212
4-（2- 羟乙基）-1- 哌嗪乙磺酸溶液	Gibco	15630-080	2120919
异丙肾上腺素	Selleck	S2566	04
384 孔板	Corning	3657/3764	12120000/10620053
3- 异丁基 -1- 甲基黄嘌呤	Cabiochem	410957	410957-250MGCN
cAMP 检测试剂盒	PerkinElmer	0264	2801368

二、实验方法

（一）NOS抑制实验

1.样品的制备

取适量待测定的样品，用缓冲液将化合物配制成400μmol/L和40μmol/L检测浓度的溶液（终浓度为100μmol/L和10μmol/L），将清金化痰汤物质基准粉末制成4mg/ml检测浓度的溶液（终浓度为1mg/ml），用缓冲液5倍连续梯度稀释8个点。以DPI（nordihydroguaiaretic acid，NDGA）为阳性对照，以200μmol/L的起始浓度（终浓度50μmol/L），用缓冲液5倍连续梯度稀释8个点。

2.试剂盒准备

（1）酶制备 向装有酶的管中加入400μl的NOS Dilution Buffer，冰浴操作。

（2）NOS阳性抑制剂制备 用NOS Dilution Buffer以1∶5稀释，冰浴操作。

（3）NOS Cofactor1制备 用110μl dH$_2$O重建，得到10mmol/L储存液，用dH$_2$O以1∶6稀释得到1.66mmol/L工作液，冰浴操作。

（4）NOS Cofactor2制备 用dH$_2$O以1∶100稀释得工作液，冰浴操作。

（5）Nitrate Reductase制备 加入1.1ml缓冲液重建，冰浴操作。

（6）Enhancer制备 加入1.2ml缓冲液重建，冰浴操作。

（7）Reaction Mix制备

Diluted NOS Cofactor 1	3μl
Diluted NOS Cofactor 2	1μl
NOS Substrate	2μl
Nitrate Reductase	5μl

3.样品检测

（1）使用96孔白板设置对照孔和样品孔，并按表5-13依次加入样品和各溶液。加入待测样品后，混匀，室温孵育15min。

表5-13 样品和溶液加入量表

样品和溶液	缓冲液	酶	待测样品
空白对照组	30μl	—	—
100%酶活性对照组	26μl	4μl	
DPI阳性抑制剂对照组	16μl	4μl	10μl
样品组	16μl	4μl	10μl

（2）各孔加入 Reaction Mix 液 10μl，混匀37℃孵育1h。

（3）各孔加入110μl缓冲液，随后再加入5μl enhancer，混匀，室温孵育10min。

（4）各孔加入10μl Probe，混匀，室温孵育10min。

（5）各孔加入5μl NaOH，混匀，室温孵育10min后进行荧光测定。激发波长为360nm，发射波长为450nm。

4.计算

计算每个样品的抑制百分率。计算公式如下：

抑制率（%）=（$RFU_{100\%酶活性对照}$−$RFU_{样品}$）/（$RFU_{100\%酶活性对照}$−$RFU_{空白对照}$）×100%

（二）COX-2抑制实验

1.样品的制备

取适量待测定的样品，用DMSO将化合物配制成2000μmol/L和200μmol/L检测浓度的溶液（终浓度为100μmol/L和10μmol/L），用DMSO将清金化痰汤物质基准粉末配制成20mg/ml检测浓度的溶液（终浓度为1mg/ml），在DMSO中5倍连续稀释8个点。以塞来昔布为阳性对照，以100μmol/L为起始浓度（终浓度5μmol/L），在DMSO中5倍连续梯度稀释8个点。

2.试剂盒准备

（1）融解除rhCOX-2以外的其他所有试剂至室温，略离心使溶液沉淀至管底，再混匀备用。COX-2 Probe、COX-2 Cofactor（50×）和COX-2 Substrate（50×）配制在DMSO中，可于37℃水浴0.5~2min促进融解。使用完毕后宜立即-20℃避光保存。

（2）COX-2 Cofactor工作液的配制　按照每个样品需要5μl COX-2 Cofactor工作液的比例配制适量的COX-2 Cofactor工作液。取适量的COX-2 Cofactor（50×），按照1∶49的比例用COX-2 Assay Buffer稀释。例如4μl COX-2 Cofactor（50×）加入196μl COX-2 Assay Buffer配制成200μl COX-2 Cofactor工作液。配制好的COX-2 Cofactor工作液可4℃存放，仅限当日使用。

（3）COX-2工作液的配制　按照每个样品需5μl COX-2工作液的比例配制适量的COX-2工作液。取适量的rhCOX-2（25×），按照1∶24的比例用COX-2 Assay Buffer稀释。例如8μl rhCOX-2（25×）加入192μl COX-2 Assay Buffer配制成200μl COX-2工作液。配制好的COX-2工作液可在冰浴上暂时保存，1h内酶活性基本稳定。注：所有涉及COX-2的操作应在冰上进行。

（4）COX-2 Substrate工作液的配制　按照每个样品需5μl COX-2 Substrate工作液的比例配制适量的COX-2 Substrate工作液。取适量的COX-2 Substrate（50×），加入等体积的Substrate Buffer，充分涡旋混匀，该混合物再按照1∶24的比例用Milli-Q级纯水或重蒸水稀释，充分涡旋混匀。例如20μl COX-2 Substrate（50×）加入20μl Substrate Buffer，涡旋混匀后，再加入960μl Milli-Q级纯水或重蒸水，再充分涡旋混匀，最终获得1ml COX-2 Substrate工作液。配制好的COX-2 Substrate工作液可在冰浴上暂时保存，1h内较为稳定。注：COX-2 Substrate工作液也可在样品检测时37℃孵育10min的过程中配制。

3.样品检测

（1）使用96孔黑板设置对照孔和样品孔，并按表5-14依次加入样品和各溶液。加入待测样品后，混匀，37℃孵育10min。

表5-14　样品和溶液加入量表

样品和溶液	空白对照	100%酶活性对照	阳性抑制剂对照	样品
COX-2 Assay Buffer	80μl	75μl	75μl	75μl
COX-2 Cofactor 工作液	5μl	5μl	5μl	5μl
COX-2 工作液	—	5μl	5μl	5μl
样品溶剂	5μl	5μl	—	—
Celecoxib 溶液	—	—	5μl	—
待测样品	—	—	—	5μl

（2）各孔加入COX-2 Probe 5μl。

（3）各孔快速加入COX-2 Substrate工作液5μl，混匀。

注：加入COX-2 Substrate工作液后反应即开始，如果孔数较多，可以在低温操作或使用排枪操作以减小各孔间加入COX-2 Substrate工作液的时间差而导致的误差，混匀也可以在培养板振荡器上进行。

（4）37℃避光孵育5分钟后进行荧光测定。激发波长为560nm，发射波长为590nm。

4.计算

计算每个样品孔和空白对照孔的平均荧光值，可分别记录为RFU空白对照、RFU100%酶活性对照、RFU阳性抑制剂对照和RFU样品。RFU，Relative Fluorescence Unit。计算每个样品的抑制百分率。

计算公式如下：

$$抑制率(\%) = \frac{RFU_{100\%酶活性对照} - RFU_{样品}}{(RFU_{100\%酶活性对照} - RFU_{空白对照})} \times 100\%$$

（三）TNF-α诱导的NF-κB抑制活性测试

1.样品的制备

将清金化痰汤及化合物用DMSO配制一定浓度的母液，然后手动稀释将样品加入到细胞板。化合物最终给药浓度为 100μmol/L 和 10μmol/L，清金化痰汤最高给药浓度 1000μg/ml，按 5 倍浓度梯度稀释，共 8 个浓度，每个浓度 2 复孔。参考化合物 TNF-α 最高浓度为 1000ng/ml，3 倍梯度稀释，共 9 个浓度，每个浓度 2 复孔。样品检测孔每孔加入 10μl 样品，阴性对照孔（NC）和阳性对照孔（PC）每孔加入 10μl 培养基。DMSO 的终浓度为 0.5%。

2.细胞铺板

将 80μl HEK-Dual™ TNF-α 细胞种于已经加好待测样品的 96 孔板中，50,000 细胞/孔，将样品和细胞在 37℃、5% CO_2 培养箱共孵育 2h。

3.加入激动剂

激动剂 TNF-α 的检测终浓度为 1000ng/ml，3 倍梯度稀释，共 9 个浓度。阳性对照孔加入 10μl 培养基，其余每孔加入 10μl 200 ng/ml 的 TNF-α。离心后在 37℃、5% CO_2 培养箱共孵育 24h。每孔 TNF-α 的终浓度为 20 ng/ml。

4.样品抑制率检测

每孔取 20μl 细胞上清，加入含有 180μl QUANTI-Blue™ 试剂的实验板中，37℃ 孵育 1h 之后，用多功能酶标仪 Flexstation 3 检测 650nm 的吸光度值（OD_{650}）。

5.细胞活性检测

按照 Celltiter-Glo 说明书方法操作，化学发光信号（RLU）用多功能酶标仪 synergy2 检测。

6.数据分析

（1）化合物抑制活性　化合物抑制活性百分率计算公式如下：化合物抑制活性 % 值用 GraphPad Prism 软件分析，并拟合化合物剂量效应曲线，计算化合物对细胞的 IC_{50} 值。

$$化合物抑制活性\%= \frac{OD_{650\,化合物} - OD_{650\,NC}}{OD_{650\,PC} - OD_{650\,NC}} \times 100\%$$

（2）TNF-α 激活活性　TNF-α 激活活性百分率计算公式如下：TNF-α 激活活性百分率值用 GraphPad Prism 软件分析，并拟合化合物剂量效应曲线，计算 TNF-α 对细胞的 EC_{50} 值。

$$化合物活性\% = \frac{OD_{650\,化合物} - OD_{650\,PC}}{OD_{650\,NC} - OD_{650\,PC}} \times 100\%$$

（3）细胞活性检测　细胞活性百分率计算公式如下。细胞活性 % 值用 GraphPad Prism 软件分析，并拟合化合物剂量效应曲线，计算化合物对细胞的 CC_{50} 值。

细胞活性 % = $RLU_{化合物}$ / RLU_{PC} × 100%

细胞毒性%=100%-细胞活性%

（4）排除细胞毒性的影响后的活性值计算公式如下：

"真实细胞活性"或"细胞活性"=抑制率%-（1-细胞活力%）

（四）TLR4拮抗活性测试

1.样品的制备

将清金化痰汤及化合物用DMSO配制成一定浓度的母液，然后手动稀释将样品加入到细胞板。化合物1-11（见表5-10编号）最终给药浓度为100μmol/L和10μmol/L，共2个浓度，每个浓度2复孔；清金化痰汤最高给药浓度为1000μg/ml，5倍浓度梯度稀释，共8个浓度，每个浓度2复孔。参考化合物LPS-RS最高浓度为1000ng/ml，3倍浓度梯度稀释，共9个浓度，每个浓度2复孔。样品检测孔每孔加入10μl样品，阴性对照孔（NC）和阳性对照孔（PC）每孔加入10μl培养基，阳性对照孔（PC）每孔加入10μg/ml的LPS-RS 10μl。DMSO终浓度为0.5%。

2.细胞铺板

将80μl HEK-Blue^{TM} hTLR4细胞种于已经加好待测样品的96孔板中，50000细胞/孔。将样品和细胞在37℃、5% CO_2培养箱共孵育2h。

3.加入激动剂

每孔加入1ng/ml的LPS-EK 10μl。离心后在37℃、5% CO_2培养箱共孵育24h。每孔LPS-EK的终浓度为0.1 ng/ml。

4.样品抑制率检测

每孔取20μl细胞上清，加入含有180μl QUANTI- Blue^{TM}试剂的实验板中，37℃孵育1h之后，用多功能酶标仪Flexstation 3检测650nm的吸光度值（OD_{650}）。

5.细胞活性检测

按照Celltiter-Glo说明书的方法操作，化学发光信号（RLU）用多功能酶标仪Flexstation 3检测。

6.数据分析

同NF-κB实验数据分析方法。

（五）$β_2$激动实验

1.样品的制备

制备1-11号样品（表5-10）2个浓度，每个浓度2复孔，给药浓度分别为100μmol/L、

10μmol/L；清金化痰汤8个浓度2复孔，起始给药浓度为2000μg/ml，3倍浓度梯度稀释，浓度分别为2000μg/ml，666.67μg/ml，222.22μg/ml，74.07μg/ml，24.69μg/ml，8.23μg/ml，2.74μg/ml，0.91μg/ml；阳性对照选用异丙肾上腺素（Isoproterenol）。

2.化合物的处理

用纳升级声波移液系统将100×化合物转移至检测板中（化合物体积100nl）。

3.细胞的处理

（1）从液氮储存系统里取出细胞HEK293/β_2稳转细胞株，于37℃电热恒温水槽中快速融化后，用移液器转移细胞悬液至15ml离心管中，并补加10ml完全培养基（DMEM培养基+10%胎牛血清+500μg/ml遗传霉素）。

（2）1000 r/min离心4min后弃上清液，用5ml完全培养基重悬细胞沉淀后，转移至T75培养瓶中，补加15ml培养基，放置在37℃、5%二氧化碳培养箱中培养。细胞传代1次后用于该细胞实验。

（3）细胞密度达到80%~90%时，弃培养基并用5ml磷酸盐缓冲液清洗细胞。

（4）移去磷酸盐缓冲液，加入2ml胰酶（0.25%），置37℃二氧化碳培养箱2~5min。

（5）加10ml培养基收集细胞，1000r/min×4min，离心弃上清液。

（6）用Stimulation Buffer将细胞悬液调整到合适的密度。

4.反应

（1）取10μl细胞溶液转移到检测板上，600r/min离心3min，室温孵育60min。

（2）在平板上加入cAMP检测试剂盒中的5μl 4×Eu-cAMP示踪液和5μl 4×ULight™-anti-cAMP液，600r/min离心3min，室温孵育60min。

（3）在多功能酶标仪上读取cAMP信号，用GraphPad Prism处理数据。

5.计算

1. Z factor：$Z=1-3\times(SD_{max}+SD_{min})/(MEAN_{max}-MEAN_{min})$

2. %Activation $=100\%\times($ Raw data－Min $)/($ Max－Min $)$

EC_{50}[log（agonist）vs.response-Variableslope]：$Y=Bottom+(Top-Bottom)/(1+10^{\wedge}[(logEC_{50}-X)\times HillSlope])$

三、实验结果

（一）NOS实验结果

1.阳性抑制剂DPI对NOS的剂量效应

通过多浓度梯度给药，得到了阳性抑制剂对NOS的抑制率曲线（表5-15，图5-3），计算得到IC$_{50}$值为116.4nmol/L。

表5-15　阳性抑制剂DPI对NOS的抑制率

浓度（nmol/L）	抑制率（%）		平均值（%）	SD
50000	106.86	92.32	99.59	10.28
10000	80.55	91.86	86.20	7.99
2000	80.14	86.60	83.37	4.57
400	61.72	73.49	67.61	8.32
80	55.64	43.15	49.40	8.83
16	19.79	29.84	24.81	7.11
3.2	−1.30	5.01	1.85	4.46
0.62	2.67	−3.36	−0.35	4.26

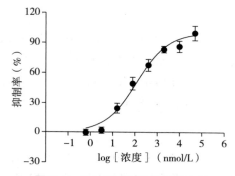

图5-3　DPI对NOS抑制率曲线

2.清金化痰汤及化合物对NOS的抑制活性

清金化痰汤及化合物对NOS抑制活性实验结果见表5-16、表5-17、图5-4）。由结果可知，清金化痰汤在200μg/ml、1000μg/ml给药浓度下对该NOS酶具有较弱的抑制活性。黄芩苷、芒果苷在100μmol/L给药浓度下的抑制率分别为78.42%和84.11%，对该酶都有显著抑制活性；贝母素甲、柚皮苷在100μmol/L，栀子苷在10μmol/L给药浓度下，抑制率分别为11.24%、24.43%和22.46%，对该酶有较弱抑制活性。

表5-16　清金化痰汤对NOS的抑制率

浓度（μg/ml）	抑制率（%）		平均值（%）	SD
1000	27.41	37.36	32.38	7.04
200	18.78	10.32	14.55	5.98
40	0.19	−13.39	−6.60	9.60
8	−24.64	−21.14	−22.89	2.48
1.6	2.60	−5.55	−1.47	5.77

续表

浓度（μg/ml）	抑制率（%）		平均值（%）	SD
0.32	−11.54	4.45	−3.54	11.30
0.064	2.69	17.42	10.06	10.42
0.0128	3.24	−2.84	0.20	4.30

表 5-17　各化合物对 NOS 的抑制率

化合物名称	浓度（μmol/L）	抑制率（%）		平均值（%）	SD
黄芩苷	100	73.10	83.74	78.42	7.53
	10	0.14	5.14	2.64	3.54
栀子苷	100	1.37	−4.04	−1.34	3.82
	10	17.68	27.23	22.46	6.76
贝母素甲	100	16.91	5.57	11.24	8.02
	10	−3.58	−15.18	−9.38	8.20
贝母素乙	100	−29.62	−20.68	−25.15	6.33
	10	−22.51	−11.57	−17.04	7.74
桑皮苷 A	100	−53.19	−42.72	−47.96	7.41
	10	−32.55	−46.14	−39.35	9.60
橙皮苷	100	−5.64	4.03	−0.81	6.83
	10	−10.26	−18.91	−14.58	6.12
柚皮苷	100	19.17	29.69	24.43	7.44
	10	−9.94	4.51	−2.72	10.22
芒果苷	100	86.13	82.09	84.11	2.86
	10	1.95	−5.89	−1.97	5.54
知母皂苷 B II	100	−35.72	−33.47	−34.60	1.59
	10	−17.87	−4.29	−11.08	9.60
桔梗皂苷 D	100	−23.31	−8.40	−15.85	10.54
	10	−6.17	−20.33	−13.25	10.01
甘草酸	100	−13.56	−10.08	−11.82	2.46
	10	−29.47	−36.36	−32.91	4.87

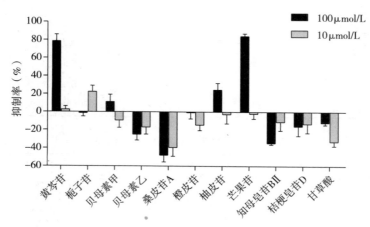

图 5-4　各化合物对 NOS 抑制率结果

（二）COX-2实验结果

1.阳性抑制剂塞来昔布对COX-2的剂量效应

通过多浓度梯度给药，得到了阳性抑制剂塞来昔布对COX-2的抑制率曲线（表5-18，图5-5），计算得到 IC_{50} 值为7.40nmol/L。

表 5-18　阳性抑制剂塞来昔布对 COX-2 的抑制率

浓度（nmol/L）	抑制率（%）		平均值（%）	SD
5000	118.47	114.26	116.36	2.97
1000	101.45	92.27	96.86	6.49
200	93.56	90.10	91.83	2.45
40	79.62	79.21	79.41	0.29
8	46.99	35.57	41.28	8.08
1.6	33.48	23.53	28.50	7.04
0.32	17.20	15.51	16.36	1.20
0.064	11.66	14.44	13.05	1.96

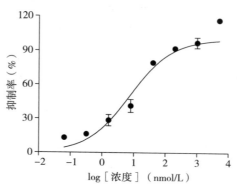

图 5-5　塞来昔布对 COX-2 抑制率曲线

2.清金化痰汤及化合物对COX-2的抑制活性

清金化痰汤及化合物对COX-2的抑制活性实验结果见表5-19、表5-20、图5-6、图5-7。结果发现，清金化痰汤对COX-2有显著抑制活性，其IC_{50}为3.67μg/ml。黄芩苷、芒果苷、桑皮苷A在100μmol/L和10μmol/L浓度下，对COX-2抑制率分别为97.53%、71.89%，124.47%、107.52%和107.68%、29.11%，都显示出较强的抑制作用，且呈现浓度依赖。橙皮苷在100μmol/L高浓度下对COX-2抑制率为62.01%，也具有一定的抑制活性作用；贝母素甲、贝母素乙在100μmol/L时的抑制率分别为22.92%和36.79%，对该酶具有较微弱的抑制作用。

表 5-19　清金化痰汤对 COX-2 抑制率

浓度（μg/ml）	抑制率（%）		平均值（%）	SD
1000.000	129.10	125.86	127.48	2.29
200.000	117.00	115.06	116.03	1.37
40.000	104.32	107.84	106.08	2.49
8.000	65.39	76.08	70.74	7.56
1.600	27.37	21.82	24.60	3.93
0.320	14.22	7.51	10.86	4.75
0.064	−2.55	4.52	0.98	5.00
0.013	−6.50	−2.00	−4.25	3.18

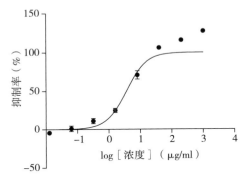

图 5-6　清金化痰汤对 COX-2 的抑制率曲线

表 5-20　各化合物对 COX-2 抑制率

化合物名称	浓度（μmol/L）	抑制率（%）		平均值（%）	SD
黄芩苷	100	101.73	93.32	97.53	5.95
	10	67.50	76.28	71.89	6.21
栀子苷	100	−13.26	−10.22	−11.74	2.15
	10	−14.52	2.78	−5.87	12.24

化合物名称	浓度（μmol/L）	抑制率（%）		平均值（%）	SD
贝母素甲	100	20.90	24.94	22.92	2.86
	10	11.68	11.74	11.71	0.04
贝母素乙	100	39.35	34.23	36.79	3.62
	10	10.04	3.41	6.72	4.69
桑皮苷A	100	110.31	105.05	107.68	3.72
	10	33.58	24.65	29.11	6.32
橙皮苷	100	59.12	64.90	62.01	4.09
	10	20.81	13.50	17.15	5.17
柚皮苷	100	−12.21	−11.51	−11.86	0.50
	10	−20.09	−14.31	−17.20	4.09
芒果苷	100	125.78	123.16	124.47	1.85
	10	110.07	104.96	107.52	3.61
知母皂苷BⅡ	100	−29.39	−33.77	−31.58	3.10
	10	−24.39	−33.14	−28.76	6.19
桔梗皂苷D	100	−21.50	−27.14	−24.32	3.99
	10	−16.42	−7.34	−11.88	6.42
甘草酸	100	−9.14	−13.79	−11.46	3.29
	10	−5.13	−9.46	−7.30	3.06

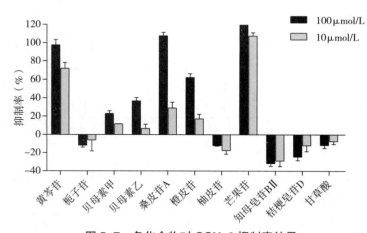

图 5-7　各化合物对 COX-2 抑制率结果

（三）NF-κB实验结果

1.阳性激动剂TNF-α对NF-κB的剂量效应

通过多浓度梯度给药，得到了阳性激动剂TNF-α对NF-κB的激动结果及细胞存活率见表5-21、图5-8，计算得到EC$_{50}$值为5.13ng/ml，CC$_{50}$值为＞1000ng/ml。

表5-21　TNF-α 对 NF-κB 的诱导活性和细胞存活率结果

浓度（ng/ml）	激动率（%）				细胞存活率（%）			
	数据1	数据2	平均值	SD	数据1	数据2	平均值	SD
1000	1.1	−31.1	−15	16.1	96.1	87	91.55	4.55
333.3	−21.9	−33.3	−27.6	5.7	98.8	92.8	95.8	3
111.1	−18.6	−23.3	−20.95	2.35	102.3	99.2	100.75	1.55
37.04	1.5	21.2	11.35	9.85	105.1	94.2	99.65	5.45
12.35	22.2	−2.8	9.7	12.5	108.1	98.4	103.25	4.85
4.115	49.2	42.4	45.8	3.4	103.4	104.3	103.85	0.45
1.372	83.4	76.1	79.75	3.65	107.5	102.2	104.85	2.65
0.457	95.4	91.2	93.3	2.1	105.4	103.7	104.55	0.85
0.152	98.9	96.5	97.7	1.2	103.5	101	102.25	1.25

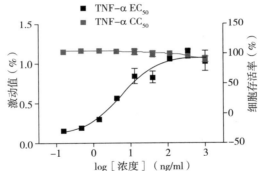

图5-8　TNF-α 对 NF-κB 的激动结果及细胞存活率曲线

2.清金化痰汤及化合物对NF-κB的抑制活性

本研究中，样品抑制活性检测同时平行检测样品对HEK-Dual^{TM} TNF-α 细胞株的细胞毒性。清金化痰汤对TNF-α 诱导的NF-κB抑制活性结果见表5-22，分析发现，清金化痰汤在1000μg/ml浓度下对NF-κB抑制率为56.5%，有显著抑制活性，但细胞存活率为68.6%，有一定细胞毒性作用，因此推测其活性部分是由细胞毒性引起，而清金化痰汤在200μg/ml浓度下对NF-κB抑制率为11.9%，有较微弱抑制作用，且无细胞毒性（细胞存活率为104.1%）。因此推测，清金化痰汤对NF-κB有潜在的较弱抑制作用。

化合物对TNF-α 诱导的 NF-κB 的抑制活性结果见表5-23、图5-9。黄芩苷在100μmol/L和10μmol/L测试浓度条件下，对TNF-α 诱导的 NF-κB 抑制活性分别为23.3%和−9.7%，表现出剂量效应抑制活性；但同时该化合物在100μmol/L和10μmol/L对HEK-Dual^{TM} TNF-α 的细胞毒性分别为31.0%和2.2%，说明该化合物的活性是由化合物细胞毒性造成的。桔梗皂苷D在100μmol/L时对TNF-α 诱导的NF-κB表现出108.8%

的抑制活性，但其同时表现出98.9%的细胞毒性，说明该活性是由于细胞毒性引起的。贝母素乙在100μmol/L和10μmol/L时对TNF-α诱导的NF-κB表现出29.9%和-2.4%的抑制活性，表现明显的剂量效应，且同时未表现出明显的细胞毒性，说明该化合物对TNF-α诱导的NF-κB有抑制活性。其他化合物在测试浓度条件下均无明显活性，且未表现明显的剂量效应。

表5-22　清金化痰汤对NF-κB的抑制率及细胞存活率

浓度（μg/ml）	抑制率（%）				细胞存活率（%）			
	数据1	数据2	平均值	SD	数据1	数据2	平均值	SD
1000	81.2	31.8	56.5	35.0	67.0	70.3	68.6	2.3
200.0	18.5	5.3	11.9	9.3	105.2	103.0	104.1	1.6
40.00	-0.1	-11.9	-6.0	8.3	111.4	113.0	112.2	1.2
8.000	-8.7	-17.9	-13.3	6.5	112.7	109.2	110.9	2.5
1.600	-6.7	-17.5	-12.1	7.6	115.3	107.8	111.5	5.3
0.320	-8.6	-19.2	-13.9	7.5	112.9	109.5	111.2	2.4
0.064	-7.9	-21.4	-14.7	9.5	110.4	110.3	110.4	0.1
0.013	-8.8	-21.6	-15.2	9.0	111.5	107.9	109.7	2.6

表5-23　化合物对NF-κB的抑制率及细胞存活率

化合物	浓度（μmol/L）	抑制率（%）				细胞存活率（%）			
		数据1	数据2	平均值	SD	数据1	数据2	平均值	SD
黄芩苷	100	34.6	11.9	23.3	16.0	66.0	71.9	69.0	4.2
	10	-6.4	-12.9	-9.7	4.6	98.5	97.1	97.8	1.0
栀子苷	100	-5.1	-16.9	-11.0	8.3	97.8	106.9	102.3	6.4
	10	-2.4	-4.2	-3.3	1.3	107.9	106.1	107.0	1.3
贝母素甲	100	17.1	-1.5	7.8	13.2	98.0	107.8	102.9	6.9
	10	-3.0	-8.1	-5.5	3.6	110.2	110.8	110.5	0.4
贝母素乙	100	37.4	22.4	29.9	10.6	91.5	99.7	95.6	5.8
	10	-0.4	-4.3	-2.4	2.8	108.7	107.2	108.0	1.1
桑皮苷A	100	-8.7	-21.6	-15.2	9.1	106.9	114.3	110.6	5.2
	10	-10.5	-18.4	-14.4	5.5	114.2	112.7	113.5	1.1
柚皮苷	100	-2.8	-21.6	-12.2	13.3	101.5	110.9	106.2	6.6
	10	-10.6	-16.5	-13.5	4.2	111.7	111.8	111.7	0.1
橙皮苷	100	1.2	-9.2	-4.0	7.4	104.7	110.0	107.4	3.7
	10	-5.2	-13.1	-9.1	5.6	110.1	108.6	109.4	1.0

续表

化合物	浓度 （μmol/L）	抑制率（%）				细胞存活率（%）			
		数据1	数据2	平均值	SD	数据1	数据2	平均值	SD
芒果苷	100	−5.9	−17.8	−11.9	8.4	104.7	113.1	108.9	5.9
	10	−12.2	−13.5	−12.9	0.9	111.9	107.5	109.7	3.1
知母皂苷 B Ⅱ	100	−10.4	−18.8	−14.6	5.9	102.9	110.1	106.5	5.1
	10	−11.2	−15.8	−13.5	3.3	109.6	107.1	108.4	1.8
桔梗皂苷 D	100	109.0	108.7	108.8	0.2	1.0	1.2	1.1	0.1
	10	−4.3	−14.6	−9.5	7.2	98.0	96.9	97.4	0.7
甘草酸	100	−3.8	−18.0	−10.9	10.0	100.9	106.3	103.6	3.9
	10	−4.7	−9.3	−7.0	3.3	105.8	105.6	105.7	0.1

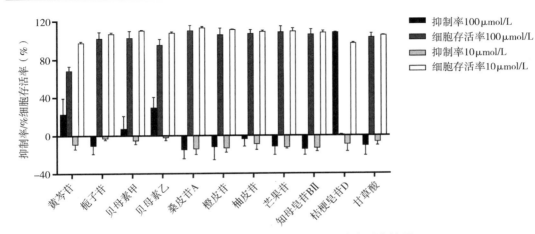

图 5-9　化合物对 NF-κB 抑制率及细胞存活率结果

（四）TLR4实验结果

1.阳性拮抗剂LPS-RS对TLR4的剂量效应

通过多浓度梯度给药，得到了阳性拮抗剂LPS-RS对TLR4的拮抗结果及细胞存活率（表5-24，图5-10），计算得到IC_{50}值为8.479ng/ml，并显示了明显的剂量效应曲线，说明本实验结果可靠。

表 5-24　LPS-RS 对 TLR4 的拮抗作用及细胞存活率

浓度 （ng/ml）	抑制率（%）				细胞存活率（%）			
	数据1	数据2	平均值	SD	数据1	数据2	平均值	SD
1000	105.5	105.0	105.2	0.4	109.3	101.8	105.6	5.3
333.3	103.9	99.5	101.7	3.1	120.5	103.5	112.0	12.0

续表

浓度 (ng/ml)	抑制率（%）				细胞存活率（%）			
	数据1	数据2	平均值	SD	数据1	数据2	平均值	SD
111.1	102.8	95.7	99.3	5.0	115.5	106.6	111.0	6.2
37.04	93.4	81.4	87.4	8.5	114.2	107.8	111.0	4.5
12.35	57.2	45.0	51.1	8.6	107.3	104.0	105.7	2.4
4.115	34.8	19.9	27.3	10.6	122.5	113.0	117.7	6.7
1.372	24.0	10.8	17.4	9.3	112.8	103.2	108.0	6.8
0.457	15.4	−14.4	0.5	21.1	99.9	105.7	102.8	4.0
0.152	−9.9	−17.3	−13.6	5.2	100.0	104.1	102.0	2.9

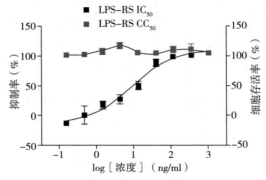

图 5-10　LPS-RS 对 TLR4 的拮抗作用及细胞存活率曲线

2.清金化痰汤及化合物对TLR4的拮抗活性

清金化痰汤及化合物的拮抗活性见表5-25和表5-26和图5-11。本研究中，样品拮抗活性检测同时平行检测样品对 HEK-Blue^{TM} hTLR4细胞株的细胞毒性。分析结果可知，清金化痰汤在各给药浓度下均未表现出明显的细胞毒性，在1000μg/ml浓度下，对hTLR4的抑制活性为23.8%，显示较弱拮抗作用。

除化合物桔梗皂苷D外，其他化合物在100μmol/L和10μmol/L测试浓度条件下，均未表现出细胞毒性。黄芩苷在100μmol/L和10μmol/L测试浓度条件下，对hTLR4的抑制活性分别为29.5%和3.8%，表现出剂量效应抑制活性，说明黄芩苷对hTLR4有抑制活性。桔梗皂苷D在100μmol/L时对hTLR4表现出121.1%的抑制活性，但其同时表现出99%的细胞毒性，说明该活性是由于细胞毒性引起的，桔梗皂苷D在10μmol/L时对hTLR4无明显的抑制活性。其他化合物在测试浓度条件下均无明显活性，且未表现明显的剂量效应。

表 5-25　清金化痰汤对 TLR4 拮抗活性及细胞存活率

浓度（μg/ml）	抑制率（%）				细胞存活率（%）			
	数据 1	数据 2	平均值	SD	数据 1	数据 2	平均值	SD
1000	29.5	18.1	23.8	8.0	100.0	96.3	98.1	2.7
200.0	−14.9	−25.5	−20.2	7.5	118.8	113.3	116.0	3.9
40.00	−18.5	−22.1	−20.3	2.5	119.0	116.3	117.7	1.9
8.000	10.4	−1.2	4.6	8.2	112.6	115.5	114.0	2.0
1.600	19.3	5.5	12.4	9.7	116.8	115.2	116.0	1.1
0.320	8.7	9.4	9.0	0.5	122.5	123.8	123.1	0.9
0.064	16.4	2.6	9.5	9.7	114.4	109.2	111.8	3.7
0.013	17.8	−2.4	7.7	14.3	107.5	102.4	105.0	3.5

表 5-26　各化合物对 TLR4 拮抗活性及细胞存活率

化合物	浓度（μmol/L）	抑制率（%）				细胞存活率（%）			
		数据 1	数据 2	平均值	SD	数据 1	数据 2	平均值	SD
黄芩苷	100	29.6	29.5	29.5	0.1	100.8	106.7	103.8	4.1
	10	0.9	6.6	3.8	4.0	114.7	121.3	118.0	4.7
栀子苷	100	−16.1	−10.7	−13.4	3.8	102.9	121.1	112.0	12.9
	10	5.6	3.6	4.6	1.4	112.8	110.8	111.8	1.4
贝母素甲	100	−19.3	−11.0	−15.1	5.8	99.5	120.5	110.0	14.8
	10	19.2	3.1	11.2	11.4	116.1	114.0	115.1	1.5
贝母素乙	100	−16.9	−17.7	−17.3	0.6	109.3	103.2	106.2	4.3
	10	17.7	3.3	10.5	10.2	108.6	110.9	109.8	1.6
桑皮苷 A	100	−18.1	−4.3	−11.2	9.7	110.0	117.6	113.8	5.4
	10	9.4	9.0	9.2	0.3	104.5	114.6	109.5	7.1
橙皮苷	100	−4.6	−5.3	−5.0	0.5	123.1	104.8	114.0	13.0
	10	12.1	−8.3	1.9	14.4	117.6	114.9	116.2	1.9
柚皮苷	100	2.2	3.7	3.0	1.1	120.2	111.5	115.8	6.1
	10	9.8	10.6	10.2	0.6	117.5	118.4	117.9	0.6
芒果苷	100	1.6	6.9	4.3	3.8	125.3	110.7	118.0	10.3
	10	17.2	1.8	9.5	10.9	116.1	113.1	114.6	2.1
知母皂苷 B II	100	−15.2	−1.9	−8.5	9.3	116.4	104.0	110.2	8.8
	10	1.5	−0.6	0.4	1.5	116.1	106.1	111.1	7.1
桔梗皂苷 D	100	120.9	121.3	121.1	0.3	0.9	1.2	1.0	0.2
	10	6.9	0.5	3.7	4.5	86.8	91.7	89.3	3.5

续表

化合物	浓度（μmol/L）	抑制率（%）				细胞存活率（%）			
		数据1	数据2	平均值	SD	数据1	数据2	平均值	SD
甘草酸	100	6.8	−15.8	−4.5	16.0	116.9	106.6	111.7	7.2
	10	1.1	−3.0	−0.9	2.9	102.8	104.2	103.5	1.0

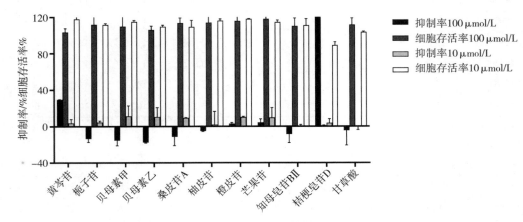

图 5-11　各化合物对 TLR4 拮抗活性及细胞存活率结果

（五）β₂受体的实验结果

1.阳性激动剂异丙肾上腺素对 β₂受体的剂量效应

通过多浓度梯度给药，得到了阳性激动剂异丙肾上腺素对 β₂受体的激动结果（表5-27，图5-12），计算得到 EC_{50} 值为 $5.4e^{-11}mol/L$。

表 5-27　异丙肾上腺素对 β₂受体的激动率

浓度（mol/L）	激动率（%）		平均值（%）	SD
$1.00e^{-6}$	100	100	100	0.1
$2.50e^{-7}$	100	100	100	0.2
$6.25e^{-8}$	100	100	100	0.2
$1.56e^{-8}$	100	100	100	0.1
$3.91e^{-9}$	100	100	100	0.0
$9.77e^{-10}$	99	99	99	0.1
$2.44e^{-10}$	95	96	96	0.5
$6.10e^{-11}$	55	53	54	1.0
$1.53e^{-11}$	−3	7	2	5.2
$3.81e^{-12}$	−1	−7	−4	2.7

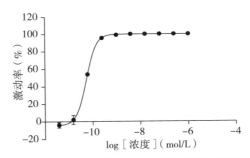

图 5-12　异丙肾上腺素对 β_2 受体的激动作用曲线

2.清金化痰汤及各化合物对 β_2 受体的激活活性结果

清金化痰汤对 β_2 受体的激动活性实验结果见表 5-28，各化合物对 β_2 受体的激动活性实验结果见表 5-29，图 5-13。结果发现，清金化痰汤在给定浓度下对 β_2 受体有显著激动活性作用，其 EC_{50} 为 0.0015mg/ml。甘草酸在 100μmol/L 时激动率为 96%，在 10μmol/L 激动率为 52%，对 β_2 受体具有显著活性；桑皮苷 A 在 100μmol/L 时激动率为 47%，对 β_2 受体具有一定激动作用。

表 5-28　清金化痰汤对 β_2 受体的激动率

浓度（mg/ml）	激动率（%）		平均值（%）	SD
2	98	97	97	0.2
0.67	101	100	100	0.2
0.22	100	100	100	0.1
0.074	100	100	100	0.3
0.025	98	99	99	0.5
0.0082	95	95	95	0.1
0.0027	77	75	76	1.0
0.00091	43	31	37	5.8

表 5-29　各化合物对 β_2 受体的激动率

化合物名称	浓度（μmol/L）	激动率（%）		平均值（%）	SD
黄芩苷	100	−5	−8	−6	1.9
	10	−12	−9	−10	1.6
栀子苷	100	1	−1	0	1.8
	10	−9	−9	−9	0.0
贝母素甲	100	−6	−10	−8	2.4
	10	−10	−4	−7	4.5
贝母素乙	100	0	−5	−3	3.1
	10	0	−2	−1	1.6

续表

化合物名称	浓度（μmol/L）	激动率（%）		平均值（%）	SD
桑皮苷 A	100	52	41	47	7.7
	10	−5	5	0	7.3
橙皮苷	100	−4	−9	−6	3.2
	10	−9	0	−4	5.9
柚皮苷	100	−1	−4	−3	1.9
	10	−11	0	−6	8.1
芒果苷	100	1	−1	0	1.7
	10	−9	−3	−6	3.9
知母皂苷 B Ⅱ	100	−7	−1	−4	4.1
	10	−9	−5	−7	3.1
桔梗皂苷 D	100	1	−7	−3	5.8
	10	3	12	7	6.3
甘草酸	100	96	96	96	0.0
	10	52	53	52	0.8

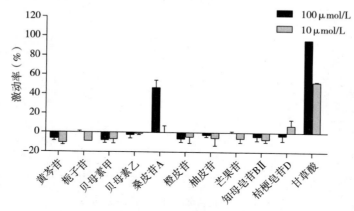

图 5-13　各化合物对 β₂ 受体激动率结果

四、小结与讨论

清金化痰汤来源于《医学统旨》，由黄芩、栀子、浙贝母、桑白皮、炒瓜蒌子、橘红、桔梗、麦冬、知母、茯苓、甘草等 11 味药组成，是明代医家叶文龄所创，用于治疗痰浊不化、蕴而化热所致肺系疾病的经典名方，其清热润肺、化痰止咳功效显著。现代研究表明，清金化痰汤具有镇咳祛痰、抗炎、松弛支气管平滑肌、调节免疫等多重药理作用[1]。然而，对清金化痰汤的研究仍存在药效物质基础不清楚、作用机制不明确等问题。因此，为了阐明清金化痰汤抗炎解热及止咳的物质基础和可能的作用机制，本部分研究考察了清金化痰汤及代表性单体成分对抗炎解热、止咳相关靶点的调节作用，初步明晰了其作用机制及药效物质基础。

（一）抗炎解热机制

1. NOS机制

NO是一种可溶性气体，由L-精氨酸在一氧化氮合酶（NOS）催化下产生，NOS主要有3种类型，即内皮型一氧化氮合酶（eNOS）、神经型一氧化氮合酶（nNOS）和病理状态下表达于多种细胞（如巨噬细胞、小神经胶质细胞、角质化细胞、肝细胞、星形细胞及血管内皮上皮细胞）的iNOS[2]。NO的持续或过量产生往往与炎症有关，其中大部分归因于NOS的表达[3]，在急性炎症部位，致炎物质和炎症介质可诱导或增加NO的合成和释放，NO本身具有细胞毒性，还能与游离基团反应生成像NO_3^-一类的分子，导致毒性增加，从而促进炎症部位渗出和水肿。在活化的巨噬细胞中，诱生型一氧化氮合酶水平对产生发挥主要作用。因此，调节合成或表达可能是治疗炎症的重要靶点[4-10]。药物发挥抑制LPS诱导的细胞释放NO的作用，除了通过对NO自由基有直接清除作用外，还可通过影响一氧化氮合酶的作用来实现，而该作用可通过以下两条路径实现：一为诱导iNOS酶结构的改变，导致活性直接受到抑制，使iNOS催化能力下降；二为抑制iNOS mRNA表达，减少蛋白表达，从而导致产物生成量减少[11]。由于NOS是一氧化氮合成的关键酶，是内源性一氧化氮合成的最主要限速物质，通常检测NOS含量来反映一氧化氮的生成情况。

所以，本研究选取NOS为研究载体，探究了清金化痰汤及代表性化合物对NOS的体外抑制活性。结果表明，清金化痰汤以及代表性化合物黄芩苷、芒果苷、贝母素甲、柚皮苷、栀子苷对NOS有抑制作用，推测抑制NOS活性为清金化痰汤发挥抗炎作用的重要途径之一。

2. COX-2机制

花生四烯酸（arachidonic acid，AA），属于ω-6多不饱和脂肪酸。AA主要以磷脂的形式广泛存在于生物的细胞膜上。细胞处于应激状态时，通过磷脂酶A2和磷脂酶C的作用下可使花生四烯酸从磷脂中游离出来[12]，AA及其代谢产物在生物体内发挥着重要的生物功能，广泛参与炎症反应，是炎症的生物标志物[13]。游离状态的AA，主要通过以下三条代谢途径合成具有生物学功能的脂质类分子[14]：①环氧化酶途径（cyclooxygenase，COX）；②脂氧化酶途径（Lipoxygenase，LOX）；③细胞色素P450（CYP-450）途径，其中环氧化酶备受关注。环氧化酶（cyclooxygenase，COX）又称前列腺素合成酶，是催化花生四烯酸合成前列腺素（prostaglandin，PG）的关键限速酶，它作为一种限速酶主要诱导前列腺素的生物合成，同时具有环氧合酶和过氧化物酶双重活性。目前发现COX至少有3种亚型，即COX-1（合成型）、COX-2（诱导型）和COX-3（COX-1变体）[15]。COX-2（cyclooxygenase-2）主要以环氧合酶家族中诱导型酶的角色存在。正常情况下，在大部分组织中不表达，当出现组织损伤、炎症、肿瘤等情况，其表达显著增多[16]。AA在COX-2的作用下首先转化为前列腺素G_2（prostaglandin G_2，PGG_2），然后进一步转化为PGH_2。PGH_2通过合成酶、还原酶、脱水反应或同分异构化等形成不同的前列腺素（prostaglandins，PGs），包括PGE_2、PGD_2、PGF2α和15-脱氧前列腺素J2等，PGs与特点的G蛋白偶联受体结合，增加细胞间第二信使的cAMP浓度，进而激发PGs的临床反应[17]。其中，PGE_2可诱导炎症细胞释放趋化因子，募集炎性细胞移动，并在巨噬细胞中与脂多糖协同诱导表达IL-6、IL-1，也可与IL-12协同促进幼稚T细胞向辅助T细胞1分化[18]。

为了探究清金化痰汤的抗炎解热作用机制，本研究选取COX-2为研究载体，探究了清金化痰汤及代表性化合物对COX-2的抑制活性，结果表明清金化痰汤及其单体黄芩苷、芒果苷、桑皮苷A、橙皮苷、贝母素甲、贝母素乙均显示抑制效果，因此推测清金化痰汤可能是通过抑制COX-2影响花生四烯酸代谢途径，抑制致炎因子的产生，发挥抗炎解热作用。

3. NF-κB及TLR-4机制

转录因子是一类高度保守的蛋白质分子，其主要可以通过对靶基因的表达进行调控，进而对机体发挥重要作用，它的作用包括影响机体的发育、分化、代谢等[19]。核转录因子-kappaB（nuclear factor kappaB，NF-κB）属于快反应转录因子，位于TLR下游信号通路的枢纽位置，参与免疫反应及细胞的增殖与分化等过程。NF-κB的激活主要通过NF-κB的抑制性蛋白（IκB）磷酸化及其在蛋白激酶（IKK）作用下降解而实现。在静止状态下，NF-κB的RHD起初与IκB胞内结合，在细胞质形成无活性状态NF-κB-IκB复合体。当细胞受到氧化、应激等因素的刺激后，如脂多糖（LPS）、细菌、病毒等激活，激活的NF-κB与IκB解离后转位进入细胞核，在细胞核内与DNA特定序列结合，调节炎性细胞因子、细胞增殖（抗凋亡）等基因的转录，参与炎症调节，这些炎症介质的基因表达受另一种炎症反应的重要转录因子AP-1调控，AP-1的激活主要通过MAPKs，ERK1/2和JNK途径实现[20-22]。因此，抑制NF-κB，AP-1等转录因子的表达和阻断MAPKs等信号通路，对炎性具有潜在的抑制作用。因此，本实验对清金化痰汤及代表性单体进行了活性检测实验，发现贝母素乙对NF-κB具有一定的拮抗活性，提示可能为清金化痰汤抗炎的主要药效物质基础。

Toll样受体（TLRs）是新近发现的一类细胞表面受体，不仅对病原体有一定感知作用，可刺激细胞产生特异性免疫[23]，有关TLR-NF-κB的信号转导过程主要来自对Toll样受体4（Toll-like receptors 4，TLR4）的研究，激活的TLR不仅诱导炎症反应，而且促进抗原特异性获得性免疫反应的分化和成熟。首先在细胞外，炎症刺激因子如LPS、IL-1及TNF-α等与TLR4结合，TLR4聚合使得信号转导到胞内。TLR4的胞内TIR区与髓样分化因子88（myeloid differentiation factor，MyD88）的羧基端结合，同时MyD88通过氨基端的死亡域与白介素1受体相关激酶（IL-1 receptor-associatedkinase，IRAK）氨基端的死亡域结合，激活IRAK自身的磷酸化，获得游离的IRAK1、IRAK2和IRAK4，继而激活肿瘤坏死因子受体相关因子-6（TNF-α receptorassociation factor 6，TRAF-6），TRAF-6激活NF-κB抑制物的激酶（inhibitor of NF-κB kinases，IKKs）复合物。IκB在IκKs复合物的作用下磷酸化，磷酸化的IκB被泛素连接酶复合物识别发生泛素化而降解。IκB的降解使NF-κB的静息状态（受IκB结合处的抑制）得以解除，NF-κB转入细胞核中诱导特定基因表达，启动细胞因子如IL-1、IL-6、IL-8、IL-12等，辅助共刺激分子CD80和CD86等基因的转录[24-26]。本实验对清金化痰汤及代表性单体进行了TLR4拮抗实验，实验发现，黄芩苷对该靶点具有潜在拮抗活性的作用，推测TLR4可能为清金化痰汤发挥抗炎解热的关键靶点之一。

（二）止咳机制

β受体属于肾上腺素受体，分为β₁、β₂与β₃三类。β₁受体主要分布于心脏，可增加心肌收缩性、自律性和传导功能，还分布在瞳孔开大肌，起扩瞳作用；β₂受体主要分布于支气管平滑肌、血管平滑肌和心肌等，介导支气管平滑肌松弛，血管扩张等作用；β₃受体主要分布于白色及棕色脂肪组织，调节能量代谢，也介导心脏负性肌力及血管平滑肌舒张作用[27]。当β₂受体激动剂与气道平滑肌细胞膜上的β₂受体结合时，激活兴奋性G蛋白，活化腺苷酸环化酶，催化细胞内ATP转化为cAMP，细胞内的cAMP水平增加，进而激活cAMP依赖蛋白激酶（PKA），通过细胞内游离钙浓度的下降，肌球蛋白轻链激酶（MCLK）失活和钾通道开放等途径，最终松弛平滑肌，从而舒张气道平滑肌。而当β₂受体激动剂与气道肥大细胞β₂受体结合后还可抑制肥大细胞与中性粒细胞释放炎症介质，增强气道纤毛运动、促进气道分泌、降低血管通透性、减轻气道黏膜下水肿等，这些效应均有利于缓解或消除哮喘[28, 29]。为了探究清金化痰汤的止咳作用机制，本研究选取β₂受体为研究载体，探究了清金化痰汤及代表性化合物对β₂受体的激动活性作用，结果表明，清金化痰汤及其单体桑皮苷A、甘草酸均显示激动效果，因此推测清金化痰汤可能是通过激动β₂受体相关靶点发挥止咳作用。

综上，通过对抗炎解热及止咳相关G蛋白偶联受体和关键酶的激动或拮抗检测实验，初步确定黄芩苷、栀子苷、贝母素甲、贝母素乙、桑皮苷A、橙皮苷、柚皮苷、芒果苷可能为清金化痰汤抗炎解热的主要物质基础；桑皮苷A、甘草酸为清金化痰汤止咳的主要物质基础。因此，基于质量标志物五原则中"有效性"原则，选定黄芩苷、栀子苷、贝母素甲、贝母素乙、桑皮苷A、橙皮苷、柚皮苷、芒果苷、甘草酸为清金化痰汤候选质量标志物。

实验结果总结简表见表5-30。

表5-30 清金化痰汤及化合物活性总结表

| 药材 | 化合物 | 结构类型 | 抗炎解热 | | | | 止咳 |
			NOS	COX-2	NF-κB	TLR-4	β₂
—	清金化痰汤	—	√	√	√	√	√
黄芩	黄芩苷	黄酮类	√	√		√	
栀子	栀子苷	环烯醚萜	√				
贝母	贝母素甲	生物碱	√	√			
	贝母素乙			√	√		
桑白皮	桑皮苷A	苯乙醇苷		√			√
橘红	橙皮苷	黄酮类		√			
	柚皮苷		√				
知母	芒果苷	双苯吡酮	√	√			
	知母皂苷BⅡ	甾体皂苷					
桔梗	桔梗皂苷D	三萜皂苷					
甘草	甘草酸						√

参考文献

[1] 张琼玲，李颖，肖苏萍，等. 经典名方清金化痰汤的研究进展[J]. 中国实验方剂学杂志，2021，27（3）：198-207.

[2] Bian K, Murad F. Nitric oxide signaling in vascular biology[J]. J Am Soc Hypertens, 2007, 1（1）：17-29.

[3] Murakami A, Ohigashi H. Targeting NOX, INOS and COX-2 in inflammatory cells: chemoprevention using food phytochemicals[J]. Int J Cancer, 2007, 121（11）：2357-2363.

[4] 范精华，刘康，刘保林. NO在炎症及免疫应答中的调节作用[J]. 中外医疗，2009，28（25）：163，166.

[5] 章丹丹，刘俊，Murad F，等. 诱导型一氧化氮合酶与疾病[J]. 现代生物医学进展，2007，（10）：1571-1573，1577.

[6] Giustizieri M L, Albanesi C, Scarponi C, et al. Nitric oxide donors suppress chemokine production by keratinocytes in vitro and in vivo[J]. Am J Pathol, 2002, 161（4）：1409-1418.

[7] Begon S, Pickering G, Eschalier A, et al. Role of spinal NMDA receptors, protein kinase C and nitric oxide synthase in the hyperalgesia induced by magnesium deficiency in rats[J]. Br J Pharmacol, 2001,

134（6）：1227-1236.

［8］Ambiel C R, Alves-Do-Prado W. Neuromuscular facilitation and blockade induced by L-arginine and nitric oxide in the rat isolated diaphragm［J］. Gen Pharmacol, 1997, 28（5）：789-794.

［9］Brown G C, Borutaite V. Nitric oxide, mitochondria, and cell death［J］. IUBMB Life, 2001, 52（3-5）：189-195.

［10］Yamasaki K, Edington H D, McClosky C, et al. Reversal of impaired wound repair in iNOS-deficient mice by topical adenoviral-mediated iNOS gene transfer［J］. J Clin Invest, 1998, 101（5）：967-971.

［11］李娜, 邱海波. 一氧化氮在急性肺损伤炎症反应中的双向调节作用［J］. 国际呼吸杂志, 2006,（03）：209-212.

［12］Martin S A, Brash A R, Murphy R C. The discovery and early structural studies of arachidonic acid［J］. J Lipid Res, 2016, 57（7）：1126-1132.

［13］田稷. 基于 UPLC-QTOF-MS/MS 技术的花生四烯酸及其代谢物轮廓谱的构建［D］. 湖北中医药大学, 2020.

［14］赖金胜, 陈琛. 花生四烯酸的细胞色素 P450 酶代谢途径产物 EETs 和 20-HETE 在血管功能调控中的作用［J］. 生理学报, 2021, 73（04）：631-645.

［15］Wu C Y, Chi P L, Hsieh H L, et al. TLR4-dependent induction of vascular adhesion molecule-1 in rheumatoid arthritis synovial fibroblasts: Roles of cytosolic phospholipase A（2）alpha/cyclooxygenase-2［J］. J Cell Physiol, 2010, 223（2）：480-491.

［16］罗剑刚, 李慧, 杨聪娴. COX-2 选择性抑制剂治疗疼痛的研究进展［J］. 中国疼痛医学杂志, 2012, 18（02）：66-69.

［17］王菊勇, 胡兵, 徐振晔, 等. NF-κB/iNOS-COX-2 信号转导通路与肺癌［J］. 肿瘤防治研究, 2009, 36（04）：342-345.

［18］Oshima H, Hioki K, Popivanova B K, et al. Prostaglandin E$_2$ signaling and bacterial infection recruit tumor-promoting macrophages to mouse gastric tumors［J］. Gastroenterology, 2011, 140（2）：596-607, e597.

［19］赵芳. TNF-α 介导的 NF-kB 通路在肝纤维化中的作用及中药对其影响［D］. 大连医科大学, 2012.

［20］乔彬峻, 段虎斌, 皇甫斌, 等. 核转录因子-κB 在动脉粥样硬化缺血性脑卒中模型大鼠脑组织中的表达［J］. 中西医结合心脑血管病杂志, 2014, 12（9）：1116-1117.

［21］石勤业, 郭剑, 徐建红. 核转录因子 κB 及其抑制因子研究［J］. 医学信息, 2020, 33（22）：45-47, 54.

［22］张静, 杨柏松, 汪雨静. Toll 受体 4/ 核转录因子信号通路与动脉粥样硬化关系［J］. 创伤与急危重病医学, 2019, 7（1）：63-64.

［23］刘丽燕, 倪秀雄. TLRs/MyD88 信号转导通路与树突状细胞的研究进展［J］. 海峡药学, 2009, 21（10）：1-4.

［24］Zhu Y G, Qu J M. Toll like receptors and inflammatory factors in sepsis and differential expression related to age [J]. Chin Med J（Engl），2007，120（1）：56-61.

　　[25] Ferrero R L. Innate immune recognition of the extracellular mucosal pathogen，Helicobacter pylori [J]. Mol Immunol，2005，42（8）：879-885.

　　[26] 伍振辉，孟娴，胡佳伟，等. TLR4-MyD88-NF-κB信号通路与肝炎-肝纤维化-肝癌轴相关性研究进展 [J]. 国际药学研究杂志，2017，44（5）：396-401.

　　[27] 李振魁. β肾上腺素受体与心力衰竭关系的研究 [D]. 第三军医大学，2004.

　　[28] 杨洋. 中药抗哮喘活性化合物的筛选和药理机制研究 [D]. 南开大学，2009.

　　[29] 赵海燕，潘莉，冀蕾，等. 抗哮喘药物β2受体激动剂的研究进展 [J]. 中国药物化学杂志，2004，（3）：65-70.

第五节　基于体外细胞模型的清金化痰汤抗炎及祛痰药效物质筛选

　　炎症反应是机体防御系统应对外源性抗原刺激或组织损伤的一种应激性反应。巨噬细胞在宿主防御（包括炎症）的起始和调节中起着重要的作用，并且可以被多种炎症刺激如脂多糖（Lipopolysaccharide，LPS）和肿瘤坏死因子-α（Tumor necrosis factor-α，TNF-α）激活以引发炎症过程的级联。当刺激因子刺激细胞时，巨噬细胞激活并释放炎症因子，如一氧化氮（Nitric，NO）、TNF-α、白细胞介素-6（Interleukin-6，IL-6）、前列腺素E2（Prostaglandin E2，PGE2）等，以抵抗病原体，然而，炎症因子释放过多，亦会对机体造成损伤。因此，调节炎症因子的含量对炎症反应的控制具有重要意义[1]。目前最常见的体外抗炎活性评价模型是LPS诱导小鼠巨噬细胞Raw 264.7细胞产生炎症因子模型[2]，通过测定细胞上清液中NO、TNF-α、IL-6分泌量的变化来判断药物是否具有抗炎作用。因此，本部分实验通过建立LPS诱导的Raw 264.7细胞炎症模型，探讨清金化痰汤及代表性单体化合物栀子苷、桑皮苷A、橙皮苷、柚皮苷、芒果苷、知母皂苷BⅡ、桔梗皂苷D、甘草酸的抗炎活性，初步解析清金化痰汤抗炎药效物质基础，为其质量标志物的确定提供参考。

　　气道黏液属中医学"津液"范畴，质清而稀薄，具有润泽气道作用，津液代谢障碍形成的病理产物归于"痰饮"范畴，如《医学正传》言："津液粘稠，为痰为饮"，与气道黏液异常分泌相吻合。气道黏液高分泌是慢性肺阻塞性肺疾病（Chronic obstructive pulmonary disease，COPD）重要生理特征之一，COPD在中医属于喘证，现代研究认为黏蛋白MUC5AC是痰液分子物质基础，痰液的实质为气道黏液高分泌[3]。目前国内、外多采用肺腺癌细胞系（A549）、人气道上皮细胞（HBE16）及气道黏液上皮细胞癌细胞株（NCI-H292）建立研究黏蛋白合成和分泌的细胞模型[4-6]，采用人中性粒细胞弹性蛋白酶（human neutrophil elastase，HNE）和LPS作为黏液高分泌的主要诱导剂。由于此类研究并不涉及细胞增殖、分化和凋亡等关于癌细胞特性的内容，只利用细胞黏液合成、分泌的特性，不影响相关结果与正常气道上皮细胞的一致性，故采用上述细胞已成为较通行的做法。A549因具有黏液合成分泌的特性、稳定性高、易于培养和传代等优点，已广泛用于气道黏液高分泌体外研究[4]。此外，A549细胞的黏蛋白5AC（Mucin 5AC，MUC5AC）基础分泌量极微小，与对LPS的刺激诱导呈良好的量效关系。因此，本部分实验通过LPS诱导A549细胞建立体外黏液高分泌模型，探讨清金化痰汤及橙皮苷、柚皮苷、桔梗皂苷D、甘草次酸的祛痰活性，初步解析清金化痰汤祛痰药效物质基础，为其质量标志物的确定提供参考。

一、仪器与材料

1.实验仪器

实验仪器见表5-31。

表 5-31　实验仪器

名称	公司
超声仪	宁波新芝生物科技公司
高压灭菌器 HVE-50	日本 Hirayama 公司
AB104-N 电子天平	Mettler Toledo 公司
倒置显微镜	日本 Olympus 公司
MCO-5M CO_2 细胞培养箱	上海 Heal Force 公司
涡旋混合器	上海五相仪器仪表有限公司
微量移液器 10μl~10ml	美国 Eppendorf 公司
超低温冰箱	美国 Thermo Scientific 公司
超净工作台	苏州净化设备有限公司
电热恒温水浴锅	南京普森仪器设备有限公司
酶标仪	美国 Bio-Rad 公司

2.试剂与试药

主要试剂与试药见表5-32。

表 5-32 试剂与试药

名称	公司	货号	批号
地塞米松	美国 Sigma 公司	D4902-25MG	WXBD5583V
LPS	美国 Sigma 公司	SMB00704	12190801
磷酸盐缓冲液	北京 Solarbio 公司	P1032	20210908
双抗（氨苄西林-链霉素 100×）	美国 Gibco 公司	15240062	2321126
胰蛋白酶	美国 Gibco 公司	25200072	2323141
MTS	美国 Promega 公司	G5421	0000474372
DMSO	美国 Sigma 公司	D2650	RNBJ6295
胎牛血清（FBS）	美国 Gibco 公司	26140-079	2173968CP
IL-6 ELISA 试剂盒	上海西唐生物科技有限公司	F10830	2105251
MUC-5AC 试剂盒	上海西唐生物科技有限公司	F01961	2107262
TNF-α ELISA 试剂盒	上海西唐生物科技有限公司	F11630	2110261
ROS 试剂盒	上海碧云天生物科技有限公司	S0033M	011521210524
NO 检测试剂盒	上海碧云天生物科技有限公司	S0021M	120320210414

二、实验方法

（一）对 LPS 诱导的 Raw 264.7 细胞炎症模型的影响

1. Raw 264.7 细胞培养

小鼠巨噬细胞样细胞系（Raw 264.7）购于武汉普诺赛生命科技有限公司。Raw 264.7 细胞置于 37℃、5%CO_2 培养箱用 DMEM High Glucose 完全培养基培养（含 1% 双抗和 10% 胎牛血清）。

（1）细胞复苏

①75% 酒精消毒超净台，紫外照射 30min，同时将水浴锅升温至 37℃。

②从液氮罐中取出冻存细胞，置于水浴锅中，快速左右晃动冻存管，至完全溶解。

③75% 酒精擦拭管壁后，在超净台内将细胞悬液转入含 4 倍体积的新鲜培养液于 15ml 离心管中，1000r/min 离心 3min 后，弃掉上清液。

④加入 1ml 培养液后，将细胞悬液转入 25cm^2 培养瓶中，补加 4ml 培养液，吹匀，在显微镜下观察细胞密度是否均匀，放入 37℃、5% CO_2 细胞培养箱中培养。

⑤细胞培养 5h 后换液，以除去冻存中产生的代谢物及死亡细胞。

（2）细胞换液 显微镜下观察细胞的生长状况，同时观察细胞培养瓶内培养基颜色，液体颜色变黄提示应该换液。换液时，先吸去旧培养液，加5ml充分灭菌的PBS缓冲液，冲洗两次，弃去PBS缓冲液，然后加入5~6ml新鲜培养液，放入培养箱中继续培养，一般1~2天换液一次。

（3）细胞传代　观察细胞密度及形态，取生长状态良好且细胞密度达到80%～90%的细胞，弃掉旧培养基上清液，加5ml灭菌PBS冲洗两遍，加入2ml培养液，轻轻反复吹打使之重悬，移液枪分传至3个培养皿中（1：3传代），每个培养基补足培养液至6ml，显微镜下观察，放置培养箱中继续培养，传代培养3~5代用于实验。

2.清金化痰汤复方及单体化合物给药浓度的确定

取生长至80%~90%的Raw 264.7细胞，用细胞刮刀轻轻刮下，调整细胞密度为5×10^5个/毫升均匀接种于96孔板，边缘孔用无菌水填充，96孔接种后轻轻振荡使细胞均匀分布，在37.5℃、5% CO_2培养24h后吸去上清，实验设为空白对照组（Control，每孔加100μl含2%血清的DMEM培养液），清金化痰汤给药组（1600、400、100、25、6.25μg/ml，每孔100μl）、栀子苷、桑皮苷A、橙皮苷、柚皮苷、芒果苷、知母皂苷BⅡ、桔梗皂苷D、甘草酸梯度给药4个浓度（100、50、10、2μmol/L，每孔加100μl），每组设6个复孔。给药后于37.5℃、5% CO_2培养箱中培养24h，弃上清液，每孔加入120μl MTS（每100μl培养基加20μl MTS），37℃,5% CO_2的环境下孵育2小时后490nm下读取吸光值，检测不同浓度清金化痰汤及单体化合物对细胞增殖的影响。

3.清金化痰汤及单体化合物抗炎药效实验

取生长至80%~90%的Raw 264.7细胞，调整细胞密度为5×10^5个/毫升均匀接种于96孔板，于37.5℃、5% CO_2培养箱培养24h后吸去上清，按实验分组，每组设6个复孔，空白对照组（Control）每孔加入100μl含2%血清的DMEM，模型组加入100μl终浓度为0.1μg/ml的LPS，阳性药地塞米松组（Dex）加入100μl终浓度为100μmol/L地塞米松和0.1μg/ml的LPS混合溶液，清金化痰汤给药组中每孔加入100μl终浓度为400μg/ml、40μg/ml、4μg/ml清金化痰汤及0.1μg/ml的LPS混合溶液，栀子苷、桑皮苷A、橙皮苷、柚皮苷、芒果苷、知母皂苷BⅡ、甘草酸溶液给药组每组加入100μl终浓度为100μmol/L、10μmol/L样品和0.1μg/ml的LPS混合溶液，桔梗皂苷D每组加入100μl终浓度为10μmol/L、5μmol/L样品和0.1μg/ml的LPS混合溶液。各组细胞处理后，置于37.5℃、5% CO_2培养箱中培养24h。

4.指标检测

（1）细胞上清液中NO含量检测　收集"3.清金化痰汤及单体化合物抗炎药效实验"项下的细胞培养上清液，用NO检测试剂盒检测NO的含量变化，具体实验步骤参照试剂盒说明书。

（2）ELISA检测细胞上清中炎症因子含量　收集"3.清金化痰汤及单体化合物抗炎药效实验"项下的细胞培养上清液，用酶联免疫吸附试剂盒检测TNF-α、IL-6的含量变化，操作步骤按照试剂盒说明书进行。

（二）对LPS诱导的A549细胞黏液高分泌模型的影响

1. A549细胞培养方法

人肺癌细胞系（A549）购自美国标准生物品收藏中心（ATCC）。A549细胞置于37℃、5%CO_2培养箱用RPM1640完全培养基培养（含10%FBS和1%双抗）。

（1）细胞复苏　A549细胞复苏步骤同Raw 264.7细胞。

（2）细胞换液　A549细胞换液步骤同Raw 264.7细胞

（3）细胞传代　观察细胞密度及形态，取生长状态良好且细胞密度达到80%~90%的细胞，弃掉旧培养基上清液。加5ml灭菌PBS冲洗两遍，加入1ml胰酶于37℃、5%CO_2培养箱消化1min。倒置显微镜下观察细胞形态，加入1ml完全培养液终止胰酶消化，用移液枪吹打均匀后置于离心管，1000r/min离心3min后弃去上清液。于细胞沉淀中加入1ml完全培养液混匀细胞，并转移至共加有5ml完全培养基的培养皿中，37℃、5%CO_2培养箱中继续培养。

2.清金化痰汤复方及单体化合物给药浓度的确定

取生长至80%~90%的A549细胞，用胰酶消化细胞，调整细胞密度为4×10^5个/毫升均匀接种于96孔板，边缘孔用无菌水填充，96孔接种后轻轻振荡使细胞均匀分布，在37.5℃、5% CO_2培养过夜后吸去上清，实验设为空白对照组（Control，每孔加100μl，含2%血清的RPM1640培养液），清金化痰汤给药组（1000、500、250、125、62.5μg/ml，每孔100μl）、橙皮苷、柚皮苷、桔梗皂苷D、甘草次酸梯度给药4个浓度（100、50、10、2μmol/L，每孔加100μl），每组设6个复孔。给药后于37.5℃、5% CO_2培养箱中培养24h，弃上清液，每孔加入120μl MTS（每100μl培养基加20μl MTS），37℃，5% CO_2的环境下孵育2小时后490nm下读取吸光度值，检测不同浓度清金化痰汤及单体化合物对细胞增殖的影响。

3.清金化痰汤复方及单体化合物祛痰实验的研究

取生长至80%~90%的A549细胞，调整细胞密度为4×10^5个/毫升均匀接种于96孔板，于37.5℃、5% CO_2培养箱培养过夜后吸去上清液，按实验分组，每组设6个复孔，空白对照组（Control）每孔加入100μl含2%血清的RPMI1640培养基，模型组加入100μl终浓度为5μg/ml的LPS混合培养基，清金化痰汤给药组中每孔加入100μl终浓度为400μg/ml、40μg/ml、4μg/ml清金化痰汤及5μg/ml的LPS混合溶液，橙皮苷、柚皮苷、甘草次酸溶液给药组每组加入100μl终浓度为100μmol/L、10μmol/L样品和5μg/ml的LPS混合溶液，桔梗皂苷D给药组每组加入100μl终浓度为10μmol/L、5μmol/L样品和5μg/ml的LPS混合溶液。各组细胞处理后，置于37.5℃、5% CO_2培养箱中培养24h。

4.指标检测

细胞上清液中MUC5AC含量检测：收集"3.清金化痰汤复方及单体化合物祛痰实验的研究"项下的细胞培养上清液，用MUC5AC检测试剂盒检测MUC5AC的含量变化，具体实验步骤参照试剂盒说明书。

细胞中活性氧因子含量检测：收集"3.清金化痰汤复方及单体化合物祛痰实验的研究"项下的细胞，用活性氧试剂盒检测活性氧的含量变化，操作步骤按照试剂盒说明书进行。

（三）统计分析

实验结果以标准差（SD）表示，统计软件为Graphpad Prism。组间比较采用单因素方差分析（One-way ANOVA），$P < 0.05$为差异有统计学意义。

三、实验结果

（一）清金化痰汤对LPS诱导Raw 264.7细胞炎症反应的影响

1.清金化痰汤复方及单体化合物对细胞增殖的影应

如图5-14所示，清金化痰汤1600、400、100、25、6.25μg/ml给药浓度下刺激Raw 264.7细胞24h后，1600μg/ml时给药的细胞增殖率与空白对照组相比具有显著性差异（$P < 0.05$），说明给药浓度过高，对细胞增殖具有抑制作用，其余浓度无显著性差异。故选取400μg/ml、40μg/ml、4μg/ml为后续清金化痰汤给药浓度梯度；MTS结果显示见图5-15，当不同浓度（2μmol/ml、10μmol/ml、50μmol/ml、100μmol/ml）的栀子苷、桑皮苷A、橙皮苷、柚皮苷、芒果苷、知母皂苷BⅡ与甘草酸刺激Raw 264.7细胞24h后，各浓度组与空白对照组比较均无显著性差异（$P < 0.05$），说明以上单体化合物在2~100μmol/ml给药浓度范围内对细胞增殖无影响，属于安全给药范围，而桔梗皂苷D在50μmol/L时对Raw 264.7细胞具有显著性差异（$P < 0.001$），故桔梗皂苷D在2~10μmol/L给药浓度属于安全给药范围。

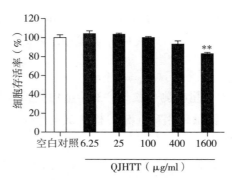

图 5-14 不同浓度清金化痰汤给药 24h 后对细胞增殖的影响

**$P < 0.01$ vs 空白对照

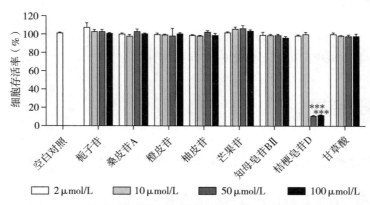

图 5-15 不同浓度单体化合物给药 24h 后对细胞增殖的影响

***$P < 0.001$ vs 空白对照

2.清金化痰汤复方对 Raw 264.7 细胞 NO 释放量的影响

通过检测，得到 400μg/ml、40μg/ml、4μg/ml 的清金化痰汤对 Raw 264.7 细胞上清液中 NO 释放量的影响（图 5-16）。从图可以看出，LPS 作用于细胞后，细胞上清液中的 NO 分泌量明显增加，与空白对照组比较，有显著性差异（$P < 0.001$），说明 LPS 诱导 Raw 264.7 炎症模型建立成功。阳性药地塞米松给药浓度为 100μmol/L 时能显著抑制 NO 的释放（$P < 0.001$）。清金化痰汤各浓度细胞上清液中的 NO 含量明显低于 LPS 组（$P < 0.001$），并且活性呈现剂量依赖性增强。

3.清金化痰汤对细胞 TNF-α、IL-6 释放量的影响

通过检测，得到 400μg/ml、40μg/ml、4μg/ml 的清金化痰汤复方对 Raw264.7 细胞上清液中 TNF-α、IL-6 释放量的影响（图 5-17）。从图可以看出，LPS 作用于细胞后，细胞上清液中的 TNF-α 和 IL-6 分泌量明显增加，与空白对照组比较，有显著性差异（$P < 0.001$），说明 LPS 诱导 Raw 264.7 炎症模型建立成功。阳性药地塞米松给药浓度为 100μmol/L 时能显著抑制 TNF-α 和 IL-6 的释放（$P < 0.001$）。清金化痰汤各浓度细胞上

清液中的TNF-α、IL-6含量明显低于LPS组（$P<0.05$），并且呈现剂量依赖性。

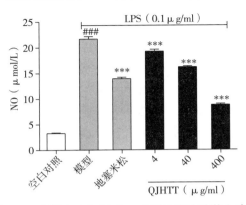

图 5-16　清金化痰汤与 LPS 共孵育 24h 对 Raw 264.7 细胞培养上清液中 NO 释放量的影响

$^{###}P<0.001$ vs 空白对照；$^{***}P<0.001$ vs 模型

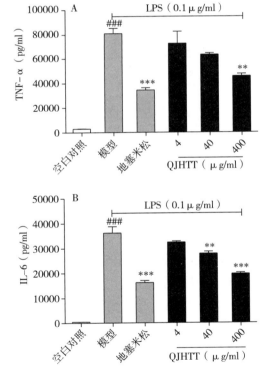

**图 5-17　清金化痰汤复方与 LPS 共孵育 24h 对 Raw 264.7 细胞培养上清液中
TNF-α（A）、IL-6（B）释放量的影响**

$^{###}P<0.001$ vs 空白对照；$^{**}P<0.01$ vs 模型；$^{***}P<0.001$ vs 模型

4. 8个单体化合物对Raw 264.7细胞NO释放量的影响

如图5-18所示，LPS作用于细胞后，细胞上清液中的NO分泌量明显增加，与空白对照组比较，有显著性差异（$P < 0.001$），说明LPS诱导Raw 264.7炎症模型建立成功。阳性药地塞米松给药浓度为100μmol/L时能显著抑制NO的释放（$P < 0.001$）。栀子苷、桑皮苷A、橙皮苷、柚皮苷、芒果苷、知母皂苷BⅡ与甘草酸在高（100μmol/L）、低（10μmol/L）给药浓度时对细胞上清NO的释放均有显著性抑制，并且呈现剂量依赖性，桔梗皂苷D在高浓度（10μmol/L）、低（5μmol/L）均具有显著性抑制效果。

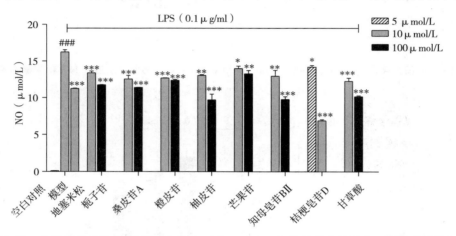

图5-18　单体化合物与LPS共孵育24h对Raw 264.7细胞培养上清液中NO释放量的影响

P < 0.001 vs 空白对照；*P < 0.05 vs 模型；**P < 0.01 vs 模型；***P < 0.001 vs 模型

5. 8个单体化合物对细胞TNF-α、IL-6释放量的影响

如图5-19所示，LPS作用于Raw 264.7细胞后，细胞上清液中的TNF-α、IL-6含量明显增加，与空白对照组比较，有显著性差异（$P < 0.001$）。阳性药地塞米松组（100μmol/L）细胞上清液中TNF-α、IL-6的含量显著低于LPS组（$P < 0.001$）。与LPS组比较，桑皮苷A低浓度给药组（10μmol/L）细胞上清液中TNF-α的含量有显著性差异，橙皮苷、芒果苷高浓度给药组（100μmol/L）对细胞上清液中TNF-α的含量有显著性差异，柚皮苷在高、低浓度给药组对TNF-α的含量均有显著性差异。其他单体化合物在高、低浓度时对细胞上清液TNF-α的释放均无显著性抑制；与LPS组相比，栀子苷、橙皮苷、芒果苷、甘草酸高浓度给药组（100μmol/L）对细胞上清液中IL-6的含量有显著性差异，柚皮苷在高、低浓度给药组对IL-6的含量均有显著性差异。其他单体化合物在高、低浓度时对细胞上清液IL-6的释放均无显著性抑制。

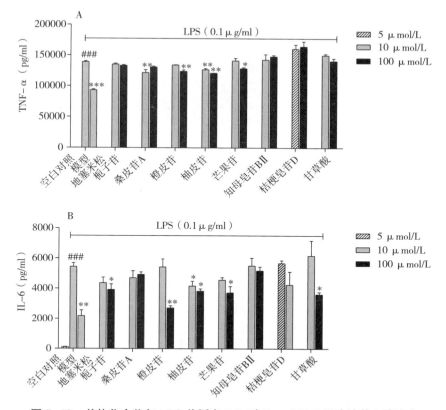

图 5-19　单体化合物与 LPS 共孵育 24h 对 Raw 264.7 细胞培养上清液中
TNF-α（A）、IL-6（B）释放量的影响

###P < 0.001 vs 空白对照；*P < 0.05 vs 模型；**P < 0.01 vs 模型

（二）清金化痰汤对LPS诱导A549细胞黏液高分泌模型的影响

1.清金化痰汤复方与单体化合物对细胞增殖的影应

如图 5-20 所示，清金化痰汤 1000、500、250、125、62.5μg/ml 给药浓度下刺激 A549细胞24h后，1000μg/ml时给药浓度的细胞增殖率与空白对照组相比具有显著性差异（P<0.001），说明给药浓度过高，对细胞增殖具有抑制作用，其余浓度无显著差异。故选取 400μg/ml、40μg/ml、4μg/ml为后续清金化痰汤给药浓度梯度。单体化合物MTS结果见图5-21，当不同浓度（2μmol/L、10μmol/L、50μmol/L、100μmol/L）的橙皮苷、柚皮苷与甘草次酸刺激 A549细胞24h后，各浓度组与空白对照组比较均无显著性差异（P<0.05），说明以上单体化合物在2~100μmol/L给药浓度范围内对细胞增殖无影响，属于安全给药范围，而桔梗皂苷D在100、50μmol/L时对A549细胞具有显著性差异（P<0.001），说明桔梗皂苷D的安全给药浓度为2~10μmol/L。

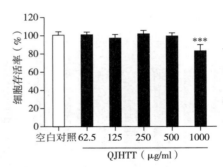

图 5-20 不同浓度清金化痰汤给药 24h 后对细胞增殖的影响

***$P < 0.001$ vs 空白对照

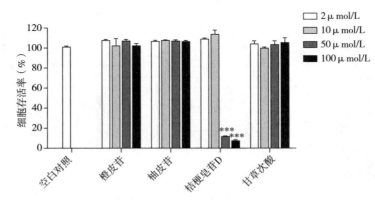

图 5-21 不同浓度单体化合物给药 24h 后对细胞增殖的影响

***$P < 0.001$ vs 空白对照

2.清金化痰汤复方对细胞ROS释放量的影响

通过检测,得到400μg/ml、40μg/ml、4μg/ml的清金化痰汤对A549细胞上清液中ROS释放量的影响(图5-22)。从图可以看出,LPS作用于细胞后,细胞上清液中的ROS分泌量明显增加,与空白对照组比较,有显著性差异($P < 0.01$),说明LPS诱导A549黏液高分泌模型建立成功。清金化痰汤各浓度细胞上清液中的ROS含量明显低于LPS组($P < 0.05$),并且呈现剂量依赖性。

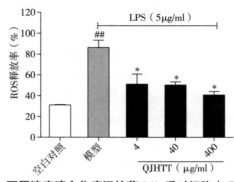

图 5-22 不同浓度清金化痰汤给药 24h 后对细胞中 ROS 的影响

##$P < 0.01$;*$P < 0.05$

3.清金化痰汤对细胞MUC5AC释放量的影响

通过检测，得到400μg/ml、40μg/ml、4μg/ml的清金化痰汤复方对A549细胞上清液中MUC5AC释放量的影响见图5-23。从图可以看出，LPS作用于细胞后，细胞上清液中的MUC5AC分泌量明显增加，与空白对照组比较，有显著性差异（$P < 0.001$），说明LPS诱导A549黏液高分泌模型建立成功。清金化痰汤各浓度细胞上清液中的MUC5AC含量明显低于LPS组（$P < 0.001$），并且呈现剂量依赖性。

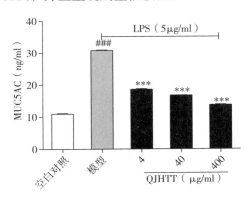

图5-23　不同浓度清金化痰汤给药24h后对细胞上清液MUC5AC含量的影响

$^{###}P < 0.001$ vs 空白对照；$^{***}P < 0.001$ vs 模型

4.4个单体化合物对A549细胞ROS释放量的影响

如图5-24所示，LPS作用于细胞后，细胞中的ROS分泌量明显增加，与空白对照组比较，有显著性差异（$P < 0.01$），说明LPS诱导A549黏液高分泌模型建立成功。橙皮苷在高（100μmol/ml）、低（10μmol/ml）给药浓度时对细胞中ROS的释放均有显著性的抑制，柚皮苷与甘草次酸在高给药浓度（100μmol/L）对ROS释放具有显著的抑制，桔梗皂苷D在高给药浓度（10μmol/L）、低（5μmol/L）均具有显著性抑制效果。

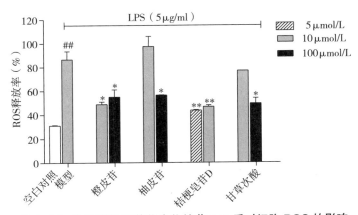

图5-24　不同浓度单体化合物给药24h后对细胞ROS的影响

$^{##}P < 0.01$ vs 空白对照；$^{*}P < 0.05$ vs 模型；$^{**}P < 0.01$ vs 模型

5.4个单体化合物对A549细胞上清液MUC5AC释放量的影响

如图5-25所示，LPS作用于细胞后，细胞中的MUC5AC分泌量明显增加，与空白对照组比较，有显著性差异（$P < 0.001$），说明LPS诱导A549黏液高分泌模型建立成功。橙皮苷在高（100μmol/ml）、低（10μmol/ml）给药浓度时对细胞中MUC5AC的释放均有显著性的抑制，柚皮苷与甘草次酸在高给药浓度（100μmol/L）对MUC5AC释放具有显著的抑制，桔梗皂苷D在高给药浓度（10μmol/L）具有显著性抑制效果。

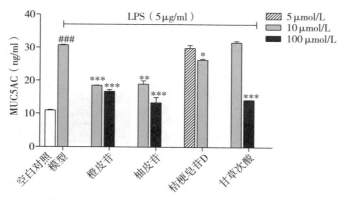

图5-25   不同浓度单体化合物给药24h后对细胞MUC5AC的影响

[###]$P < 0.001$ vs 空白对照；[*]$P < 0.05$ vs 模型；[**]$P < 0.01$ vs 模型；[***]$P < 0.01$ vs 模型

四、小结与讨论

1.抗炎机制

巨噬细胞是免疫反应细胞，在机体免疫系统中发挥重要作用，具有多种免疫功能，具有免疫调节、免疫防御等功能。炎症反应过程中细胞会释放NO、TNF-α、IL-6等炎症因子，这些炎症因子共同调控机体炎症的发生与发展。NO是具有生物活性的气体分子，主要由诱导型一氧化氮合酶（Inducible nitric oxide synthase，iNOS）催化L-精氨酸产生，NO的生成与炎症密切相关，在炎症发生初期可以清除病原体为机体提供保护措施，但过量的NO会与超氧阴离子O_2^-反应生成过氧化亚硝酸盐，导致局部组织损伤，促进炎症疾病的发生，因此其含量可作为炎症反应程度的指标[7, 8]。TNF-α、IL-6是最重要促炎细胞因子，TNF-α是细胞因子网络的启动因子，在炎症反应中TNF-α不仅能直接参与炎症反应，还能诱导其他细胞因子释放，具有对IL-1β、IL-6等的协调和调节作用，共同对组织造成损伤[9-11]；IL-6能够介导炎症反应，促进T细胞和B细胞的增生和分化，参与免疫调节，引起免疫性病理损伤[12]，它们在LPS的致病过程中相互促进[13]。

本实验以脂多糖（LPS）刺激小鼠巨噬细胞系Raw 264.7细胞作为炎症细胞实验模型，

对清金化痰汤的体外抗炎活性进行了评价，并选取入血成分栀子苷、桑皮苷A、橙皮苷、柚皮苷、芒果苷、知母皂苷BⅡ、桔梗皂苷D与甘草酸检测其抗炎活性。实验结果表明，清金化痰汤能显著抑制LPS诱导的Raw 264.7细胞NO、TNF-α和IL-6因子的释放，且给药浓度越大，细胞上清液中NO、TNF-α和IL-6的含量越低，说明清金化痰汤具有很好的抗炎作用。同时，8个单体化合物对LPS诱导的Raw 264.7细胞炎症模型中，各单体化合物对NO的释放均有显著的抑制作用，桑皮苷A、橙皮苷、芒果苷、柚皮苷能显著抑制TNF-α含量的释放，栀子苷、橙皮苷、柚皮苷、芒果苷、甘草酸能显著抑制IL-6含量的释放，表明清金化痰汤的抗炎物质基础主要为橙皮苷、柚皮苷、芒果苷、栀子苷、桑皮苷A、甘草酸，且主要集中于抑制NO的释放方面。

2.祛痰机制

MUC5AC是由杯状细胞分泌的气道分泌型黏蛋白，其表达水平的高低是导致气道黏液高分泌的直接原因[14]。正常状态下，气道上皮黏液细胞和黏液腺在黏蛋白基因MUC2调控下分泌少量黏液，以维持气道的正常功能；而各种病理状态下的气道黏液高分泌则主要源于黏蛋白基因MUC5AC的高表达。MUC5AC高表达，使气道黏液分泌增加、黏稠性提高，加重气道阻塞[15]。此外，氧化应激是启动和加重炎症反应的重要因素，其主要物质活性氧（ROS）已被证实是一种强化学介质，能作用于细胞膜的受体激酶，调节多种信号转导途径，并参与黏液高分泌过程[16]。

本实验以LPS刺激人肺癌细胞系A549细胞作为黏液高分泌实验模型，对清金化痰汤的体外祛痰活性进行了评价，并选取入血成分橙皮苷、柚皮苷、桔梗皂苷D、甘草次酸检测其祛痰活性。实验结果表明，清金化痰汤能显著抑制LPS诱导的A549细胞MUC5AC、ROS因子的释放，且给药浓度越大，细胞上清液中MUC5AC、ROS的含量越低，说明清金化痰汤具有很好的祛痰作用。同时，4个单体化合物对MUC5AC、ROS的释放均有显著的抑制作用，推测清金化痰汤的祛痰物质基础主要为橙皮苷、柚皮苷、桔梗皂苷D、甘草次酸。

综上，本节实验利用LPS诱导的RAW 264.7细胞炎症模型，考察了清金化痰汤和代表性单体化合物的抗炎作用，结果表明，橙皮苷、柚皮苷、芒果苷、栀子苷、桑皮苷A、甘草酸可能为清金化痰汤的主要抗炎物质基础。同时，采用LPS诱导的A549气道黏液高分泌模型，考察了清金化痰汤和代表性单体化合物的祛痰作用，结果表明，橙皮苷、柚皮苷、桔梗皂苷D、甘草次酸可能为清金化痰汤的主要祛痰物质基础。基于以上有效性筛选的实验结果，选定橙皮苷、柚皮苷、芒果苷、栀子苷、桑皮苷A、甘草酸、甘草次酸、桔梗皂苷D为清金化痰汤候选质量标志物。

参考文献

［1］徐米米.芙朴感冒颗粒活性成分的液质联用分析及其抗炎活性评价［D］.浙江大学，2018.

［2］Lee J Y, Lee M S, Choi J W, et al. Dichloromethane fraction of Laminaria japonica ethanolic extract inhibits lipopolysaccharide-induced nitric oxide synthase and cyclooxygenase-2 expression in RAW 264.7 cells via NF-κB pathway［J］. Inflammation, 2012, 35（5）: 1650-1658.

［3］赵娜妹.从痰饮探讨健脾益肺化痰方对COPD模型大鼠气道黏液高分泌的作用机制［D］.北京中医药大学，2016.

［4］兰箭，孙航，刘杞，等.人中性粒细胞弹性蛋白酶诱导气道黏液高分泌细胞模型的建立及其机制的初步研究［J］.中国生物工程杂志，2008，（3）:1-7.

［5］林晓萍.乙酰半胱氨酸抑制脂多糖诱导的人肺NCI-H292细胞粘蛋白MUC5AC表达［J］.北方药学，2016，13（11）:122-124.

［6］杨娟，周向东.柚皮素对炎性气道黏液高分泌的抑制作用［J］.中国中医基础医学杂志，2011，17（2）:164-166，169.

［7］吴宏华，郑建波，郑雪辉，等.清宁散加减治疗儿童咳嗽痰热郁肺证的疗效以及对血清IL-8和TNF-α水平的影响［J］.中华中医药学刊，2022，40（06）:1-8.

［8］张苹苹，李文娟，聂少平，等.黑灵芝多糖对体外培养的小鼠腹腔巨噬细胞功能的影响［J］.中国药理学通报，2010，26（9）:1139-1142.

［9］Sclavons C, Burtea C, Boutry S, et al. Phage Display Screening for Tumor Necrosis Factor-α-Binding Peptides: Detection of Inflammation in a Mouse Model of Hepatitis［J］. Int J Pept, 2013, 2013: 348409.

［10］罗福玲，赵恒光，李洪忠，等.粉防己碱对脂多糖诱导下Raw 264.7细胞炎症模型细胞因子的作用［J］.中草药，2011，42（3）:542-545.

［11］Kim E, Um H, Park J, et al. TM4SF5-dependent crosstalk between hepatocytes and macrophages to reprogram the inflammatory environment［J］. Cell Rep, 2021, 37（7）: 110018.

［12］Unver N, McAllister F. IL-6 family cytokines: Key inflammatory mediators as biomarkers and potential therapeutic targets［J］. Cytokine Growth Factor Rev, 2018, 41: 10-17.

［13］Zhang H, Ren Q C, Ren Y, et al. Ajudecumin A from Ajuga ovalifolia var. calantha exhibits anti-inflammatory activity in lipopolysaccharide-activated Raw 264.7 murine macrophages and animal models of acute inflammation［J］. Pharm Biol, 2018, 56（1）: 649-657.

［14］黄晖，朱慧志，刘璐，等.阳和平喘颗粒不同阶段干预对哮喘大鼠气道黏液高分泌及血清IL-13水平影响［J］.辽宁中医药大学学报，2019，21（2）:16-19，225.

［15］何丽霞.化痰活血方和梓醇拮抗哮喘小鼠炎症和黏蛋白MUC5AC机制的研究［D］.暨南大学，2016.

［16］高健美，夏昌英，雷鸣，等.基于细胞凋亡研究桔梗元参汤含药血清对炎性气道黏液高分泌的抑制作用［J］.中药药理与临床，2015，31（3）:8-11.

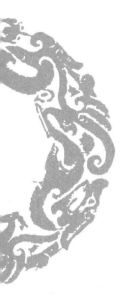

第六章

清金化痰汤原料药材研究

依据《中药注册分类及申报资料要求》和《按古代经典名方目录管理的中药复方制剂药学研究技术指导原则（试行）》的规定，本章完成了清金化痰汤11味原料药材资源评估，完善了11味原料药材的质量评价方法，收集了3个药材道地产区和主产区不少于15批次药材，并进行了质量分析，在此基础上确定药材优质产地。最终，建立了11味原料药材的企业内控质量标准，为经典名方新药研发奠定了基础。

第一节　药材资源评估

一、基本信息

清金化痰汤由黄芩、栀子、知母、橘红、桔梗、麦冬、浙贝母、甘草、瓜蒌子、桑白皮、茯苓11味药材组成，药材基本信息如表6-1。

表6-1　药材基本信息

名称	国家药品标准	基原	药用部位	产地1	产地2	产地3
黄芩	《中国药典》2020年版一部	唇形科植物黄芩 *Scutellaria baicalensis* Georgi	干燥根	河北省承德市	陕西省渭南市	山西省运城市
栀子	《中国药典》2020年版一部	茜草科植物栀子 *Gardenia jasminoides* Ellis	干燥成熟果实	湖北省黄冈市	江西省吉安市	江西省宜春市
知母	《中国药典》2020年版一部	百合科植物知母 *Anemarrhena asphodeloides* Bge.	干燥根茎	河北省保定市	河北省安国市	河北省张家口市
茯苓	《中国药典》2020年版一部	多孔菌科真菌茯苓 *Poria cocos*（Schw.）Wolf	干燥菌核	云南普洱市	湖北省黄冈市	安徽省安庆市
橘红	《中国药典》2020年版一部	芸香科植物橘 *Citrus reticulata* Blanco	干燥外层果皮	浙江省台州市	浙江省金华市	浙江省丽水市
桔梗	《中国药典》2020年版一部	桔梗科植物桔梗 *Platycodon grandiflorum*（Jacq.）A.DC.	干燥根	内蒙古自治区赤峰市	陕西省商洛市	安徽省亳州市
麦冬	《中国药典》2020年版一部	百合科植物麦冬 *Ophiopogon japonicus*（L.f）Ker-Gawl.	干燥块根	四川省绵阳市三台县	四川省绵阳市涪城区	四川省绵阳市盐亭县
浙贝母	《中国药典》2020年版一部	百合科植物浙贝母 *Fritillaria thunbergii* Miq.	干燥鳞茎	浙江省金华市	浙江省宁波市	浙江省舟山市
瓜蒌子	《中国药典》2020年版一部	葫芦科植物栝楼 *Trichosanlhes kirilovuii* Maxim.	干燥成熟种子	安徽省安庆市	山东省诸城市	江苏省盐城市

续表

名称	国家药品标准	基原	药用部位	产地1	产地2	产地3
桑白皮	《中国药典》2020年版一部	桑科植物桑 *Morus alba* L.	干燥根皮	安徽省亳州市	河南省南阳市	湖北省十堰市
甘草	《中国药典》2020年版一部	豆科植物甘草 *Glycyrrhiza uralensis* Fisch.	干燥根和根茎	甘肃省酒泉市	内蒙古自治区鄂尔多斯市	新疆维吾尔自治区巴音郭楞蒙古自治州

二、资源评估

开展中药资源评估、践行绿色发展新理念，既为中药资源的可持续发展提供了良好环境，也给中药资源的长远发展提出了更高要求。据统计，99%的中药资源是生物资源，生物资源的增加受到环境条件制约，野生资源和矿物药资源的蕴藏总量有限，对于可再生资源而言，其再生增殖的数量也存在饱和现象。实际上，药用动植物的生存和生长以及药材的药性和药效均需依赖特定的生长环境，其可再生性常受限于地域环境、人类活动等因素。中药材种植规模容易受市场价格因素影响，中药资源的繁育、种植区域等受到技术限制很难推广。因此，开展中药资源评估可以保证药材原料能够实现较长时间的持续供应，并可为寻找药材原料供应和市场需求二者之间的平衡提供科学指导，同时为企业的长期发展做出合理的预判和规划。

（一）橘红

本品为芸香科植物橘 *Citrus reticulata* Blanco. 及其栽培变种的干燥外层果皮。秋末冬初果实成熟后采收，用刀削下外果皮，晒干或阴干。

明朝李时珍《本草纲目》中记载："橘红佳品，其瓤内有红白之分，利气、化痰、止咳功倍于它药……其功愈陈愈良"；清朝《本草纲目拾遗》载："橘红治痰症，消油腻、消食、醒酒、宽中、解蟹毒"；《中药大辞典》曰："化州橘红，性味辛、苦、温，功用为化痰、理气、健脾、消食，治胸中痰滞、咳嗽气喘、呕吐呃逆、饮食积滞"；《中国药典》2020年版载："化橘红辛、苦、温，归肺脾经，具散寒、燥湿、利气、消痰功能，用于风寒咳嗽、喉痒痰多、食积伤酒、呕恶心痞闷"。临床证明，对肺痨、支气管炎、长期胃痛、止咳化痰等有独特疗效。

本品多栽培于丘陵、低山地带、江河湖泊沿岸或平原。一年生，橘多在10~12月间采摘，其中10月份采摘的皮色偏青，11月份采摘的皮色呈黄，12月份采摘的皮色呈红。产地加工时，采摘成熟果实，剥取果皮，除去内层白色部分，晒干或低温干燥，即为橘红药材。橘红资源基本为家种，但不同产区质量有差异，浙江衢州、金华一带橘红品质优良，肉厚，质量稳定，但产量有限。目前，橘红主产于浙江、湖北、山东，全国年产量约300吨，市场供应充足。

（二）瓜蒌子

本品为葫芦科植物栝楼 *Trichosanthes kirilowii* Maxim.或双边栝楼 *Trichosanthes rosthornii* Harms.的干燥成熟种子。秋季采摘成熟果实，剖开，取出种子，洗净，晒干。

本品始载于《神农本草经》。《本草纲目》曰："其根直下生，年久者长数尺。秋后掘者结实有粉……其实圆长，青时如瓜，黄时如熟柿……内有扁子，大如丝瓜子，壳色褐，仁色绿，多脂，作青气"，其后记述与之相似。各类本草的形态描述和附图表明，历代所用中药瓜蒌的原植物为藤本，有卷须、单叶（裂或不裂）、果多圆形等特征，均应为葫芦科植物，并以栝楼 *T. kirilowii* Maxim.为主流。因此建议选择葫芦科植物栝楼 *Trichosanthes kirilowii* Maxim.为基原，主要分布于华北地区及河南、山东、江西、湖南、贵州、四川等地。

瓜蒌家种方式主要有种子直播、分根繁殖、压条繁殖，生长周期为8个月左右。安徽是瓜蒌的最大产区，主要种植地区六安、安庆、霍山、巢湖，全国年产量约6000吨，市场供应充足。

（三）浙贝母

本品为百合科植物浙贝母 *Fritillaria thunbergii* Miq.的干燥鳞茎。初夏植株枯萎时采挖，洗净。大小分开，大者除去芯芽，习称"大贝"；小者不去芯芽，习称"珠贝"。分别撞擦，除去外皮，拌以煅过的贝壳粉，吸去擦出的浆汁，干燥；或取鳞茎，大小分开，洗净，除去芯芽，趁鲜切成厚片，洗净，干燥，习称"浙贝片"。

清代赵学敏《本草纲目拾遗》始明确将川贝母与浙贝母分开，并单列浙贝母条，引叶阁斋云："宁波象山所出贝母，亦分两瓣，味苦而不甜，其顶平而不尖，不能如川贝之象荷花蕊也"，该品种应即今之浙贝母 *Fritillaria thunbergii* Miq.。

浙贝母喜温暖湿润气候，生长温度4~30℃，过低或过高均休眠。每年9~10月种植，第二年5~6月采挖。浙江是浙贝母的主产区，浙贝母资源原来主要分布于浙江鄞县（樟溪河及鄞江流域两岸）、磐安、杭州市郊、余姚等地。近年来随着种植业结构调整的深入，磐安、东阳、永康、开化、舟山、缙云、文成、青山地区浙贝母的栽培面积迅速扩大，已成为浙贝母的主要产区，全国年产量约4500吨，市场供应充足。

（四）麦冬

本品为百合科植物麦冬 *Ophiopogon japonicus*（L.f）Ker-Gawl.的干燥块根。夏季采挖，洗净，反复暴晒、堆置，至七八成干，除去须根，干燥。

本品始载于《神农本草经》，李时珍《本草纲目》云："古人惟用野生者，后世所用多是种莳而成……浙中来者甚良，其叶似韭多纵纹且坚韧为异"，综合历代本草著作分析考证，"叶似韭"者为百合科植物麦冬 *Ophiopogon japonicu*（L.f）Ker-Gawl.的干燥块根，且杭麦冬属麦冬中的优质品。目前，杭麦冬产量较小，麦冬的主产地在四川绵阳地区。

麦冬种子在北方适合3~8月份播种，在南方适合2~9月份播种，生长周期为一年，全国年产量约12000吨，市场供应充足。

（五）茯苓

本品为多孔菌科真菌茯苓 *Poria cocos*（Schw.）Wolf的干燥菌核。多于7~9月采挖，挖出后除去泥沙，堆置"发汗"后，摊开晾至表面干燥，再"发汗"，反复数次至现皱纹、内部水分大部分散失后，阴干，称为"茯苓个"；或将鲜茯苓按不同方式切制，阴干，分别称为"茯苓块"和"茯苓片"。

本品始载于《五十二病方》，写作"服零"。陶弘景《本草经集注》云："自然生成者，如三、四升器，外皮黑细皱，内白坚，形如鸟兽龟鳖者良。"根据各类本草的原植物描述，本品为多孔菌科真菌茯苓 *Poria cocos*（Schw.）Wolf的干燥菌核，主产于湖北、安徽、云南、贵州、河南、浙江、广西等地，其中以"云苓"质优。

茯苓接种分春、秋两季，春植是在清明至立夏之间进行，秋季各地气温相差不大，茯苓可在立秋前后接种，生长周期为1年。目前，主产于安徽、湖北、云南等地，全国年产量约20000万吨，市场供应充足。

（六）黄芩

本品为唇形科植物黄芩 *Scutellaria baicalensis* Georgi的干燥根。春、秋两季采挖，除去须根和泥沙，晒后撞去粗皮，晒干。

《名医别录》记载黄芩产地："生秭归川谷及冤句"。《本草经集注》云："秭归属建平郡。今第一出彭城，郁州亦有之。"《新修本草》云："今出宜州、鄜州、泾州者佳，兖州者大实亦好，名豚尾芩也。"《图经本草》云："生秭归山谷及冤句。今川蜀、河东、陕西近郡皆有之。"《植物名实图考》云："黄芩以秭归产著，后世多用条芩，滇南多有，土医不他取也。"由此可见，黄芩使用历史悠久、种植区域广。

黄芩为唇形科多年生草本植物，性喜凉爽较干燥气候，怕高温高湿，耐寒，种子自行育苗，幼苗能耐-15℃左右的低温，一般2~3年采收为最佳。黄芩资源主要来自野生和家种，目前野生资源已渐稀少。黄芩主产于内蒙古、河南、山东、河北、山西、陕西以及东北三省，目前市场销售的产品70%都来自山西、陕西，全国年产量约10000吨，市场供应充足。

（七）栀子

本品为茜草科植物栀子 *Gardenia jasminoides* Ellis 的干燥成熟果实。9~11月果实成熟呈红黄色时采收，除去果梗和杂质，蒸至上气或置沸水中略烫，取出，干燥。

栀子始载于《神农本草经》，列为中品。《名医别录》载："卮子生南阳。九月采实，暴干。"梁代陶弘景曰：栀子"处处有。亦两三种小异，以七棱者为良。经霜乃取之，今皆入染用，于药甚稀"。《图经本草》载："今南方及西蜀州郡皆有之。木高七、八尺。叶似李而厚硬……二三月生白花，花皆六出，甚芬香，俗说即西域詹匐也。夏、秋结实如诃子状，生青熟黄，中人红深红。"从其描述看和现时所用的栀子一致。《本草经集注》记载："栀子生南阳川谷"。《本草图经》记载："栀子，生南阳川谷，今南方及西蜀州郡皆有之……南方人竞种以售利"。《本草品汇精要》明确指出栀子的道地产区为临江军（江西清江）、江陵府（湖北江陵）、建州（福建建瓯），说明栀子以南方产者为佳。

栀子主要分布于长江以南的江西、福建，家种、野生均有，以家种产量大。野生栀子历史上主产于江西丰城、清江、新余、萍乡等地，栽培产区主要分布在江西丰城、金溪、宜春、临川，湖南益阳、攸县、衡阳等地，全国年产量约10000吨，市场供应充足。

（八）知母

本品为百合科植物知母 *Anemarrhena asphodeloides* Bge. 的干燥根茎。春、秋二季采挖，除去须根和泥沙，晒干，习称"毛知母"；或除去外皮，晒干。

《神农本草经》曰："生川谷。"《范子计然》云："出三辅，黄白者善。"《唐新修本草》曰："河内山谷。"《本草图经》曰："知母，生河内川谷，今濒河诸郡及解州、滁州亦有之。"《本草蒙筌》曰："多生徐解二州。"由此可见知母使用历史较久，种植区域广。

家种知母一般用秧苗繁殖，移栽后生长期为2年。知母适应性很强，生育期喜温暖、耐干旱，具有一定的耐寒性，忌高温、积水。毛知母产新在春秋两季，一般春季比秋季的产新量大，产新时间分别是10月下旬至11月上旬、次年的3、4月份。知母原野生于河北、山西、内蒙古、陕西等地，后随着用量增加，以及野生资源的逐渐减少，家种面积急剧扩大，现市场所供商品绝大多数来自于家种。目前，种植区域主要分布于河北安国、安徽亳州一带，安国知母为佳品，质地优良，全国年产量约9000吨，市场供应充足。

（九）桑白皮

本品为桑科植物桑 *Morus alba* L. 的干燥根皮。秋末叶落时至次春发芽前采挖根部，刮去黄棕色粗皮，纵向剖开，剥取根皮，晒干。

本品始载于《神农本草经》，原名"桑根白皮"。《本草经集注》载："东行桑根乃易得。"《图经本草》曰："今处处有之，采无时。"《药性论》简称桑白皮；苏颂曰："初采得以铜刀剥去上粗皮，取其里白切焙干，其皮中青涎勿使刮去，药力都在其上，恶铁及鉎不可近之"。《本草纲目》列为木部灌木类，李时珍曰："桑有数种，有白桑，叶大如掌而厚……"。

桑喜温暖湿润气候，稍耐荫，耐旱，不耐涝，耐贫瘠，对土壤适应性强。桑白皮春、冬两季均可采挖，部分地区在5~8月进行，最宜在冬季采挖。目前，桑白皮在我国分布较广，资源丰富。主要分布于安徽、四川、陕西、甘肃、湖北、湖南、江西、贵州等地，其中安徽亳州为道地产区，全国年产量约1000吨，市场供应充足。

（十）桔梗

本品为桔梗科植物桔梗 *Platycodon grandiflorum*（Jacq.）A. DC.的干燥根。春、秋两季采挖，洗净，除去须根，趁鲜剥去外皮或不去外皮，干燥。

《名医别录》载："生篙高山谷及冤句，二、八月采根，暴干。"《新修本草》载："荠苨、桔梗，又打叶差互者，亦有叶三四对者，皆一茎直上，叶既相乱，惟以根有心无心为别尔。"《本草图经》载："今在处有之，根如小指大，黄白色，春生苗，茎高尺余，叶似杏叶而长椭，四叶相对而生，嫩时亦可煮食之，夏开花紫碧色，颇似牵牛子花，秋后结子，八月采根……其根有心，无心者及荠苨也。"李时珍则进一步将桔梗与荠苨分为二条，认为两者性味功效皆不同。《植物名实图考》载："桔梗处处有之，三四叶攒生一处，花未开时如僧帽，开时有尖瓣，不钝，似牵牛花。"按诸家本草记述，在《本草经集注》以前桔梗与沙参属荠苨 *Adenophora trachelioides* Maxim.不分，之后《唐本草》《本草图经》《本草纲目》《植物名实图考》等均指出了两者植物形态的区别，即唐以后所用品种与目前所用的桔梗属桔梗 *Platycodon grandiflorum*（Jacq.）A. DC.相符。桔梗主要分布于东北、华北、华东地区，其中华东地区质量较好。

桔梗种植可在春、秋进行，春天通常选择3~4月份，秋天通常选择10~11月份。因近年来桔梗价格较低，主产区已逐渐向内蒙古赤峰、兴安等地转移，得益于沙土资源丰富、地域辽阔、机械化好、生长周期短等优势，现已发展成为国内最大的桔梗产区，全国年产量约13000吨，市场供应充足。

（十一）甘草

本品为豆科植物甘草 *Glycyrrhiza uralensis* Fisch.的干燥根和根茎。春、秋两季采挖，除去须根，晒干。

《本草经集注》云："亦有火炙干者，理多虚疏。又有如鲤鱼肠者，被刀破，不复好。青州兼有而不如。又有紫干草，细而实，乏时亦可用。"《本草图经》略加补充，

"今甘草有数种，以坚实断理者为佳。其轻虚纵理及细韧者不堪，为货汤家用之"。《本草品汇精要》详细记载了甘草特征："根坚实有粉而肥者为好，类黄，皮粗而赤，皮赤肉黄"。《名医别录》载："生河西川谷，积沙山及上郡。二月、八月采根，暴干，十日成。"《本草经集注》载："甘草今出蜀汉中，悉从汶山诸夷中来……是枹罕草，最佳。枹罕乃西羌地名……青州兼有而不如。"由此可知，甘草使用历史悠久、种植区域广。

目前，甘草野生资源日益匮乏，市场药材多为家种，主要用种子育苗移栽法，播种后生长3~5年即可采挖，主产于甘肃、新疆、内蒙古等地，全国年产量约16000吨，市场供应充足。

第二节　原料药材质量研究

本节对清金化痰汤中11味药材的质量进行研究与评价，采用高效液相色谱法建立各药材指纹图谱方法并计算相似度。按《中国药典》2020年版四部通则2201水溶性浸出物测定法对各药材水溶性浸出物含量进行测定。

一、黄芩

本品为唇形科植物黄芩 *Scutellaria baicalensis* Georgi 的干燥根。春、秋两季采挖，除去须根和泥沙，晒后撞去粗皮，晒干。

（一）指纹图谱方法的建立

1.供试品溶液的制备

通过考察提取溶剂种类、提取方式及提取时间，确定黄芩药材指纹图谱的供试品溶液制备方法为：取黄芩药材粉末（中粉）约0.5g，精密称定，置100ml具塞锥形瓶中，精密加入60%乙醇50ml，密塞，称定重量，超声处理60min，放冷，再称定重量，并用60%乙醇补足减失的重量，摇匀，静置，精密移取上清液1ml至5ml量瓶中，加60%乙醇至刻度，摇匀，取续滤液，即得。

2.参照峰的选择

在黄芩药材HPLC色谱图中，指标成分黄芩苷保留时间适中，且和其他成分的分离度较好。因此，选择黄芩苷作为黄芩药材HPLC指纹图谱的参照峰。

3.对照品溶液的制备

取黄芩苷对照品适量，精密称定，加甲醇溶解至刻度，制成约55μg/ml的对照品溶液。

4.色谱条件的确定

通过对检测波长、柱温、流速、流动相系统进行考察，结合峰个数、色谱峰分离度及基线漂移程度等，最终确定指纹图谱色谱条件如下：

Diamonsil C18色谱柱（4.6mm × 250mm，5μm）；流动相：乙腈（A）–0.1%磷酸水（B）；流速1.0ml/min；检测波长：258nm；柱温为30℃；进样量：10μl；流动相梯度见表6-2。

表 6-2 流动相梯度洗脱条件

t（min）	A（%）	B（%）
0	23	77
10	26	74
35	30	70
55	66	34
60	90	10

5.方法学考察

（1）精密度试验

取黄芩药材约0.5g，制备供试品溶液，连续进样6次，记录指纹图谱，以黄芩苷的保留时间和色谱峰面积为参照，计算出各共有峰的相对峰面积。结果见表6-3，表6-4。结果表明，各色谱峰的相对保留时间及峰面积的RSD值均不大于1.22%，表明仪器精密度良好，符合指纹图谱的要求。

表 6-3 黄芩药材指纹图谱精密度试验测定结果（相对保留时间）

峰号	相对保留时间						RSD（%）
	1	2	3	4	5	6	
1（S）	1	1	1	1	1	1	0
2	1.312	1.312	1.313	1.313	1.313	1.312	0.05
3	1.487	1.488	1.488	1.488	1.488	1.487	0.04
4	1.712	1.713	1.713	1.713	1.713	1.713	0.03
5	2.624	2.625	2.623	2.624	2.624	2.623	0.03
6	3.14	3.142	3.138	3.14	3.139	3.139	0.05

表 6-4　黄芩药材指纹图谱精密度试验测定结果（相对峰面积）

峰号	相对峰面积						RSD（%）
	1	2	3	4	5	6	
1（S）	1.000	1.000	1.000	1.000	1.000	1.000	0.00
2	0.066	0.066	0.066	0.065	0.065	0.065	0.84
3	0.153	0.153	0.153	0.153	0.153	0.153	0.00
4	0.274	0.274	0.274	0.274	0.274	0.274	0.00
5	0.306	0.306	0.306	0.306	0.306	0.305	0.14
6	0.096	0.096	0.096	0.096	0.097	0.097	0.54

（2）重复性试验

取黄芩药材约0.5g，平行制备供试品溶液6份，记录指纹图谱，以黄芩苷的保留时间和色谱峰面积为参照，计算出各共有峰的相对峰面积。结果见表6-5，6-6。结果表明，各色谱峰的相对保留时间及峰面积的RSD值均不大于1.44%，表明该方法具有良好的重复性，符合指纹图谱要求。

表 6-5　黄芩药材指纹图谱重复性试验测定结果（相对保留时间）

峰号	相对保留时间						RSD（%）
	1	2	3	4	5	6	
1（S）	1.000	1.000	1.000	1.000	1.000	1.000	0.00
2	1.313	1.313	1.312	1.312	1.314	1.313	0.06
3	1.486	1.487	1.487	1.487	1.489	1.488	0.07
4	1.711	1.713	1.712	1.712	1.714	1.713	0.07
5	2.620	2.623	2.622	2.621	2.629	2.626	0.13
6	3.136	3.139	3.137	3.136	3.147	3.145	0.16

表 6-6　黄芩药材指纹图谱重复性试验测定结果（相对峰面积）

峰号	相对峰面积						RSD（%）
	1	2	3	4	5	6	
1（S）	1.000	1.000	1.000	1.000	1.000	1.000	0.00
2	0.065	0.065	0.065	0.064	0.065	0.065	0.63
3	0.153	0.153	0.153	0.153	0.153	0.153	0.00
4	0.274	0.274	0.275	0.274	0.273	0.274	0.24
5	0.304	0.304	0.297	0.293	0.300	0.300	1.42
6	0.096	0.097	0.098	0.097	0.097	0.097	0.66

（3）稳定性试验

取精密度下的供试品溶液，密闭，放置于室温，分别在0、2、4、8、12、24h的时间间隔下检测，记录指纹图谱，以黄芩苷的保留时间和色谱峰面积为参照，计算出各共有峰的相对峰面积。结果见表6-7，表6-8。结果表明：各色谱峰的相对保留时间及峰面积的RSD值均不大于1.00%，表明该方法具有良好的稳定性，符合指纹图谱要求。

表6-7　黄芩药材指纹图谱稳定性试验测定结果（相对保留时间）

| 峰号 | 相对保留时间 | | | | | | RSD（%） |
	0h	2h	4h	8h	12h	24h	
1（S）	1.000	1.000	1.000	1.000	1.000	1.000	0.00
2	1.313	1.313	1.313	1.313	1.312	1.312	0.04
3	1.489	1.488	1.487	1.488	1.487	1.485	0.10
4	1.715	1.714	1.712	1.713	1.713	1.711	0.09
5	2.631	2.633	2.630	2.623	2.623	2.624	0.18
6	3.149	3.152	3.148	3.138	3.139	3.141	0.19

表6-8　黄芩药材指纹图谱稳定性试验测定结果（相对峰面积）

| 峰号 | 相对峰面积 | | | | | | RSD（%） |
	0h	2h	4h	8h	12h	24h	
1（S）	1.000	1.000	1.000	1.000	1.000	1.000	0.00
2	0.066	0.066	0.065	0.066	0.065	0.065	0.84
3	0.153	0.152	0.152	0.153	0.153	0.153	0.34
4	0.273	0.274	0.274	0.274	0.274	0.273	0.19
5	0.308	0.308	0.312	0.306	0.305	0.305	0.87
6	0.096	0.096	0.096	0.096	0.097	0.096	0.43

6.指纹图谱的建立与相似度评价

对20批黄芩药材，按法制备供试品溶液，依照色谱条件进行测定。将测定结果按产地分别导入国家药典委员会《中药指纹图谱相似度评价系统2012版》软件，分析样品的指纹图谱。以S1为参照图谱，自动匹配。结果表明，6批产于河北承德的黄芩药材与对照指纹图谱的相似度为0.993~1.000，并确定17个共有峰；5批产于陕西渭南的黄芩药材与对照指纹图谱的相似度为0.996~0.998，并确定15个共有峰；9批产于山西运城的黄芩药材与对照指纹图谱的相似度为0.996~1.000，并确定16个共有峰。结果见图6-1~图6-3。

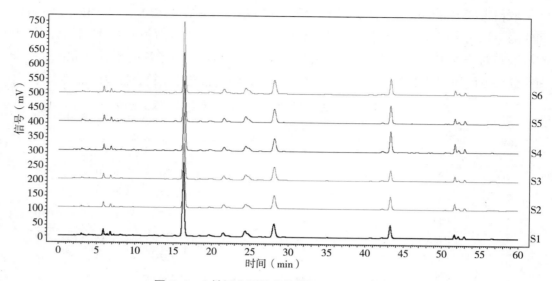

图 6-1　6 批河北承德黄芩药材 HPLC 指纹图谱

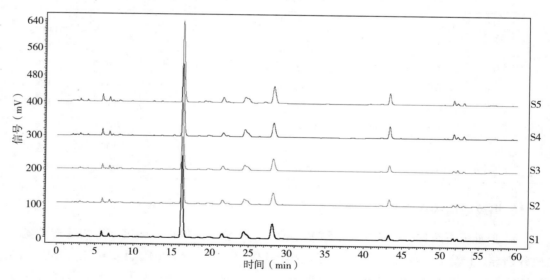

图 6-2　5 批陕西渭南黄芩药材 HPLC 指纹图谱

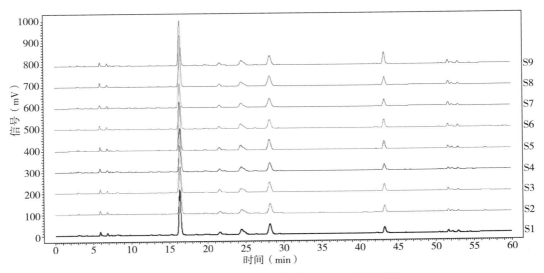

图 6-3　9 批山西运城黄芩药材 HPLC 指纹图谱

（二）水溶性浸出物测定

参照《中国药典》2020 年版四部通则 2201 水溶性浸出物测定法项下热浸法测定，测定合格批次药材水溶性浸出物含量。测定结果见表 6-9。

表 6-9　各批次黄芩药材浸出物测定结果

产地	批号	浸出物含量（%）	平均值（%）
河北省承德市围场自治县	Y17112301	32.40	36.71
	Y17112302	38.18	
	Y17112303	38.62	
	Y17112304	40.08	
	Y17112305	35.48	
	Y17112306	35.48	
陕西省渭南市澄城县	Y18012301	47.48	47.11
	Y18012302	52.76	
	Y18012303	47.70	
	Y18012304	45.76	
	Y18012305	41.84	

产地	批号	浸出物含量（%）	平均值（%）
	Y17122401	36.00	
	Y17122402	42.62	
	Y17122403	37.64	
	Y17122404	38.72	
山西省运城市芮城县	Y17122405	38.04	40.03
	Y17122406	40.80	
	Y17122408	41.98	
	Y17122409	40.54	
	Y171224010	43.90	

（三）优质产地选择

表 6-10　黄芩药材测定结果

批号	产地	相似度	水分（%）	黄芩苷含量（%）	水溶性浸出物（%）
Y17112301		0.999	10.6	13.2	32.40
Y17112302		1.000	10.1	14.2	38.18
Y17112303	河北省承德市	0.998	9.6	12.8	38.62
Y17112304	围场自治县	0.993	9.7	12.9	40.08
Y17112305		0.999	9.6	12.4	35.48
Y17112306		1.000	10.1	13.9	35.48
Y18012301		0.997	9.8	15.0	47.48
Y18012302		0.996	10.0	13.2	52.76
Y18012303	陕西省渭南市	0.999	9.9	14.3	47.70
Y18012304	澄城县	0.997	9.8	14.0	45.76
Y18012305		0.998	10.0	13.4	41.84
Y17122401		0.999	10.3	13.7	36.00
Y17122402		1.000	9.8	15.1	42.62
Y17122403		1.000	9.1	13.0	37.64
Y17122404		0.999	9.0	14.2	38.72
Y17122405	山西省运城市	1.000	9.1	14.4	38.04
Y17122406	芮城县	1.000	9.8	13.6	40.80
Y17122408		1.000	10.3	12.1	41.98
Y17122409		1.000	10.1	12.6	40.54
Y17122410		0.996	10.2	13.7	43.90

今用黄芩正品*Scutellaria baicalensis* Georgi一直是历代药用主流品种。从历代本草对黄芩产地的记载看，湖北、山东、江苏、四川、陕西、甘肃、云南等省区均有黄芩的分布，并认为湖北宜州、陕西鄜州、甘肃泾县及山东兖州产的黄芩质量较好，《本草品汇精要》有宜州、鄜州、泾州、兖州为道地产区的记载。目前，黄芩主要分布于河北、陕西、内蒙古、东北、山西、河南等省区，产地分布基本与历代本草记载一致，以山西产量最大，河北北部质量最佳。现在，习惯以河北承德的"热河黄芩"为道地药材。但近年来，临床上对黄芩药材的需求量大增，有限的野生资源遭到掠夺式采挖，导致黄芩野生资源锐减。目前，山东、山西、陕西、甘肃为四大人工栽培产区。

从药材质量来看，三产地黄芩药材批次间稳定性均较好，但陕西产和山西产黄芩的黄芩苷含量及水溶性浸出物含量均高于河北承德产黄芩；从道地产区看，黄芩的道地产区为河北承德及山东胶东半岛；从主产区看，山西黄芩产量最大。综上，拟选择山西为黄芩药材的优质产区。

二、茯苓

本品为多孔菌科真菌茯苓 *Poria cocos*（Schw.）Wolf 的干燥菌核。多于7~9月采挖，挖出后除去泥沙，堆置"发汗"后，摊开晾至表面干燥，再"发汗"，反复数次至现皱纹、内部水分大部散失后，阴干，称为"茯苓个"；或将鲜茯苓按不同部位切制，阴干，分别称为"茯苓块"和"茯苓片"。

（一）指纹图谱方法的建立

1.供试品溶液的制备

通过考察提取溶剂种类、提取方式及提取时间，确定茯苓药材指纹图谱的供试品溶液制备方法为：取茯苓药材粉末（过40目筛）约 2.0g，精密称定，置50ml具塞锥形瓶中，精密加入甲醇10ml，密塞，称定重量，超声处理15min，放冷，再称定重量，并用甲醇补足减失的重量，摇匀，静置，过滤，取续滤液，即得。

2.参照峰的选择

在茯苓药材HPLC色谱图中，指标成分去氢土莫酸保留时间适中，且和其他成分的分离度很好。因此，选择去氢土莫酸作为茯苓药材HPLC指纹图谱的参照峰。

3.对照品溶液的制备

取去氢土莫酸对照品适量，精密称定，加甲醇溶解至刻度，制成约1.605mg/ml的对照品溶液。

4.色谱条件的确定

通过对检测波长、柱温、流速、流动相系统进行考察，结合峰个数、色谱峰分离度及基线漂移程度等，最终确定指纹图谱色谱条件如下：

Diamonsil C18色谱柱（4.6mm × 250mm，5μm）；流动相：乙腈（A）-0.2%乙酸水（B）；流速1.0ml/min；检测波长：244nm；柱温为25℃；进样量：20μl；流动相梯度见表6-11。

表6-11　流动相梯度洗脱条件

t（min）	A（%）	B（%）
0	52	48
13	55	45
35	65	35
45	70	30
60	90	10

5 方法学考察

（1）精密度试验

取茯苓药材约2.0g，制备供试品溶液，连续进样6次，记录指纹图谱，以去氢土莫酸的保留时间和色谱峰面积为参照，计算出各共有峰的相对峰面积。结果见表6-12、表6-13。结果表明，各色谱峰的相对保留时间及峰面积的RSD值均不大于0.50%，表明仪器精密度良好，符合指纹图谱的要求。

表6-12　茯苓药材指纹图谱精密度试验测定结果（相对保留时间）

峰号	相对保留时间						RSD（%）
	1	2	3	4	5	6	
1	0.327	0.326	0.326	0.326	0.326	0.326	0.06
2	0.470	0.470	0.470	0.469	0.470	0.469	0.07
3（S）	1.000	1.000	1.000	1.000	1.000	1.000	0.00
4	1.141	1.142	1.142	1.141	1.142	1.141	0.02
5	1.308	1.309	1.309	1.308	1.309	1.309	0.03
6	1.372	1.372	1.373	1.372	1.372	1.372	0.02
7	1.770	1.770	1.771	1.771	1.771	1.770	0.03

表6-13　茯苓药材指纹图谱精密度试验测定结果（相对峰面积）

峰号	相对峰面积						RSD（%）
	1	2	3	4	5	6	
1	0.089	0.088	0.089	0.089	0.089	0.089	0.17
2	0.065	0.065	0.065	0.065	0.065	0.064	0.50

峰号	相对峰面积						RSD（%）
	1	2	3	4	5	6	
3（S）	1.000	1.000	1.000	1.000	1.000	1.000	0.00
4	0.095	0.095	0.095	0.095	0.094	0.095	0.28
5	0.316	0.317	0.317	0.317	0.318	0.317	0.18
6	0.221	0.221	0.221	0.220	0.222	0.221	0.24
7	0.694	0.692	0.692	0.696	0.694	0.691	0.24

（2）重复性试验

取茯苓药材约2.0g，平行制备供试品溶液6份，记录指纹图谱，以去氢土莫酸的保留时间和色谱峰面积为参照，计算出各共有峰的相对峰面积。结果见表6-14、表6-15。结果表明，各色谱峰的相对保留时间及峰面积的RSD值均不大于0.77%，表明该方法具有良好的重复性，符合指纹图谱要求。

表6-14　茯苓药材指纹图谱重复性试验测定结果（相对保留时间）

峰号	相对保留时间						RSD（%）
	1	2	3	4	5	6	
1	0.326	0.326	0.326	0.327	0.326	0.326	0.05
2	0.470	0.469	0.469	0.470	0.470	0.470	0.07
3（S）	1.000	1.000	1.000	1.000	1.000	1.000	0.00
4	1.141	1.141	1.141	1.141	1.141	1.141	0.01
5	1.308	1.308	1.308	1.308	1.308	1.308	0.01
6	1.372	1.372	1.372	1.372	1.372	1.371	0.01
7	1.770	1.770	1.769	1.770	1.768	1.768	0.06

表6-15　茯苓药材指纹图谱重复性试验测定结果（相对峰面积）

峰号	相对峰面积						RSD（%）
	1	2	3	4	5	6	
1	0.089	0.089	0.089	0.089	0.089	0.090	0.46
2	0.065	0.065	0.064	0.065	0.064	0.066	0.77
3（S）	1.000	1.000	1.000	1.000	1.000	1.000	0.00
4	0.095	0.094	0.095	0.095	0.094	0.095	0.16
5	0.314	0.316	0.315	0.316	0.317	0.319	0.54
6	0.219	0.221	0.223	0.221	0.220	0.221	0.72
7	0.688	0.693	0.697	0.694	0.694	0.698	0.49

（3）稳定性试验

取精密度试验下的供试品溶液，密闭，置于室温，分别在0、2、4、8、12、24h的时间间隔下检测，记录指纹图谱，以去氢土莫酸的保留时间和色谱峰面积为参照，计算出各共有峰的相对峰面积。结果见表6-16、表6-17。结果表明：各色谱峰的相对保留时间及峰面积的RSD值均不大于0.76%，表明该方法具有良好的稳定性，符合指纹图谱要求。

表6-16　茯苓药材指纹图谱稳定性试验测定结果（相对保留时间）

峰号	相对保留时间						RSD（%）
	0h	2h	4h	8h	12h	24h	
1	0.326	0.326	0.326	0.326	0.326	0.326	0.02
2	0.470	0.470	0.470	0.470	0.470	0.470	0.05
3（S）	1.000	1.000	1.000	1.000	1.000	1.000	0.00
4	1.141	1.141	1.141	1.141	1.141	1.142	0.03
5	1.308	1.308	1.308	1.308	1.308	1.309	0.02
6	1.371	1.371	1.371	1.372	1.372	1.372	0.03
7	1.767	1.767	1.766	1.770	1.770	1.770	0.10

表6-17　茯苓药材指纹图谱稳定性试验测定结果（相对峰面积）

峰号	相对峰面积						RSD（%）
	0h	2h	4h	8h	12h	24h	
1	0.089	0.088	0.088	0.088	0.089	0.088	0.18
2	0.065	0.065	0.065	0.065	0.065	0.065	0.41
3（S）	1.000	1.000	1.000	1.000	1.000	1.000	0.00
4	0.095	0.094	0.094	0.095	0.095	0.095	0.35
5	0.312	0.311	0.311	0.312	0.314	0.315	0.59
6	0.221	0.224	0.221	0.220	0.219	0.221	0.76
7	0.691	0.688	0.689	0.689	0.688	0.687	0.20

6.指纹图谱的建立与相似度评价

对19批合格茯苓药材，按法制备供试品溶液，依照色谱条件进行测定。将测定结果按产地分别导入国家药典委员会《中药指纹图谱相似度评价系统2012版》软件，分析样品的指纹图谱。以S1为参照图谱，自动匹配。结果表明，6批产于云南普洱市景谷县的茯苓药材与对照指纹图谱的相似度为0.995~1.000，并确定22个共有峰；5批产于湖北黄冈市罗田县的茯苓药材与对照指纹图谱的相似度为0.978~0.998，并确定21个共有峰；8批产于安徽安庆市岳西县的茯苓药材与对照指纹图谱的相似度为0.967~0.998，并确定22个共有峰。结果见图6-4、图6-5、图6-6。

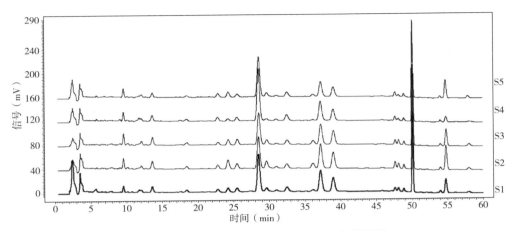

图 6-4　5 批湖北黄冈茯苓药材 HPLC 指纹图谱

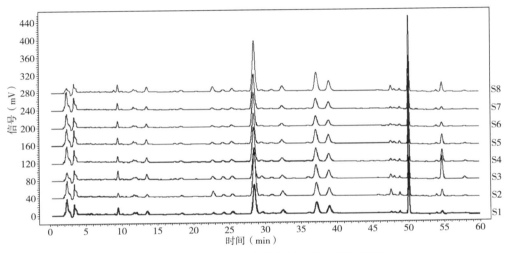

图 6-5　8 批安徽安庆茯苓药材 HPLC 指纹图谱

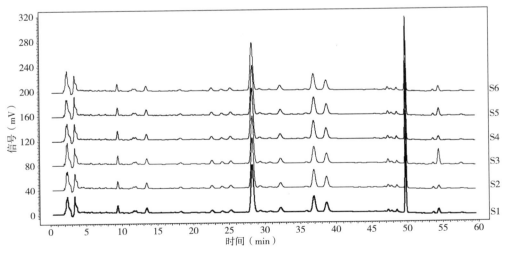

图 6-6　6 批云南普洱茯苓药材 HPLC 指纹图谱

（二）水溶性浸出物测定

参照《中国药典》2020年版四部通则2201水溶性浸出物测定法项下的热浸法测定，测定合格批次药材水溶性浸出物含量。测定结果见表6-18。

表6-18 各批次茯苓药材浸出物测定结果

产地	批号	浸出物含量（%）	平均值（%）
云南普洱市景谷县	Y17112301	1.16	1.66
	Y17112302	1.78	
	Y17112303	1.70	
	Y17112304	1.60	
	Y17112305	1.60	
	Y17112306	2.14	
湖北省黄冈市罗田县	Y17121901	3.28	2.08
	Y17121902	2.08	
	Y17121903	1.84	
	Y17121904	1.24	
	Y17121905	1.98	
安徽省安庆市岳西县	Y17111502	2.30	2.18
	Y17111503	2.44	
	Y17111504	1.50	
	Y17111505	2.34	
	Y17111507	2.96	
	Y17111508	1.60	
	Y17111509	3.02	
	Y17111510	1.30	

（三）优质产地选择

经文献考证，茯苓古今用药是完全一致的，都是指多孔菌科真菌茯苓 *Poria cocos* （Schw.）Wolf的干燥菌核。清代以前都很讲究用天然茯苓，以云南野生茯苓质量为优。梁代开始已有人工栽培茯苓，明清时期茯苓的栽培技术就已相当先进。现代由于茯苓用量大，野生品供不应求，而栽培技术已很成熟，故所用者多为人工栽培品。

表 6-19　茯苓药材测定结果

批号	产地	相似度	水分（18.0%）	水溶性浸出物（%）
Y17112301		1.000	12.1	1.16
Y17112302		0.999	11.2	1.78
Y17112303	云南普洱市景谷县	0.995	11.9	1.70
Y17112304		0.999	11.5	1.60
Y17112305		1.000	12.4	1.60
Y17112306		1.000	11.5	2.14
Y17121901		0.998	11.0	3.28
Y17121902		0.981	10.1	2.08
Y17121903	湖北省黄冈市罗田县	0.994	10.4	1.84
Y17121904		0.978	10.1	1.24
Y17121905		0.992	11.1	1.98
Y17111502		0.994	10.5	2.30
Y17111503		0.992	10.6	2.44
Y17111504		0.967	10.6	1.50
Y17111505	安徽省安庆市岳西县	0.998	10.9	2.34
Y17111507		0.995	10.8	2.96
Y17111508		0.996	10.8	1.60
Y17111509		0.994	10.5	3.02
Y17111510		0.998	10.9	1.30

　　传统茯苓产品以云南的"云苓"最著名，习惯上以云苓质优。近代栽培茯苓其中以云南产区、大别山产区规模最大，以湖北罗田、英山、麻城的"九资河茯苓"及安徽岳西、霍山、金寨所产的"安徽茯苓"而闻名。湖北为生产茯苓的大省，其次为安徽、云南、贵州、河南、浙江、广西等省区。茯苓药材主产省区种植茯苓又集中于12个产地，以湖北罗田县产量最高，其次是安徽岳西、湖北英山、湖南靖州、贵州黎平、安徽金寨、湖北麻城等地。

　　从药材质量来看，三产地茯苓药材水溶性浸出物含量差异不大，安徽、湖北产茯苓含量较高，但云南产茯苓批次间稳定性较好；从道地产区来看，茯苓道地产区为云南、安徽，以"云苓"质优；从主产区来看，湖北省茯苓产量最高，安徽、云南也是主要产区。综上，拟选择云南景谷为茯苓药材优质产区。

三、瓜蒌子

本品为葫芦科植物栝楼 *Trichosanthes kirilowii* Maxim.的干燥成熟种子。秋季采摘成熟果实，剖开，取出种子，洗净，晒干。

（一）指纹图谱方法的建立

1.供试品溶液的制备

通过考察提取溶剂种类、提取方式及提取时间，确定瓜蒌子药材指纹图谱的供试品溶液制备方法为：取瓜蒌子药材粉末（粗粉）约1.0g，精密称定，置50ml具塞锥形瓶中，精密加入乙醇25ml，密塞，称定重量，超声处理40min，放冷，再称定重量，并用乙醇补足减失的重量，摇匀，静置，过滤，取续滤液，即得。

2.参照峰的选择

在瓜蒌子药材HPLC色谱图中，指标成分3,29-二苯甲酰基栝楼仁三醇保留时间适中，且和其他成分的分离度很好。因此，选择3,29-二苯甲酰基栝楼仁三醇作为瓜蒌子药材HPLC指纹图谱的参照峰。

3.对照品溶液的制备

取3,29-二苯甲酰基栝楼仁三醇对照品适量，精密称定，加乙醇溶解至刻度，制成约51μg/ml的对照品溶液。

4.色谱条件的确定

通过对检测波长、柱温、流速、流动相系统进行考察，结合峰个数、色谱峰分离度及基线漂移程度等，最终确定指纹图谱色谱条件如下：

Diamonsil C18色谱柱（4.6mm × 250mm，5μm）；流动相：乙腈（A）-0.1%磷酸水（B）；流速0.9ml/min；检测波长：230nm；柱温为25℃；进样量：10μl；流动相梯度见表6-20。

表6-20　流动相梯度洗脱条件

t（min）	A（%）	B（%）
0	30	70
20	100	0
60	100	0

5.方法学考察

（1）精密度试验

取瓜蒌子药材约1.0g，制备供试品溶液，连续进样6次，记录指纹图谱，以3,29-

二苯甲酰基栝楼仁三醇的保留时间和色谱峰面积为参照，计算出各共有峰的相对峰面积。结果见表6-21、表6-22。结果表明，各色谱峰的相对保留时间及峰面积的RSD值均不大于2.98%，表明仪器精密度良好，符合指纹图谱要求。

表6-21 瓜蒌子药材指纹图谱精密度试验测定结果（相对保留时间）

峰号	相对保留时间						RSD（%）
	1	2	3	4	5	6	
1	0.965	0.964	0.964	0.964	0.965	0.965	0.02
2（S）	1.000	1.000	1.000	1.000	1.000	1.000	0.00

表6-22 瓜蒌子药材指纹图谱精密度试验测定结果（相对峰面积）

峰号	相对峰面积						RSD（%）
	1	2	3	4	5	6	
1	0.342	0.321	0.343	0.327	0.327	0.344	2.98
2（S）	1.000	1.000	1.000	1.000	1.000	1.000	0.00

（2）重复性试验

平行制备供试品溶液6份，记录指纹图谱，以3,29-二苯甲酰基栝楼仁三醇的保留时间和色谱峰面积为参照，计算出各共有峰的相对峰面积。结果见表6-23、表6-24。结果表明，各色谱峰的相对保留时间及峰面积的RSD值均不大于1.73%，表明该方法具有良好的重复性，符合指纹图谱要求。

表6-23 瓜蒌子药材指纹图谱重复性试验测定结果（相对保留时间）

峰号	相对保留时间						RSD（%）
	1	2	3	4	5	6	
1	0.956	0.965	0.965	0.965	0.965	0.965	0.38
2（S）	1.000	1.000	1.000	1.000	1.000	1.000	0.00

表6-24 瓜蒌子药材指纹图谱重复性试验测定结果（相对峰面积）

峰号	相对峰面积						RSD（%）
	1	2	3	4	5	6	
1	0.345	0.348	0.347	0.359	0.343	0.343	1.73
2（S）	1.000	1.000	1.000	1.000	1.000	1.000	0.00

（3）稳定性试验

取精密度下的供试品溶液，密闭，放置于室温，分别在0、2、4、8、12、24h的时间间隔下检测，记录指纹图谱，以3,29-二苯甲酰基栝楼仁三醇的保留时间和色谱峰面积为参照，计算出各共有峰的相对峰面积。结果见表6-25、表6-26。结果表明：各色谱峰的相对保留时间及峰面积的RSD值均不大于2.02%，表明该方法具有良好的稳定性，符合指纹图谱要求。

表 6-25　瓜蒌子药材指纹图谱稳定性试验测定结果（相对保留时间）

峰号	相对保留时间						RSD（%）
	1	2	3	4	5	6	
1	0.964	0.965	0.965	0.964	0.965	0.965	0.01
2（S）	1.000	1.000	1.000	1.000	1.000	1.000	0.00

表 6-26　瓜蒌子药材指纹图谱稳定性试验测定结果（相对峰面积）

峰号	相对峰面积						RSD（%）
	1	2	3	4	5	6	
1	0.331	0.338	0.342	0.327	0.334	0.345	2.02
2（S）	1.000	1.000	1.000	1.000	1.000	1.000	0.00

6.指纹图谱的建立及相似度评价

对19批瓜蒌子药材，按法制备供试品溶液，依照色谱条件进行测定。将测定结果按产地分别导入国家药典委员会《中药指纹图谱相似度评价系统2012版》软件，分析样品的指纹图谱。以S1为参照图谱，自动匹配。结果表明，9批产于安徽安庆的瓜蒌子药材与对照指纹图谱的相似度为0.944~1.000，并确定7个共有峰；5批产于山东诸城的瓜蒌子药材与对照指纹图谱的相似度为0.994~0.999，并确定11个共有峰；5批产于江苏盐城的瓜蒌子药材与对照指纹图谱的相似度为0.996~0.999，并确定8个共有峰。结果见图6-7、图6-8、图6-9。

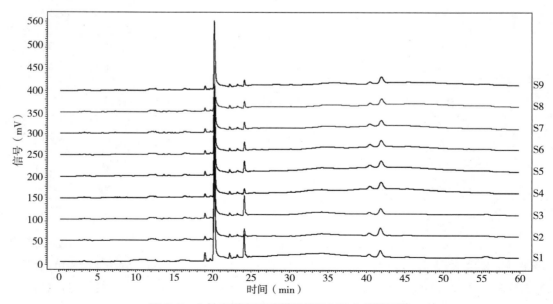

图 6-7　9 批安徽安庆瓜蒌子药材 HPLC 指纹图谱

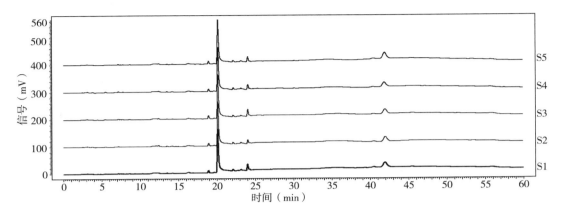

图 6-8　5 批山东诸城瓜蒌子药材 HPLC 指纹图谱

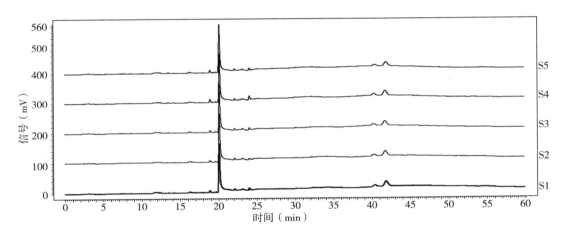

图 6-9　5 批江苏盐城瓜蒌子药材 HPLC 指纹图谱

（二）水溶性浸出物测定

按照《中国药典》2020年版四部通则 2201 水溶性浸出物测定法项下的热浸法测定，测定合格批次药材水溶性浸出物含量。测定结果见表6-27。

表 6-27　各批次瓜蒌子药材浸出物测定结果

产地	批号	浸出物含量（%）	平均值（%）
安徽省安庆市潜山县	Y17110701	9.14	10.29
	Y17110702	10.86	
	Y17110703	8.92	
	Y17110704	12.36	
	Y17110705	10.10	
	Y17110706	9.42	
	Y17110707	11.80	
	Y17110709	9.48	
	Y17110710	10.50	
山东诸城市	Y17110711	9.48	9.04
	Y17110712	8.90	
	Y17110713	9.56	
	Y17110714	8.40	
	Y17110715	8.88	
江苏省盐城市射阳县	Y17110716	7.94	7.83
	Y17110717	8.38	
	Y17110718	8.22	
	Y17110719	7.20	
	Y17110720	7.42	

（三）优质产地选择

表 6-28　瓜蒌子药材测定结果

产地	批号	相似度	水分（10.0%）	含量（0.08%）	水溶性浸出物（%）
安徽省安庆市潜山县	Y17110701	0.944	7.2	0.098	9.14
	Y17110702	0.974	6.9	0.084	10.86
	Y17110703	0.958	6.9	0.096	8.92
	Y17110704	0.951	6.8	0.096	12.36
	Y17110705	1.000	7.0	0.091	10.10
	Y17110706	0.999	6.8	0.086	9.42
	Y17110707	0.998	6.8	0.088	11.80
	Y17110708	0.997	3.7	0.080	5.90
	Y17110709	0.991	6.9	0.093	9.48

续表

产地	批号	相似度	水分（10.0%）	含量（0.08%）	水溶性浸出物（%）
	Y17110710	0.998	7.0	0.095	10.50
	Y17110711	0.995	6.5	0.109	9.48
山东诸城市	Y17110712	0.994	6.6	0.100	8.90
	Y17110713	0.999	6.6	0.101	9.56
	Y17110714	0.996	6.8	0.108	8.40
	Y17110715	0.997	6.3	0.197	8.88
	Y17110716	0.996	6.0	0.087	7.94
	Y17110717	0.999	6.5	0.082	8.38
江苏省盐城市射阳县	Y17110718	0.997	7.3	0.083	8.22
	Y17110719	0.998	6.4	0.089	7.20
	Y17110720	0.944	6.3	0.091	7.42

瓜蒌子为葫芦科植物栝楼 *Trichosanlhes kirilovuii* Maxim. 或双边栝楼 *Trichosanlhes rosthornii* Harms 的干燥成熟种子。瓜蒌来源较为复杂，但历史上主流商品是栝楼 *Trichosanlhes kirilovuii* Maxim. 的果实。

明《本草品汇精要》中栝楼项下："（道地）衡州及均州、陕州者佳"。"衡州"即湖南的衡阳、衡山、安仁县境内。"均州"即当今湖北的郧西、郧县、石鼓关（均州），丹江口市（均县）与陕西、河南交界处。陕州相当于当今河南的三门峡市、陕县、洛宁、渑池、灵宝及山西平陆、芮城、运城东北部地区。

瓜蒌的主产地山东长清、肥城早在东晋郭璞注解《诗经》时即已提出："今齐人呼之天瓜"。可见山东产瓜蒌有久远历史，原植物亦为此种。肥城县志记载肥城栽培瓜蒌已有三百多年的历史，长清县志记载长清早在清代以前就栽培栝楼。可见山东作为瓜蒌的主产地是当之无愧的。此外，河北、河南产量也比较大，双边栝楼的产地主要在四川，省内比较分散，绵阳、德阳产量稍大。

从药材质量来看，山东、江苏产瓜蒌子批次间稳定性较安徽产瓜蒌子高，但江苏产瓜蒌子指标成分含量及水溶性浸出物含量偏低，因此山东产瓜蒌子质量较好；瓜蒌子的道地产区为今湖南、湖北及河南的部分地区，企业未提供道地产区药材；从主产区来看，山东是瓜蒌子药材的主产区。综上，拟选择山东为瓜蒌子药材的优质产区。

四、桑白皮

本品为桑科植物桑 *Morus alba* L. 的干燥根皮。秋末叶落时至次春发芽前采挖根部，刮去黄棕色粗皮，纵向剖开，剥取根皮，晒干。

（一）指纹图谱方法的建立

1.供试品溶液的制备

通过考察提取溶剂种类、提取方式及提取时间，确定桑白皮药材指纹图谱的供试品溶液制备方法为：取桑白皮药材粉末约0.5g，精密称定，置50ml具塞锥形瓶中，精密加入无水乙醇25ml，密塞，称定重量，超声处理60min，放冷，再称定重量，并用无水乙醇补足减失的重量，摇匀，静置，过滤，取续滤液，即得。

2.参照峰的选择

在桑白皮药材HPLC色谱图中，指标成分桑酮G保留时间适中，且和其他成分的分离度很好。因此，选择桑酮G作为桑白皮药材HPLC指纹图谱的参照峰。

3.对照品溶液的制备

取桑酮G对照品适量，精密称定，加甲醇溶解至刻度，制成约114μg/ml的对照品溶液。

4.色谱条件的确定

通过检测波长、柱温、流速、流动相系统进行考察，结合峰个数、色谱峰分离度及基线漂移程度等，最终确定指纹图谱色谱条件如下：

Diamonsil C18色谱柱（4.6mm × 250mm，5μm）；流动相：乙腈（A）–0.1%甲酸水（B）；流速1.0ml/min；检测波长：280nm；柱温为30℃；进样量：20μl；流动相梯度见表6-29。

表6-29 流动相梯度洗脱条件

t（min）	A（%）	B（%）
0	10	90
15	25	75
19	50	50
29	50	50
39	60	40
51	64	36
53	70	30
60	70	30

5.方法学考察

（1）精密度试验

取桑白皮药材约0.5g，制备供试品溶液，连续进样6次，记录指纹图谱，以桑酮G的保留时间和色谱峰面积为参照，计算出各共有峰的相对峰面积。结果见表6-30、

表6-31。结果表明，各色谱峰的相对保留时间及峰面积的RSD值均不大于2.52%，表明仪器精密度良好，符合指纹图谱的要求。

表6-30　桑白皮药材指纹图谱精密度试验测定结果（相对保留时间）

峰号	相对保留时间						RSD（%）
	1	2	3	4	5	6	
1	0.102	0.101	0.102	0.102	0.102	0.102	0.41
2	0.281	0.281	0.282	0.281	0.282	0.281	0.19
3	0.834	0.834	0.834	0.834	0.834	0.834	0.00
4（S）	1.000	1.000	1.000	1.000	1.000	1.000	0.00
5	1.255	1.254	1.255	1.254	1.255	1.255	0.05
6	1.642	1.642	1.642	1.642	1.643	1.642	0.03

表6-31　桑白皮药材指纹图谱精密度试验测定结果（相对峰面积）

峰号	相对峰面积						RSD（%）
	1	2	3	4	5	6	
1	2.232	2.223	2.217	2.210	2.223	2.227	0.35
2	0.995	1.001	1.002	0.998	0.994	0.990	0.46
3	0.608	0.607	0.609	0.606	0.605	0.604	0.31
4（S）	1.000	1.000	1.000	1.000	1.000	1.000	0.00
5	0.270	0.269	0.271	0.269	0.270	0.270	0.28
6	0.765	0.766	0.765	0.746	0.770	0.765	1.12

（2）重复性试验

取桑白皮药材约0.5g，平行制备供试品溶液6份，记录指纹图谱，以桑酮G的保留时间和色谱峰面积为参照，计算出各共有峰的相对峰面积。结果见表6-32、表6-33。结果表明，各色谱峰的相对保留时间及峰面积的RSD值均不大于2.97%，表明该方法具有良好的重复性，符合指纹图谱要求。

表6-32　桑白皮药材指纹图谱重复性试验测定结果（相对保留时间）

峰号	相对保留时间						RSD（%）
	1	2	3	4	5	6	
1	0.102	0.102	0.102	0.102	0.102	0.102	0.00
2	0.281	0.282	0.282	0.281	0.281	0.281	0.15
3	0.834	0.835	0.834	0.834	0.834	0.833	0.08
4（S）	1.000	1.000	1.000	1.000	1.000	1.000	0.00
5	1.254	1.254	1.254	1.254	1.254	1.253	0.04
6	1.642	1.642	1.641	1.641	1.642	1.640	0.05

表 6-33　桑白皮药材指纹图谱重复性试验测定结果（相对峰面积）

| 峰号 | 相对峰面积 | | | | | | RSD（%） |
	1	2	3	4	5	6	
1	2.247	2.232	2.116	2.109	2.130	2.143	2.81
2	0.979	0.987	0.986	0.991	0.983	0.974	0.62
3	0.603	0.603	0.599	0.594	0.592	0.593	0.84
4（S）	1.000	1.000	1.000	1.000	1.000	1.000	0.00
5	0.272	0.271	0.269	0.269	0.266	0.268	0.80
6	0.749	0.767	0.777	0.781	0.783	0.781	1.70

（3）稳定性试验

取精密度下的供试品溶液，密闭，放置于室温，分别在0、2、4、8、12、24h的时间间隔下检测，记录指纹图谱，以桑酮G的保留时间和色谱峰面积为参照，计算出各共有峰的相对峰面积。结果见表6-34、表6-35。结果表明：各色谱峰的相对保留时间及峰面积的RSD值均不大于2.89%，表明该方法具有良好的稳定性，符合指纹图谱要求。

表 6-34　桑白皮药材指纹图谱稳定性试验测定结果（相对保留时间）

| 峰号 | 相对保留时间 | | | | | | RSD（%） |
	0h	2h	4h	8h	12h	24h	
1	0.102	0.102	0.102	0.101	0.102	0.102	0.41
2	0.281	0.282	0.281	0.282	0.281	0.281	0.19
3	0.834	0.835	0.834	0.834	0.834	0.833	0.08
4（S）	1.000	1.000	1.000	1.000	1.000	1.000	0.00
5	1.254	1.255	1.255	1.255	1.255	1.253	0.07
6	1.642	1.642	1.642	1.642	1.642	1.640	0.05

表 6-35　桑白皮药材指纹图谱稳定性试验测定结果（相对峰面积）

| 峰号 | 相对峰面积 | | | | | | RSD（%） |
	0h	2h	4h	8h	12h	24h	
1	2.266	2.097	2.230	2.217	2.227	2.143	2.89
2	1.002	0.988	0.999	1.002	0.990	0.974	1.10
3	0.604	0.605	0.607	0.609	0.604	0.593	0.93
4（S）	1.000	1.000	1.000	1.000	1.000	1.000	0.00
5	0.268	0.270	0.271	0.271	0.270	0.268	0.51
6	0.769	0.745	0.768	0.765	0.765	0.781	1.53

6.指纹图谱的建立与相似度评价

对19批桑白皮药材，按法制备供试品溶液，依照色谱条件进行测定。将测定结果按产地分别导入国家药典委员会《中药指纹图谱相似度评价系统2012版》软件，分析样品的指纹图谱。以S1为参照图谱，自动匹配。结果表明9批安徽亳州产区的桑白皮药材与对照指纹图谱的相似度为0.818~1.000，并确定3个共有峰；5批河南西峡产区的桑白皮药材与对照指纹图谱的相似度均为1.000，并确定24个共有峰；5批湖北十堰产区的桑白皮药材与对照指纹图谱的相似度均为1.000，并确定6个共有峰。结果见图6-10~图6-12。

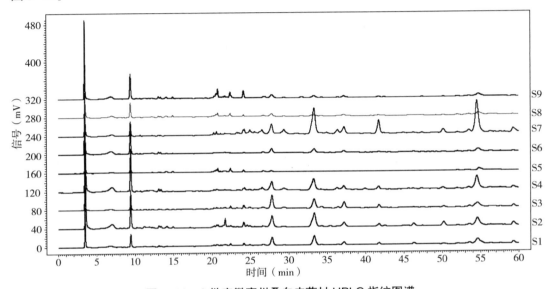

图 6-10　9 批安徽亳州桑白皮药材 HPLC 指纹图谱

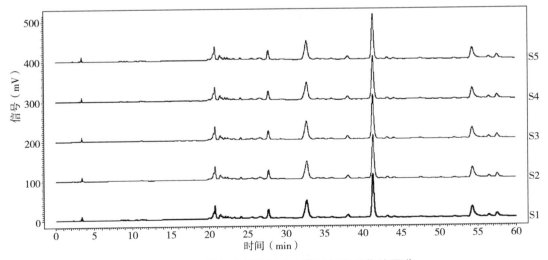

图 6-11　5 批河南西峡桑白皮药材 HPLC 指纹图谱

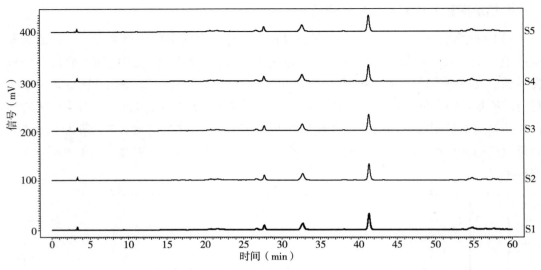

图6-12 5批湖北十堰桑白皮药材 HPLC 指纹图谱

（二）水溶性浸出物测定

参照《中国药典》2020年版四部通则2201水溶性浸出物测定法项下的热浸法，测定合格批次药材水溶性浸出物含量。测定结果见表6-36。

表6-36 各批次桑白皮药材浸出物测定结果

产地	批号	浸出物含量（%）	平均值（%）
安徽亳州	Y17122901	30.56	
	Y17122902	20.90	
	Y17122903	34.50	
	Y17122904	31.56	
	Y17122905	32.02	32.67
	Y17122906	29.66	
	Y17122907	33.52	
	Y17122908	41.22	
	Y17122909	40.12	
河南西峡	Y17122911	13.34	
	Y17122912	25.10	
	Y17122913	16.28	17.76
	Y17122914	17.08	
	Y17122915	16.98	

续表

产地	批号	浸出物含量（%）	平均值（%）
	Y17122916	26.10	
	Y17122917	24.36	
湖北十堰	Y17122918	25.74	25.15
	Y17122919	26.78	
	Y17122920	22.76	

（三）优质产地选择

表6-37　桑白皮药材测定结果

产地	批号	相似度	水分（13.0%）	水溶性浸出物（%）
	Y17122901	0.976	7.6	30.56
	Y17122902	1.000	7.9	20.90
	Y17122903	0.818	8.1	34.50
	Y17122904	0.995	8.6	31.56
安徽亳州	Y17122905	0.986	7.6	32.02
	Y17122906	0.986	7.9	29.66
	Y17122907	0.969	7.9	33.52
	Y17122908	0.992	7.7	41.22
	Y17122909	0.986	7.8	40.12
	Y17122911	1.000	8.5	13.34
	Y17122912	1.000	6.8	25.10
河南西峡	Y17122913	1.000	6.9	16.28
	Y17122914	1.000	8.7	17.08
	Y17122915	1.000	8.7	16.98
	Y17122916	1.000	7.6	26.10
	Y17122917	1.000	8.0	24.36
湖北十堰	Y17122918	1.000	8.0	25.74
	Y17122919	1.000	7.2	26.78
	Y17122920	0.976	7.4	22.76

　　桑白皮为桑科植物桑 Morus alba L.的干燥根皮。在古代，桑类中药的原植物不仅一种，除了桑 Morus alba L.，还包括鸡桑 M. australis Poir、华桑（M. cathayana）、蒙桑 M. mongolica（Bur.）Schneid.以及他们的变种。

　　嘉靖四十三年《亳州志》记载有桑白皮，亳州在商代就有"桐宫桑林"之说；万历二十年《蒙城志》记载明代以前就有栽培，明代亳州绢作为贡品上贡。

当代桑类中药调查结果显示，桑白皮主产于安徽、浙江、江西、福建、台湾、河南、湖北、贵州、云南、西藏等省区。以河南省、安徽省产量大，河南商丘、安徽亳州、阜阳的桑白皮行销全国各地并有出口。

从药材质量来看，安徽、湖北产桑白皮水溶性浸出物含量较高，以安徽最高，但安徽产桑白皮批次间稳定性较差；从道地产区和主产区来看，安徽为桑白皮的道地产区和主产区。综上，拟选择安徽为桑白皮的优质产区。

五、桔梗

本品为桔梗科植物桔梗 *Platycodon grandiflorum*（Jacq.）A.DC.的干燥根。春、秋二季采挖，洗净，除去须根，趁鲜剥去外皮或不去外皮，干燥。

（一）指纹图谱方法的建立

1.供试品溶液的制备

通过考察提取溶剂种类、提取方式及提取时间，确定桔梗药材指纹图谱的供试品溶液制备方法为：取桔梗药材粉末约 2.0g，精密称定，置 50ml 具塞锥形瓶中，精密加入蒸馏水 25ml，密塞，称定重量，超声处理 45min，放冷，再称定重量，并用蒸馏水补足减失的重量，过滤，滤液浓缩至 2ml，加入 95% 甲醇 25ml，滤液置于具塞锥形瓶中，静置 12h，过滤，取续滤液，即得。

2.参照峰的选择

在桔梗药材 HPLC 色谱图中，指标成分桔梗皂苷 D 保留时间适中，且和其他成分的分离度很好。因此，选择桔梗皂苷 D 作为桔梗药材 HPLC 指纹图谱的参照峰。

3.对照品溶液的制备

取桔梗皂苷 D 对照品适量，精密称定，加甲醇溶解至刻度，制成约 0.503mg/ml 的对照品溶液。

4.色谱条件的确定

通过对检测波长、柱温、流速、流动相系统进行考察，结合峰个数、色谱峰分离度及基线漂移程度等，最终确定指纹图谱色谱条件如下：

ZORBAX Eclipse XDB C18 色谱柱（250mm×4.6mm，5μm）；流动相：乙腈（A）－0.05% 磷酸水（B）；流速 0.8ml/min；检测波长：210nm；柱温为 35℃；进样量：20μl；流动相梯度见表 6-38。

表 6-38　流动相梯度洗脱条件

t (min)	A (%)	B (%)
0	10	90
20	15	85
25	27	73
30	28	72
35	29	71
41	29.5	70.5
45	90	10
60	90	10

5.方法学考察

（1）精密度试验

取桔梗药材约2.0g，制备供试品溶液，连续进样6次，记录指纹图谱，以桔梗皂苷D的保留时间和色谱峰面积为参照，计算出各共有峰的相对峰面积。结果见表6-39、表6-40。结果表明，各色谱峰的相对保留时间及峰面积的RSD值均不大于2.98%，表明仪器精密度良好，符合指纹图谱要求。

表 6-39　桔梗药材指纹图谱精密度试验测定结果（相对保留时间）

峰号	相对保留时间						RSD (%)
	1	2	3	4	5	6	
1	0.241	0.241	0.241	0.241	0.241	0.241	0.00
2	0.863	0.864	0.863	0.863	0.863	0.863	0.05
3	0.983	0.983	0.984	0.983	0.984	0.983	0.06
4（S）	1.000	1.000	1.000	1.000	1.000	1.000	0.00
5	1.534	1.537	1.534	1.534	1.534	1.534	0.08
6	1.603	1.606	1.603	1.603	1.603	1.602	0.09

表 6-40　桔梗药材指纹图谱精密度试验测定结果（相对峰面积）

峰号	相对峰面积						RSD (%)
	1	2	3	4	5	6	
1	2.470	2.489	2.457	2.486	2.414	2.493	1.21
2	0.676	0.676	0.647	0.678	0.651	0.659	2.10
3	0.413	0.426	0.421	0.427	0.421	0.408	1.78
4（S）	1.000	1.000	1.000	1.000	1.000	1.000	0.00
5	0.758	0.761	0.740	0.754	0.727	0.756	1.76
6	0.719	0.751	0.701	0.715	0.688	0.719	2.97

（2）重复性试验

平行制备供试品溶液6份，记录指纹图谱，以桔梗皂苷D的保留时间和色谱峰面积为参照，计算出各共有峰的相对峰面积。结果见表6-41、表6-42。结果表明，各色谱峰的相对保留时间及峰面积的RSD值均不大于3.54%，表明该方法具有良好的重复性，符合指纹图谱要求。

表6-41　桔梗药材指纹图谱重复性试验测定结果（相对保留时间）

峰号	相对保留时间						RSD（%）
	1	2	3	4	5	6	
1	0.241	0.241	0.241	0.241	0.241	0.241	0.00
2	0.863	0.863	0.864	0.864	0.863	0.863	0.06
3	0.983	0.983	0.984	0.984	0.984	0.983	0.06
4（S）	1.000	1.000	1.000	1.000	1.000	1.000	0.00
5	1.533	1.534	1.535	1.534	1.535	1.534	0.05
6	1.601	1.603	1.604	1.603	1.604	1.603	0.07

表6-42　桔梗药材指纹图谱重复性试验测定结果（相对峰面积）

峰号	相对峰面积						RSD（%）
	1	2	3	4	5	6	
1	2.479	2.430	2.398	2.416	2.384	2.470	1.58
2	0.659	0.615	0.640	0.669	0.636	0.676	3.54
3	0.413	0.407	0.426	0.427	0.419	0.411	1.97
4（S）	1.000	1.000	1.000	1.000	1.000	1.000	0.00
5	0.763	0.748	0.736	0.739	0.730	0.758	1.74
6	0.722	0.709	0.699	0.700	0.692	0.719	1.69

（3）稳定性试验

取精密度下的供试品溶液，密闭，置于室温，分别在0、2、4、8、12、24h的时间间隔下检测，记录指纹图谱，以桔梗皂苷D的保留时间和色谱峰面积为参照，计算出各共有峰的相对峰面积。结果见表6-43、表6-44。结果表明，各色谱峰的相对保留时间及峰面积的RSD值均不大于3.74%，表明该方法具有良好的稳定性，符合指纹图谱要求。

表 6-43　桔梗药材指纹图谱稳定性试验测定结果（相对保留时间）

峰号	相对保留时间						RSD（%）
	0h	2h	4h	8h	12h	24h	
1	0.241	0.241	0.241	0.240	0.240	0.240	0.23
2	0.861	0.862	0.862	0.862	0.862	0.863	0.08
3	0.983	0.984	0.984	0.984	0.983	0.983	0.06
4（S）	1.000	1.000	1.000	1.000	1.000	1.000	0.00
5	1.530	1.531	1.533	1.533	1.532	1.535	0.12
6	1.600	1.601	1.603	1.603	1.602	1.605	0.11

表 6-44　桔梗药材指纹图谱稳定性试验测定结果（相对峰面积）

峰号	相对峰面积						RSD（%）
	0h	2h	4h	8h	12h	24h	
1	2.447	2.386	2.395	2.407	2.411	2.397	0.90
2	0.632	0.632	0.596	0.655	0.625	0.634	3.04
3	0.444	0.422	0.423	0.415	0.415	0.417	2.61
4（S）	1.000	1.000	1.000	1.000	1.000	1.000	0.00
5	1.247	1.280	1.287	1.290	1.310	1.296	1.65
6	0.706	0.776	0.783	0.775	0.772	0.759	3.74

6. 指纹图谱的建立与相似度评价

对23批桔梗药材，按法制备供试品溶液，依照色谱条件进行测定。将测定结果按产地分别导入国家药典委员会《中药指纹图谱相似度评价系统2012版》软件，分析样品的指纹图谱。以S1为参照图谱，自动匹配。结果表明，8批内蒙古桔梗药材与对照指纹图谱的相似度为0.972~0.998，并确定21个共有峰；10批安徽省亳州市谯城区桔梗药材与对照指纹图谱的相似度为0.973~0.999，并确定30个共有峰；5批陕西省商洛市桔梗药材与对照指纹图谱的相似度为0.986~0.998，并确定31个共有峰。结果见图6-13~图6-15。

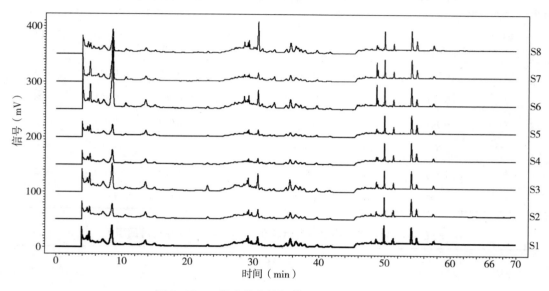

图 6-13　8 批内蒙古桔梗药材 HPLC 指纹图谱

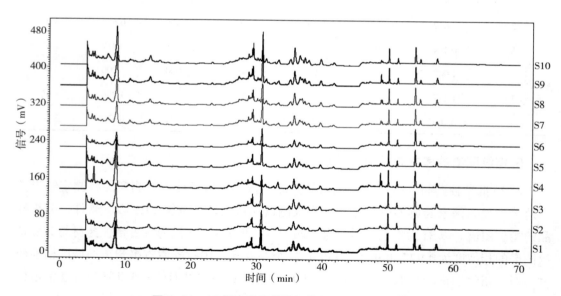

图 6-14　10 批安徽亳州桔梗药材 HPLC 指纹图谱

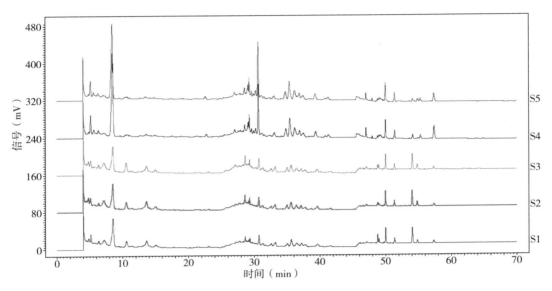

图 6-15　5 批陕西商洛桔梗药材 HPLC 指纹图谱

（二）水溶性浸出物测定

照《中国药典》2020 年版四部通则 2201 水溶性浸出物测定法项下热浸法，测定合格批次药材水溶性浸出物含量。测定结果见表 6-45。

表 6-45　各批次桔梗药材浸出物测定结果

产地	批号	浸出物含量（%）	平均值（%）
内蒙古	Y17110301	67.16	67.33
	Y17110302	66.44	
	Y17110303	68.80	
	Y17110304	68.62	
	Y17110305	69.92	
	Y17122902	65.78	
	Y17122904	66.84	
	Y17122905	65.08	

续表

产地	批号	浸出物含量（%）	平均值（%）
安徽省亳州市谯城区	Y17122906	63.60	63.17
	Y17122907	64.04	
	Y17122908	61.88	
	Y17122909	67.20	
	Y17122910	73.84	
	Y17122911	55.28	
	Y17122912	61.50	
	Y17122913	62.40	
	Y17122914	61.22	
	Y17122915	60.70	
陕西省商洛市	Y17122916	67.86	66.66
	Y17122919	67.98	
	Y17122920	64.86	
	Y19112601	66.56	
	Y19112602	66.04	

（三）优质产地选择

表 6-46　桔梗药材测定结果

产地	批号	相似度	水分（15.0%）	桔梗皂苷 D 含量（0.10%）	水溶性浸出物（%）
内蒙古赤峰市	Y17110301	0.996	12.3	0.13	33.58
	Y17110302	0.990	12.5	0.16	33.22
	Y17110303	0.998	12.3	0.23	34.40
	Y17110304	0.995	12.6	0.14	34.31
	Y17110305	0.983	12.3	0.11	34.96
内蒙古包头市土默特右旗	Y17122902	0.980	10.1	0.11	32.89
	Y17122904	0.972	10.8	0.15	33.42
	Y17122905	0.987	11.4	0.35	32.54
安徽省亳州市谯城区	Y17122906	0.998	11.3	0.26	31.80
	Y17122907	0.998	11.5	0.21	32.02
	Y17122908	0.996	12.2	0.42	30.94
	Y17122909	0.973	10.4	0.15	33.60
	Y17122910	0.999	11.8	0.27	36.92

续表

产地	批号	相似度	水分 （15.0%）	桔梗皂苷D含量 （0.10%）	水溶性浸出物 （%）
安徽省亳州市 谯城区	Y17122911	0.994	12.2	0.40	27.64
	Y17122912	0.996	11.8	0.32	30.75
	Y17122913	0.998	11.7	0.18	31.20
	Y17122914	0.998	12.1	0.21	30.61
	Y17122915	0.999	11.8	0.31	30.35
陕西省商洛市 商州区	Y17122916	0.998	12.4	0.14	33.93
	Y17122919	0.997	12.2	0.15	33.99
	Y17122920	0.996	11.9	0.12	32.43
	Y19112601	0.986	10.4	0.44	33.28
	Y19112602	0.986	10.1	0.38	33.02

桔梗为桔梗科植物桔梗 *Platycodon grandiflorum*（Jacq.）A.DC.的干燥根。经考证历代本草所载桔梗与现行版药典标准中所收录的桔梗科属一致。

桔梗为多年生草本植物，在我国南北方皆适于种植。生长于东北辽宁、吉林、内蒙古以及华北地区的，称为"北桔梗"；安徽、江苏等华东地区所产的桔梗，称为"南桔梗"。药材以野生桔梗为最佳，现主要生长于东北地区，但近年来，野生桔梗资源采挖殆尽，恢复较慢，人工种植普遍开展。栽培桔梗主要集中于皖北、皖西、豫南、豫西、川北、鄂东、鲁中、苏北、苏中、浙西、浙中、河北保定、辽南、吉林省长白山等地。尤其是皖北阜阳等地，是桔梗的主产区之一。

从药材质量来看，三产地桔梗药材水溶性浸出物含量差异不大，安徽省亳州市产桔梗批次间稳定性及指标成分含量最高，因此质量最好；河南桐柏桔梗为桔梗道地药材；从主产区来看，安徽、河南为桔梗药材的主要产区。综上，选择安徽亳州为桔梗药材的优质产区。

六、甘草

本品为豆科植物甘草 *Glycyrrhiza uralensis* Fisch.的干燥根和根茎。春、秋两季采挖，除去须根，晒干。

（一）指纹图谱方法的建立

1.供试品溶液的制备

通过考察提取溶剂种类、提取方式及提取时间，确定甘草药材指纹图谱的供试品溶液制备方法为：取甘草药材粉末（过三号筛）约0.2g，精密称定，置50ml具塞锥形瓶中，精密加入30%无水乙醇25ml，密塞，称定重量，超声处理30min，放冷，再称定重量，并用30%无水乙醇补足减失的重量，摇匀，静置，过滤，取续滤液，即得。

2.参照峰的选择

在甘草药材HPLC色谱图中，指标成分甘草酸铵保留时间适中，且和其他成分的分离度很好。因此，选择甘草酸铵作为甘草药材HPLC指纹图谱的参照峰。

3.对照品溶液的制备

取甘草酸铵对照品适量，精密称定，加甲醇溶解至刻度，制成约203μg/ml的对照品溶液。

4.色谱条件的确定

通过对检测波长、柱温、流速、流动相系统进行考察，结合峰个数、色谱峰分离度及基线漂移程度等，最终确定指纹图谱色谱条件如下：

Diamonsil C18色谱柱（250mm×4.6mm，5μm）；流动相：乙腈（A）-0.1%甲酸水（B）；流速1.0ml/min；检测波长：250nm；柱温为30℃；进样量：10μl；流动相梯度见表6-47。

表6-47　流动相梯度洗脱条件

t（min）	A（%）	B（%）
0	5	95
5	18	82
18	25	75
35	37	63
55	37	63
60	55	45
65	100	0
75	100	0

5.方法学考察

（1）精密度试验

取甘草药材约0.2g，制备供试品溶液，连续进样6次，记录指纹图谱，以甘草酸铵的保留时间和色谱峰面积为参照，计算出各共有峰的相对峰面积。结果见表6-48、表6-49。结果表明，各色谱峰的相对保留时间及峰面积的RSD值均不大于3.41%，表明仪器精密度良好，符合指纹图谱的要求。

表 6-48　甘草药材指纹图谱精密度试验测定结果（相对保留时间）

| 峰号 | 相对保留时间 | | | | | | RSD（%） |
	1	2	3	4	5	6	
1	0.326	0.326	0.326	0.325	0.325	0.325	0.17
2	0.472	0.471	0.471	0.470	0.470	0.469	0.23
3	0.488	0.487	0.487	0.487	0.487	0.486	0.13
4	0.507	0.506	0.506	0.505	0.505	0.504	0.21
5	0.525	0.524	0.524	0.524	0.524	0.523	0.13
6	0.748	0.747	0.747	0.747	0.747	0.746	0.09
7	0.875	0.875	0.875	0.875	0.875	0.874	0.05
8（S）	1.000	1.000	1.000	1.000	1.000	1.000	0.00

表 6-49　甘草药材指纹图谱精密度试验测定结果（相对峰面积）

| 峰号 | 相对峰面积 | | | | | | RSD（%） |
	1	2	3	4	5	6	
1	0.279	0.261	0.281	0.281	0.281	0.283	2.98
2	0.082	0.083	0.083	0.082	0.082	0.083	0.67
3	0.137	0.138	0.146	0.144	0.144	0.146	2.80
4	0.079	0.079	0.086	0.082	0.083	0.083	3.28
5	0.069	0.070	0.076	0.072	0.072	0.073	3.41
6	0.158	0.158	0.159	0.158	0.159	0.160	0.52
7	0.127	0.125	0.124	0.124	0.122	0.130	2.38
8（S）	1.000	1.000	1.000	1.000	1.000	1.000	0.00

（2）重复性试验

取甘草药材约0.2g，平行制备供试品溶液6份，记录指纹图谱，以甘草酸铵的保留时间和色谱峰面积为参照，计算出各共有峰的相对峰面积。结果见表6-50、表6-51。结果表明，各色谱峰的相对保留时间及峰面积的RSD值均不大于1.80%，表明该方法具有良好的重复性，符合指纹图谱要求。

表 6-50　甘草药材指纹图谱重复性试验测定结果（相对保留时间）

| 峰号 | 相对保留时间 | | | | | | RSD（%） |
	1	2	3	4	5	6	
1	0.325	0.325	0.324	0.324	0.324	0.324	0.16
2	0.469	0.469	0.469	0.468	0.468	0.468	0.12
3	0.486	0.486	0.485	0.485	0.485	0.485	0.11
4	0.504	0.504	0.504	0.504	0.503	0.503	0.11

峰号	相对保留时间						RSD（%）
	1	2	3	4	5	6	
5	0.523	0.522	0.522	0.521	0.521	0.521	0.16
6	0.746	0.746	0.746	0.745	0.745	0.745	0.08
7	0.875	0.875	0.875	0.874	0.874	0.875	0.06
8（S）	1.000	1.000	1.000	1.000	1.000	1.000	0.00

表 6-51　甘草药材指纹图谱重复性试验测定结果（相对峰面积）

峰号	相对峰面积						RSD（%）
	1	2	3	4	5	6	
1	0.283	0.280	0.283	0.281	0.283	0.283	0.48
2	0.083	0.083	0.083	0.083	0.083	0.082	0.50
3	0.148	0.142	0.142	0.141	0.144	0.142	1.79
4	0.084	0.084	0.084	0.085	0.085	0.084	0.62
5	0.073	0.074	0.074	0.074	0.074	0.074	0.56
6	0.160	0.164	0.157	0.162	0.162	0.157	1.80
7	0.130	0.130	0.127	0.126	0.126	0.128	1.44
8（S）	1.000	1.000	1.000	1.000	1.000	1.000	0.00

（3）稳定性试验

取精密度下的供试品溶液，密闭，放置于室温，分别在0、2、4、8、12、24h的时间间隔下检测，记录指纹图谱，以甘草酸铵的保留时间和色谱峰面积为参照，计算出各共有峰的相对峰面积。结果见表6-52、表6-53。结果表明：各色谱峰的相对保留时间及峰面积的RSD值均不大于3.64%，表明该方法具有良好的稳定性，符合指纹图谱要求。

表 6-52　甘草药材指纹图谱稳定性试验测定结果（相对保留时间）

峰号	相对保留时间						RSD（%）
	0h	2h	4h	8h	12h	24h	
1	0.325	0.324	0.324	0.323	0.323	0.322	0.33
2	0.470	0.468	0.467	0.467	0.466	0.466	0.33
3	0.486	0.485	0.484	0.483	0.483	0.482	0.31
4	0.505	0.503	0.502	0.502	0.501	0.500	0.35
5	0.523	0.521	0.520	0.519	0.519	0.518	0.35
6	0.747	0.746	0.745	0.745	0.745	0.743	0.18
7	0.875	0.875	0.875	0.875	0.875	0.873	0.10
8（S）	1.000	1.000	1.000	1.000	1.000	1.000	0.00

表 6-53　甘草药材指纹图谱稳定性试验测定结果（相对峰面积）

峰号	相对峰面积						RSD（%）
	0h	2h	4h	8h	12h	24h	
1	0.272	0.292	0.292	0.297	0.277	0.281	3.48
2	0.083	0.088	0.088	0.088	0.086	0.086	2.16
3	0.128	0.137	0.139	0.141	0.131	0.136	3.64
4	0.085	0.090	0.090	0.091	0.086	0.086	2.97
5	0.077	0.080	0.081	0.081	0.081	0.080	1.94
6	0.158	0.164	0.163	0.164	0.164	0.161	1.45
7	0.131	0.132	0.133	0.134	0.135	0.133	1.10
8（S）	1.000	1.000	1.000	1.000	1.000	1.000	0.00

6.指纹图谱的建立与相似度评价

对21批甘草药材，按法制备供试品溶液，依照色谱条件进行测定。将测定结果按产地分别导入国家药典委员会《中药指纹图谱相似度评价系统2012版》软件，分析样品的指纹图谱。以S1为参照图谱，自动匹配。结果表明，6批甘肃甘草药材与对照指纹图谱的相似度为0.991~0.996，并确定19个共有峰；9批内蒙古巴彦淖尔市杭锦旗甘草药材与对照指纹图谱的相似度为0.991~0.998，并确定29个共有峰；6批新疆巴音郭楞蒙古自治州甘草药材与对照指纹图谱的相似度为0.988~0.998，并确定23个共有峰。结果见图6-16~图6-18。

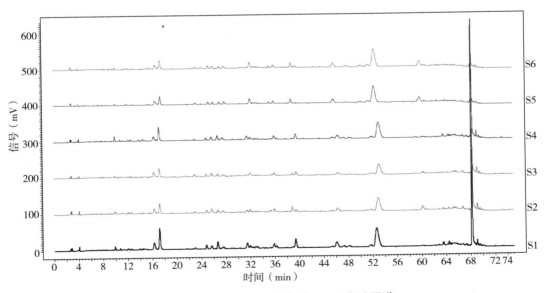

图 6-16　6 批甘肃甘草药材 HPLC 指纹图谱

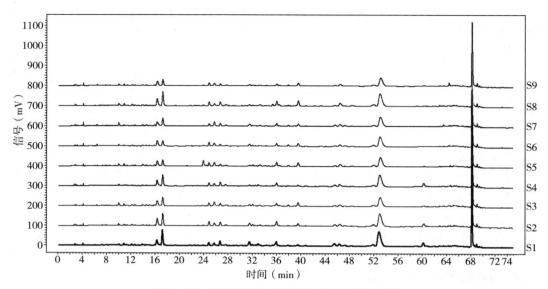

图 6-17　9 批内蒙古甘草药材 HPLC 指纹图谱

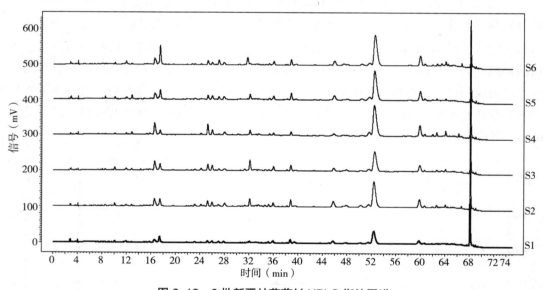

图 6-18　6 批新疆甘草药材 HPLC 指纹图谱

（二）水溶性浸出物测定

照《中国药典》2020 年版四部通则 2201 水溶性浸出物测定法项下的热浸法，测定合格批次药材水溶性浸出物含量。测定结果见表 6-54。

表 6-54　各批次甘草药材浸出物测定结果

产地	批号	浸出物含量（%）	平均值（%）
甘肃	Y17122001	41.92	41.87
	Y17122002	38.18	
	Y17122004	39.52	
	Y17122005	43.02	
	Y19112601	46.08	
	Y19112602	42.48	
内蒙古巴彦淖尔市杭锦旗	Y17122302	45.10	41.27
	Y17122303	56.80	
	Y17122304	35.40	
	Y17122305	48.18	
	Y17122306	38.98	
	Y17122307	35.56	
	Y17122308	36.66	
	Y17122309	42.66	
	Y17122310	32.10	
新疆巴音郭楞蒙古自治州	Y19112901	47.10	44.65
	Y19112902	40.28	
	Y19112903	34.66	
	Y19112904	52.72	
	Y19112905	47.48	
	Y19112906	45.68	

（三）优质产地选择

表 6-55　甘草药材测定结果

产地	批号	相似度	水分（12.0%）	甘草苷含量（0.5%）	甘草酸含量（2.0%）	水溶性浸出物（%）
甘肃	Y17122001	0.991	7.4	2.30%	3.3%	41.92
	Y17122002	0.995	7.4	0.84%	2.4%	38.18
	Y17122004	0.996	7.3	1.33%	2.3%	39.52
	Y17122005	0.996	7.1	0.87%	2.5%	43.02
	Y19112601	0.993	10.7	0.94%	3.0%	46.08
	Y19112602	0.994	10.6	0.70%	2.5%	42.48

续表

产地	批号	相似度	水分（12.0%）	甘草苷含量（0.5%）	甘草酸含量（2.0%）	水溶性浸出物（%）
	Y17122302	0.994	7.6	3.43%	5.8%	45.10
	Y17122303	0.991	7.3	2.72%	4.5%	56.80
	Y17122304	0.998	7.4	1.80%	3.4%	35.40
	Y17122305	0.995	7.8	1.60%	3.5%	48.18
内蒙古	Y17122306	0.995	7.8	0.68%	3.1%	38.98
	Y17122307	0.991	8.3	1.0%	3.8%	35.56
	Y17122308	0.993	8.2	1.65%	3.9%	36.66
	Y17122309	0.996	7.7	2.40%	5.1%	42.66
	Y17122310	0.994	7.6	1.59%	3.8%	32.10
	Y19112901	0.991	10.0	0.68%	2.1%	47.10
	Y19112902	0.998	7.5	1.03%	5.1%	40.28
新疆巴音郭楞蒙古自治州	Y19112903	0.988	9.9	0.51%	3.3%	34.66
	Y19112904	0.998	10.0	1.71%	7.4%	52.72
	Y19112905	0.992	8.4	0.71%	3.4%	47.48
	Y19112906	0.991	7.9	2.84%	5.4%	45.68

甘草为豆科植物甘草 *Glycyrrhiza uralensis* Fisch.、胀果甘草 *Glycyrrhiza inflata* Bat. 或光果甘草 *Glycyrrhiza glabra* L. 的干燥根和根茎，是我国常用的大宗中药材，常为佐使药在中药方剂中使用。

本草考证，历史上所用甘草应为乌拉尔甘草 *G. uralensis*，与《中国药典》2020年版中所收载的甘草 *Glycyrrhiza uralensis* Fisch. 品种一致，而胀果甘草与光果甘草未见描述。

甘草的产地不同时期都以陕、甘、宁地区为中心，随时代变迁，甘草道地产区有东移之势，到了清代，受疆域演变的影响，甘草产地已经逐渐向北、东方向延伸至内蒙古、东北一带，直到现在这一地区已经成为甘草的主产区。新疆甘草产区历史上记载甚少，但是因其种植资源丰富，已逐渐成为商品甘草的主要来源。

我国甘草分布于东北、华北、西北地区；胀果甘草分布于新疆南部、甘肃等地；光果甘草分布于新疆、青海、甘肃。甘草若按产地和产销情况来划分则为西甘草和东甘草，西甘草产于内蒙古、陕西、甘肃、青海、新疆，东甘草产于东北及河北、山西等地，其中以内蒙古伊盟的杭旗一带、巴盟的橙口，甘肃以及宁夏的阿拉普旗一带所产的品质最佳；新疆产量最大，甘草酸含量最高，且大量出口。

从药材质量来看，三产地甘草药材批次间稳定性均较好，水溶性浸出物含量差异不大，但内蒙古产甘草指标成分含量明显较高，因此内蒙古产甘草质量最好；内蒙古为甘草药材的道地产区；从主产区来看，新疆地区甘草产量最大，内蒙古、甘肃也为甘草主产区。综上，选择内蒙古巴彦淖尔市下辖市杭锦旗为甘草药材的优质产区。

七、橘红

本品为芸香科植物橘 *Citrus reticulata* Blanco 及其栽培变种的干燥外层果皮。秋末冬初果实成熟后采收，用刀削下外果皮，晒干或阴干。

（一）指纹图谱方法的建立

1.供试品溶液的制备

通过考察提取溶剂种类、提取方式及提取时间，确定橘红药材指纹图谱的供试品溶液制备方法为：取橘红药材粉末约 0.2g，精密称定，置 50ml 具塞锥形瓶中，精密加入甲醇 20ml，密塞，称定重量，超声处理 30min，放冷，再称定重量，并用甲醇补足减失的重量，摇匀，静置，过滤，取续滤液，即得。

2.参照峰的选择

在橘红药材 HPLC 色谱图中，指标成分橙皮苷保留时间适中，且和其他成分的分离度很好。因此，选择橙皮苷作为橘红药材 HPLC 指纹图谱的参照峰。

3.对照品溶液的制备

取橙皮苷对照品适量，精密称定，加甲醇溶解至刻度，制成约 62μg/ml 的对照品溶液。

4.色谱条件的确定

通过对检测波长、柱温、流速、流动相系统进行考察，结合峰个数、色谱峰分离度及基线漂移程度等，最终确定指纹图谱色谱条件如下：

Diamonsil C18 色谱柱（4.6mm × 250mm，5μm）；流动相：乙腈（A）–水（B）；流速 1.0ml/min；检测波长：330nm；柱温为 30℃；进样量：10μl；流动相梯度见表 6–56。

表 6–56　流动相梯度洗脱条件

t（min）	A（%）	B（%）
0	15	85
10	20	80
25	20	80
32	40	60
60	55	45

5.方法学考察

（1）精密度试验

取橘红药材约0.2g，制备供试品溶液，连续进样6次，记录指纹图谱，以橙皮苷的保留时间和色谱峰面积为参照，计算出各共有峰的相对峰面积。结果见表6-57、表6-58。结果表明，各色谱峰的相对保留时间及峰面积的RSD值均不大于0.83%，表明仪器精密度良好，符合指纹图谱的要求。

表6-57　橘红药材指纹图谱精密度试验测定结果（相对保留时间）

| 峰号 | 相对保留时间 | | | | | | RSD（%） |
	1	2	3	4	5	6	
1（S）	1.000	1.000	1.000	1.000	1.000	1.000	0.00
2	2.104	2.091	2.089	2.091	2.097	2.097	0.27
3	2.237	2.222	2.219	2.223	2.228	2.228	0.29
4	2.327	2.312	2.309	2.312	2.318	2.319	0.29

表6-58　橘红药材指纹图谱精密度试验测定结果（相对峰面积）

| 峰号 | 相对峰面积 | | | | | | RSD（%） |
	1	2	3	4	5	6	
1（S）	1.000	1.000	1.000	1.000	1.000	1.000	0.00
2	0.333	0.332	0.328	0.327	0.328	0.328	0.77
3	0.363	0.362	0.358	0.357	0.358	0.357	0.74
4	0.184	0.183	0.180	0.181	0.181	0.181	0.83

（2）重复性试验

取橘红药材约0.2g，平行制备供试品溶液6份，记录指纹图谱，以橙皮苷的保留时间和色谱峰面积为参照，计算出各共有峰的相对峰面积。结果见表6-59、表6-60。结果表明，各色谱峰的相对保留时间及峰面积的RSD值均不大于0.91%，表明该方法具有良好的重复性，符合指纹图谱要求。

表6-59　橘红药材指纹图谱重复性试验测定结果（相对保留时间）

| 峰号 | 相对保留时间 | | | | | | RSD（%） |
	1	2	3	4	5	6	
1（S）	1.000	1.000	1.000	1.000	1.000	1.000	0.00
2	2.080	2.074	2.073	2.065	2.063	2.055	0.44
3	2.210	2.203	2.202	2.194	2.192	2.184	0.43
4	2.299	2.292	2.291	2.282	2.281	2.272	0.42

表 6-60　橘红药材指纹图谱重复性试验测定结果（相对峰面积）

峰号	相对峰面积						RSD（%）
	1	2	3	4	5	6	
1（S）	1.000	1.000	1.000	1.000	1.000	1.000	0.00
2	0.327	0.326	0.327	0.330	0.333	0.332	0.89
3	0.357	0.356	0.357	0.360	0.364	0.362	0.90
4	0.180	0.180	0.181	0.182	0.184	0.183	0.90

（3）稳定性试验

取精密度下的供试品溶液，密闭，放置于室温，分别在0、2、4、8、12、24h的时间间隔下检测，记录指纹图谱，以橙皮苷的保留时间和色谱峰面积为参照，计算出各共有峰的相对峰面积。结果见表6-61、表6-62。结果表明：各色谱峰的相对保留时间及峰面积的RSD值均不大于3.26%，表明该方法具有良好的稳定性，符合指纹图谱要求。

表 6-61　橘红药材指纹图谱稳定性试验测定结果（相对保留时间）

峰号	相对保留时间						RSD（%）
	0h	2h	4h	8h	12h	24h	
1（S）	1.000	1.000	1.000	1.000	1.000	1.000	0.00
2	2.107	2.078	2.081	2.147	2.126	2.063	1.53
3	2.238	2.206	2.210	2.284	2.256	2.191	1.58
4	2.327	2.292	2.299	2.377	2.343	2.279	1.59

表 6-62　橘红药材指纹图谱稳定性试验测定结果（相对峰面积）

峰号	相对峰面积						RSD（%）
	0h	2h	4h	8h	12h	24h	
1（S）	1.000	1.000	1.000	1.000	1.000	1.000	0.00
2	0.305	0.331	0.327	0.330	0.331	0.329	3.25
3	0.332	0.360	0.359	0.359	0.362	0.358	3.20
4	0.168	0.182	0.181	0.183	0.179	0.182	3.15

6.指纹图谱的建立与相似度评价

对17批橘红药材，按法制备供试品溶液，依照色谱条件进行测定。将测定结果按产地分别导入国家药典委员会《中药指纹图谱相似度评价系统2012版》软件，分析样品的指纹图谱。以S1为参照图谱，自动匹配。结果表明，5批浙江台州橘红药材与对照指纹图谱的相似度为0.995~0.999，并确定17个共有峰；6批浙江金华橘红药材与对照指纹图谱的相似度为0.978~0.999，并确定13个共有峰；6批浙江丽水橘红药材与对照指纹图谱的相似度为0.978~1.000，并确定12个共有峰。结果见图6-19~图6-21。

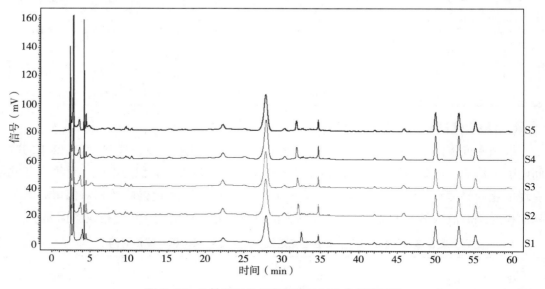

图6-19　6批浙江台州橘红药材 HPLC 指纹图谱

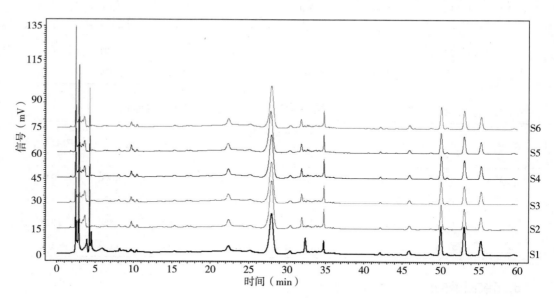

图6-20　6批浙江金华橘红药材 HPLC 指纹图谱

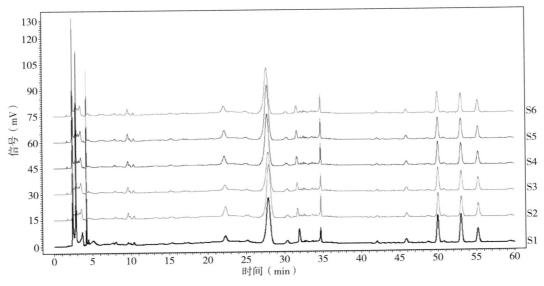

图 6-21　6 批浙江丽水橘红药材 HPLC 指纹图谱

（二）水溶性浸出物测定

照《中国药典》2020年版四部通则2201水溶性浸出物测定法项下的热浸法，测定合格批次药材水溶性浸出物含量。测定结果见表6-63。

表 6-63　各批次橘红药材浸出物测定结果

产地	批号	浸出物含量（%）	平均值（%）
浙江省台州市	Y18011801	55.92	56.31
	Y18011804	58.54	
	Y18011805	59.44	
	Y18011808	52.74	
	Y18011809	54.90	
浙江省金华市磐安县	Y18011802	51.32	55.02
	Y19121101	56.28	
	Y19121102	56.22	
	Y19121103	54.88	
	Y19121104	58.70	
	Y19121105	52.74	

产地	批号	浸出物含量（%）	平均值（%）
	Y18011806	51.92	
	Y19121106	54.10	
浙江省丽水市	Y19121107	59.88	54.60
	Y19121108	55.96	
	Y19121109	54.36	
	Y19121110	51.38	

（三）优质产地选择

表 6-64　橘红药材测定结果

产地	批号	相似度	水分（%）	橙皮苷含量（≥1.7%）	水溶性浸出物（%）
	Y18011801	0.995	11.7	4.9	55.92
	Y18011804	0.999	11.7	4.7	58.54
浙江省台州市	Y18011805	0.999	12.9	4.6	59.44
	Y18011808	0.999	11.8	4.9	52.74
	Y18011809	0.999	12.1	5.3	54.90
	Y18011802	0.978	12.0	5.2	51.32
	Y19121101	0.992	6.5	4.3	56.28
浙江省金华市	Y19121102	0.998	6.7	4.9	56.22
	Y19121103	0.999	6.3	4.5	54.88
	Y19121104	0.999	6.3	3.8	58.70
	Y19121105	0.996	6.9	4.4	52.74
	Y18011806	0.978	11.8	5.6	51.92
	Y19121106	0.993	6.4	4.2	54.10
浙江省丽水市	Y19121107	0.998	6.2	4.0	59.88
	Y19121108	0.998	6.0	4.3	55.96
	Y19121109	0.998	6.5	5.3	54.36
	Y19121110	1.000	6.5	4.9	51.38

橘红为芸香科植物橘 *Citrus reticulata* Blanco 及其栽培变种的干燥外层果皮。

文献梳理可知，汉以前橘皮并非常用药，唐以后应用渐增，加工方法也有发展，到了宋代已发展为常用药，并有橘红之名，当时橘红系指橘皮去白的加工品，作下气消痰之用，并一直沿袭至明末清初。明末清初化州橘红因其疗效确实，已得到进一步的肯定，故清代特别是乾隆以后所说的橘红，常指化州橘红，本方选用橘红而非化橘红入药。橘红主产于福建、浙江、四川、湖南、贵州等地。

从药材质量来看，三产地橘红药材质量整体上差异较小，以浙江省台州市产橘红批次间稳定性、指标成分含量及水溶性浸出物含量最高，因此质量最好；橘红主产区为四川、浙江、福建、江西等地。综上，拟选择浙江省台州市为橘红药材优质产区。

八、知母

本品为百合科植物知母 *Anemarrhena asphodeloides* Bge. 的干燥根茎。春、秋两季采挖，除去须根和泥沙，晒干，习称"毛知母"；或除去外皮，晒干。

（一）指纹图谱方法的建立

1.供试品溶液的制备

通过考察提取溶剂种类、提取方式及提取时间，确定知母药材指纹图谱的供试品溶液制备方法为：取知母药材粉末（过4号筛）约1.0g，精密称定，置50ml具塞锥形瓶中，精密加入70%甲醇40ml，密塞，称定重量，超声处理30min，放冷，再称定重量，并用70%甲醇补足减失的重量，摇匀，静置，过滤，取续滤液，即得。

2.参照峰的选择

在知母药材HPLC色谱图中，指标成分芒果苷保留时间适中，且和其他成分的分离度很好。因此，选择芒果苷作为知母药材HPLC指纹图谱的参照峰。

3.对照品溶液的制备

取芒果苷对照品适量，精密称定，加甲醇溶解至刻度，制成约56μg/ml的对照品溶液。

4.色谱条件的确定

通过对检测波长、柱温、流速、流动相系统进行考察，结合峰个数、色谱峰分离度及基线漂移程度等，最终确定指纹图谱色谱条件如下：

Diamonsil C18色谱柱（4.6mm × 250mm，5μm）；流动相：甲醇（A）–0.03%磷酸水（B）；流速1.0ml/min；检测波长：270nm；柱温为25℃；进样量：5μl；流动相梯度见表6–65。

表6–65　流动相梯度洗脱条件

t（min）	A（%）	B（%）
0	0	100
10	10	90

t（min）	A（%）	B（%）
40	50	50
45	80	20
60	80	20

5.方法学考察

（1）精密度试验

取知母药材约1.0g，制备供试品溶液，连续进样6次，记录指纹图谱，以芒果苷的保留时间和色谱峰面积为参照，计算出各共有峰的相对峰面积。结果见表6-66、表6-67。结果表明，各色谱峰的相对保留时间及峰面积的RSD值均不大于4.05%，表明仪器精密度良好，符合指纹图谱的要求。

表6-66　知母药材指纹图谱精密度试验测定结果（相对保留时间）

峰号	相对保留时间						RSD（%）
	1	2	3	4	5	6	
1	0.576	0.580	0.583	0.585	0.587	0.588	0.78
2（S）	1.000	1.000	1.000	1.000	1.000	1.000	0.00
3	1.347	1.346	1.345	1.346	1.345	1.345	0.07

表6-67　知母药材指纹图谱精密度试验测定结果（相对峰面积）

峰号	相对峰面积						RSD（%）
	1	2	3	4	5	6	
1	0.079	0.089	0.087	0.084	0.088	0.087	4.39
2（S）	1.000	1.000	1.000	1.000	1.000	1.000	0.00
3	0.083	0.083	0.083	0.083	0.084	0.084	0.62

（2）重复性试验

取知母药材约1.0g，平行制备供试品溶液6份，记录指纹图谱，以芒果苷的保留时间和色谱峰面积为参照，计算出各共有峰的相对峰面积。结果见表6-68、表6-69。结果表明，各色谱峰的相对保留时间及峰面积的RSD值均不大于3.20%，表明该方法具有良好的重复性，符合指纹图谱要求。

表6-68　知母药材指纹图谱重复性试验测定结果（相对保留时间）

峰号	相对保留时间						RSD（%）
	1	2	3	4	5	6	
1	0.527	0.565	0.567	0.572	0.573	0.575	3.22
2（S）	1.000	1.000	1.000	1.000	1.000	1.000	0.00
3	1.349	1.345	1.344	1.344	1.344	1.344	0.15

表 6-69   知母药材指纹图谱重复性试验测定结果（相对峰面积）

峰号	相对保留时间						RSD（%）
	1	2	3	4	5	6	
1	0.081	0.081	0.082	0.081	0.083	0.081	1.03
2（S）	1.000	1.000	1.000	1.000	1.000	1.000	0.00
3	0.064	0.064	0.063	0.064	0.064	0.064	0.64

（3）稳定性试验

取精密度下的供试品溶液，密闭，放置于室温，分别在0、2、4、8、12、24h的时间间隔下检测，记录指纹图谱，以芒果苷的保留时间和色谱峰面积为参照，计算出各共有峰的相对峰面积。结果见表6-70、表6-71。结果表明：各色谱峰的相对保留时间及峰面积的RSD值均不大于4.96%，表明该方法具有良好的稳定性，符合指纹图谱要求。

表 6-70   知母药材指纹图谱稳定性试验测定结果（相对保留时间）

峰号	相对保留时间						RSD（%）
	0h	2h	4h	8h	12h	24h	
1	0.527	0.575	0.560	0.566	0.573	0.567	4.02
2（S）	1.000	1.000	1.000	1.000	1.000	1.000	0.00
3	1.349	1.345	1.345	1.345	1.344	1.344	0.14

表 6-71   知母药材指纹图谱稳定性试验测定结果（相对峰面积）

峰号	相对峰面积						RSD（%）
	0h	2h	4h	8h	12h	24h	
1	0.081	0.079	0.080	0.080	0.081	0.090	4.96
2（S）	1.000	1.000	1.000	1.000	1.000	1.000	0.00
3	0.064	0.064	0.063	0.065	0.064	0.066	1.61

6.指纹图谱的建立与相似度评价

对20批知母药材，按方法制备供试品溶液，依照色谱条件进行测定。将测定结果按产地分别导入国家药典委员会《中药指纹图谱相似度评价系统2012版》软件，分析样品的指纹图谱。以S1为参照图谱，自动匹配。结果表明，8批河北保定知母药材与对照指纹图谱的相似度为0.942~0.999，并确定7个共有峰；6批河北承德知母药材与对照指纹图谱的相似度为0.967~0.998，并确定18个共有峰；6批河北张家口知母

药材与对照指纹图谱的相似度为0.994~1.000，并确定22个共有峰。结果见图6-22~
图6-24。

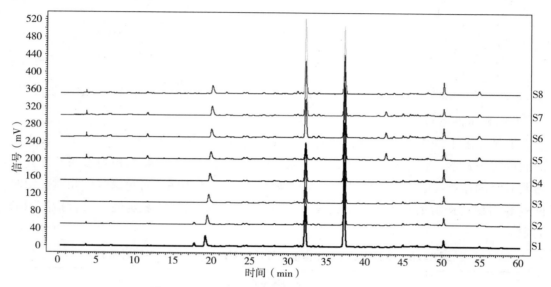

图 6-22　8 批河北保定知母药材 HPLC 指纹图谱

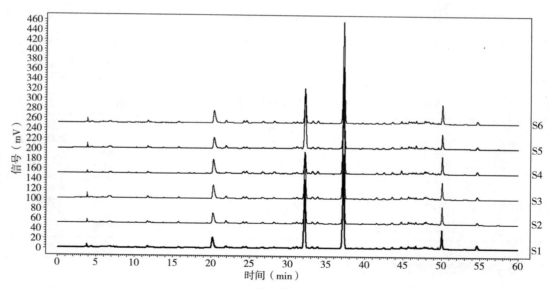

图 6-23　6 批河北承德知母药材 HPLC 指纹图谱

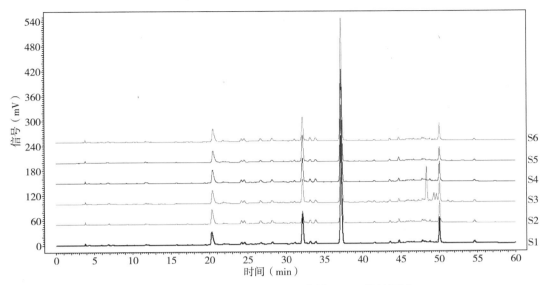

图 6-24　6 批河北张家口知母药材 HPLC 指纹图谱

（二）水溶性浸出物测定

照《中国药典》2020 年版四部通则 2201 水溶性浸出物测定法项下的热浸法，测定合格批次药材水溶性浸出物含量。测定结果见表 6-72。

表 6-72　各批次知母药材浸出物测定结果

产地	批号	浸出物含量（%）	平均值（%）
河北保定	Y17122101	55.12	57.61
	Y17122103	58.10	
	Y17122104	61.00	
	Y17122105	60.14	
	Y17122106	53.32	
	Y17122107	55.96	
	Y17122108	58.48	
	Y17122110	58.72	
河北省承德市承德县	Y19121101	61.48	58.53
	Y19121102	59.42	
	Y19121103	57.42	
	Y19121104	60.16	
	Y19121105	56.44	
	Y19121106	56.24	

续表

产地	批号	浸出物含量（%）	平均值（%）
	Y19121107	56.74	
	Y19121108	56.00	
河北省张家口市蔚县	Y19121109	56.22	54.44
	Y19121110	53.22	
	Y19121111	54.16	
	Y19121112	50.30	

（三）优质产地选择

表 6-73　知母药材测定结果

产地	批号	相似度	水分（%）	含量		水溶性浸出物（%）
				芒果苷（≥0.70%）	知母皂苷 B Ⅱ（≥3.0%）	
河北保定	Y17122101	0.998	10.8	1.46	12.8	55.12
	Y17122103	0.999	10.6	1.44	9.1	58.10
	Y17122104	0.999	11.0	0.93	10.4	61.00
	Y17122105	0.999	11.0	1.45	9.6	60.14
	Y17122106	0.942	11.6	1.53	9.8	53.32
	Y17122107	0.993	11.1	1.47	10.2	55.96
	Y17122108	0.988	11.8	1.35	12.6	58.48
	Y17122110	0.964	10.9	1.19	11.7	58.72
河北省承德市承德县	Y19121101	0.984	11.5	0.99	4.3	61.48
	Y19121102	0.994	11.3	1.04	4.9	59.42
	Y19121103	0.998	11.0	1.49	4.0	57.42
	Y19121104	0.967	11.2	1.71	6.4	60.16
	Y19121105	0.970	10.6	1.16	5.0	56.44
	Y19121106	0.992	10.4	1.43	4.5	56.24
河北省张家口市蔚县	Y19121107	0.997	11.2	1.61	7.3	56.74
	Y19121108	0.994	11.0	1.86	8.0	56.00
	Y19121109	0.999	11.0	1.59	7.3	56.22
	Y19121110	1.000	10.8	1.83	7.7	53.22
	Y19121111	0.998	10.9	1.64	8.2	54.16
	Y19121112	0.999	10.8	1.79	7.9	50.30

　　知母为百合科植物知母 *Anemarrhena asphodeloides* Bge.的干燥根茎。经本草考证，历代所用知母都与今相同，不存在混乱品种。

　　不同时期有关知母产区有不同的历史记载，较多的文献中记载的知母产地为：生河内，河内在某些具体历史时期指代的区域不同。唐代及宋代之前的知母产地主要在河北、山西、河南一带，江苏徐州也有分布。明朝，知母以河南汲县、陕西乾县、山西隰县为道地。清朝时期，文献记载知母的产地在河南。民国时期，河北东陵和西陵产的知母最为出名。现代，经产地和市场调研，我国知母药源东北地区自产自销，西北地区由于沙漠化等自然原因（如定边县）以及滥采（甘肃庆阳地区）等人为因素使得知母资源已近枯竭，栽培品主要集中在安徽亳州十九里镇一带、河北安国一带。

　　从药材质量来看，河北保定及河北张家口产知母指标成分含量明显高于河北承德产知母，其中河北张家口产知母批次间稳定性较高，因此河北张家口产知母质量较好；河北易县为知母药材的道地产区，主产区为河北省，由于河北张家口地区的知母多为野生状态，资源量少，采购困难，河北保定地区以种植为主，资源量大，因此，拟选择河北保定为知母药材的优质产区。

九、栀子

　　本品为茜草科植物栀子 *Gardenia jasminoides* Ellis 的干燥成熟果实。9~11月果实成熟呈红黄色时采收，除去果梗和杂质，蒸至上气或置沸水中略烫，取出，干燥。

（一）指纹图谱方法的建立

1.供试品溶液的制备

　　通过考察提取溶剂种类、提取方式及提取时间，确定栀子药材指纹图谱的供试品溶液制备方法为：取栀子药材粉末（过四号筛）约1.0g，精密称定，置25ml量瓶中，精密加入70%甲醇20ml，密塞，超声处理45min，放冷，加70%甲醇至刻度，吸取1ml至5ml量瓶中，加70%甲醇至刻度，摇匀，静置，过滤，取续滤液，即得。

2.参照峰的选择

　　在栀子药材HPLC色谱图中，指标成分栀子苷保留时间适中，且和其他成分的分离度很好。因此，选择栀子苷作为栀子药材HPLC指纹图谱的参照峰。

3.对照品溶液的制备

　　取栀子苷对照品适量，精密称定，加甲醇溶解至刻度，制成约31μg/ml的对照品溶液。

4.色谱条件的确定

通过对检测波长、柱温、流速、流动相系统进行考察，结合峰个数、色谱峰分离度及基线漂移程度等，最终确定指纹图谱色谱条件如下：

Diamonsil C18色谱柱（4.6mm × 250mm，5μm）；流动相：乙腈（A）-0.1%甲酸水（B）；流速1.0ml/min；检测波长：240nm；柱温为25℃；进样量：10μl；流动相梯度见表6-74。

表6-74　流动相梯度洗脱条件

t（min）	A（%）	B（%）
0	7	93
20	14	86
35	23	77
50	35	65
55	50	50
60	50	50

5.方法学考察

（1）精密度试验

取栀子药材约1.0g，制备供试品溶液，连续进样6次，记录指纹图谱，以栀子苷的保留时间和色谱峰面积为参照，计算出各共有峰的相对峰面积。结果见表6-75、表6-76。结果表明，各色谱峰的相对保留时间及峰面积的RSD值均不大于3.16%，表明仪器精密度良好，符合指纹图谱要求。

表6-75　栀子药材指纹图谱精密度试验测定结果（相对保留时间）

峰号	相对保留时间						RSD（%）
	1	2	3	4	5	6	
1	0.494	0.495	0.493	0.495	0.494	0.494	0.16
2	0.795	0.795	0.795	0.795	0.795	0.795	0.00
3（S）	1.000	1.000	1.000	1.000	1.000	1.000	0.00
4	1.060	1.060	1.060	1.060	1.060	1.060	0.00
5	1.743	1.740	1.741	1.742	1.741	1.740	0.07
6	1.899	1.903	1.900	1.901	1.902	1.902	0.08
7	1.991	1.989	1.989	1.991	1.990	1.987	0.08

表 6-76　栀子药材指纹图谱精密度试验测定结果（相对峰面积）

峰号	相对峰面积						RSD（%）
	1	2	3	4	5	6	
1	0.113	0.117	0.117	0.114	0.117	0.118	1.73
2	0.152	0.155	0.153	0.154	0.149	0.150	1.53
3（S）	1.000	1.000	1.000	1.000	1.000	1.000	0.00
4	0.046	0.044	0.044	0.045	0.047	0.046	2.68
5	0.095	0.096	0.097	0.101	0.095	0.102	3.16
6	0.058	0.058	0.059	0.057	0.057	0.057	1.42
7	0.057	0.058	0.058	0.059	0.057	0.057	1.32

（2）重复性试验

取栀子药材约1.0g，平行制备供试品溶液6份，记录指纹图谱，以栀子苷的保留时间和色谱峰面积为参照，计算出各共有峰的相对峰面积。结果见表6-77、表6-78。结果表明，各色谱峰的相对保留时间及峰面积的RSD值均不大于3.06%，表明该方法具有良好的重复性，符合指纹图谱要求。

表 6-77　栀子药材指纹图谱重复性试验测定结果（相对保留时间）

峰号	相对保留时间						RSD（%）
	1	2	3	4	5	6	
1	0.493	0.495	0.494	0.492	0.494	0.495	0.24
2	0.795	0.794	0.795	0.795	0.795	0.795	0.06
3（S）	1.000	1.000	1.000	1.000	1.000	1.000	0.00
4	1.060	1.061	1.060	1.060	1.060	1.061	0.05
5	1.743	1.750	1.742	1.743	1.740	1.742	0.20
6	1.909	1.910	1.902	1.902	1.902	1.899	0.24
7	1.991	1.999	1.991	1.991	1.991	1.991	0.17

表 6-78　栀子药材指纹图谱重复性试验测定结果（相对峰面积）

峰号	相对峰面积						RSD（%）
	1	2	3	4	5	6	
1	0.114	0.114	0.112	0.112	0.116	0.116	1.57
2	0.153	0.151	0.149	0.152	0.156	0.156	1.83
3（S）	1.000	1.000	1.000	1.000	1.000	1.000	0.00
4	0.045	0.047	0.047	0.046	0.046	0.045	1.95
5	0.096	0.101	0.101	0.096	0.095	0.100	2.84
6	0.058	0.058	0.058	0.054	0.057	0.059	3.06
7	0.058	0.058	0.058	0.054	0.057	0.058	2.59

（3）稳定性试验

取精密度下的供试品溶液，密闭，放置于室温，分别在0、2、4、8、12、24h的时间间隔下检测，记录指纹图谱，以栀子苷的保留时间和色谱峰面积为参照，计算出各共有峰的相对峰面积。结果见表6-79、表6-80。结果表明：各色谱峰的相对保留时间及峰面积的RSD值均不大于4.78%，表明该方法具有良好的稳定性，符合指纹图谱要求。

表6-79 栀子药材指纹图谱稳定性试验测定结果（相对保留时间）

峰号	相对保留时间						RSD（%）
	0h	2h	4h	8h	12h	24h	
1	0.493	0.493	0.492	0.494	0.492	0.495	0.24
2	0.794	0.795	0.794	0.794	0.794	0.795	0.07
3（S）	1.000	1.000	1.000	1.000	1.000	1.000	0.00
4	1.061	1.060	1.061	1.061	1.060	1.061	0.05
5	1.748	1.743	1.747	1.743	1.739	1.742	0.20
6	1.909	1.903	1.907	1.903	1.899	1.902	0.20
7	1.998	1.991	1.996	1.991	1.987	1.991	0.20

表6-80 栀子药材指纹图谱稳定性试验测定结果（相对峰面积）

峰号	相对峰面积						RSD（%）
	0h	2h	4h	8h	12h	24h	
1	0.114	0.114	0.111	0.119	0.116	0.116	2.34
2	0.151	0.153	0.154	0.157	0.156	0.156	1.47
3（S）	1.000	1.000	1.000	1.000	1.000	1.000	0.00
4	0.045	0.045	0.046	0.045	0.046	0.045	1.14
5	0.100	0.096	0.095	0.097	0.095	0.100	2.39
6	0.046	0.052	0.051	0.053	0.053	0.052	4.78
7	0.058	0.058	0.057	0.059	0.057	0.059	1.55

6.指纹图谱的建立与相似度评价

对21批栀子药材，按法制备供试品溶液，依照色谱条件进行测定。将测定结果按产地分别导入国家药典委员会《中药指纹图谱相似度评价系统2012版》软件，分析样品的指纹图谱。以S1为参照图谱，自动匹配。结果表明，10批江西吉安栀子药材与对照指纹图谱的相似度为0.999~1.000，并确定24个共有峰；5批湖北黄冈栀子药材与对照指纹图谱的相似度为0.999~1.000，并确定24个共有峰；6批江西宜春栀子药材与对照指纹图谱的相似度均为1.000，并确定35个共有峰。结果见图6-25~图6-27。

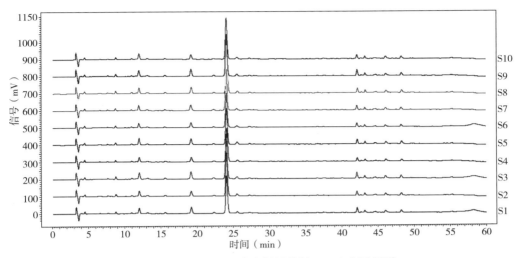

图 6-25　10 批江西吉安栀子药材 HPLC 指纹图谱

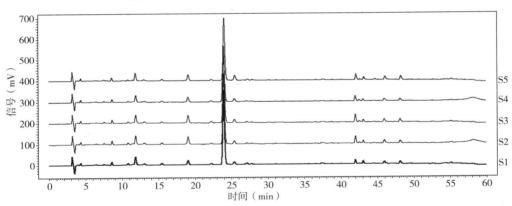

图 6-26　5 批湖北黄冈栀子药材 HPLC 指纹图谱

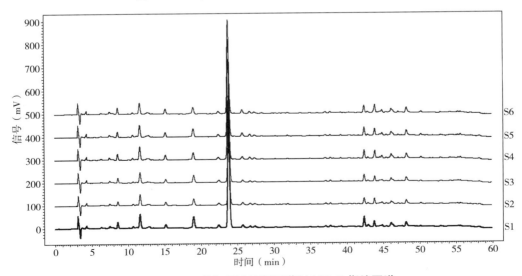

图 6-27　6 批江西宜春栀子药材 HPLC 指纹图谱

（二）水溶性浸出物测定

参照《中国药典》2020年版四部通则2201水溶性浸出物测定法项下的热浸法，测定合格批次药材水溶性浸出物含量。测定结果见表6-81。

表6-81　各批次栀子药材浸出物测定结果

产地	批号	浸出物含量（%）	平均值（%）
江西省吉安市新干县	Y17122201	36.92	
	Y17122202	34.92	
	Y17122203	31.48	
	Y17122204	33.18	
	Y17122205	32.26	33.85
	Y17122206	34.50	
	Y17122207	34.86	
	Y17122208	33.84	
	Y17122209	33.00	
	Y17122210	16.76	
湖北黄冈市英山县	Y18010201	16.19	
	Y18010202	16.05	
	Y18010203	16.02	32.59
	Y18010204	15.60	
	Y18010205	17.61	
江西省宜春市	Y19121001	16.52	
	Y19121002	14.83	
	Y19121003	16.92	32.62
	Y19121004	16.13	
	Y19121005	16.87	
	Y19121006	16.58	

（三）优质产地选择

表6-82　栀子药材测定结果

产地	批号	相似度	水分（%）	栀子苷含量（≥1.8%）	水溶性浸出物（%）
江西省吉安市新干县	Y17122201	1.000	6.8	4.1	36.92
	Y17122202	1.000	7.4	5.7	34.92

续表

产地	批号	相似度	水分（%）	栀子苷含量（≥1.8%）	水溶性浸出物（%）
江西省吉安市新干县	Y17122203	1.000	7.5	5.6	31.48
	Y17122204	1.000	7.6	5.1	33.18
	Y17122205	0.999	7.5	5.3	32.26
	Y17122206	1.000	7.6	5.2	34.50
	Y17122207	1.000	7.5	5.1	34.86
	Y17122208	1.000	7.4	5.0	33.84
	Y17122209	1.000	7.4	5.7	33.00
	Y17122210	0.999	7.8	5.3	33.52
湖北黄冈市英山县	Y18010201	0.999	6.9	7.6	32.38
	Y18010202	1.000	6.9	7.5	32.10
	Y18010203	1.000	6.9	6.7	32.04
	Y18010204	1.000	7.1	7.1	31.20
	Y18010205	0.999	7.7	8.0	35.22
江西省宜春市	Y19121001	1.000	5.9	6.1	33.04
	Y19121002	1.000	5.8	5.3	29.66
	Y19121003	1.000	5.8	6.3	33.84
	Y19121004	1.000	6.1	6.3	32.26
	Y19121005	1.000	5.7	5.0	33.74
	Y19121006	1.000	7.3	5.9	33.16

栀子为茜草科植物栀子 *Gardenia jasminoides* Ellis 的干燥成熟果实。经本草考证，古代本草记载的栀子原植物与目前《中国药典》收载的栀子来源相同。

古本草记载古代栀子产于河南、四川、江苏、江西、湖北、福建等地，道地产区为临江军（今江西清江）、江陵府（今湖北江陵）、建州（今福建建瓯）。迄今，以上地区仍是栀子药材的重要产地。目前，栀子的主要产区集中在江西、湖南、河南、四川、湖北黄冈和孝感一带、重庆的部分区域。

从药材质量来看，三产地药材批次间稳定性均较好，水溶性浸出物含量差异不大，但湖北产栀子指标成分含量较高，因此湖北产栀子质量最好；江西为栀子的道地产区；从主产区来看，目前栀子的现行主产地为福建、江西，湖北只有少量货源在市面流通。综上，拟选择江西宜春为栀子药材的优质产区。

十、麦冬

本品为百合科植物麦冬 *Ophiopogon japonicus*（L.f）Ker-Gawl 的干燥块根。夏季采挖，洗净，反复暴晒、堆置，至七八成干，除去须根，干燥。

（一）指纹图谱方法的建立

1.供试品溶液的制备

通过考察提取溶剂种类、提取方式及提取时间，确定麦冬药材指纹图谱的供试品溶液制备方法为：取麦冬药材细粉约1.0g，精密称定，置50ml具塞锥形瓶中，精密加入无水乙醇10ml，密塞，称定重量，超声处理60min，放冷，无水乙醇补足减失的重量，摇匀，静置，过滤，取续滤液，即得。

2.参照峰的选择

在麦冬药材HPLC色谱图中，指标成分甲基麦冬黄烷酮A保留时间适中，且和其他成分的分离度很好。因此，选择甲基麦冬黄烷酮A作为麦冬药材HPLC指纹图谱的参照峰。

3.对照品溶液的制备

取甲基麦冬黄烷酮A对照品适量，精密称定，加甲醇溶解至刻度，制成约94μg/ml的对照品溶液。

4.色谱条件的确定

通过对检测波长、柱温、流速、流动相系统进行考察，结合峰个数、色谱峰分离度及基线漂移程度等，最终确定指纹图谱色谱条件如下：

Agilent ZORBAX Eclipse XDB C18色谱柱（250mm×4.6mm，5μm）；流动相：乙腈（A）-水（B）；流速1.0ml/min；检测波长：204nm；柱温为25℃；进样量：20μl；流动相梯度见表6-83。

表6-83　流动相梯度洗脱条件

t（min）	A（%）	B（%）
0	15	85
10	20	80
18	58	42
28	65	35
36	72	28
45	75	25
60	100	0

5.方法学考察

（1）精密度试验

取麦冬药材约1.0g，制备供试品溶液，连续进样6次，记录指纹图谱，以甲基麦冬黄烷醇A的保留时间和色谱峰面积为参照，计算出各共有峰的相对峰面积。结果见表6-84、表6-85。结果表明，各色谱峰的相对保留时间及峰面积的RSD值均不大于1.62%，表明仪器精密度良好，符合指纹图谱的要求。

表6-84　麦冬药材指纹图谱精密度试验测定结果（相对保留时间）

| 峰号 | 相对保留时间 | | | | | | RSD（%） |
	1	2	3	4	5	6	
1（S）	1.000	1.000	1.000	1.000	1.000	1.000	0.00
2	1.038	1.038	1.038	1.039	1.038	1.038	0.04
3	1.958	1.959	1.960	1.959	1.958	1.958	0.05

表6-85　麦冬药材指纹图谱精密度试验测定结果（相对峰面积）

| 峰号 | 相对峰面积 | | | | | | RSD（%） |
	1	2	3	4	5	6	
1（S）	1.000	1.000	1.000	1.000	1.000	1.000	0.00
2	0.342	0.343	0.337	0.331	0.333	0.332	0.90
3	1.554	1.561	1.507	1.511	1.537	1.533	1.36

（2）重复性试验

取麦冬药材约1.0g，平行制备供试品溶液6份，记录指纹图谱，以甲基麦冬黄烷酮A的保留时间和色谱峰面积为参照，计算出各共有峰的相对峰面积。结果见表6-86、表6-87。结果表明，各色谱峰的相对保留时间及峰面积的RSD值均不大于1.55%，表明该方法具有良好的重复性，符合指纹图谱要求。

表6-86　麦冬药材指纹图谱重复性试验测定结果（相对保留时间）

| 峰号 | 相对保留时间 | | | | | | RSD（%） |
	1	2	3	4	5	6	
1（S）	1.000	1.000	1.000	1.000	1.000	1.000	0.00
2	1.038	1.038	1.038	1.039	1.038	1.038	0.04
3	1.959	1.959	1.960	1.959	1.960	1.958	0.06

表 6-87　麦冬药材指纹图谱重复性试验测定结果（相对峰面积）

峰号	相对峰面积						RSD（%）
	1	2	3	4	5	6	
1（S）	1.000	1.000	1.000	1.000	1.000	1.000	0.00
2	0.351	0.343	0.339	0.337	0.336	0.342	0.90
3	1.504	1.554	1.563	1.551	1.555	1.554	1.36

（3）稳定性试验

取精密度下的供试品溶液，密闭，放置于室温，分别在 0、2、4、8、12、24h 的时间间隔下检测，记录指纹图谱，以甲基麦冬黄烷酮 A 的保留时间和色谱峰面积为参照，计算出各共有峰的相对峰面积。结果见表 6-88、表 6-89。结果表明：各色谱峰的相对保留时间及峰面积的 RSD 值均不大于 3.80%，表明该方法具有良好的稳定性，符合指纹图谱要求。

表 6-88　麦冬药材指纹图谱稳定性试验测定结果（相对保留时间）

峰号	相对保留时间						RSD（%）
	0h	2h	4h	8h	12h	24h	
1（S）	1.000	1.000	1.000	1.000	1.000	1.000	0.00
2	1.038	1.038	1.038	1.038	1.039	1.038	0.04
3	1.958	1.960	1.960	1.959	1.959	1.957	0.06

表 6-89　麦冬药材指纹图谱稳定性试验测定结果（相对峰面积）

峰号	相对峰面积						RSD（%）
	0h	2h	4h	8h	12h	24h	
1（S）	1.000	1.000	1.000	1.000	1.000	1.000	0.00
2	0.344	0.342	0.343	0.351	0.341	0.326	2.66
3	1.511	1.638	1.613	1.505	1.542	1.544	3.51

6.指纹图谱的建立与相似度评价

对 21 批麦冬药材，按法制备供试品溶液，依照色谱条件进行测定。将测定结果按产地分别导入国家药典委员会《中药指纹图谱相似度评价系统 2012 版》软件，分析样品的指纹图谱。以 S1 为参照图谱，自动匹配。结果表明，9 批四川绵阳三台麦冬药材与对照指纹图谱的相似度为 0.983~0.999，并确定 19 个共有峰；6 批四川绵阳涪城麦冬药材与对照指纹图谱的相似度为 0.926~0.992，并确定 24 个共有峰；6 批四川绵阳盐亭麦冬药材与对照指纹图谱的相似度为 0.956~0.991，并确定 28 个共有峰。结果见图 6-28~图 6-30。

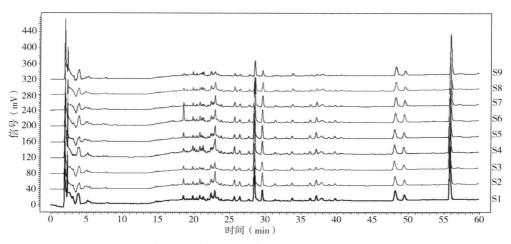

图 6-28　9 批四川绵阳三台麦冬药材 HPLC 指纹图谱

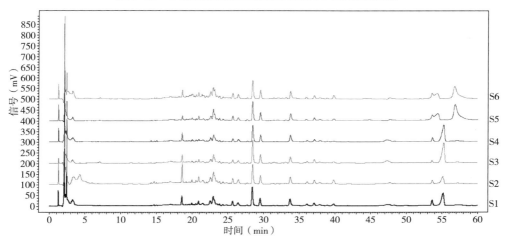

图 6-29　6 批四川绵阳涪城麦冬药材 HPLC 指纹图谱

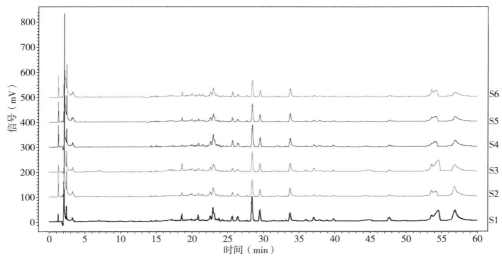

图 6-30　6 批四川绵阳盐亭麦冬药材 HPLC 指纹图谱

（二）水溶性浸出物测定

照《中国药典》2020年版四部通则2201水溶性浸出物测定法项下的热浸法，测定合格批次药材水溶性浸出物含量。测定结果见表6-90。

表6-90 各批次麦冬药材浸出物测定结果

产地	批号	浸出物含量（%）	平均值（%）
四川绵阳三台县	Y18011101	83.5	87.9
	Y18011102	89.6	
	Y18011103	89.7	
	Y18011104	84.3	
	Y18011105	90.5	
	Y18011106	86.4	
	Y18011107	88.6	
	Y18011108	89.1	
	Y18011109	89.6	
四川绵阳涪城	Y19120201	81.7	81.0
	Y19120202	81.0	
	Y19120203	79.5	
	Y19120204	78.4	
	Y19120205	81.4	
	Y19120206	83.9	
四川绵阳盐亭	Y19120207	78.7	79.9
	Y19120208	82.1	
	Y19120209	80.4	
	Y19120210	79.4	
	Y19120211	78.9	
	Y19120212	79.8	

（三）优质产地选择

表 6-91 麦冬药材测定结果

产地	批号	相似度	水分（%）	麦冬总皂苷 ［以鲁斯可皂苷元计］ （≥0.12%）	水溶性浸出物 （%）
四川绵阳三台县	Y18011101	0.999	11.6	0.22	83.5
	Y18011102	0.997	11.4	0.17	89.6
	Y18011103	0.998	11.3	0.18	89.7
	Y18011104	0.998	12.1	0.23	84.3
	Y18011105	0.996	11.5	0.12	90.5
	Y18011106	0.995	11.6	0.16	86.4
	Y18011107	0.999	11.1	0.13	88.6
	Y18011108	0.996	10.9	0.16	89.1
	Y18011109	0.983	11.6	0.16	89.6
四川绵阳涪城	Y19120201	0.985	12.3	0.37	81.7
	Y19120202	0.926	11.4	0.44	81.0
	Y19120203	0.954	12.2	0.25	79.5
	Y19120204	0.971	12.8	0.30	78.4
	Y19120205	0.992	12.1	0.26	81.4
	Y19120206	0.939	12.2	0.40	83.9
四川绵阳盐亭	Y19120207	0.984	10.0	0.20	78.7
	Y19120208	0.957	11.6	0.29	82.1
	Y19120209	0.956	11.3	0.28	80.4
	Y19120210	0.986	11.4	0.19	79.4
	Y19120211	0.967	12.1	0.27	78.9
	Y19120212	0.991	11.4	0.19	79.8

麦冬为百合科植物麦冬 *Ophiopogon japonicus*（L.f）Ker-Gawl.的干燥块根。始载于《神农本草经》，历代本草均有记述。

在我国麦冬类植物分布广泛，以产于浙江杭州一带者为道地药材，品质最优。商品麦冬包括杭麦冬、川麦冬、湖北麦冬和福建麦冬。其中湖北麦冬和福建麦冬的基原植物为山麦冬，《中国药典》2020年版另有记载，故本文不做过多资源分析。杭麦冬，基原植物为百合科原阶草属植物麦冬，集中栽培于浙江东南杭州湾一带的慈溪、余姚、萧山等县，杭麦冬属麦冬中的优质品，不过现在已经几乎绝迹，因为种植年限长达2~3年，比起一年生的川麦冬要投入更多成本，传统的杭麦冬几乎从市场上消失。川麦冬基原植物同杭麦冬，集中栽培于四川涪江流域的绵阳、三台等县市，生长周期仅1年，且产量高。

从药材质量来看，四川绵阳三台县产麦冬批次间稳定性较高，水溶性浸出物含量稍高，但指标成分含量最低，四川绵阳涪城及四川绵阳盐亭产麦冬质量差异不大；从道地产区来看，浙江、四川为麦冬道地产区；从主产区来看，麦冬集中栽培于四川涪江流域，市面上流通货源主要产地为三台县，且三台县周边种植的麦冬亦流入三台进行加工出售。综上，拟选择四川绵阳三台县为麦冬药材的优质产区。

十一、浙贝母

本品为百合科植物浙贝母*Fritillaria thunbergii* Miq.的干燥鳞茎。初夏植株枯萎时采挖，洗净。大小分开，大者除去芯芽，习称"大贝"；小者不去芯芽，习称"珠贝"。分别撞擦，除去外皮，拌以煅过的贝壳粉，吸去擦出的浆汁，干燥；或取鳞茎，大小分开，洗净，除去芯芽，趁鲜切成厚片，洗净，干燥，习称"浙贝片"。

（一）指纹图谱方法的建立

1.供试品溶液的制备

通过考察提取溶剂种类、提取方式及提取时间，确定浙贝母药材指纹图谱的供试品溶液制备方法为：取浙贝母药材粉末（过四号筛）约1.0g，精密称定，置50ml具塞锥形瓶中，精密加入50%无水乙醇10ml，密塞，称定重量，超声处理40min，放冷，50%无水乙醇补足减失的重量，摇匀，静置，过滤，取续滤液，即得。

2.参照峰的选择

在浙贝母药材HPLC色谱图中，指标成分贝母素甲保留时间适中，且和其他成分的分离度很好。因此，选择贝母素甲作为浙贝母药材HPLC指纹图谱的参照峰。

3.对照品溶液的制备

取贝母素甲对照品适量，精密称定，加甲醇溶解至刻度，制成约105μg/ml的对照品溶液。

4.色谱条件的确定

通过对检测波长、柱温、流速、流动相系统进行考察，结合峰个数、色谱峰分离度及基线漂移程度等，最终确定指纹图谱色谱条件如下：

Agilent 5 TC-C18（2）色谱柱（250mm×4.6mm，5μm）；流动相：乙腈（A）-0.1%三氟乙酸（B）；流速0.8ml/min；漂移管温度：116℃，气流速度：3.2ml/min；柱温为

25℃；进样量：20μl；流动相梯度见表6-92。

表6-92　流动相梯度洗脱条件

t（min）	A（%）	B（%）
0	0	100
10	10	90
40	24	76
70	45	55

5.方法学考察

（1）精密度试验

取浙贝母药材约1.0g，制备供试品溶液，连续进样6次，记录指纹图谱，以贝母素甲的保留时间和色谱峰面积为参照，计算出各共有峰的相对峰面积。结果见表6-93、表6-94。结果表明，各色谱峰的相对保留时间及峰面积的RSD值均不大于5.04%，表明仪器精密度良好，符合指纹图谱的要求。

表6-93　浙贝母药材指纹图谱精密度试验测定结果（相对保留时间）

峰号	相对保留时间						RSD（%）
	1	2	3	4	5	6	
1（S）	1.000	1.000	1.000	1.000	1.000	1.000	0.00
2	1.048	1.048	1.048	1.048	1.047	1.048	0.04
3	1.137	1.137	1.138	1.138	1.138	1.138	0.05
4	1.154	1.155	1.155	1.155	1.155	1.155	0.04

表6-94　浙贝母药材指纹图谱精密度试验测定结果（相对峰面积）

峰号	相对峰面积						RSD（%）
	1	2	3	4	5	6	
1（S）	1.000	1.000	1.000	1.000	1.000	1.000	0.00
2	0.587	0.597	0.574	0.598	0.592	0.582	1.58
3	0.222	0.239	0.226	0.249	0.233	0.232	4.12
4	0.218	0.202	0.200	0.214	0.215	0.229	5.04

（2）重复性试验

取浙贝母药材约1.0g，平行制备供试品溶液6份，记录指纹图谱，以贝母素甲的保留时间和色谱峰面积为参照，计算出各共有峰的相对峰面积。结果见表6-95、表6-96。结果表明，各色谱峰的相对保留时间及峰面积的RSD值均不大于7.48%，表明该方法具有良好的重复性，符合指纹图谱要求。

表 6-95　浙贝母药材指纹图谱重复性试验测定结果（相对保留时间）

| 峰号 | 相对保留时间 | | | | | | RSD（%） |
	1	2	3	4	5	6	
1（S）	1.000	1.000	1.000	1.000	1.000	1.000	0.00
2	1.047	1.047	1.047	1.047	1.047	1.047	0.00
3	1.139	1.139	1.139	1.136	1.137	1.137	0.12
4	1.157	1.157	1.157	1.156	1.157	1.157	0.04

表 6-96　浙贝母药材指纹图谱重复性试验测定结果（相对峰面积）

| 峰号 | 相对峰面积 | | | | | | RSD（%） |
	1	2	3	4	5	6	
1（S）	1.000	1.000	1.000	1.000	1.000	1.000	0.00
2	0.619	0.572	0.584	0.573	0.565	0.550	4.05
3	0.224	0.221	0.215	0.199	0.207	0.214	4.31
4	0.195	0.181	0.187	0.187	0.163	0.163	7.48

（3）稳定性试验

取精密度下的供试品溶液，密闭，放置于室温，分别在0、2、4、8、12、24h的时间间隔下检测，记录指纹图谱，以贝母素甲的保留时间和色谱峰面积为参照，计算出各共有峰的相对峰面积。结果见表6-97、表6-98。结果表明：各色谱峰的相对保留时间及峰面积的RSD值均不大于5.27%，表明该方法具有良好的稳定性，符合指纹图谱要求。

表 6-97　浙贝母药材指纹图谱稳定性试验测定结果（相对保留时间）

| 峰号 | 相对保留时间 | | | | | | RSD（%） |
	0h	2h	4h	8h	12h	24h	
1（S）	1.000	1.000	1.000	1.000	1.000	1.000	0.00
2	1.048	1.048	1.048	1.048	1.048	1.047	0.04
3	1.136	1.136	1.137	1.138	1.138	1.138	0.09
4	1.154	1.153	1.154	1.154	1.155	1.156	0.08

表 6-98　浙贝母药材指纹图谱稳定性试验测定结果（相对峰面积）

| 峰号 | 相对峰面积 | | | | | | RSD（%） |
	0h	2h	4h	8h	12h	24h	
1（S）	1.000	1.000	1.000	1.000	1.000	1.000	0.00
2	0.586	0.601	0.564	0.632	0.596	0.591	3.74
3	0.229	0.231	0.251	0.260	0.237	0.252	5.23
4	0.202	0.207	0.215	0.195	0.203	0.221	4.56

6.指纹图谱的建立与相似度评价

对22批浙贝母药材，按法制备供试品溶液，依照色谱条件进行测定。将测定结果按产地分别导入国家药典委员会《中药指纹图谱相似度评价系统2012版》软件，分析样品的指纹图谱。以S1为参照图谱，自动匹配。结果表明，11批浙江金华贝母药材与对照指纹图谱的相似度为0.969~0.999，并确定10个共有峰；5批浙江东阳贝母药材与对照指纹图谱的相似度均为1.000，并确定12个共有峰；6批浙江宁波贝母药材与对照指纹图谱的相似度为0.979~0.993，并确定15个共有峰。结果见图6-31、图6-32、图6-33。

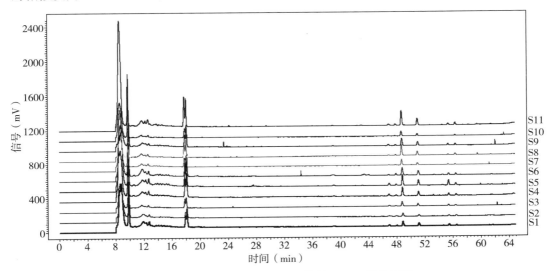

图 6-31　11 批浙江金华贝母药材 HPLC 指纹图谱

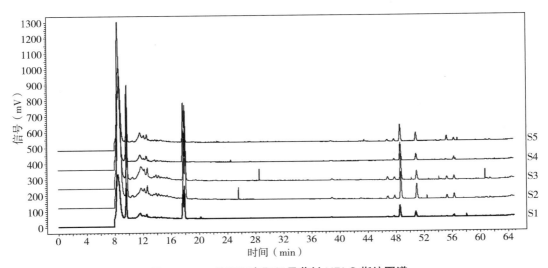

图 6-32　5 批浙江东阳贝母药材 HPLC 指纹图谱

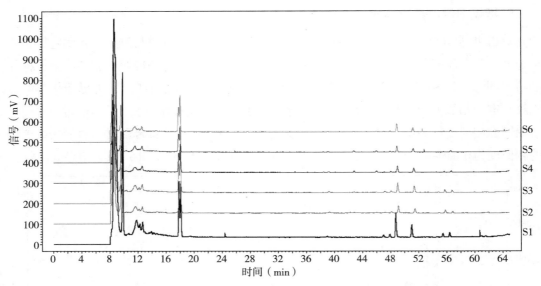

图 6-33　6 批浙江宁波贝母药材 HPLC 指纹图谱

（二）水溶性浸出物测定

照《中国药典》2020 年版四部通则 2201 水溶性浸出物测定法项下的热浸法，测定合格批次药材水溶性浸出物含量。测定结果见表 6-99。

表 6-99　各批次浙贝母药材浸出物测定结果

产地	批号	浸出物含量（%）	平均值（%）
	P17122701	34.14	
	P17122702	32.92	
	P17122704	36.40	
	P17122705	37.78	
	P17122706	32.82	
浙江金华	P17122707	34.06	36.23
	P17122708	35.88	
	P17122709	34.86	
	P17122710	39.82	
	P17122719	40.16	
	P17122720	39.72	

产地	批号	浸出物含量（%）	平均值（%）
浙江东阳	P17122711	35.76	35.46
	P17122712	38.06	
	P17122713	37.10	
	P17122714	35.00	
	P17122715	31.36	
浙江宁波	P17122717	36.54	37.35
	Y19121801	38.92	
	Y19121802	32.62	
	Y19121803	40.06	
	Y19121804	34.88	
	Y19121805	41.08	

（三）优质产地选择

表 6-100　浙贝母药材测定结果

产地	批号	相似度	水分（%）	贝母素甲和贝母素乙总含量（≥0.08%）	水溶性浸出物（%）
浙江金华	Y17122701	0.991	12.4	0.091	34.14
	Y17122702	0.969	11.3	0.122	32.92
	Y17122704	0.999	10.1	0.120	36.40
	Y17122705	0.991	11.7	0.120	37.78
	Y17122706	0.995	11.8	0.121	32.82
	Y17122707	0.994	10.8	0.082	34.06
	Y17122708	0.983	11.7	0.109	35.88
	Y17122709	0.990	9.6	0.140	34.86
	Y17122710	0.974	11.1	0.117	39.82
	Y17122719	0.993	11.9	0.112	40.16
	Y17122720	0.984	11.6	0.135	39.72
浙江东阳	Y17122711	1.000	11.9	0.129	35.76
	Y17122712	1.000	11.0	0.164	38.06
	Y17122713	1.000	10.7	0.128	37.10
	Y17122714	1.000	11.4	0.180	35.00
	Y17122715	1.000	10.6	0.112	31.36

产地	批号	相似度	水分（%）	贝母素甲和贝母素乙总含量（≥0.08%）	水溶性浸出物（%）
	Y17122717	0.979	11.0	0.116	36.54
	Y19121801	0.992	9.8	0.096	38.92
浙江宁波	Y19121802	0.982	9.2	0.111	32.62
	Y19121803	0.993	9.3	0.096	40.06
	Y19121804	0.991	8.7	0.118	34.88
	Y19121805	0.983	9.5	0.117	41.08

浙贝母为百合科植物浙贝母 *Fritillaria thunbergii* Miq. 的干燥鳞茎，是一种常用中药，药用历史非常悠久。鉴于用于痰火郁结之咳嗽，根据功效之不同，故本方选用浙贝。

野生的浙贝母主产于江苏（南部）、浙江（北部）和湖南，日本也有分布。生于海拔较低的山丘荫蔽处或竹林下。目前，由于浙贝母的野生资源很少，市场上的浙贝母药材多来源于人工栽培。浙贝母的栽培地区比较集中，主要分布于浙江的金华磐安县，宁波鄞州区，以及江苏南通市。磐安虽为近些年才引种，但相较有着三百多年的栽培历史的宁波鄞州，其发展很好，现在已经超过鄞州成为浙贝母主产区，磐安的中药材市场已成为全国浙贝母的主要集散地。

从药材质量来看，三产地浙贝母药材水溶性浸出物含量差异不大，浙江东阳产浙贝母批次间稳定性较好，指标成分含量最高，因此浙江东阳产浙贝母质量最佳；浙江宁波为浙贝母的道地产区；从主产区来看，浙江金华磐安为全国浙贝母的主要集散地，市面上流通的浙贝母主要为浙江金华地区所产，宁波地区仅有少量种植，资源量少，采购困难。综上，拟选择浙江金华为浙贝母药材的优质产区。

第三节 清金化痰汤企业内控药材质量标准建立

一、黄芩企业内控质量标准（草案）

黄芩
Huangqin

SCUTELLARIAE RADIX

本品为唇形科植物黄芩 *Scutellaria baicalensis* Georgi 的干燥根。春、秋二季采挖，除去须根和泥沙，晒后撞去粗皮，晒干。

【性状】本品呈圆锥形，扭曲，长8~25cm，直径1~3cm。表面棕黄色或深黄色，有稀疏的疣状细根痕，上部较粗糙，有扭曲的纵皱纹或不规则的网纹，下部有顺纹和细皱纹。质硬而脆，易折断，断面黄色，中心红棕色；老根中心呈枯朽状或中空，暗棕色或棕黑色。气微，味苦。

【鉴别】（1）本品粉末黄色。韧皮纤维单个散在或数个成束，梭形，长60~250μm，直径9~33μm，壁厚，孔沟细。石细胞类圆形、类方形或长方形，壁较厚或甚厚。木栓细胞棕黄色，多角形。网纹导管多见，直径24~72μm。木纤维多碎断，直径约12μm，有稀疏斜纹孔。淀粉粒甚多，单粒类球形，直径2~10μm，脐点明显，复粒由2~3分粒组成。（2）取本品粉末1g，加乙酸乙酯-甲醇（3：1）的混合溶液30ml，加热回流30分钟，放冷，滤过，滤液蒸干，残渣加甲醇5ml使溶解，取上清液作为供试品溶液。另取黄芩对照药材1g，同法制成对照药材溶液。再取黄芩苷对照品、黄芩素对照品、汉黄芩素对照品，加甲醇分别制成每1ml含1mg、0.5mg、0.5mg的溶液，作为对照品溶液。照薄层色谱法（通则0502）试验，吸取上述供试品溶液、对照药材溶液各2μl及上述三种对照品溶液各1μl，分别点于同一聚酰胺薄膜上，以甲苯-乙酸乙酯-甲醇-甲酸（10：3：1：2）为展开剂，预饱和30分钟，展开，取出，晾干，置紫外光灯（365nm）下检视。供试品色谱中，在与对照药材色谱相应的位置上，显相同颜色的斑点；在与对照品色谱相应的位置上，显三个相同的暗色斑点。

【检查】水分　不得过12.0%（通则0832第二法）。

总灰分　不得过6.0%（通则2302）。

【浸出物】照醇溶性浸出物测定法（通则2201）项下的热浸法测定，用稀乙醇作溶剂，不得少于40.0%。

照水溶性浸出物测定法（通则2201）项下的热浸法测定，用水作溶剂，不得少于14.0%。

【指纹图谱】照高效液相色谱法（通则0512）测定。

色谱条件与系统适用性试验　以十八烷基硅烷键合硅胶为填充剂（柱长为25cm，内径为4.6mm，粒径为5μm），以乙腈为流动相A，以0.1%磷酸水为流动相B，按表6-101中的规定进行梯度洗脱；检测波长为258nm。黄芩苷与邻近色谱峰的分离度应不低于1.5。

表6-101　梯度洗脱条件

t（min）	A（%）	B（%）
0	23	77
10	26	74
35	30	70

续表

t（min）	A（%）	B（%）
55	66	34
60	90	10

参照物溶液的制备　取黄芩苷对照品适量，精密称定，加甲醇溶解至刻度，制成 55μg/ml 的对照品溶液。

供试品溶液的制备　取黄芩药材粉末（中粉）约 0.5g，精密称定，置 100ml 具塞锥形瓶中，精密加入 60% 乙醇 50ml，密塞，称定重量，超声处理 60min，放冷，再称定重量，并用 60% 乙醇补足减失的重量，摇匀，静置，精密移取上清液 1ml 至 5ml 的量瓶中，加 60% 乙醇至刻度，摇匀，取续滤液，即得。

测定法　分别精密吸取参照物溶液与供试品溶液各 10μl，注入液相色谱仪，测定，记录色谱图（图 6-34），即得。

供试品指纹图谱中应有 6 个指纹峰，其中 S 峰为参照物黄芩苷色谱峰。

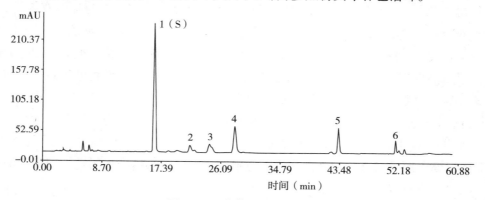

图 6-34　黄芩对照指纹图谱

【含量测定】照高效液相色谱法（通则 0512）测定。

色谱条件与系统适用性试验　以十八烷基硅烷键合硅胶为填充剂；以甲醇-水-磷酸（47∶53∶0.2）为流动相；检测波长为 280nm。理论板数按黄芩苷峰计算应不低于 2500。

对照品溶液的制备　取在 60℃减压干燥 4 小时的黄芩苷对照品适量，精密称定，加甲醇制成每 1ml 含 60μg 的溶液，即得。

供试品溶液的制备　取本品中粉约 0.3g，精密称定，加 70% 乙醇 40ml，加热回流 3 小时，放冷，滤过，滤液置 100ml 量瓶中，用少量 70% 乙醇分次洗涤容器和残渣，洗液滤入同一量瓶中，加 70% 乙醇至刻度，摇匀。精密量取 1ml，置 10ml 量瓶中，加甲醇至刻度，摇匀，即得。

测定法　分别精密吸取对照品溶液与供试品溶液各 10μl，注入液相色谱仪，测定，即得。

本品按干燥品计算，含黄芩苷（$C_{21}H_{18}O_{11}$）为 13.0~15.1%。

二、茯苓企业内控质量标准（草案）

茯 苓
Fuling
PORIA

本品为多孔菌科真菌茯苓 *Poria cocos*（Schw.）Wolf 的干燥菌核。多于7~9月采挖，挖出后除去泥沙，趁鲜切制，阴干。

【性状】茯苓块为去皮后切制的茯苓，呈立方块状或方块状厚片，大小不一。白色、淡红色或淡棕色。

【鉴别】（1）本品粉末灰白色。不规则颗粒状团块和分枝状团块无色，遇水合氯醛液渐溶化。菌丝无色或淡棕色，细长，稍弯曲，有分枝，直径3~8μm，少数至16μm。

（2）取本品粉末少量，加碘化钾碘试液1滴，显深红色。

（3）取本品粉末1g，加乙醚50ml，超声处理10分钟，滤过，滤液蒸干，残渣加甲醇1ml使溶解，作为供试品溶液。另取茯苓对照药材1g，同法制成对照药材溶液。照薄层色谱法（通则0502）试验，吸取上述两种溶液各2μl，分别点于同一硅胶G薄层板上，以甲苯-乙酸乙酯-甲酸（20∶5∶0.5）为展开剂，展开，取出，晾干，喷以2%香草醛硫酸溶液-乙醇（4∶1）混合溶液，在105℃加热至斑点显色清晰。供试品色谱中，在与对照药材色谱相应的位置上，显相同颜色的主斑点。

【检查】水分　不得过18.0%（通则0832第二法）。

总灰分　不得过2.0%（通则2302）。

【浸出物】照醇溶性浸出物测定法（通则2201）项下的热浸法测定，用稀乙醇作溶剂，不得少于2.5%。

照水溶性浸出物测定法（通则2201）项下的热浸法测定，用水作溶剂，不得少于0.7%。

【指纹图谱】照高效液相色谱法（通则0512）测定。

色谱条件与系统适用性试验　以十八烷基硅烷键合硅胶为填充剂（柱长为25cm，内径为4.6mm，粒径为5μm），以乙腈为流动相A，以0.2%乙酸水为流动相B，按表6-102中的规定进行梯度洗脱；检测波长为244nm。去氢土莫酸R1与邻近色谱峰的分离度应不低于1.5。

表6-102　梯度洗脱条件

t（min）	A（%）	B（%）
0	52	48
13	55	45
35	65	35

t（min）	A（%）	B（%）
45	70	30
60	90	10

　　参照物溶液的制备　取去氢土莫酸对照品适量，精密称定，加甲醇溶解至刻度，制成1.5mg/ml的对照品溶液。

　　供试品溶液的制备　取茯苓药材粉末（过40目筛）约2.0g，精密称定，置50ml具塞锥形瓶中，精密加入甲醇10ml，密塞，称定重量，超声处理15min，放冷，再称定重量，并用甲醇补足减失的重量，摇匀，静置，过滤，取续滤液，即得。

　　测定法　分别精密吸取参照物溶液与供试品溶液各10μl，注入液相色谱仪，测定，记录色谱图（图6-35），即得。

　　供试品指纹图谱中应有7个指纹峰，其中S峰为参照物去氢土莫酸色谱峰。

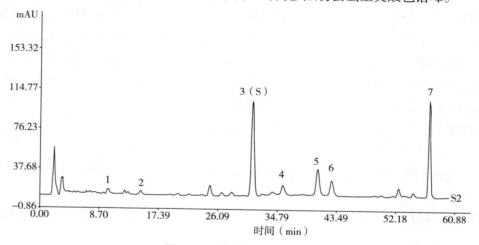

图6-35　茯苓对照指纹图谱

三、瓜蒌子企业内控质量标准（草案）

瓜蒌子
Gualouzi
TRICHOSANTHIS SEMEN

　　本品为葫芦科植物栝楼 *Trichosanthes kirilowii* Maxim. 的干燥成熟种子。秋季采摘成熟果实，剖开，取出种子，洗净，晒干。

　　【性状】呈扁平椭圆形，长12~15mm，宽6~10mm，厚约3.5mm。表面浅棕色至棕褐色，平滑，边缘有1圈沟纹。顶端较尖，有种脐，基部钝圆或较狭。种皮坚硬；内种皮膜质，灰绿色，子叶2，黄白色，富油性。气微，味淡。

【鉴别】（1）本品粉末暗红棕色。种皮表皮细胞表面观呈类多角形或不规则形，平周壁具稍弯曲或平直的角质条纹。石细胞单个散在或数个成群，棕色。呈长条形、长圆形、类三角形或不规则形，壁波状弯曲或呈短分枝状。星状细胞淡棕色、淡绿色或几无色，呈不规则长方形或长圆形，壁弯曲，具数个短分枝或突起，枝端钝圆。螺纹导管直径20~40μm。

（2）取本品粉末1g，加石油醚（60~90℃）10ml，超声处理10分钟，滤过，滤液作为供试品溶液。另取3,29-二苯甲酰基栝楼仁三醇对照品，加三氯甲烷制成每1ml含0.12mg的溶液，作为对照品溶液。照薄层色谱法（通则0502）试验，吸取上述两种溶液各10μl，分别点于同一硅胶G薄层板上，以环己烷-乙酸乙酯（5:1）为展开剂，展开，取出，晾干，喷以10%硫酸乙醇溶液，在105℃加热至斑点显色清晰。供试品色谱中，在与对照品色谱相应的位置上，显相同颜色的斑点。

【检查】水分　不得过10.0%（通则0832第二法）。

总灰分　不得过3.0%（通则2302）。

【浸出物】照醇溶性浸出物测定法（通则2201）项下的冷浸法测定，用石油醚（60~90℃）作溶剂，不得少于4.0%。

照水溶性浸出物测定法（通则2201）项下的热浸法测定，用水作溶剂，不得少于2.6%。

【指纹图谱】照高效液相色谱法（通则0512）测定。

色谱条件与系统适用性试验　以十八烷基硅烷键合硅胶为填充剂（柱长为25cm，内径为4.6mm，粒径为5μm），以乙腈为流动相A，以0.1%磷酸水为流动相B，按表6-103中的规定进行梯度洗脱；检测波长为230nm；流速0.9ml/min；柱温25℃。3,29-二苯甲酰基栝楼仁三醇与邻近色谱峰的分离度应不低于1.5。

表6-103　梯度洗脱条件

t（min）	A（%）	B（%）
0	30	70
20	100	0
60	100	0

参照物溶液的制备　取3,29-二苯甲酰基栝楼仁三醇对照品适量，精密称定，加乙醇溶解至刻度，制成50μg/ml的对照品溶液。

供试品溶液的制备　取瓜蒌子药材粉末（粗粉）约1.0g，精密称定，置50ml具塞锥形瓶中，精密加入乙醇25ml，密塞，称定重量，超声处理40min，放冷，再称定重量，并用乙醇补足减失的重量，摇匀，静置，过滤，取续滤液，即得。

测定法　分别精密吸取参照物溶液与供试品溶液各10μl，注入液相色谱仪，测定，记录色谱图（图6-36），即得。

供试品指纹图谱中应有2个特征峰，其中S峰为参照物3,29-二苯甲酰基栝楼仁三醇色谱峰。

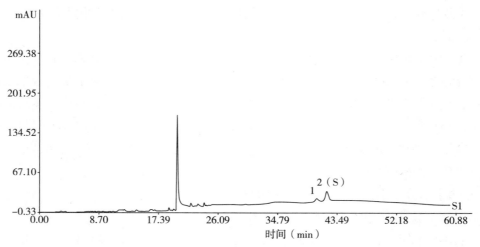

图6-36 瓜蒌子对照指纹图谱

【**含量测定**】照高效液相色谱法（通则0512）测定。

色谱条件与系统适用性试验　以十八烷基硅烷键合硅胶为填充剂；以甲醇-水（93∶7）为流动相；检测波长为230nm。理论板数按3,29-二苯甲酰基栝楼仁三醇峰计算应不低于2000。

对照品溶液的制备　取3,29-二苯甲酰基栝楼仁三醇对照品适量，精密称定，加二氯甲烷制成每1ml含0.1mg的溶液，即得（临用配制）。

供试品溶液的制备　取本品粗粉（40℃干燥6小时）约1g，精密称定，置具塞锥形瓶中，精密加入二氯甲烷10ml，密塞，称定重量，超声处理（功率250W，频率40kHz）30分钟，放冷，再称定重量，用二氯甲烷补足减失的重量，摇匀，滤过，取续滤液，即得。

测定法　分别精密吸取对照品溶液与供试品溶液各5μl，注入液相色谱仪，测定，即得。

本品按干燥品计算，含3,29-二苯甲酰基栝楼仁三醇（$C_{44}H_{58}O_5$）不得少于0.080%。

四、桑白皮企业内控质量标准（草案）

桑白皮
Sangbaipi
MORI CORTEX

本品为桑科植物桑 *Morus alba* L.的干燥根皮。秋末叶落时至次春发芽前采挖根部，刮去黄棕色粗皮，纵向剖开，剥取根皮，晒干。

【性状】本品呈扭曲的卷筒状、槽状或板片状，长短宽窄不一，厚1~4mm。外表面白色或淡黄白色，较平坦，有的残留橙黄色或棕黄色鳞片状粗皮；内表面黄白色或灰黄色，有细纵纹。体轻，质韧，纤维性强，难折断，易纵向撕裂，撕裂时有粉尘飞扬。气微，味微甘。

【鉴别】（1）本品横切面：韧皮部射线宽2~6列细胞；散有乳管；纤维单个散在或成束，非木化或微木化；薄壁细胞含淀粉粒，有的细胞含草酸钙方晶。较老的根皮中，散在夹有石细胞的厚壁细胞群，胞腔大多含方晶。粉末淡灰黄色。纤维甚多，多碎断，直径13~26μm，壁厚，非木化至微木化。草酸钙方晶直径11~32μm。石细胞类圆形、类方形或形状不规则，直径22~52μm，壁较厚或极厚，纹孔和孔沟明显，胞腔内有的含方晶。另有含晶厚壁细胞。淀粉粒甚多，单粒类圆形，直径4~16μm；复粒由2~8分粒组成。

（2）取本品粉末2g，加饱和碳酸钠溶液20ml，超声处理20分钟，滤过，滤液加稀盐酸调节pH值至1~2，静置30分钟，滤过，滤液用乙酸乙酯振摇提取2次，每次10ml，合并乙酸乙酯液，蒸干，残渣加甲醇1ml使溶解。作为供试品溶液。另取桑白皮对照药材2g，同法制成对照药材溶液。照薄层色谱法（通则0502）试验，吸取上述两种溶液各5μl，分别点于同一聚酰胺薄膜上，以醋酸为展开剂，展开约10cm，取出，晾干，置紫外光灯（365nm）下检视。供试品色谱中，在与对照药材色谱相应的位置上，显相同的两个荧光主斑点。

【浸出物】照水溶性浸出物测定法（通则2201）项下的热浸法测定，用水作溶剂，不得少于9.0%。

【指纹图谱】照高效液相色谱法（通则0512）测定。

色谱条件与系统适用性试验　以十八烷基硅烷键合硅胶为填充剂（柱长为25cm，内径为4.6mm，粒径为5μm），以乙腈为流动相A，以0.1%甲酸水为流动相B，按表6-104中的规定进行梯度洗脱；检测波长为280nm。桑酮G与邻近色谱峰的分离度应不低于1.5。

表6-104　梯度洗脱条件

t（min）	A（%）	B（%）
0	10	90
15	25	75
19	50	50
29	50	50
39	60	40
51	64	36
53	70	30
60	70	30

参照物溶液的制备　取桑酮G对照品适量，精密称定，加甲醇溶解至刻度，制成100μg/ml的对照品溶液。

供试品溶液的制备　取桑白皮药材粉末约0.5g，精密称定，置50ml具塞锥形瓶中，精密加入无水乙醇25ml，密塞，称定重量，超声处理60min，放冷，再称定重量，并用无水乙醇补足减失的重量，摇匀，静置，过滤，取续滤液，即得。

测定法　分别精密吸取参照物溶液与供试品溶液各10μl，注入液相色谱仪，测定，记录色谱图（图6-37），即得。

供试品指纹图谱中应有6个指纹峰，其中S峰为参照物桑酮G色谱峰。

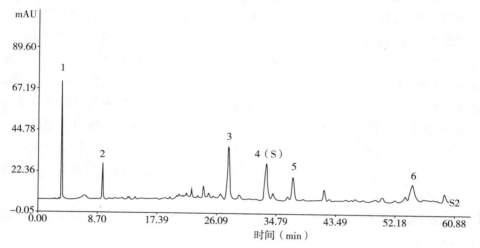

图6-37　桑白皮对照指纹图谱

五、桔梗企业内控质量标准（草案）

桔　梗
Jiegeng

PLATYCODONIS RADIX

本品为桔梗科植物桔梗 *Platycodon grandiflorum*（Jacq.）A.DC.的干燥根。春、秋二季采挖，洗净，除去须根，趁鲜剥去外皮或不去外皮，干燥。

【性状】本品呈圆柱形或略呈纺锤形，下部渐细，有的有分枝，略扭曲，长7~20cm，直径0.7~2cm。表面淡黄白色至黄色，不去外皮者表面黄棕色至灰棕色，具纵扭皱沟，并有横长的皮孔样斑痕及支根痕，上部有横纹。有的顶端有较短的根茎或不明显，其上有数个半月形茎痕。质脆，断面不平坦，形成层环棕色，皮部黄白色，有裂隙，木部淡黄色。气微，味微甜后苦。

【鉴别】（1）本品横切面：木栓细胞有时残存，不去外皮者有木栓层，细胞中含草酸钙小棱晶。栓内层窄。韧皮部乳管群散在，乳管壁略厚，内含微细颗粒状黄棕色物。形成层成环。木质部导管单个散在或数个相聚，呈放射状排列。薄壁细胞含菊糖。

（2）取本品，切片，用稀甘油装片，置显微镜下观察，可见扇形或类圆形的菊糖结晶。

（3）取本品粉末1g，加7%硫酸乙醇-水（1∶3）混合溶液20ml，加热回流3小时，放冷，用三氯甲烷振摇提取2次，每次20ml，合并三氯甲烷液，加水洗涤2次，每次30ml，弃去洗液，氯甲烷液用无水硫酸钠脱水，滤过，滤液蒸干，残渣加甲醇1ml使溶解，作为供试品溶液。另取桔梗对照药材1g，同法制成对照药材溶液。照薄层色谱法（通则0502）试验，吸取上述两种溶液各10μl，分别点于同一硅胶G薄层板上，以三氯甲烷-乙醚（2∶1）为展开剂，展开，取出，晾干，喷以10%硫酸乙醇溶液，在105℃加热至斑点显色清晰。供试品色谱中，在与对照药材色谱相应的位置上，显相同颜色的斑点。

【检查】水分　不得过15.0%（通则0832第二法）。

总灰分　不得过6.0%（通则2302）。

【浸出物】照醇溶性浸出物测定法（通则2201）项下的热浸法测定，用乙醇作溶剂，不得少于17.0%。

照水溶性浸出物测定法（通则2201）项下的热浸法测定，用水作溶剂，不得少于23.0%

【含量测定】照高效液相色谱法（通则0512）测定。

色谱条件与系统适用性试验　以十八烷基硅烷键合硅胶为填充剂；以乙腈-水（25∶75）为流动相；蒸发光散射检测器检测。理论板数按桔梗皂苷D峰计算应不低于3000。

对照品溶液的制备　取桔梗皂苷D对照品适量，精密称定，加甲醇制成每1ml含0.5mg的溶液，即得。

供试品溶液的制备　取本品粉末（过二号筛）约2g，精密称定，精密加入50%甲醇50ml，称定重量，超声处理（功率250W，频率40kHz）30分钟，放冷，再称定重量，用50%甲醇补足减失的重量，摇匀，滤过，精密量取续滤液25ml，置水浴上蒸干，残渣加水20ml，微热使溶解，用水饱和的正丁醇振摇提取3次，每次20ml，合并正丁醇液，用氨试液50ml洗涤，弃去氨液，再用正丁醇饱和的水50ml洗涤，弃去水液，正丁醇液蒸干，残渣加甲醇3ml使溶解，加硅胶0.5g拌匀，置水浴上蒸干，加于硅胶柱［100~120目，10g，内径为2cm，用三氯甲烷-甲醇（9∶1）混合溶液湿法装柱］上，以三氯甲烷-甲醇（9∶1）混合溶液50ml洗脱，弃去洗脱液，再用三氯甲烷-甲醇-水（60∶20∶3）混合溶液100ml洗脱，弃去洗脱液，继用三氯甲烷-甲醇-水（60∶29∶6）混合溶液100ml洗脱，收集洗脱液，蒸干，残渣加甲醇溶解，转移至5ml量瓶中，加甲醇至刻度，摇匀，滤过，即得。

测定法　分别精密吸取对照品溶液 5μl、10μl，供试品溶液 10~15μl，注入液相色谱仪，测定，用外标两点法对数方程计算，即得。

本品按干燥品计算，含桔梗皂苷 D（$C_{57}H_{92}O_{28}$）不得少于 0.10%。

六、橘红企业内控质量标准（草案）

橘　红
Juhong
CITRI EXOCARPIUM RUBRUM

本品为芸香科植物橘 *Citrus reticulata* Blanco 及其栽培变种的干燥外层果皮。秋末冬初果实成熟后采收，用刀削下外果皮，晒干或阴干。

【性状】本品呈长条形或不规则薄片状，边缘皱缩向内卷曲。外表面黄棕色或橙红色，存放后呈棕褐色，密布黄白色突起或凹下的油室。内表面黄白色，密布凹下透光小圆点。质脆易碎。气芳香，味微苦、麻。

【鉴别】（1）本品粉末淡黄棕色。果皮表皮细胞表面观多角形、类方形或长方形，垂周壁增厚，气孔类圆形，直径 18~26μm，副卫细胞不清晰；侧面观外被角质层，径向壁的外侧增厚。油室碎片的外围薄壁细胞壁微增厚。草酸钙方晶成片存在于薄壁组织中。

（2）取本品粉末 0.3g，加甲醇 10ml，加热回流 20 分钟，滤过，取续滤液 5ml，浓缩至 1ml，作为供试品溶液。另取橙皮苷对照品，加甲醇制成饱和溶液，作为对照品溶液。照薄层色谱法（通则 0502）试验，吸取上述两种溶液各 2μl，分别点于同一用 0.5% 氢氧化钠溶液制备的硅胶 G 薄层板上，以乙酸乙酯–甲醇–水（100∶17∶13）为展开剂，展开约 3cm，取出，晾干，再以甲苯–乙酸乙酯–甲酸–水（20∶10∶1∶1）的上层溶液为展开剂，展至约 8cm，取出，晾干，喷以三氯化铝试液，置紫外光灯（365nm）下检视。供试品色谱中，在与对照品色谱相应的位置上，显相同颜色的荧光斑点。

【检查】水分　不得过 13.0%（通则 0832 第四法）。

总灰分　不得过 5.0%（通则 2302）。

【浸出物】照水溶性浸出物测定法（通则 2201）项下的热浸法测定，用水作溶剂，不得少于 20.0%。

【指纹图谱】照高效液相色谱法（通则 0512）测定。

色谱条件与系统适用性试验　以十八烷基硅烷键合硅胶为填充剂（柱长为 25cm，内径为 4.6mm，粒径为 5μm）以乙腈为流动相 A，以水为流动相 B，按表 6–105 中的规定进行梯度洗脱；检测波长为 330nm。橙皮苷与邻近色谱峰的分离度应不低于 1.5。

表6-105　梯度洗脱条件

t（min）	A（%）	B（%）
0	15	85
10	20	80
25	20	80
32	40	60
60	55	45

参照物溶液的制备　取橙皮苷对照品适量，精密称定，加甲醇溶解至刻度，摇匀，制成60μg/ml的对照品溶液。

供试品溶液的制备　取橘红药材粉末约0.2g，精密称定，置50ml具塞锥形瓶中，精密加入甲醇20ml，密塞，称定重量，超声处理30分钟，放冷，再称定重量，并用甲醇补足减失的重量，摇匀，静置，过滤，取续滤液，即得。

测定法　分别精密吸取参照物溶液与供试品溶液各10μl，注入液相色谱仪，测定，记录色谱图（图6-38），即得。

供试品指纹图谱中应有4个指纹峰，其中S峰为参照物橙皮苷色谱峰。

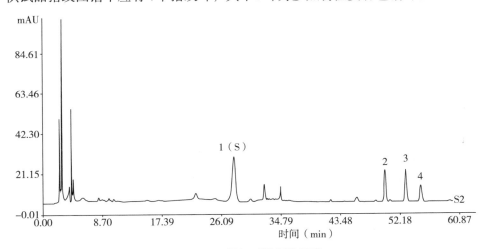

图6-38　橘红对照指纹图谱

【含量测定】照高效液相色谱法（通则0512）测定。

色谱条件与系统适用性试验　以十八烷基硅烷键合硅胶为填充剂；以甲醇－水（40∶60）为流动相；检测波长为284mn。理论板数按橙皮苷峰计算应不低于2000。

对照品溶液的制备　取橙皮苷对照品适量，精密称定，加甲醇制成每1ml含60μg的溶液，即得。

供试品溶液的制备　取本品粉末（过四号筛）约0.2g，精密称定，加甲醇20ml，加热回流1小时，放冷，转移至50ml量瓶中，用少量甲醇分次洗涤容器和残渣，洗液并入同一量瓶中，加甲醇至刻度，摇匀，滤过，取续滤液，即得。

测定法 分别精密吸取对照品溶液与供试品溶液各10μl，注入液相色谱仪，测定，即得。

本品按干燥品计算，含橙皮苷（$C_{28}H_{34}O_{15}$）为4.5%~5.5%。

七、知母企业内控质量标准（草案）

知 母
Zhimu

ANEMARRHENAE RHIZOMA

本品为百合科植物知母 *Anemarrhena asphodeloides* Bge. 的干燥根茎。春、秋二季采挖，除去须根和泥沙，晒干，习称"毛知母"。

【性状】本品呈长条状，微弯曲，略扁，偶有分枝，长3~15cm，直径0.8~1.5cm，一端有浅黄色的茎叶残痕。表面黄棕色至棕色，上面有一凹沟，具紧密排列的环状节，节上密生黄棕色的残存叶基，由两侧向根茎上方生长；下面隆起而略皱缩，并有凹陷或突起的点状根痕。质硬，易折断，断面黄白色。气微，味微甜、略苦，嚼之带黏性。

【鉴别】（1）本品粉末黄白色。黏液细胞类圆形、椭圆形或梭形，直径53~247μm，胞腔内含草酸钙针晶束。草酸钙针晶成束或散在，长26~110μm。

（2）取本品粉末0.5g，加稀乙醇10ml，超声处理20分钟，取上清液作为供试品溶液。另取芒果苷对照品，加稀乙醇制成每1ml含0.5mg的溶液，作为对照品溶液。照薄层色谱法（通则0502）试验，吸取上述两种溶液各4μl，分别点于同一聚酰胺薄膜上，以乙醇-水（1:1）为展开剂，展开，取出，晾干，置紫外光灯（365nm）下检视。供试品色谱中，在与对照品色谱相应的位置上，显相同颜色的荧光斑点。

（3）取本品粉末0.2g，加30%丙酮10ml，超声处理20分钟，取上清液作为供试品溶液。另取知母皂苷BⅡ对照品，加30%丙酮制成每1ml含1mg的溶液，作为对照品溶液。照薄层色谱法（通则0502）试验，吸取上述两种溶液各4μl，分别点于同一硅胶G薄层板上，以正丁醇-冰醋酸-水（4:1:5）的上层溶液为展开剂，展开，取出，晾干，喷以香草醛硫酸试液，在105℃加热至斑点显色清晰。供试品色谱中，在与对照品色谱相应的位置上，显相同颜色的斑点。

【检查】水分 不得过12.0%（通则0832第二法）。

总灰分 不得过9.0%（通则2302）。

酸不溶性灰分 不得过4.0%（通则2302）。

【浸出物】照水溶性浸出物测定法（通则2201）项下的热浸法测定，用水作溶剂，不得少于20%。

【指纹图谱】照高效液相色谱法（通则0512）测定。

色谱条件与系统适用性试验　以十八烷基硅烷键合硅胶为填充剂（柱长为25cm，内径为4.6mm，粒径为5μm），以甲醇为流动相A，以0.03%磷酸水为流动相B，按表6-106中的规定进行梯度洗脱；检测波长为270nm。芒果苷与邻近色谱峰的分离度应不低于1.5。

表6-106　梯度洗脱条件

t（min）	A（%）	B（%）
0	0	100
10	10	90
40	50	50
45	80	20
60	80	20

参照物溶液的制备　取芒果苷对照品适量，精密称定，加甲醇溶解至刻度，制成50μg/ml的对照品溶液。

供试品溶液的制备　取知母药材粉末（过4号筛）约1.0g，精密称定，置50ml具塞锥形瓶中，精密加入70%甲醇40ml，密塞，称定重量，超声处理30分钟，放冷，再称定重量，并用70%甲醇补足减失的重量，摇匀，静置，过滤，取续滤液，即得。

测定法　分别精密吸取参照物溶液与供试品溶液各10μl，注入液相色谱仪，测定，记录色谱图（图6-39），即得。

供试品指纹图谱中应有3个指纹峰，其中S峰为参照物芒果苷色谱峰。

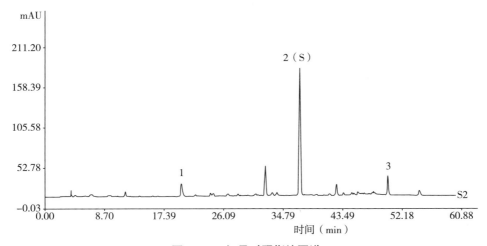

图6-39　知母对照指纹图谱

【含量测定】芒果苷　照高效液相色谱法（通则0512）测定。

色谱条件与系统适用性试验　以十八烷基硅烷键合硅胶为填充剂；以乙腈-0.2%冰醋酸水溶液（15：85）为流动相；检测波长为258nm。理论板数按芒果苷峰计算应不低于6000。

对照品溶液的制备　取芒果苷对照品适量，精密称定，加稀乙醇制成每1ml含50μg的溶液，即得。

供试品溶液的制备　取本品粉末（过三号筛）约0.1g，精密称定，置具塞锥形瓶中，精密加入稀乙醇25ml，称定重量，超声处理（功率400W，频率40kHz）30分钟，放冷，再称定重量，用稀乙醇补足减失的重量，摇匀，滤过，取续滤液，即得。

测定法　分别精密吸取对照品溶液和供试品溶液各10μl，注入液相色谱仪，测定，即得。

本品按干燥品计算，含芒果苷（$C_{19}H_{18}O_{11}$）为1.30%~1.60%。

知母皂苷B II　照高效液相色谱法（通则0512）测定。

色谱条件与系统适用性试验　以辛烷基硅烷键合硅胶为填充剂；以乙腈－水（25：75）为流动相；蒸发光散射检测器检测。理论板数按知母皂苷B II峰计算应不低于10 000。

对照品溶液的制备　取知母皂苷B II对照品适量，精密称定，加30%丙酮制成每1ml含0.50mg的溶液，即得。

供试品溶液的制备　取本品粉末（过三号筛）约0.15g，精密称定，置具塞锥形瓶中，精密加入30%丙酮25ml，称定重量，超声处理（功率400W，频率40kHz）30分钟，取出，放冷，再称定重量，用30%丙酮补足减失的重量，摇匀。滤过，取续滤液，即得。

测定法　分别精密吸取对照品溶液5μl、10μl，供试品溶液5~10μl，注入液相色谱仪，测定，用外标两点法对数方程计算，即得。

本品按干燥品计算，含知母皂苷B II（$C_{45}H_{76}O_{19}$）为9.0%~13.0%。

八、栀子企业内控质量标准（草案）

栀 子
Zhizi
GARDENIAE FRUCTUS

本品为茜草科植物栀子 *Gardenia jasminoides* Ellis 的干燥成熟果实。9~11月果实成熟呈红黄色时采收，除去果梗和杂质，蒸至上气或置沸水中略烫，取出，干燥。

【性状】本品呈长卵圆形或椭圆形，长1.5~3.5cm，直径1~1.5cm。表面红黄色或棕红色，具6条翅状纵棱，棱间常有1条明显的纵脉纹，并有分枝。顶端残存萼片，基部稍尖，有残留果梗。果皮薄而脆，略有光泽；内表面色较浅，有光泽，具2~3条隆起的假隔膜。种子多数，扁卵圆形，集结成团，深红色或红黄色，表面密具细小疣状突起。气微，味微酸而苦。

【鉴别】（1）本品粉末红棕色。内果皮石细胞类长方形、类圆形或类三角形，常上下层交错排列或与纤维连结，直径14~34μm，长约至75μm，壁厚4~13μm；胞腔内常含草酸钙方晶。内果皮纤维细长，梭形，直径约10μm，长约至110μm，常交错、斜向镶嵌状排列。种皮石细胞黄色或淡棕色，长多角形、长方形或形状不规则，直径60~112μm，长至230μm，壁厚，纹孔甚大，胞腔棕红色。草酸钙簇晶直径19~34μm。

（2）取本品粉末1g，加50%甲醇10ml，超声处理40分钟，滤过，取滤液作为供试品溶液。另取栀子对照药材1g，同法制成对照药材溶液。再取栀子苷对照品，加乙醇制成每1ml含4mg的溶液，作为对照品溶液。照薄层色谱法（通则0502）试验，吸取上述三种溶液各2μl，分别点于同一硅胶G薄层板上，以乙酸乙酯–丙酮–甲酸–水（5：5：1：1）为展开剂，展开，取出，晾干。供试品色谱中，在与对照药材色谱相应的位置上，显相同颜色的黄色斑点；再喷以10%硫酸乙醇溶液，在110℃加热至斑点显色清晰。供试品色谱中，在与对照药材色谱和对照品色谱相应的位置上，显相同颜色的斑点。

【检查】水分　不得过8.5%（通则0832第二法）。

总灰分　不得过6.0%（通则2302）。

【浸出物】照水溶性浸出物测定法（通则2201）项下的热浸法测定，用水作溶剂，不得少于12%。

【指纹图谱】照高效液相色谱法（通则0512）测定。

色谱条件与系统适用性试验　以十八烷基硅烷键合硅胶为填充剂（柱长为25cm，内径为4.6mm，粒径为5μm）以甲醇为流动相A，以0.1%甲酸水为流动相B，按表6-107中的规定进行梯度洗脱；检测波长为240nm。栀子苷与邻近色谱峰的分离度应不低于1.5。

表6-107　梯度洗脱条件

t（min）	A（%）	B（%）
0	7	93
20	14	86
35	23	77
50	35	65
55	50	50
60	50	50

参照物溶液的制备　取栀子苷对照品适量，精密称定，加甲醇溶解至刻度，摇匀，制成30μg/ml的对照品溶液。

供试品溶液的制备　取栀子药材粉末（过四号筛）约1.0g，精密称定，置25ml量瓶中，精密加入70%甲醇20ml，密塞，超声处理45min，放冷，加70%甲醇至刻度，摇匀，吸取1ml至5ml量瓶中，加70%甲醇至刻度，摇匀，静置，过滤，取续滤液，即得。

测定法　分别精密吸取参照物溶液与供试品溶液各10μl，注入液相色谱仪，测定，记录色谱图（图6-40），即得。

供试品指纹图谱中应有6个指纹峰，其中S峰为参照物栀子苷色谱峰。

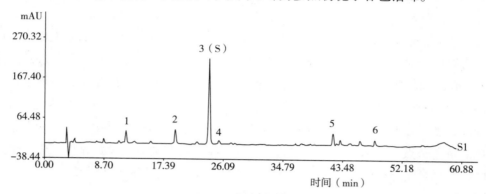

图6-40　栀子对照指纹图谱

【含量测定】照高效液相色谱法（通则0512）测定。

色谱条件与系统适用性试验　以十八烷基硅烷键合硅胶为填充剂；以乙腈-水（15∶85）为流动相；检测波长为238nm。理论板数按栀子苷峰计算应不低于1500。

对照品溶液的制备　取栀子苷对照品适量，精密称定，加甲醇制成每1ml含30μg的溶液，即得。

供试品溶液的制备　取本品粉末（过四号筛）约0.1g，精密称定，置具塞锥形瓶中，精密加入甲醇25ml，称定重量，超声处理20分钟，放冷，再称定重量，用甲醇补足减失的重量，摇匀，滤过。精密量取续滤液10ml，置25ml量瓶中，加甲醇至刻度，摇匀，即得。

测定法　分别精密吸取对照品溶液与供试品溶液各10μl，注入液相色谱仪，测定，即得。

本品按干燥品计算，含栀子苷（$C_{17}H_{24}O_{10}$）为4.0%~6.0%。

九、麦冬企业内控质量标准（草案）

麦　冬
Maidong
OPHIOPOGONIS RADIX

本品为百合科植物麦冬*Ophiopogon japonicus*（L.f）Ker-Gawl. 的干燥块根。夏季采挖，洗净，反复暴晒、堆置，至七八成干，除去须根，干燥。

【性状】本品呈纺锤形，两端略尖，长1.5~3cm，直径0.3~0.6cm。表面淡黄色或灰黄色，有细纵纹。质柔韧，断面黄白色，半透明，中柱细小。气微香，味甘、微苦。

【鉴别】（1）本品横切面：表皮细胞1列或脱落，根被为3~5列木化细胞。皮层宽广，散有含草酸钙针晶束的黏液细胞，有的针晶直径至10μm；内皮层细胞壁均匀增厚，木化，有通道细胞，外侧为1列石细胞，其内壁及侧壁增厚，纹孔细密。中柱较小，韧皮部束16~22个，木质部由导管、管胞、木纤维以及内侧的木化细胞连结成环层。髓小，薄壁细胞类圆形。

（2）取本品2g，剪碎，加三氯甲烷-甲醇（7：3）混合溶液20ml，浸泡3小时，超声处理30分钟，放冷，滤过，滤液蒸干，残渣加三氯甲烷0.5ml使溶解，作为供试品溶液。另取麦冬对照药材2g，同法制成对照药材溶液。照薄层色谱法（通则0502）试验，吸取上述两种溶液各6μl，分别点于同一硅胶GF254层板上，以甲苯-甲醇-冰醋酸（80：5：0.1）为展开剂，展开，取出，晾干，置紫外光灯（254nm）下检视。供试品色谱中，在与对照药材色谱相应的位置上，显相同颜色的斑点。

【检查】水分　不得过18.0%（通则0832第二法）。

总灰分　不得过5.0%（通则2302）。

【浸出物】照水溶性浸出物测定法（通则2201）项下的冷浸法测定，不得少于60.0%。

【指纹图谱】照高效液相色谱法（通则0512）测定。

色谱条件与系统适用性试验　以十八烷基硅烷键合硅胶为填充剂（柱长为25cm，内径为4.6mm，粒径为5μm）以甲醇为流动相A，以水为流动相B，按表6-108中的规定进行梯度洗脱；检测波长为204nm。甲基麦冬黄烷醇A与邻近色谱峰的分离度应不低于1.5。

表6-108　梯度洗脱条件

t（min）	A（%）	B（%）
0	15	85
10	20	80
18	58	42
28	65	35
36	72	28
45	75	25
60	100	0

参照物溶液的制备　取甲基麦冬黄烷醇A对照品适量，精密称定，加甲醇溶解至刻度，制成100μg/ml的对照品溶液。

供试品溶液的制备　取麦冬药材细粉约1.0g，精密称定，置50ml具塞锥形瓶中，精密加入无水乙醇10ml，密塞，称定重量，超声处理60min，放冷，无水乙醇补足减失的重量，摇匀，静置，过滤，取续滤液，即得。

测定法　分别精密吸取参照物溶液与供试品溶液各10μl，注入液相色谱仪，测定，记录色谱图（图6-41），即得。

供试品指纹图谱中应有3个指纹峰，其中S峰为参照物甲基麦冬黄烷醇A色谱峰。

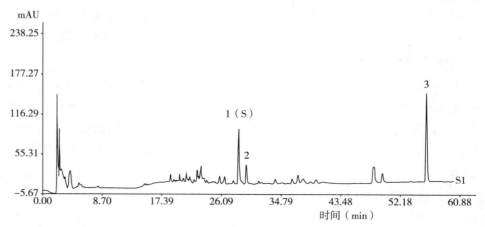

图6-41　麦冬对照指纹图谱

【含量测定】对照品溶液的制备　取鲁斯可皂苷元对照品适量，精密称定，加甲醇制成每1ml含50μg的溶液，即得。

标准曲线的制备　精密量取对照品溶液0.5ml、1ml、2ml、3ml、4ml、5ml、6ml，分别置具塞试管中，于水浴中挥干溶剂，精密加入高氯酸10ml，摇匀，置热水中保温15分钟，取出，冰水冷却，以相应的试剂为空白，照紫外-可见分光光度法（通则0401），在397nm波长处测定吸光度，以吸光度为纵坐标，浓度为横坐标，绘制标准曲线。

测定法　取本品细粉约3g，精密称定，置具塞锥形瓶中，精密加入甲醇50ml，称定重量，加热回流2小时，放冷，再称定重量，用甲醇补足减失的重量，摇匀，滤过，精密量取续滤液25ml，回收溶剂至干，残渣加水10ml使溶解，用水饱和正丁醇振摇提取5次，每次10ml，合并正丁醇液，用氨试液洗涤2次，每次5ml，弃去氨液，正丁醇液蒸干。残渣用80%甲醇溶解，转移至50ml量瓶中，加80%甲醇至刻度，摇匀。精密量取供试品溶液2~5ml，置10ml具塞试管中，照标准曲线制备项下的方法，自"于水浴中挥干溶剂"起，依法测定吸光度，从标准曲线上读出供试品溶液中鲁斯可皂苷元的重量，计算，即得。

本品按干燥品计算，含麦冬总皂苷以鲁斯可皂苷元（$C_{27}H_{42}O_4$）计，不得少于0.12%。

十、浙贝母企业内控质量标准（草案）

浙贝母
Zhebeimu

FRITILLARIAE THUNBERGII BULBUS

本品为百合科植物浙贝母*Fritillaria thunbergii* Miq.的干燥鳞茎。初夏植株枯萎时采挖，洗净。取鳞茎，大小分开，洗净，除去芯芽，趁鲜切成厚片，洗净，干燥，习称"浙贝片"。

【**性状**】浙贝片　为鳞茎外层的单瓣鳞叶切成的片。椭圆形或类圆形，直径1~2cm，边缘表面淡黄色，切面平坦，粉白色。质脆，易折断，断面粉白色，富粉性。

【**鉴别**】（1）本品粉末淡黄白色。淀粉粒甚多，单粒卵形、广卵形或椭圆形，直径6~56μm，层纹不明显。表皮细胞类多角形或长方形，垂周壁连珠状增厚；气孔少见，副卫细胞4~5个。草酸钙结晶少见，细小，多呈颗粒状，有的呈梭形、方形或细杆状。导管多为螺纹，直径至18μm。

（2）取本品粉末5g，加浓氨试液2ml与三氯甲烷20ml，放置过夜，滤过，取滤液8ml，蒸干，残渣加三氯甲烷1ml使溶解，作为供试品溶液。另取贝母素甲对照品、贝母素乙对照品，加三氯甲烷制成每1ml各含2mg的混合溶液，作为对照品溶液。照薄层色谱法（通则0502）试验，吸取供试品溶液10~20μl、对照品溶液10μl，分别点于同一硅胶G薄层板上，以乙酸乙酯–甲醇–浓氨试液（17：2：1）为展开剂，展开，取出，晾干，喷以稀碘化铋钾试液。供试品色谱中，在与对照品色谱相应的位置上，显相同颜色的斑点。

【**检查**】水分　不得过18.0%（通则0832第二法）。

总灰分　不得过6.0%（通则2302）。

【**浸出物**】照醇溶性浸出物测定法（通则2201）项下的热浸法测定，用稀乙醇作溶剂，不得少于8.0%。

照水溶性浸出物测定法（通则2201）项下的热浸法测定，用水作溶剂，不得少于13.0%。

【**指纹图谱**】照高效液相色谱法（通则0512）测定。

色谱条件与系统适用性试验　以十八烷基硅烷键合硅胶为填充剂（柱长为25cm，内径为4.6mm，粒径为5μm），以甲醇为流动相A，以0.1%三氟乙酸为流动相B，按表6–109中的规定进行梯度洗脱；流速0.8ml/min；漂移管温度：116℃，气流速度：3.2ml/min；柱温25℃。

表6-109　梯度洗脱条件

t（min）	A（%）	B（%）
0	0	100
10	10	90
40	24	76
70	45	55

参照物溶液的制备　取贝母素甲对照品适量，精密称定，加甲醇溶解至刻度，制成100μg/ml的对照品溶液。

供试品溶液的制备　取浙贝母药材粉末（过四号筛）约1.0g，精密称定，置50ml具塞锥形瓶中，精密加入50%无水乙醇10ml，密塞，称定重量，超声处理40min，放冷，50%无水乙醇补足减失的重量，摇匀，静置，过滤，取续滤液，即得。

测定法　分别精密吸取参照物溶液与供试品溶液各10μl，注入液相色谱仪，测定，记录色谱图（图6-42），即得。

供试品指纹图谱中应有4个指纹峰，其中S峰为参照物贝母素甲色谱峰。

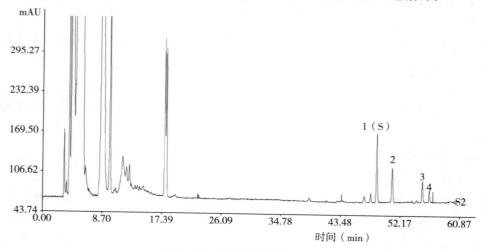

图6-42　浙贝母对照指纹图谱

【含量测定】照高效液相色谱法（通则0512）测定。

色谱条件与系统适用性试验　以十八烷基硅烷键合硅胶为填充剂；以乙腈-水-二乙胺（70∶30∶0.03）为流动相；蒸发光散射检测器检测。理论板数按贝母素甲峰计算应不低于2000。

对照品溶液的制备　取贝母素甲对照品、贝母素乙对照品适量，精密称定，加甲醇制成每1ml含贝母素甲0.2mg、贝母素乙0.15mg的混合溶液，即得。

供试品溶液的制备　取本品粉末（过四号筛）约2g，精密称定，置烧瓶中，加浓氨试液4ml浸润1小时，精密加入三氯甲烷-甲醇（4∶1）的混合溶液40ml，称定重量，混匀，置80℃水浴中加热回流2小时，放冷，再称定重量，加上述混合溶液补足减失的重量，滤过。精密量取续滤液10ml，置蒸发皿中蒸干，残渣加甲醇使溶解并转移至2ml量瓶中，加甲醇至刻度，摇匀，即得。

测定法　分别精密吸取对照品溶液10μl、20μl，供试品溶液5~15μl，注入液相色谱仪，测定，用外标两点法对数方程分别计算贝母素甲、贝母素乙的含量，即得。

本品按干燥品计算，含贝母素甲（$C_{27}H_{45}NO_3$）和贝母素乙（$C_{27}H_{43}NO_3$）的总量不得少于0.080%。

十一、甘草企业内控质量标准（草案）

甘　草
Gancao

GLYCYRRHIZAE RADIX ET RHIZOMA

本品为豆科植物甘草 *Glycyrrhiza uralensis* Fisch.的干燥根和根茎。春、秋二季采挖，除去须根，晒干。

【性状】根呈圆柱形，长25~100cm，直径0.6~3.5cm。外皮松紧不一。表面红棕色或灰棕色，具显著的纵皱纹、沟纹、皮孔及稀疏的细根痕。质坚实，断面略显纤维性，黄白色，粉性，形成层环明显，射线放射状，有的有裂隙。根茎呈圆柱形，表面有芽痕，断面中部有髓。气微，味甜而特殊。

【鉴别】（1）本品横切面：木栓层为数列棕色细胞。栓内层较窄。韧皮部射线宽广，多弯曲，常现裂隙；纤维多成束，非木化或微木化，周围薄壁细胞常含草酸钙方晶；筛管群常因压缩而变形。束内形成层明显。木质部射线宽3~5列细胞；导管较多，直径约至160μm；木纤维成束，周围薄壁细胞亦含草酸钙方晶。根中心无髓；根茎中心有髓。粉末淡棕黄色。纤维成束，直径8~14μm，壁厚，微木化，周围薄壁细胞含草酸钙方晶，形成晶纤维。草酸钙方晶多见。具缘纹孔导管较大，稀有网纹导管。木栓细胞红棕色，多角形，微木化。

（2）取本品粉末1g，加乙醚40ml，加热回流1小时，滤过，弃去醚液，药渣加甲醇30ml，加热回流1小时，滤过，滤液蒸干，残渣加水40ml使溶解，用正丁醇提取3次，每次20ml，合并正丁醇液，用水洗涤3次，弃去水液，正丁醇液蒸干，残渣加甲醇5ml使溶解，作为供试品溶液。另取甘草对照药材1g，同法制成对照药材溶液。再取甘草酸单铵盐对照品，加甲醇制成每1ml含2mg的溶液，作为对照品溶液。照薄层色谱法（通则0502）试验，吸取上述三种溶液各1~2μl，分别点于同一用1%氢氧化钠溶液制备的硅胶G薄层板上，以乙酸乙酯–甲酸–冰醋酸–水（15∶1∶1∶2）为展开剂，展开，取出，晾干，喷以10%硫酸乙醇溶液，在105℃加热至斑点显色清晰，置紫外光灯（365nm）下检视。供试品色谱中，在与对照药材色谱相应的位置上，显相同颜色的荧光斑点；在与对照品色谱相应的位置上，显相同的橙黄色荧光斑点。

【检查】水分 不得过12.0%（通则0832第二法）。

总灰分 不得过7.0%（通则2302）。

酸不溶性灰分 不得过2.0%（通则2302）。

重金属及有害元素 照铅、镉、砷、汞、铜测定法（通则2321原子吸收分光光度法或电感耦合等离子体质谱法）测定，铅不得过5mg/kg，镉不得过0.3mg/kg，砷不得过2mg/kg，汞不得过0.2mg/kg，铜不得过20mg/kg。

有机氯农药残留量 照农药残留量测定法（通则2341有机氯类农药残留量测定——第一法）测定。含总六六六（α-BHC、β-BHC、γ-BHC、δ-BHC之和）不得过0.2mg/kg，总滴滴涕（pp'-DDE、pp'-DDD、op'-DDT、pp'-DDT之和）不得过0.2mg/kg，五氯硝基苯不得过0.1mg/kg。

【浸出物】照水溶性浸出物测定法（通则2201）项下的热浸法测定，用水作溶剂，不得少于15%。

【指纹图谱】照高效液相色谱法（通则0512）测定。

色谱条件与系统适用性试验 以十八烷基硅烷键合硅胶为填充剂（柱长为25cm，内径为4.6mm，粒径为5μm），以乙腈为流动相A，以0.1%甲酸水为流动相B，按表6-110中的规定进行梯度洗脱；检测波长为250nm。甘草酸铵与邻近色谱峰的分离度应不低于1.5。

表6-110 梯度洗脱条件

t（min）	A（%）	B（%）
0	5	95
5	18	82
18	25	75
35	37	63
55	37	63
60	55	45
65	100	0
75	100	0

参照物溶液的制备 取甘草酸铵对照品适量，精密称定，加甲醇溶解至刻度，摇匀，制成200μg/ml的对照品溶液。

供试品溶液的制备 取甘草药材粉末（过三号筛）约0.2g，精密称定，置50ml具塞锥形瓶中，精密加入30%无水乙醇25ml，密塞，称定重量，超声处理30min，放冷，再称定重量，并用30%无水乙醇补足减失的重量，摇匀，静置，过滤，取续滤液，即得。

测定法 分别精密吸取参照物溶液与供试品溶液各10μl，注入液相色谱仪，测定，记录色谱图（图6-43），即得。

供试品指纹图谱中应有8个指纹峰，其中S峰为参照物甘草酸铵色谱峰。

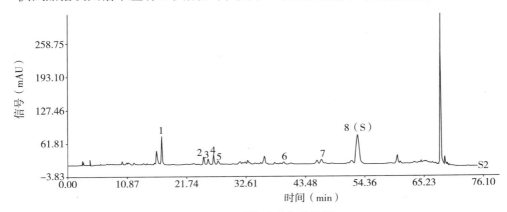

图6-43　甘草对照指纹图谱

【含量测定】照高效液相色谱法（通则0512）测定。

色谱条件与系统适用性试验　以十八烷基硅烷键合硅胶为填充剂；以乙腈为流动相A，以0.05%磷酸溶液为流动相B，按表6-111中的规定进行梯度洗脱；检测波长为237nm。理论板数按甘草苷峰计算应不低于5000。

表6-111　梯度洗脱条件

t（min）	A（%）	B（%）
0	19	81
8	19	81
35	50	50
36	100	0
40	19	81

对照品溶液的制备　取甘草苷对照品、甘草酸铵对照品适量，精密称定，加70%乙醇分别制成每1ml含甘草苷20μg、甘草酸铵0.2mg的溶液，即得（甘草酸重量=甘草酸铵重量/1.0207）。

供试品溶液的制备　取本品粉末（过三号筛）约0.2g，精密称定，置具塞锥形瓶中，精密加入70%乙醇100ml，密塞，称定重量，超声处理（功率250W，频率40kHz）30分钟，放冷，再称定重量，用70%乙醇补足减失的重量，摇匀，滤过，取续滤液，即得。

测定法　分别精密吸取对照品溶液与供试品溶液各10μl，注入液相色谱仪，测定，即得。

本品按干燥品计算，含甘草苷（$C_{21}H_{22}O_9$）不得少于0.50%，甘草酸（$C_{42}H_{62}O_{16}$）不得少于2.0%。

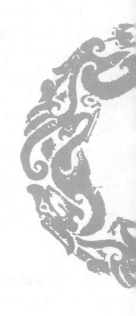

第七章
清金化痰汤
饮片研究

依据《中药注册分类及申报资料要求》和《按古代经典名方目录管理的中药复方制剂药学研究技术指导原则(试行)》的规定,本部分完成了清金化痰汤11味饮片的炮制工艺研究,明确工艺参数。提升了7味饮片的质量评价方法,并采用提升后的质量控制方法对其进行了质量分析和相关性研究,并在此基础上,建立了6味饮片的企业内控质量标准,为经典名方新药研发奠定了基础。

第一节 饮片炮制研究

中药的来源十分广泛，包括植物、动物、矿物及人工制成品，化学成分十分复杂，部分药材甚至具有毒性，因此需要对其加以科学的加工，才能满足临床需求，确保用药安全。中药炮制是指根据中医辨证的施治需求，在中医药理论的指导下，将中药材通过净制、切制、炒制、蒸煮等一系列加工过程，达到减毒增效之目的。中药经加工炮制后，不仅外观会发生改变，药性和药味也会发生改变，以满足临床实际需要。

一、橘红

清金化痰汤源自《医学统旨》，该书成于明朝，所用橘红为生品，没有标注炮制要求。古代文献在橘红炮制上有"细锉"等记载，无从考证饮片具体规格，现代橘红饮片在历版《中国药典》《全国中药炮制规范》为"切碎"，结合文献研究及现代临床应用，橘红的炮制方法确定为"除去杂质，切碎"。

（1）净选　将橘红平铺于挑选工作台上或不锈钢地面进行挑拣，除去杂质。

（2）切制　将橘红净药材倒入切制机上，调整切刀的位置，切丝（2~3mm）。

（3）筛选　置筛药机内，筛去碎屑，即得（图7-1）。

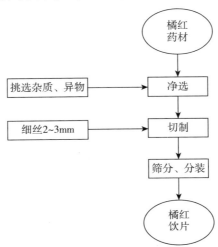

图7-1　橘红炮制工艺流程图

二、炒瓜蒌子

瓜蒌子的炮制始于《雷公炮炙论》，书中记载"栝楼凡使，皮、子、茎、根效别……若修事，去上壳皮革膜并油了"，此理论沿用至今。姚僧垣《集验方》的"下乳汁方"中提出"栝楼子，淘洗，控干，炒令香熟，瓦上令白色，为末"。"淘洗，控干"的净制方法以及"炒令香熟"的炮制方法，是瓜蒌子净制和炒法的最早记录。

至宋时，炒法得到进一步应用，如《重修政和经史政类备用本草》引用了《日华子本草》中瓜蒌子"炒用"的方法；《校注妇人良方》中要求瓜蒌子"用时捣碎"。金元时期，炒法和研用法被沿用下来。《儒门事亲》中记载瓜蒌子"炒"用。明代继续沿用炒法和研用法，如《本草品汇精要》中记载栝楼实"剥去壳及皮膜，微炒"。清代沿用了炒法和去油制霜的方法并沿用至今。

清金化痰汤方中瓜蒌子为炒制品，因此瓜蒌子炮制方法确定为用文火炒至微鼓起，取出，放凉。

（1）净选　将瓜蒌子平铺于不锈钢地面进行挑拣，净选除去杂质及非药用部位。

（2）筛选　根据要求选择合适孔径的筛网，将筛网安装于筛选机上，筛去碎屑，即得。

（3）炒制　炒制转速22~28r/min，设置炒制温度150~170℃，待温度达到设定温度时，投入物料20~35千克/锅，炒制10~20min，炒至微鼓起，取出，晾凉（图7-2）。

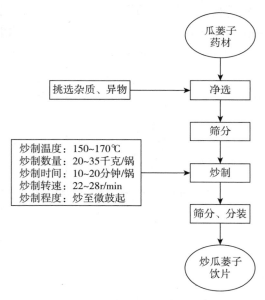

图 7-2　炒瓜蒌子炮制工艺流程图

三、浙贝母

梳理历代浙贝母的炮制方法，古籍记载较少。《外科证治全生集》记载："去心，炒。"《本草纲目拾遗》记载："去心，研。"《中华大辞典》记载："拣去杂质，清水稍浸，捞出，润透后切厚片，晒干。"《中华本草》记载："拣去杂质，清水稍浸。捞出，润透后切厚片，晒。"本方所用浙贝母"去心"，但文献资料对浙贝母去心与否的现代研究并不多，从侧面反映是否去心对其药效影响不大。浙贝母大者去芯芽，可能大者带芯芽的品相和口感不佳，从实际生产角度考虑，不强调贝母"凡用去心"。

清金化痰汤方中浙贝母为生品，因此参照《中国药典》及《全国中药炮制规范》，确定浙贝母的炮制方法为除去杂质，洗净、润透、切厚片、干燥。

（1）净选　将浙贝母平铺于挑选工作台上或不锈钢地面进行挑拣，除去杂质。

（2）洗制　抢水洗。

（3）浸润　将浙贝母置润药池内，浸泡3~6小时后捞出，自然浸润至药材软化适宜切制为度。

（4）切制　将浙贝母净药材倒入切药机上，切厚片（2~4mm）。

（5）干燥　将浙贝母倒入敞开式烘箱内，均匀平铺，铺料厚度不超过35cm，设置干燥温度80~100℃，干燥时间1~3小时。

（6）筛选　根据要求选择合适孔径的筛网，将筛网安装于筛选机上，筛去碎屑，即得（图7-3）。

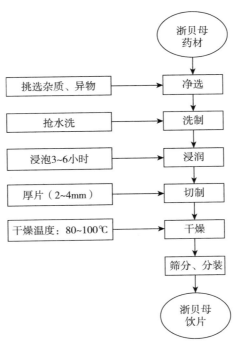

图7-3　浙贝母炮制工艺流程图

四、麦冬

麦冬的炮制，传统理论记载颇多。汉代张仲景《金匮玉函经》中首次记载了麦冬"去心"法，谓"微润去其心"。宋元时期，净制上有继续使用去心法炮制的，也出现了不去心的净制方法，如《妇人良方》提出"去皮"净制，《世医得效方》提出"去芦"即可。至明清时期，有关麦冬炮制方法愈加多样，如酒浸、米制、姜汁炒和药汁制等法。《汤液本草》曰"行经酒浸，汤涡，去心治经枯"，认为酒浸后的麦冬能治经枯之症。

清金化痰汤方中麦冬为生品，参考《中国药典》及《全国中药炮制规范》，确定麦冬的炮制方法为除去杂质，洗净、润透、扎扁、干燥。

（1）净选　将麦冬平铺于挑选工作台上或不锈钢地面进行挑拣，除去杂质。

（2）洗制　淋水洗。

（3）浸润　将自然浸润过夜的物料倒入润药机内，润药时间10~20分钟，润药温度80℃。

（4）切制　将麦冬净药材倒入压扁机上，调整滚轮位置，压扁。

（5）干燥　将麦冬倒入敞开式烘箱内，均匀平铺，铺料厚度不超过35cm，设置干燥温度80~100℃，干燥时间1~3小时。

（6）筛选　根据要求选择合适孔径的筛网，将筛网安装于筛选机上，筛去碎屑，即得（图7-4）。

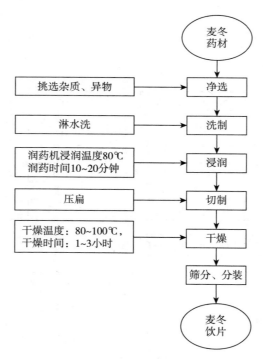

图 7-4　麦冬炮制工艺流程图

五、茯苓

古籍记载茯苓的加工方式多为阴干。《雷公炮炙论》记载："去皮、心、神，了，捣令细，于水盆中搅令浊，浮者去之，是茯苓筋。"唐代本草出现了煮法及浸泡法，如《新修本草》所言煮法："皆先煮之两三沸，乃切，曝干"，《外台秘要》中明确了浸泡时长："去黑皮，擘破如枣大，清水液，经一日一夜再易水出，于日中暴干，为末"。《苏沈良方》记载："削去皮，切为方寸块"，与历版《中国药典》收录的茯苓块炮制方法基本一致，说明宋代茯苓的炮制方法逐渐成熟并沿用至今。《中华本草》、《全国中草药汇编》记载的茯苓加工方式多为净制后，堆置"发汗"，发汗后再晾干，如此反复数次，除去茯苓内部大部分水分，阴干处理。《中国药典》2020年版记载为"取茯苓个，浸泡，洗净，润后稍蒸，及时削去外皮，切制成块或切厚片，晒干。"

清金化痰汤方中茯苓为生品，茯苓为产地初加工品种，药材为加工后的茯苓块，因此茯苓的炮制方法确定为净选，即除去杂质、异物。

（1）净选　把茯苓倒入不锈钢台面上，拣去杂质及残留根和老茎，筛去灰屑。

（2）筛选　选择合适孔径的筛网，将筛网安装于筛选机上，筛去碎屑，即得（图7-5）。

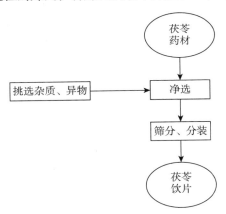

图7-5　茯苓炮制工艺流程图

六、黄芩

关于黄芩的炮制记载，唐代有切制法，宋代有酒炒、炒焦、煅炭等。元、明时代增加了猪肝汁炒、土炒、醋炒法，清代有米泔水浸等炮制方法，直至现代的蒸切、煮切、炒、炒焦、炒炭、蜜炙等炮制方法。清金化痰汤方中黄芩为生品，参考《中国药典》及《全国中药炮制规范》，黄芩炮制方法确定为除去杂质，煮10分钟，闷透，切薄片，干燥。

（1）净选　把黄芩倒入不锈钢台面上，拣去杂质及残留根和老茎，筛去灰屑。

（2）煮制　煮10分钟。

（3）浸润　将煮制后的物料装入内膜或编织袋包材中，扎口闷润14~18小时。

（4）切制　将黄芩净药材倒入切制机上，调整切刀位置，切薄片（1~2mm）。

（5）干燥　将黄芩片倒入敞开式烘箱内，均匀平铺，铺料厚度不超过35cm，设置干燥温度70~95℃，干燥时间1~3小时。

（6）筛选　根据要求选择合适孔径的筛网，将筛网安装于筛选机上，筛去碎屑，即得（图7-6）。

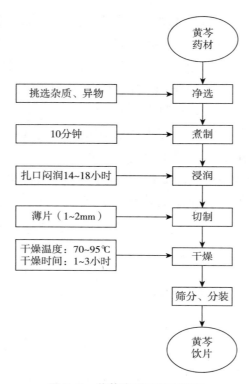

图7-6　黄芩炮制工艺流程图

七、栀子

栀子炮制首见汉代《注解伤寒论》，首次出现"擘破"的炮制记载，其后炮制方法逐渐增多，出现了加热炮制和各种辅料制，如晋代的《肘后备急方》记载有"烧、研末"。唐代的《千金翼方》中记载有"炙法"。唐之后除沿用之前的炮制方法外，增加了不同程度的炒制，如宋代的《苏沈良方》中提到"烧过半"，元代的《世医得效方》的"去皮、炒"和"擘碎，蒸"等。加辅料制主要有甘草水制、姜汁制、盐制、酒制、蜜制等。

清金化痰汤方中栀子为生品，同时期《普济方》记载："凡汤中完物皆掰破，干枣、栀子之类也"，可知生品栀子入药时需"掰破"。现代栀子饮片在历代《中国药典》及《全国中药炮制规范》中均以"碎块"存在，因此栀子的炮制方法确定为去除杂质，碾碎。

（1）净选　将栀子平铺于挑选工作台上或不锈钢地面进行挑拣，除去杂质。

（2）切制　将栀子倒入切制机上，调整滚轮位置，使两滚轮之间的距离略小于栀子的直径，切碎。

（3）筛选　置筛药机内，筛去碎屑，即得（图7-7）。

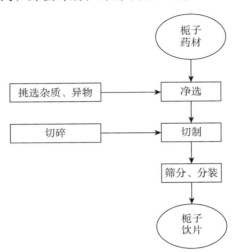

图7-7　栀子炮制工艺流程图

八、知母

知母古代净制主要是去毛、皮，历代医籍多有记载。如宋《疮疡经验全书》载有"去毛"，金《儒门事亲》载有"去皮"，明《本草蒙筌》载有"去净皮毛，忌犯铁器"，《证治准绳》载有"去皮"，《普济方》载有"去毛"等。

关于切制的记载，汉《金匮要略方论》载有"切片"，南北朝《雷公炮炙论》载有"凡使，先于槐砧上细剉，焙干，木臼杵捣，勿令犯铁器"，金元《卫生宝鉴》载有"剉细用"，明《普济方》载有"切片……为细末"。可见，古代知母一般经过切、剉、铡、研末等方法切制。

清金化痰汤方中知母为生品，参考《中国药典》及《全国中药炮制规范》，知母的炮制方法确定为除去杂质，洗净，润透，切厚片，干燥。

（1）净选　将知母平铺于挑选工作台上或不锈钢地面进行挑拣，净选除去杂质及非药用部位。

（2）洗制　淘洗。

（3）浸润　将待处理的知母置浸润池内，自然浸润12~16小时，至润透软化适宜切制为度。

（4）切制　将知母倒在切药机上，摆顺直，调整切刀位置，切厚片（2~4mm）。

（5）干燥　将知母放置于敞开式烘箱内，摊开均匀，铺料厚度不超过30cm，设置干燥温度85~95℃，干燥时间1~5小时。

（6）筛选　根据要求选择合适孔径的筛网，将筛网安装于筛选机上，筛去碎屑，即得（图7-8）。

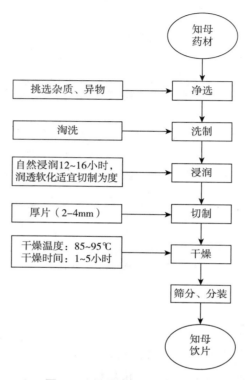

图7-8　知母炮制工艺流程图

九、桑白皮

汉代张仲景的《金匮要略方论》有"桑根皮，烧灰存性，勿令灰过"的炮制记载。随着时间的推移，桑白皮的各种加工炮制方法相继出现，《雷公炮炙论》载有"凡使十年以上向东畔嫩根，采得后，铜刀剥上青黄皮一重，只取第二重白嫩青涎者，于槐砧上用铜刀剉了，焙令干，勿使皮上涎落，涎是药力"；《千金翼方》载有"炙令黄黑"；《博济方》载有"剉，炒"；《圣济总录》记载"以水二升同豆煮，候豆烂滤取汁，米泔浸一宿"；《医宗粹言》载有"刮去红皮，切碎，用酒炒微黄色为度"；《医学入门》载有"咳嗽蜜蒸或炒"等。

清金化痰汤方中桑白皮为生品，参考《中国药典》及《全国中药炮制规范》，桑白皮的炮制工艺确定为洗净、稍润，切丝，干燥。

（1）净选　将桑白皮平铺于挑选工作台上或不锈钢地面进行挑拣，净选除去杂质及非药用部位。

（2）洗制　淋水洗。

（3）浸润　将待处理的桑白皮置浸润池内，自然浸润12~16小时，至润透软化适宜切制为度。

（4）切制　将桑白皮倒在切药机上，调整切刀位置，切制厚度5~10mm，切丝。

（5）干燥　翻板式干燥机干燥，设置干燥温度80~90℃，转速100~400r/min。物料厚度不超过5cm。

（6）筛选　根据要求选择合适孔径的筛网，将筛网安装于筛选机上，筛去碎屑，即得（图7-9）。

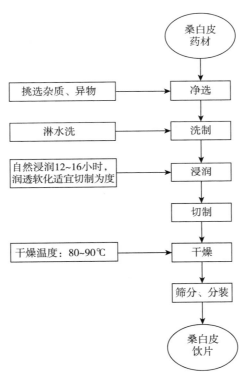

图7-9　桑白皮炮制工艺流程图

十、桔梗

桔梗炮制首见《雷公炮炙论》，在净、切方面首次出现了"凡使，去头上尖硬二三分已来，并两畔附枝子，于槐砧上细剉"的记载。其后炮制方法逐渐增多，出现了加热炮制和各种辅料制，如宋代《类编朱氏集验医方》中"剉大块，慢火炒令变黑紫色"。《普济本事方》中"切作小块，姜汁浸，炒"。明代《汤液本草》记载"去芦，米泔浸一宿焙干用"。《中国药典》2020年版规定"桔梗为桔梗科植物桔梗的干燥根。春、秋二季采挖，洗净，除去须根，趁鲜剥去外皮或不去外皮，干燥"。

清金化痰汤方中桔梗为生品，参考历代《中国药典》及《全国中药炮制规范》，桔梗的炮制工艺确定为洗净、浸润，切厚片，干燥。

（1）净选　将桔梗平铺于挑选工作台上或不锈钢地面进行挑拣，净选除去杂质及非药用部位。

（2）洗制　淘洗。

（3）浸润　将待处理的桔梗置浸润池内，自然浸润12~16小时，至润透软化适宜切制为度。

（4）切制　将桔梗倒在切药机上，调整切刀位置，切厚片（2~4mm）。

（5）干燥　敞开式烘箱干燥，设置干燥温度65~85℃，铺料厚度不超过30cm，干燥时间1~3小时。

（6）筛选　根据要求选择合适孔径的筛网，将筛网安装于筛选机上，筛去碎屑，即得（图7-10）。

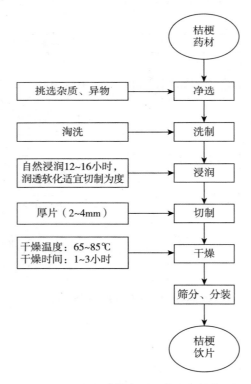

图7-10　桔梗炮制工艺流程图

十一、甘草

甘草素有"国老"之美称，始载于《神农本草经》，列为上品。甘草净制始见于

《雷公炮炙论》，书中提到"凡使，须去头、尾尖处，其头、尾吐人"，即将芦头及甘草梢弃之不用。而宋《本草图经》曰："十日成，去芦头及赤皮，今云阴干用"。甘草切制大都为"细切"和"锉"，为方便后续炮制和临床应用，也有部分典籍提到先炙后锉，例如宋《太平圣惠方》"甘草丸处方：甘草半两（炙微赤，锉）"；宋《圣济总录》"甘草汤处方：甘草一两（炙，锉）"。除去清炒法，甘草炮制的发展史上有过多种多样的加辅料炮制法。

清金化痰汤方中甘草为生品，参考历代《中国药典》及《全国中药炮制规范》，甘草的炮制工艺确定为洗净、浸润，切厚片，干燥。

（1）净选　将甘草平铺于挑选工作台上或不锈钢地面进行挑拣，净选除去杂质及非药用部位。

（2）洗制　淋水洗。

（3）浸润　将待处理的甘草置润药池内，自然浸润12~18小时至药材软化适宜切制为度。

（4）切制　将甘草倒入切制机上，调整切刀位置，切厚片（2~4mm）。

（5）干燥　将甘草片倒入敞开式烘箱内，均匀平铺，铺料厚度不超过35cm，设置干燥温度80~100℃，干燥时间1~3小时。

（6）筛选　根据要求选择合适孔径的筛网，将筛网安装于筛选机上，筛去碎屑，即得（图7-11）。

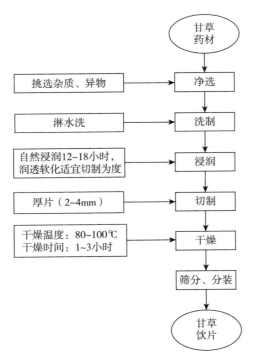

图7-11　甘草炮制工艺流程图

第二节　质量研究

　　清金化痰汤由黄芩、栀子、知母、桔梗、橘红、茯苓、桑白皮、麦冬、浙贝母、瓜蒌子、甘草11味药材组成（表7-1）。本节首先建立了黄芩、桔梗、橘红、桑白皮、浙贝母、炒瓜蒌子、甘草饮片的指纹图谱评价方法，通过采用特征图谱、指标成分含量、水提浸出物等相结合的多组分质控模式，从整体上对清金化痰汤7味药材的饮片进行质量研究，结合资源评估，确定7味原料药材饮片企业内控的质量标准（草案）。

表 7-1　优质产地饮片信息

饮片	产地	批号	饮片	产地	批号
栀子	江西宜春	P19121001	知母	河北保定	P17122101
		P19121003			P17122103
		P19121004			P17122108
		P19121005			P17122105
		P19121006			P17122107
瓜蒌子	山东诸城	P17110711	麦冬	四川省绵阳市三台县	P18011101
		P17110712			P18011102
		P17110713			P18011103
		P17110714			P18011104
		P17110715			P18011107
甘草	内蒙古	P17122302	浙贝母	浙江金华	P17122701
		P17122303			P17122704
		P17122305			P17122705
		P17122308			P17122706
		P17122309			P17122719
茯苓	云南普洱市景谷县	P17112301	桔梗	安徽亳州	P17122906
		P17112302			P17122910
		P17112304			P17122911
		P17112305			P17122912
		P17112306			P17122915

饮片	产地	批号	饮片	产地	批号
		P17122902			P17122402
		P17122904			P17122403
桑白皮	安徽亳州	P17122905	黄芩	山西运城	P17122404
		P17122908			P17122405
		P17122909			P17122406
		P18011801			
		P18011804			
橘红	浙江台州	P18011805			
		P18011808			
		P18011809			

一、黄芩饮片

1 指纹图谱方法的建立

1.1 供试品溶液的制备

取黄芩药材粉末（中粉）约 0.5g，精密称定，置100ml具塞锥形瓶中，精密加入60%乙醇50ml，密塞，称定重量，超声处理60分钟，放冷，再称定重量，并用60%乙醇补足减失的重量，摇匀，静置，精密移取上清液1ml至5ml的容量瓶中，60%乙醇定容至刻度，摇匀，取续滤液，即得。

1.2 参照峰的选择

在黄芩药材HPLC色谱图中，指标成分黄芩苷保留时间适中，且和其他成分的分离度很好。因此，选择黄芩苷作为黄芩药材HPLC指纹图谱的参照峰。

1.3 对照品溶液的制备

取黄芩苷对照品适量，精密称定，加甲醇溶解并定容至刻度，制成约55μg/ml的对照品溶液。

1.4 色谱条件的确定

Diamonsil C18色谱柱（4.6mm × 250mm，5μm）；流动相：乙腈（A）–0.1%磷酸水（B）；流速1.0ml/min；检测波长：258nm；柱温为30℃；进样量：10μl；流动相梯度见表7–2。

表 7-2　流动相梯度洗脱条件

t（min）	A（%）	B（%）
0	23	77
10	26	74
35	30	70
55	66	34
60	90	10

1.5 饮片方法学考察

1.5.1 精密度试验

取黄芩饮片粉末约0.5g，制备供试品溶液，连续进样6次，记录指纹图谱，以黄芩苷的保留时间和色谱峰面积为参照，计算出各共有峰的相对峰面积。结果见表7-3、表7-4。结果表明，各色谱峰的相对保留时间及峰面积的RSD值均不大于1.80%，表明仪器精密度良好，符合指纹图谱的要求。

表 7-3　黄芩饮片指纹图谱精密度试验测定结果（相对保留时间）

峰号	相对保留时间						RSD（%）
	1	2	3	4	5	6	
1（S）	1.000	1.000	1.000	1.000	1.000	1.000	0.00
2	1.318	1.312	1.312	1.312	1.311	1.313	0.20
3	1.488	1.481	1.480	1.479	1.479	1.481	0.23
4	1.719	1.707	1.705	1.704	1.705	1.706	0.34
5	2.686	2.650	2.646	2.641	2.642	2.642	0.66

表 7-4　黄芩饮片指纹图谱精密度试验测定结果（相对峰面积）

峰号	相对峰面积						RSD（%）
	1	2	3	4	5	6	
1（S）	1.000	1.000	1.000	1.000	1.000	1.000	0.00
2	0.067	0.067	0.067	0.067	0.067	0.067	0.00
3	0.169	0.169	0.169	0.169	0.168	0.167	0.50
4	0.266	0.265	0.265	0.265	0.265	0.265	0.16
5	0.059	0.060	0.057	0.057	0.057	0.058	2.19

1.5.2 重复性试验

取黄芩饮片粉末约0.5g，平行制备供试品溶液6份，记录指纹图谱，以黄芩苷的保留时间和色谱峰面积为参照，计算出各共有峰的相对峰面积。结果见表7-5、表7-6。结果表明，各色谱峰的相对保留时间及峰面积的RSD值均不大于1.51%，表明该方法具有良好的重复性，符合指纹图谱要求。

表 7-5　黄芩饮片指纹图谱重复性试验测定结果（相对保留时间）

峰号	相对保留时间						RSD（%）
	1	2	3	4	5	6	
1（S）	1.000	1.000	1.000	1.000	1.000	1.000	0.00
2	1.313	1.313	1.312	1.310	1.312	1.313	0.10
3	1.480	1.480	1.479	1.477	1.476	1.479	0.12
4	1.706	1.710	1.705	1.703	1.701	1.705	0.20
5	2.642	2.641	2.641	2.642	2.652	2.643	0.18

表 7-6　黄芩饮片指纹图谱重复性试验测定结果（相对峰面积）

峰号	相对峰面积						RSD（%）
	1	2	3	4	5	6	
1（S）	1.000	1.000	1.000	1.000	1.000	1.000	0.00
2	0.067	0.067	0.067	0.067	0.067	0.067	0.00
3	0.168	0.168	0.168	0.169	0.168	0.168	0.27
4	0.265	0.265	0.265	0.265	0.263	0.265	0.34
5	0.059	0.058	0.060	0.060	0.059	0.060	1.51

1.5.3 稳定性试验

取精密度下的供试品溶液，密闭，放置于室温，分别在 0、2、4、8、12、24h 的时间间隔下检测，记录指纹图谱，以黄芩苷的保留时间和色谱峰面积为参照，计算出各共有峰的相对峰面积。结果见表 7-7、表 7-8。结果表明：各色谱峰的相对保留时间及峰面积的 RSD 值均不大于 1.55%，表明该方法具有良好的稳定性，符合指纹图谱要求。

表 7-7　黄芩饮片指纹图谱稳定性试验测定结果（相对保留时间）

峰号	相对保留时间						RSD（%）
	0h	2h	4h	8h	12h	24h	
1（S）	1.000	1.000	1.000	1.000	1.000	1.000	0.00
2	1.318	1.312	1.312	1.313	1.313	1.313	0.18
3	1.488	1.480	1.479	1.480	1.481	1.479	0.24
4	1.719	1.705	1.704	1.705	1.706	1.705	0.34
5	2.686	2.646	2.641	2.641	2.640	2.645	0.68

表 7-8　黄芩饮片指纹图谱稳定性试验测定结果（相对峰面积）

峰号	相对峰面积						RSD（%）
	0h	2h	4h	8h	12h	24h	
1（S）	1.000	1.000	1.000	1.000	1.000	1.000	0.00
2	0.067	0.067	0.067	0.067	0.067	0.067	0.00
3	0.169	0.169	0.169	0.167	0.168	0.169	0.50
4	0.266	0.265	0.265	0.265	0.265	0.265	0.16
5	0.059	0.057	0.057	0.058	0.059	0.058	1.55

1.6 指纹图谱的建立与相似度评价

对 5 批山西运城产黄芩饮片，按法制备供试品溶液，依照色谱条件进行测定。将测定结果按产地分别导入国家药典委员会《中药指纹图谱相似度评价系统 2012 版》软件，分析样品的指纹图谱。以 S1 为参照图谱，自动匹配。结果表明，黄芩饮片与对照指纹图谱的相似度为 1.000，并确定 6 个共有峰。结果见图 7-12。

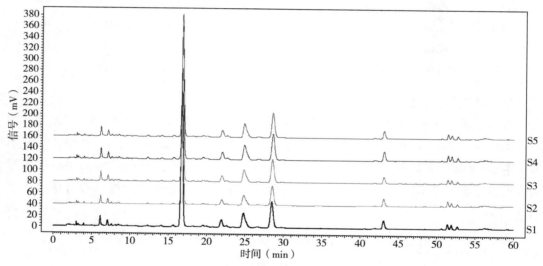

图 7-12　山西运城黄芩饮片 HPLC 指纹图谱

2 检查项研究

2.1 水溶性浸出物测定

参照《中国药典》四部通则 2201 水溶性浸出物测定法项下热浸法，测定优质产地饮片水溶性浸出物含量。

2.2 测定结果

黄芩饮片检查项测定结果见表 7-9。

表7-9　黄芩饮片浸出物测定结果

产地	批号	浸出物含量（%）	平均值（%）
山西运城	P17122402	45.02	
	P17122403	43.94	
	P17122404	43.70	43.95
	P17122405	43.02	
	P17122406	44.08	

3 结果

表7-10　黄芩饮片测定结果

名称	产地	饮片批号	药材批号	相似度	水分（12.0%）	黄芩苷含量（8.0%）	水溶性浸出物（%）
黄芩	山西运城	P17122402	Y17122402	1.000	10.0	10.3	45.02
		P17122403	Y17122403	1.000	10.2	10.0	43.94
		P17122404	Y17122404	1.000	9.9	9.4	43.70
		P17122405	Y17122405	1.000	10.0	10.3	43.02
		P17122406	Y17122406	1.000	10.2	9.3	44.08

二、炒瓜蒌子饮片

1 指纹图谱方法的建立

1.1 供试品溶液的制备

取瓜蒌子饮片粉末（粗粉）约1.0g，精密称定，置50ml具塞锥形瓶中，精密加入乙醇25ml，密塞，称定重量，超声处理40分钟，放冷，再称定重量，并用乙醇补足减失的重量，摇匀，静置，过滤，取续滤液，即得。

1.2 参照峰的选择

在瓜蒌子饮片HPLC色谱图中，指标成分3,29-二苯甲酰基栝楼仁三醇保留时间适中，且和其他成分的分离度很好。因此，选择3,29-二苯甲酰基栝楼仁三醇作为瓜蒌子饮片HPLC指纹图谱的参照峰。

1.3 对照品溶液的制备

取3,29-二苯甲酰基栝楼仁三醇对照品适量，精密称定，加乙醇溶解至刻度，制成约51μg/ml的对照品溶液。

1.4 色谱条件的确定

Diamonsil C18 色谱柱（4.6mm × 250mm，5μm）；流动相：乙腈（A）–0.1%磷酸水（B）；流速0.9ml/min；检测波长：230nm；柱温为25℃；进样量：10μl；流动相梯度见表7-11。

表 7-11　流动相梯度洗脱条件

t（min）	A（%）	B（%）
0	30	70
20	100	0
60	100	0

1.5 方法学考察

1.5.1 精密度试验

取瓜蒌子饮片约1.0g，制备供试品溶液，连续进样6次，记录指纹图谱，以3,29-二苯甲酰基栝楼仁三醇的保留时间和色谱峰面积为参照，计算出各共有峰的相对峰面积。结果见表7-12、表7-13。结果表明，各色谱峰的相对保留时间及峰面积的RSD值均不大于1.94%，表明仪器精密度良好，符合指纹图谱的要求。

表 7-12　瓜蒌子饮片指纹图谱精密度试验测定结果（相对保留时间）

峰号	相对保留时间						RSD（%）
	1	2	3	4	5	6	
1	0.964	0.964	0.964	0.964	0.964	0.964	0.00
2（S）	1.000	1.000	1.000	1.000	1.000	1.000	0.00

表 7-13　瓜蒌子饮片指纹图谱精密度试验测定结果（相对峰面积）

峰号	相对峰面积						RSD（%）
	1	2	3	4	5	6	
1	0.337	0.338	0.354	0.337	0.338	0.338	1.98
2（S）	1.000	1.000	1.000	1.000	1.000	1.000	0.00

1.5.2 重复性试验

取瓜蒌饮片约1.0g，平行制备供试品溶液6份，记录指纹图谱，以3,29-二苯甲酰基栝楼仁三醇的保留时间和色谱峰面积为参照，计算出各共有峰的相对峰面积。结果见表7-14、表7-15。结果表明，各色谱峰的相对保留时间及峰面积的RSD值均不大于3.49%，表明该方法具有良好的重复性，符合指纹图谱要求。

表 7-14　瓜蒌子饮片指纹图谱重复性试验测定结果（相对保留时间）

峰号	相对保留时间						RSD（%）
	1	2	3	4	5	6	
1	0.964	0.964	0.964	0.964	0.964	0.964	0.00
2（S）	1.000	1.000	1.000	1.000	1.000	1.000	0.00

表 7-15　瓜蒌子饮片指纹图谱重复性试验测定结果（相对峰面积）

峰号	相对峰面积						RSD（%）
	1	2	3	4	5	6	
1	0.355	0.358	0.350	0.368	0.343	0.337	3.49
2（S）	1.000	1.000	1.000	1.000	1.000	1.000	0.00

1.5.3 稳定性试验

取精密度下的供试品溶液，密闭，放置于室温，分别在0、2、4、8、12、24h的时间间隔下检测，记录指纹图谱，以3,29-二苯甲酰基栝楼仁三醇的保留时间和色谱峰面积为参照，计算出各共有峰的相对峰面积。结果见表7-16、表7-17。结果表明：各色谱峰的相对保留时间及峰面积的RSD值均不大于3.01%，表明该方法具有良好的稳定性，符合指纹图谱要求。

表 7-16　瓜蒌子饮片指纹图谱稳定性试验测定结果（相对保留时间）

峰号	相对保留时间						RSD（%）
	0h	2h	4h	8h	12h	24h	
1	0.964	0.963	0.964	0.964	0.964	0.964	0.05
2（S）	1.000	1.000	1.000	1.000	1.000	1.000	0.00

表 7-17　瓜蒌子饮片指纹图谱稳定性试验测定结果（相对峰面积）

峰号	相对峰面积						RSD（%）
	0h	2h	4h	8h	12h	24h	
1	0.355	0.354	0.355	0.367	0.348	0.338	3.01
2（S）	1.000	1.000	1.000	1.000	1.000	1.000	0.00

1.6 指纹图谱的建立与相似度评价

对5批山东诸城产瓜蒌子饮片，按法制备供试品溶液，依照色谱条件进行测定。将测定结果按产地分别导入国家药典委员会《中药指纹图谱相似度评价系统2012版》软件，分析样品的指纹图谱。以S1为参照图谱，自动匹配。结果表明，瓜蒌子饮片与对照指纹图谱的相似度为0.998~1.000，并确定5个共有峰。结果见图7-13。

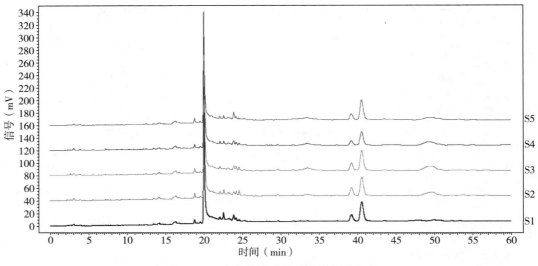

图 7-13　山东诸城瓜蒌子饮片指纹图谱

2 水溶性浸出物测定

照《中国药典》2020年版四部通则2201水溶性浸出物测定法项下热浸法，测定优质产地饮片水溶性浸出物含量。测定结果见表7-18。

表 7-18　瓜蒌子饮片浸出物测定结果

产地	批号	浸出物含量（%）	平均值（%）
	P17110711	7.62	
	P17110712	7.86	
山东诸城	P17110713	8.88	8.20
	P17110714	7.84	
	P17110715	8.78	

3 结果

表 7-19　炒瓜蒌子饮片测定结果

产地	饮片批号	药材批号	相似度	水分（10.0%）	3,29-二苯甲酰基栝楼仁三醇含量（0.060%）	水溶性浸出物（%）
	P17110711	Y17110711	1.000	4.5	0.089	7.62
	P17110712	Y17110712	0.998	4.6	0.092	7.86
山东诸城	P17110713	Y17110713	1.000	4.7	0.130	8.88
	P17110714	Y17110714	0.999	4.2	0.136	7.84
	P17110715	Y17110715	0.999	4.4	0.127	8.78

三、桑白皮饮片

1 指纹图谱方法的建立

1.1 供试品溶液的制备

取桑白皮饮片粉末约 0.5g，精密称定，置50ml具塞锥形瓶中，精密加入无水乙醇25ml，密塞，称定重量，超声处理60min，放冷，再称定重量，并用无水乙醇补足减失的重量，摇匀，静置，过滤，取续滤液，即得。

1.2 参照峰的选择

在桑白皮饮片HPLC色谱图中，指标成分桑酮G保留时间适中，且和其他成分的分离度很好。因此，选择桑酮G作为桑白皮饮片HPLC指纹图谱的参照峰。

1.3 对照品溶液的制备

取桑酮G对照品适量，精密称定，加甲醇溶解至刻度，制成约114μg/ml的对照品溶液。

1.4 色谱条件的确定

Diamonsil C18色谱柱（4.6mm × 250mm，5μm）；流动相：乙腈（A）–0.1%甲酸水（B）；流速1.0ml/min；检测波长：280nm；柱温为30℃；进样量：20μl；流动相梯度见表7–20。

表 7–20　流动相梯度洗脱条件

t（min）	A（%）	B（%）
0	10	90
15	25	75
19	50	50
29	50	50
39	60	40
51	64	36
53	70	30
60	70	30

1.5 方法学考察

1.5.1 精密度试验

取桑白皮饮片约0.5g，制备供试品溶液，连续进样6次，记录指纹图谱，以桑酮G的保留时间和色谱峰面积为参照，计算出各共有峰的相对峰面积。结果见表7–21、

表7-22。结果表明，各色谱峰的相对保留时间及峰面积的RSD值均不大于4.44%，表明仪器精密度良好，符合指纹图谱的要求。

表 7-21　桑白皮饮片指纹图谱精密度试验测定结果（相对保留时间）

| 峰号 | 相对保留时间 | | | | | | RSD（%） |
	1	2	3	4	5	6	
1	0.102	0.102	0.102	0.102	0.102	0.102	0.00
2	0.281	0.281	0.281	0.280	0.281	0.281	0.15
3	0.834	0.834	0.834	0.834	0.835	0.835	0.07
4（S）	1.000	1.000	1.000	1.000	1.000	1.000	0.00
5	1.117	1.116	1.117	1.117	1.117	1.117	0.04
6	1.633	1.632	1.633	1.633	1.633	1.634	0.04

表 7-22　桑白皮饮片指纹图谱精密度试验测定结果（相对峰面积）

| 峰号 | 相对峰面积 | | | | | | RSD（%） |
	1	2	3	4	5	6	
1	2.286	2.285	2.308	2.304	2.306	2.298	0.45
2	1.131	1.121	1.137	1.109	1.103	1.106	3.56
3	0.553	0.553	0.553	0.553	0.553	0.553	0.01
4（S）	1.000	1.000	1.000	1.000	1.000	1.000	0.00
5	0.331	0.302	0.302	0.330	0.330	0.330	4.47
6	0.725	0.724	0.722	0.724	0.723	0.724	0.15

1.5.2 重复性试验

取桑白皮饮片约0.5g，平行制备供试品溶液6份，记录指纹图谱，以桑酮G的保留时间和色谱峰面积为参照，计算出各共有峰的相对峰面积。结果见表7-23、表7-24。结果表明，各色谱峰的相对保留时间及峰面积的RSD值均不大于0.84%，表明该方法具有良好的重复性，符合指纹图谱要求。

表 7-23　桑白皮饮片指纹图谱重复性试验测定结果（相对保留时间）

| 峰号 | 相对保留时间 | | | | | | RSD（%） |
	1	2	3	4	5	6	
1	0.102	0.102	0.102	0.102	0.102	0.102	0.00
2	0.280	0.280	0.280	0.280	0.280	0.281	0.15
3	0.834	0.834	0.834	0.834	0.834	0.835	0.05
4（S）	1.000	1.000	1.000	1.000	1.000	1.000	0.00
5	1.116	1.116	1.116	1.116	1.116	1.117	0.04
6	1.633	1.633	1.633	1.633	1.633	1.634	0.03

表 7-24　桑白皮饮片指纹图谱重复性试验测定结果（相对峰面积）

峰号	相对峰面积						RSD（%）
	1	2	3	4	5	6	
1	2.290	2.289	2.282	2.307	2.277	2.292	0.45
2	1.126	1.107	1.104	1.116	1.113	1.126	0.84
3	0.553	0.553	0.553	0.554	0.553	0.554	0.10
4（S）	1.000	1.000	1.000	1.000	1.000	1.000	0.00
5	0.330	0.330	0.330	0.330	0.330	0.330	0.00
6	0.725	0.725	0.725	0.725	0.724	0.724	0.06

1.5.3 稳定性试验

取精密度下的供试品溶液，密闭，放置于室温，分别在 0、2、4、8、12、24h 的时间间隔下检测，记录指纹图谱，以桑酮 G 的保留时间和色谱峰面积为参照，计算出各共有峰的相对峰面积。结果见表 7-25、表 7-26。结果表明：各色谱峰的相对保留时间及峰面积的 RSD 值均不大于 4.19%，表明该方法具有良好的稳定性，符合指纹图谱要求。

表 7-25　桑白皮饮片指纹图谱稳定性试验测定结果（相对保留时间）

峰号	相对保留时间						RSD（%）
	0h	2h	4h	8h	12h	24h	
1	0.101	0.102	0.102	0.101	0.102	0.102	0.51
2	0.281	0.281	0.281	0.281	0.281	0.281	0.00
3	0.833	0.834	0.834	0.834	0.834	0.834	0.05
4（S）	1.000	1.000	1.000	1.000	1.000	1.000	0.00
5	1.116	1.116	1.117	1.117	1.116	1.116	0.05
6	1.632	1.633	1.633	1.634	1.633	1.632	0.05

表 7-26　桑白皮饮片指纹图谱稳定性试验测定结果（相对峰面积）

峰号	相对峰面积						RSD（%）
	0h	2h	4h	8h	12h	24h	
1	2.345	2.332	2.337	2.325	2.335	2.373	0.73
2	1.124	1.124	1.122	1.122	1.123	1.125	0.11
3	0.554	0.551	0.551	0.553	0.552	0.578	1.91
4（S）	1.000	1.000	1.000	1.000	1.000	1.000	0.00
5	0.341	0.339	0.339	0.335	0.335	0.339	0.73
6	0.836	0.779	0.778	0.748	0.746	0.779	4.19

1.6 指纹图谱的建立与相似度评价

对5批安徽亳州产桑白皮饮片，按方法制备供试品溶液，依照色谱条件进行测定。将测定结果按产地分别导入国家药典委员会《中药指纹图谱相似度评价系统2012版》软件，分析样品的指纹图谱。以S1为参照图谱，自动匹配。结果表明，桑白皮饮片与对照指纹图谱的相似度为0.866~1.000，并确定10个共有峰。结果见图7-14。

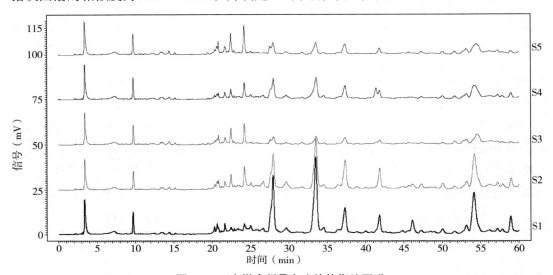

图7-14　安徽亳州桑白皮饮片指纹图谱

2 水溶性浸出物测定

照《中国药典》2020年版四部通则2201水溶性浸出物测定法项下热浸法，测定优质产地饮片水溶性浸出物含量。测定结果见表7-27。

表7-27　桑白皮饮片浸出物测定结果

产地	批号	浸出物含量（%）	平均值（%）
	P17122902	33.98	
	P17122904	33.52	
安徽亳州	P17122905	34.02	33.56
	P17122908	33.20	
	P17122909	33.08	

3 结果

表7-28 桑白皮饮片测定结果

名称	产地	饮片批号	药材批号	相似度	水分（13.0%）	水溶性浸出物（%）
桑白皮	安徽亳州	P17122902	Y17122902	0.968	11.1	33.98
		P17122904	Y17122904	0.991	10.6	33.52
		P17122905	Y17122905	0.805	9.8	34.02
		P17122908	Y17122908	0.990	10.0	33.20
		P17122909	Y17122909	0.866	10.1	33.08

四、桔梗饮片

1 指纹图谱方法的建立

1.1 供试品溶液的制备

取桔梗饮片粉末约2.0g，精密称定，置50ml具塞锥形瓶中，精密加入蒸馏水25ml，密塞，称定重量，超声处理45min，放冷，再称定重量，并用蒸馏水补足减失的重量，过滤，滤液浓缩至2ml，加入95%甲醇25ml，滤液置于具塞锥形瓶中，静置12h，过滤，取续滤液，即得。

1.2 参照峰的选择

在桔梗饮片HPLC色谱图中，指标成分桔梗皂苷D保留时间适中，且和其他成分的分离度很好。因此，选择桔梗皂苷D作为桔梗药材HPLC指纹图谱的参照峰。

1.3 对照品溶液的制备

取桔梗皂苷D对照品适量，精密称定，加甲醇溶解至刻度，制成约0.503mg/ml的对照品溶液。

1.4 色谱条件的确定

ZORBAX Eclipse XDB C18色谱柱（250mm×4.6mm，5μm）；流动相：乙腈（A）-0.05%磷酸水（B）；流速0.8ml/min；检测波长：210nm；柱温为35℃；进样量：20μl；流动相梯度见表7-29。

表7-29 流动相梯度洗脱条件

t（min）	A（%）	B（%）
0	10	90
20	15	85

续表

t（min）	A（%）	B（%）
25	27	73
30	28	72
35	29	71
41	29.5	70.5
45	90	10
60	90	10

1.5 方法学考察

1.5.1 精密度试验

取桔梗饮片约2.0g，制备供试品溶液，连续进样6次，记录指纹图谱，以桔梗皂苷D的保留时间和色谱峰面积为参照，计算出各共有峰的相对峰面积。结果见表7-30、表7-31。结果表明，各色谱峰的相对保留时间及峰面积的RSD值均不大于2.31%，表明仪器精密度良好，符合指纹图谱的要求。

表7-30　桔梗饮片指纹图谱精密度试验测定结果（相对保留时间）

峰号	相对保留时间						RSD（%）
	1	2	3	4	5	6	
1	0.242	0.242	0.242	0.242	0.242	0.242	0.00
2	0.863	0.864	0.863	0.863	0.863	0.863	0.05
3	0.984	0.984	0.983	0.983	0.983	0.982	0.08
4（S）	1.000	1.000	1.000	1.000	1.000	1.000	0.00
5	1.599	1.602	1.599	1.601	1.601	1.601	0.08

表7-31　桔梗饮片指纹图谱精密度试验测定结果（相对峰面积）

峰号	相对峰面积						RSD（%）
	1	2	3	4	5	6	
1	2.648	2.649	2.681	2.651	2.729	2.771	1.91
2	0.517	0.523	0.530	0.525	0.547	0.545	2.31
3	0.536	0.552	0.529	0.540	0.556	0.531	2.06
4（S）	1.000	1.000	1.000	1.000	1.000	1.000	0.00
5	0.286	0.283	0.292	0.285	0.288	0.296	1.69

1.5.2 重复性试验

取桔梗饮片约2.0g，平行制备供试品溶液6份，记录指纹图谱，以桔梗皂苷D的保留时间和色谱峰面积为参照，计算出各共有峰的相对峰面积。结果见表7-32、表7-33。

结果表明，各色谱峰的相对保留时间及峰面积的RSD值均不大于3.66%，表明该方法具有良好的重复性，符合指纹图谱要求。

表7-32 桔梗饮片指纹图谱重复性试验测定结果（相对保留时间）

峰号	相对保留时间						RSD（%）
	1	2	3	4	5	6	
1	0.242	0.242	0.242	0.242	0.242	0.242	0.00
2	0.863	0.862	0.862	0.863	0.863	0.863	0.06
3	0.984	0.983	0.983	0.984	0.984	0.984	0.05
4（S）	1.000	1.000	1.000	1.000	1.000	1.000	0.00
5	1.602	1.599	1.600	1.601	1.599	1.601	0.06

表7-33 桔梗饮片指纹图谱重复性试验测定结果（相对峰面积）

峰号	相对峰面积						RSD（%）
	1	2	3	4	5	6	
1	2.639	2.685	2.677	2.614	2.648	2.709	1.31
2	0.520	0.542	0.526	0.569	0.517	0.531	3.60
3	0.547	0.513	0.505	0.527	0.536	0.546	3.28
4（S）	1.000	1.000	1.000	1.000	1.000	1.000	0.00
5	0.286	0.295	0.290	0.288	0.286	0.280	1.73

1.5.3 稳定性试验

取精密度下的供试品溶液，密闭，放置于室温，分别在0、2、4、8、12、24h的时间间隔下检测，记录指纹图谱，以桔梗皂苷D的保留时间和色谱峰面积为参照，计算出各共有峰的相对峰面积。结果见表7-34、表7-35。结果表明：各色谱峰的相对保留时间及峰面积的RSD值均不大于2.68%，表明该方法具有良好的稳定性，符合指纹图谱要求。

表7-34 桔梗饮片指纹图谱稳定性试验测定结果（相对保留时间）

峰号	相对保留时间						RSD（%）
	0h	2h	4h	8h	12h	24h	
1	0.241	0.242	0.242	0.242	0.241	0.241	0.23
2	0.863	0.862	0.863	0.863	0.862	0.863	0.06
3	0.984	0.983	0.984	0.983	0.983	0.983	0.06
4（S）	1.000	1.000	1.000	1.000	1.000	1.000	0.00
5	1.605	1.599	1.602	1.601	1.600	1.601	0.13

表 7-35　桔梗饮片指纹图谱稳定性试验测定结果（相对峰面积）

峰号	相对峰面积						RSD（%）
	0h	2h	4h	8h	12h	24h	
1	2.634	2.666	2.639	2.748	2.708	2.703	1.66
2	0.521	0.532	0.520	0.543	0.542	0.546	2.15
3	0.535	0.516	0.547	0.541	0.513	0.541	2.68
4（S）	1.000	1.000	1.000	1.000	1.000	1.000	0.00
5	0.285	0.292	0.286	0.300	0.297	0.285	2.26

1.6 指纹图谱的建立与相似度评价

对5批安徽亳州产桔梗饮片，按法制备供试品溶液，依照色谱条件进行测定。将测定结果按产地分别导入国家药典委员会《中药指纹图谱相似度评价系统2012版》软件，分析样品的指纹图谱。以S1为参照图谱，自动匹配。结果表明，桔梗饮片与对照指纹图谱的相似度为0.999~1.000，并确定10个共有峰。结果见图7-15。

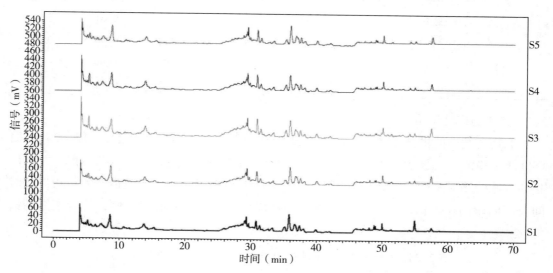

图 7-15　安徽亳州桔梗饮片指纹图谱

2 水溶性浸出物测定

照《中国药典》2020年版四部通则2201水溶性浸出物测定法项下的热浸法，测定优质产地饮片水溶性浸出物含量。测定结果见表7-36。

表7-36　桔梗饮片浸出物测定结果

产地	批号	浸出物含量（%）	平均值（%）
安徽亳州	P17122906	52.00	54.35
	P17122910	54.92	
	P17122911	54.00	
	P17122912	56.12	
	P17122915	54.72	

3 结果

表7-37　桔梗饮片测定结果

名称	产地	饮片批号	药材批号	相似度	水分（12.0%）	桔梗皂苷D含量（0.10%）	水溶性浸出物（%）
桔梗	安徽亳州	P17122906	Y17122906	1.000	11.7	0.37	52.00
		P17122910	Y17122910	1.000	11.7	0.42	54.92
		P17122911	Y17122911	1.000	11.0	0.45	54.00
		P17122912	Y17122912	1.000	11.4	0.38	56.12
		P17122915	Y17122915	1.000	11.6	0.32	54.72

五、甘草饮片

1 指纹图谱方法的建立

1.1 供试品溶液的制备

取甘草饮片粉末（过三号筛）约0.2g，精密称定，置50ml具塞锥形瓶中，精密加入30%无水乙醇25ml，密塞，称定重量，超声处理30min，放冷，再称定重量，并用30%无水乙醇补足减失的重量，摇匀，静置，过滤，取续滤液，即得。

1.2 参照峰的选择

在甘草饮片HPLC色谱图中，指标成分甘草酸铵保留时间适中，且和其他成分的分离度很好。因此，选择甘草酸铵作为甘草药材HPLC指纹图谱的参照峰。

1.3 对照品溶液的制备

取甘草酸铵对照品适量，精密称定，加甲醇溶解至刻度，制成约200μg/ml的对照品溶液。

1.4 色谱条件的确定

Diamonsil C18色谱柱（4.6mm×250mm，5μm）；流动相：乙腈（A）–0.1%甲酸水（B）；流速1.0ml/min；检测波长：250nm；柱温为30℃；进样量：10μl；流动相梯度见表7–38。

表7–38　流动相梯度洗脱条件

t（min）	A（%）	B（%）
0	5	95
5	18	82
18	25	75
35	37	63
55	37	63
60	55	45
65	100	0
75	100	0

1.5 方法学考察

1.5.1 精密度试验

取甘草饮片约0.2g，制备供试品溶液，连续进样6次，记录指纹图谱，以甘草酸铵的保留时间和色谱峰面积为参照，计算出各共有峰的相对峰面积。结果见表7–39、表7–40。结果表明，各色谱峰的相对保留时间及峰面积的RSD值均不大于2.30%，表明仪器精密度良好，符合指纹图谱的要求。

表7–39　甘草饮片指纹图谱精密度试验测定结果（相对保留时间）

峰号	相对保留时间						RSD（%）
	1	2	3	4	5	6	
1	0.310	0.312	0.311	0.311	0.310	0.310	0.27
2	0.327	0.329	0.328	0.329	0.328	0.327	0.28
3	0.473	0.475	0.474	0.475	0.474	0.473	0.19
4	0.489	0.491	0.490	0.491	0.490	0.490	0.16
5	0.508	0.510	0.509	0.510	0.509	0.509	0.15
6	0.526	0.528	0.527	0.528	0.527	0.527	0.15
7	0.750	0.751	0.750	0.751	0.750	0.751	0.08
8	0.862	0.863	0.863	0.863	0.863	0.863	0.05
9	0.876	0.877	0.876	0.877	0.877	0.877	0.46
10（S）	1.000	1.000	1.000	1.000	1.000	1.000	0.00
11	1.144	1.145	1.144	1.146	1.144	1.145	0.08

表7-40　甘草饮片指纹图谱精密度试验测定结果（相对峰面积）

峰号	相对峰面积						RSD（%）
	1	2	3	4	5	6	
1	0.211	0.210	0.211	0.212	0.211	0.216	1.01
2	0.340	0.338	0.338	0.339	0.337	0.340	0.36
3	0.105	0.105	0.105	0.105	0.105	0.105	0.00
4	0.083	0.083	0.083	0.083	0.083	0.083	0.00
5	0.104	0.103	0.103	0.103	0.102	0.102	0.74
6	0.050	0.052	0.052	0.052	0.052	0.049	0.60
7	0.098	0.099	0.098	0.100	0.098	0.098	0.85
8	0.101	0.101	0.101	0.101	0.101	0.101	0.00
9	0.128	0.129	0.129	0.130	0.129	0.129	0.50
10（S）	1.000	1.000	1.000	1.000	1.000	1.000	0.00
11	0.135	0.137	0.136	0.137	0.135	0.138	0.89

1.5.2 重复性试验

取甘草饮片约0.2g，平行制备供试品溶液6份，记录指纹图谱，以甘草酸铵的保留时间和色谱峰面积为参照，计算出各共有峰的相对峰面积。结果见表7-41、表7-42。结果表明，各色谱峰的相对保留时间及峰面积的RSD值均不大于3.82%，表明该方法具有良好的重复性，符合指纹图谱要求。

表7-41　甘草饮片指纹图谱重复性试验测定结果（相对保留时间）

峰号	相对保留时间						RSD（%）
	1	2	3	4	5	6	
1	0.312	0.310	0.311	0.310	0.311	0.309	0.34
2	0.330	0.328	0.328	0.327	0.328	0.327	0.34
3	0.475	0.474	0.474	0.473	0.474	0.474	0.14
4	0.491	0.490	0.487	0.489	0.490	0.490	0.29
5	0.510	0.509	0.507	0.508	0.510	0.509	0.23
6	0.527	0.527	0.525	0.526	0.527	0.527	0.16
7	0.751	0.751	0.750	0.750	0.752	0.751	0.11
8	0.863	0.863	0.862	0.862	0.864	0.863	0.09
9	0.877	0.877	0.877	0.876	0.878	0.877	0.08
10（S）	1.000	1.000	1.000	1.000	1.000	1.000	0.00
11	1.144	1.146	1.144	1.144	1.145	1.145	0.08

表 7-42　甘草饮片指纹图谱重复性试验测定结果（相对峰面积）

峰号	相对峰面积						RSD（%）
	1	2	3	4	5	6	
1	0.212	0.214	0.233	0.211	0.213	0.216	3.82
2	0.355	0.345	0.352	0.340	0.335	0.339	2.28
3	0.104	0.105	0.104	0.105	0.104	0.104	0.50
4	0.082	0.083	0.082	0.083	0.082	0.083	0.67
5	0.108	0.105	0.102	0.104	0.100	0.098	3.51
6	0.053	0.052	0.051	0.050	0.051	0.050	2.29
7	0.097	0.100	0.097	0.098	0.098	0.098	1.12
8	0.100	0.100	0.101	0.101	0.101	0.101	0.52
9	0.130	0.129	0.129	0.128	0.129	0.129	0.50
10（S）	1.000	1.000	1.000	1.000	1.000	1.000	0.00
11	0.136	0.137	0.135	0.135	0.138	0.139	0.20

1.5.3 稳定性试验

取精密度下的供试品溶液，密闭，放置于室温，分别在 0、2、4、8、12、24h 的时间间隔下检测，记录指纹图谱，以甘草酸铵的保留时间和色谱峰面积为参照，计算出各共有峰的相对峰面积。结果见表 7-43、表 7-44。结果表明：各色谱峰的相对保留时间及峰面积的 RSD 值均不大于 4.80%，表明该方法具有良好的稳定性，符合指纹图谱要求。

表 7-43　甘草饮片指纹图谱稳定性试验测定结果（相对保留时间）

峰号	相对保留时间						RSD（%）
	0h	2h	4h	8h	12h	24h	
1	0.312	0.313	0.312	0.311	0.309	0.311	0.44
2	0.330	0.330	0.330	0.328	0.327	0.328	0.41
3	0.475	0.478	0.479	0.475	0.472	0.474	0.55
4	0.491	0.493	0.495	0.491	0.488	0.490	0.50
5	0.510	0.512	0.515	0.511	0.507	0.509	0.54
6	0.527	0.530	0.534	0.529	0.525	0.527	0.60
7	0.751	0.753	0.759	0.755	0.750	0.751	0.45
8	0.863	0.865	0.870	0.867	0.863	0.864	0.32
9	0.877	0.879	0.883	0.880	0.877	0.877	0.28
10（S）	1.000	1.000	1.000	1.000	1.000	1.000	0.00
11	1.144	1.149	1.148	1.147	1.143	1.145	0.21

表 7-44　甘草饮片指纹图谱稳定性试验测定结果（相对峰面积）

峰号	相对峰面积						RSD（%）
	0h	2h	4h	8h	12h	24h	
1	0.212	0.213	0.223	0.228	0.225	0.213	3.26
2	0.355	0.358	0.358	0.359	0.361	0.339	2.28
3	0.104	0.105	0.105	0.104	0.105	0.105	0.50
4	0.082	0.083	0.084	0.082	0.085	0.083	1.41
5	0.108	0.108	0.106	0.105	0.108	0.102	2.27
6	0.053	0.052	0.051	0.049	0.056	0.050	4.80
7	0.097	0.097	0.097	0.095	0.095	0.098	1.27
8	0.100	0.101	0.101	0.101	0.101	0.100	0.52
9	0.130	0.132	0.131	0.130	0.127	0.128	1.44
10（S）	1.000	1.000	1.000	1.000	1.000	1.000	0.00
11	0.136	0.142	0.129	0.136	0.135	0.137	3.07

1.6 指纹图谱的建立与相似度评价

对 5 批内蒙古产甘草饮片，按法制备供试品溶液，依照色谱条件进行测定。将测定结果按产地分别导入国家药典委员会《中药指纹图谱相似度评价系统 2012 版》软件，分析样品的指纹图谱。以 S1 为参照图谱，自动匹配。结果表明，甘草饮片与对照指纹图谱的相似度为 0.993~0.999，并确定 32 个共有峰。结果见图 7-16。

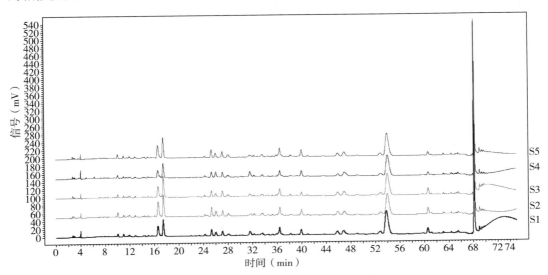

图 7-16　内蒙古甘草饮片指纹图谱

2 水溶性浸出物测定

照《中国药典》2020年版四部通则2201水溶性浸出物测定法项下热浸法，测定优质产地饮片水溶性浸出物含量。甘草饮片检查项测定结果见表7-45。

表7-45   甘草饮片浸出物测定结果

产地	批号	浸出物含量（%）	平均值（%）
内蒙古	P17122302	38.14	
	P17122303	35.64	
	P17122305	39.18	36.34
	P17122308	34.04	
	P17122309	34.70	

3 结果

表7-46   甘草饮片测定结果

名称	产地	饮片批号	药材批号	相似度	水分（12.0%）	甘草苷含量（0.45%）	甘草酸含量（1.8%）	水溶性浸出物（%）
甘草	内蒙古	P17122302	Y17122302	0.997	7.8	1.74	4.1	38.14
		P17122303	Y17122303	0.993	7.6	2.26	3.8	35.64
		P17122305	Y17122305	0.998	7.7	2.23	4.2	39.18
		P17122308	Y17122308	0.994	7.7	1.58	3.8	34.04
		P17122309	Y17122309	0.999	7.7	2.16	4.2	34.70

六、橘红饮片

1 指纹图谱方法的建立

1.1 供试品溶液的制备

取橘红药材粉末约 0.2g，精密称定，置50ml具塞锥形瓶中，精密加入甲醇20ml，密塞，称定重量，超声处理30min，放冷，再称定重量，并用甲醇补足减失的重量，摇匀，静置，过滤，取续滤液，即得。

1.2 参照峰的选择

在橘红饮片HPLC色谱图中，指标成分橙皮苷保留时间适中，且和其他成分的分离度很好。因此，选择橙皮苷作为橘红药材HPLC指纹图谱的参照峰。

1.3 对照品溶液的制备

取橙皮苷对照品适量，精密称定，加甲醇溶解至刻度，制成约62μg/ml的对照品溶液。

1.4 色谱条件的确定

Diamonsil C18色谱柱（4.6mm × 250mm，5μm）；流动相：乙腈（A）−水（B）；流速1.0ml/min；检测波长：330nm；柱温为30℃；进样量：10μl；流动相梯度见表7-47。

表7-47　流动相梯度洗脱条件

t（min）	A（%）	B（%）
0	15	85
10	20	80
25	20	80
32	40	60
60	55	45

1.5 方法学考察

1.5.1 精密度试验

取橘红饮片约0.2g，制备供试品溶液，连续进样6次，记录指纹图谱，以橙皮苷的保留时间和色谱峰面积为参照，计算出各共有峰的相对峰面积。结果见表7-48、表7-49。结果表明，各色谱峰的相对保留时间及峰面积的RSD值均不大于2.39%，表明仪器精密度良好，符合指纹图谱要求。

表7-48　橘红饮片指纹图谱精密度试验测定结果（相对保留时间）

峰号	相对保留时间						RSD（%）
	1	2	3	4	5	6	
1（S）	1.000	1.000	1.000	1.000	1.000	1.000	0.00
2	2.496	2.500	2.494	2.486	2.488	2.486	0.24
3	2.655	2.659	2.652	2.643	2.646	2.643	0.26
4	2.775	2.779	2.773	2.763	2.766	2.763	0.25

表7-49　橘红饮片指纹图谱精密度试验测定结果（相对峰面积）

峰号	相对峰面积						RSD（%）
	1	2	3	4	5	6	
1（S）	1.000	1.000	1.000	1.000	1.000	1.000	0.00
2	0.348	0.346	0.343	0.343	0.342	0.335	1.30
3	0.461	0.458	0.455	0.455	0.454	0.445	1.19
4	0.217	0.217	0.216	0.215	0.215	0.204	2.33

1.5.2 重复性试验

取橘红饮片约0.2g，平行制备供试品溶液6份，记录指纹图谱，以橙皮苷的保留时间和色谱峰面积为参照，计算出各共有峰的相对峰面积。结果见表7-50、表7-51。结果表明，各色谱峰的相对保留时间及峰面积的RSD值均不大于1.43%，表明该方法具有良好的重复性，符合指纹图谱要求。

表7-50　橘红饮片指纹图谱重复性试验测定结果（相对保留时间）

峰号	相对保留时间						RSD（%）
	1	2	3	4	5	6	
1（S）	1.000	1.000	1.000	1.000	1.000	1.000	0.00
2	2.431	2.437	2.443	2.451	2.458	2.452	0.42
3	2.586	2.593	2.599	2.607	2.614	2.608	0.41
4	2.704	2.711	2.717	2.726	2.733	2.727	0.41

表7-51　橘红饮片指纹图谱重复性试验测定结果（相对峰面积）

峰号	相对峰面积						RSD（%）
	1	2	3	4	5	6	
1（S）	1.000	1.000	1.000	1.000	1.000	1.000	0.00
2	0.335	0.329	0.334	0.327	0.337	0.335	1.18
3	0.450	0.442	0.445	0.435	0.449	0.452	1.42
4	0.211	0.212	0.213	0.207	0.214	0.210	1.18

1.5.3 稳定性试验

取精密度下的供试品溶液，密闭，放置于室温，分别在0、2、4、8、12、24h的时间间隔下检测，记录指纹图谱，以橙皮苷的保留时间和色谱峰面积为参照，计算出各共有峰的相对峰面积。结果见表7-52、表7-53。结果表明：各色谱峰的相对保留时间及峰面积的RSD值均不大于1.79%，表明该方法具有良好的稳定性，符合指纹图谱要求。

表7-52　橘红饮片指纹图谱稳定性试验测定结果（相对保留时间）

峰号	相对保留时间						RSD（%）
	0h	2h	4h	8h	12h	24h	
1（S）	1.000	1.000	1.000	1.000	1.000	1.000	0.00
2	2.452	2.464	2.467	2.415	2.420	2.352	1.79
3	2.608	2.620	2.624	2.570	2.575	2.502	1.78
4	2.727	2.739	2.743	2.687	2.692	2.616	1.77

表 7-53　橘红饮片指纹图谱稳定性试验测定结果（相对峰面积）

峰号	相对峰面积						RSD（%）
	0h	2h	4h	8h	12h	24h	
1（S）	1.000	1.000	1.000	1.000	1.000	1.000	0.00
2	0.334	0.333	0.331	0.334	0.332	0.331	0.42
3	0.448	0.447	0.445	0.449	0.446	0.444	0.42
4	0.218	0.217	0.216	0.219	0.217	0.214	0.80

1.6 指纹图谱的建立与相似度评价

对 5 批浙江台州产橘红饮片，按法制备供试品溶液，依照色谱条件进行测定。将测定结果按产地分别导入国家药典委员会《中药指纹图谱相似度评价系统 2012 版》软件，分析样品的指纹图谱。以 S1 为参照图谱，自动匹配。结果表明，橘红饮片与对照指纹图谱的相似度为 0.987~0.999，并确定 27 个共有峰。结果见图 7-17。

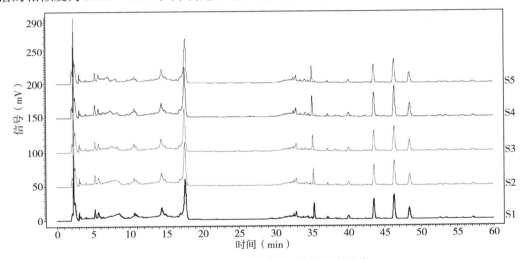

图 7-17　浙江台州橘红饮片指纹图谱

2 水溶性浸出物测定

照《中国药典》2020 年版四部通则 2201 水溶性浸出物测定法项下热浸法，测定优质产地饮片水溶性浸出物含量。测定结果见表 7-54。

表 7-54　橘红饮片浸出物测定结果

产地	批号	浸出物含量（%）	平均值（%）
浙江台州	P18011801	48.40	49.66
	P18011804	48.78	
	P18011805	49.86	
	P18011808	50.88	
	P18011809	50.38	

3 结果

表 7-55　橘红饮片测定结果

名称	产地	饮片批号	药材批号	相似度	水分（13.0%）	橙皮苷含量（1.7%）	水溶性浸出物（%）
		P18011801	Y18011801	0.987	8.2	3.7	48.40
		P18011804	Y18011804	0.999	8.5	3.7	48.78
橘红	浙江台州	P18011805	Y18011805	0.998	8.6	4.3	49.86
		P18011808	Y18011808	0.998	8.2	4.6	50.88
		P18011809	Y18011809	0.997	8.5	4.1	50.38

七、知母饮片

1 指纹图谱方法的建立

1.1 供试品溶液的制备

取知母饮片粉末（过4号筛）约1.0g，精密称定，置50ml具塞锥形瓶中，精密加入70%甲醇40ml，密塞，称定重量，超声处理30min，放冷，再称定重量，并用70%甲醇补足减失的重量，摇匀，静置，过滤，取续滤液，即得。

1.2 参照峰的选择

在知母饮片HPLC色谱图中，指标成分芒果苷保留时间适中，且和其他成分的分离度很好。因此，选择芒果苷作为知母药材HPLC指纹图谱的参照峰。

1.3 对照品溶液的制备

取芒果苷对照品适量，精密称定，加甲醇溶解至刻度，制成约56μg/ml的对照品溶液。

1.4 色谱条件的确定

Diamonsil C18色谱柱（4.6mm × 250mm，5μm）；流动相：甲醇（A）-0.03%磷酸水（B）；流速1.0ml/min；检测波长：270nm；柱温为25℃；进样量：5μl；流动相梯度见表7-56。

表 7-56　流动相梯度洗脱条件

t（min）	A（%）	B（%）
0	0	100
10	10	90
40	50	50
45	80	20
60	80	20

1.5 方法学考察

1.5.1 精密度试验

取知母饮片约1.0g，制备供试品溶液，连续进样6次，记录指纹图谱，以芒果苷的保留时间和色谱峰面积为参照，计算出各共有峰的相对峰面积。结果见表7-57、表7-58。结果表明，各色谱峰的相对保留时间及峰面积的RSD值均不大于3.00%，表明仪器精密度良好，符合指纹图谱要求。

表 7-57　知母饮片指纹图谱精密度试验测定结果（相对保留时间）

| 峰号 | 相对保留时间 | | | | | | RSD（%） |
	1	2	3	4	5	6	
1	0.580	0.581	0.581	0.583	0.583	0.583	0.23
2（S）	1.000	1.000	1.000	1.000	1.000	1.000	0.00
3	1.366	1.365	1.366	1.364	1.364	1.364	0.08

表 7-58　知母饮片指纹图谱精密度试验测定结果（相对峰面积）

| 峰号 | 相对峰面积 | | | | | | RSD（%） |
	1	2	3	4	5	6	
1	0.084	0.084	0.084	0.089	0.089	0.088	3.00
2（S）	1.000	1.000	1.000	1.000	1.000	1.000	0.00
3	0.082	0.082	0.082	0.083	0.079	0.079	2.13

1.5.2 重复性试验

取知母饮片约1.0g，平行制备供试品溶液6份，记录指纹图谱，以芒果苷的保留时间和色谱峰面积为参照，计算出各共有峰的相对峰面积。结果见表7-59、表7-60。结果表明，各色谱峰的相对保留时间及峰面积的RSD值均不大于2.37%，表明该方法具有良好的重复性，符合指纹图谱要求。

表 7-59　知母饮片指纹图谱重复性试验测定结果（相对保留时间）

| 峰号 | 相对保留时间 | | | | | | RSD（%） |
	1	2	3	4	5	6	
1	0.559	0.576	0.578	0.579	0.579	0.580	1.40
2（S）	1.000	1.000	1.000	1.000	1.000	1.000	0.00
3	1.364	1.365	1.365	1.365	1.365	1.366	0.05

表 7-60　知母饮片指纹图谱重复性试验测定结果（相对峰面积）

| 峰号 | 相对峰面积 | | | | | | RSD（%） |
	1	2	3	4	5	6	
1	0.081	0.086	0.086	0.084	0.084	0.084	2.19

峰号	相对峰面积						RSD（%）
	1	2	3	4	5	6	
2（S）	1.000	1.000	1.000	1.000	1.000	1.000	0.00
3	0.083	0.083	0.082	0.085	0.079	0.082	2.37

1.5.3 稳定性试验

取精密度下的供试品溶液，密闭，放置于室温，分别在0、2、4、8、12、24h的时间间隔下检测，记录指纹图谱，以芒果苷的保留时间和色谱峰面积为参照，计算出各共有峰的相对峰面积。结果见表7-61、表7-62。结果表明：各色谱峰的相对保留时间及峰面积的RSD值均不大于4.75%，表明该方法具有良好的稳定性，符合指纹图谱要求。

表7-61 知母饮片指纹图谱稳定性试验测定结果（相对保留时间）

峰号	相对保留时间						RSD（%）
	0h	2h	4h	8h	12h	24h	
1	0.566	0.576	0.579	0.571	0.579	0.559	1.40
2（S）	1.000	1.000	1.000	1.000	1.000	1.000	0.00
3	1.360	1.361	1.359	1.366	1.357	1.355	0.28

表7-62 知母饮片指纹图谱稳定性试验测定结果（相对峰面积）

峰号	相对峰面积						RSD（%）
	0h	2h	4h	8h	12h	24h	
1	0.081	0.088	0.087	0.089	0.085	0.079	4.74
2（S）	1.000	1.000	1.000	1.000	1.000	1.000	0.00
3	0.070	0.073	0.070	0.070	0.072	0.071	1.79

1.6 指纹图谱的建立与相似度评价

对5批河北保定产知母饮片，按法制备供试品溶液，依照色谱条件进行测定。将测定结果按产地分别导入国家药典委员会《中药指纹图谱相似度评价系统2012版》软件，分析样品的指纹图谱。以S1为参照图谱，自动匹配。结果表明，知母饮片与对照指纹图谱的相似度为0.999~1.000，并确定9个共有峰。结果见图7-18。

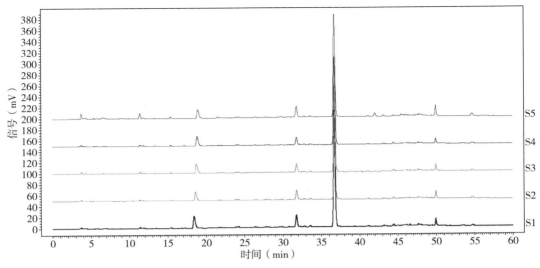

图 7-18　河北保定知母饮片指纹图谱

2 水溶性浸出物测定

照《中国药典》2020年版四部通则2201水溶性浸出物测定法项下热浸法，测定优质产地饮片水溶性浸出物含量。测定结果见表7-63。

表 7-63　知母饮片浸出物测定结果

产地	批号	浸出物含量（%）	平均值（%）
	P17122101	58.02	
	P17122103	56.62	
河北保定	P17122108	58.54	56.32
	P17122105	56.28	
	P17122107	52.12	

3 结果

表 7-64　知母饮片测定结果

产地	饮片批号	药材批号	相似度	水分（12.0%）	芒果苷含量（0.50%）	知母皂苷含量（3.0%）	水溶性浸出物（%）
	P17122101	Y17122101	0.998	9.5	1.66	6.1	58.02
	P17122103	Y17122103	0.999	10.6	1.78	6.1	56.62
河北保定	P17122108	Y17122108	0.998	11.8	2.01	8.3	58.54
	P17122105	Y17122105	0.998	10.2	1.77	6.1	56.28
	P17122107	Y17122107	1.000	11.8	1.92	8.0	52.12

第三节 清金化痰汤生产用企业内控饮片质量标准

一、黄芩饮片企业内控质量标准（草案）

黄 芩
Huangqin
SCUTELLARIAE RADIX

本品为黄芩的炮制加工品。

【制法】取黄芩，除去杂质，置沸水中煮10分钟，取出，闷透，切薄片，干燥；或蒸半小时，取出，切薄片，干燥（注意避免暴晒）。

【性状】本品为类圆形或不规则形薄片。外表皮黄棕色或棕褐色。切面黄棕色或黄绿色，具放射状纹理。

【鉴别】同药材。

【含量测定】同药材，含黄芩苷（$C_{21}H_{18}O_{11}$）11.5%~13.6%。

【指纹图谱】照高效液相色谱法（通则0512）测定。

色谱条件与系统适用性试验 以十八烷基硅烷键合硅胶为填充剂（柱长为25cm，内径为4.6mm，粒径为5μm），以乙腈为流动相A，以0.1%磷酸水为流动相B，按表7-65中的规定进行梯度洗脱；检测波长为258nm。黄芩苷与邻近色谱峰的分离度应不低于1.5。

表7-65 梯度洗脱条件

t（min）	A（%）	B（%）
0	23	77
10	26	74
35	30	70
55	66	34
60	90	10

参照物溶液的制备 取黄芩苷对照品适量，精密称定，加甲醇溶解至刻度，制成

50μg/ml的对照品溶液。

供试品溶液的制备　取黄芩饮片粉末（中粉）约0.5g，精密称定，置100ml具塞锥形瓶中，精密加入60%乙醇50ml，密塞，称定重量，超声处理60min，放冷，再称定重量，并用60%乙醇补足减失的重量，摇匀，静置，精密移取上清液1ml至5ml的量瓶中，加60%乙醇至刻度，摇匀，取续滤液，即得。

测定法　分别精密吸取参照物溶液与供试品溶液各10μl，注入液相色谱仪，测定，记录色谱图（图7-19），即得。

供试品指纹图谱中应有6个指纹峰，其中S峰为参照物黄芩苷色谱峰。

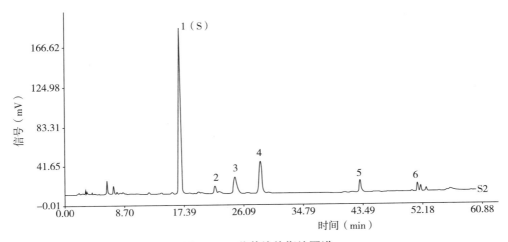

图7-19　黄芩饮片指纹图谱

二、炒瓜蒌子饮片企业内控质量标准（草案）

瓜蒌子
Gualouzi
TRICHOSANTHIS SEMEN

本品为瓜蒌子的炮制加工品。

【制法】取瓜蒌子，照炒法（通则0213），用文火炒至微鼓起，取出，放凉。

【指纹图谱】照高效液相色谱法（通则0512）测定。

色谱条件与系统适用性试验　以十八烷基硅烷键合硅胶为填充剂（柱长为25cm，内径为4.6mm，粒径为5μm），以乙腈为流动相A，以0.1%磷酸水为流动相B，按表7-66中的规定进行梯度洗脱；检测波长为230nm；流速0.9ml/min；柱温25℃。3,29-二苯甲酰基栝楼仁三醇R1与邻近色谱峰的分离度应不低于1.5。

表 7-66 梯度洗脱条件

t (min)	A (%)	B (%)
0	30	70
20	100	0
60	100	0

参照物溶液的制备　取 3,29-二苯甲酰基栝楼仁三醇对照品适量，精密称定，加乙醇溶解至刻度，制成 50μg/ml 的对照品溶液。

供试品溶液的制备　取炒瓜蒌子饮片粉末（粗粉）约 1.0g，精密称定，置 50ml 具塞锥形瓶中，精密加入乙醇 25ml，密塞，称定重量，超声处理 40min，放冷，再称定重量，并用乙醇补足减失的重量，摇匀，静置，过滤，取续滤液，即得。

测定法　分别精密吸取参照物溶液与供试品溶液各 10μl，注入液相色谱仪，测定，记录色谱图（图 7-20），即得。

供试品指纹图谱中应有 2 个特征峰，其中 S 峰为参照物 3,29-二苯甲酰基栝楼仁三醇色谱峰。

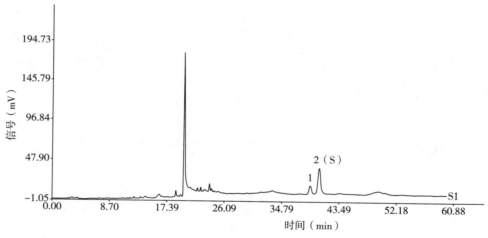

图 7-20　瓜蒌子饮片指纹图谱

三、桑白皮饮片企业内控质量标准（草案）

桑白皮
Sangbaipi
MORI CORTEX

本品为桑白皮的炮制加工品。

【制法】取桑白皮，洗净，稍润，切丝，干燥。

【性状】本品呈丝条状，外表面白色或淡黄色，有的残留橙黄色或棕黄色鳞片状粗皮；内表面黄白色或灰黄色，有细纵纹。体轻，质韧，纤维性强。气微，味微甘。

【鉴别】同药材。

【指纹图谱】照高效液相色谱法（通则0512）测定。

色谱条件与系统适用性试验　以十八烷基硅烷键合硅胶为填充剂（柱长为25cm，内径为4.6mm，粒径为5μm），以乙腈为流动相A，以0.1%甲酸水为流动相B，按表7-67中的规定进行梯度洗脱；检测波长为280nm。桑酮G与邻近色谱峰的分离度应不低于1.5。

表7-67　梯度洗脱条件

t（min）	A（%）	B（%）
0	10	90
15	25	75
19	50	50
29	50	50
39	60	40
51	64	36
53	70	30
60	70	30

参照物溶液的制备　取桑酮G对照品适量，精密称定，加甲醇溶解至刻度，制成100μg/ml的对照品溶液。

供试品溶液的制备　取桑白皮饮片粉末约0.5g，精密称定，置50ml具塞锥形瓶中，精密加入无水乙醇25ml，密塞，称定重量，超声处理60min，放冷，再称定重量，并用无水乙醇补足减失的重量，摇匀，静置，过滤，取续滤液，即得。

测定法　分别精密吸取参照物溶液与供试品溶液各10μl，注入液相色谱仪，测定，记录色谱图（图7-21），即得。

供试品指纹图谱中应有6个指纹峰，其中S峰为参照物桑酮G色谱峰。

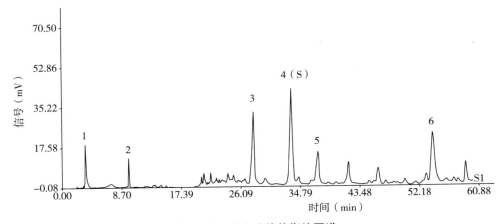

图7-21　桑白皮饮片指纹图谱

四、橘红饮片企业内控质量标准（草案）

橘　红
Juhong
CITRI EXOCARPIUM RUBRUM

本品为橘红的炮制加工品。

【制法】除去杂质，切碎。

【性状】本品呈长条形或不规则薄片状，边缘皱缩向内卷曲。外表黄棕色或橙红色，存放后呈棕褐色，密布黄白色突起或凹下的油室。内表面黄白色，密布凹下透光小圆点。质脆易碎。气芳香，味微苦、麻。

【含量测定】同药材，含橙皮苷（$C_{28}H_{34}O_{15}$）为3.5%~5.0%。

【指纹图谱】照高效液相色谱法（通则0512）测定。

色谱条件与系统适用性试验　以十八烷基硅烷键合硅胶为填充剂（柱长为25cm，内径为4.6mm，粒径为5μm），以乙腈为流动相A，以水为流动相B，按表7-68的规定进行梯度洗脱；检测波长为330nm。橙皮苷与邻近色谱峰的分离度应不低于1.5。

表7-68　梯度洗脱条件

t（min）	A（%）	B（%）
0	15	85
10	20	80
25	20	80
32	40	60
60	55	45

参照物溶液的制备　取橙皮苷对照品适量，精密称定，加甲醇溶解至刻度，制成60μg/ml的对照品溶液。

供试品溶液的制备　取橘红饮片粉末约0.2g，精密称定，置50ml具塞锥形瓶中，精密加入甲醇20ml，密塞，称定重量，超声处理30min，放冷，再称定重量，并用甲醇补足减失的重量，摇匀，静置，过滤，取续滤液，即得。

测定法　分别精密吸取参照物溶液与供试品溶液各10μl，注入液相色谱仪，测定，记录色谱图（图7-22），即得。

供试品指纹图谱中应有4个指纹峰，其中S峰为参照物橙皮苷色谱峰。

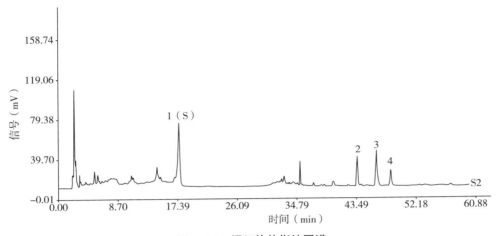

图 7-22　橘红饮片指纹图谱

五、知母饮片企业内控质量标准（草案）

知　母
Zhimu
ANEMARRHENAE RHIZOMA

本品为知母的炮制加工品。

【制法】取知母，除去杂质，洗净，润透，切厚片，干燥，去毛屑。

【性状】本品呈不规则类圆形的厚片。外表皮黄棕色或棕色，可见少量残存的黄棕色叶基纤维和凹陷或突起的点状根痕。切面黄白色至黄色。气微，味微甜、略苦，嚼之带黏性。

【检查】酸不溶性灰分　同药材，不得过2.0%。

【含量测定】同药材，含芒果苷（$C_{19}H_{18}O_{11}$）为1.6%~2.0%，含知母皂苷B Ⅱ（$C_{45}H_{76}O_{19}$）为6.0%~8.5%。

【鉴别】【检查】（水分总灰分）同药材。

【指纹图谱】照高效液相色谱法（通则0512）测定。

色谱条件与系统适用性试验　以十八烷基硅烷键合硅胶为填充剂（柱长为25cm，内径为4.6mm，粒径为5μm），以甲醇为流动相A，以0.03%磷酸水为流动相B，按表7-69中的规定进行梯度洗脱；检测波长为270nm。芒果苷与邻近色谱峰的分离度应不低于1.5。

表 7-69　梯度洗脱条件

t（min）	A（%）	B（%）
0	0	100
10	10	90

续表

t（min）	A（%）	B（%）
40	50	50
45	80	20
60	80	20

参照物溶液的制备　取芒果苷对照品适量，精密称定，加甲醇溶解至刻度，制成50μg/ml的对照品溶液。

供试品溶液的制备　取知母饮片粉末（过4号筛）约1.0g，精密称定，置50ml具塞锥形瓶中，精密加入70%甲醇40ml，密塞，称定重量，超声处理30min，放冷，再称定重量，并用70%甲醇补足减失的重量，摇匀，静置，过滤，取续滤液，即得。

测定法　分别精密吸取参照物溶液与供试品溶液各10μl，注入液相色谱仪，测定，记录色谱图（图7-23），即得。

供试品指纹图谱中应有3个指纹峰，其中S峰为参照物芒果苷色谱峰。

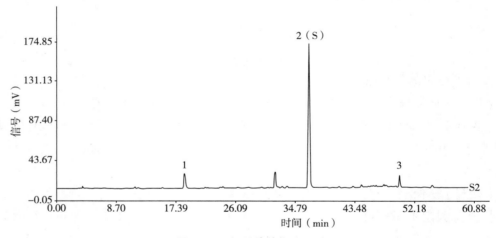

图7-23　知母饮片指纹图谱

六、甘草饮片企业内控质量标准（草案）

甘 草
Gancao
GLYCYRRHIZAE RADIX ET RHIZOMA

本品为甘草的炮制加工品。

【制法】取甘草，除去杂质，洗净，润透，切厚片，干燥。

【性状】本品呈类圆形或椭圆形的厚片。外表皮红棕色或灰棕色，具纵皱纹。切面略显纤维性，中心黄白色，有明显放射状纹理及形成层环。质坚实，具粉性。气微，味甜而特殊。

【检查】总灰分同药材，不得过5.0%。

【含量测定】同药材，含甘草苷（$C_{21}H_{22}O_9$）不得少于0.45%，甘草酸（$C_{42}H_{62}O_{16}$）不得少于1.8%。

【鉴别】（除横切面外）同药材。

【检查】（水分、重金属及有害元素）同药材。

【指纹图谱】照高效液相色谱法（通则0512）测定。

色谱条件与系统适用性试验　以十八烷基硅烷键合硅胶为填充剂（柱长为25cm，内径为4.6mm，粒径为5μm），以乙腈为流动相A，以0.1%甲酸水为流动相B，按表7-70中的规定进行梯度洗脱；检测波长为250nm。甘草酸铵与邻近色谱峰的分离度应不低于1.5。

表7-70　梯度洗脱条件

t（min）	A（%）	B（%）
0	5	95
5	18	82
18	25	75
35	37	63
55	37	63
60	55	45
65	100	0
75	100	0

参照物溶液的制备　取甘草酸铵对照品适量，精密称定，加甲醇溶解至刻度，制成200μg/ml的对照品溶液。

供试品溶液的制备　取甘草饮片粉末（过三号筛）约0.2g，精密称定，置50ml具塞锥形瓶中，精密加入30%无水乙醇25ml，密塞，称定重量，超声处理30min，放冷，再称定重量，并用30%无水乙醇补足减失的重量，摇匀，静置，过滤，取续滤液，即得。

测定法　分别精密吸取参照物溶液与供试品溶液各10μl，注入液相色谱仪，测定，记录色谱图（图7-24），即得。

供试品指纹图谱中应有8个指纹峰，其中S峰为参照物甘草酸铵色谱峰。

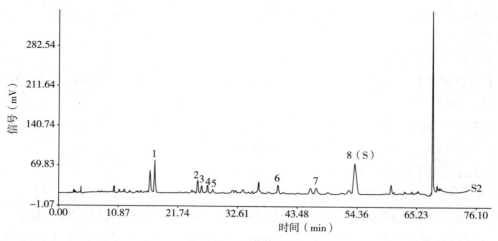

图 7-24　甘草饮片指纹图谱

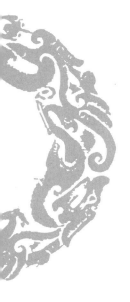

第八章

清金化痰汤基准样品研究

本章首先建立了基准样品制备的工艺参数评价方法，并结合明代度量衡及煎煮方式的文献考证内容，对清金化痰汤制备工艺中的浸泡时间、加水量、煎煮时间、煎煮火候及成型工艺中过滤方式、浓缩方式、干燥方式等因素进行了考察，最终确定了基准样品制备工艺参数，并建立基准样品质量评价方法，对其主要成分及物质群在药材−饮片−中间体−基准样品间的量值传递规律进行考察，并建立基准样品质量标准草案。

第一节　清金化痰汤基准样品制备工艺研究

一、仪器与试剂

Agilent 1260 高效液相色谱仪（美国 Agilent 公司）；AB204-N 电子天平（十万分之一，德国 METTLER 公司）；BT25S 电子天平（万分之一，德国 Sartorius 公司）；METTLER PB303-N 电子天平（千分之一，德国 METTLER 公司）；MB-2-2-2 封闭式电炉（北京科伟永兴仪器有限公司）；康舒陶瓷锅（江西省康舒陶瓷有限公司）；MB-2-2-2 封闭式调温加热器（北京科伟永兴仪器有限公司）；HE53 水分测定仪（梅特勒·托利多仪器有限公司）；78-1 电热恒温干燥箱（黄石市医疗器械厂）；Seastar 星海王旋转蒸发器（无锡市星海王生化设备有限公司）；LYO-0.5 真空冷冻干燥机（上海东富龙科技股份有限公司）；超声波清洗仪（宁波新芝生物科技公司）。

黄芩苷（110715-201821）、橙皮苷（110722-2-201818）、栀子苷（110749-201919）、芒果苷（111607-201704）、汉黄芩苷（112002-201702）购自中国食品药品检定研究院；乙腈（色谱纯）、甲醇（色谱纯）购自天津市康科德科技有限公司；磷酸（色谱纯）购自天津市光复科技发展有限公司；纯净水（杭州娃哈哈集团有限公司）。

二、评价方法的建立

（一）工艺研究用对应实物的制备

根据清金化痰汤处方量，本研究采用容量为 1100ml 的陶瓷砂锅进行煎煮实验，为减少煎煮过程的水蒸发量，采用 1 倍处方量煎煮：取黄芩、栀子各 5.6g，桔梗 7.46g，麦冬、桑白皮、浙贝母、知母、瓜蒌子、橘红、茯苓各 3.73g，甘草 1.49g，加 600ml 水浸泡 60min，5 挡煎煮至沸腾后，微沸煎煮至剩余药液为 240ml，记录时间，趁热过滤，挤压药渣，冷冻干燥至蓬松蜂窝状，即得。

（二）含量测定方法

供试品溶液的制备　称取对应实物粉末约0.12g，精密称定，置于50ml具塞锥形瓶内，精密加入70%甲醇20ml，称定重量，超声提取30min，冷却至室温，再次称定重量，用甲醇补足减失的重量，摇匀，0.45μm微孔滤膜过滤，取续滤液，即得。

对照品溶液的制备　取黄芩苷、橙皮苷、栀子苷、汉黄芩苷和芒果苷对照品适量，精密称定，加甲醇制成含黄芩苷203.2μg/ml、栀子苷93.2μg/ml、芒果苷36.8μg/ml、汉黄芩苷52.4μg/ml、橙皮苷40.4μg/ml的混合对照品溶液，摇匀，即得。

色谱条件　色谱柱：Agilent Eclipse XDB C18（250mm×4.6mm，5μm）；流动相：乙腈（A）–0.1%磷酸水溶液（B）；检测波长：0~30min为240nm，30~60min为276nm；流速：1.0ml/min；进样量：10μl；柱温：30℃。流动相洗脱梯度见表8–1。

表 8–1　流动相梯度洗脱条件

T（min）	A（%）	B（%）
0	5	95
5	6	94
25	15	85
38	21	79
40	24	76
52	25	75
57	26	74
60	28	72
65	100	0

（三）指纹图谱方法

供试品溶液的制备　称取对应实物粉末约0.12g，精密称定，置于50ml具塞锥形瓶内，精密加入70%甲醇20ml，称定重量，超声提取30min，冷却至室温，再次称定重量，用甲醇补足减失的重量，摇匀，0.45μm微孔滤膜过滤，取续滤液，即得。

对照品溶液的制备　取黄芩苷、橙皮苷、栀子苷、汉黄芩苷和芒果苷对照品适量，精密称定，加甲醇制成含黄芩苷203.2μg/ml、栀子苷93.2μg/ml、芒果苷36.8μg/ml、汉黄芩苷52.4μg/ml、橙皮苷40.4μg/ml的混合对照品溶液，摇匀，即得。

色谱条件　色谱柱：Agilent Eclipse XDB C18（250mm×4.6mm，5μm）；流动相：乙腈（A），0.1%磷酸水溶液（B）；检测波长：230nm；流速：1.0ml/min；进样量：10μl；柱温：30℃。流动相洗脱梯度见表8–2。

表 8-2　流动相梯度洗脱条件

t（min）	A（%）	B（%）
0	5	95
5	6	94
25	15	85
38	21	79
40	24	76
52	25	75
57	26	74
60	28	72
65	100	0

（四）出膏率测定方法

供试品溶液制备　取黄芩、栀子各7.5g，桔梗10g，麦冬、桑白皮、浙贝母、知母、瓜蒌子、橘红、茯苓各4.9g，甘草2g，加800ml水浸泡1h，4挡煎煮至沸腾后，微沸煎煮至剩余药液为640ml，趁热过滤，挤压药渣，所得水煎液即为供试品溶液。

水分仪测定　将水分测定仪的温度设为105℃，调零，将上述样品混匀，吸取5ml置水分测定仪的样品盘中，铺匀，按"start"键开始测定，测定完成后按"stop"键读数。

电热恒温干燥箱测定　将烘箱设置为105℃，吸取5ml置干燥至恒重的蒸发皿中，3h后取出置干燥器中，放冷称重，称完后再将其放入烘箱中干燥1h，至两次重量之差小于0.3mg为止。

实验结果　对出膏率测定条件进行考察时，不同的干燥仪器下各出膏率的RSD值（$n=8$）不大于5%。最终确定出膏率测定方法为采用水分测定仪，水分测定仪的温度设为105℃，调零，将煎液样品混匀，分别吸取5ml置水分测定仪的样品盘中，铺匀，按"start"键开始测定，测定完成后按"stop"键读数，每个样品平行测两份。

出膏率计算公式如下：

$$干膏得率（\%）= \frac{干膏质量×提取液总体积}{取样体积×药材总质量} × 100\%$$

不同干燥仪器出膏率见表8-3。

表 8-3　不同干燥仪器出膏率

仪器	加水量（ml）	干膏量（g）	出膏率（%）	平均出膏率（%）
水分测定仪	640	0.284	29.48	29.86
	590	0.313	29.95	
	615	0.288	28.72	
	630	0.306	31.27	
电热恒温干燥箱	640	0.278	28.85	29.98
	590	0.322	30.78	
	615	0.292	29.14	
	630	0.305	31.15	

三、工艺参数的考察

（一）加水量的考察

根据前期文献调研，明朝时期"1钟"相当于现在的200~300ml，本因素下设置3个水平：400ml、500ml、600ml，首先5挡煎至沸腾，再4.5挡煎煮至剩余药液为240ml，记录时间，趁热过滤，并挤压药渣，计算干膏率、转移率及指纹图谱相似度。结果见表8-4、表8-5，图8-1、图8-2。

表 8-4　不同加水量水煎液干膏率测定结果

加水量（ml）	干膏率（%）	平均值（%）	RSD 值（%）
400	23.78	22.97	11.44
	22.16		
500	26.98	27.24	
	27.49		
600	28.53	28.79	
	29.05		

表 8-5　不同加水量水煎液含量转移率测定结果

成分	提取液体积	峰面积 1	峰面积 2	含量（%）	转移率（%）
黄芩苷	400	5584.32	5593.97	0.80	48.50
	500	6918.46	6913.44	0.95	57.61
	600	6568.94	6584.16	0.90	54.79

成分	提取液体积	峰面积		含量（%）	转移率（%）
		1	2		
汉黄芩苷	400	1243.63	1240.26	0.16	60.15
	500	1516.25	1515.54	0.19	70.48
	600	1401.37	1401.77	0.17	65.17
栀子苷	400	1448.45	1444.99	0.53	71.52
	500	1385.13	1379.44	0.48	65.60
	600	1708.1	1707.81	0.60	81.06
芒果苷	400	251.53	250.41	0.04	33.65
	500	274.73	275.85	0.04	35.43
	600	375.49	377.37	0.06	48.45
橙皮苷	400	189.33	188.35	0.06	16.44
	500	199.72	201.34	0.06	16.76
	600	294.36	294.4	0.09	24.60

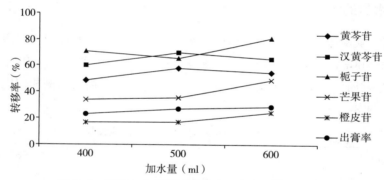

图 8-1　不同加水量下清金化痰汤水煎液含量比较图

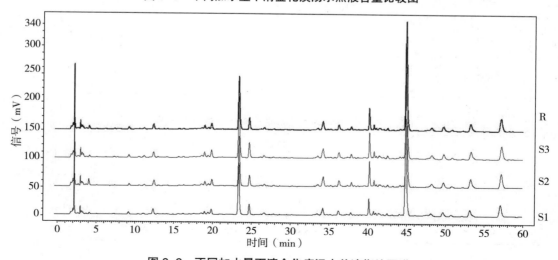

图 8-2　不同加水量下清金化痰汤水煎液指纹图谱

结果表明：随着加水量增加，水煎液各指标成分转移率及干膏率均会增加，结合文献关键信息考证结果，选择加水量为600ml。

（二）煎煮火候考察

根据《医疗机构中药煎煮室管理规范》的规定：煎煮时间应当根据方剂的功能主治和药物的功效确定，一般药物煮沸后再煎煮20~30min；解表药、清热药、芳香类药物不宜久煎，煮沸后再煎煮15~20min；滋补药物先用武火煎煮后，改用文火慢煎约40~60min。因此本因素下设置以下3种煎煮火候：

（1）取本品，加水600ml，浸泡1h后，首先5挡煎至沸腾，再用4.5挡煎至剩余药液为240ml，记录时间，趁热用300目尼龙滤布过滤，并挤压药渣，放冷，量体积。

（2）取本品，加水600ml，浸泡1h后，首先5挡煎至沸腾，再用3.5挡煎至剩余药液为240ml，记录时间，趁热用300目尼龙滤布过滤，并挤压药渣，放冷，量体积。

（3）取本品，加水600ml，浸泡1h后，首先5挡煎至沸腾，再用4挡煎至剩余药液为240ml，记录时间，趁热用300目尼龙滤布过滤，并挤压药渣，放冷，量体积。

测定以上不同煎煮火候样品的出膏率、转移率及指纹图谱相似度。结果见表8-6~表8-8，图8-3、图8-4。

表8-6　不同煎煮火候水煎液煎煮时间测定结果

煎煮火候（档）	煎煮时间（min）
3.5	80
4	60
4.5	45

表8-7　不同煎煮火候水煎液出膏率测定结果

煎煮火候（档）	干膏率（%）	平均值（%）	RSD值（%）
3.5	32.97	33.27	
	33.51		
4	32.43	32.70	7.70
	32.97		
4.5	28.53	28.79	
	29.05		

表 8-8　不同煎煮火候水煎液含量转移率测定结果

成分	火候	峰面积		含量（%）	转移率（%）
		1	2		
黄芩苷	3.5	7530.32	7574.4	1.08	65.54
	4	7577.89	7489.03	1.08	65.37
	4.5	6568.94	6584.16	0.90	54.79
汉黄芩苷	3.5	1618.11	1627.04	0.21	78.58
	4	1594.58	1574.42	0.20	76.74
	4.5	1401.37	1401.77	0.17	65.17
栀子苷	3.5	1415.76	1424.67	0.52	70.21
	4	1786.23	1763.98	0.65	87.76
	4.5	1708.1	1707.81	0.60	81.06
芒果苷	3.5	405.19	408.1	0.06	54.52
	4	441.69	436.81	0.07	58.89
	4.5	375.49	377.37	0.06	48.45
橙皮苷	3.5	321.83	323.64	0.11	28.10
	4	336.68	331.9	0.11	29.10
	4.5	294.36	294.4	0.09	24.60

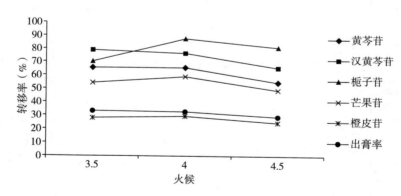

图 8-3　不同煎煮火候下清金化痰汤水煎液含量比较图

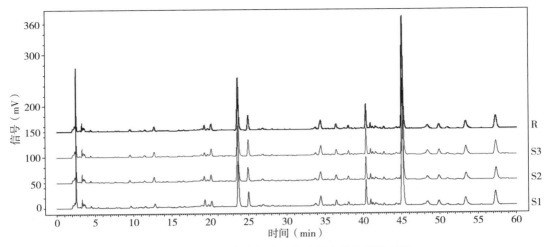

图 8-4　不同煎煮火候清金化痰汤水煎液指纹图谱

结果表明：煎煮火候为 4 挡时，各成分转移率均较高，三种煎煮火候下干膏率差异较小。观察煎煮过程，4.5 挡煎煮时沸腾剧烈，部分药材贴壁和砂锅盖，不易控制；4 挡煎煮时煎煮时间适宜。因此选用煎煮火候为 4 挡。

（三）浸泡时间考察

明代多使用蒸发量控制煎煮时间，但对于浸泡时间则没有说明，煎药之前，宜先将药材充分浸泡。《医疗机构中药煎煮室管理规范》要求，待煎药物应当先行浸泡，浸泡时间一般不少于 30min。有文献报道浸泡时间应根据药材的性质而定，一般以花、茎、全草为主的药材浸泡 30min，以根、根茎、种子、果实等为主的药材可浸泡 1h，但浸泡时间不宜过长，以免引起药物有效成分酶解或药品的霉变。

实验设计：取本品，加水 600ml，分别浸泡 30min、60min、90min、120min，量体积并计算吸水率，首先 5 挡煎至沸腾，再用 4 挡煎煮至剩余药液为 240ml，记录时间，趁热过滤，并挤压药渣，取滤液计算干膏率；精密吸取 1ml 至 10ml 量瓶中，加 80% 甲醇稀释至刻度，摇匀，0.45μm 微孔滤膜滤过，进样，测定含量转移率及指纹图谱相似度。结果见表 8-9~表 8-11，图 8-5、图 8-6。

表 8-9　不同浸泡时间药材吸水率表

浸泡时间（min）	吸水量（ml）	吸水率（%）
30	65	140.5
60	70	151.3
90	75	162.1
120	80	172.9

表 8-10　不同浸泡时间水煎液干膏率测定结果

浸泡时间（min）	干膏率（%）	平均值（%）	RSD（%）
30	27.54	26.98	
	26.42		
60	28.96	28.96	
	28.96		5.63
90	30.61	30.35	
	30.09		
120	32.43	30.54	
	28.65		

表 8-11　不同浸泡时间水煎液含量转移率测定结果

成分	浸泡时间（min）	峰面积		含量（%）	转移率（%）
		1	2		
黄芩苷	30	6874.68	6768.64	0.97	59.08
	60	7225.99	7182.75	0.97	58.65
	90	7572.24	7498.1	1.03	62.65
	120	7214.18	7310.99	1.04	60.50
汉黄芩苷	30	1441.1	1417.73	0.18	68.94
	60	1610.26	1601.3	0.19	72.80
	90	1636.36	1627.67	0.20	75.57
	120	1529.79	1555.33	0.20	71.72
栀子苷	30	1485.04	1473.81	0.54	72.48
	60	1620.37	1617.33	0.55	74.55
	90	1669.94	1665.26	0.58	78.43
	120	1704.57	1734.79	0.63	81.62
芒果苷	30	392.94	391.85	0.06	53.45
	60	412.86	409.73	0.06	52.67
	90	341.09	335.13	0.05	44.22
	120	469.55	477.6	0.07	60.95
橙皮苷	30	283.21	280.76	0.09	24.46
	60	322.51	320.38	0.10	26.21
	90	323.01	321.75	0.10	26.85
	120	305.19	310.51	0.10	25.73

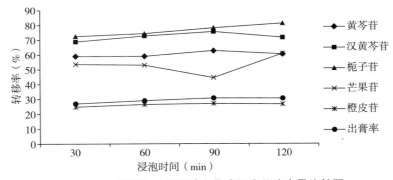

图 8-5　不同浸泡时间下清金化痰汤水煎液含量比较图

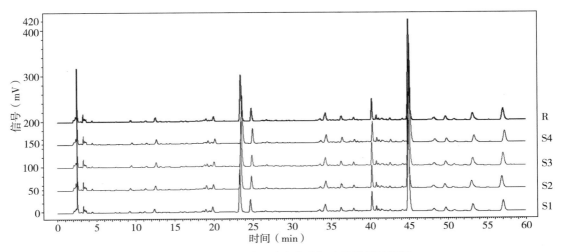

图 8-6　不同浸泡时间清金化痰汤水煎液指纹图谱

结果表明：随着浸泡时间延长，水煎液中各指标成分转移率和出膏率有略微增加趋势，但无显著性差异，综合考虑浸泡及提取总时间，最终选择浸泡时间为60min。

（四）过滤方式考察

取本品，加水600ml，浸泡1h后，首先5挡煎至沸腾，再用4挡煎至240ml，趁热分别用300目、100目滤网、3层纱布过滤并挤压药渣，待放凉后，量取体积，计算干膏率、转移率及指纹图谱相似度。结果见表8-12~表8-13，图8-7，图8-8。

表 8-12　不同过滤方式水煎液干膏率测定结果

过滤方式	干膏率（%）	平均值（%）	RSD（%）
3层纱布	29.19 30.27	29.73	
100目滤布	29.56 30.08	29.82	1.94
300目滤布	28.53 29.05	28.79	

表 8-13　不同过滤方式水煎液含量转移率测定结果

成分	过滤方式	峰面积		含量（%）	转移率（%）
		1	2		
黄芩苷	3	6799.96	6829.68	0.97	59.14
	100	7605.83	7559.64	1.04	63.17
	300	6568.94	6584.16	0.90	54.79
汉黄芩苷	3	1474.77	1481.56	0.19	71.59
	100	1681.78	1671.77	0.21	77.96
	300	1401.37	1401.77	0.17	65.17
栀子苷	3	1282.24	1287.59	0.47	63.52
	100	1707.49	1703.96	0.60	80.95
	300	1708.1	1707.81	0.60	81.06
芒果苷	3	429.08	431.03	0.07	57.65
	100	435.61	432.55	0.06	55.87
	300	375.49	377.37	0.06	48.45
橙皮苷	3	295.17	297.35	0.10	25.79
	100	288.81	287.71	0.09	24.09
	300	294.36	294.4	0.09	24.60

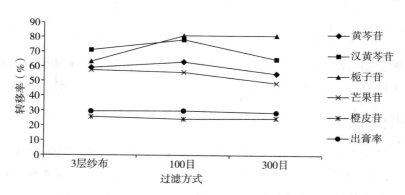

图 8-7　不同过滤方式下清金化痰汤水煎液含量比较图

　　结果表明：不同过滤方式的干膏率及水煎液中橙皮苷转移率无显著差异，100 目滤布过滤时，黄芩苷、汉黄芩苷和栀子苷转移率最高，因此最终选择过滤介质为 100 目滤布。

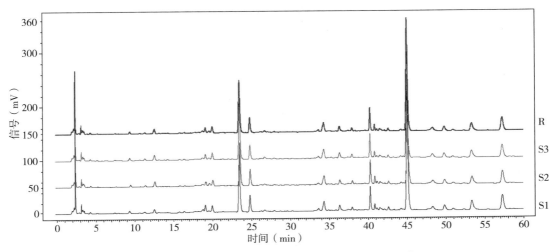

图 8-8　不同过滤方式清金化痰汤水煎液指纹图谱

（五）浓缩温度考察

按照上述确定的方法煎煮后，分别在 40℃、60℃、80℃下旋蒸浓缩至相同体积浸膏
（120ml），计算干膏率、转移率及指纹图谱相似度，结果见表 8-14、表 8-15、图 8-9。

表 8-14　不同浓缩温度水煎液转移率测定结果

成分	浓缩温度（℃）	峰面积	含量（%）	转移率（%）	RSD 值（%）
栀子苷	40	6157.6	0.47	93.14	
	60	6354.1	0.48	96.11	2.37
	80	6452.3	0.49	97.59	
芒果苷	40	1540.3	0.04	24.03	
	60	1801.8	0.05	28.11	10.60
	80	1898.1	0.05	29.61	
橙皮苷	40	997.0	0.06	19.71	
	60	1084.7	0.07	21.45	7.26
	80	1153.2	0.07	22.80	
黄芩苷	40	24173.5	0.73	45.68	
	60	26575.8	0.80	50.22	7.20
	80	27894.5	0.84	52.71	
汉黄芩苷	40	5507.2	0.15	49.96	
	60	5983.7	0.16	54.29	6.59
	80	6280.9	0.17	56.98	

表8-15 不同浓缩温度水煎液干膏率测定结果

浓缩温度（℃）	干膏率（%）	平均值（%）	RSD值（%）
40	32.68 34.38	33.53	
60	34.49 35.78	35.14	2.35
80	33.64 34.77	34.21	

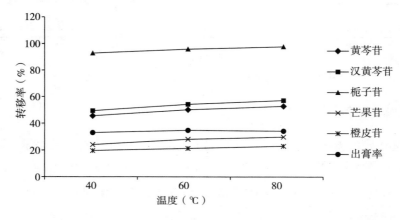

图8-9 不同浓缩温度水煎液测定结果

结果表明：各指标成分均在浓缩温度为80℃时转移率最高，不同浓缩温度下干膏率差异不大，因此选择浓缩温度为80℃。

（六）干燥方式考察

按照上述确定的方法煎煮后，分别进行真空干燥及冷冻干燥，计算转移率及指纹图谱相似度，结果见图8-10、图8-11。

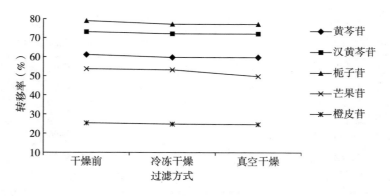

图8-10 不同干燥方式测定结果

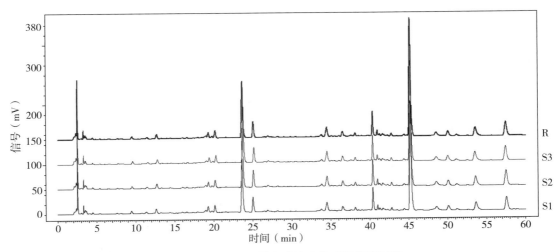

图8-11　不同干燥方式清金化痰汤指纹图谱

结果表明，芒果苷冷冻干燥转移率较高，其他各指标成分转移率基本相同，且冷冻干燥样品均匀，颜色较浅，因此选择冷冻干燥方式。

（七）冷冻时间考察

按照上述确定的方法煎煮浓缩后，将得到的浸膏进行冷冻干燥，分别在12h、18h、24h、30h、36h、48h时观察冷冻效果，确定冷冻干燥方式所需冷冻时间。结果表明，冷冻时间为48h时样品呈蓬松蜂窝状。

四、基准样品制备工艺确定

通过对加水量、煎煮火候等工艺参数的考察，最终确定清金化痰汤基准样品的制备方法：取黄芩、栀子各5.6g，桔梗7.46g，麦冬、桑白皮、浙贝母、知母、瓜蒌子、橘红、茯苓各3.73g，甘草1.49g，加600ml水浸泡60min，采用陶瓷砂锅（康舒陶瓷锅，封闭式电炉MB-2-2-2），调整煎煮火力5挡煎煮至沸腾后，调整煎煮火力4挡继续煎煮60min，至剩余药液约为240ml，趁热过滤，挤压药渣，收集滤液，冷冻干燥48h，即得。

五、基准样品制备

为消除药材批次及产地间的差异，采用随机数表法对收集到的5批优质产地药材进行随机组合，结果如表8-16。按处方量称取药材，加600ml水浸泡60min，5挡煎煮至沸腾后4挡煎煮60min，剩余药液约为240ml，趁热过滤，挤压药渣，煎液冷冻干燥48h，即得。

按照上述方法，分别制备清金化痰汤基准样品实物4批和同批基准样品实物（编号1）平行6份共10批。测定出膏率、含量及指纹图谱，计算转移率及指纹图谱相似度，结果如表8-17至表8-23及图8-12。

表8-16　清金化痰汤基准样品饮片来源及批号

药材	产地	基准样品编号 / 批次				
		1	2	3	4	5
栀子	江西宜春	Y19121001	Y19121003	Y19121004	Y19121006	Y19121005
茯苓	云南普洱	Y17121901	Y17121905	Y17121902	Y17121904	Y17121906
浙贝母	浙江金华	Y17122704	Y17122706	Y17122701	Y17122709	Y17122705
甘草	内蒙古	P17122308	P17122302	P17122309	P17122303	P17122305
橘红	浙江台州	P18011804	P18011801	P18011805	P18011808	P18011809
麦冬	四川三台	Y18011104	Y18011103	Y18011107	Y18011101	Y18011102
瓜蒌子	山东诸城	P17110712	P17110713	P17110714	P17110711	P17110715
桔梗	安徽亳州	P17122906	P17122911	P17122910	P17122908	P17122912
黄芩	山西运城	P17122406	P17122402	P17122405	P17122403	P17122404
桑白皮	安徽亳州	P17122905	P17122909	P17122902	P17122908	P17122904
知母	河北保定	P17122103	P17122108	P17122101	P17122105	P17122107

表8-17　清金化痰汤基准样品干膏率测定结果

编号	干膏质量（g）	干膏率（%）	平均值（%）	RSD（%）	均值70%	均值130%
1-1	2.70	28.60				
1-2	2.60	26.98				
1-3	2.70	28.02				
1-4	2.70	28.60				
1-5	2.80	29.05				
1-6	2.70	29.77	28.84	4.92	20.19	37.50
2	1.30	26.98				
3	1.50	30.87				
4	1.40	28.45				
5	1.50	31.13				

表 8-18　基准物质样品黄芩苷含量测定结果

编号	药材含量	水煎液		冻干粉	
		含量（%）	转移率（%）	含量（%）	转移率（%）
1–1		1.00	60.86	1.01	61.07
1–2		1.00	60.65	0.98	59.48
1–3	13.6	0.96	58.38	0.96	58.15
1–4		0.98	59.51	0.97	58.80
1–5		1.02	61.79	1.00	60.53
1–6		1.09	66.08	1.06	64.47
2	15.1	1.05	57.71	1.01	55.08
3	14.4	1.12	64.13	1.12	64.16
4	13	0.85	54.31	0.83	52.66
5	14.2	1.03	59.66	1.02	59.55
平均值（%）	14.06	1.01	60.31	1.00	59.40
70% 均值	9.84	0.71	42.22	0.70	41.58
130% 均值	18.28	1.31	78.40	1.29	77.21
RSD 值（%）	5.68	7.36	5.47	7.50	6.11

表 8-19　基准物质样品汉黄芩苷含量测定结果

编号	药材含量	水煎液		冻干粉	
		含量（%）	转移率（%）	含量（%）	转移率（%）
1–1		0.19	71.67	0.19	71.53
1–2		0.18	69.22	0.18	67.86
1–3	2.19	0.19	71.45	0.19	71.18
1–4		0.19	71.89	0.19	70.93
1–5		0.19	72.74	0.19	71.23
1–6		0.21	77.81	0.20	75.72
2	2.51	0.22	72.06	0.21	69.13
3	2.64	0.22	70.12	0.23	70.41
4	2.09	0.17	66.59	0.16	64.57
5	2.32	0.21	75.83	0.21	76.13
平均值（%）	2.35	0.20	71.94	0.20	70.87
70% 均值	1.65	0.14	50.36	0.14	49.61
130% 均值	3.06	0.26	93.52	0.25	92.13
RSD 值（%）	9.61	8.64	4.39	9.75	4.79

表 8-20　基准物质样品栀子苷含量测定结果

编号	药材含量	水煎液		冻干粉	
		含量（%）	转移率（%）	含量（%）	转移率（%）
1-1		0.53	71.47	0.52	69.85
1-2		0.53	72.29	0.51	69.39
1-3	6.1	0.48	64.44	0.46	62.80
1-4		0.54	72.74	0.52	70.47
1-5		0.62	84.40	0.60	80.90
1-6		0.61	81.93	0.58	77.95
2	6.3	0.50	65.31	0.47	61.22
3	6.3	0.61	79.55	0.60	78.27
4	5.9	0.60	84.10	0.57	80.07
5	5	0.45	74.72	0.45	73.78
平均值（%）	5.92	0.55	75.10	0.53	72.47
70% 均值	4.14	0.38	52.57	0.37	50.73
130% 均值	7.70	0.71	97.62	0.69	94.21
RSD 值（%）	9.13	11.04	9.63	10.82	9.59

表 8-21　基准物质样品芒果苷含量测定结果

编号	药材含量	水煎液		冻干粉	
		含量（%）	转移率（%）	含量（%）	转移率（%）
1-1		0.05	43.92	0.05	40.98
1-2		0.05	43.03	0.05	39.21
1-3	1.44	0.06	54.90	0.06	50.93
1-4		0.08	66.27	0.07	60.86
1-5		0.06	48.54	0.05	44.00
1-6		0.06	47.78	0.05	43.21
2	1.35	0.07	64.13	0.06	59.02
3	1.46	0.05	40.60	0.04	38.14
4	1.45	0.05	43.61	0.05	39.43
5	1.47	0.06	49.78	0.06	46.65
平均值（%）	1.43	0.06	50.26	0.05	46.24
70% 均值	1.00	0.04	35.18	0.04	32.37
130% 均值	1.86	0.08	65.33	0.07	60.12
RSD 值（%）	3.37	16.85	17.67	15.62	17.69

表 8-22　基准物质样品橙皮苷含量测定结果

编号	药材含量	水煎液		冻干粉	
		含量（%）	转移率（%）	含量（%）	转移率（%）
1-1		0.11	29.95	0.11	30.19
1-2		0.10	27.53	0.10	27.33
1-3	4.7	0.10	27.06	0.10	27.33
1-4		0.11	29.29	0.11	29.30
1-5		0.10	26.43	0.10	26.19
1-6		0.11	29.56	0.11	29.12
2	4.9	0.10	24.95	0.10	24.21
3	4.6	0.11	30.74	0.12	31.30
4	4.9	0.12	30.37	0.12	29.87
5	5.3	0.11	26.36	0.11	26.82
平均值（%）	4.88	0.11	28.22	0.11	28.17
70% 均值	3.42	0.07	19.76	0.08	19.72
130% 均值	6.34	0.14	36.69	0.14	36.62
RSD 值（%）	5.50	6.31	7.09	7.30	7.65

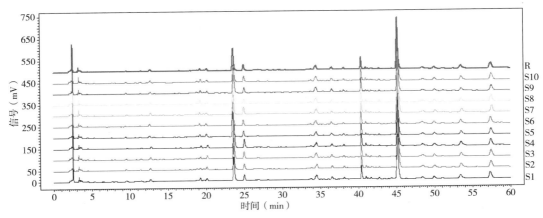

图 8-12　清金化痰汤 10 批基准物质指纹图谱

表 8-23　清金化痰汤 10 批基准物质特征图谱相似度计算结果

编号	S1	S2	S3	S4	S5	S6	S7	S8	S9	S10	R
S1	1	0.999	0.998	0.996	0.988	0.998	0.962	0.965	0.96	0.961	0.993
S2	0.999	1	0.998	0.997	0.988	0.999	0.962	0.965	0.96	0.961	0.993
S3	0.998	0.998	1	0.998	0.986	0.997	0.961	0.962	0.96	0.96	0.992
S4	0.996	0.997	0.998	1	0.986	0.996	0.96	0.962	0.96	0.958	0.992
S5	0.988	0.988	0.986	0.986	1	0.988	0.97	0.973	0.97	0.968	0.992

编号	S1	S2	S3	S4	S5	S6	S7	S8	S9	S10	R
S6	0.998	0.999	0.997	0.996	0.988	1	0.96	0.963	0.96	0.958	0.992
S7	0.962	0.962	0.961	0.96	0.97	0.96	1	0.998	0.99	0.999	0.986
S8	0.965	0.965	0.962	0.962	0.973	0.963	0.998	1	0.99	0.997	0.988
S9	0.962	0.962	0.959	0.961	0.973	0.961	0.989	0.994	1	0.987	0.984
S10	0.961	0.961	0.96	0.958	0.968	0.958	0.999	0.997	0.99	1	0.985
R	0.993	0.993	0.992	0.992	0.992	0.992	0.986	0.988	0.98	0.985	1

第二节　清金化痰汤基准样品质量研究

一、清金化痰汤基准样品质量分析方法研究

（一）仪器与试剂

Agilent 1260 高效液相色谱仪（美国 Agilent 公司）；AB204-N 电子天平（十万分之一，德国 METELER 公司）；BT25S 电子天平（万分之一，德国 Sartorius 公司）；Mettler PB303-N 电子天平（千分之一，德国 METELER 公司）；HE53 水分测定仪（梅特勒·托利多仪器有限公司）；78-1 电热恒温干燥箱（黄石市医疗器械厂）；超声波清洗仪（宁波新芝生物科技公司）。

对照品来源与批号：黄芩苷对照品（中国食品药品检定研究院，批号 110715-201821，纯度 95.4%）；栀子苷对照品（中国食品药品检定研究院，批号 110749-201919，纯度 97.1%）；芒果苷对照品（中国食品药品检定研究院，批号 111607-201704，纯度 98.1%）；橙皮苷对照品（中国食品药品检定研究院，批号 110722-2-201818，纯度 96.2%）；汉黄芩苷对照品（中国食品药品检定研究院，批号 112002-201702，纯度 98.5%）；甘草苷对照品；黄芩对照药材；栀子对照药材（中国食品药品检定研究院，批号 120986-201610）；知母对照药材（中国食品药品检定研究院，批号 121070-201806）；麦冬对照药材（中国食品药品检定研究院，批号 121013-201711）。

（二）薄层鉴别研究

本处方共11味中药，包括黄芩、栀子、桑白皮、瓜蒌子、浙贝母、桔梗、知母、麦冬、茯苓、橘红和甘草。在试验研究中，由于处方中药味较多，提取工艺采用水提取，使提取成分极性大，化学成分种类较多，其中大类成分包括黄芩、桑白皮、橘红的黄酮类成分，桔梗、茯苓的皂苷类，知母、麦冬、生甘草中的黄酮类及皂苷类，栀子的环烯醚萜类，贝母的生物碱类，瓜蒌的油脂类、甾醇类、三萜类及氨基酸、蛋白质类，其中多数为水溶性成分。因此鉴别试验干扰较大，按《中国药典》方法对桔梗、茯苓的鉴别，阴性供试品与供试品有干扰；浙贝母、桑白皮、炒瓜蒌子供试品斑点不明显；甘草因为处方中比例过小，供试品取样量过大，供试品处理后点样困难，斑点不明显。分别采用不同的样品处理方法对样品进行分离，并使用不同极性的展开系统分离层析，结果黄芩、橘红、栀子、知母、麦冬、甘草六味药材薄层色谱斑点清晰、重复性好，供试品色谱与对照品、对照药材色谱相应的位置上显相同的斑点，且阴性无干扰。故建立了薄层鉴别方法。

1.黄芩薄层鉴别

在黄芩的薄层鉴别中，采用《中国药典》2020年版一部黄芩鉴别项下的鉴别方法进行薄层鉴别，由于样品的极性较大，供试品处理方法后斑点比移值过低且斑点不清晰。参考文献方法，对供试品处理方法进行了改进，并调整了展开系统的极性，选用二氯甲烷–甲苯–乙酸乙酯–甲醇–甲酸（6：6：4：4：4）为展开剂，供试品斑点分离清晰，重复性好，阴性无干扰，故选用此方法。

供试品溶液的制备　取基准样品粉末1g，加水10ml，超声处理使溶解，加在聚酰胺柱（60~100目，1g，柱内径为1.5cm，湿法装柱）上，分别用水、30%乙醇、60%乙醇和乙醇各25ml洗脱，收集30%乙醇洗脱液（备用），收集乙醇洗脱液，蒸干，残渣加甲醇1ml使溶解，作为供试品溶液。

对照药材溶液的制备　取黄芩对照药材0.5g，同供试品溶液制成对照药材溶液。

对照品溶液的制备　取黄芩苷对照品，加甲醇制成每1ml含1mg的溶液，作为对照品溶液。

阴性空白对照溶液的制备　按处方组成成分量，取除黄芩外的其余药味，按工艺要求制成阴性样品，按供试品溶液制备项下的方法操作，得阴性样品液。

试验方法　照薄层色谱法（《中国药典》2020年版四部通则0502）试验；吸取供试品溶液、对照品溶液5μl，分别点于同一硅胶GF$_{254}$（10cm×10cm，美国默克公司），以二氯甲烷–甲苯–乙酸乙酯–甲醇–甲酸（6：6：4：4：4）为展开剂，展开，取出，晾干，于日光及紫外光灯254nm下检视。供试品色谱中，在与对照品相应的位置上，显相同颜色的斑点。阴性样品无此斑点。

结果　清金化痰汤基准样品薄层色谱中，在与对照品色谱相应的位置上，显相同颜色的斑点，见图8-13、图8-14。

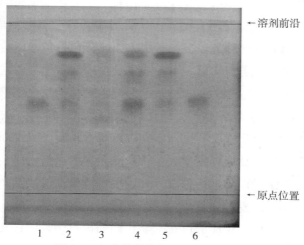

图 8-13　黄芩薄层色谱图（254nm）

1.黄芩苷对照品　2.黄芩对照药材　3.阴性样品　4.供试品
5.黄芩对照药材　6.黄芩苷对照品

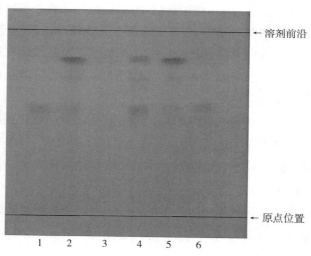

图 8-14　黄芩薄层色谱图（日光）

1.黄芩苷对照品　2.黄芩对照药材　3.阴性样品　4.供试品
5.黄芩对照药材　6.黄芩苷对照品

2.栀子薄层鉴别

在清金化痰汤基准样品栀子的薄层鉴别中，采用《中国药典》2020年版一部栀子鉴别项下的鉴别方法进行薄层鉴别，由于样品的成分较多，供试品处理方法后斑点显色不清晰，对供试品处理方法进行了改进，选用乙酸乙酯-丙酮-甲酸（3：7：1）为展开剂，供试品斑点分离清晰，重复性好，阴性无干扰，故选用此方法。

供试品溶液的制备　取基准样品粉末1g，加乙醇10ml，超声处理40min，滤过，取滤液作为供试品溶液。

对照药材溶液的制备　取栀子对照药材0.5g，同供试品溶液制成对照药材溶液。

阴性空白对照溶液的制备　按处方组成份量，取除栀子外的其余药味，按工艺要求制成阴性样品，按供试品溶液制备项下的方法操作，得阴性样品溶液。

试验方法　照薄层色谱法（《中国药典》2020年版四部通则0502）试验；吸取供试品溶液、对照药材溶液2μl，分别点于同一硅胶G薄层板上（10cm×10cm，美国默克公司），以乙酸乙酯–丙酮–甲酸（3：7：1）为展开剂，展开，取出，晾干，喷以10%硫酸乙醇溶液，于105℃下加热至斑点显色清晰，于日光下检视。供试品色谱中，在与对照药材色谱相应的位置上，显相同颜色的斑点。阴性样品无此斑点。

结果　清金化痰汤基准样品供试品色谱中，在与对照药材色谱相应的位置上，显相同颜色的斑点，见图8-15、图8-16。

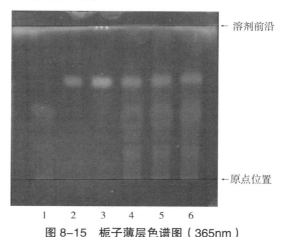

图8-15　栀子薄层色谱图（365nm）
1. 阴性样品　2. 栀子苷对照品　3. 栀子对照药材　4~6. 供试品

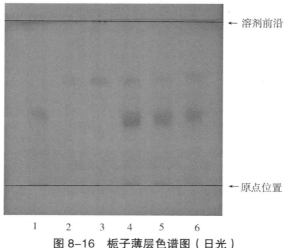

图8-16　栀子薄层色谱图（日光）
1. 阴性样品　2. 栀子苷对照品　3. 栀子对照药材　4~6. 供试品

3.知母薄层鉴别

在清金化痰汤基准样品知母的薄层鉴别中，采用《中国药典》2020年版一部知母鉴别项下的鉴别方法进行薄层鉴别，由于样品的成分较多，供试品处理方法后斑点的分离较差，且芒果苷斑点拖尾严重。参考文献方法，对供试品处理方法进行了改进，选用以甲苯–丙酮（9∶1）为展开剂，供试品斑点分离清晰，重复性好，阴性无干扰，故选用此方法。

供试品溶液的制备 取基准样品粉末1g，加水10ml，超声处理10min，离心，取上清液，加2mol/L盐酸3ml，水浴1h，放冷，用三氯甲烷20ml振摇提取，取三氯甲烷液，蒸干，加甲醇2ml溶解，作为供试品溶液。

对照药材溶液的制备 取知母对照药材0.5g，加乙醇25ml，加热回流1h，放冷，滤过，滤液蒸干，残渣加水10ml、2mol/L盐酸3ml，水浴1h，放冷，用三氯甲烷振摇提取2次，每次10ml，合并三氯甲烷液，蒸干，加甲醇2ml溶解，作为对照药材溶液。

阴性空白对照溶液的制备 按处方组成份量，取除知母外的其余药味，按工艺要求制成阴性样品，称取2.13g，按供试品溶液制备项下的方法操作，得阴性样品液。

试验方法 照薄层色谱法（《中国药典》2020年版四部通则0502）试验；吸取供试品溶液、对照药材溶液5μl，分别点于同一硅胶G薄层板（10cm×20cm，美国默克公司），以甲苯–丙酮（9∶1）为展开剂，展开，取出，晾干，喷以0.1%香草醛的4%硫酸乙醇溶液，于105℃下加热至斑点显色清晰，于日光下检视。供试品色谱中，在与对照药材色谱相应的位置上，显相同颜色的斑点。阴性样品无此斑点。

结果 清金化痰汤基准样品供试品色谱中，在与对照药材色谱相应的位置上，显相同颜色的斑点，结果见图8-17。

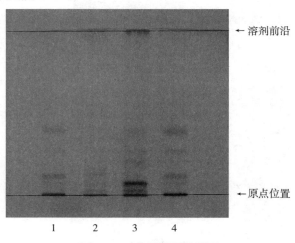

← 溶剂前沿

← 原点位置

1 2 3 4

图8-17 知母薄层色谱图
1.知母对照药材 2.阴性样品 3.供试品 4.知母对照药材

4.橘红薄层鉴别

在清金化痰汤基准样品橘红的薄层鉴别中，采用《中国药典》2020年版一部橘红鉴别项下的鉴别方法进行薄层鉴别。由于样品的成分较多，供试品处理方法后点样困难，斑点分离较差。参考文献方法，对供试品处理方法进行了改进，选用乙酸乙酯-甲醇-水（10∶1.7∶1.3）为展开剂，供试品斑点分离清晰，重复性好，阴性无干扰，故选用此方法。

供试品溶液的制备　取黄芩鉴别项下备用的30%乙醇洗脱液，蒸干，残渣加甲醇2ml使溶解，作为供试品溶液。

对照品溶液的制备　取橙皮苷对照品，加甲醇每ml含1mg的溶液，作为对照品溶液。

阴性空白对照溶液的制备　按处方组成份量，取除橘红外的其余药味，按工艺要求制成阴性样品，按供试品溶液制备项下的方法操作，得阴性样品液。

试验方法　照薄层色谱法（《中国药典》2020年版四部通则0502）试验；吸取供试品溶液2μl、对照品溶液4μl，分别点于同一硅胶G薄层板（10cm×20cm，美国默克公司），以乙酸乙酯-甲醇-水（10∶1.7∶1.3）为展开剂，展开，取出，晾干，喷以1%三氯化铝乙醇溶液，于105℃下加热至斑点显色清晰，置紫外光灯（365nm）下检视。供试品色谱中，在与对照品色谱相应的位置上，显相同颜色的荧光条斑。阴性样品无此斑点。

结果　清金化痰汤基准样品供试品色谱中，在与对照品色谱相应的位置上，显相同颜色的斑点，见图8-18。

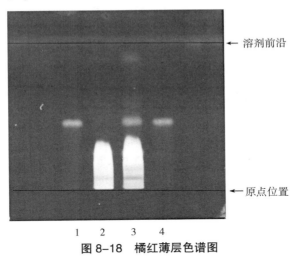

图8-18　橘红薄层色谱图

1、4.橙皮苷对照品　2.阴性样品　3.供试品

5.麦冬薄层鉴别

在清金化痰汤基准样品麦冬的薄层鉴别中，采用《中国药典》2020年版一部麦冬鉴别项下的鉴别方法，进行薄层鉴别供试品处理方法后斑点不明显。参考文献方法，对供试品处理方法进行了改进，选用以三氯甲烷-乙酸乙酯-丙酮（8∶1∶1）为展开剂，供试品斑点分离清晰，重复性好，阴性无干扰，故选用此方法。

供试品溶液的制备　取知母项下供试品溶液作为麦冬供试品溶液。

对照药材溶液的制备　取麦冬对照药材0.4g，按供试品溶液制备方法制备。

阴性空白对照溶液的制备　按处方组成份量，取除麦冬外的其余药味，按工艺要求制成阴性样品，按供试品溶液制备项下的方法操作，得阴性样品液。

试验方法　照薄层色谱法（《中国药典》2020年版四部通则0502）试验；吸取供试品溶液、对照药材溶液4μl，分别点于同一硅胶G薄层板（10cm×20cm，美国默克公司），以三氯甲烷-乙酸乙酯-丙酮（8∶1∶1）为展开剂，展开，取出，晾干，喷以10%硫酸乙醇溶液，于105℃下加热至斑点显色清晰，于日光下检视。供试品色谱中，在与对照药材色谱相应的位置上，显相同颜色的斑点。阴性样品无此斑点。

结果：清金化痰汤基准样品供试品色谱中，在与对照药材色谱相应的位置上，显相同颜色的斑点，见图8-19。

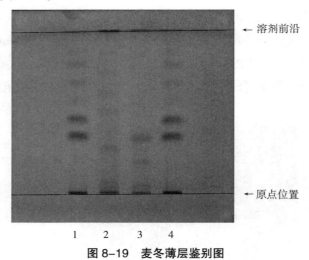

←溶剂前沿

←原点位置

1　　2　　3　　4

图8-19　麦冬薄层鉴别图

1.麦冬对照药材　2.阴性样品　3.供试品　4.麦冬对照药材

6.甘草薄层鉴别

在甘草的薄层鉴别中，采用《中国药典》2020年版一部甘草鉴别项下的鉴别方法进行薄层鉴别，由于在处方中比例过小，供试品取样量过大，供试品处理后点样困难，斑点不明显。参考文献方法，对供试品处理方法进行了改进，并调整了展开系统的极性，选用环己烷-乙酸乙酯-异丙醇-甲醇-氨水（3∶8∶3∶4∶1）为展开剂，供试品斑点分离清晰，重复性好，阴性无干扰，故选用此方法。

供试品溶液的制备　取基准样品粉末3g，加水10ml使溶解，通过D101型大孔吸附树脂柱（内径为2.0cm，柱高为20cm），分别用水200ml、10%乙醇、30%乙醇、50%乙醇各100ml洗脱，收集50%乙醇洗脱液，蒸干，残渣加甲醇1ml使溶解，作为供试品溶液。

对照药材溶液的制备　取甘草对照药材0.3g，加甲醇10ml，超声20min，滤过，滤液作为对照药材溶液。

对照品溶液的制备　取甘草苷1mg，加甲醇制成每1ml含1mg的溶液，作为对照品溶液。

阴性空白对照溶液的制备　按处方组成份量，取除甘草外的其余药味，按工艺要求制成阴性样品，按供试品溶液制备项下的方法操作，得阴性样品液。

试验方法　照薄层色谱法（《中国药典》2020年版四部通则0502）试验；吸取供试品溶液、对照药材溶液1μl，分别点于同一硅胶G薄层板（10cm×10cm，美国默克公司），以环己烷-乙酸乙酯-异丙醇-甲醇-氨水（3：8：3：4：1）为展开剂，展开，取出，晾干，喷以10%硫酸乙醇溶液，于105℃下加热至斑点显色清晰，于日光及紫外光灯（365nm）下检视。供试品色谱中，在与对照药材色谱相应的位置上，显相同颜色的斑点。阴性样品无此斑点。

结果　清金化痰汤基准样品供试品色谱中，在与对照药材色谱相应的位置上，显相同颜色的斑点，见图8-20、图8-21。

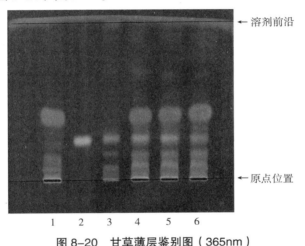

图8-20　甘草薄层鉴别图（365nm）

1.阴性样品　2.甘草苷对照品　3.甘草对照药材　4~6.供试品

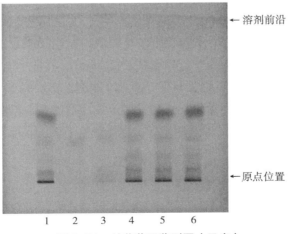

图8-21　甘草薄层鉴别图（日光）

1.阴性样品　2.甘草苷对照品　3.甘草对照药材　4~6.供试品

（三）水分测定

照《中国药典》2020年版四部通则0832第二法烘干法：称取清金化痰汤基准样品约1.000g，平铺于干燥至恒重的扁形称量瓶中，精密称定，开启瓶盖在100~105℃干燥5h，将瓶盖盖好，移置干燥器中，放冷30min，精密称定，再在上述温度干燥1h，放冷，称重，至连续两次称重的差异不超过5mg为止。

对10批清金化痰汤基准样品进行水分测定。根据各供试品减失重量，计算各批次清金化痰汤基准样品供试品的含水量（%），结果见表8-24。

表8-24 清金化痰汤基准样品水分测定结果

编号	干燥后称量瓶+样品（g）	称量瓶（g）	干燥前取样（g）	水分（%）	均值
S1	25.9527	25.0063	1.0833	12.64	
S2	24.3861	23.4781	1.0684	15.01	
S3	26.7037	25.8221	1.0109	12.79	
S4	23.8898	22.9836	1.0355	12.49	
S5	24.6264	23.7325	1.0216	12.50	12.61
S6	39.8295	38.908	1.0204	9.69	
S7	25.8904	24.9862	1.0485	13.76	
S8	25.0055	24.1218	1.0263	13.89	
S9	21.4349	20.5249	1.0086	9.78	
S10	24.9474	24.0524	1.0349	13.52	

结果表明，10批清金化痰汤基准样品的含水量平均值为12.61%。

（四）浸出物测定

参照《中国药典》2020年版四部通则2201醇溶性浸出物测定法测定：取供试品约1g，精密称定，置100ml的锥形瓶中，精密加乙醇50ml，密塞，称定重量，静置1小时后，连接回流冷凝管，加热至沸腾，并保持微沸1小时。放冷后，取下锥形瓶，密塞，再称定重量，用乙醇补足减失的重量，摇匀，用干燥滤器滤过，精密量取滤液25ml，置已干燥至恒重的蒸发皿中，在水浴上蒸干后，于105℃干燥3小时，置干燥器中冷却30分钟，迅速精密称定重量。

对10批清金化痰汤基准样品进行醇溶性浸出物测定。结果见表8-25。

表 8-25　清金化痰汤基准样品醇溶性浸出物测定结果

编号	浸出物（%）	批平均（%）	均值	RSD（值）
S1	54.52 51.96	53.24		
S2	53.70 53.44	53.57		
S3	50.10 52.27	51.19		
S4	54.57 58.50	56.54		
S5	54.06 55.44	54.75	51.43	5.69
S6	48.93 49.96	49.45		
S7	48.16 49.27	48.71		
S8	48.73 50.56	49.65		
S9	49.25 49.54	49.39		
S10	48.70 46.84	47.77		

（五）指纹图谱研究

1.参照峰的选择

在清金化痰汤基准物质HPLC色谱图中，黄芩苷峰面积所占百分比最大，保留时间适中，且具有良好的分离度。因此，选择黄芩苷作为清金化痰汤基准物HPLC指纹图谱的参照峰。

2.供试品溶液的制备

取清金化痰汤基准样品0.12g，精密称定，置50ml具塞锥形瓶内，精密加入70%甲醇20ml，密塞，称定重量，超声处理（功率400W，频率55kHz）30min，放冷至室温，再称定重量，用70%甲醇补足减失的重量，摇匀，0.45μm微孔滤膜过滤，取续滤液，即得。

3.色谱条件的确定

色谱柱：Agilent ZORBAX Eclipse XDB-C18（250mm×4.6mm，5μm）；流动相：乙腈（A），0.1%磷酸水溶液（B）；检测波长：230nm；流速：1.0ml/min；进样量：10μl，柱温：30℃。流动相洗脱梯度见表8-26。

表 8-26　流动相梯度洗脱条件

t（min）	A（%）	B（%）
0	5	95
5	6	94
25	15	85
35	21	79
37	24	76
48	25	75
53	26	74
56	28	72
60	28	72

4.方法学考察

（1）精密度试验

取对应实物供试品溶液，按色谱条件连续进样6次。结果见表8-27和表8-28。各色谱峰的相对保留时间及相对峰面积的RSD值均小于2.0%，符合方法学验证要求，表明仪器的精密度良好。

表 8-27　精密度试验结果（相对保留时间）

峰号	相对保留时间						RSD 值（%）
	1	2	3	4	5	6	
1	0.417	0.417	0.416	0.417	0.418	0.417	0.12
2	0.519	0.519	0.518	0.519	0.520	0.520	0.11
3	0.545	0.545	0.544	0.545	0.546	0.546	0.11
4	0.761	0.761	0.761	0.762	0.762	0.761	0.05
5	0.896	0.896	0.896	0.896	0.896	0.896	0.04
6（S）	1.000	1.000	1.000	1.000	1.000	1.000	0.00
7	1.179	1.180	1.179	1.181	1.179	1.180	0.06
8	1.266	1.267	1.266	1.267	1.266	1.267	0.03

表 8-28　精密度试验结果（相对峰面积）

峰号	相对峰面积						RSD 值（%）
	1	2	3	4	5	6	
1	0.066	0.066	0.066	0.066	0.066	0.066	0.31
2	0.121	0.121	0.121	0.122	0.121	0.122	0.22
3	0.189	0.188	0.188	0.189	0.188	0.188	0.07
4	0.104	0.104	0.104	0.104	0.103	0.104	0.25
5	0.128	0.128	0.128	0.128	0.128	0.128	0.11
6（S）	1.000	1.000	1.000	1.000	1.000	1.000	0.00
7	0.105	0.105	0.105	0.106	0.106	0.106	0.14
8	0.183	0.183	0.183	0.183	0.183	0.183	0.07

（2）稳定性试验

取对应实物供试品溶液，按色谱条件分别在0、2、4、8、12、24h进样测定。结果见表8-29和表8-30。各色谱峰的相对保留时间及相对峰面积的RSD值均小于2.0%，符合方法学验证要求，表明样品在24h内稳定。

表 8-29　稳定性试验结果（相对保留时间）

峰号	相对保留时间						RSD 值（%）
	0	2	4	8	12	24	
1	0.417	0.417	0.417	0.417	0.416	0.417	0.08
2	0.519	0.520	0.519	0.519	0.519	0.518	0.09
3	0.544	0.545	0.545	0.545	0.544	0.544	0.08
4	0.761	0.761	0.761	0.761	0.761	0.761	0.01
5	0.896	0.896	0.896	0.896	0.897	0.896	0.03
6（S）	1.000	1.000	1.000	1.000	1.000	1.000	0.00
7	1.180	1.180	1.179	1.179	1.180	1.180	0.04
8	1.267	1.267	1.266	1.266	1.267	1.267	0.03

表 8-30　稳定性试验结果（相对峰面积）

峰号	相对峰面积						RSD 值（%）
	0	2	4	8	12	24	
1	0.066	0.066	0.066	0.066	0.066	0.065	0.69
2	0.121	0.122	0.121	0.121	0.121	0.122	0.23
3	0.104	0.103	0.103	0.103	0.103	0.103	0.29
4	0.104	0.103	0.103	0.103	0.103	0.103	0.29
5	0.134	0.128	0.128	0.128	0.128	0.128	1.83

续表

峰号	相对峰面积						RSD 值
	0	2	4	8	12	24	（%）
6（S）	1.000	1.000	1.000	1.000	1.000	1.000	0.00
7	0.105	0.106	0.105	0.106	0.105	0.105	0.17
8	0.183	0.183	0.183	0.183	0.183	0.182	0.23

（3）重复性试验

平行制备同批清金化痰汤对应实物供试品溶液6份，按色谱条件依次进样测定。结果见表8-31和表8-32。各色谱峰的相对保留时间及相对峰面积的RSD值均小于2.0%，符合方法学验证要求，表明该方法重复性良好。

表 8-31　重复性试验结果（相对保留时间）

峰号	相对保留时间						RSD 值
	1	2	3	4	5	6	（%）
1	0.417	0.416	0.417	0.416	0.416	0.417	0.11
2	0.519	0.518	0.519	0.519	0.518	0.520	0.10
3	0.545	0.544	0.544	0.545	0.544	0.545	0.10
4	0.761	0.760	0.761	0.761	0.761	0.761	0.04
5	0.896	0.896	0.896	0.896	0.896	0.896	0.02
6（S）	1.000	1.000	1.000	1.000	1.000	1.000	0.00
7	1.180	1.180	1.179	1.179	1.180	1.179	0.03
8	1.267	1.267	1.266	1.267	1.266	1.266	0.03

表 8-32　重复性试验结果（相对峰面积）

峰号	相对峰面积						RSD 值
	1	2	3	4	5	6	（%）
1	0.066	0.066	0.066	0.066	0.067	0.066	0.52
2	0.121	0.121	0.121	0.121	0.121	0.122	0.21
3	0.188	0.189	0.189	0.189	0.189	0.188	0.09
4	0.104	0.104	0.103	0.104	0.104	0.104	0.16
5	0.128	0.128	0.128	0.128	0.128	0.128	0.10
6（S）	1.000	1.000	1.000	1.000	1.000	1.000	0.00
7	0.105	0.106	0.105	0.106	0.106	0.105	0.11
8	0.183	0.183	0.183	0.183	0.183	0.183	0.08

5.多批次样品测定

取10批基准样品供试品溶液，依法测定，结果见图8-22，并将以上样品色谱图数据导入《中药色谱指纹图谱相似度评价系统（2012版）》中，相似度评价结果见表8-33。

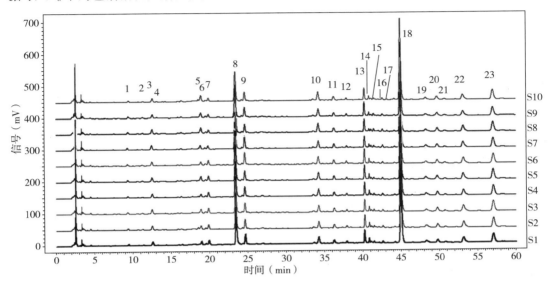

图8-22　基准样品指纹图谱色谱峰标号图

表8-33　指纹图谱相似度评价结果

编号	标准煎液对照图谱	浓缩液对照图谱	对应实物对照图谱
1	1.000	0.997	0.999
2	1.000	0.999	1.000
3	1.000	1.000	1.000
4	1.000	1.000	1.000
5	1.000	1.000	1.000
6	1.000	0.999	1.000
7	0.999	0.999	0.999
8	0.999	0.998	0.999
9	0.999	0.999	0.999
10	0.998	0.998	0.998

结果表明，10批清金化痰汤标准煎液、浓缩液、对应实物指纹图谱分别与其生成的对照指纹图谱的相似度处于0.998~1.000、0.997~1.000、0.998~1.000，表明制备工艺稳定，物质群批间差异较小。

（六）多指标含量测定研究

1.对照品溶液的制备

精密称取对照品各适量，分别置于量瓶中，加入少量甲醇溶解后稀释，摇匀，即得芒果苷对照品贮备液（0.514mg/ml）、橙皮苷对照品贮备液（0.408mg/ml）、栀子苷对照品贮备液（0.940mg/ml）、黄芩苷对照品贮备液（2.794mg/ml）、汉黄芩苷对照品贮备液（0.507mg/ml）。

取对照品贮备液各2ml，置于25ml量瓶中，加70%甲醇稀释制成含黄芩苷223.52μg/ml、栀子苷75.20μg/ml、芒果苷41.12μg/ml、汉黄芩苷40.56μg/ml、橙皮苷32.64μg/ml的混合对照品溶液，摇匀，即得。

2.供试品溶液的制备

考察了提取溶剂种类、时间和提取终点，确定清金化痰汤基准样品多指标含量测定供试品溶液制备方法为：取清金化痰汤基准样品约0.12g，精密称定，分别置于50ml具塞锥形瓶内，精密加入70%甲醇20ml，密塞称重。超声提取30min，冷却至室温，再次称定重量，用70%甲醇补足减失的重量，静置，0.45μm微孔滤膜过滤，取续滤液，即得。

3.色谱条件的选择

（1）色谱柱的选择

取清金化痰汤对应实物供试品溶液，以相同的色谱条件分别使用Agilent 5 TC-C18（2）P.N.588925-902 S.N. 568753、Diamonsil C18 Ser#6965476和ZORBAX Eclipse XDB-C18 P.N.990967-902 S.N. USNH044774三个不同类型的色谱柱进样，结果如图8-23和表8-34所示，根据各色谱图详细信息发现使用Agilent ZORBAX Eclipse XDB-C18柱各峰之间分离度良好，色谱峰峰形最佳，因此选择Agilent ZORBAX Eclipse XDB-C18柱为所用色谱柱。

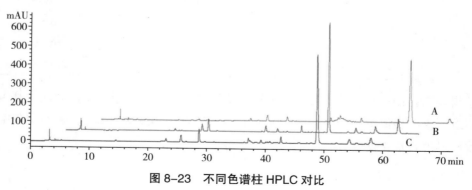

图 8-23　不同色谱柱 HPLC 对比

A. Diamonsil C18 色谱柱　　B. Agilent ZORBAX C18 色谱柱　　C. Agilent 5TC 色谱柱

表 8-34 不同色谱柱的色谱结果

色谱柱型号	Agilent 5 TC-C18（2）		Eclipse XDB-C18		Diamonsil C18	
	理论塔板数	分离度	理论塔板数	分离度	理论塔板数	分离度
栀子苷	101493	8.47	79523	10.13	94088	4.07
芒果苷	163588	6.54	110670	3.56	148028	2.88
橙皮苷	466348	2.09	499675	7.27	223984	4.01
黄芩苷	222650	2.56	287203	2.29	129683	2.92
汉黄芩苷	–	–	156010	3.37	–	–

（2）流动相系统的选择

本实验考察了乙腈-0.1%磷酸水、乙腈-0.1%甲酸水、乙腈-水3种溶剂系统。其中乙腈-水、乙腈-0.1%甲酸水系统分离度较差，而乙腈-0.1%磷酸水系统显示出良好的峰形和分离度，且基线平稳，因此最终选择乙腈-0.1%磷酸水系统作为流动相系统。

（3）柱温的选择

本实验考察了柱温为25℃、30℃、35℃时对色谱图的影响，结果见图8-24和表8-35。综合考虑指标成分色谱峰的出峰时间和分离度，最终选择柱温为30℃。

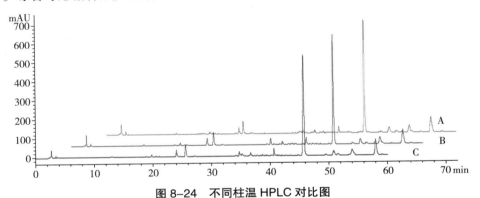

图 8-24 不同柱温 HPLC 对比图

A. -35℃ B. -30℃ C. -25℃

表 8-35 不同柱温的色谱结果

柱温（℃）	25		30		35	
	理论塔板数	分离度	理论塔板数	分离度	理论塔板数	分离度
栀子苷	81682	8.44	80182	9.23	75654	1.66
芒果苷	113448	2.70	111705	3.46	97638	2.27
橙皮苷	582722	5.71	518647	2.04	412912	10.13
黄芩苷	252602	2.70	264823	2.21	299872	1.82
汉黄芩苷	188954	3.48	169581	3.44	155794	3.23

（4）流速的选择

本实验考察了流速为0.8ml/min、1.0ml/min、1.2ml/min时对色谱图的影响结果见图8-25和表8-36。结果表明，随流速的升高，各色谱峰的出峰时间提前，对各峰分离度无影响，因此选择流速为1.0ml/min。

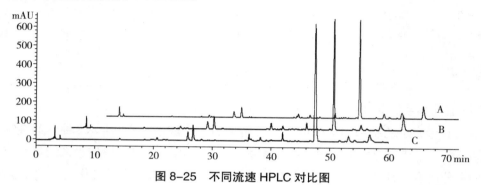

图8-25　不同流速HPLC对比图

A. –1.2ml/min　B. –1.0ml/min　C. –0.8ml/min

表8-36　不同流速的色谱结果

流速 （ml/min）	0.8		1.0		1.2	
	理论塔板数	分离度	理论塔板数	分离度	理论塔板数	分离度
栀子苷	81060	9.41	81693	10.47	69660	12.29
芒果苷	124481	2.77	111439	3.71	97142	4.07
橙皮苷	566656	1.39	513707	7.62	370912	9.03
黄芩苷	231970	2.25	277321	2.30	316081	1.86
汉黄芩苷	–	–	160260	3.41	150785	3.30

（5）检测波长的选择

取基准样品供试品溶液，使用DAD检测器进行200~400nm全波长扫描，结果见图8-26。在240nm和276nm处具有较大吸收，因此采用切换波长的方法，作为基准样品多指标含量测定的检测波长。梯度洗脱波长：0~30min：240nm；30~60min：276nm。

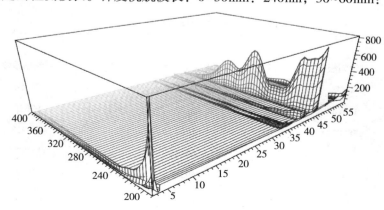

图8-26　基准样品溶液全波长扫描图

4.色谱条件的确定

色谱柱：Agilent ZORBAX Eclipse XDB-C18（250mm×4.6mm，5μm）；流动相：乙腈（A）-0.1%磷酸水溶液（B）；流速：1.0ml/min；进样量：10μl；柱温：30℃；检测波长：0~30min，240nm；30~60min，276nm。流动相洗脱梯度见表8-37。

表8-37　流动相梯度洗脱条件

t（min）	A（%）	B（%）
0	5	95
5	6	94
25	15	85
35	21	79
37	24	76
48	25	75
53	26	74
56	28	72
60	28	72

5.方法学考察

（1）专属性

取清金化痰汤基准样品供试品溶液、缺黄芩供试品溶液、缺橘红供试品溶液、缺知母供试品溶液、缺栀子供试品溶液，与空白溶剂（纯甲醇）和混合对照品溶液，按照选定的色谱条件，分别测定。结果表明，空白溶剂、缺黄芩、缺栀子、缺知母及缺橘红阴性供试品溶液在指标成分出峰处无干扰，方法专属性良好，色谱图如图8-27~图8-33。

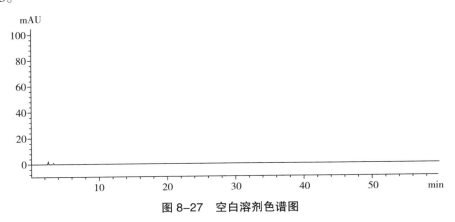

图8-27　空白溶剂色谱图

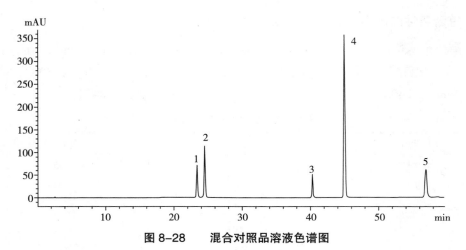

图 8-28　混合对照品溶液色谱图

1. 栀子苷　2. 芒果苷　3. 橙皮苷　4. 黄芩苷　5. 汉黄芩苷

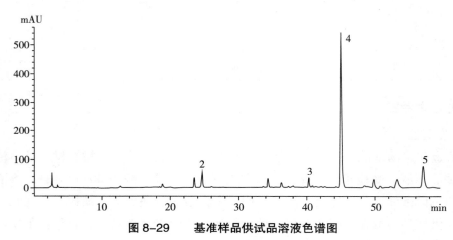

图 8-29　基准样品供试品溶液色谱图

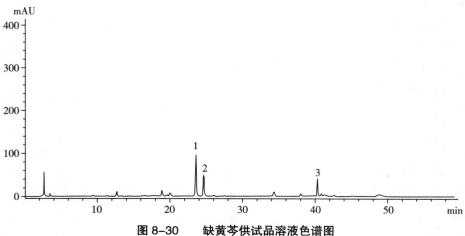

图 8-30　缺黄芩供试品溶液色谱图

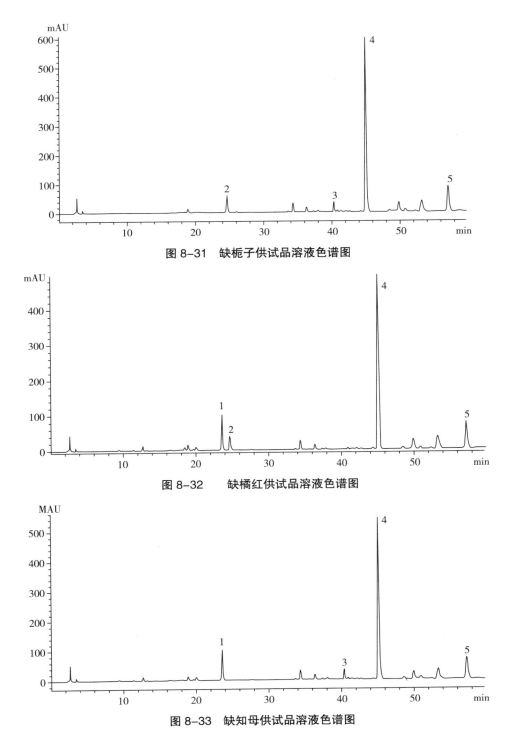

图 8-31　缺栀子供试品溶液色谱图

图 8-32　　缺橘红供试品溶液色谱图

图 8-33　缺知母供试品溶液色谱图

（2）系统适用性试验

　　分别取混合对照品、供试品溶液，按色谱条件进行测定。结果显示，各指标成分色谱峰保留时间适中，且基线平稳，分离度均大于1.5，RSD值＜2.0%，系统适应性良好。

（3）线性与范围

精密称取黄芩苷对照品约5.03mg，用甲醇溶解并稀释制成含黄芩苷1.006mg/ml的对照品溶液贮备液。另取栀子苷、芒果苷、橙皮苷和汉黄芩苷对照品贮备液。以上对照品溶液分别精密吸取3ml、1.5ml、1.5ml、1.5ml、1.5ml置于10ml量瓶中，以70%甲醇稀释至刻度，摇匀，即得线性溶液。将该溶液逐级稀释，共配成5个浓度梯度的线性溶液。按照拟定的色谱条件进行测定，以浓度（μg/ml）为横坐标x，峰面积（A）为纵坐标y绘制标准曲线，得回归方程，结果见表8-38、图8-34。

表8-38　5种指标成分的线性关系考察

成分	回归方程	R	线性范围（μg/ml）
栀子苷	$y = 14.437x - 32.93$	0.9994	13.7475~141.00
芒果苷	$y = 36.201x + 18.79$	0.9999	7.5173~77.10
橙皮苷	$y = 16.268x - 12.598$	0.9997	5.9670~61.20
黄芩苷	$y = 33.543x - 138.27$	0.9998	29.4255~301.80
汉黄芩苷	$y = 37.772x - 38.532$	0.9998	7.4149~76.05

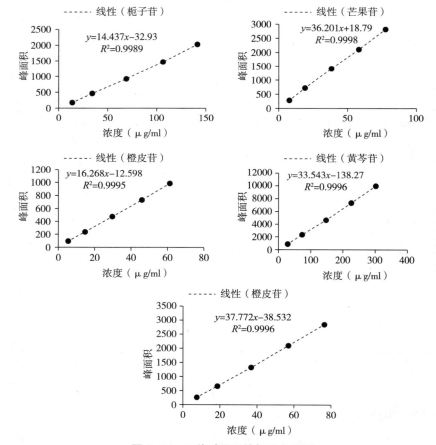

图8-34　5种对照品的标准曲线图

结果表明，栀子苷、芒果苷、橙皮苷、黄芩苷和汉黄芩苷分别在浓度为
13.7475~141.0μg/ml、7.5173~77.10μg/ml、5.967~61.20μg/ml、29.4255~301.8μg/ml、
7.4149~76.05μg/ml范围内，浓度c与其吸收峰面积A线性关系均良好。可采用外标一点
法对栀子苷、芒果苷、橙皮苷、黄芩苷和汉黄芩苷进行含量测定与计算。

（4）精密度试验

进样精密度：取混合对照品溶液连续进样5次，依法测定，计算各对照品峰面积的
RSD值，结果均小于2.0%（表8-39）。

表8-39　进样精密度试验结果

成分	峰面积值					RSD值（%）
	1	2	3	4	5	
栀子苷	935.9	935.4	935.1	935.5	933.9	0.08
芒果苷	1398.3	1395.5	1388.6	1389.4	1387.5	0.34
橙皮苷	465.7	466.0	466.4	466.1	465.7	0.06
黄芩苷	4729.4	4729.1	4733.7	4732.3	4725.3	0.07
汉黄芩苷	1345.6	1343.7	1343.2	1342.9	1342.5	0.09

重复性试验：取基准样品粉末，按法平行制备6份供试品溶液，连续测定，各指标
成分的含量及其RSD值见表8-40，试验结果表明各峰的重复性RSD值均小于2.0%，符
合含量测定方法学验证要求。

表8-40　重复性试验结果（$n=6$）

编号	栀子苷（mg/g）	芒果苷（mg/g）	橙皮苷（mg/g）	黄芩苷（mg/g）	汉黄芩苷（mg/g）
1	5.7947	3.2473	3.2359	38.3665	7.5189
2	5.7764	3.2522	3.2242	38.3608	7.5097
3	5.8129	3.2567	3.2429	38.4940	7.5386
4	5.7924	3.2540	3.2311	38.4245	7.5314
5	5.8057	3.2563	3.2397	38.5004	7.5380
6	5.8473	3.2670	3.2688	38.6317	7.5820
RSD值（%）	0.42	0.20	0.47	0.27	0.33

中间精密度试验：由另一名分析人员于不同日期照重复性试验项下方法重新配制6
份供试品溶液，进样测定，将测定结果与重复性试验结果进行比较，共12份样品的测
定结果见表8-41。结果表明，两组12次测定结果RSD值均小于2.0%，该方法精密度
良好。

表 8-41　中间精密度试验结果

重复性实验	试验人员：姚奕		HPLC 编号：1260-05-002-2-2015		
编号	栀子苷（mg/g）	芒果苷（mg/g）	橙皮苷（mg/g）	黄芩苷（mg/g）	汉黄芩苷（mg/g）
1	5.7856	3.2768	3.2666	38.3545	7.5002
2	5.7580	3.2558	3.2451	38.1502	7.4611
3	5.7937	3.2774	3.2486	38.3720	7.4984
4	5.7840	3.2757	3.2530	37.9151	7.4597
5	5.7676	3.2724	3.2484	38.0112	7.4699
6	5.7771	3.2699	3.2501	38.4343	7.4628
平均含量	5.78	3.27	3.25	38.21	7.48
RSD 值（%）	0.23	0.25	0.23	0.56	0.25
重复性实验	试验人员：张杨		HPLC 编号：1260-05-005-2015		
1	5.7947	3.2473	3.2359	38.3665	7.5189
2	5.7764	3.2522	3.2242	38.3608	7.5097
3	5.8129	3.2567	3.2429	38.4940	7.5386
4	5.7924	3.2540	3.2311	38.4245	7.5314
5	5.8057	3.2563	3.2397	38.5004	7.5380
6	5.8473	3.2670	3.2688	38.6317	7.5820
平均含量	5.8049	3.2556	3.2404	38.4630	7.5364
RSD 值（%）	0.42	0.20	0.47	0.27	0.33
12 组平均含量	5.7913	3.2634	3.2462	38.3346	7.5059
12 组 RSD 值（%）	0.40	0.33	0.40	0.54	0.51

（5）稳定性试验

取基准样品粉末，按法制备供试品溶液，密闭，在室温放置 0、2、4、8、12 和 24 小时后分别进样 1 次，记录各指标成分的色谱峰面积，计算每个峰面积 RSD 值 < 2.0%，结果表明，供试品溶液在室温条件下放置 24 小时内稳定性良好，见表 8-42。

表 8-42　稳定性试验结果（n=6）

成分	峰面积值						RSD 值（%）
	0	2	4	8	12	24	
栀子苷	474.0	473.0	475.8	475.3	473.9	478.7	0.43
芒果苷	723.7	721.5	725.5	724.6	723.6	730.6	0.43
橙皮苷	304.0	302.9	305.3	304.0	303.6	306.9	0.47
黄芩苷	7417.0	7408.0	7453.0	7433.6	7426.8	7495.0	0.42
汉黄芩苷	1638.8	1636.4	1645.5	1604.6	1639.8	1655.4	1.05

（6）准确度试验

取清金化痰汤对应实物粉末（含量已通过重复性试验测得，取其含量平均值）约 0.06g，精密称定，置于20ml 量瓶中，加入栀子苷对照品溶液（1.000mg/ml）0.4ml，芒果苷对照品溶液（0.544mg/ml）0.4ml，橙皮苷对照品溶液（0.406mg/ml）0.5ml，黄芩苷对照品溶液（1.740mg/ml）1.5ml，汉黄芩苷对照品溶液（1.285mg/ml）0.4ml，加入70%甲醇至约20ml，超声处理30min，放冷，以70%甲醇定容至刻度，摇匀，即得。平行制备6份，依法测定，并按照以下公式计算加样回收率（表8-43）。结果表明，各指标成分含量平均回收率均在95%~105%，符合方法学验证要求。

回收率（%）=（测得总量−样品已知含量）/加入标品量×100%

表8-43　加样回收率试验结果

成分	取样量（g）	样品已知含量（mg）	加入对照品的量（mg）	实际测得总量（mg）	回收率（%）	平均回收率（%）	RSD 值（%）
栀子苷	0.0602	0.3492	0.4056	0.7585	100.93	100.90	0.32
	0.0604	0.3503	0.4056	0.7619	101.46		
	0.0603	0.3497	0.4056	0.7584	100.75		
	0.0605	0.3509	0.4056	0.7603	100.93		
	0.0604	0.3503	0.4056	0.7595	100.89		
	0.0604	0.3503	0.4056	0.7578	100.46		
芒果苷	0.0602	0.1963	0.2168	0.4130	99.96	100.11	0.26
	0.0604	0.1969	0.2168	0.4141	100.17		
	0.0603	0.1966	0.2168	0.4135	100.05		
	0.0605	0.1972	0.2168	0.4135	99.78		
	0.0604	0.1969	0.2168	0.4149	100.54		
	0.0604	0.1969	0.2168	0.4141	100.17		
橙皮苷	0.0602	0.1950	0.2040	0.3949	97.97	97.75	0.22
	0.0604	0.1957	0.2040	0.3949	97.66		
	0.0603	0.1954	0.2040	0.3948	97.75		
	0.0605	0.1960	0.2040	0.3947	97.37		
	0.0604	0.1957	0.2040	0.3954	97.90		
	0.0604	0.1957	0.2040	0.3953	97.84		
黄芩苷	0.0602	2.3153	2.6000	4.9906	102.89	102.93	0.24
	0.0604	2.3230	2.6000	5.0006	102.98		
	0.0603	2.3191	2.6000	4.9984	103.05		
	0.0605	2.3268	2.6000	4.9908	102.46		
	0.0604	2.3230	2.6000	5.0061	103.20		
	0.0604	2.3230	2.6000	5.0003	102.97		

续表

成分	取样量（g）	样品已知含量（mg）	加入对照品的量（mg）	实际测得总量（mg）	回收率（%）	平均回收率（%）	RSD值（%）
	0.0602	0.4539	0.5140	0.9609	98.64		
	0.0604	0.4554	0.5140	0.9633	98.81		
汉黄芩苷	0.0603	0.4547	0.5140	0.9621	98.73	98.65	0.17
	0.0605	0.4562	0.5140	0.9616	98.33		
	0.0604	0.4554	0.5140	0.9629	98.74		
	0.0604	0.4554	0.5140	0.9623	98.61		

6. 10批基准样品含量测定

取10批基准样品，按法制备供试品溶液并测定各指标含量，结果见表8-44。

表8-44　对应实物样品橙皮苷含量测定结果（mg/g）

批号	黄芩苷	汉黄芩苷	栀子苷	芒果苷	橙皮苷
20210409-1	35.15	6.63	18.03	1.66	4.00
20210409-2	36.30	6.67	18.99	1.69	3.84
20210409-3	34.17	6.74	16.55	2.11	3.70
20210409-4	33.85	6.57	18.20	2.47	3.88
20210409-5	34.30	6.50	20.56	1.76	3.42
20210409-6	35.66	6.74	19.33	1.67	3.71
20210409-7	37.32	7.79	17.30	2.38	3.54
20210409-8	35.19	7.08	18.78	1.41	3.65
20210409-9	29.13	5.74	20.10	1.62	4.15
20210409-10	32.88	6.87	14.35	1.78	3.68

7. 基准样品含量限度确定

对应实物含量测定结果表明，多批次清金化痰汤基准样品含量均在其均值的70%~130%范围内。根据以上结果，拟规定清金化痰汤基准样品中5个指标成分含量限度为：每克含黄芩苷24.7~45.9mg、汉黄芩苷4.8~8.9mg、栀子苷13.1~24.3mg、芒果苷1.3~2.5mg、橙皮苷2.7~5.0mg。

（七）生物效价评价研究

生物活性测定法是以药物的生物效应为基础，以生物统计为工具，运用特定的实验设计，测定药物有效性的一种方法，从而达到控制药品质量的作用。其测定方法包括生物效价测定法和生物活性限值测定法。近年来，生物活性测定方法因其直接关联药效，已在多种中药开展了探索性研究，如水蛭、麝香、金银花、板蓝根、穿心莲等。

1.基于磷酸二酯酶抑制活性的清金化痰汤生物活性评价研究

环磷酸腺苷（cAMP）和环磷酸鸟苷（cGMP）是细胞内重要的第二信使分子，可调节细胞内的多种信号传递和生理活动，如介导炎症细胞因子的产生与释放。磷酸二酯酶（PDE）是一类可水解cAMP和cGMP的酶，目前已知的PDE酶由11种各具特性的同工酶组成，其中PDE4被认为是一种新型抗炎靶标，主要用于肺部的炎症治疗。清金化痰汤是治疗肺系病的经典名方，我们前期实验发现清金化痰汤水提物具有抑制PDE酶活性的作用。因此，建立基于抑制PDE酶的清金化痰汤生物活性测定方法，进一步补充完善该经典名方的质量控制。

（1）材料及方法

①实验仪器　e2695-2998型高效液相色谱仪（美国Waters公司），LC-20A型高效液相色谱仪（日本岛津公司），5424R型超高速离心机（德国 Eppendorf公司），DB-02型干式恒温器（美国精骐有限公司），AE240型1/10万电子天平和ME104E型1/1万电子分析天平［梅特勒-托利多仪器（上海）有限公司］，PB-10型pH计（德国赛多利斯公司）。

②实验试剂　清金化痰汤水提物冻干粉（QJHTT，天津药物研究院有限公司，批号分别为19112601，19112602，19112603，19112604，19112605，19112606，19112607，19112608，19112609，19112610），PDE（瑞士 Enzo Life Sciences公司，批号08112006），cAMP对照品（上海源叶生物科技有限公司，批号Z07M11J109387，纯度98%），3-异丁基-1-甲基黄嘌呤（IBMX，上海碧云天生物技术有限公司，批号080520210419），水为娃哈哈纯净水，甲醇为色谱纯，其他试剂均为分析纯。

③实验原理　cAMP可以通过高效液相色谱法在紫外-可见光范围内进行检测，抑制剂可以抑制cAMP与PDE的结合，从而抑制cAMP分解生成5'-腺嘌呤核苷酸（5-AMP），在高效液相色谱法中反映为峰面积值的变化。在体外酶活性抑制实验中，化合物与PDE结合后会导致PDE对cAMP的降解作用减弱，峰面积值也会随之产生变化，若对PDE活性抑制越强，则相应的cAMP峰面积就越大，反之亦然。

④溶液配制

钙/镁磷酸盐缓冲液（Ca/Mg PBS）配制：称取氯化钠8.00g，氯化钾0.20g，磷酸二氢钾0.20g，十二水磷酸氢二钠3.15g，加水800ml使溶解，用4%氢氧化钠溶液将pH调至7.4，加入氯化钙0.11g，六水氯化镁0.20g，最后加水定容至1L，高温、高压灭菌30min，0.45μm微孔滤膜滤过，即得。

10U/ml PDE溶液配制：将4U的PDE溶于0.40ml的Ca/Mg PBS中，待溶解后混匀，配制过程在冰浴中进行。

QJHTT溶液配制：称取各批QJHTT样品适量，用Ca/Mg PBS使溶解，离心（4℃，1万r/min，10min，离心半径8.3cm，下同），取上清液用Ca/Mg PBS稀释，得质量浓度分别为1.11g/L、3.33g/L、10.00g/L、30.00g/L的溶液。

IBMX溶液配制：称取 IBMX 2.22mg，用 Ca/Mg PBS 使溶解并定容至 5ml，配成 444.00mg/L母液，分别用 Ca/Mg PBS 稀释至不同质量浓度（5.48mg/L、16.44mg/L、49.33mg/L、148.00mg/L）。

⑤影响因素考察

cAMP标准曲线的建立：精密称取cAMP对照品3.29mg，置100ml量瓶中，加Ca/Mg PBS使溶解并定容，摇匀，配成100μmol/L cAMP溶液，并逐级稀释，配制得到浓度分别为1.56μmol/L、3.13μmol/L、6.25μmol/L、12.5μmol/L、25μmol/L、50μmol/L、100μmol/L的cAMP对照品溶液，待测，记录cAMP峰面积。

色谱条件：采用Kromasil C18色谱柱（4.6mm×250mm，5μm），流动相甲醇−0.5%乙酸水溶液（5：95），检测波长254nm，柱温30℃，流速1.0ml/min，进样量20μl。

cAMP底物浓度考察：在冰浴条件下，空白管和测试管中分别加入cAMP溶液（终浓度分别为25μmol/L、37.5μmol/L、50μmol/L、62.5μmol/L、75μmol/L）37.5μl；此外，测试管加入PDE溶液（终浓度4U/ml）30μl，空白管加入Ca/Mg PBS 30μl，各管均用Ca/Mg PBS补足至75μl。将各组置于37℃金属浴中恒温孵育30min后于100℃水浴3min终止反应，随后用水稀释2倍，离心，取上清液用于检测。

酶反应时间考察：根据cAMP底物浓度项下考察结果确定最佳cAMP底物浓度。在冰浴条件下，测试管中分别加入cAMP溶液37.5μl与PDE溶液（终浓度4U/ml）30μl，用Ca/Mg PBS补足至75μl。将各管置于37℃金属浴中分别恒温孵育0、30、45、60、75、90min，于100℃水浴3min终止反应，用水稀释2倍，离心，取上清液用于检测。

⑥PDE抑制率的检测　在冰浴条件下，空白组、对照组、药物组［药物组分为QJHTT组和阳性药组（IBMX组）］分别加入cAMP溶液37.5μl；对照组、QJHTT组和IBMX组加入PDE溶液（终浓度4U/ml）30μl，QJHTT组再加入不同质量浓度的QJHTT溶液7.5μl，IBMX组再加入IBMX溶液7.5μl，各管均用Ca/Mg PBS补足至75μl。将各组置于37℃金属浴中恒温孵育60min，于100℃水浴3min终止反应，用水稀释2倍，离心，取上清液用于检测。计算抑制率，计算公式为抑制率=（药物组cAMP峰面积−对照组cAMP峰面积）/（空白组cAMP峰面积−对照组cAMP峰面积）×100%。

⑦QJHTT和IBMX抑制PDE活性的量效关系考察　考察不同批次不同质量浓度QJHTT（批号为19112602、19112607、19112608，终质量浓度分别为0.11g/L、0.33g/L、1.00g/L、3.00g/L）和不同质量浓度IBMX（终质量浓度分别为0.55mg/L、1.64mg/L、4.93mg/L、14.80mg/L）对PDE活性的抑制情况。按PDE抑制率的检测项下方法进行加样与检测，计算抑制率。

⑧方法学考察

仪器精密度试验：取12.5μmol/L cAMP溶液，按色谱条件项下方法连续进样6次，测得cAMP峰面积，计算相对标准偏差（RSD）。

供试品稳定性试验：取批号19112602的QJHTT溶液（终质量浓度1g/L）和IBMX溶液（终质量浓度4.93mg/L）按1.6项下方法制备空白组溶液、对照组溶液、QJHTT组溶液和IBMX组溶液，分别于制备后0、2、4、8、12、24h按色谱条件项下方法测定，记录cAMP峰面积，计算RSD。

重复性试验：取批号19112602的QJHTT溶液（终质量浓度1g/L）和IBMX溶液（终质量浓度4.93mg/L）按PDE抑制率的检测项下方法制备空白组溶液、对照组溶液、QJHTT组溶液和IBMX组溶液，重复操作6次，记录cAMP峰面积，计算抑制率，以考察方法的重复性。

中间精密度考察：取批号19112602的QJHTT溶液（终质量浓度1g/L）和IBMX溶液（终质量浓度4.93mg/L）按PDE抑制率的检测项下方法制备空白组溶液、对照组溶液、QJHTT组溶液和IBMX组溶液，分别在实验室不同仪器上进行分析，记录cAMP峰面积，计算PDE抑制率；由2个实验人员分别制备空白组溶液、对照组溶液、QJHTT组溶液和IBMX组溶液，记录cAMP峰面积，计算PDE抑制率，以考察方法的中间精密度。

方法适用性考察：取待检批号19112601、19112603、19112604、19112605、19112606、19112609、19112610的QJHTT，按QJHTT溶液配制项下方法配制溶液，按PDE抑制率的检测项下方法计算PDE抑制率，考察方法适用性。

（2）结果

①影响因素考察

cAMP标准曲线的建立：以cAMP峰面积为纵坐标，cAMP溶液浓度为横坐标，绘制标准曲线，得cAMP线性回归方程$y=15\,448x$（$R^2=0.999\,9$），表明cAMP在1.56~100μmol/L与峰面积呈良好线性关系。

cAMP底物浓度的考察结果：终浓度4U/ml PDE溶液和不同浓度的cAMP溶液反应过程中，在30min反应时间内，随着cAMP浓度的增大，cAMP减少量逐渐增大，可能与酶的反应速率有关。当cAMP底物浓度分别为25μmol/L、37.5μmol/L、50μmol/L、62.5μmol/L、75μmol/L时，cAMP减少量分别为4.09μmol/L、6.82μmol/L、9.11μmol/L、10.09μmol/L、11.04μmol/L。说明当cAMP浓度为50μmol/L时，cAMP减少速率变缓，故底物浓度选择50μmol/L。

酶反应时间考察：终浓度4U/ml PDE溶液和50μmol/L cAMP反应过程中，在90min内，随着酶反应时间的增加，cAMP减少量增加。当酶反应时间分别为30、45、60、75、90min时，cAMP减少量分别为8.02μmol/L、13.97μmol/L、19.34μmol/L、23.05μmol/L、27.45μmol/L，考虑到时间成本，故反应时间选择为60min。

②基于 PDE 抑制作用的 QJHTT 生物活性测定

QJHTT 抑制 PDE 活性的量效关系考察：QJHTT 体外对 PDE 活性的影响结果表明，当 QJHTT 终质量浓度为 0.11~3.0g/L 时，随着给药浓度的增大，其对 PDE 抑制率增大，且呈线性关系。当 QJHTT 溶液终质量浓度为 1g/L 时，3 个批号药物对 PDE 的抑制效果稳定，故选择 1g/L 作为 QJHTT 抑制 PDE 活性的检测质量浓度，见表 8-45。

表 8-45　不同质量浓度 QJHTT 对 PDE 抑制率的影响（$n=3$）

质量浓度（g/L）	批号 19112602		批号 19112607		批号 19112608	
	抑制率（$\bar{x} \pm s$）	RSD 值	抑制率（$\bar{x} \pm s$）	RSD 值	抑制率（$\bar{x} \pm s$）	RSD 值
0.11	34.26 ± 8.63	25.2	36.12 ± 3.42	9.5	41.09 ± 7.53	18.3
0.33	37.28 ± 1.80	4.8	48.36 ± 1.83	3.8	47.03 ± 8.73	18.6
1.00	47.22 ± 2.37	5.0	52.13 ± 2.96	5.7	56.52 ± 5.67	10.0
3.00	73.73 ± 1.70	2.3	71.39 ± 0.81	1.1	82.22 ± 3.51	4.3

IBMX 抑制 PDE 酶活性的量效关系考察：IBMX 对 PDE 活性影响的结果表明，当 IBMX 终质量浓度为 0.55~14.80mg/L 时，随着给药浓度的增大，PDE 抑制率增大，但浓度越低，实验误差越大。当 IBMX 终质量浓度为 4.93mg/L，抑制率为 50.27% ± 4.47%，RSD 值为 8.89%，抑制效果稳定。综合以上实验结果，选择 IBMX 作为阳性药的质量浓度为 4.93mg/L。

③清金化痰汤抑制 PDE 酶活性的方法学考察

仪器精密度试验：12.50μmol/L cAMP 对照品溶液连续进样 6 次的峰面积 RSD 值 0.9%，表明仪器精密度良好。

样品稳定性试验：稳定性试验结果表明，在 24h 内，空白组、对照组、QJHTT 组和 IBMX 组的 cAMP 峰面积 RSD 值分别为 0.3%、0.4%、0.6% 和 0.1%，表明各组溶液在 24h 内稳定性良好。

重复性试验：重复性考察时发现，1g/L QJHTT 溶液对 PDE 的抑制率为 51.09% ± 3.18%，RSD 值 6.2%；4.93mg/L IBMX 溶液对 PDE 的抑制率为 41.99% ± 5.14%，RSD 值 12.3%，表明该方法重复性良好。

中间精密度考察：对重复性试验的样品在不同品牌液相仪器上重新进样检测，测得 cAMP 面积，计算 1g/L QJHTT 溶液和 4.93mg/L IBMX 溶液对 PDE 的抑制率分别为 53.27% ± 6.33%、42.52% ± 4.83%，RSD 值依次为 11.9%、11.4%。与重复性试验项下数据进行对比发现，不同仪器对测定结果影响的差异并无统计学意义。由实验室另外一名人员对同一批次的 QJHTT 进行测定，结果 1g/L QJHTT 溶液和 4.93mg/L IBMX 溶液对 PDE 的抑制率分别为 67.78% ± 1.60%、51.90% ± 2.75%，RSD 值依次为 2.4%、5.3%。综合两位操作者共 12 次测定结果，发现 IBMX 和 QJHTT 抑制 PDE 活性稳定，RSD 值依次为 14.19%、14.66%。说明不同实验人员对测定结果的影响不大，中间精密度较好。

方法适用性考察：7 批 QJHTT（19112601、19112603、19112604、19112605、19112606、19112609、19112610）对 PDE 活性的抑制率分别为 51.37%±2.13%、52.79%±4.36%、50.88%±5.59%、58.18%±1.06%、66.14%±3.91%、52.63%±7.85%、48.55%±5.57%；RSD 值依次为 4.2%、8.3%、11.0%、1.8%、5.9%、14.9%、9.4%；7 批样品的 PDE 抑制率均＞45%，RSD 值均＜15%，判断合格。

（3）讨论

质量稳定可控是保证中药有效性和安全性的前提，而经典名方的功效往往是其所含成分综合作用的结果，是多成分、多靶点、多途径交互作用的综合体现。中药复方配伍成分之间的协同和拮抗作用更为多样，仅检测一个或几个化学成分并不能完全反应经典名方的整体疗效。因此，建立关联其临床疗效的质量评价方法具有重要意义。生物活性检测法适用于成分复杂、具有多种活性成分和未知药效或毒性成分的药物。《中国药典》2010 年版正式将《中药生物活性测定指导原则》纳入其中。

目前，针对清金化痰汤开展质量控制的方法主要以化学成分含量测定为主，如刘静等建立了超高效液相色谱法（UPLC）同时测定清金化痰汤中新芒果苷、栀子苷、芒果苷、黄芩素、汉黄芩素、甘草酸、山栀子苷 B 含量的方法，尚缺少能够关联该复方药效的质量控制方法。现代研究表明，清金化痰汤可降低血清、肺组织或肺泡灌洗液中炎症因子水平，减轻气道炎症反应，结合清金化痰汤的抗炎效应，本课题组尝试探索建立基于 PDE 抑制活性的清金化痰汤生物活性测定方法，对其现有质控方法进行补充和完善。本文研究发现，QJHTT 质量浓度在 0.11~3.0g/L 时，其对 PDE 表现出明显的抑制作用，并呈浓度依赖关系；但低浓度药物对 PDE 抑制活性的 RSD 值较大。结合不同浓度药物对 PDE 抑制率的稳定性，选择 1.0g/L 作为待检质量浓度，不再对更低质量浓度进行考察。IBMX 是一个广谱的竞争性 PDE 抑制剂，在本研究条件下，4.93mg/L IBMX 对 PDE（4U/ml）的抑制率为 50.27%±4.47%，RSD 值＜10%，故选择 4.93mg/L IBMX 作为阳性药用于评估评价体系的稳定性。以拟建立的生物活性评价方法考察多批 QJHTT 对 PDE 活性的抑制情况。

综合多次检测结果，1g/L QJHTT 对 PDE（4U/ml）抑制率均＞45.0%，即 1mg 的 QJHTT 可中和 1.8U PDE 活性。方法适用性考察结果显示，7 批 QJHTT 1mg 可中和至少 1.8U PDE 活性，判定为合格。

在 PDE 体外抑制率实验中，酶的活性是影响实验结果可靠性和稳定性的关键因素，每次实验时 PDE 溶液应现配现用，同时在冰浴条件下操作，避免过度震荡。目前测定 PDE 活性方法主要有 3 种：放射性同位素法、分子荧光分析法及高效液相色谱法。放射性同位素法具有灵敏度高和可同时测定多个样品的优点，但对环境和安全操作要求严格。分子荧光分析法具有检出限低、灵敏度高等优点，但易受干扰，荧光淬灭快，实验成本高。高效液相色谱法相对于其他2种方法分析时间长，但实验操作简单、快速、准确，利于在药检部门推广。基于PDE抑制活性的生物活性测定方法是对清金化痰汤质量控制体系建立的补充。

2.基于巨噬细胞吞噬及分泌功能的清金化痰汤生物限值测定

本实验结合清金化痰汤抗炎及免疫调节的药理作用，拟建立基于RAW264.7巨噬细胞吞噬及分泌功能的生物限值测定方法，用于该复方的质量控制，为清金化痰汤及其他经典名方的质量控制提供借鉴。

（1）材料与方法

①细胞　小鼠RAW264.7巨噬细胞购于北京协和医学院细胞资源中心。

②仪器　VS-1300-U型超净工作台（苏州安泰空气技术有限公司），MCO-15A型CO_2培养箱（日本三洋电机国际贸易有限公司），Axiovret 135A型倒置显微镜（德国ZEISS公司），DT5-6A型台式离心机（北京时代北利离心机有限公司），ZW-A型微量振荡器（江苏省金坛市荣华仪器制造有限公司），Multiskan FC型酶标仪（美国Thermo公司），ME104E型1/1万电子分析天平〔梅特勒-托利多仪器（上海）有限公司〕。

③试剂　胎牛血清（美国Gemini公司，批号A73G00K）、DMEM培养基（美国HyClone公司，批号AF29422282）、细胞增殖与活性检测试剂盒-8（CCK-8）和中性红染色液（碧云天生物技术有限公司，批号分别为090619191021、031120200929）、脂多糖（LPS，美国Sigma公司，批号12190801）、磷酸盐缓冲液（PBS，北京益美源生物科技有限责任公司，批号11310210）、小鼠白细胞介素（IL）-1β和IL-6酶联免疫吸附测定法（ELISA）试剂盒（达科为生物技术股份有限公司，批号分别为2012-2，2101-1）、96孔细胞培养板（美国Costar公司）。

④药物制备　5批清金化痰汤水提物冻干粉由天津药物研究院有限公司制备（分别称取黄芩5.60g，栀子5.60g，桔梗7.46g，麦冬3.73g，桑白皮3.73g，浙贝母3.73g，知母3.73g，炒瓜蒌子3.73g，橘红3.73g，茯苓3.73g，甘草1.49g，加水600ml，浸泡1h，以封闭式电炉首先用5档煎至沸腾，再用4档煎煮60min，至剩余药液约240ml，趁热用100目尼龙滤布过滤，挤压药渣，收集滤液，预冻4h，冷冻干燥48h，即得），批号分别为19112606、19112607、19112608、19112609、19112610。

⑤药物与试剂配制　精密称取各批清金化痰汤水提物冻干粉适量，加DMEM培养基使其溶解，经0.22μm微孔滤膜过滤，配制得到1.0g/L清金化痰汤物质基准母液；再用DMEM培养基稀释至相应工作液质量浓度，现用现配。称取LPS粉末25mg，加PBS 25ml使溶解，经0.22μm微孔滤膜过滤，得1.0g/L母液，于-20℃冻存，使用时用DMEM培养基稀释至相应工作液质量浓度。

⑥细胞培养　RAW264.7巨噬细胞培养于含10%胎牛血清的DMEM培养基中，置于

37℃、5% CO$_2$及饱和湿度的培养箱中培养。

⑦RAW264.7巨噬细胞接种密度及孵育时间考察　选取对数生长期的RAW264.7巨噬细胞，调整细胞悬液密度为1×10^5个/毫升、3×10^5个/毫升、5×10^5个/毫升，接种于96孔板，每孔100μl，加入DMEM培养基100μl，置37℃、5% CO$_2$培养箱内培养，分别于培养12、24、36、48、60h后观察细胞状态并拍照，加入CCK-8试剂20μl，2h后用酶标仪于450nm处测定吸光度A。

⑧清金化痰汤对RAW264.7细胞活力的影响　选取对数生长期的RAW264.7巨噬细胞，调整细胞悬液密度为3×10^5个/毫升，接种于96孔板，每孔100μl，置37℃、5% CO$_2$培养箱内贴壁培养12h。分为空白组、对照组和清金化痰汤水提物冻干粉不同质量浓度组（批号分别为19112607、19112608、19112609，终质量浓度分别为62.5mg/L、125mg/L、250mg/L、500mg/L、1000mg/L），每组设3个复孔，给药后于37℃、5% CO$_2$培养箱培养24h，每孔加入CCK-8试剂20μl，2h后于450nm处测定A。

⑨基于巨噬细胞分泌功能的清金化痰汤生物活性限值测定

对巨噬细胞分泌IL-1β和IL-6含量的影响：选取对数生长期的RAW264.7巨噬细胞，按⑧清金化痰汤对RAW264.7细胞活力的影响项下方法贴壁培养后分为对照组、模型组、清金化痰汤水提物冻干粉（批号19112607）不同质量浓度（62.5mg/L、125mg/L、250mg/L、500mg/L）组，清金化痰汤水提物冻干粉不同质量浓度处理组及模型组均加入终质量浓度为1mg/L的LPS，各组设6个复孔，于37℃、5% CO$_2$培养箱培养24h，收集上清液，检测IL-1β和IL-6的含量。按ELISA试剂盒说明书完成实验操作，测定A，按公式抑制率＝（$A_{模型组}-A_{给药组}$）/（$A_{模型组}-A_{对照组}$）× 100%，计算清金化痰汤对LPS诱导RAW264.7巨噬细胞分泌IL-6和IL-1β的抑制率。

限值浓度考察：选取对数生长期的RAW264.7巨噬细胞，按⑧清金化痰汤对RAW264.7细胞活力的影响项下方法贴壁培养过夜后分为对照组、模型组和清金化痰汤水提物冻干粉不同质量浓度组（批号分别为19112607、19112608、19112609，终质量浓度分别为125、250、500mg/L），按⑨基于巨噬细胞分泌功能的清金化痰汤生物活性限值测定项下方法加入1mg/L LPS和设定复孔，给药后按⑨基于巨噬细胞分泌功能的清金化痰汤生物活性限值测定项下方法收集上清液用于检测IL-6含量并计算抑制率。

方法学考察：取清金化痰汤水提物冻干粉（批号分别为19112607、19112608、19112609）适量，加入DMEM培养基使其终质量浓度为500mg/L，按⑨基于巨噬细胞分泌功能的清金化痰汤生物活性限值测定项下方法测定其对1mg/L LPS诱导RAW264.7巨噬细胞分泌IL-6的抑制率，重复3次，以考察方法的重复性。取批号为19112606、19112610的清金化痰汤水提物冻干粉，加入DMEM培养基使其终质量浓度为500mg/L，按⑨基于巨噬细胞分泌功能的清金化痰汤生物活性限值测定项下方法测定其对1mg/L LPS诱导

RAW264.7巨噬细胞分泌IL-6的抑制率，以考察方法的适用性。

⑩基于巨噬细胞吞噬功能的清金化痰汤生物活性限值测定

限值浓度考察：取对数生长期的RAW264.7巨噬细胞，按⑧清金化痰汤对RAW264.7细胞活力的影响项下方法贴壁培养后分为空白组、对照组、LPS组（终质量浓度0.25mg/L）和3批清金化痰汤水提物冻干粉组（批号分别为19112607、19112608、19112609），加入DMEM培养基使清金化痰汤水提物冻干粉终质量浓度为500mg/L，各组设3个复孔，给药后于37℃、5% CO_2培养箱内培养24h，弃上清，每孔加入中性红染色液100μl，孵育1h后弃中性红染色液，PBS洗1遍，每孔200μl，加入已配制好的细胞裂解液[50%乙酸-50%乙醇（1:1）]，每孔100μl，用微量震荡器震荡15min，静置2h，于562nm处测定A，按公式吞噬指数=（$A_{给药组/LPS组}-A_{对照组}$）/（$A_{对照组}-A_{空白组}$）×100%计算各组吞噬指数。

方法学考察：取清金化痰汤水提物冻干粉（批号19112607）适量，加DMEM培养基溶解至终质量浓度为500mg/L，按⑩基于巨噬细胞吞噬功能的清金化痰汤生物活性限值测定项下方法测定清金化痰汤水提物冻干粉对RAW264.7巨噬细胞吞噬指数的影响，重复6次，以考察方法的重复性。同实验室不同实验人员采用500mg/L清金化痰汤水提物冻干粉作用于RAW264.7巨噬细胞后，按⑩基于巨噬细胞吞噬功能的清金化痰汤生物活性限值测定项下方法测定其吞噬指数，考察中间精密度。按⑩基于巨噬细胞吞噬功能的清金化痰汤生物活性限值测定项下方法，取待检清金化痰汤水提物冻干粉（批号19112610）作用于RAW264.7巨噬细胞后测定其吞噬指数，考察方法适用性。

⑪统计学分析　利用SPSS Statistics 19.0统计软件对实验数据进行统计学处理。多组间比较采用单因素方差分析，组间比较采用最小显著性差异法（LSD）检验，$P<0.05$表示差异有统计学意义。

（2）结果

①巨噬细胞接种密度及孵育时间考察　RAW264.7巨噬细胞的生长状态与细胞密度密切相关，故采用CCK-8法对不同密度的细胞活力进行考察。结合显微观察结果发现，当细胞密度为$3×10^5$个/毫升时，细胞形态稳定，生长状态良好，当培养时间为48h时，细胞密度处于饱和状态，分裂减缓；当细胞密度为$1×10^5$个/毫升时，细胞持续生长，形态改变较$3×10^5$个/毫升时多；当细胞密度为$5×10^5$个/毫升时，细胞形态易发生改变，且密度过大不利于药物作用时间的考察。综合考虑实验稳定性和实验时间因素，选择RAW264.7巨噬细胞的接种密度为$3×10^5$个/毫升，实验在36h内完成，见图8-35。

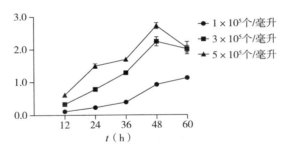

图 8-35　RAW264.7 巨噬细胞的细胞密度考察（$\bar{x} \pm s$，$n=3$）

②清金化痰汤对RAW264.7细胞活力的影响

当清金化痰汤水提物冻干粉终质量浓度为62.5~500mg/L时，3批清金化痰汤水提物冻干粉样品对RAW264.7巨噬细胞均无毒性作用；且当终质量浓度为62.5~250mg/L时，批号19112607和19112609样品均具有明显的促增殖作用（$P < 0.05$，$P < 0.01$）；当清金化痰汤水提物冻干粉终质量浓度为500mg/L时，与空白组相比，3批样品对RAW264.7巨噬细胞增殖均无影响，见表8-46。

表 8-46　清金化痰汤对 RAW264.7 细胞活力的影响（$\bar{x} \pm s$，$n=3$）

组别	质量浓度（mg/L）	A		
		批号 19112607	批号 19112608	批号 19112609
对照组		1.42 ± 0.10	1.24 ± 0.03	2.06 ± 0.06
清金化痰汤水提物冻干粉	62.5	$1.75 \pm 0.15^{2)}$	1.57 ± 0.17	$2.55 \pm 0.07^{2)}$
	125	$1.76 \pm 0.10^{2)}$	1.58 ± 0.12	$2.47 \pm 0.12^{2)}$
	250	$1.66 \pm 0.09^{2)}$	1.44 ± 0.06	$2.30 \pm 0.19^{※}$
	500	1.52 ± 0.05	1.39 ± 0.01	2.17 ± 0.13
	1 000	1.33 ± 0.02	1.22 ± 0.08	2.18 ± 0.09

注：与空白组比较 $^{※}P < 0.05$，$^{2)}P < 0.01$

③基于RAW264.7分泌功能的生物活性限值测定

对巨噬细胞分泌IL-1β和IL-6的影响：由表8-47可知，终质量浓度为62.5mg/L、125mg/L、250mg/L、500mg/L的清金化痰汤水提物冻干粉对LPS诱导的RAW264.7巨噬细胞分泌的IL-1β和IL-6含量表现出明显抑制作用（$P < 0.05$，$P < 0.01$），且对IL-6分泌量的抑制表现出了明显的量效关系，故选择IL-6作为质量控制指标并寻找生物限值。

表 8-47　清金化痰汤对 LPS 诱导 RAW264.7 巨噬细胞分泌 IL-1β 和 IL-6 含量的影响（$n=3$）

组别	质量浓度（mg/L）	IL-1β		IL-6	
		质量浓度（$\bar{x} \pm s$）（ng/L）	抑制率（%）	质量浓度（$\bar{x} \pm s$）（μg/L）	抑制率（%）
对照		3.96 ± 0.01	—	0.47 ± 0.01	—
模型		15.32 ± 2.50[2)]	—	18.05 ± 0.90[2)]	—
清金化痰汤水提物冻干粉	62.5	9.01 ± 1.854	55.55	13.32 ± 0.173	26.91
	125	4.90 ± 1.474	91.73	10.48 ± 1.254	43.06
	250	3.16 ± 0.514	107.04	9.91 ± 0.384	46.30
	500	5.16 ± 0.114	89.44	5.02 ± 0.194	74.12

注：与模型组比较 2）$P < 0.05$

清金化痰汤限值浓度考察：由表 8-48 可知，当清金化痰汤水提物冻干粉终质量浓度为 125~500mg/L 时，批号 19112607、19112608、19112609 样品对 LPS 诱导的 RAW264.7 巨噬细胞分泌 IL-6 的分泌量均表现出明显抑制作用；尤其是当终质量浓度为 500mg/L 时，3 批样品的抑制率较为稳定，故选择 500mg/L 为限值浓度进行方法学考察。

表 8-48　清金化痰汤对 LPS 诱导 RAW264.7 巨噬细胞分泌 IL-6 含量的影响（$n=3$）

组别	质量浓度（mg/L）	抑制率（%）		
		批号 19112607	批号 19112608	批号 19112609
对照		—	—	—
模型		—	—	—
清金化痰汤水提物冻干粉	125	8.11	21.50	13.08
	250	48.52	33.97	29.89
	500	75.94	69.76	69.47

方法学考察：由表 8-49 可知，在方法重复性考察时，批号分别为 19112607、19112608、19112609 的清金化痰汤水提物冻干粉样品对 LPS 诱导的 RAW264.7 巨噬细胞分泌 IL-6 的含量有显著抑制作用，其抑制率处于 45.41%~55.41%，相对标准偏差（RSD 值）分别为 5.8%、3.8%、2.5%，重复性良好。综合以上实验结果，在本文确定的实验条件下，当清金化痰汤水提物冻干粉的终质量浓度为 500mg/L 时，其对 1mg/L LPS 诱导的 RAW264.7 巨噬细胞 IL-6 分泌量有明显抑制作用（$P < 0.05$），即可判断为质量合格。在方法适用性考察时，空白组、模型组及清金化痰汤水提物冻干粉组（批号分别为 19112606 和 19112610）的 IL-6 质量浓度分别为 1.63 ± 0.01 μg/L、33.37 ± 1.34 μg/L、11.13 ± 0.61 μg/L、13.53 ± 1.12 μg/L；计算这两批清金化痰汤水提物冻干粉对 LPS 诱导的 RAW264.7 巨噬细胞分泌 IL-6 的抑制率分别为 70.09% 和 62.53%，判断合格。

表 8-49　清金化痰汤对 LPS 诱导 RAW264.7 巨噬细胞分泌 IL-6 含量的影响

组别	终质量浓度（mg/L）	抑制率（%）
LPS 组	1	–
Lot. 19112607	500	52.38 ± 3.03
Lot. 19112608	500	50.18 ± 1.93
Lot. 19112609	500	46.56 ± 1.15

④基于RAW264.7巨噬细胞吞噬功能的生物活性限值测定

清金化痰汤水提物冻干粉限值浓度考察：空白组、LPS组和500mg/L清金化痰汤水提物冻干粉组（批号分别为19112607、19112608、19112609）的吞噬指数分别为100%、124.03%±1.81%、116.20%±5.27%、117.63%±4.41%、116.16%±0.12%。说明清金化痰汤水提物冻干粉对RAW264.7巨噬细胞的吞噬功能均表现出明显的促进作用，结合该质量浓度对巨噬细胞的增殖无明显影响，故确定500mg/L为限值浓度进行方法学考察。

方法学考察：重复性考察时发现，500mg/L清金化痰汤水提物冻干粉对RAW264.7巨噬细胞吞噬指数有明显促进作用，吞噬指数124.77%±4.06%，RSD值3.3%，重复性良好。中间精密度考察时发现，同实验室不同实验人员将500mg/L清金化痰汤水提物冻干粉作用于RAW264.7巨噬细胞后，采用中性红试验检测RAW264.7巨噬细胞吞噬指数为126.00%±6.32%，RSD值5.0%，表明该方法精密度较好。综上分析，当清金化痰汤水提物冻干粉的终质量浓度为500mg/L时，其对RAW264.7巨噬细胞对中性红的吞噬指数有明显促进作用，即可判断为质量合格。方法适用性考察时发现，样品19112610作用于RAW264.7巨噬细胞后，其吞噬指数123.18%±2.86%，RSD值2.3%，判断合格。

（3）讨论

中药质量可控是保证中药安全、有效的重要前提。常用的中药质量控制方法包括药材的外观形状鉴别、化学定性鉴别、指标成分检测、化学指纹图谱等。近年来，随着高效液相色谱法（HPLC）和UPLC串联质谱法（UPLC-MS/MS）等技术的广泛应用，中药在质量控制方法上有了很大的提升。但由于中药化学成分复杂，应用单一的质量控制方法难以全面控制其质量并准确反映临床疗效。因此，建立综合的质量控制方法是当前亟待解决的问题。生物活性测定是指结合中药及其制剂的功能主治或不良反应，寻找在生物体上的适宜反应，从而更加全面、有效地评价和控制中药质量，完善中药质量评价体系，保证药物临床使用的安全有效。生物活性测定方法包括生物效价测定法和生物活性测定法，生物效价检测方法是指在严格控制实验条件下，通过比较对照品和供试品对生物体或离体器官与组织的特定生物效应，从而评价和控制供试品的质量和活性，但对照品的选择是生物效价测定方法的难点。生物活性测定法是指达到某一特定的给药量，出现某种生物学效应，关键在于保证实验方法具有良好的重复性。近年来已有不少研究报道了将生物活性测定应用于中药生物效应评价方面，且水蛭生物活性测定方法已被《中国药典》2020年版收载，将生物活性测定应用于中药质量控制领域将成为未来的一种趋势。

清金化痰汤作为中医临床广泛使用的经典名方，疗效确切，但由于组方复杂且药材来源广泛，其所含化学成分丰富，因此建立关联其临床功效的质量评价方法具有重要意义。已有研究表明，清金化痰汤可明显改善气道炎症动物模型的炎症介质水平，如赵媚等和许光兰等的实验研究均发现，清金化痰汤可明显降低慢性阻塞性肺疾病急性加重期（AECOPD）大鼠肺泡灌洗液中炎症因子IL-1β、肿瘤坏死因子-α（TNF-α）的含量，孟倩等研究发现，清金化痰汤可明显降低哮喘小鼠中标志性炎症因子IL-1β、TNF-α和IL-6的含量。这些实验研究均表明清金化痰汤可通过降低炎症因子的分泌发挥良好的抗炎功效。本实验结合清金化痰汤抗炎的生物活性，建立了LPS诱导的RAW264.7巨噬细胞炎症模型，通过考察清金化痰汤对LPS诱导RAW264.7分泌IL-1β和IL-6含量的影响，发现在一定质量浓度范围内，清金化痰汤水提物冻干粉对IL-6的分泌量表现出明显抑制作用并呈剂量依赖性，故选择对IL-6分泌量的抑制率作为考察指标。本文研究结果表明，质量浓度为500mg/L的清金化痰汤水提物冻干粉对IL-6分泌量呈现较为显著的抑制作用，抑制率均＞45%，且RSD值均＜10%，重复性良好，故选择500mg/L为限值浓度。提示清金化痰汤水提物在500mg/L质量浓度下对IL-6分泌量呈现了明显抑制作用（$P < 0.05$），即可判断为质量合格。

已有研究表明，清金化痰汤可通过免疫调节作用改善患者的临床症状。巨噬细胞是机体重要的免疫细胞，吞噬功能作为巨噬细胞重要的生物学功能之一，可通过考察药物对其吞噬功能的影响从而反映其免疫调节能力。中性红试验是考察药物对巨噬细胞吞噬功能调节作用的常用方法，但巨噬细胞对中性红的吞噬量与巨噬细胞数量及其本身吞噬能力关系密切。本文研究发现，一定质量浓度的清金化痰汤水提物冻干粉对巨噬细胞起到了促增殖作用，但关于其促增殖的机制还需进行深入研究，通过查阅相关文献，分析其潜在原因可能有以下两个方面：一方面，药物刺激RAW264.7巨噬细胞产生集落刺激因子、表皮生长因子等细胞因子，对细胞增殖产生促进作用。另一方面，清金化痰汤组方复杂，其水提物中含有多糖、苷类等化学成分，对细胞增殖产生促进作用。当使用中性红试验考察药物对吞噬功能的影响时，应考虑其对RAW264.7巨噬细胞增殖的影响。本文研究结果表明，当清金化痰汤水提物冻干粉终质量浓度为500mg/L时，对巨噬细胞增殖无明显影响，对其吞噬功能具有明显的促进作用，其吞噬指数均＞113%，RSD值≤5.0%，试验重复性良好，故确定500mg/L为限值浓度。提示质量浓度为500mg/L的清金化痰汤水提物能明显提高RAW264.7巨噬细胞对中性红的吞噬指数，即可判断为质量合格。

综上分析，本实验结合清金化痰汤抗炎及免疫调节的药理活性，建立了RAW264.7巨噬细胞炎症及中性红吞噬的生物效应模型，通过考察清金化痰汤水提物冻干粉对LPS

诱导的RAW264.7巨噬细胞分泌炎症因子IL-6的抑制能力及其对中性红吞噬能力的影响，寻找生物限值，从而建立清金化痰汤水提物冻干粉的生物评价方法，当任意指标合格即可判断其质量合格，且该方法简单易行，可快速直观地评价药物的生物活性，重复性和精密度较好，可对现有的质量评价体系进行补充和完善，以保证清金化痰汤临床使用的安全有效。

二、药材、饮片、中间体与对应基准样品的相关性研究

1.指标成分转移率考察

按照以下公式计算各指标成分转移率，结果见表8-50~表8-54。

$$转移率（\%）=（w×m）/（W×M）×100\%$$

式中，w表示对应实物中有效成分的质量分数；m表示对应实物样品量；W表示饮片中有效成分的质量分数；M表示处方中饮片质量。

表 8-50　栀子苷转移率

| 编号 | 药材（%） | 饮片（%） | 药材-饮片（%） | 药材-水煎液（%） | | 药材-浓缩液（%） | | 药材-对应实物（%） | |
	含量	含量	转移率	水煎液含量	转移率	浓缩液含量	转移率	对应实物含量	转移率
1-1	6.1	6.1	100	0.61	81.3	0.58	77.3	1.91	72.6
1-2	6.1	6.1	100	0.59	78.8	0.59	78.8	1.82	72.0
1-3	6.1	6.1	100	0.57	76.8	0.56	74.5	1.90	72.7
1-4	6.1	6.1	100	0.59	78.8	0.56	74.4	1.80	72.4
1-5	6.1	6.1	100	0.59	79.6	0.53	70.4	1.86	72.8
1-6	6.1	6.1	100	0.57	76.8	0.44	58.9	1.74	70.0
2	6.3	6.3	100	0.55	71.4	0.51	66.2	1.90	70.0
3	6.3	6.3	100	0.57	74.1	0.53	69.0	1.90	68.8
4	5.9	5.9	100	0.54	74.6	0.53	73.5	1.67	69.1
5	5.0	5.0	100	0.49	80.2	0.43	69.7	1.54	74.7
平均值（%）					77.2		71.3		71.5
70% 均值					54.1		49.9		50.1
130% 均值					100.4		92.7		93.0
平行6份均值（%）					78.7		72.4		72.1
70% 均值					55.1		50.7		50.5
130% 均值					102.3		94.1		93.7

表 8-51 芒果苷转移率

编号	药材（%）	饮片（%）	药材－饮片（%）	药材－水煎液（%）		药材－浓缩液（%）		药材－对应实物（%）	
	含量	含量	转移率	水煎液含量	转移率	浓缩液含量	转移率	对应实物含量	转移率
1-1	1.44	1.78	123.6	0.064	55.9	0.058	50.0	0.23	56.7
1-2	1.44	1.78	123.6	0.056	48.9	0.054	47.1	0.20	51.3
1-3	1.44	1.78	123.6	0.061	52.9	0.057	49.8	0.22	54.6
1-4	1.44	1.78	123.6	0.061	53.2	0.054	46.8	0.22	57.4
1-5	1.44	1.78	123.6	0.061	52.7	0.053	45.7	0.21	53.3
1-6	1.44	1.78	123.6	0.076	66.4	0.057	49.4	0.27	70.4
2	1.35	2.01	148.9	0.074	68.6	0.063	58.4	0.28	73.7
3	1.46	1.66	113.7	0.048	41.5	0.044	38.0	0.19	45.4
4	1.45	1.77	122.1	0.059	51.0	0.059	51.0	0.22	56.7
5	1.47	1.92	130.6	0.054	45.7	0.043	36.4	0.20	50.5
平均值（%）			127.8		53.7		47.2		57.0
70% 均值			89.4		37.6		33.1		39.9
130% 均值			166.1		69.8		61.4		74.1
平行6份均值（%）					55.0		48.1		57.3
70% 均值					38.5		33.7		40.1
130% 均值					71.5		62.5		74.5

表 8-52 橙皮苷转移率

编号	药材（%）	饮片（%）	药材－饮片（%）	药材－水煎液（%）		药材－浓缩液（%）		药材－对应实物（%）	
	含量	含量	转移率	水煎液含量	转移率	浓缩液含量	转移率	对应实物含量	转移率
1-1	4.7	3.7	78.7	0.089	23.6	0.083	22.1	0.31	23.4
1-2	4.7	3.7	78.7	0.083	22.1	0.082	21.7	0.28	22.0
1-3	4.7	3.7	78.7	0.078	20.8	0.075	20.0	0.28	21.3
1-4	4.7	3.7	78.7	0.089	23.7	0.082	21.9	0.30	24.0
1-5	4.7	3.7	78.7	0.097	25.7	0.085	22.7	0.33	25.6

续表

编号	药材（%）含量	饮片（%）含量	药材-饮片（%）转移率	药材-水煎液（%）水煎液含量	药材-水煎液（%）转移率	药材-浓缩液（%）浓缩液含量	药材-浓缩液（%）转移率	药材-对应实物（%）对应实物含量	药材-对应实物（%）转移率
1–6	4.7	3.7	78.7	0.097	26.0	0.075	20.1	0.33	26.4
2	4.9	3.7	75.5	0.072	18.4	0.066	16.9	0.27	19.6
3	4.6	4.3	93.5	0.080	21.6	0.076	20.6	0.29	22.0
4	4.9	4.6	93.9	0.093	23.6	0.094	24.0	0.32	24.4
5	5.3	4.1	77.4	0.079	18.6	0.066	15.5	0.27	18.9
平均值（%）			83.8		22.4		20.6		22.8
70% 均值			58.7		15.7		14.4		15.9
130% 均值			108.9		29.1		26.7		29.6
平行6份值（%）					23.6		21.4		23.8
70% 均值					16.5		15.0		16.6
130% 均值					30.7		27.9		30.9

表 8-53 黄芩苷转移率

编号	药材（%）含量	饮片（%）含量	药材-饮片（%）转移率	药材-水煎液（%）水煎液含量	药材-水煎液（%）转移率	药材-浓缩液（%）浓缩液含量	药材-浓缩液（%）转移率	药材-对应实物（%）对应实物含量	药材-对应实物（%）转移率
1–1	13.6	9.3	68.4	1.19	71.3	1.11	66.8	3.85	65.7
1–2	13.6	9.3	68.4	1.20	71.9	1.18	71.0	3.82	67.8
1–3	13.6	9.3	68.4	1.23	74.2	1.18	71.1	4.14	71.0
1–4	13.6	9.3	68.4	1.25	74.9	1.15	69.1	3.93	70.9
1–5	13.6	9.3	68.4	1.31	78.6	1.16	70.0	4.46	78.3
1–6	13.6	9.3	68.4	1.26	75.8	0.96	57.8	3.93	70.9
2	15.1	10.3	68.2	1.13	61.2	1.02	55.2	3.93	60.4
3	14.4	10.3	71.5	1.13	63.9	1.05	59.6	3.86	61.1
4	13.0	10.0	76.9	1.13	71.3	1.14	71.9	3.65	68.5
5	14.2	9.4	66.2	1.21	69.7	1.06	61.2	3.95	67.5
平均值（%）			70.2		71.3		65.4		68.2
70% 均值			49.2		49.9		45.8		47.7

编号	药材（%）含量	饮片（%）含量	药材 – 饮片（%）转移率	药材 – 水煎液（%）水煎液含量	转移率	药材 – 浓缩液（%）浓缩液含量	转移率	药材 – 对应实物（%）对应实物含量	转移率
130% 均值			91.3		92.7		85.0		88.7
平行6份均值（%）					74.5		67.6		70.8
70% 均值					52.1		47.3		49.5
130% 均值					96.8		87.9		92.0

表 8–54　汉黄芩苷转移率

编号	药材（%）含量	饮片（%）含量	药材 – 饮片（%）转移率	药材 – 水煎液（%）水煎液含量	转移率	药材 – 浓缩液（%）浓缩液含量	转移率	药材 – 对应实物（%）对应实物含量	转移率
1–1	2.19	2.65	121.0	0.23	84.3	0.21	79.4	0.94	99.6
1–2	2.19	2.65	121.0	0.23	84.5	0.22	83.9	0.73	80.4
1–3	2.19	2.65	121.0	0.25	92.0	0.24	88.6	0.84	89.5
1–4	2.19	2.65	121.0	0.25	91.7	0.23	85.0	0.78	87.4
1–5	2.19	2.65	121.0	0.24	91.4	0.21	78.4	0.78	85.0
1–6	2.19	2.65	121.0	0.24	89.8	0.18	68.4	0.75	84.0
2	2.51	2.39	95.2	0.22	71.6	0.20	65.1	0.76	70.2
3	2.64	2.54	96.2	0.22	69.4	0.21	64.7	0.78	67.4
4	2.09	2.23	106.7	0.21	83.1	0.21	82.7	0.68	79.4
5	2.32	2.51	108.2	0.24	85.7	0.21	75.0	0.80	83.7
平均值（%）			105.5		84.3		77.1		82.7
70% 均值			73.8		59.0		54.0		57.9
130% 均值			137.1		109.6		100.2		107.5
平行6份均值（%）					88.9		80.6		87.7
70% 均值					62.3		56.4		61.4
130% 均值					115.6		104.8		114.0

由上表可知，各指标成分在各环节的转移基本稳定，转移率均未出现离散数据（平均值的70%~130%以外）。

2.物质群质量相关性分析

对清金化痰汤药材、饮片、标准煎液、浓缩液与对应实物制备过程中物质群的量值传递进行相关性分析，见图8-36~图8-49和表8-55。结果表明栀子药材主要物质群（11个共有色谱峰）、黄芩药材主要物质群（7个共有色谱峰）、橘红药材主要物质群（2个共有色谱峰）、知母药材1个共有色谱峰、桑白皮药材1个共有色谱峰和甘草药材1个共有色谱峰共23个共有峰均完整传递到饮片，说明炮制方法未造成药材主要物质群丢失。清金化痰汤标准煎液共有特征峰23个，均完整传递到浓缩液与基准样品，说明对应实物制备工艺未造成饮片主要物质群丢失。提示清金化痰汤对应实物主要药效物质群从药材-饮片-中间体-对应实物能逐级完整传递，几乎无损失，且归属关系清晰。

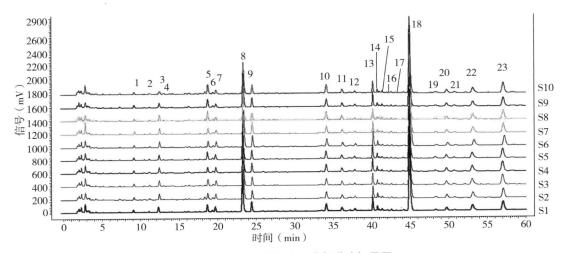

图8-36　水煎液指纹图谱色谱峰标号图

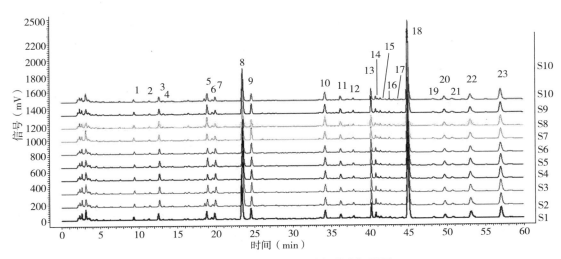

图8-37　浓缩液指纹图谱色谱峰标号图

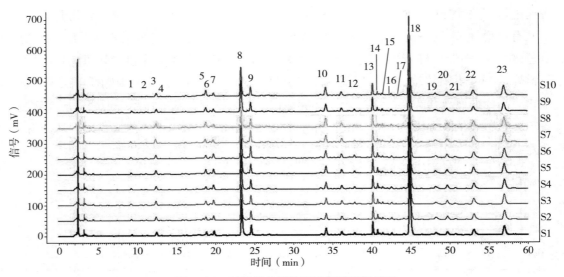

图 8-38　基准样品指纹图谱色谱峰标号图

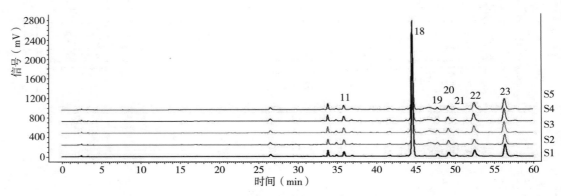

图 8-39　黄芩药材指纹图谱色谱峰标号图

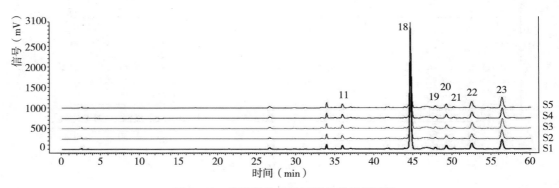

图 8-40　黄芩饮片指纹图谱色谱峰标号图

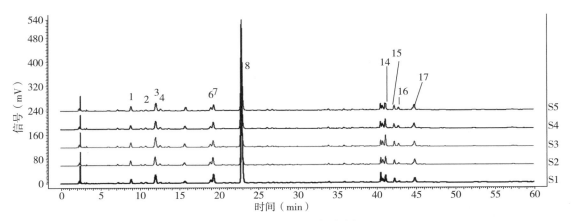

图 8-41　栀子指纹图谱色谱峰标号图

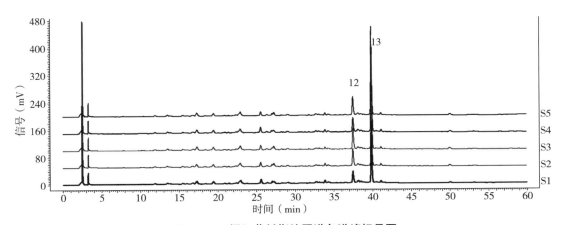

图 8-42　橘红药材指纹图谱色谱峰标号图

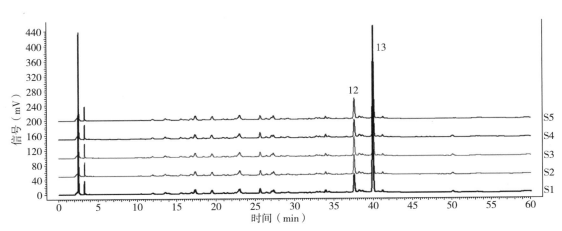

图 8-43　橘红饮片指纹图谱色谱峰标号图

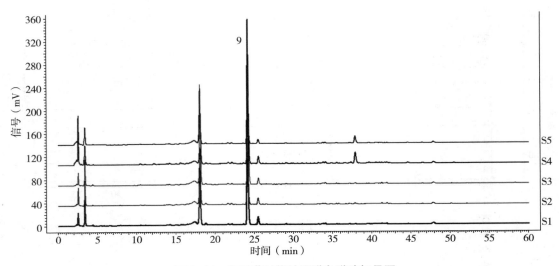

图 8-44　知母药材指纹图谱色谱峰标号图

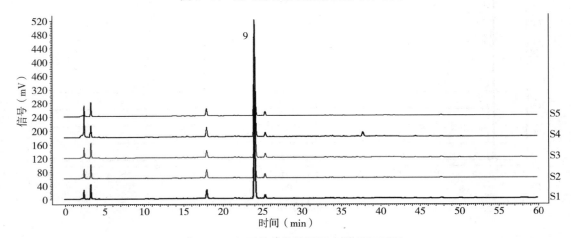

图 8-45　知母饮片指纹图谱色谱峰标号图

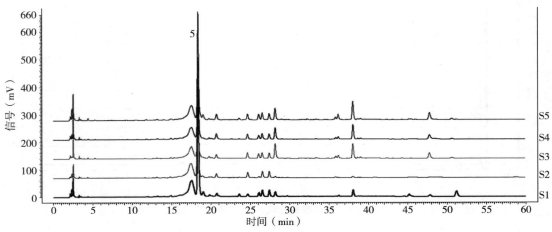

图 8-46　桑白皮药材指纹图谱色谱峰标号图

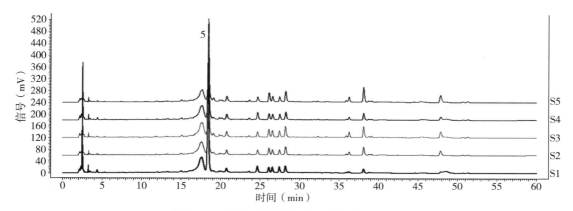

图 8-47　桑白皮饮片指纹图谱色谱峰标号图

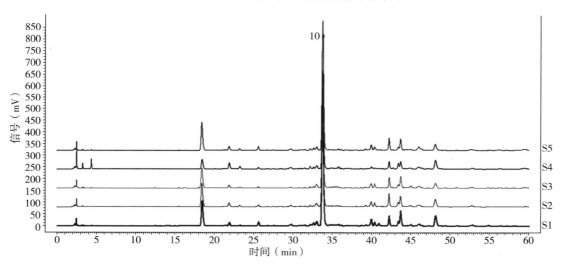

图 8-48　甘草药材指纹图谱色谱峰标号图

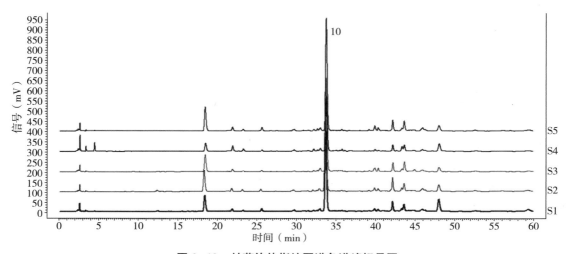

图 8-49　甘草饮片指纹图谱色谱峰标号图

表 8-55　共有峰保留时间

峰号	出峰时间（min）				
	药材	饮片	标准煎液	浓缩液	基准样品
1	8.972	8.972	9.464	9.375	8.988
2	10.814	10.814	11.436	11.199	10.918
3	12.058	12.058	12.705	12.565	12.184
4	12.646	12.646	13.272	13.123	12.764
5	18.430	18.423	18.924	18.853	18.482
6	19.051	19.051	19.609	19.470	19.112
7	19.415	19.415	19.988	19.880	19.465
8	22.993	22.993	23.514	23.405	22.987
9	24.120	24.142	24.646	24.592	24.181
10	33.770	33.723	34.248	34.252	33.840
11	35.928	35.868	36.227	36.261	35.856
12	37.538	37.518	37.915	37.940	37.560
13	39.910	39.881	40.226	40.246	39.949
14	40.616	40.616	40.816	40.834	40.586
15	40.851	40.851	41.173	41.076	40.827
16	41.226	41.226	41.417	41.454	41.193
17	42.358	42.358	42.618	42.630	42.300
18	44.562	44.550	44.985	45.017	44.557
19	47.773	47.753	47.575	47.647	47.756
20	49.173	49.164	49.747	49.806	49.147
21	50.123	50.118	50.734	50.826	50.124
22	52.439	52.438	53.114	53.202	52.423
23	56.286	56.296	57.054	57.109	56.266

三、清金化痰汤基准样品质量标准草案

清金化痰汤基准样品质量标准（草案）

【处方】黄芩 5.60g　　　栀子 5.60g　　　桔梗 7.46g　　　麦门冬 3.73g

　　　　桑白皮 3.73g　　贝母 3.73g　　　知母 3.73g　　　瓜蒌仁（炒）3.73g

　　　　橘红 3.73g　　　茯苓 3.73g　　　甘草 1.49g

【制法】以上十一味，加水 600ml，浸泡 1h 后，以封闭式电炉首先用 5 挡煎至沸腾，再用4挡煎煮60min，至剩余药液约为240ml，趁热用100目尼龙滤布过滤，挤压药渣，收集滤液，预冻4h，冷冻干燥48h，即得。

【鉴别】（1）取本品粉末1g，加水10ml，超声使溶解，加在聚酰胺柱（60–100目，1g，柱内径为1.5cm，湿法装柱）上，分别用水、30%乙醇、60%乙醇和乙醇各25ml洗脱，收集30%乙醇洗脱液（备用），收集乙醇洗脱液，蒸干，残渣加甲醇1ml使溶解，作为供试品溶液。另取黄芩苷对照品，加甲醇制成每1ml含1mg的溶液，作为对照品溶液。取黄芩对照药材0.5g，同供试品溶液制成对照药材溶液。照薄层色谱法（《中国药典》2020年版四部通则0502）试验；吸取供试品溶液、对照品溶液各5µl，分别点于同一硅胶GF$_{254}$薄层板上，以二氯甲烷–甲苯–乙酸乙酯–甲醇–甲酸（6∶6∶4∶4∶4）为展开剂，展开，取出，晾干，置于日光及254nm下检视。供试品色谱中，在与对照品色谱相应的位置上，显相同颜色的斑点。

（2）取黄芩鉴别项下备用的30%乙醇洗脱液，蒸干，残渣加甲醇2ml使溶解，作为供试品溶液。另取橙皮苷对照品，加甲醇每ml含1mg的溶液，作为对照品溶液。照薄层色谱法（《中国药典》2020年版四部通则0502）试验；吸取供试品溶液2µl、对照品溶液4µl，分别点于同一硅胶G薄层板上，以乙酸乙酯–甲醇–水（10∶1.7∶1.3）为展开剂，展开，取出，晾干，喷以1%三氯化铝乙醇溶液，在105℃下加热至斑点显色清晰，置紫外光灯（365nm）下检视。供试品色谱中，在与对照品色谱相应的位置上，显相同颜色的荧光条斑。

（3）取本品粉末1g，加乙醇10ml，超声处理40min，滤过，取滤液作为供试品溶液。另取栀子对照药材0.5g，同供试品溶液制成对照药材溶液。照薄层色谱法（《中国药典》2020年版四部通则0502）试验；吸取供试品溶液、对照药材溶液各2µl，分别点于同一硅胶G薄层板上，以乙酸乙酯–丙酮–甲酸（3∶7∶1）为展开剂，展开，取出，晾干，喷以10%硫酸乙醇溶液，在105℃下加热至斑点显色清晰，置于日光下检视。供试品色谱中，在与对照药材色谱相应的位置上，显相同颜色的斑点。

（4）取本品粉末1g，加水10ml，超声处理10min，离心，取上清液，加2mol/L盐酸3ml，水浴1h，放冷，用三氯甲烷20ml振摇提取，取三氯甲烷液，蒸干，加甲醇2ml溶解，作为供试品溶液。另取知母对照药材0.5g，加乙醇25ml，加热回流1h，放冷，滤过，滤液蒸干，残渣加水10ml、2mol/L盐酸3ml，水浴1h，放冷，用三氯甲烷振摇提取2次，每次10ml，合并三氯甲烷液，蒸干，加甲醇2ml溶解，作为对照药材溶液。照薄层色谱法（《中国药典》2020年版四部通则0502）试验；吸取供试品溶液、对照药材溶液各5µl，分别点于同一硅胶G薄层板上，以甲苯–丙酮（9∶1）为展开剂，展开，取出，晾干，喷以0.1%香草醛的4%硫酸乙醇溶液，在105℃下加热至斑点显色清晰，置日光下检视。供试品色谱中，在与对照药材色谱相应的位置上，显相同颜色的斑点。

（5）取（4）项下供试品溶液作为麦冬供试品溶液。另取麦冬对照药材0.4g，按供试品溶液制备方法制备。照薄层色谱法（《中国药典》2020年版四部通则0502）试验；吸取供试品溶液、对照药材溶液各4μl，分别点于同一硅胶G薄层板上，以三氯甲烷－乙酸乙酯－丙酮（8∶1∶1）为展开剂，展开，取出，晾干，喷以10%硫酸乙醇溶液，在105℃下加热至斑点显色清晰，置于日光下检视。供试品色谱中，在与对照药材色谱相应的位置上，显相同颜色的斑点。

（6）取本品粉末3g，加水10ml使溶解，通过D101型大孔吸附树脂柱（内径为2.0cm，柱高为20cm），分别用水200ml和10%乙醇、30%乙醇、50%乙醇各100ml洗脱，收集50%乙醇洗脱液，蒸干，残渣加甲醇1ml使溶解，作为供试品溶液。另取甘草对照药材0.3g，加甲醇10ml，超声20min，滤过，滤液作为对照药材溶液。取甘草苷1mg，加甲醇制成每1ml含1mg的溶液，作为对照品溶液。照薄层色谱法（《中国药典》2020年版四部通则0502）试验；吸取供试品溶液、对照药材溶液1μl，分别点于同一硅胶G薄层板上，以环己烷－乙酸乙酯－异丙醇－甲醇－氨水（3∶8∶3∶4∶1）为展开剂，展开，取出，晾干，喷以10%硫酸乙醇溶液，在105℃下加热至斑点显色清晰，置于日光及紫外光灯（365nm）下检视。供试品色谱中，在与对照药材色谱相应的位置上，显相同颜色的斑点。

【检查】水分 不得过5.0%（通则0832第二法）。

【出膏率】出膏范围为20.2%~37.6%。

【特征图谱】照高效液相色谱法（通则0512）测定。

色谱条件与系统适用性试验　以十八烷基硅烷键合硅胶为填充剂；以乙腈为流动相A，以0.1%磷酸溶液为流动相B，按下表中的规定进行梯度洗脱；检测波长为230nm，流速为1ml/min，柱温为30℃。理论板数按黄芩苷峰计算应不低于2500。

时间（min）	A（%）	B（%）
0	5	95
5	6	94
25	15	85
35	21	79
37	24	76
48	25	75
53	26	74
56	28	72
60	28	72

参照物溶液的制备　精密称取黄芩苷对照品，精密称定，加甲醇制成每1ml含黄芩苷150μg的溶液，摇匀，即得。

供试品溶液的制备　取本品0.12g，精密称定，置50ml具塞锥形瓶内，精密加入

70%甲醇20ml，密塞，称定重量，超声处理（功率400W，频率55kHz）30min，放冷至室温，再称定重量，用70%甲醇补足减失的重量，摇匀，0.45μm微孔滤膜过滤，取续滤液，即得。

测定法　分别精密吸取参照物溶液与供试品溶液各10μl，注入液相色谱仪，测定，记录色谱图，即得。

供试品特征图谱（图8-50）中应有8个特征峰，其中S峰为参照物黄芩苷色谱峰。

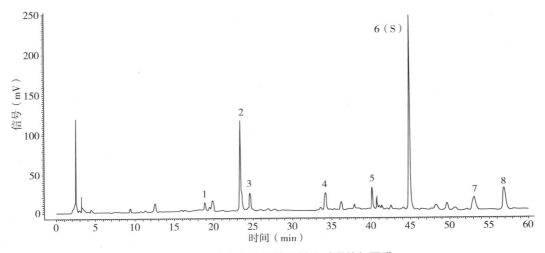

图8-50　清金化痰汤基准样品对照特征图谱

【含量测定】照高效液相色谱法（通则0512）测定。

色谱条件与系统适用性试验　以十八烷基硅烷键合硅胶为填充剂；以乙腈为流动相A，以0.1%磷酸溶液为流动相B，梯度洗脱条件同指纹图谱；检测波长0~30min为240nm，30~60min为276nm，流速为1ml/min，柱温为30℃。理论板数按黄芩苷峰计算应不低于2500。

对照品溶液的制备　精密称取黄芩苷、汉黄芩苷、栀子苷、芒果苷和橙皮苷对照品适量，加甲醇制成每1ml含黄芩苷150μg、汉黄芩苷35μg、栀子苷70μg、芒果苷35μg、橙皮苷30μg的混合对照品溶液，摇匀，即得。

供试品溶液的制备　取本品0.12g，精密称定，置50ml具塞锥形瓶内，精密加入70%甲醇20ml，密塞，称定重量，超声处理（功率400W，频率55kHz）30min，放冷至室温，再称定重量，用70%甲醇补足减失的重量，摇匀，0.45μm微孔滤膜过滤，取续滤液，即得。

测定法　分别精密吸取对照品溶液与供试品溶液各10μl，注入液相色谱仪，测定，即得。

本品每克含黄芩苷24.7~45.9mg、汉黄芩苷4.8~8.9mg、栀子苷13.1~24.3mg、芒果苷1.3~2.5mg、橙皮苷2.7~5.0mg。

第九章

清金化痰汤颗粒制备工艺研究

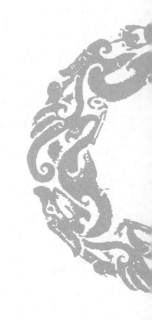

依据《按古代经典名方目录管理的中药复方制剂药学研究技术指导原则（试行）》（四）制剂生产研究进行清金化痰汤颗粒制备工艺研究。相关规定如下：10.工艺路线、给药途径和剂型应当与国家发布的古代经典名方关键信息及古代医籍记载一致，其中以汤剂形式服用的古代经典名方可制成颗粒剂。11.应根据生产实际并通过比较研究，以制剂和基准样品的质量基本一致为目标，研究前处理、提取、固液分离、浓缩、干燥和制剂成型等工艺和参数（范围），并完成商业规模生产工艺验证，确定生产工艺。应至少从干膏率、浸出物/总固体、指标成分的含量、指纹/特征图谱等方面，说明商业规模生产制剂的质量与基准样品质量的一致性。（六）相关性研究14.应采用指标成分的含量、指纹/特征图谱等指标，对中试规模以上生产的中间体、制剂及所用的药材、饮片进行相关性研究，并与基准样品进行质量对比，说明生产全过程的量质传递情况。根据研究结果确定药材、饮片、中间体、制剂的关键质量属性和质量标准的质控指标，合理确定其波动范围。

以清金化痰汤物质基准为依据，以清金化痰汤颗粒与物质基准质量一致性为原则，进行清金化痰汤颗粒规模逐级放大的制备工艺优化研究，通过小试及小型中试确定饮片粒度、浸泡时间、加水倍量、煎煮时间、煎煮次数、滤过方式、浓缩条件、干燥条件等参数，通过大型中试及商业规模研究进一步验证、优化工艺参数，并进行成型工艺参数确证研究，从而得到与清金化痰汤物质基准质量一致的清金化痰汤颗粒。

第一节 清金化痰汤颗粒小试工艺研究

以圆底烧瓶、电热套、旋转蒸发器、冷冻干燥机等试验室设备，对清金化痰汤进行试验小试工艺研究，包括饮片粒度、浸泡时间、加水倍量、煎煮时间、煎煮次数、滤过方式、浓缩条件、干燥条件等因素。

一、小试工艺研究方案

清金化痰汤颗粒规模逐级放大工艺研究所用配方药材均为同一批次，小试工艺研究试验投料量、所用设备及考察方案见表9-1、表9-2。

表9-1　清金化痰汤颗粒小试处方

序号	药材名称	物质基准（g）	10倍量制剂（g）	15倍量制剂（g）
1	黄芩	5.60	56	84
2	栀子	5.60	56	84
3	桔梗	7.46	74.6	111.9
4	麦冬	3.73	37.3	55.95
5	桑白皮	3.73	37.3	55.95
6	浙贝母	3.73	37.3	55.95
7	知母	3.73	37.3	55.95
8	炒瓜蒌子	3.73	37.3	55.95
9	橘红	3.73	37.3	55.95
10	茯苓	3.73	37.3	55.95
11	甘草	1.49	14.9	22.35
	总量	46.26	462.6	693.9

表9-2　清金化痰汤颗粒小试工艺参数研究方案

工序及条件	物质基准	10倍量制剂	15倍量制剂
提取设备	砂锅；可控调温电阻炉	10L圆底烧瓶；电热套KDM-1000	10L圆底烧瓶；电热套KDM-1000
浓缩设备	旋转蒸发器RE-5298A	大型旋转蒸发器RE-5220	大型旋转蒸发器RE-5220

工序及条件	物质基准	10 倍量制剂	15 倍量制剂
干燥设备	冷冻干燥机 HXLG-18-50B	冷冻干燥机 HXLG-18-50B	冷冻干燥机 HXLG-18-50B
单因素考察方案	同步进行基准样品验证	饮片粒度、浸泡时间、加水倍量、煎煮时间、煎煮次数、滤过方式、浓缩条件；对确定的工艺参数进行验证	按 10 倍量规模确定的参数进行验证，如有偏差，进行工艺参数修订及验证
筛选条件	干膏率，特征图谱，指标成分（黄芩苷、汉黄芩苷、栀子苷、芒果苷、橙皮苷）转移率		

二、基准样品同步制备

取清金化痰汤基准样品配方饮片/炮制品46.26g，加水600ml，浸泡1h后，以电阻炉首先用5档煎至沸腾，再用4档煎煮60min，至剩余药液约为240ml，趁热用100目尼龙滤布过滤，挤压药渣，收集滤液，预冻4h，冷冻干燥48h，粉碎，即得基准样品（冻干粉）。以基准样品的干膏率、指标成分转移率为指标，进行质量考察，结果见表9-3。

表 9-3 清金化痰汤物质基准试验结果

测定指标	基准样品
干膏率（%）	29.3
黄芩苷转移率（%）	63.8
汉黄芩苷转移率（%）	68.4
栀子苷转移率（%）	87.5
芒果苷转移率（%）	50.2
橙皮苷转移率（%）	30.6
特征图谱	符合物质基准：具8个特征峰

以上试验结果表明，所得清金化痰汤基准样品符合前述清金化痰汤物质基准要求。

清金化痰汤基准样品为煎煮后挤压药渣获得提取液，在制剂生产中特别是在大规模的提取罐提取中，煎煮后基本为罐底放液，药渣直接处理掉，不进行挤压药渣的操作，故本品的制剂工艺研究中均采用筛网滤过除渣、不进行药渣压榨操作。

三、物质基准10倍量制剂工艺研究

（一）仪器与设备

1.工艺研究用仪器与设备

数显控温电热套：KDM型，规格10000ml，天津市泰斯特仪器有限公司；圆底烧瓶：规格10000ml，四川蜀玻（集团）有限责任公司；旋转蒸发器：型号RE5220，上海亚荣生化仪器厂；循环水式多用真空泵：型号SHB-B95，郑州长城科工贸有限公司；真空冷冻干燥机：型号HXLG-18-50B，上海沪析实业有限公司；旋片式真空泵：型号2XZ-4，上海叶拓仪器仪表有限公司。

2.质量检测用仪器与设备

超声波清洗器：型号KQ-500DV，昆山市超声仪器有限公司；仪表恒温水浴锅：型号DZKW-C，上海树立仪器仪表有限公司；高效液相色谱仪：型号LC-2030，日本岛津（SHIMADZU）。

（二）药材粒度考察

因清金化痰汤为明代方剂，物质基准投料即为标准饮片，本品制剂研究时首选标准饮片，进行了标准饮片与粗颗粒饮片（过4目筛）的试验考察。

1.试验方法

取清金化痰汤颗粒配方原料，一份为按处方比例，称取清金化痰汤配方饮片/炮制品共462.6g，另一份将清金化痰汤配方饮片/炮制品分别破碎过4目筛，按处方比例称取462.6g，两份均加12倍量水，浸泡1h后，加热煮沸，煎煮1h，滤过（150目），滤液减压浓缩（75~80℃，-0.07~-0.08MPa）至相对密度为1.07~1.12（60℃）的浸膏，置冷冻干燥机中，预冻（冷阱-80±5℃，4h），再冷冻干燥（冷阱-80±5℃，24h，2~5Pa），取出，研细，混匀，即得。

2.考察指标

以冻干粉的干膏率、特征图谱及黄芩苷、汉黄芩苷、栀子苷、芒果苷、橙皮苷的转移率为指标，进行药材粒度的考察，特征图谱及黄芩苷、汉黄芩苷、栀子苷、芒果苷、橙皮苷含量的测定方法同清金化痰汤物质基准项下。

3.试验结果

药材粒度的考察试验结果见图9-1和表9-4。

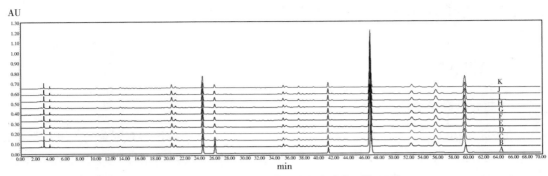

图 9-1　清金化痰汤小试工艺考察液相测定图谱

A. 混合对照品（栀子苷、芒果苷、橙皮苷、黄芩苷、汉黄芩苷）；B. 清金化痰汤物质基准；
C. 清金化痰汤药材粗颗粒投料；D. 清金化痰汤药材饮片投料；E. 清金化痰汤浸泡 0.5h；
F. 清金化痰汤浸泡 1.0h；G. 清金化痰汤煎煮 0.5h；H. 清金化痰汤煎煮 1.0h；
I. 清金化痰汤煎煮 1.5h；G. 清金化痰汤煎煮 2.0h；K. 清金化痰汤加水（8 倍量，8 倍量）

表 9-4　药材粒度考察试验结果表

指标	粒度	
	标准饮片	粗颗粒（过 4 目筛）
干膏率（%）	28.5	35.4
黄芩苷转移率（%）	62.4	67.9
汉黄芩苷转移率（%）	69.3	75.2
栀子苷转移率（%）	88.1	88.6
芒果苷转移率（%）	50.5	55.8
橙皮苷转移率（%）	29.8	41.3
特征图谱	符合物质基准：具 8 个特征峰	

以上试验结果表明，清金化痰汤配方药味破碎成粗颗粒（过 4 目筛）后，各成分煎出率与物质基准差异较大，且转移率升高比例参差不齐、无规律可循。故为了保证与物质基准的质量一致性，本品制剂仍选择以饮片投料。

（三）浸泡时间考察

干药材投入圆底烧瓶中（特别是生产时投入提取罐中），不浸润直接加热提取会导致药材浸提不彻底、部分药材提取后仍有干心，导致干膏率和成分提取率降低。本试验进行了浸泡 0.5h 和浸泡 1h 的考察。

1. 试验方法

按处方比例取清金化痰汤配方饮片/炮制品（共 462.6g），共取 2 份，均加 12 倍量水，分别浸泡 0.5h、浸泡 1h，再加热煮沸，煎煮 1h，滤过（150 目），滤液减压浓缩（75~80℃，−0.07~−0.08MPa）至相对密度为 1.07~1.12（60℃）的浸膏，置冷冻干燥机中，预冻（冷阱 -80 ± 5℃，4h），再冷冻干燥（冷阱 -80 ± 5℃，24h，2~5Pa），取出，研细，混匀，即得。

2.考察指标

以冻干粉的干膏率、特征图谱及黄芩苷、汉黄芩苷、栀子苷、芒果苷、橙皮苷的转移率为指标，进行浸泡时间的考察，特征图谱及黄芩苷、汉黄芩苷、栀子苷、芒果苷、橙皮苷含量的测定方法同清金化痰汤物质基准项下。

3.试验结果

浸泡时间的考察试验结果见图9-1和表9-5。

表9-5　浸泡时间考察试验结果表

指标	浸泡时间	
	浸泡0.5h	浸泡1h
干膏率（%）	28.3	28.5
黄芩苷转移率（%）	64.0	64.4
汉黄芩苷转移率（%）	69.7	70.1
栀子苷转移率（%）	87.6	86.9
芒果苷转移率（%）	48.9	49.2
橙皮苷转移率（%）	29.4	29.8
特征图谱	符合物质基准：具8个特征峰	

以上试验结果表明，清金化痰汤配方药味浸泡0.5h和浸泡1h后再加热煎煮的干膏率、指标成分转移率差异不大，为了节省时间，本品制剂选择浸泡0.5h。

（四）煎煮时间考察

为保证操作的一致性，在一定的加水量下，为得到较为稳定的干膏率，应合理选择煎煮时间。工业生产中，一般水煎煮工艺煮沸达到1.0~1.5h即可达到透心的程度，故煎煮时间分别进行0.5h、1.0h、1.5h和2.0h的考察，加水倍量以12倍量计。

1.试验方法

按处方比例取清金化痰汤配方饮片/炮制品（共462.6g），共取4份，均加12倍量水，分别浸泡0.5小时，再加热煮沸，煎煮时间分别为0.5h、1.0h、1.5h、2.0h，滤过（150目），滤液分别减压浓缩（75~80℃，-0.07~-0.08MPa）至相对密度为1.07~1.12（60℃）的浸膏，置冷冻干燥机中，预冻（冷阱 -80 ± 5℃，4h），再冷冻干燥（冷阱 -80 ± 5℃，24h，2~5Pa），取出，研细，混匀，即得。

2.考察指标

以冻干粉的干膏率、特征图谱及黄芩苷、汉黄芩苷、栀子苷、芒果苷、橙皮苷的转移率为指标，进行煎煮时间的考察，特征图谱及黄芩苷、汉黄芩苷、栀子苷、芒果苷、橙皮苷含量的测定方法同清金化痰汤物质基准项下。

3.试验结果

煎煮时间的考察试验结果见图9–1和表9–6。

表 9–6　煎煮时间考察试验结果表

指标	煎煮时间			
	0.5h	1.0h	1.5h	2.0h
干膏率（%）	22.7	28.3	28.5	28.6
黄芩苷转移率（%）	52.5	64.5	65.1	64.8
汉黄芩苷转移率（%）	56.8	70.3	71.6	69.9
栀子苷转移率（%）	68.8	88.5	88.6	89.1
芒果苷转移率（%）	37.6	49.6	49.3	49.8
橙皮苷转移率（%）	24.0	29.1	28.9	30.2
特征图谱	符合物质基准：8 个特征峰			

以上试验结果表明，清金化痰汤制剂煎煮1.0h以上，干膏率和各成分转移率与物质基准差异不大，考虑生产效率，本品制剂选择煎煮1h。

（五）煎煮次数、加水倍量考察

物质基准为46.26g饮片加水600ml煎煮一次，经挤压药渣后总得液量为240ml，干膏率约为28.5%，其加水倍量约为生药量的12.97倍量、得液量约为生药量的5.19倍量。本制剂研究中，以物质基准的干膏率和各指标成分的转移率为质量依据，进行煎煮次数和加水倍量的考察，制剂生产以及经典名方一般煎煮次数为一次或两次，本品分别进行一次与两次煎煮的加水倍量试验考察，即确定为煎煮次数为一次时，考察需要的加水倍量；确定为煎煮次数为两次时，考察每次煎煮时需要的加水倍量。

1.煎煮一次试验

煎煮次数为一次时，需能达到与物质基准的干膏率及指标成分转移率的一致性，考察水平为8倍量、10倍量、12倍量。

（1）试验方法

按处方比例取清金化痰汤配方饮片/炮制品（共462.6g），共取3份，分别加8倍量、10倍量、12倍量水，浸泡0.5h后，加热煮沸，煎煮1h，滤过（150目），滤液减压浓缩（75~80℃，–0.07~–0.08MPa）至相对密度为1.07~1.12（60℃）的浸膏，置冷冻干燥机中，预冻（冷阱–80±5℃，4h），再冷冻干燥（冷阱–80±5℃，24h，2~5Pa），取出，研细，混匀，即得。

（2）考察指标

以冻干粉的干膏率、特征图谱及黄芩苷、汉黄芩苷、栀子苷、芒果苷、橙皮苷的转移率为指标，进行煎煮一次的考察，特征图谱及黄芩苷、汉黄芩苷、栀子苷、芒果苷、橙皮苷含量的测定方法同清金化痰汤物质基准项下。

（3）试验结果

煎煮一次的加水倍量考察试验结果见图9-1和表9-7。

表9-7　一次煎煮的加水倍量考察试验结果表

指标	加水倍量		
	8倍量	10倍量	12倍量
干膏率（%）	19.1	26.5	28.5
黄芩苷转移率（%）	46.7	61.3	65.1
汉黄芩苷转移率（%）	49.8	67.6	70.8
栀子苷转移率（%）	74.0	83.6	87.5
芒果苷转移率（%）	37.7	46.2	49.3
橙皮苷转移率（%）	21.8	27.4	29.6
特征图谱	符合物质基准：具8个特征峰		

以上试验结果表明，清金化痰汤配方药味采用一次煎煮，加10倍量水时干膏率及各指标成分转移率略低于物质基准，但仍在允许范围内，加12倍量水与物质基准的干膏率及各指标成分转移率基本相当，故本品采用一次煎煮的提取方式制备时，加水倍量可为12倍量。

2.煎煮两次试验

煎煮次数为两次时，需能达到与物质基准的干膏率及指标成分指标的一致性，考察水平分为三种（8倍量，6倍量）、（8倍量，8倍量）、（10倍量，8倍量）。

（1）试验方法

按处方比例取清金化痰汤配方饮片/炮制品（共462.6g），共取3份，分别加水煎煮提取两次，加水倍量分别为（8倍量，6倍量）、（8倍量，8倍量）、（10倍量，8倍量），第一次煎煮前预先浸泡0.5h，加热煮沸，二次煎煮各1h，滤过（150目），分别合并滤液，减压浓缩（75~80℃，-0.07~-0.08MPa）至相对密度为1.07~1.12（60℃）的浸膏，置冷冻干燥机中，预冻（冷阱-80±5℃，4h），再冷冻干燥（冷阱-80±5℃，24h，2~5Pa），取出，研细，混匀，即得。

（2）考察指标

以冻干粉的干膏率、特征图谱及黄芩苷、汉黄芩苷、栀子苷、芒果苷、橙皮苷的转移率为指标，进行煎煮两次的考察，特征图谱及黄芩苷、汉黄芩苷、栀子苷、芒果苷、橙皮苷含量的测定方法同清金化痰汤物质基准项下。

（3）试验结果

煎煮两次的加水倍量考察试验结果见图9-1和表9-8。

表9-8　二次煎煮的加水倍量考察试验结果表

指标	加水倍量		
	（8倍量，6倍量）	（8倍量，8倍量）	（10倍量，8倍量）
干膏率（%）	27.6（19.4；8.2）	30.8（19.5；11.3）	35.3（26.3；9.0）
黄芩苷转移率（%）	62.9	66.2	74.1
汉黄芩苷转移率（%）	66.5	72.3	79.8
栀子苷转移率（%）	81.6	89.5	91.5
芒果苷转移率（%）	44.7	51.9	56.7
橙皮苷转移率（%）	27.5	31.7	35.2
特征图谱	符合物质基准：具8个特征峰		

以上试验结果表明，清金化痰汤配方药味采用两次煎煮时，加水倍量为8倍量时与物质基准的干膏率及各指标成分转移率基本相当（稍高于同步的基准样品数据，由于后续生产中采用喷雾干燥的干燥工艺，会有部分的干膏率及成分损失，提取工艺指标稍高更合理），故本品制剂采用二次煎煮的方式、加水倍量为8倍量、8倍量。

综合分析，制剂工业化生产过程中，提取罐的容积是固定的，加水倍量直接影响投料量，加水倍量少、同等提取罐的投料量会更多，故为了尽量多的投料，提高一个生产批次的产量，二次煎煮的效率更优于一次煎煮，本品生产时选择以二次煎煮的方式提取。

（六）滤过方式考察

试验对滤过的滤网目数进行了过100目筛、150目筛的试验考察。

1.试验方法

按处方比例取清金化痰汤配方饮片/炮制品（共462.6g），共取2份，分别加8倍量水煎煮二次，第一次煎煮前预先浸泡0.5h，加热煮沸，煎煮时间均为1h，滤过（两个试验滤过目数分别为100目、150目），分别合并滤液，减压浓缩（75~80℃，-0.07~-0.08MPa）至相对密度为1.07~1.12（60℃）的浸膏，置冷冻干燥机中，预冻（冷阱-80±5℃，4h），再冷冻干燥（冷阱-80±5℃，24h，2~5Pa），取出，研细，混匀，即得。

2.考察指标

以冻干粉的干膏率、特征图谱及黄芩苷、汉黄芩苷、栀子苷、芒果苷、橙皮苷的转移率为指标，进行滤过方式的考察，特征图谱及黄芩苷、汉黄芩苷、栀子苷、芒果苷、橙皮苷含量的测定方法同清金化痰汤物质基准项下。

3.试验结果

滤过方式的考察试验结果见表9-9。

表9-9　滤过方式考察试验结果表

指标	过滤方式	
	100 目	150 目
干膏率（%）	31.5	30.7
溶化性	有不溶性沉淀物	无不溶性沉淀物
黄芩苷转移率（%）	65.6	65.8
汉黄芩苷转移率（%）	72.9	72.6
栀子苷转移率（%）	88.7	89.1
芒果苷转移率（%）	52.5	51.3
橙皮苷转移率（%）	32.0	31.5
特征图谱	符合物质基准：具 8 个特征峰	

以上试验结果表明，清金化痰汤制剂煎煮液过100目筛和过150目筛相比较，100目筛的干膏率稍高，但各指标成分转移率与150目基本相当，为保证溶化性，故本品选择滤过方式为趁热过150目。

（七）浓缩条件考察

试验对浓缩温度进行了75~80℃、80~85℃的考察（采用减压浓缩）。

1.试验方法

按处方比例取清金化痰汤配方饮片/炮制品（共462.6g），共取2份，分别加8倍量水煎煮二次，第一次煎煮前预先浸泡0.5h，加热煮沸，煎煮时间均为1h，滤过（150目），各自合并滤液，分别减压浓缩（75~80℃，-0.07~-0.08MPa）、（80~85℃，-0.07~-0.08MPa）至相对密度为1.07~1.12（60℃）的浸膏，置冷冻干燥机中，预冻（冷阱-80±5℃，4h），再冷冻干燥（冷阱-80±5℃，24h，2~5Pa），取出，研细，混匀，即得。

2.考察指标

以冻干粉的干膏率、特征图谱及黄芩苷、汉黄芩苷、栀子苷、芒果苷、橙皮苷的转移率为指标，进行浓缩条件的考察，特征图谱及黄芩苷、汉黄芩苷、栀子苷、芒果苷、橙皮苷含量的测定方法同清金化痰汤物质基准项下。

3.试验结果

浓缩条件的考察试验结果见表9-10。

表9-10　浓缩条件考察试验结果表

指标	浓缩条件	
	温度75℃~80℃， 真空度 –0.07MPa~–0.08MPa	温度80℃~85℃， 真空度 –0.07MPa~–0.08MPa
浓缩状态	能顺利浓缩保持沸腾状态	真空度较高时易产生暴沸
干膏率（%）	30.3	30.9
溶化性	无不溶性沉淀物	无不溶性沉淀物
黄芩苷转移率（%）	65.1	63.7
汉黄芩苷转移率（%）	73.9	69.4
栀子苷转移率（%）	88.6	86.2
芒果苷转移率（%）	50.8	47.9
橙皮苷转移率（%）	31.1	28.5
特征图谱	符合物质基准：具8个特征峰	

试验结果表明，清金化痰汤制剂减压浓缩温度在75~85℃均能保证溶化性较好，指标成分基本不损失，但在80~85℃条件下，真空度稍高容易产生暴沸（需要降低真空度排除，数据略小主要是因为暴沸后部分提取液流入回收瓶导致的损失），为保证生产效率，故本品选择减压浓缩条件为75~80℃，–0.07~–0.08MPa。

（八）工艺验证

对上述小试确定的提取浓缩工艺参数进行连续三次的试验验证，验证的工艺参数为：取清金化痰汤配方饮片/炮制品（共462.6g），加8倍量水煎煮两次，第一次煎煮前预先浸泡0.5h，煎煮时间均为1h，滤过（150目），合并滤液，减压浓缩（75~80℃，–0.07~–0.08MPa）至相对密度为1.07~1.12（60℃）的浸膏，冷冻干燥。

1.试验方法

按处方比例取清金化痰汤配方饮片/炮制品（共462.6g），共取3份，分别加8倍量水煎煮提取两次，第一次煎煮前预先浸泡0.5h，煎煮时间均为1h，滤过（150目），分别合并滤液，减压浓缩（75~80℃，–0.07~–0.08MPa）至相对密度为1.07~1.12（60℃）的浸膏，置冷冻干燥机中，预冻（冷阱–80±5℃，4h），再冷冻干燥（冷阱–80±5℃，24h，2~5Pa），取出，研细，混匀，即得。

2.考察指标

以冻干粉的干膏率、特征图谱及黄芩苷、汉黄芩苷、栀子苷、芒果苷、橙皮苷的转移率为指标，进行物质基准10倍量的工艺验证，特征图谱及黄芩苷、汉黄芩苷、栀子苷、芒果苷、橙皮苷含量的测定方法同清金化痰汤物质基准项下。

3.试验结果

连续三次的验证试验考察试验结果见表9-11。

表9-11 验证试验结果表

指标	试验序号		
	试验1	试验2	试验3
饮片/炮制品量（g）	462.6	462.6	462.6
干膏粉量（g）	145.3	137.8	141.6
干膏率（%）	31.4	29.8	30.6
黄芩苷转移率（%）	65.6	64.3	64.9
汉黄芩苷转移率（%）	74.2	71.9	71.5
栀子苷转移率（%）	89.1	88.2	89.4
芒果苷转移率（%）	51.5	49.7	50.3
橙皮苷转移率（%）	30.8	29.7	30.2
特征图谱	符合物质基准：具8个特征峰		

以上试验结果表明，清金化痰汤物质基准10倍量规模确定的工艺参数较稳定，与物质基准基本一致。

四、物质基准15倍量制剂工艺研究

按照上述确定的物质基准10倍量的工艺参数，进行15倍量制剂的工艺参数验证研究（处方剂量为693.9g），检测干膏率和各指标成分转移率。如与前述10倍量水平及物质基准质量一致，则直接进行连续三次工艺验证；如质量有偏差，则需进行进一步的工艺优化研究，确定此规模的工艺参数后再进行工艺验证。

（一）仪器与设备

1.工艺研究用仪器与设备

数显控温电热套：KDM型，规格10000ml，天津市泰斯特仪器有限公司；圆底烧瓶：规格10000ml，四川蜀玻（集团）有限责任公司；旋转蒸发器：型号RE5220，上海亚荣生化仪器厂；循环水式多用真空泵：型号SHB-B95，郑州长城科工贸有限公司；真空冷冻干燥机：型号HXLG-18-50B，上海沪析实业有限公司；旋片式真空泵：型号2XZ-4，上海叶拓仪器仪表有限公司。

2.质量检测用仪器与设备

超声波清洗器：型号KQ-500DV，昆山市超声仪器有限公司；仪表恒温水浴锅：型号DZKW-C，上海树立仪器仪表有限公司；高效液相色谱仪：型号LC-2030，日本岛津（SHIMADZU）。

（二）试验

1.试验方法

按处方比例取清金化痰汤配方饮片/炮制品（共693.9g），共取3份，分别加8倍量水煎煮提取两次，第一次煎煮前预先浸泡0.5h，煎煮时间均为1h，滤过（150目），分别合并滤液，减压浓缩（75~80℃，-0.07~-0.08MPa）至相对密度为1.07~1.12（60℃）的浸膏，置冷冻干燥机中，预冻（冷阱-80±5℃，4h），再冷冻干燥（冷阱-80±5℃，24h，2~5Pa），取出，研细，混匀，即得。

2.考察指标

以冻干粉的干膏率、特征图谱及黄芩苷、汉黄芩苷、栀子苷、芒果苷、橙皮苷的转移率为指标，进行物质基准15倍量的工艺验证，特征图谱及黄芩苷、汉黄芩苷、栀子苷、芒果苷、橙皮苷含量的测定方法同清金化痰汤物质基准项下。

3.试验结果

物质基准15倍量制剂的验证试验考察试验结果见表9-12。

表9-12 制剂工艺15倍量工艺参数延续性研究结果表

指标	试验序号		
	试验1	试验2	试验3
饮片/炮制品量（g）	693.9	693.9	693.9
干膏粉量（g）	210.9	218.6	213.7
干膏率（%）	30.4	31.5	30.8
黄芩苷转移率（%）	65.1	64.9	64.3
汉黄芩苷转移率（%）	70.8	71.5	70.6
栀子苷转移率（%）	88.5	89.4	89.0
芒果苷转移率（%）	51.6	50.3	50.7
橙皮苷转移率（%）	30.9	30.2	29.7
特征图谱	符合物质基准：具8个特征峰		

以上试验结果表明，以上述确定的清金化痰汤物质基准10倍量工艺参数进行的15倍量规模的三批验证试验，其干膏率和指标成分转移率与物质基准基本相当，说明此工艺参数适用于物质基准15倍量规模的制剂工艺。

第二节　清金化痰汤颗粒中试放大工艺研究

对清金化痰汤制剂以100L热回流提取浓缩机组、喷雾干燥器等中试设备，进行中试试验工艺研究。采用小试试验研究确定的工艺参数，以干膏率和各指标成分转移率为考察指标，进行物质基准100倍量及150倍量的制剂中试放大工艺研究。所得样品如与前述小试研究及物质基准质量一致，则直接进行连续的三次工艺验证；如质量有偏差，则需进一步工艺优化研究，确定此规模的工艺参数后再进行工艺验证。

一、中试放大工艺研究方案

清金化痰汤制剂规模逐级放大工艺参数研究所用配方药材均为同一批次药材，中试放大工艺研究试验投料量、所用设备及考察方案见表9-13、表9-14。

表 9-13　清金化痰汤制剂规模逐渐放大工艺处方

序号	药材名称	物质基准 100 倍制剂（g）	物质基准 150 倍制剂（g）
1	黄芩	560	840
2	栀子	560	840
3	桔梗	746	1119
4	麦冬	373	559.5
5	桑白皮	373	559.5
6	浙贝母	373	559.5
7	知母	373	559.5
8	炒瓜蒌子	373	559.5
9	橘红	373	559.5
10	茯苓	373	559.5
11	甘草	149	223.5
总量（g）		4626	6939

表 9-14　清金化痰汤制剂规模逐渐放大工艺参数研究方案

	物质基准 100 倍制剂	物质基准 150 倍制剂
提取设备	100L 热回流提取机组 RTN-100	100L 热回流提取机组 RTN-100
浓缩设备	单效浓缩器 RTN-100	单效浓缩器 RTN-100
干燥设备	喷雾干燥器 LPC-5	喷雾干燥器 LPC-5
单因素考察方案	按 15 倍量规模确定的参数进行验证，如有偏差，进行工艺参数修订；进行喷雾干燥工艺参数研究	按 100 倍量规模确定的工艺参数进行验证，如有偏差，进行工艺参数修订，并再次进行验证
筛选条件	干膏率，特征图谱，各指标成分（黄芩苷、汉黄芩苷、栀子苷、芒果苷、橙皮苷）转移率。	

二、物质基准 100 倍量制剂工艺研究

按照上述小试研究确定的清金化痰汤颗粒制剂的工艺参数，进行物质基准 100 倍量的制剂工艺参数验证研究（处方量为 4.626kg），检测干膏率、特征图谱和各指标成分转移率。如与前述小试研究及物质基准的质量一致，则直接进行连续的三次工艺验证；如质量有偏差，则需进一步的工艺参数优化研究，确定此规模的工艺参数后再进行工艺验证。

（一）仪器与设备

1. 工艺研究用仪器与设备

100L 热回流提取浓缩机组（图9-2）：RTN-100，湖南润祥机械科技有限公司；蒸汽发生器：DZFZ-0.4，浙江省东阳市佳先制造有限公司；喷雾干燥器：LPC-5 型，南京鑫宝实业有限公司制造厂；干压制粒机：DG120，山东新马制药装备有限公司。

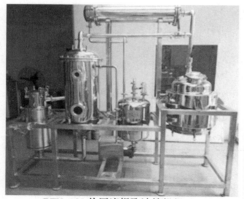

RTN-100 热回流提取浓缩机组

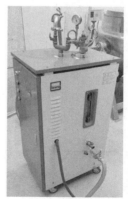

DZFZ-0.4 蒸汽发生器

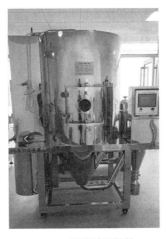
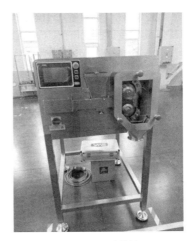

LPC-5型喷雾干燥器　　　　　　　　　　　DG120干压制粒机

图9-2　工艺研究用设备（赵红金 摄）

2.质量检测用仪器与设备

超声波清洗器：型号KQ-500DV，昆山市超声仪器有限公司；仪表恒温水浴锅：型号DZKW-C，上海树立仪器仪表有限公司；高效液相色谱仪：型号LC-2030，日本岛津（SHIMADZU）。

（二）参数延续性研究

按照上述小试研究确定的清金化痰汤制剂工艺的提取、浓缩参数，进行放大到100倍量制剂的中试提取浓缩工艺参数验证研究，检测干膏率和各指标成分转移率。

1.试验方法

按处方比例取清金化痰汤配方饮片/炮制品（共4.626kg），各取2份，分别加8倍量水（37kg）浸泡0.5h，开启蒸汽（0.2MPa）加热至沸（约50min），保持微沸1.0h，滤过（150目），得一次提取滤液，药渣再加入加8倍量水（37kg），开启蒸汽（0.2MPa）加热至沸（约40min），保持微沸1.0h，滤过（150目），得二次提取滤液，各自合并提取液，单效减压浓缩（75~80℃，-0.07~-0.08MPa）至相对密度为1.07~1.12（60℃）的浸膏。

2.考察指标

以浓缩液的干膏率、特征图谱及黄芩苷、汉黄芩苷、栀子苷、芒果苷、橙皮苷的转移率为指标，进行100倍量物质基准提取、浓缩工艺研究，特征图谱及黄芩苷、汉黄芩苷、栀子苷、芒果苷、橙皮苷含量的测定方法同清金化痰汤物质基准项下。

3.试验结果

物质基准100倍量制剂的参数延续性中试试验考察结果见表9-15。

表 9-15　物质基准 100 倍量中试提取浓缩工艺延续性考察结果表

指标	试验序号	
	试验 1	试验 2
干膏率（%）	31.2	30.8
黄芩苷转移率（%）	65.5	64.9
汉黄芩苷转移率（%）	70.8	70.1
栀子苷转移率（%）	89.7	88.6
芒果苷转移率（%）	50.1	51.0
橙皮苷转移率（%）	30.7	30.2
特征图谱	符合物质基准：具 8 个特征峰	

以上试验结果表明，以上述确定的清金化痰汤物质基准 15 倍量提取浓缩工艺参数进行的物质基准 100 倍量规模二批的试验，其干膏率和指标成分转移率与物质基准基本相当，说明此工艺参数适用于清金化痰汤物质基准 100 倍量规模研究。

（三）干燥条件研究

因冷冻干燥的成本高、效率低，中药颗粒剂的生产中一般选择喷雾干燥+干压制粒、一步制粒、湿法制粒的方式进行干燥和制粒，由于一步制粒需要加入的辅料量为 1~1.5 倍、湿法制粒需要加入的辅料量为 4~8 倍，而喷雾干燥+干压制粒需要加入的辅料量只有 10%~50% 即可达到较好的制粒效果，《中药复方制剂生产工艺研究技术指导原则（试行）》中有"考虑到中药复方制剂的特点，减少服用量及提高用药顺应性，制剂处方应能在尽可能少的辅料用量下获得良好的制剂成型性"的要求。

由清金化痰汤物质基准可知，其干膏率约为 28.5%，则日服干膏量约为：每天药材量 46.26 克 × 干膏率 28.5%=13.2 克/天，按日服 3 次则每次服用干膏量为 13.2 克/天 ÷ 3 次/天 =4.4 克/次，加入的辅料量不能太多，否则单剂量包装会过大，服用量增加，故本品选择以喷雾干燥+干压制粒的方式进行干燥、制粒工艺研究，辅料量按 20%~30% 计算，则一次服用量为 4.4g×（1+20%~30%）=5.28~5.72 ≈ 6g，用药顺应性较好。本试验考察了喷雾干燥的工艺条件。

1.试验方法

取上述清金化痰汤试验 1 和试验 2 浓缩液各 2/3 量，合并、混合均匀，将其平均分成两份，分别进行喷雾干燥两种参数的考察［进风温度 150~170℃，出风温度 80~100℃］［进风温度 180~200℃，出风温度 90~110℃］，得干膏粉。

2.考察指标

以喷干粉的干膏率、特征图谱及黄芩苷、汉黄芩苷、栀子苷、芒果苷、橙皮苷的转移率为指标，进行物质基准100倍量干燥工艺研究，特征图谱及黄芩苷、汉黄芩苷、栀子苷、芒果苷、橙皮苷含量的测定方法同清金化痰汤物质基准项下。

3.试验结果

喷雾干燥的中试试验考察结果见表9-16。

表9-16　喷雾干燥工艺考察结果表

指标	干燥方式	
	进风温度150~170℃， 出风温度80~100℃	进风温度180~200℃， 出风温度90~110℃
干燥时间	瞬时干燥	瞬时干燥
干燥物状态	棕黄色；有结团	棕黄色；细腻粉末
干膏量（g）	873.1	888.2
干膏率（%）	28.3	28.8
黄芩苷转移率（%）	64.6	65.1
汉黄芩苷转移率（%）	69.8	70.3
栀子苷转移率（%）	88.4	88.1
芒果苷转移率（%）	50.7	49.5
橙皮苷转移率（%）	29.5	30.1
特征图谱	符合物质基准：具8个特征峰	

以上试验结果表明，喷雾干燥的干膏率较提取液及浓缩液的干膏率低，主要是因为喷干过程中会有部分的细粉损失掉（提取浓缩工艺正是考虑到喷干过程的干膏损失，故将提取干膏率较物质基准上浮，使得喷雾干燥的干膏粉与物质基准差异更小）；进风温度150~170℃、出风温度80~100℃的喷雾干燥干膏粉易吸潮结块，干燥所需时间长；而在进风温度180~200℃、出风温度90~110℃条件下干燥，干膏粉状态较好、不结块，二者的干膏率及指标成分转移率均与物质基准相当，综合考虑，本品选择进行喷雾干燥，参数为进风温度180~200℃、出风温度90~110℃，引风机转速40Hz。

（四）工艺验证

按照上述确证的物质基准100倍量制剂的提取、浓缩、干燥的工艺参数，进行了连续三次试验验证。

1.试验方法

按处方比例取清金化痰汤配方饮片/炮制品（共4.626kg），各取3份，分别加8倍量水（37kg）浸泡0.5h，开启蒸汽（0.2MPa）加热至沸（约50min），保持微沸1.0h，滤过（150目），得一次提取滤液，药渣再加入加8倍量水（37kg），开启蒸汽（0.2MPa）加热至沸（约40min），保持微沸1.0h，滤过（150目），得二次提取滤液，各自合并提取液，单效减压浓缩（75~80℃，−0.07~−0.08MPa）至相对密度为1.07~1.12（60℃）的浸膏，分别进行喷雾干燥（进风温度180~200℃，出风温度90~110℃），得干膏粉。

2. 考察指标

以冻干粉的干膏率、特征图谱及黄芩苷、汉黄芩苷、栀子苷、芒果苷、橙皮苷的转移率为指标，进行物质基准100倍量工艺验证试验，特征图谱及黄芩苷、汉黄芩苷、栀子苷、芒果苷、橙皮苷含量的测定方法同清金化痰汤物质基准项下。

3. 试验结果

物质基准100倍量中试验证试验结果见表9-17。

表9-17 物质基准100倍量的制剂工艺验证结果表

指标	试验序号		
	试验1	试验2	试验3
饮片/炮制品量（kg）	4.626	4.626	4.626
干膏粉量（kg）	1.31	1.29	1.33
干膏率（%）	28.3	27.9	28.8
黄芩苷转移率（%）	64.7	64.2	65.1
汉黄芩苷转移率（%）	69.5	70.8	70.3
栀子苷转移率（%）	88.3	87.4	88.7
芒果苷转移率（%）	49.8	48.9	49.1
橙皮苷转移率（%）	30.5	29.6	30.8
特征图谱	符合物质基准：具8个特征峰		

以上试验结果表明，清金化痰汤制剂的物质基准100倍量规模工艺参数，经三批的验证试验，其干膏率和指标成分转移率与物质基准基本相当，说明此工艺参数适用于清金化痰汤物质基准100倍量规模制剂的100L小型中试设备的生产工艺。

（五）干压制粒工艺研究

进行了清金化痰汤制剂喷干粉的干压制粒工艺考察研究，包括辅料种类、辅料加入量等工艺参数。

从验证试验的三次试验结果看，清金化痰汤制剂的单次服用干膏粉约为4.36g〔46.26克生药/（天·3次）；（1.31kg+1.29kg+1.33kg）÷3÷4.626kg×46.26克/天÷3次/天≈4.36克/次〕，成品颗粒每次服用量作为一个包装剂量，一般为一个整数，故清金化痰汤制剂的成品规格可暂为5克/袋、6克/袋，以此两个规格进行试验考察研究。

1. 辅料种类考察

中药配方颗粒以及中成药颗粒的常规药用辅料为糊精、麦芽糊精及乳糖，本品以此三种辅料进行了干压制粒的试验考察。

（1）试验方法

取上述验证试验喷干粉，混合均匀，称取436g，各取3份，分别加入糊精、麦芽糊精、乳糖至总量600g，混合均匀，置干压制粒机中干压制粒。

（2）试验结果

以制粒的状态、颗粒得量（不能通过5号筛）为指标，进行试验考察，结果见表9-18。

表9-18　干压制粒辅料种类考察结果表

辅料种类	制粒状态	颗粒得量（g）
糊精	易黏转辊，颗粒成品率低	482.9
麦芽糊精	制粒过程较顺利，颗粒成品率高	568.2
乳糖	制粒过程较顺利，颗粒成品率高	573.5

以上试验结果表明，清金化痰汤制剂以糊精为辅料干压成型性差。而以麦芽糊精和乳糖为辅料则干压成型性好。综合考虑，乳糖的成本远高于麦芽糊精，且乳糖不耐受人群较多，故本品选择以麦芽糊精作为稀释辅料。

2.辅料加入量考察

辅料的加入有利于防止颗粒吸潮、利于制粒成型，本品对麦芽糊精的加入量进行了考察。

（1）试验方法

取上述验证试验喷干粉，混合均匀，称取436g，各取2份，分别加入麦芽糊精至总量500g（辅料量约制剂总量的12.8%）、600g（辅料量约制剂总量的27.3%），混合均匀，置干压制粒机干压制粒。

（2）试验结果

以制粒的状态、颗粒得量（能通过1号筛不能通过5号筛的颗粒所占比例）为指标，进行试验考察，结果见表9-19。

表9-19　干压制粒辅料种类考察结果表

辅料加入量	制粒状态	颗粒得量（%）
12.8%	制粒过程较顺利，颗粒引湿性强	92.7
27.3%	制粒过程较顺利，颗粒引湿性弱	95.2

以上试验结果表明，清金化痰汤制剂以麦芽糊精作为辅料时，加入量为12.8%，可以顺利干压制成颗粒，但颗粒引湿性强，考虑到颗粒生产时，干膏率范围为中值（约为28.5%）上浮20%也在合格范围内，但以5g为规格容易出现胀料现象（干膏率超过32.4%即可达到单次服用干膏量超过5g）。故本品选择以麦芽糊精作为稀释辅料，加入量约为

27.3%（具体加入量根据各批次得膏量做调节）。

三、物质基准150倍量制剂工艺研究

在物质基准100倍量制剂规模的设备工艺参数的基础上，进行物质基准150倍量制剂规模的设备生产工艺参数验证（处方剂量为6.939kg），检测干膏率、各指标成分提取率。

（1）试验方法

按处方比例取清金化痰汤配方饮片/炮制品（共6.939kg），各取3份，分别加8倍量水（55.5kg）浸泡0.5h，开启蒸汽（0.2MPa）加热至沸（约60min），保持微沸1.0h，滤过（150目），得一次提取滤液，药渣再加入8倍量水（55.5kg），开启蒸汽（0.2MPa）加热至沸（约45min），保持微沸1.0h，滤过（150目），得二次提取滤液，各自合并提取液，单效减压浓缩（75~80℃，-0.07~-0.08MPa）至相对密度为1.07~1.12（60℃）的浸膏，分别进行喷雾干燥（进风温度180~200℃，出风温度90~110℃），得干膏粉，加入麦芽糊精至总量2.7kg，混合均匀，置干压制粒机干压制粒。

（2）试验结果

以干膏率及黄芩苷、汉黄芩苷、栀子苷、芒果苷、橙皮苷的转移率为指标，进行考察，特征图谱及黄芩苷、汉黄芩苷、栀子苷、芒果苷、橙皮苷含量的测定方法同清金化痰汤物质基准项下。结果见表9-20。

表9-20　制剂工艺150倍量工艺验证结果表

指标	试验序号		
	试验1	试验2	试验3
饮片/炮制品量（kg）	6.939	6.939	6.939
干膏率（%）	28.6	28.2	29.1
麦芽糊精量（kg）	0.72	0.74	0.68
颗粒理论总量（kg）	2.7	2.7	2.7
颗粒实际量（kg）	2.53	2.57	2.49
成品率（%）	93.7	95.2	92.2
黄芩苷转移率（%）	64.9	65.0	64.2
汉黄芩苷转移率（%）	70.2	69.7	68.8
栀子苷转移率（%）	87.9	87.2	87.6
芒果苷转移率（%）	49.6	49.1	48.7
橙皮苷转移率（%）	29.5	29.8	29.2
特征图谱	符合物质基准：具8个特征峰		

以上试验结果表明，清金化痰汤制剂的物质基准150倍量规模工艺参数，经三批验证试验，其干膏率和指标成分转移率与物质基准基本相当，说明此工艺参数适用于清金化痰汤制剂，生产工艺可行。

四、初步确定的制剂工艺参数

【处方】　黄芩311.1g　　栀子311.1g　　桔梗414.4g　　麦冬207.2g

桑白皮207.2g　　浙贝母207.2g　　知母207.2g　　炒瓜蒌子207.2g

橘红207.2g　　茯苓207.2g　　甘草82.8g

【制法】以上十一味，加8倍量水浸泡0.5h，开启蒸汽加热至沸，保持微沸1.0h，滤过（150目），滤液备用，药渣再加入8倍量水，开启蒸汽加热至沸，保持微沸1.0h，滤过（150目），与备用滤液合并，减压浓缩（75~80℃，−0.07~−0.08MPa）至相对密度为1.07~1.12（60℃）的浸膏，喷雾干燥（进风温度180~200℃，出风温度90~110℃），得干膏粉，加入麦芽糊精至总量1000g，混合均匀，干压制粒，分装，即得。

【规格】每袋装6g（相当于生药量15.42g）。

【用法与用量】口服。每次1袋，每日3次。

第十章

清金化痰汤颗粒质量研究及全程质量控制体系建立

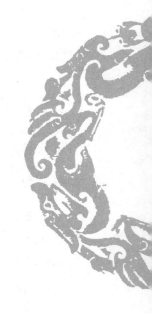

在清金化痰汤基准样品和颗粒剂工艺研究基础上，建立清金化痰汤颗粒剂的质量控制方法及质量标准草案，并建立全程质量控制体系，以为优质产品的生产奠定基础。

第一节　清金化痰汤颗粒质量研究

一、清金化痰汤颗粒质量分析方法研究

（一）仪器与试剂

Agilent 1260 高效液相色谱仪（美国 Agilent 公司）；AB204-N 电子天平（十万分之一，德国 METTLER 公司）；BT25S 电子天平（万分之一，德国 Sartorius 公司）；Mettler PB303-N 电子天平（千分之一，德国 METTLER 公司）；QT021 薄层成像系统（上海科哲生化科技有限公司）；电热恒温干燥箱 78-1（黄石市医疗器械厂）；超声波清洗仪（昆山超声仪器有限公司）。

黄芩苷（批号 110715-201821）、栀子苷（批号 110749-201919）、芒果苷（批号 111607-201704）、橙皮苷（批号 110722-2-201818）、汉黄芩苷（批号 112002-201702）、栀子对照药材（批号 120986-201610）、知母对照药材（批号 121070-201806）、麦冬对照药材（批号 121013-201711）均购自中国食品药品检定研究院。薄层板（美国默克）；乙腈（色谱纯，天津市康科德科技有限公司）；甲醇（色谱纯，天津市康科德科技有限公司）；甲酸（色谱纯，天津科密欧有限公司）；纯净水（杭州娃哈哈集团有限公司）。

（二）鉴别研究

本处方共 11 味中药，包括黄芩、栀子、桑白皮、瓜蒌子、浙贝母、桔梗、知母、麦冬、茯苓、橘红和甘草。在试验研究中，由于处方中药味较多，提取工艺采用水提取，使提取成分极性大，化学成分种类较多，其中大类成分包括黄芩、桑白皮、橘红的黄酮类成分，桔梗、茯苓的皂苷类、知母、麦冬、生甘草中的黄酮类及皂苷类，栀子的环烯醚萜类，贝母的生物碱类，瓜蒌的油脂类、甾醇类、三萜类及氨基酸、蛋白质类，其中多数为水溶性成分。因此鉴别试验干扰较大，按药典方法对桔梗、茯苓的鉴别，阴性供试品与供试品有干扰；浙贝母、桑白皮、炒瓜蒌子供试品斑点不明显；甘草因为处方中比例过小，供试品取样量过大，供试品处理后点样困难，斑点不明显。分别采用了不同的样品处理方法对样品进行分离，并使用不同极性的展开系统分离层析，结果黄芩、橘红、栀子、知母、麦冬五味药材薄层色谱斑点清晰、重复性好，供试品色谱与对照品、

对照药材色谱相应的位置上显相同的斑点，且阴性无干扰。故建立了薄层鉴别方法。

1.黄芩薄层鉴别

在黄芩的薄层鉴别中，采用《中国药典》2020年版一部黄芩项下的鉴别方法进行薄层鉴别，由于样品的极性较大，供试品处理方法后斑点比移值过低且斑点不清晰。参考文献方法，对供试品处理方法进行了改进，并调整了展开系统的极性，选用乙酸乙酯–丁酮–甲酸–水（5：3：1：1）为展开剂，供试品斑点分离清晰，重复性好，阴性无干扰，故选用此方法。

供试品溶液的制备　取本品1g，加水10ml，超声使溶解，加在聚酰胺柱（60~100目，1g，柱内径为1.5cm，湿法装柱）上，分别用水、30%乙醇、60%乙醇和乙醇各25ml洗脱，收集30%乙醇洗脱液（备用），收集乙醇洗脱液，蒸干，残渣加甲醇1ml使溶解，作为供试品溶液。

对照品溶液的制备　取黄芩苷对照品，加甲醇制成每1ml含1mg的溶液，作为对照品溶液。

阴性空白对照溶液的制备　按处方组成份量，取除黄芩外的其余药味，按工艺要求制成阴性样品，按供试品溶液制备项下的方法操作，得阴性样品液。

试验方法　照薄层色谱法（《中国药典》2020年版四部通则0502）试验；吸取供试品溶液、对照品溶液5μl，分别点于同一硅胶G薄层板（10cm×20cm），美国默克公司，以乙酸乙酯–丁酮–甲酸–水（5：3：1：1）为展开剂，展开，取出，晾干，于日光下检视。供试品色谱中，在与对照品相应的位置上，显相同颜色的斑点。阴性样品无此斑点。

结果　清金化痰汤颗粒样品色谱中，在与对照品色谱相应的位置上，显相同颜色的斑点。

2.栀子薄层鉴别

在清金化痰汤颗粒栀子的薄层鉴别中，采用《中国药典》2020年版一部栀子项下的薄层鉴别方法，由于样品的成分较多，供试品处理方法后斑点显色不清晰，对供试品处理方法进行了改进，选用乙酸乙酯–丙酮–甲酸–水（5：5：1：1）为展开剂，供试品斑点分离清晰，重复性好，阴性无干扰，故选用此方法。

供试品溶液的制备　取本品1g，加乙醇10ml，超声处理40min，滤过，取滤液作为供试品溶液。

对照药材溶液的制备　取栀子对照药材0.5g，同供试品溶液制成对照药材溶液。

阴性空白对照溶液的制备　按处方组成份量，取除栀子外的其余药味，按工艺要求制成阴性样品，按供试品溶液制备项下的方法操作，得阴性样品液。

试验方法　照薄层色谱法（《中国药典》2020年版四部通则0502）试验；吸取供试

品溶液、对照药材溶液 2μl，分别点于同一硅胶 G 薄层板（10cm×20cm），美国默克公司，以乙酸乙酯-丙酮-甲酸-水（5：5：1：1）为展开剂，展开，取出，晾干，喷以10% 硫酸乙醇溶液，于 105℃下加热至斑点显色清晰，于日光下检视。供试品色谱中，在与对照药材色谱相应的位置上，显相同颜色的斑点。阴性样品无此斑点。

结果　清金化痰汤颗粒供试品色谱中，在与对照药材色谱相应的位置上，显相同颜色的斑点。

3.知母薄层鉴别

在清金化痰汤颗粒知母的薄层鉴别中，采用《中国药典》2020 年版一部知母项下的薄层鉴别方法，由于样品的成分较多，供试品处理方法后斑点的分离较差，且芒果苷斑点拖尾严重。参考文献方法，对供试品处理方法进行了改进，选用以甲苯-丙酮（9：1）为展开剂，供试品斑点分离清晰，重复性好，阴性无干扰，故选用此方法。

供试品溶液的制备　取本品 1g，加水 10ml，超声处理 10min，离心，取上清液，加2mol/L 盐酸 3ml，水浴 1h，放冷，用三氯甲烷 20ml 振摇提取，取三氯甲烷液，蒸干，加甲醇 2ml 溶解，作为供试品溶液。

对照药材溶液的制备　取知母对照药材 0.5g，加乙醇 25ml，加热回流 1h，放冷，滤过，滤液蒸干，残渣加水 10ml、2mol/L 盐酸 3ml，水浴 1h，放冷，用三氯甲烷振摇提取2 次，每次 10ml，合并三氯甲烷液，蒸干，加甲醇 2ml 溶解，作为对照药材溶液。

阴性空白对照溶液的制备　按处方组成份量，取除知母外的其余药味，按工艺要求制成阴性样品，称取 2.13g，按供试品溶液制备项下的方法操作，得阴性样品液。

试验方法　照薄层色谱法（《中国药典》2020 年版四部通则 0502）试验；吸取供试品溶液、对照药材溶液 5μl，分别点于同一硅胶 G 薄层板（10cm×20cm），美国默克公司，以甲苯-丙酮（9：1）为展开剂，展开，取出，晾干，喷以 0.1% 香草醛的 4% 硫酸乙醇溶液，于 105℃下加热至斑点显色清晰，于日光下检视。供试品色谱中，在与对照药材色谱相应的位置上，显相同颜色的斑点。阴性样品无此斑点。

结果　清金化痰汤颗粒供试品色谱中，在与对照药材色谱相应的位置上，显相同颜色的斑点。

4.橘红薄层鉴别

在清金化痰汤颗粒橘红的薄层鉴别中，采用《中国药典》2020 年版一部橘红项下的薄层鉴别方法，由于样品的成分较多，供试品处理方法后点样困难，斑点分离较差。参考文献方法，对供试品处理方法进行了改进，选用乙酸乙酯-甲醇-水（10：1.7：1.3）为展开剂，供试品斑点分离清晰，重复性好，阴性无干扰，故选用此方法。

供试品溶液的制备　取黄芩鉴别项下备用的 30% 乙醇洗脱液，蒸干，残渣加甲醇2ml 使溶解，作为供试品溶液。

对照品溶液的制备 取橙皮苷对照品，加甲醇每ml含1mg的溶液，作为对照品溶液。

阴性空白对照溶液的制备 按处方组成份量，取除橘红外的其余药味，按工艺要求制成阴性样品，按供试品溶液制备项下的方法操作，得阴性样品液。

试验方法 照薄层色谱法（《中国药典》2020年版四部通则0502）试验；吸取供试品溶液2μl、对照品溶液4μl，分别点于同一硅胶G薄层板（10cm×20cm），美国默克公司，以乙酸乙酯-甲醇-水（10∶1.7∶1.3）为展开剂，展开，取出，晾干，喷以1%三氯化铝乙醇溶液，于105℃下加热至斑点显色清晰，置紫外光灯（365nm）下检视。供试品色谱中，在与对照品色谱相应的位置上，显相同颜色的荧光条斑。阴性样品无此斑点。

结果 清金化痰汤颗粒供试品色谱中，在与对照品色谱相应的位置上，显相同颜色的斑点。

5.麦冬薄层鉴别

在清金化痰汤颗粒麦冬的薄层鉴别中，采用《中国药典》2020年版一部麦冬项下的鉴别方法，进行薄层鉴别供试品处理方法后斑点不明显；参考文献方法，对供试品处理方法进行了改进，选用以三氯甲烷-乙酸乙酯-丙酮（8∶1∶1）为展开剂，供试品斑点分离清晰，重复性好，阴性无干扰，故选用此方法。

供试品溶液的制备 取知母项下供试品溶液作为麦冬供试品溶液。

对照药材溶液的制备 取麦冬对照药材0.4g，按供试品溶液制备方法制备。

阴性空白对照溶液的制备 按处方组成份量，取除麦冬外的其余药味，按工艺要求制成阴性样品，称取4.26g，按供试品溶液制备项下的方法操作，得阴性样品液。

试验方法 照薄层色谱法（《中国药典》2020年版四部通则0502）试验；吸取供试品溶液、对照药材溶液4μl，分别点于同一硅胶G薄层板（10cm×20cm），美国默克公司，以三氯甲烷-乙酸乙酯-丙酮（8∶1∶1）为展开剂，展开，取出，晾干，喷以10%硫酸乙醇溶液，于105℃下加热至斑点显色清晰，于日光下检视。供试品色谱中，在与对照药材色谱相应的位置上，显相同颜色的斑点。阴性样品无此斑点。

结果 清金化痰汤颗粒供试品色谱中，在与对照药材色谱相应的位置上，显相同颜色的斑点。

（三）水分测定

参照《中国药典》2020年版四部通则0832第二法（烘干法）：称取清金化痰汤颗粒约1.000g，平铺于干燥至恒重的扁形称量瓶中，精密称定，开启瓶盖在100~105℃干燥5h，将瓶盖盖好，移置干燥器中，放冷30min，精密称定，再在上述温度干燥1h，放冷，称重，至连续两次称重的差异不超过5mg为止。

对10批清金化痰汤颗粒进行水分测定。根据各供试品减失重量，计算各批次清金化痰汤颗粒供试品的含水量（%）。结果表明，10批清金化痰汤颗粒的含水量平均值为

12.61%。

（四）浸出物测定

参照《中国药典》2020年版四部通则2201醇溶性浸出物测定法进行测定：取供试品约1g，精密称定，置100ml的锥形瓶中，精密加乙醇50ml，密塞，称定重量，静置1小时后，连接回流冷凝管，加热至沸腾，并保持微沸1小时。放冷后，取下锥形瓶，密塞，再称定重量，用乙醇补足减失的重量，摇匀，用干燥滤器滤过，精密量取滤液25ml，置已干燥至恒重的蒸发皿中，在水浴上蒸干后，于105℃干燥3小时，置干燥器中冷却30分钟，迅速精密称定重量。

（五）特征图谱研究

1.参照峰的选择

在清金化痰汤颗粒HPLC色谱图中，黄芩苷峰面积所占百分比最大，保留时间适中，且具有良好的分离度，因此选择黄芩苷作为清金化痰汤颗粒HPLC指纹图谱的参照峰。

2.供试品溶液的制备

取清金化痰汤颗粒0.15g，精密称定，置50ml具塞锥形瓶内，精密加入70%甲醇20ml，密塞，称定重量，超声处理（功率400W，频率55kHz）30min，放冷至室温，再称定重量，用70%甲醇补足减失的重量，摇匀，0.45μm微孔滤膜过滤，取续滤液，即得。

3.色谱条件的确定

色谱柱：Agilent ZORBAX Eclipse XDB-C$_{18}$（250mm×4.6mm，5μm）；流动相：乙腈（A），0.1%磷酸水溶液（B）；检测波长：230nm；流速：1.0ml/min；进样量：10μl；柱温：30℃。流动相洗脱梯度见表10-1。

表 10-1　流动相梯度洗脱条件

t（min）	A（%）	B（%）	t（min）	A（%）	B（%）
0	5	95	48	25	75
5	6	94	53	26	74
25	15	85	56	28	72
35	21	79	60	28	72
37	24	76			

4.方法学考察

（1）精密度试验

取清金化痰汤颗粒供试品溶液，按色谱条件连续进样6次。各色谱峰的相对保留时间及相对峰面积的RSD值均小于2.0%，符合方法学验证要求，表明仪器的精密度良好。

（2）稳定性试验

取清金化痰汤颗粒供试品溶液，按色谱条件分别在0、2、4、8、12、24h进样测定。各色谱峰的相对保留时间及相对峰面积的RSD值均小于2.0%，符合方法学验证要求，表明样品在24h内稳定。

（3）重复性试验

平行制备同批清金化痰汤颗粒供试品溶液6份，按色谱条件依次进样测定。各色谱峰的相对保留时间及相对峰面积的RSD值均小于2.0%，符合方法学验证要求，表明该方法重复性良好。

（六）多指标含量测定研究

1.对照品溶液的制备

精密称取对照品各适量，分别置于量瓶中，加入少量甲醇溶解后稀释，摇匀，即得芒果苷对照品储备液（0.514mg/ml）、橙皮苷对照品储备液（0.408mg/ml）、栀子苷对照品储备液（0.940mg/ml）、黄芩苷对照品储备液（2.794mg/ml）、汉黄芩苷对照品储备液（0.507mg/ml）。

取各对照品储备液各2ml置于25ml量瓶中，加70%甲醇稀释制成含黄芩苷223.52μg/ml、栀子苷75.20μg/ml、芒果苷41.12μg/ml、汉黄芩苷40.56μg/ml、橙皮苷32.64μg/ml的混合对照品溶液，摇匀，即得。

2.供试品溶液的制备

考察了提取溶剂种类、时间和提取终点，确定清金化痰汤颗粒多指标含量测定供试品溶液制备方法为：

取清金化痰汤颗粒0.15g，精密称定，分别置于50ml具塞锥形瓶内，精密加入70%甲醇20ml，密塞称重。超声提取30min，冷却至室温，再次称定重量，用70%甲醇补足减失的重量，静置，0.45μm微孔滤膜过滤，取续滤液，即得。

3.色谱条件的选择与确定

取清金化痰汤颗粒供试品溶液，分别对不同流动相系统、柱温、流速、检测波长等条件进行了考察，最终确定色谱条件如下：

色谱柱：Agilent ZORBAX Eclipse XDB-C$_{18}$（250mm×4.6mm，5μm）；流动相：乙腈（A）-0.1%磷酸水溶液（B）；流速：1.0ml/min；进样量：10μl；柱温：30℃。检测波长：0~30min，240nm；30~60min，276nm。流动相洗脱梯度见表10-2。

表 10-2　流动相梯度洗脱条件

t (min)	A (%)	B (%)	t (min)	A (%)	B (%)
0	5	95	48	25	75
5	6	94	53	26	74
25	15	85	56	28	72
35	21	79	60	28	72
37	24	76			

4.方法学考察

（1）专属性

取清金化痰汤颗粒供试品溶液、缺黄芩供试品溶液、缺橘红供试品溶液、缺知母供试品溶液、缺栀子供试品溶液，与空白溶剂（纯甲醇）和混合对照品溶液，按照选定的色谱条件，分别测定。结果表明，空白溶剂、缺黄芩、缺栀子、缺知母及缺橘红阴性供试品溶液在指标成分出峰处无干扰，方法专属性良好（图10-1至图10-7）。

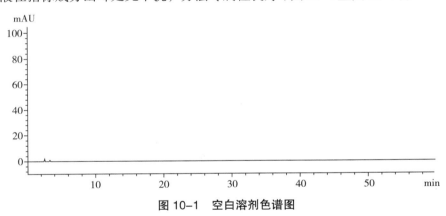

图 10-1　空白溶剂色谱图

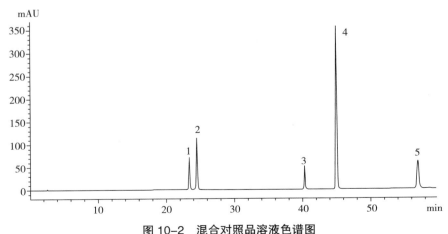

图 10-2　混合对照品溶液色谱图

1.栀子苷　2.芒果苷　3.橙皮苷　4.黄芩苷　5.汉黄芩苷

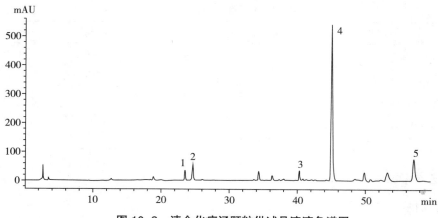

图 10-3　清金化痰汤颗粒供试品溶液色谱图

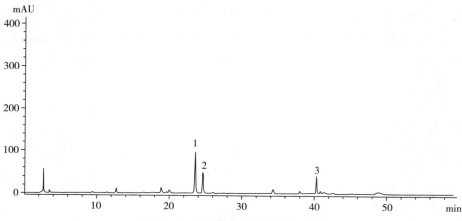

图 10-4　缺黄芩供试品溶液色谱图

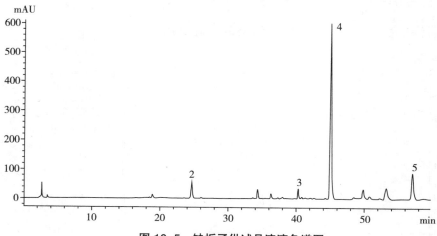

图 10-5　缺栀子供试品溶液色谱图

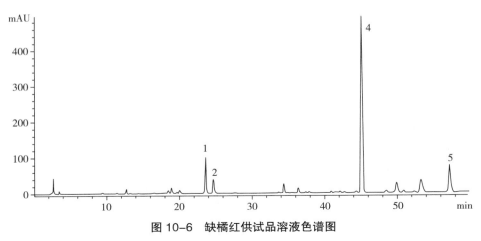

图 10-6　缺橘红供试品溶液色谱图

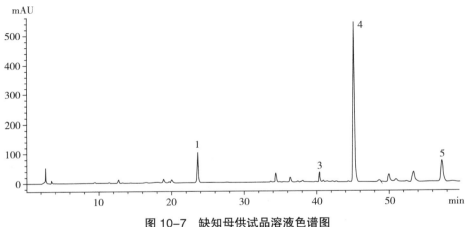

图 10-7　缺知母供试品溶液色谱图

（2）系统适用性试验

分别取混合对照品、供试品溶液，按色谱条件进行测定。结果显示各指标成分色谱峰保留时间适中，且基线平稳，分离度均大于1.5，RSD值＜2.0%，系统适应性良好。

（3）线性与范围

精密称取黄芩苷对照品约5.03mg，用甲醇溶解并稀释制成含黄芩苷1.006mg/ml的对照品溶液储备液。另取栀子苷、芒果苷、橙皮苷和汉黄芩苷对照品储备液。以上对照品溶液分别精密吸取3ml、1.5ml、1.5ml、1.5ml、1.5ml置于10ml量瓶中，以70%甲醇稀释至刻度，摇匀，即得线性溶液。将该溶液逐级稀释，共配成5个浓度梯度的线性溶液。按照拟定的色谱条件进行测定，以浓度（μg/ml）为横坐标X、峰面积A为纵坐标Y，绘制标准曲线，得回归方程。

结果表明，栀子苷、芒果苷、橙皮苷、黄芩苷和汉黄芩苷分别在浓度为（13.7475～141.0）μg/ml、（7.5173～77.10）μg/ml、（5.967～61.20）μg/ml、（29.4255～301.8）μg/ml、（7.4149～76.05）μg/ml范围内，浓度C与其吸收峰面积A线性关系均良好。可采用外标一

点法对栀子苷、芒果苷、橙皮苷、黄芩苷及汉黄芩苷进行含量测定与计算。

（4）精密度试验

①进样精密度：取混合对照品溶液连续进样5次，依法测定，计算各对照品峰面积的RSD值，结果均小于2.0%。

②重复性试验：取清金化痰汤颗粒，按法平行制备6份供试品溶液，连续测定，计算各指标成分的含量及其RSD值，试验结果表明各峰的重复性RSD值均小于2.0%，符合含量测定方法学验证要求。

③中间精密度试验：由另一名分析人员于不同日期照重复性试验项下方法重新配制6份供试品溶液，进样测定，将12份样品的测定结果与重复性试验结果进行比较，结果表明，两组12次测定结果RSD值均小于2.0%，该方法精密度良好。

（5）稳定性试验

取清金化痰汤颗粒，按法制备供试品溶液，密闭，在室温放置0、2、4、8、12和24小时后分别进样1次，记录各指标成分的色谱峰面积，计算每个峰面积RSD值＜2.0%，表明供试品溶液在室温条件下放置24小时内稳定性良好。

（6）准确度试验

取清金化痰汤颗粒（含量已通过重复性试验测得，取其含量平均值）约0.06g，精密称定，置于20ml量瓶中，加入栀子苷对照品溶液（1.000mg/ml）0.4ml，芒果苷对照品溶液（0.544mg/ml）0.4ml，橙皮苷对照品溶液（0.406mg/ml）0.5ml，黄芩苷对照品溶液（1.740mg/ml）1.5ml，汉黄芩苷对照品溶液（1.285mg/ml）0.4ml，加入70%甲醇至约20ml，超声处理30min，放冷，以70%甲醇定容至刻度，摇匀，即得。平行制备6份，依法测定，并按照以下公式计算加样回收率。结果表明，各指标成分含量平均回收率均在95%~105%，符合方法学验证要求。

二、清金化痰汤颗粒质量标准草案

清金化痰汤颗粒质量标准（草案）

【处方】　黄芩311.1g　　栀子311.1g　　桔梗414.4g　　麦冬207.2g
　　　　　桑白皮207.2g　浙贝母207.2g　知母207.2g　　炒瓜蒌子207.2g
　　　　　橘红207.2g　　茯苓207.2g　　甘草82.8g

【制法】以上十一味，加8倍量水浸泡0.5小时，开启蒸汽加热至沸，保持微沸1.0小时，滤过（150目），滤液备用，药渣再加入8倍量水，开启蒸汽加热至沸，保持微沸1.0小时，滤过（150目），与备用滤液合并，减压浓缩（75~80℃，−0.07~−0.08MPa）至相对密度为1.07~1.12（60℃）的浸膏，喷雾干燥（进风温度180~200℃，出风温度90~110℃），得干膏粉，加入麦芽糊精至总量1000g，混合均匀，干压制粒，分装，即得。

【鉴别】（1）取本品1g，加水10ml，超声使溶解，加在聚酰胺柱（60~100目，1g，柱内径为1.5cm，湿法装柱）上，分别用水、30%乙醇、60%乙醇和乙醇各25ml洗脱，收集30%乙醇洗脱液（备用），收集乙醇洗脱液，蒸干，残渣加甲醇1ml使溶解，作为供试品溶液。另取黄芩苷对照品，加甲醇制成每1ml含1mg的溶液，作为对照品溶液。照薄层色谱法（《中国药典》2020年版四部通则0502）试验；吸取供试品溶液、对照品溶液各5μl，分别点于同一硅胶G薄层板上，以乙酸乙酯–丁酮–甲酸–水（5:3:1:1）为展开剂，展开，取出，晾干，于日光下检视。供试品色谱中，在与对照品色谱相应的位置上，显相同颜色的斑点。

（2）取黄芩鉴别项下备用的30%乙醇洗脱液，蒸干，残渣加甲醇2ml使溶解，作为供试品溶液。另取橙皮苷对照品，加甲醇每ml含1mg的溶液，作为对照品溶液。照薄层色谱法（《中国药典》2020年版四部通则0502）试验；吸取供试品溶液2μl、对照品溶液4μl，分别点于同一硅胶G薄层板上，以乙酸乙酯–甲醇–水（10:1.7:1.3）为展开剂，展开，取出，晾干，喷以1%三氯化铝乙醇溶液，于105℃下加热至斑点显色清晰，置紫外光灯（365nm）下检视。供试品色谱中，在与对照品色谱相应的位置上，显相同颜色的荧光条斑。

（3）取本品1g，加乙醇10ml，超声处理40min，滤过，取滤液作为供试品溶液。另取栀子对照药材0.5g，同供试品溶液制成对照药材溶液。照薄层色谱法（《中国药典》2020年版四部通则0502）试验；吸取供试品溶液、对照药材溶液各2μl，分别点于同一硅胶G薄层板上，以乙酸乙酯–丙酮–甲酸–水（5:5:1:1）为展开剂，展开，取出，晾干，喷以10%硫酸乙醇溶液，于105℃下加热至斑点显色清晰，于日光下检视。供试品色谱中，在与对照药材色谱相应的位置上，显相同颜色的斑点。

（4）取本品1g，加水10ml，超声处理10min，离心，取上清液，加2mol/L盐酸3ml，水浴1h，放冷，用三氯甲烷20ml振摇提取，取三氯甲烷液，蒸干，加甲醇2ml溶解，作为供试品溶液。另取知母对照药材0.5g，加乙醇25ml，加热回流1h，放冷，滤过，滤液蒸干，残渣加水10ml、2mol/L盐酸3ml，水浴1h，放冷，用三氯甲烷振摇提取2次，每次10ml，合并三氯甲烷液，蒸干，加甲醇2ml溶解，作为对照药材溶液。照薄层色谱法（《中国药典》2020年版四部通则0502）试验；吸取供试品溶液、对照药材溶液各5μl，分别点于同一硅胶G薄层板上，以甲苯–丙酮（9:1）为展开剂，展开，取出，晾干，喷以0.1%香草醛的4%硫酸乙醇溶液，于105℃下加热至斑点显色清晰，于日光下检视。供试品色谱中，在与对照药材色谱相应的位置上，显相同颜色的斑点。

（5）取（4）项下供试品溶液作为麦冬供试品溶液。另取麦冬对照药材0.4g，按供试品溶液制备方法制备。照薄层色谱法（《中国药典》2020年版四部通则0502）试验；吸取供试品溶液、对照药材溶液各4μl，分别点于同一硅胶G薄层板上，以三氯甲烷–乙酸乙酯–丙酮（8:1:1）为展开剂，展开，取出，晾干，喷以10%硫酸乙醇溶液，于105℃下加热至斑点显色清晰，于日光下检视。供试品色谱中，在与对照药材色谱相应的位置上，显相同颜色的斑点。

【检查】应符合颗粒剂项下有关的各项规定（通则0104）。

【特征图谱】照高效液相色谱法（通则0512）测定。

色谱条件与系统适用性试验　以十八烷基硅烷键合硅胶为填充剂；以乙腈为流动相A，以0.1%磷酸溶液为流动相B，按下表中的规定进行梯度洗脱；检测波长为230nm，流速为1ml/min，柱温为30℃。理论板数按黄芩苷峰计算应不低于2500。

表10-3　流动相洗脱条件

时间（min）	A（%）	B（%）	时间（min）	A（%）	B（%）
0	5	95	48	25	75
5	6	94	53	26	74
25	15	85	56	28	72
35	21	79	60	28	72
37	24	76			

参照物溶液的制备　精密称取黄芩苷对照品，加甲醇制成每1ml含黄芩苷150μg的溶液，摇匀，即得。

供试品溶液的制备　取本品0.15g，精密称定，置50ml具塞锥形瓶内，精密加入70%甲醇20ml，密塞，称定重量，超声处理（功率400W，频率55kHz）30min，放冷至室温，再称定重量，用70%甲醇补足减失的重量，摇匀，0.45μm微孔滤膜过滤，取续滤液，即得。

测定法　分别精密吸取参照物溶液和供试品溶液，注入液相色谱仪，测定，记录60min的色谱图，即得。

供试品特征图谱（图10-8）中应有8个特征峰，其中S峰为参照物黄芩苷色谱峰。

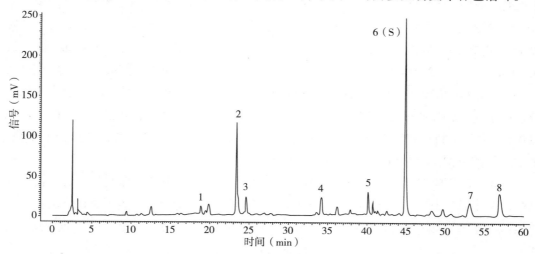

图10-8　清金化痰汤颗粒对照特征图谱

【含量测定】照高效液相色谱法（通则0512）测定。

色谱条件与系统适用性试验　　以十八烷基硅烷键合硅胶为填充剂；以乙腈为流动相A，以0.1%磷酸溶液为流动相B，梯度洗脱条件同指纹图谱；检测波长为0~30min为240nm，30~60min为276nm，流速为1ml/min，柱温为30℃。理论板数按黄芩苷峰计算应不低于2500。

对照品溶液的制备　　精密称取黄芩苷、汉黄芩苷、栀子苷、芒果苷和橙皮苷对照品适量，加甲醇制成每1ml含黄芩苷150μg、汉黄芩苷35μg、栀子苷70μg、芒果苷35μg、橙皮苷30μg的混合对照品溶液，摇匀，即得。

供试品溶液的制备　　取本品0.15g，精密称定，置50ml具塞锥形瓶内，精密加入70%甲醇20ml，密塞，称定重量，超声处理（功率400W，频率55kHz）30min，放冷至室温，再称定重量，用70%甲醇补足减失的重量，摇匀，0.45μm微孔滤膜过滤，取续滤液，即得。

测定法　　分别精密吸取对照品溶液与供试品溶液各10μl，注入液相色谱仪，测定，即得。

本品每克含黄芩18.1~33.8mg、汉黄芩苷3.5~6.6mg、栀子苷9.6~17.9mg、芒果苷0.9~1.8mg、橙皮苷2.0~3.7mg。

【规格】每袋装6g（相当于生药量15.42g）。

【用法与用量】口服。每次1袋，每日3次。

第二节　全程质量控制体系建立

一、供应商选择与质量审计

（一）原则

1.在同等条件下应遵循先近后远的原则，省内企业应优先考虑。

2.供应商属性有生产商和经销商，优先考虑生产商，其次考虑经销商，选择经销商时优先考虑高级别代理商。

3.主要物料应选择2~3家供应商。

（二）物料的分类

根据物料的性质、物料的用量以及物料对产品质量的影响程度进行综合分析，物料分类共分为：A、B、C三类。对产品质量影响的重要程度及等级程度：A＞B＞C。

A类：直接影响产品质量安全性和有效性的物料。包括以下内容：原料（包括中药材、中药饮片）；关键辅料（如依托红霉素、玉米淀粉、糊精、硬脂酸镁、作为提取溶剂使用的乙醇等）；直接接触药品的包装材料（如PVC、铝箔、复合膜等）；其他直接影响内在产品质量的物料。

B类：对产品质量安全性和有效性有一定影响的物料。包括以下内容：非关键辅料（如挥发油稀释用乙醇、生产中调节PH用酸碱等）；非直接接触药品的包装材料（如大箱、小盒、说明书、枕式复合膜等）；其他对产品内在质量有一定影响的物料；其他辅助用品（如作为消毒剂使用的乙醇等）。

C类：对产品内在质量没有影响的物料，包括打包带、收缩膜；其他对产品内在质量没有影响的物料。

其他辅助用品（如作为清场使用的NaOH等）。

为减少不必要的混淆和差错以便于统一管理，对不同分类的同一物料，可按该物料的高分类统一管理。

（三）供应商的质量审计程序

质量审计主要分形式审计和现场审计，对于主要物料的供应商或生产商应进行现场审计。

审计程序一般如下：

A类物料供应商审计应按照下列程序进行：初审──→现场审计＋相关调查问卷──→物料、产品试验评估──→批准采购。

B类物料供应商审计应按照下列程序进行：初审──→现场审计＋相关调查问卷──→物料、产品试验评估──→批准采购。

C类物料供应商审计应按照下列程序进行：初审──→批准采购。

1.初审

采购部应以质量管理部提供的质量标准作为寻求供应商的依据，负责对供应商进行初审，主要包括以下内容：

（1）供应单位的证照资料：医药原料生产企业必须具有《药品生产许可证》，药品注册证及相关证书（如有）；直接接触药物的药用包装材料生产单位必须持有《药包材生产许可证》和药包材注册证（如有）；印刷包装材料厂需持有《特种印刷许可证》或《包装装潢印刷许可证》；医药原料药经销单位必须持有《药品经营许可证》等。

（2）具有完善的质量保证体系，提供的物料能够满足公司的质量要求。

（3）生产能力能够满足公司需求，并有持续发展的潜力。

（4）保证准时、准地、准量供货。

（5）在满足上述条件的同时，价格有竞争力。

（6）在同行业中有良好的信誉和竞争优势。

由采购部收集相关供应商信息，筛选出2~3家交质量管理部。对主要物料，应联系供应商提供样品，由质量管理部按质量标准进行1~3批的检验，做好相关记录，样品的检验结果是否合格作为是否继续审计的一项依据。

2. 审计

初审通过的供应商，由质量审计小组选择审计方式。对C类供应商可采用形式审计，填写"供应商质量审计问卷""供货方质量保证能力调查表"。主要物料供应商除填写上述两份材料外一般还应进行现场审计，内容包括：

（1）审计供应商具体情况（所有制形式、隶属关系、地理位置、环境）。

（2）索取有关法律文件、证书等。

（3）审计人员情况（数量、专业、学历、经验、培训、健康检查情况等）。

（4）环境、厂房设施、设备、生产能力、技术水平。

（5）审计生产工艺流程、生产管理、物料管理情况。

（6）审计质量管理情况（人员、仪器、标准等）。

（7）审计产品销售及运输。

（8）掌握供应商的原辅料等采购的审计和相关资质材料的合法性。

现场审计人员应具有相关的法规和专业技术知识，经过相关培训考核合格，具有一定的质量评估和现场质量审计的实践经验。根据以上项目的考察结果，由审计人员对被考察供应商进行评估，并填写"关键物料供应商现场审计项目表"，审计人员做出现场审计结论，质量管理部经理做出审核意见。如确有特殊原因不能现场审计的，经注意结合"供应商质量审计问卷"、"供货方质量保证能力调查表"及物料产品试验评估进行综合评估。

3. 物料、产品试验评估

根据物料的等级以及质量管理部的评估意见，采用现场审计结果符合要求的供应商提供的物料进行3批小试产品的生产（物料需经公司质量管理部检验合格，首选采用3批物料各生产1批小试产品的形式，小试品种选择具有代表性品种），关注物料、产品检验是否合格及生产过程是否有偏差等异常情况出现，如有，应根据具体情况开展调查。按要求填写小试生产、检验相关记录。必要时进行产品工艺验证或稳定性考察，工艺验证项目及稳定性考察项目应根据物料对产品质量的影响确定，并与正常物料生产的产品进行相关数值的对比。产品小试生产符合工艺要求及检验合格且无明显过程异常可判为合格。如开展产品工艺验证或稳定性考察，相关结果应符合要求。对于不改变中药材基源和产地的中药材、中药饮片供应商变更，可不进行试验评估。

4.批准采购

（1）由质量审计小组提交供应商"关键物料供应商现场审计项目表"交给质量管理负责人。质量管理负责人根据现场审计及物料、产品试验评估结果，符合要求的，批准采购。

（2）质量管理部负责与供应商签订质量保证协议。协议由质量管理部组织生产管理部、采购部共同起草，经双方质量管理负责人（或指定授权人员）签署姓名和日期后生效，一式两份，一份交供应商留存，一份存入公司供应商档案。一般供应商质量保证协议A类物料有效期为2年，B类为3年，C类为5年。

（3）采购部填写"供应商变更/新增申请表"并按要求审批。质量管理部发放"供货许可证"，接纳供应商为公司合格供应商。采购部应建立合格供应商档案和按要求动态更新"合格供应商目录"。供应商档案的管理按"档案管理规程"执行。

（4）供货许可证的签发与编号

由质量管理部签发"供货许可证"，供货许可证注明授权范围、供货种类、名称等，A类物料供货许可证有效期为2年；B类物料供货许可证的有效期为3年；C类物料供货许可证的有效期为5年。供货许可证证书标号为：物料的等级（A、B、C）–年月日–两位流水号。例：2020年07月01日批准的首个B类物料供货许可证证书B–20200701–01。采购部应从合格供应商目录内的供应商采购物料。

5.使用首次供货的主要物料生产的正常批量产品，应进行相关验证及稳定性考察工作。

6.中药材、中药饮片类供应商的审计，经初审→现场审计（中药饮片）+相关调查问卷，必要时由供应商提供样品由公司进行检验。上述工作如审计无问题，纳入合格供应商目录，物料可不进行小试、中试试验，直接批量试用，后续需对比分析产品生产、质量情况。

（四）再审查、审计确认

当供应商发生以下重大变化或在供货质量出现不稳定趋势时需重新审计确认。

1.出现重大质量问题时。

2.产品质量出现明显不稳定趋势时。

3.物料生产涉及的原料、工艺、设备等发生对物料质量有重大影响的变化时。

4.生产场所变更时。

5.其他情况：如为适应新的要求（法规要求或公司产品要求），物料质量标准需显著提高时。

6.定期审计：供应商质量审计应定期进行，根据物料的等级，一般审计频次规定见表10-4。

表 10-4 不同物料等级审计频次

物料等级	审计频次
A 类	每 2~3 年一次
B 类	每 3~4 年一次
C 类	不作要求

每年对所有的供应商进行年度质量回顾，根据年度质量回顾的结果，若发现其提供的原辅材料质量不稳定或出现明确不良趋势等情况，可以适当增加审计频次。中药材、中药饮片类供应商审计频次参照B类进行。如因长期（2~3年以上）未发生业务等原因未能开展现场审计的，恢复业务前应按要求进行现场审计。

二、请验与取样管理

（一）取样管理要求

1.取样要求

抽样操作应当保证所取的样品与抽样单元内的药品质量一致，应具有代表性，样品量应足够满足所有要进行的全部检验，包括复验和留样，并保证抽样单元内的药品不因抽样而导致质量变化。一般情况下所取样品不得重新放回到原容器中。

2.取样人员要求

（1）取样员需有良好的视力和对颜色分辨、识别的能力。有传染性疾病和在身体暴露部分有伤口的人员不要被安排进行取样。

（2）能够根据观察到的现象做出可靠的质量判断和评估。

（3）取样人员应该接受相应的技能培训，使其熟悉取样方案和取样流程，掌握取样技术和取样工具的使用、清洁等规定，必须意识到在取样过程中样品被污染的风险并能采取相应的安全防范措施。

（4）取样人员还要对物料安全知识、职业卫生要求有一定了解。防止取样操作对物料、产品和抽取的样品造成污染，并防止物料、产品和抽取的样品之间发生交叉污染。

（5）取样人员的培训应该至少涵盖以下方面：相应物料或产品的取样SOP，包括取样程序、取样技能以及取样工具和样品容器的使用和管理；取样时应采取的安全措施

（包括预防物料污染和人员安全防护）；样品外观检验的重要性（样品观察的第一眼原则）；对异常现场的记录和报告（例如包装被污染或破损）；取样器具和取样间的清洁等管理。

3.取样员由QA做相关知识的培训，经考核合格后方有权进行取样操作，若需其他人员开展取样工作，需完成培训考核并经授权。

4.取样地点的要求

（1）物料取样应尽可能在专用取样间进行，从生产现场取样的除外。取样间的使用应有记录，按顺序记录各取样区内所取样的所有物料，内容至少应包括取样日期、品名、批号、取样人等。取样设施的管理应参照同等级别生产区域的管理要求，每种物料取样后应进行清洁，并有记录，以防止污染和交叉污染。

（2）外包材、原药材、净药材物料可在仓储区内取样。原料、辅料、内包材等直接入药或直接接触药品、部分需在洁净区使用的物料的取样必须在洁净取样间内或与生产环境相一致的洁净区域内取样。取样过程应避免样品、物料与外界环境、其他物料间的交叉污染。

（3）中间产品、待包装产品的取样地点的空气洁净度级别应与生产环境一致，成品可在车间外包装工段或仓库进行取样。

（4）中药饮片的中间产品及成品可在生产工序或贮存区取样。

（5）退货品在仓库退货区取样。

物料一般采用简单随机取样原则。对于产品除要考虑随机取样原则外，还要关注在生产过程中的偏差和风险，应抽取可能存在缺陷的产品进行检验。质量管理部应制定相应的取样标准操作规程，内容至少包括取样器具（选择、使用和清洁保存等）、样品容器、取样原则和取样量、取样方法和操作、取样后剩余部分的处置和标识等内容。取样后应及时转移，其转移过程应能防止污染，不得影响样品质量。

（二）物料请验及取样

1.物料部仓库保管员在物料到货初检合格后或物料需复验前要及时请验，填写原辅料、包装材料请验单，一式两份，送交质量管理部QA，QA审核签字后返还给请验部门一份，送至检验部门一份。

2.QA根据请验单填写取样证，按规定计算出理论取样量，持取样证、准备好的取样工具，按照批准的取样标准操作规程进行取样。

3.取样后，已取样的物料和产品的外包装上应贴上取样标识，同时填写取样记录。

4.取样后QA在样品的容器上粘贴样品签，同时当日内把样品送至化验室，由化验室主管安排分发给QC检验员进行检验。

（三）中间产品、待包装产品的请验及取样

1.各岗位制成的中间产品在流入下道工序前或需复验前，由各岗位或中间站管理员填写中间产品、待包装产品、成品请验单，一式两份，送交质量管理部QA，QA审核签字后返还给请验部门。

2.QA根据请验单填写取样证，按规定计算出理论取样量，持取样证、准备好的取样工具，按照批准的取样标准操作规程进行取样。

3.取样后，已取样的产品的外包装上应贴上取样标识，并填写取样记录。

4.取样后QA在样品的容器上粘贴样品签，同时当日内把样品送至化验室，由化验室主管安排分发给QC检验员进行检验。

（四）成品请验及取样

1.生产包装工序制得的成品在入成品库之前，由岗位负责人填写成品请验单一式两份，送交质量管理部QA，QA审核签字后返还给请验部门一份，送至检验部门一份。

2.质量管理部QA持取样证、准备好的取样工具，按照批准的取样标准操作规程进行取样，并填写取样记录。

3.取样后QA在样品的容器上粘贴样品签，同时24小时内把样品送至化验室，由化验室主管安排分发给QC检验员进行检验。

三、生产过程管理

（一）生产现场准备

1.检查生产现场环境卫生是否符合该区域清洁卫生要求。

2.检查操作间的温度、相对湿度是否符合工艺要求。

3.检查现场是否有"清场合格证"并确认是否在有效期内。

4.对设备状况进行严格检查，挂有"完好"标牌及"已清洁"标牌后方可使用。

5.对计量容器和度量衡器进行检查，确认是否在检验有效期内。

（二）生产过程的管理

1.物料领用

（1）按照"车间物料管理规程"领用物料。

（2）生产前再次核对品名、批号、数量等相关信息，确保准确无误。

2.各操作人员严格按照批准的工艺规程、批记录、SOP进行生产操作，生产过程中要真实、详细、准确、及时做好记录，严格执行"记录编制与填写管理规程"，QA检查

员、岗位负责人应及时复核、签字。中间产品、待包装产品按照相关质量标准和检验操作规程进行检验。

3.需经检验的中间产品、待包装产品，按规定填写请验单，由QA检查员抽样送验，被抽样的物料容器上应附有取样证。根据检验结果及QA检查员现场监控结果综合评价后，由QA检查员发放相应的质量状态标志。

4.岗位负责人、QA检查员按生产过程中控制要求监控，确保各项指令严格执行。

5.生产结束后物料的处理

（1）每批次产品生产结束后，操作人员应及时将剩余物料退站，中间站管理人员及时填写"XX车间物料领发台账"、"XX中间产品、待包装产品进出台账"。

（2）中间阶段性生产结束后或更换产品品种、规格，中间站管理人员按照"车间物料管理规程"、"物料退库管理规程"，将剩余原辅料、包装材料及时退库。

（3）未用完已印产品批号、生产日期、有效期的包装材料和破损的包装材料应及时销毁，并填写《××车间包装材料销毁记录》，由销毁人、监督人及时签字确认。

（三）中间站及物料暂存间的管理

1.中间站或物料暂存间所贮存的物料、中间产品、待包装产品要严格执行"中间站管理规程"、"物料暂存间管理规程"的要求，防止混淆、差错。

2.物料、中间产品、待包装产品进出站要严格填写《××车间物料领发台账》、《××中间产品、待包装产品进出台账》，严格复核，详细记录。

3.物料、中间产品、待包装产品贮存要有明显的状态标志，码放清洁、整齐、规范。

（四）物料平衡管理

生产过程各关键工序，应严格按"物料平衡管理规程"计算物料平衡，符合规定范围的方可递交下一工序继续操作；超出规定要求的，按"偏差处理规程"进行分析调查。

（五）防止污染、交叉污染的管理措施

生产过程应当采取措施，最大限度防止污染和交叉污染。

（1）在分隔的区域内生产不同品种的药品。

（2）采用阶段性生产方式。

（3）设置必要的气锁间和排风；空气洁净度级别不同的区域应当有压差控制。

（4）应当降低未经处理或未经充分处理的空气再次进入生产区导致污染的风险。

（5）在易产生交叉污染的生产区内，操作人员应当穿戴该区域专用的防护服。

（6）按照设备的清洁标准操作规程清洁设备，必要时应当对与物料直接接触的设备表面的残留物进行检测。

（7）采用密闭系统生产。

（8）干燥设备的进风应当有空气过滤器，排风应当有防止空气倒流的装置。

（9）生产和清洁过程中应当避免使用易碎、易脱屑、易发霉器具；使用筛网时，应当有防止因筛网断裂而造成污染的措施。

（10）不得在同一生产操作间同时进行不同品种和规格药品的生产操作，除非没有混淆或交叉污染的可能。

（11）样品从包装生产线取走后不应再返还，以防止产品混淆和污染。

（12）各生产车间应当综合考虑药品的特性、工艺和预定用途等因素，结合厂房、生产设施和设备布局、使用情况，包括多产品共用厂房、生产设施和设备的情况，进行风险评估，采取对应的措施。

（13）使用流动的饮用水洗涤拣选后的中药材，用过的水不得用于洗涤其他药材，不同的中药材不得同时在同一容器中洗涤。

（14）处理后的中药材及切制和炮制品不得直接接触地面，不得露天干燥。

（15）药材及其中间产品、成品的灭菌方法应以不影响质量为原则。

（16）直接入药的中药粉末入药前应做微生物检查。未经处理的中药材不得直接用于提取加工。

（六）生产过程监控

1.投料、配制称量、首件包装产品信息等重要监控点的操作，需要在班长或QA检查员的严格监控下进行，并签字确认。

2.应根据工艺要求定期对关键操作参数、中间产品质量、环境指标进行监控，并填写相关记录，在生产、包装、仓储过程中使用自动或电子设备的，应当按照操作规程定期进行校准和检查，确保其操作功能正常，校准和检查应当有相应记录。

3.有关凭证附于批记录。

4.生产过程中出现的未超出规定范围，但已明显偏离正常参数范围的，应进行分析和调查，必要时应启动纠正预防措施。

四、中间产品、待包装产品放行管理

1.中药饮片的中间产品

由车间、QA按要求请验、取样后送QC检验，QC按检验操作规程完成检验后发放检验报告单。QA收到检验报告单后，根据检验结果与现场检查情况，签发"同意使用"

牌或"拒绝使用"牌。当干燥后的中间产品取样送检后，生产车间可继续开展该批产品后续的筛分、分装工序的生产、请验等工作，但该批成品不得放行。所有应检验产品完成检验且均合格，方可按流程审批放行。

2.中间产品、待包装产品

由车间、QA按要求请验、取样后送QC检验，QC按检验操作规程完成检验后发放检验报告单。QA收到检验报告单后，根据检验结果与现场检查情况，签发"同意使用"牌或"拒绝使用"牌。

3.合格的中间产品、待包装产品可流转到下道工序，不合格的中间产品及待包装产品按"不合格品管理规程"处理。若中间产品、待包装产品存在偏差，由QA挂贴"被控制"牌，偏差原因调查明确且产品质量合格、生产质量控制过程符合要求，经质量管理负责人批准放行，由QA收回"被控制"牌，发放"同意使用"牌，否则不予流转使用。

结　语

　　古代经典名方是指"至今仍广泛应用、疗效确切、具有明显特色与优势的古代中医典籍所记载的方剂"，作为中药方剂的杰出代表，是中医药理论经过几千年锤炼而沉积下来的最精华部分，也是我国防治复杂性疾病的重大战略资源。《古代经典名方中药复方制剂简化注册审批管理规定》指出："来源于国家公布目录中的古代经典名方且无上市品种（已按本规定简化注册审批上市的品种除外）的中药复方制剂申请上市，符合本规定要求的，实施简化审批。"

　　2008年1月，原国家食品药品监督管理局发布施行《中药注册管理补充规定》，对符合规定条件的来源于古代经典名方的中药复方制剂，可仅提供非临床安全性研究资料，并直接申报生产。2015年8月，《国务院关于改革药品医疗器械审评审批制度的意见》印发，提出"简化来源于古代经典名方的复方制剂的审批"。2016年12月，《中华人民共和国中医药法》（简称《中医药法》）正式颁布，规定"生产符合国家规定条件的来源于古代经典名方的中药复方制剂，在申请药品批准文号时，可以仅提供非临床安全性研究资料"。明确了源于古代经典名方的中药复方制剂的法律地位。2017年10月，原国家食品药品监督管理总局发布《总局办公厅公开征求〈中药经典名方复方制剂简化注册审批管理规定（征求意见稿）〉及申报资料要求（征求意见稿）意见》。2018年4月，国家中医药管理局会同国家药品监督管理局制定《古代经典名方目录（第一批）》（简称《目录》）并正式公布；2018年6月，国家药品监督管理局发布《古代经典名方中药复方制剂简化注册审批管理规定》（简称《管理规定》）。《目录》与《管理规定》的发布，是来源于古代经典名方的复方制剂研发与审批的里程碑。

　　2020年11月，国家药品监督管理局制定并发布了《中药注册分类及申报资料要求》（简称《要求》）。《要求》显示，中药注册按照中药创新药、中药改良型新药、古代经典名方中药复方制剂、同名同方药等进行分类，前三类均属于中药新药。中药注册分类不代表药物研制水平及药物疗效的高低，仅表明不同注册分类的注册申报资料要求不同。其中，第三类古代经典名方中药复方制剂又细分为"3.1按古代经典名方目录管理的中药复方制剂"及"3.2其他来源于古代经典名方的中药复方制剂"。《要求》明确为加强对古典医籍精华的梳理和挖掘，改革完善中药审评审批机制，促进中药新药研发和产业发展。

"古代经典名方中药复方制剂"是中药新药注册分类的新类别，由于实行简化注册，对该类新药的研发规定了针对性的技术要求，同时为保证"传承精华、守正创新"，在符合注册技术法规要求的前提下，需要建立系列共性关键技术。

一、基于关键信息考证

古代经典名方关键信息是经典名方新药研发最重要的依据。《管理规定》明确指出经典名方物质基准所对应实物的制备方法应与古代医籍记载的一致性，包括制备方法、剂型、给药途径、日用饮片量、功能主治、物质基准、药品名称。因此，对古代医籍的文献考证是研发流程中最基础的工作，是物质基准和制剂研究的证据来源，也是最关键的环节之一，存在的共性难点问题也最多。对古代医籍的文献考证分为两个层面：方剂与药材。方剂层面包括处方的来源、沿革、方义、剂量、功能主治、煎服方法等；药材层面包括基原、部位、产地、种植加工、炮制等。关键信息的考证应把握好三个方面的原则。一是还原，即还原处方用药的当时历史环境，从当时历史年代的度量衡制和医家从事医疗活动的地域、人群、用药、煎服方法等进行关键信息考证，还原传统经验形成的真实历史概貌；二是演变，应对处方形成后，在历代应用的沿革与演变过程进行考证，整理应用经验，梳理沿革与演变脉络，形成处方理论与经验的证据体系；三是结合，要针对处方的现代研究、临床应用及其组成药味品种、产地和资源情况，进行合理的分析，在保证临床疗效的前提下，实现可持续发展。

二、基准样品的制备

基准样品是经典名方新药研发的核心环节和桥梁，上溯为经典名方关键信息的"载体"，下延为经典名方制剂一致性的"尺子"。承载古代经典名方的有效性、安全性。基准样品的制备首先需要将原方关键信息及描述性的煎煮方法转换为具体的实验参数，如固定饮片前处理方法、饮片的破碎程度、加水量、煎煮时间、煎煮次数等工艺参数，并力求与古代煎服方法保持一致。其次，还需对工艺参数进行研究，在"一致性"前提下进行工艺参数优化，包括炮制、前处理、煎煮、过滤、浓缩、干燥等，基准样品一般为煎液、浓缩浸膏或干燥品，基准样品应与古代煎服汤剂的有效性一致。第三，基准样品的质量应保持一致，应制备不少于15批样品，并根据研究结果确定煎液得量和干膏率范围。

三、关键质量属性提炼和基准样品的质量表征

关键质量属性是古代经典名方的有效性、安全性的质量表现形式。应与经典名方所承载的中医理论、传统经验密切相关。由于"古代经典名方中药复方制剂"的

中药新药实行简化注册、免做药效和临床研究，关键质量属性提炼和基准样品的质量表征就显得尤为重要。关键质量属性的提炼和确定应基于中医理论，并在方、证对应的前提下，逐级关联处方、药味、物质基础与有效性的关联关系，分析确定药效物质基础和质量评价与质量控制指标。尤其关注中医药的配伍理论、药性理论的应用，合理确定质量评价指标。近年来，中药质量标志物（Q-marker）概念与核心理论在中药质量评价中得到广泛的研究和应用，质量标志物的"五要素"：特有性、有效性、传递性、配伍环境及可测性符合经典名方制剂的特点和研发需要，对于经典名方制剂关键质量属性提炼和基准样品的质量表征具有重要的指导意义。

基准样品的质量表征是确定衡量"一致性"的"尺子"。应反映中药整体质量特点。《按古代经典名方目录管理的中药复方制剂药学研究技术指导原则（试行）》提出"应开展基准样品的质量研究，采用专属性鉴别、干膏率、浸出物/总固体、多指标成分的含量、指纹/特征图谱等进行整体质量评价，表征其质量。对研究结果进行分析，确定各指标的合理范围，如干膏率的波动范围一般不超过均值的±10%，指标成分的含量波动范围一般不超过均值的±30%。针对离散程度较大的，分析原因并采取针对性措施，控制其波动范围，研究确定基准样品的质量标准"。

从基础研究的角度，物质组的系统辨识是质量表征的前提和基础，经典名方制剂的物质组具有两个维度的传递性：一是从药材-饮片-基准样品-经典名方制剂的化学物质组制备工业过程的量值传递；二是从饮片-经典名方制剂-口服入血成分及其代谢产物的药物递送生物过程的物质组的传递。

从整体质量评价角度，与有效性相关的指标应予更多的重视和权重，应尽量避免次要指标或与有效性不相关的指标占有过多权重而影响最终的评价结果。同时，不能"唯药典成分论"，应针对经典名方的适应证、所含药味的地位作用及其药效物质基础以及古代煎服方式的成分溶出特点，确定合理的评价指标。中药质量标志物的"可测性"中提出了"点-线-面-体"并结合生物效价的多元质量评价方法，适合经典名方制剂的质量表征和评价。

四、质量属性量值传递与一致性评价

《按古代经典名方目录管理的中药复方制剂药学研究技术指导原则（试行）》要求："应采用指标成分的含量、指纹/特征图谱等指标，对中试规模以上生产的中间体、制剂及所用的药材、饮片进行相关性研究，并与基准样品进行质量对比，说明生产全过程的量质传递情况。根据研究结果确定药材、饮片、中间体、制剂的关键质量属性和质量标准的质控指标，合理确定其波动范围"。以关键质量属性为"尺子"，研究药材、饮片、中间体、制剂的关键质量属性的传递关系，建立质量标准，

比较和评价基准样品与经典名方制剂的"一致性"，是经典名方中药新药研发的重要环节。"一致性"的本质是安全性、有效性的一致，在选择指标和评价标准时要"不忘初衷"，时刻与中医理论及方剂的安全性、有效性相关联；同时，在评价方法上，要强调"整体质量"的观念，不要"只见树木，不见森林"，体现经典名方制剂的质量与基准样品整体质量的一致性。进一步通过多批次的药材–饮片–中间体–制剂的关键质量属性量值传递关系研究，保证批间的一致性。

五、清金化痰汤颗粒新药研发的示范意义

清金化痰汤出自明·叶文龄《医学统旨》，为治疗痰热壅盛的经典名方，古代经典名方清金化痰汤的新药开发研究列入重大新药创制科技重大专项项目。课题组按照《按古代经典名方目录管理的中药复方制剂药学研究技术指导原则（试行）》要求开展研究，并形成以下系列成果。

1.对清金化痰汤处方来源、关键信息和演变过程考证，概述了清金化痰汤现代研究进展，基于数据挖掘技术对清金化痰汤进行系统评价研究。

2.对清金化痰汤的物质基础进行了系统的辨识研究，分别对清金化痰汤组方药材、基准物质以及口服血中移行成分的化学物质组进行了辨识，分析比较了化学成分的传递关系。

3.对清金化痰汤关键质量属性及质量标志物进行了提炼和发现研究，通过药效学评价研究、网络药理学预测分析、基于转录组学及Westernblot方法的作用机理研究以及基于受体和酶研究，提炼了关键质量属性，确定了质量标志物。

4.分别对清金化痰汤的原料药材、饮片进行了研究，完成了资源评估、确定了饮片炮制规范、建立了药材和饮片的质量标准。

5.对清金化痰汤基准样品进行了研究，完成基准样品制备工艺研究，确定了基准样品的制备工艺参数和制备方法，建立了清金化痰汤基准样品质量标准。

6.对清金化痰汤颗粒的质量进行了研究，建立了清金化痰汤的质量标准，并从质量传递与溯源的角度，建立了全程质量控制体系。

通过该课题研究，建立了处方信息考证及数据挖掘技术、基于质量标志物的关键质量属性发现确定技术、经典名方中药新药制备工艺参数优化与质量传递技术、基于肺系病的经典名方生物效价评价技术、经典名方中药新药多层次药效和作用机理评价技术、经典名方中药新药多元质量控制方法、经典名方中药新药非临床安全性评价技术等共性关键技术。为我国开展古代经典名方制剂新药研发提供可参照的科研思路、技术方法和研究范例。